Encyclopädisches
Wörterbuch
der
medicinischen Wissenschaften.

Herausgegeben

von den Professoren der medicinischen Facultät
zu Berlin:

D. W. H. Busch, C. F. v. Gräfe,
C. W. Hufeland, H. F. Link, K. A. Rudolphi.

Neunter Band.

(Crocus — Dysthymia.)

Berlin,
im Verlage bei J. W. Boike.

1833.

Verzeichnifs

der Herren Mitarbeiter mit der Namenschiffre:

Herr Professor Dr. *d'Alton*, zu Berlin. d'A — n.
— Professor Dr. *v. Ammon*, zu Dresden. v. A — n.
— Dr. *v. Andrejewskiy*, prakt. Arzt, zu Odessa. v. An — kiy.
— Dr. *Bahn*, Staabsarzt, zu Berlin. B — n.
— Dr. *Balling*, Professor, zu Landshut. B — g.
— Dr. *Bartels*, Geh. Medicinalrath u. Professor, zu Berlin. B — ls.
— Dr. *Basedow*, zu Merseburg. B — w.
— Hofrath Dr. *Beck*, zu Freiburg. B — ck.
— Professor Dr. *Berndt*, zu Greifswald. B — dt.
— Dr. *Brandt*, Direct. d. zoolog. Museums, zu St. Petersburg. Br — dt
— Dr. *von dem Busch*, prakt. Arzt, zu Bremen B — sch.
— Medicinalrath Dr. *Casper*, zu Berlin. C — r.
— Hofrath und Leibarzt Dr. *Curtze*, zu Ballenstädt. C — e.
— Dr *Dietz*, zu Nürnberg. D — z.
— Professor Dr. *Dzondi*, zu Halle. Dz — i.
— Rath und Professor Dr. *v. Eckstein*, zu Pesth. v. E — n.
— Professor Dr. *Fabini*, zu Pesth. F — i.
— Dr. *Fest*, zu Berlin. F — t.
— Dr. *Froriep*, Privatdocent, zu Berlin. F — p.
— Dr. *E. Graefe*, Medicinalrath, zu Berlin. E. Gr — e.
— Regimentsarzt Dr. *Grofsheim*, zu Berlin. G — m.
— Medicinalrath Dr. *Günther*, zu Cöln. Gü — r.
— Professor Dr. *Hecker*, zu Berlin. H — r.
— Dr. *Hedenus*, zu Dresden. H — s jun.
— Professor Dr. *Hertwig*, zu Berlin. He — g.
— Dr. *Herzberg*, zu Berlin. H — g.
— Privatdocent Dr. *Hess*, zu Marburg. H — ss.
— Dr. *Heyfelder*, zu Trier. H — der.
— Leibarzt Dr. *Hohnbaum*, zu Hildburghausen. Ho — m.
— Geh. Medicinalrath und Professor Dr. *Horn*, zu Berlin. H — rn.
— Privatdocent Dr. *Hüter*, zu Marburg. Hü — r.
— Hofrath und Professor Dr. *Hufeland*, zu Berlin. Hu — d.
— Professor Dr. *Jäger*, zu Erlangen. Jä — r.
— Professor Dr. *Klose*, zu Breslau. Kl — e.

Herr Leibarzt Dr. *v. Köhring*, zu Stollberg. v. K—ng.
— Hofrath und Leibarzt Dr. *Kreyssig*, zu Dresden. K—g.
— Professor Dr. *Krombholz*, zu Prag. Kr—lz.
— Hofmedicus Dr. *Lau*, zu Potsdam. L—u.
— Dr. *M. Mayer*, zu Magdeburg. M—r.
— Dr. *Michaelis*, zu Berlin. M—lis.
— Professor Dr. *Naumann*, zu Bonn. Na—n.
— Regierungsrath Dr. *Neumann*, zu Aachen. Ne—n.
— Professor Dr. *Osann*, zu Berlin. O—n.
— General-Staabschirurgus Dr. *Pockels*, zu Braunschweig. P—s.
— Professor Dr. *Purkinje*, zu Breslau. P—e.
— Professor Dr. *Ratzeburg*, zu Neustadt-Eberswalde. R—g.
— Professor Dr. *Riecke*, zu Tübingen. R—e.
— Dr. *Rudolphi*, zu Berlin. Rud—i.
— Geh. Medizinalrath und Leibarzt Dr. *Sachse*, zu Ludwigslust. S—se.
— Professor Dr. *v. Schlechtendal*, zu Halle. v. Sch—l.
— Professor Dr. *Schlemm*, zu Berlin. S—m.
— Professor Dr. *Seifert*, zu Greifswald. S—rt.
— Hofrath u. Director d. med. chir. Acad. zu Dresden Dr. *Seiler*. S—r
— Dr. *Siebenhaar*, zu Dresden. Si—r.
— Professor Dr. *Ed. v. Siebold*, zu Göttingen. Ed. v. S—d.
— Kreisphysicus Dr. *Sieck*, zu Muskau. S—k.
— Regimentsarzt Dr. *Sommer*, zu Trier. So—r.
— Dr. *Staub*, zu Bamberg. S—b.
— Dr. *Tott*, prakt. Arzt, zu Rybnik. T—tt.
— Professor Dr. *Ullmann*, zu Marburg. Ull—n.
— Geh. Medizinalrath und Leibarzt Dr. *Vogel*, zu Rostock. V—l.
— Geh. Medizinalrath Dr. *Wagner*, zu Berlin. Wg—r.
— Professor Dr. *Wutzer*, zu Bonn. Wu—r.

Die Chiffren: B—h., v. G., H—d., L—k. und R—i. zeigen die Namen der Herausgeber an.

C.

Crocus. Eine Pflanzengattung, in *Linné's Triandria Monogynia* stehend, in *Jussieu's* natürlichem System zur Familie der *Irideen* gerechnet. Sie ist erkennbar: durch die trichterige, langröhrige, blumenblattartige Blumenhülle, welche einen offen stehenden 6theiligen Rand hat, dessen Theile je 3 und 3 einander gleich sind; durch die 3 tief und dreifach eingeschnittenen Narben, durch die drei Staubgefäfse und die dreifächrige vielsamige Kapsel, nicht minder durch den zwiebelig knolligen Wurzelstock, die linealischen nebst den zwiebelständigen Blumen von Scheiden umschlossenen Blätter. Die Arten dieser Gattung sind in dem wärmeren Theile der gemäfsigten Zone der nördlichen Halbkugel in der alten Welt einheimisch. Nur eine Art kommt in medicinischer Hinsicht in Betracht.

C. sativus L. mit allgemeiner Blumenscheide, die besondere doppelt, eine äufsere ganze, eine innere halbirte; der Blumenröhrenschlund zottig, die Staubfäden etwas kurzhaarig; die schlaffen Griffeltheile die Staubbeutel weit überragend; die Blätter fadig mit nervenlosen Seiten, die Blume violett mit dunklern Streifen. Diese Art wird im südlichen Europa häufig im Grofsen gebaut, um ihre gelbrothen Narben zu gewinnen, welche theils medicinisch, theils diätetisch und technisch benutzt werden. Der als Arzeneimittel anzuwendende Crocus (Safran) mufs sich deutlich als die Narben jener Pflanze auszeichnen, daher aus ineinandergewirrten, tief 3getheilten, an der Spitze breitern und fein gelappten, zugleich dunkler, eigenthümlich roth gefärbten Fäden bestehn, deren anderes Ende einfach und heller gefärbt ist; er mufs einen eigenthümlichen starken, nicht unangenehmen, aber etwas betäubenden Geruch haben, und einen aromatisch-süfslichen Geschmack; er darf weder zu trocken noch feucht sein, sondern sich etwas zähe und ein wenig fettig anfühlen, und mufs durch Wasser wie durch Weingeist einen intensiv gelben Farbestoff aus sich ziehen lassen. Verfälschungen kommen vor mit den kleinen trichterförmigen Blümchen des Safflor (*Carthamus tinctorius*), der Ringelblume (*Calendula officinalis*), die aber schon blasser gefärbt sind, mit langgeschnittenen Granatblumen (*Punica Granatum*), so wie mit Fasern von geräuchertem und gekochtem Rindfleisch, die mit Safrantinktur gefärbt sind. Alle diese wird man leicht entdecken, wenn man den verdächtigen mit Wasser übergiefst und dann die einzelnen Theile, nachdem sie sich durch Einsaugen des Wassers entwickelt haben, genau ansieht. Man hat auch wohl das Pulver verkauft und dies verfälscht; da aber hier der Betrug schwerer zu entdecken ist, so darf die Anwendung solchen käuflichen Safranpulvers in der Medicin nicht gestattet werden. Man hat verschiedene Sorten Safran, je nachdem derselbe an der Luft oder am Feuer getrocknet ist; letzterer behält eine lebhaftere Farbe und wird deswegen mehr gesucht. Aufserdem ist eine Verschiedenheit unter dem Safran verschiedener Länder; sonst wollte man nur den orientalischen als den einzig guten anerkennen, er kommt aber nicht immer frisch genug zu uns; man pflegt daher den österreichischen für den besten zu halten, dann den französischen; ihm folgt an Güte der italienische, der heller gefärbt ist und der sehr trockene englische; der sehr fettige spanische ist der schlechteste. Der Safran enthält einen gelben Farbstoff (Polychroit), von dem eine geringe Menge einer grofsen Menge Wasser eine gelbe Farbe ertheilt. Man erhält diesen Farbstoff, wenn man Safran mit Wasser auszieht, zu Extract abdampft, dieses mit Spiritus auszieht und denselben abdampft, es bleibt dann eine honigartige, durchsichtige, rothgelbe, glänzende Masse zurück, von angenehmen Geruch und bitterm piquanten Safrangeschmack. Dies ist Polychroit, er löst sich leicht in Wasser auf und wird an der Luft nach dem Eintrocknen wieder feucht. *Henry* fand diesen Stoff bestehend aus: 80 Th. Farbstoff, verbunden mit 20 Th. eines flüchtigen Oels. Der rein dargestellte Farbstoff ist trocken scharlachroth, löst sich in Wasser sehr schwer mit gelber Farbe auf; leicht in Alcohol mit rothgelber. Auch fette und flüchtige Oele lösen ihn auf. Die Farbe des Safrans wird im Lichte mit der Zeit gebleicht. Nach *Aschoff* besteht der Safran aus 4 Th. ätherischem Oel, 2 wachsähnlicher Materie, 2 balsamähnlicher Materie, 10,4 Gummi, 19 Pflanzenfaser, 52 Polychroit, 10 Wasser, dabei 1,2 Verlust. *Bouillon, Lagrange* und *Vogel* fanden dagegen in 100 Th. desselben: 7,5 weifses concretes und gelbes, flüssiges, flüchtiges Oel nebst Verlust, 0,50 wachsartige Materie, 65 Polychroit, 6,50 Gummi, 0,50 Eiweifsstoff, 10 Wasser. *Henry* fand aufserdem noch Aepfelsäure. Es scheint aber, als ob das flüchtige, narcotisch wirkende Oel im Safran der vorzugsweise wirksame Stoff sei; da es aber bei längerm Aufbewahren immer mehr sich verflüchtigt, so ist darum rathsam, sich immer nur frischer Waare zum Arzeneigebrauch zu bedienen. Diätetisch wird der Safran zu allerhand Gebacknem, Kuchen und andern Speisen, besonders im Morgenlande, jedoch wohl mehr als Farbstoff, denn als Gewürz zugesetzt und dann auch wohl durch ähnlich färbende Blumen, wie z. B. von Hieracium aurantiacum vertreten. Auch zur Färbung der Brantweine und Liqueure wird Safran gebraucht. v. Sch—l.

Ueber die Wirkungen des Crocus haben die älteren und neueren Aerzte sich sehr verschieden ausgesprochen. *Boerhave*, ein grofser Lobredner des Safrans, betrachtet ihn als ein kräftig ermunterndes, das Gefäfssystem reizendes Mittel. — *Alexander* (Experim. essays on antiseptics. p. 91) will dagegen nach vier Skrupel, welche er einnahm, höchst unbedeutende Wirkungen wahrgenommen, — *Orfila* bei Hunden nach den stärksten Gaben keine Zeichen von Vergiftung beobachtet haben. (*Orfila's* Toxikologie, übers. von *Hermbstädt*, Bd. III. S. 232). —

Innerlich in mäfsigen Gaben gereicht wirkt derselbe:

1) belebend, ermunternd und zugleich krampfstillend auf das Nervensystem.

2) Erregend erhitzend auf das Gefäfssystem, specifik auf das Uterin- und Pfortadersystem.

3) Die Absonderung der äufsern Haut, und der Schleimhaut der Bronchien vermehrend.

In grofsen Gaben innerlich angewendet, bewirkt derselbe grofse Aufregung des Nervensystems, Lachen, ein Gefühl von Trunkenheit, Dunkelheit vor den Augen, Betäubung, Ohnmacht, Schlaf, — und gleichzeitig Langsamkeit des Pulses.

Gibson bemerkte nach dem Gebrauch desselben gelbe Färbung des Speichels und der Exkremente. (*Meckel's* deutsches Archiv f. d. Physiol. Bd. IV. St. 3. S. 482.)

Angewendet wird der Safran innerlich und äufserlich in folgenden Formen:

1) als Pulver zu zwei bis sechs Gran täglich zwei bis viermal;

2) in der Form als *Infusum Croci*, täglich zu einem bis zwei Skrupel.

3) Weniger im Gebrauch ist die *Tinctura Croci*, — wenn man sie innerlich anwendet, so giebt man sie zu 10 bis 30 Tropfen pro dosi.

4) *Syrupus Croci*, — theelöffelweise bei Kindern sehr zu empfehlen.

5) *Extractum Croci*, zu zwei bis sechs Gran pro dosi, täglich zwei bis dreimal, — weniger im Gebrauch.

6) *Emplastrum de Galbano crocatum*, eine Zusammensetzung aus Emplastr. Melilothi, Lithargyr. simpl. Galban. Terebinth. und Crocus.

7) *Emplastrum oxycroceum*, eine Verbindung von Cera flava, Colophonium, Ammoniacum, Galbanum, Terebinth. Crocus, Mastix, Myrrha und Olibanum.

Aufser diesen Präparaten bildet der Safran einen wesentlichen Bestandtheil in sehr vielen älteren und früher viel gebrauchten Compositionen, z. E. in den *Pilul. balsamic.* und *antihysteric.*, *Elixir balsamic. pectoral. Wedelii* u. a.

Innerlich hat man den Safran in den genannten Formen empfohlen:

1) als specifisches Mittel bei Leiden des Uterinsystems zur Bethätigung desselben, schwacher, unregelmäfsiger, oder ganz mangelnder Menstruation.

2) Stockungen im Leber- und Pfortadersystem, Hypo-

chondrie, Melancholie, Gelbsucht, Hämorrhoidalbeschwerden von Schwäche atonischer Art, um die Blutstockungen zu beseitigen und den Hämorrhoidalfluſs zu befördern.

3) Brustbeschwerden krampfhafter Art, oder durch profuse Absonderung der Schleimhaut der Luftwege bedingt, namentlich bei Kindern, — Verschleimungen der Brust, Asthma spasticum.

4) Nervenleiden krampfhafter Art, vorzüglich mit Stockungen im Pfortader- oder Uterinsystem complicirt, — Hysterie, — nervöse Fieber erethischer Art mit groſser Unruhe und Schlaflosigkeit.

Aeuſserlich hat man den Safran häufig benutzt in Form der erwähnten Pflaster, oder als Umschlag mit Semmel und Milch (auf acht Unzen einen bis drei Skrupel Safran gerechnet), oder als Bähungen:

1) bei Geschwülsten und Verhärtungen zur Zertheilung,

2) zur Erweichung und Beförderung der Maturation von Abscessen, oder

3) als krampfstillend-beruhigendes Mittel bei Entzündungen und krampfhaften Beschwerden, besonders der Augen, in Form von Bähungen. So empfahl *Reil* gegen Augenkrampf ein Augenwasser von zwei Unzen warmer Milch und einem Skrupel Safran. O — n.

CROCUS. Bei den ältern Chemikern wurden Pulver mit safranähnlicher gelber, rother oder brauner Farbe, gewöhnlich mit diesem Ausdruck bezeichnet; besonders traf dies einige geringe Oxydationsstufen von Metallen, des Eisens, des Spieſsglanzes u. a. (*Crocus Antimonii* und *metallorum*, s. Spieſsglanz; *Crocus martis*, s. Eisen etc.)

v. Sch — l.

CROTAPHI (*κροταφοι*), *s. tempora*, die Schläfe, die platte Seitengegend des Kopfes, zwischen dem Ohre und dem Auge (*Thomae Bartholini* anatome L. B. 1673. p. 451).

S. — m.

CROTAPHITES *s. temporalis musculus*, der Schläfenmuskel. Er hat seinen Namen von seiner Lage in der Schläfe erhalten, und gehört seiner Funktion nach zu den Kaumuskeln.

Der Schläfenmuskel nimmt die ganze Gegend der Schläfe

ein, füllt die Schläfengrube aus, und wird von einer sehnigen Membran (Aponeurosis temporalis) bedeckt, welche an der halbkreisförmigen Linie, die von dem Wangenfortsatze des Stirnbeins, über das Stirnbein, das Scheitelbein bis zur Wurzel des Zitzenfortsatzes des Schläfenbeins sich erstreckt, und nach unten an dem obern Rande des Jochbogens ihre Befestigung hat. Der Muskel selbst entspringt mit seinem obern gewölbten Umfange von der halbkreisförmigen Linie der Schläfe, und mit seinem tiefern Theile von der platten Schläfenfläche (Planum semicirculare), die von dem Stirnbeine, dem Scheitelbeine, dem grofsen Flügel des Keilbeins und dem Schuppentheile des Schläfenbeins gebildet wird. Auch entspringen seine äufsern Fasern gegen den obern Umfang desselben von der ihm zugekehrten Seite der Aponeurosis temporalis. Das Muskelfleisch ist mit vielen Sehnenfasern untermischt, die besonders in der Mitte zwischen der äufsern Lage, die von der Aponeurose und der innern Lage desselben, die von dem Knochen entspringt, sich befinden. Alle Fasern desselben convergiren mit einander gegen die Schläfengrube hin, wodurch der untere Theil beträchtlich schmäler und dicker wird, und vereinigen sich endlich in eine kurze, dicke, starke Sehne, die unter dem Jochbogen, von einer Fettlage bedeckt, durchgeht, und sich an den ganzen Umfang des Kronenfortsatzes (Processus coronoideus) des Unterkiefers befestigt. Die Wirkung desselben ist, den Unterkiefer aufzuheben, wobei er ihn zugleich durch seine hintern Fasern rückwärts ziehen kann, so dafs die Vorderzähne des Unterkiefers hinter die des Oberkiefers geschoben werden. S — m.

CROTAPHITICUS NERVUS, der tiefe Schläfenmuskelnerve, ein Zweig vom dritten Aste des Nervus trigeminus. Vergl. Trigeminus nervus. S — m.

CROTON. Diese fast tropische und artenreiche Pflanzengattung, welche sich bei *Linné* in der *Monoecia Monadelphia* befindet, im natürlichen System aber zur Familie der *Euphorbiaceae Juss.* gehört, besteht aus holz- und krautartigen Gewächsen, welche wechselständige, zuweilen auch gegenständige Blätter haben, deren Blumen meist endständige oder seitenständige Trauben oder Achren bilden, an welchen die untern Blumen gewöhnlich weiblich, die obern aber männlich sind. Die erstern haben einen meist einfachen Kelch, der 5theilig ist und stehn bleibt, einen oberständigen Fruchtknoten mit drei, meist wieder getheilten Griffeln; aus diesen bildet sich die Frucht, eine dreigehäusige Kapsel, deren einzelne Gehäuse einsaamig sind. Die männlichen Blumen haben einen doppelten Kelch, einen äufsern 5- selten 10theiligen und einen innern 5blättrigen kronenartigen, der aber auch fehlt; 5 unterständige Drüsen und eine Menge freier Staubgefäfse. Häufig sind die hierher gehörigen Gewächse mit einfacher, oder sternförmiger oder schuppiger Behaarung mehr oder minder bedeckt. Aufser dem scharfen drastisch wirkenden Stoff, den sie als ein Glied der Euphorbien-Familie in einigen Arten sehr ausgebildet enthalten, zeigen sich bei andern auch aromatische und bittere Stoffe, welche sie zu Heilmitteln erheben. Wir führen hier folgende Arten auf.

1) *Cr. Tiglium L.* Ein 8—10 Fufs hoher aufrechter Baum mit abstehenden Zweigen, breit-eiförmigen zugespitzten, unregelmäfsig-gesägten, kahlen, oder im jungen Zustande mit einigen zerstreuten Sternhaaren besetzten, 5nervigen, dünnen Blättern, welche auf ziemlich langen Stielen stehen, neben deren Anheftungspunkt an der Fläche zwei kleine scutellenartige Glandeln sich befinden. Die unansehnlichen Blumen stehn an den Spitzen der Zweige, oder in den obern Blattachseln in einfachen Trauben, unten die weiblichen mit 3 gabelspaltigen Griffeln versehen, oben die männlichen bis 15männigen Blüthen. Die dreigehäusige strohgelbe Kapsel ist dünn, kahl und enthält in jedem Gehäuse einen stumpf dreikantigen Samen mit gekrümmter Rückenfläche, 3—4 L. lang, 2—2½ L. breit, von frisch röthlich-brauner, trocken schmutzig brauner oder schwärzlicher Farbe. Diese Saamen (*Grana Tiglii, Tillii, Gr. Mollucca, Pinei nuclei Moluccani;* Purgier- oder Granatillkörner u. s. w.) sind seit ältern Zeiten als eins der heftigsten drastischen Mittel aus ihrem Vaterlande, Ostindien, den Molucken und China, bekannt geworden, wurden jedoch wegen ihrer zu heftigen, leicht gefährliche Zufälle erregenden Wirkung aus dem Arzneivorrath später fortge-

lassen. In neuern Zeiten hat man das aus ihnen in Indien bereitete Oel, *Oleum Crotonis*, dagegen wieder angewendet, welches dickflüssig, honiggelb, von unangenehmen Geruch und sehr scharfem Geschmack ist, und im Halse heftige Entzündung erregt. Es ist dies ein fettes, trocknendes Oel, welches mit einem sehr scharfen Stoff gemengt ist, der eine Säure zu sein scheint, die von *Brandes* Crotonsäure genannt wird, vielleicht mit der Iatrophasäure identisch ist. *Nimmo* fand, daſs die Saamen aus 64 Th. Kern und 36 Th. von scharfen Stoffen nicht ganz freien Schalen bestehn, daſs Alcohol aus den zerstoſsenen Körnern 27,5 pC. eines in Weingeist auflöslichen abführenden scharfen Stoffs auszog, welcher ihm eine harzige, in Aether, Alcohol, flüchtigen und fetten Oelen auflösliche, dem Elaterin ähnliche, nicht alkalische Materie zu sein schien (*Tiglin* zu nennen), worauf mit Aether oder Terpentinöl noch 32,5 eines milden fetten Oels ausgezogen wurden, und 40 pC. einer mehligen Substanz ungelöst zurückblieb. *Brandes* fand in den Saamen: 17,000 Crotonöl mit flüchtigem Oel, mit Crotonsäure und einem neuen Alcaloid; ferner Stearin, Wachs, Halbharz, Farbstoff, apfelsaure und phosphorsaure Salze, Gummi, Eiweiſs, Stärkemehl u. s. w. — *Hamilton* unterscheidet im Commentar zum Hortus Malabaricus das Granum moluccanum des *Rumph*, welches sonst zu Cr. Tiglium gerechnet wird, als eigene Art, durch mehr eiförmige Blätter, gänzlichen Mangel der Sternhaare, durch nur 10 Staubgefäſse, hängende Früchte etc. unter dem Namen *Cr. Pavana*. In wie fern dies gegründet sei, ist noch nicht entschieden. In Ostindien und auf den Molucken werden übrigens auch die Wurzel, das Holz und die Blätter von scharfem, Entzündung erregendem Geschmack als Drastica angewendet und die Saamen zum Betäuben der Fische benutzt, was auch in Europa nachgeahmt, jedoch streng verboten ward. — *Cr. moluccanum Lour.* nicht *L.* wirkt ähnlich wie *Tiglium*, aber weniger heftig, wird daher bei den Cochinchinesen diesem vorgezogen.

2) *Cr. Eluteria Sw.* Diese Crotonart wird nach *Wright's* Angabe für die Pflanze gehalten, welche unsern officinellen *Cortex Cascarillae* liefert; sie ist nicht genügend bekannt,

denn alles, was wir davon wissen, beruht auf der Beschreibung von *Swartz* in seiner westindischen Flora und auf dem Bilde von *Sloane* (Hist. of Jam. 2. p. 30 t. 174. f. 2). Die von *Linné Clutia Eluteria* genannte Pflanze, welche auch zu diesem *Croton Eluteria* gerechnet wird, gehört, wie ich im Berliner Jahrb. f. Pharm. (Jahrg. 31. Abth. 2. S. 1 u. ff.) gezeigt habe, als ein aus verschiedenen Arten zusammengesetztes Unding nur theilweise hierher. Das *Cr. Eluteria Sw.* ist ein auf Jamaica häufiger Strauch oder Bäumchen mit etwas zusammengedrückt-eckigen gestreiften rostfarben-weichhaarigen Zweigen. Die Blätter sind 2 Z. grofs, eiförmig, kurz und stumpf zugespitzt, ganzrandig, oben grün mit aufgestreuten kreisrunden Schüppchen und von diesen dicht bedeckt, silberig. Die Blattstiele kaum halbzöllig, sind mit Schüppchen besetzt. Aus den Blattachseln und an den Zweigspitzen erscheinen ästige Trauben mit kurzen sparrig abstehenden Aesten und zahlreichen genäherten, fast sitzenden monoecischen Blumen, die Kelche sind silberig-schuppig mit weifszottigem Rande, die Blumenblätter klein und weifs. Die Staubgefäfse 10, unten zottig; Griffel 3, gabeltheilig, Kapsel kugelig, sehr feinwarzig und kleinschuppig. *Nees v. Esenbeck* jun. glaubt, nach Vergleichung der Rinde an einem Exemplar von *Cr. micans Sw.* mit der officinellen Cascarillrinde, dafs auch von dieser ebenfalls auf Jamaica wachsenden Art die Rinde in den Handel kommen möchte, und früher war die Meinung, dafs diese Rinde von einem noch andern Croton Westindiens stammen solle, welches *Linné* daher *Croton Cascarilla* nannte, darunter aber zwei Arten den *Cr. Cascarilla* und *Cr. linearis Jacq.* begriff. Es mögen hier noch kurz die Verschiedenheiten dieser Cascarillrinde gebenden Crotonen aufgeführt werden, um dann zur Betrachtung der officinellen Rinde selbst überzugehn.

3) *Cr. micans Sw.* Ein Gesträuch mit weifs-grauen, etwas zusammengedrückten Zweigen; $1\frac{1}{2}$ Z. langen, eiförmigen, verschmälert-zugespitzten, schwach-gezähnten, nervigen, oben grünen mit einzelnen strahlig gewimperten Schüppchen besetzten Blättern, deren Unterseite von eben solchen silbrigen Schuppen bedeckt ist. Die halbzölligen Blattstiele sind rostfarben-schuppig. Die Trauben, länger als die Blät-

ter, stehen einzeln an den Zweigspitzen, sind fadenförmig, zuweilen unten etwas getheilt und sind mit zerstreuten oben genäherten und gestielten Blumen besetzt. Der Kelch aussen schuppig, bei dem männlichen innen zottig und mit 10 — 12 Staubfäden, zottigen weifsen Blumenblättern, welche den weiblichen fehlen. Griffel 3, zweimal gabeltheilig. Wahrscheinlich dieselbe Pflanze ist's, welche *Seba* (Thes. I. t. 35. f. 3) abbildet und welche er „Cinnamomum sylvestre" nennt.

4) *Cr. Cascarilla L. emend.*, von den Bahama-Inseln, ein kaum 10 F. hoher Strauch mit langen, schmalen, spitzen, blafsgrünen Blättern und endständigen monoecischen Trauben. Die Blumen 6theilig weifs. Die Frucht blafsgrün, erbsengrofs mit schwarzen Saamen. Die Rinde dieses Strauches verbreitet, der Flamme genähert, einen angenehmen Geruch und mit Wasser oder Wein übergossen, erhalten diese einen angenehmen aromatischen Geschmack. Ehe mit so viel Eifer nach diesem Strauche gesucht sei, sagt *Catesby*, möchte er dort wohl gröfser vorgekommen sein. Sehr wahrscheinlich, dafs vielleicht früher die Cascarille hiervon genommen wurde.

5) *Cr. linearis Jacq.* Wilder Rosmarin auf Jamaica genannt, auch auf den andern Antillen vorkommend, hat schmale, stumpfe, mit stumpfer Endspitze versehene, oben grüne, unten weifsfilzige, am Grunde zweidrüsige Blätter, dioecische in Endtrauben stehende Blüthen. *Wright* bestreitet eine Aehnlichkeit mit der Cascarille; *Sloane* sagt dagegen, dafs die ganze Pflanze sehr angenehm und stark rieche und sehr häufig zu Bädern und Fomentationen benutzt werde. Auch zeigt sich die Rinde an den erhaltenen getrockneten Exemplaren von angenehm gewürzigem Geschmack.

Die officinelle Cascarill-Rinde (Schackarille, graue Fieberrinde; Cort. Cascarillae, Chacarilla, Gascarilla, Eluteria, China spuria) besteht aus theils einfach gerollten, theils offenen, flachen und dann oft rückwärts gebogenen Stücken von 1 — 7 Zoll Länge und bis einen Zoll Breite, bei einer bis auf 3 Lin. steigenden Dicke. Sie sind schwer und fest, aufsen meist mit einem weifsen Flechtenüberzug theilweise oder ganz bedeckt. Ihre Oberfläche ist sonst aschgrau, auch wohl braungelb, mit Längsrunzeln, aber vorzüglich mit Querrunzeln versehen. Die Innenfläche geht aus dem Rostrothen ins Braune, und an ihr haften noch zuweilen Stückchen des gelblich weifsen Holzes. Die Rinde bricht leicht, ist auf frischem Bruche braunroth, glatt und glänzend. Auf glühende Kohlen gestreut, verbreitet das Pulver einen angenehmen gewürzhaften, etwas moschusähnlichen Geruch. Der Geschmack ist scharf und bitterlich-gewürzhaft. Nach *Trommsdorff* enthält die Rinde: 1,6 flüchtiges, grüngelbes, wie die Rinde riechendes Oel; 15,1 braunes, balsamisches, schwach bitteres Harz; 18,7 Gummi mit Bitterstoff und einer Spur salzsaurem Kali, 65,6 Holzfaser. *Brandes* will in der Rinde ein eigenthümliches Alcaloid gefunden haben, welches sich aber noch nicht näher erwiesen hat. Eine kalte Infusion der Rinde ist dunkel-braungelb und hat einen starken Geruch; von Eisensalzen wird die Farbe verdunkelt, nicht grün; Alkalien bewirken darin keinen Niederschlag.

6) *Cr. Pseudo-China Schldl.* (in Berl. Jahrb. f. Pharm. Jahrg. 31. Abth. 2. S. 9. t. 1.) Diese in den mexicanischen Staaten wachsende Crotonart wurde vom Dr. *Schiede* zuerst bei Plan del Rio, in der Provinz Veracruz, in der heifsen Region gefunden und für die Pflanze erkannt, welche die in den dortigen Officinen unter der Benennung *Quina blanca* oder *Copalche* bekannte Rinde liefert, und ähnlich der Cascarillrinde, mehr aber noch als Stellvertreter oder ähnlich der China benutzt wird. Dies Bäumchen hat 3—4 Z. grofse, leicht herzförmige, eiförmige, stumpf-zugespitzte, 3—5nervige Blätter, deren Nerven und Hauptvenen oben eingedrückt, unten vorstehn. Die Unterseite ist von silbrigen, runden, genabelten am Umfange zerschlitzten (strahlig-eingeschnittenen) Schuppen dicht bedeckt, die Oberseite aber grün, nur leicht mit ihnen bestreut. Die Blumen stehen in einfachen end- und achselständigen monoecischen Aehren, sie haben 5theilige silberschuppige Kelche und 5 innen zottige Blumenblätter, die männlichen 15 vorstehende Staubgefäfse. Die Kapsel ist 4 Lin. hoch und schuppig. Es unterscheidet sich diese Art, welche dem *Cr. Eluteria*

Sw. und *Cr. micans Sw.* sehr nahe steht, von ersterm durch herzförmige, deutlich nervige, gröfsere Blätter, einfache Trauben, haarige Blumenblätter; von letzterm durch achselständige Trauben, innen zottigen Kelch, Anwesenheit der Blumenblätter in den weibl. Blumen, mehr Staubgefäfse, gröfsere Blätter u. s. w. Früher glaubte man, dafs die Copalche-Rinde von *Croton suberosus H. B. Kth.* herkäme. In den Handel kommt diese Rinde in mehr oder weniger geschlofsnen, auch wohl eingerollten Röhren, aber auch in mehr flachen schwach gebogenen Stücken von sehr verschiedener Länge (bis zu 2 F.) und Dicke. Die äufsere Rindenschicht fehlt oft, hat aber, wenn sie vorhanden, viel Aehnlichkeit mit der der echten Cascarille; sie ist weifslich oder hellgrau mit vielen Längsrunzeln, welche durch in Reihen gruppirte kurze Querrunzeln unterbrochen werden, die mit ihren erhabenen Rändern kleinen Tuberkeln mit einer Querspalte versehen gleichen. Die hierunter befindliche eigentliche Rindensubstanz zeigt ebenfalls beide Arten von Furchen, aber schwächer; in den Längsfurchen sieht man mit blofsem Auge oft sehr feine Querstrichelchen, welche unter der Lupe aus kleinen runden Vertiefungen zusammengesetzt erscheinen. Die Farbe dieses Rindenkörpers ist ein schmutziges oder auch wohl ein schwärzliches Braungelb. Der Bruch des Rindenkörpers ist ziemlich glatt und gleichfarbig, und läfst eine strahlige Textur unter der Lupe erkennen. Die Innenseite ist hart und fein gestreift; oft sitzen an ihr Stücke des gelblich-weifsen Holzes. Der Geschmack ist wenig gewürzhaft, stark bitter, mit lang anhaltender besonders im hintern Munde mehr fühlbarer etwas widerlicher Bitterkeit. Auf Kohlen gestreut, riecht sie unangenehm, gar nicht wie Cascarille. Dafs diese hier bezeichnete Rinde mit der von *Goebel.* abgebildeten identisch sei, scheint uns ungeachtet einiger kleinen Verschiedenheiten anzunehmen. *Mercadieu* unterwarf die Copalche-Rinde von Veracruz einer chemischen Prüfung und fand: grünen fetten Stoff, Harz, sehr bittern adstringirenden Stoff, kastanienbraunen adstring. Stoff, thierisch-vegetabilische Materie, Stärkemehl, Holzfaser, phosphorsauren und sauerkleesauren Kalk. *Brandes* unterwarf das Decoct derselben einer vergleichenden Prüfung mit dem der Cascarille durch Reagentien und fand eine grofse Uebereinstimmung in ihrem Verhalten. *Van Santen* fand in 1 Pfund der Rinde fast $1\frac{1}{2}$ Quent. ätherischen Oels, was früher übersehen wurde. Doch fragt sich, ob die von den verschiedenen Beobachtern gesehene und geprüfte Rinde immer dieselbe sei, besonders da *v. Bergen* sagt, sie sei auch unter dem Namen *Cascarilla de Trinidad* in dem Handel vorgekommen, was auf ein anderes Vaterland, also auch leicht auf eine andere Abstammung schliefsen läfst, da es so viel ähnliche Crotonen giebt, die auch gewifs sehr ähnliche Rinden haben werden. Was wir oben beschrieben haben, ist aus einer Apotheke von Jalapa entnommene Cortex Copalche s. Quina alba, welche bestimmt von Cr. Pseudo-China abstammt.

7) *Cr. lacciferus L.* (Aleurites laccifera *W.*, Crot. aromaticum *Spr.*) Ein kleiner auf der Insel Ceylon wachsender Baum mit behaarten Aesten, eiförmigen, kurz zugespitzten am Rande entfernt und ungleich-gezähnten oder ganzrandigen Blättern, welche auf beiden Seiten, aber besonders auf der untern, mit Sternhaaren besetzt sind und auf filzigen Blattstielen stehen, die oben 2 napfförmige Drüsen tragen. Die Blumen stehn in 2 — 3 Z. langen endständigen zusammengesetzten Trauben, der filzige Kelch mit 5 stumpfen Einschnitten, die männl. Blumen mit 5 weifsen gewimperten Blumenblättern und 10—12 nicht verwachsenen Staubgefäfse. Der Fruchtkelch langhaarig; die Kapsel stumpf dreiseitig mit 3 braunen Samen. *Burrmann* sagt, dafs von den Aesten dieses Baums ein schöner rother Lack gesammelt werde, und es wird angenommen, dafs derselbe, wie der von den Feigenbäumen im Handel zu uns komme und die Lacca in granis liefern helfe.

8) *Cr. tinctorius L.* Eine einjährige, höchstens zwei Fufs hohe Pflanze des südlichen Europa's, Nordafrika's und Kleinasiens, welche mit weifsen Sternhaaren dicht bedeckt ist. Ihre lang gestielten Blätter sind eiförmig oder rautenfömig-eiförmig, buchtig-stumpf gezähnt, dreinervig, $\frac{1}{2}$—$1\frac{1}{2}$ Z. grofs. Die Blumen kommen in kleinen einhäusigen Trauben aus den Blattachseln. In den männlichen, welche oben gedrängt stehen, sind die Staubgefäfse schon in der Knospe

grade, auf einen drüsigen Boden angeheftet und haben die Beutel unter der Spitze der Staubfäden. In den weiblichen lang-gestielten unten stehenden, ist der Kelch 10theilig und die Blumenblätter fehlen. Die Kapsel ist 3fächerig, aufsen dicht mit rundlichen Schuppen besetzt. Von *Necker* ist diese Art mit ihren verwandten von Croton getrennt und *Crozophora* (Tournesolia *Scop.*) genannt. Diese Pflanze, welche scharf, drastisch und emetisch wirkt, deren Samen auch in älterer Zeit mit Oel als ein Abführungsmittel gegeben wurden, findet sich im südlichen Frankreich gebaut und zur Bereitung des Tournesoltuches oder Lappen, Lackmusfleckchen (Tournesol en drapeaux, Bezettes) benutzt. Die obern Theile der Pflanze werden gestampft und in ihrem grünen Saft Leinwandläppchen getränkt, die man darauf den Ausdünstungen einer Mischung von Kalk mit faulem Harn aussetzt. Die ammoniakalischen Dämpfe geben den Lappen eine blau-violette Farbe, welche man durch Wiederholung dieses Verfahrens noch intensiver macht. Diese blaue Farbe wird durch Wasser aus den Läppchen wieder ausgezogen und zur Färbung der Weine, des Zuckerpapiers, der äufsern Seite mancher Käse und zum Bläuen der Wäsche gebraucht. Der Lackmus in Stücken wird aber gewöhnlich nicht hieraus, sondern aus verschiedenen Flechten bereitet.

Unter den Arten der Gattung Croton giebt es übrigens noch viele, welche Arzneistoffe liefern, die nur bei uns nicht in Gebrauch gekommen sind. So geben *Cr. sanguifluus* und *hibiscifolius HBKth.*, so wie *Cr. Draco* in Mexico einen rothen dem Drachenblut ähnlichen adstringirenden Stoff, *Sangre de Dragon* von den Eingebornen genannt. — Aus *Cr. balsamiferum* wird auf den Antillen durch Destillation mit Weingeist das *Eau de mantes*, ein spirituöses Getränk gewonnen, die Pflanze aber wegen des aus ihr fliefsenden dicken, wohlriechenden Saftes *Petit baume* genannt; einen ähnlichen Saft hat *Cort. origanifolium*, daher *Copahu domingense* genannt. *Croton coriaceus HBKth.*, *Saumerio* der Quitenser; Holz und Rinde desselben geben beim Verbrennen einen angenehmen aromatischen flüchtigen Geruch. *Cr. thurifer* und *adipatus HBKth.* vom Amazonas, *Ullucina* genannt, geben Weihrauch. *Cr. an-*

tisiphiliticum Mart., *Erva mular* oder *Curraleira* und *Cr. fulvum Mart.* geben in Brasilien, ersterer in seinen Blättern, letzterer in seinen Wurzeln häufig angewendete antisiphilitische Mittel. v. Sch — l.

Wirkung und Benutzung des Crotonöles. Die Purgirkörner waren als abführendes Mittel schon lange bekannt und im Gebrauch. Von dem Oel derselben ist die kleine Gabe von einem halben bis ganzen Tropfen oft hinreichend, schon Stuhlausleerung zu bewirken; aufser der eröffnenden Wirkung rühmen mehrere Aerzte auch seine diuretische und seine besondere Wirkung gegen den Bandwurm. Zu ein bis drei Tropfen innerhalb einiger Stunden genommen, verursacht es ein unangenehm brennendes Gefühl im Munde und auf der Zunge, Ekel, zuweilen auch Erbrechen und starke Leibesöffnung. Nach *Ainslie* wird die Wurzel von Croton Tiglium von den Aerzten in Amboina und Batavia in Form eines spirituösen Infusum gegen Wassersucht empfohlen.

Von den verschiedenen Formen, in welchen man das Crotonöl innerlich empfohlen hat, sind die besten, die der Pillen, der Trochisci, der Auflösung in einem fetten Oele, oder, mit Zucker abgerieben, die des Pulvers. *Seiler* empfahl Trochisci aus Zucker und Gummi arabicum, von welchem jeder $\frac{1}{4}$ Tropfen enthält; drei davon verursachten bei einem Kranken viermalige Leibesöffnung. *Hufeland* rühmt eine Mischung von *Rcp.* Olei Crotonis gutt. j. Sacchar. alb. Drachm. duas M. f. pulv. Div. in octo partes aequales und läfst hiervon ein Pulver pro dosi reichen, — oder empfiehlt einen bis zwei Tropfen C. Oel auf zwej Unzen Oleum Papaveris rec. express., um davon pro dosi einen Efslöffel voll zu nehmen. Noch andere wendeten Pillen aus Ol. Crotonis und Sapo medicatus mit glücklichem Erfolg an. *Caventou* empfahl ein Sapo Crotonis aus Crotonöl und Natron, welche *Bally* in Pillenform benutzt haben will.

Empfohlen hat man das Crotonöl innerlich:

1) Als sicher und schnell wirkendes Abführungsmittel gegen hartnäckige Verstopfung, bei vorwaltender Schwäche torpider Art, zur Ausleerung gastrischer Unreinigkeiten.

2) Zur Bethätigung der Funktion des Darmkanals, um dadurch ableitend auf andere Organe zu wirken.

3) Bei Wassersucht, namentlich Ascites, mit dem Karakter der torpiden Schwäche.

4) Gegen Bandwurm, — schon früher von *Lemery*, *Levis*, *Geoffroy* und *Murray* gerühmt, und neuerdings von *Pucinotti* bestätigt.

Auch äufserlich wurde es von *Schneider* bei Kindern gegen Leibesverstopfung und Würmer mit sehr günstigem Erfolg angewendet, in Form einer Mischung von zwei Tropfen Krotonöl und eine Unze Nufsöl, als Einreibung in die Nabelgegend.

Litteratur.

J. Frost, in Quarterly Journ. of science. Nr. XL. 1826 p. 231.
L. Cruse, de Croton Tigl. oleo. Berolini 1825.
B. Brandes, Archiv d. Apothek. Bd. XIII. S. 159.
Sammlung auserles. Abhandl. Bd. XXXIII. S. 400.
Gerson und *Julius* Magazin. Bd. XII. S. 481. O — n.

Wirkung und Anwendung der Cort. Cascarillae. Ihrer Wirkung nach gehört die C. zu den reizendstärkenden Mitteln, steht zwischen der China und den flüchtig erregenden Mitteln in der Mitte. Schon in mäfsigen Gaben gereicht, wirkt sie belebend stärkend auf die Verdauungswerkzeuge, hemmend auf die vermehrte Absonderung der Schleimhaut des Darmkanals oder anderer Organe, in sofern sie durch Schwäche torpider Art bedingt wird, — erregend stärkend auf das Nerven-, Gefäfs- und Muskelsystem, antiseptisch auf die Mischungsverhältnisse der Säfte.

Angewendet wird sie:

1) Als Infusum am häufigsten, — zwei bis vier Drachmen auf sechs Unzen Colatur.

2) Seltener als Pulv. Cort. Cascarill., zu zehn bis dreifsig Gran pro dosi, — eine schwerverdaulichere Form.

3) Von der kräftigen *Tinct. Cascarill.* reicht man funfzehn bis dreifsig Tropfen pro dosi täglich, von dem *Extr. Cascarill.* fünf bis funfzehn Gran täglich zwei bis dreimal.

Das dem Cajeputöl ähnliche ätherische Oel ist zu zwei bis sechs Tropfen pro dosi, von Einigen empfohlen worden.

Empfoh-

Empfohlen hat man die Cascarille innerlich in allen den Fällen, wo kräftig erregend und zugleich stärkend eingewirkt werden soll, und namentlich:

1) Bei nervösen Fiebern von Schwäche torpider Art, als Uebergang zu der fixern China, in Verbindung mit Rad. Serpentariae, Caryophyllatae, Flor. Arnic.

2) Gastrisch-nervösen Fiebern, in Verbindung mit Spiritus Mindereri, Sal ammoniac., Rad. Calami aromatic.

3) Schleimflüssen überhaupt, Blennorrhoea pulmonum, anfangender Schleimschwindsucht, Abzehrungen, — Katarrh der Blase und Genitalien, — vor allen aber bei Durchfällen.

4) Schwäche der Verdauungsorgane auch ohne Durchfall, Hypochondrie, Flatulenz. Eine besondere Empfehlung verdient die Cascarille in dieser Beziehung bei anfangender Atrophie der Kinder, — namentlich in Form des Extr. Cascarill. in einem passenden aromatischen Wasser aufgelöst, oder in Form eines Infus. Cort. Cascarill. und Rad. Rhei. O — n.

CROUP. S. Angina.

CRUCIALIS. S. Rubia.

CRUCIATA. S. Rubia.

CRUCIFERAE. Die kreuzblüthigen Gewächse bilden eine grofse natürliche Familie, ausgezeichnet durch ihre regelmäfsige Blume, welche aus 4 Kelch- und 4 Blumenblättern besteht, welche letzteren gewöhnlich lang genagelt sind. Die Staubgefäfse an Zahl 6, sind ungleich, zwei kleinere oder tiefer eingefügte und 4 längere paarweise bei einander stehend. An der Basis der Staubgefäfse finden sich häufig Drüsen. Das Pistill ist einfach mit endständiger, mehr oder weniger deutlich 2theiliger Narbe. Die Frucht ist eine Schote (Siliqua). Die Saamen sind ohne Eiweifs. Nur wenige Sträucher finden sich in dieser Familie, welche meist aus 1—2jährigen und ausdauernden krautartigen Gewächsen besteht, deren Blätter wechselnd, ohne Nebenblätter, bald ganzrandig, bald mehrfach fiederspaltig zertheilt sind. Die Behaarung besteht häufig aus viel- oder wenigstrahligen Sternhaaren; die Blumen stehn in Endtrauben, welche während des Blühens wie Doldentrauben erscheinen, sie sind weifs, gelb oder roth, ins Braune und Violette übergehend. Wenn sich gleich fast unter allen Breiten, besonders als Küsten- und Alpenpflanzen, Repräsentanten dieser Familie finden, so ist ihr Hauptsitz doch in der gemäfsigten und kalten Zone der nördlichen Halbkugel, besonders in der alten Welt. Eine flüchtige, stechende, auf der Haut Entzündung hervorrufende Schärfe, welche von einem flüchtigen Oel herrührt und sich in den Saamen, Wurzeln und Blättern vorfindet, ertheilt ihnen Heilkräfte. Viele werden theils äufserlich, theils innerlich, besonders als treffliche antiscorbutische Mittel benutzt. Aber auch als Nahrungsmittel oder als Zusatz zu denselben dienen viele der schärferen, wie Meerrettig, Senf, Brunnenkresse, Rettige u. s. w., noch mehr die mildern und durch Cultur noch mehr gemilderten Kohl- und Rüben-Arten, deren Schärfe durch das Kochen gröfstentheils entflieht. Endlich werden die fetten Oele, welche ihre Saamen liefern, vielfach in der Haushaltung benutzt.

v. Sch — l.

CRUDITAS MORBORUM. S. Crisis.

CRUMENAE VESICAE. S. Strictura vesicae urinariae.

CRUOR. S. Blut.

CRUPSIA wird von Einigen fälschlich für Chrapsia gebraucht. S. Achramatopsia.

CRURAEUS, *cruralis*, *femoreus musculus*, der tiefe, mittlere Schenkelmuskel oder Unterschenkelstrecker; er liegt vor der Mitte des Oberschenkelbeins, ist von dem geraden Schenkelmuskel bedeckt, entspringt von der vordern Seite des Oberschenkelbeins, von dem untern Drittheile an, bis zur vordern Rollhügelleiste hinauf, und heftet sich durch seine untere platte Sehne an den obern Rand der Kniescheibe. Seine untere Sehne ist immer mit der des M. rectus femoris, des vastus externus und internus verbunden, und bedeckt noch einige Muskelfasern (M. subcruraeus), welche sich an die Synovialkapsel des Kniegelenks heften. Er streckt das Kniegelenk. S — m.

CRURALIA VASA, die Schenkelgefäfse. Sie zerfallen in drei Arten: 1) Schenkelpulsader (Arteria cruralis), 2) Schenkelblutader (Vena cruralis) und 3) Schenkelsaugadern (Vasa cruralia lymphatica s. absorbentia).

I. Die Schenkelpulsader (A. cruralis), oder äufsere Hüftpulsader (Art. iliaca externa) ist einer der beiden Hauptäste, in welche sich die gemeinschaftliche Hüftpulsader (A. iliaca communis) spaltet. Sie verzweigt sich an die Bauchdecken, die vordere Seite der Geschlechtstheile und des Oberschenkels, an das Knie und den ganzen Unterschenkel. Sie geht in der Richtung des Stammes der Art. iliaca communis, an der Sehne des runden Lendenmuskels, gegen den Schenkelring herab, in welchem sie an der äufsern Seite der Schenkelblutader und an der innern des Schenkelnerven liegt. Letzterer ist von ihr aufserdem durch eine Verbindung der Fascia iliaca mit der Fascia lata, das Gefäfsband (Ligamentum vasorum cruralium), getrennt. Die Schenkelpulsader der linken Seite liegt, von ihrem Ursprunge an, an der äufsern Seite der sie begleitenden Blutader; die der rechten Seite hingegen liegt anfänglich an der innern Seite der gleichnamigen Blutader, wendet sich aber vor derselben durch nach aufsen, so dafs sie unter dem Poupartischen Bande auf der äufsern Seite der Vene liegt.

In der Gegend des Schenkelringes, etwas höher oder niedriger, entspringt aus der Schenkelpulsader die innere Bauchdeckenpulsader (A. epigastrica) und die Kranzpulsader des Darmbeins (A. circumflexa ossis ilium).

1) Die Arteria epigastrica entspringt gewöhnlich von der innern Seite der Schenkelpulsader, ehe diese in den Schenkelring tritt, läuft dann einwärts und abwärts, krümmt sich hinter den Bauchdecken, an der innern Seite der Bauchöffnung des Leistenkanals, aufwärts, so dafs sie den eintretenden Samenstrang, oder im weiblichen Geschlecht das runde Mutterband, an ihrer äufsern Seite hat, und steigt von nun an, an die hintere Seite des geraden Bauchmuskels geheftet, anfangs zwischen ihm und der Bauchhaut, dann zwischen ihm und dem hintern Blatte seiner Scheide, gerade bis zum Nabel aufwärts. In der Gegend des Bauchringes entspringt aus ihr ein Schambeinast (Ramus pubis), welcher hinter den Bauchdecken über dem horizontalen Schambeinaste quer nach innen verläuft, dem der andern

2*

Seite entgegen, und durch einen abwärtsgehenden Zweig mit der Hüftbeinlochpulsader anastomosirt. Aus dem Schambeinaste, oder zuweilen besonders aus der A. epigastrica, entspringt am Bauchringe die äufsere Samenpulsader (A. spermatica externa), welche im männlichen Körper an dem Samenstrange durch den Bauchring zum Hoden herabgeht und sich an die Häute desselben verzweigt; im weiblichen Körper verzweigt sie sich an das runde Mutterband aufwärts bis zur Gebärmutter, wo sie mit der Art. spermatica anastomosirt. Diese Anastomose fand *Haller* (Icon. Fasc. V. §. 8. N. 2.) bei einer Schwangern von der Dicke einer halben Linie. Die übrigen Zweige der A. epigastrica gehen zu dem Pyramidenmuskel, dem geraden Bauchmuskel, den breiten Bauchmuskeln, dem Nabelringe, der Haut und verbinden sich oft mit dem Ramus epigastricus der innern Brustpulsader. (*Haller.* icon. fasc. VI. Tab. 1.) Abweichungen der Art. epigastrica sind ein höherer oder niedriger Ursprung aus der A. cruralis; ferner dafs sie in seltenen Fällen aus der A. cruralis profunda hervorgeht (*Tiedemann* explicat. tabul. art. corp. h. Carlsruhe 1822. p. 320, *Monro* bei *Burns*, Herzkrankheiten, S. 360 und *J. K. Hesselbach*, über den Ursprung und Verlauf der untern Bauchdeckenschlagader und der Hüftbeinlochschlagader. Bamberg 1819. 4.), oder aus der A. obturatoria, was einmal von *Monro* (morb. anat. of gullet 427) und einmal von *Hesselbach* (l. c. tab. 2) beobachtet ist; endlich giebt die Art. epigastrica sehr oft die Art. obturatoria ab (vergl. in d. Art. Beckengefäfse, Arteria obturatoria).

2) Die Kranzpulsader des Darmbeins (Art. circumflexa ossis ilium, abdominalis, *Halleri* icon. Fasc. IV. tab. 1. a et Fasc. V. pag. 8) entspringt am Schenkelringe aus der äufsern Seite der A. cruralis, gewöhnlich etwas niedriger als die A. epigastrica, geht auswärts und aufwärts, an der innern Seite der breiten Bauchmuskeln, gegen den Darmbeinkamm, giebt Zweige den Leistendrüsen, dem Schneidermuskel, dem Schenkelbindenspanner, dem innern Darmbeinmuskel, dem untern und mittlern Theile der breiten Bauchmuskeln, und verbindet sich oft durch ihre in den Bauchmuskeln verbreiteten Zweige mit der A. epigastrica, der A.

iliolumbalis, den A. lumbalibus und dem äufsern Aste (Ramus musculophrenicus) der innern Brustpulsader. Sie ist nicht selten doppelt vorhanden, eine äufsere und innere (A. circumflexa ilium interna et externa), wo denn jene auf der innern, diese auf der äufsern Seite der Bauchmuskeln, oder zwischen denselben gegen den Darmbeinkamm hin verläuft.

Wenn die Schenkelpulsader durch den Schenkelring getreten, so führt sie nicht mehr gleichzeitig den Namen, äufsere Hüftpulsader (A. iliaca externa). Sie liegt dann vor dem Hüftgelenke, zwischen dem M. pectinaeus und dem M. psoas major, und wird von der Schenkelbinde, den Leistendrüsen, dem Fette und der Haut bedeckt. Sie geht an der innern Seite des Oberschenkels herab, verbirgt sich, ungefähr drei Zoll vom Schenkelringe entfernt, hinter dem Schneidermuskel, tritt in die Gefäfsrinne, zwischen den Anziehern (Adductores) des Schenkels und dem M. vastus internus, und durchbohrt in schiefer Richtung die Sehne des Adductor magnus, etwas über dem untern Viertheile des Schenkels, und gelangt dadurch an die hintere Seite des Schenkels, wo sie den Namen der Kniekehlenpulsader (A. poplitea) erhält.

Nahe unter dem Schenkelringe entspringt aus ihr oft ein oberflächlicher Bauchast (A. abdominalis cutanea), welcher Zweige an die Leistendrüsen schickt, sich hierauf nach oben wendet, und zwischen der Haut und der Sehne des äufsern schiefen Bauchmuskels, manchmal bis zum Nabel hinauf, verbreitet.

Ebenso entspringen unter dem Schenkelringe aus der innern Seite der A. cruralis zwei bis drei äufsere Schampulsadern (A. pudendae externae), welche Zweige an die Leistendrüsen schicken, der Haut, dem Fettgewebe dieser Gegend und des Schamberges Zweige geben, und endlich in die Haut der Rückenseite des Penis und der vordern Seite des Hodensackes sich verbreiten. Im weiblichen Körper gehen die Zweige zu den grofsen Schamlefzen. Am Schamberge verbinden sie sich mit denen der andern Seite. Oft entspringen zwei von ihnen aus der A. cruralis profunda oder aus der A. circumflexa interna. Sie sind zu klein, als dafs ihre Verletzung, wenn sie nicht ganz nahe an der A. cruralis Statt hatte, bei dem Bauchschnitt eine lebensgefährliche Blutung zur Folge haben könnte.

Die tiefe Schenkelpulsader (A. cruralis profunda) entspringt aus der hintern und innern Seite der A. cruralis gewöhnlich einen bis zwei Zoll unter dem Schenkelringe, selten tiefer, nicht selten hingegen höher oben, ja oft im Schenkelringe und, in sehr seltenen Fällen, wie *Burns* (Herzkrankheiten, S. 362) in drei Körpern und *Tiedemann* (expl. tab. art. p. 322) in einem weiblichen Körper auf beiden Seiten beobachtet haben, innerhalb des Beckens. Die tiefe Schenkelpulsader giebt bei hohem Ursprunge immer die Kranzpulsadern des Oberschenkels und ist dann gröfser, bei dem gewöhnlichen Ursprunge ist öfter die äufsere Kranzpulsader als die innere ein Ast von ihr. Sie geht vor dem Schambeinmuskel und dem kurzen Anzieher einwärts abwärts und tritt hinter den langen Anzieher, giebt diesen Muskeln Zweige, so wie dem M. gracilis, vastus internus, adductor magnus, und durchbohrt mit drei oder mehreren Aesten (Rami perforantes) den M. adductor magnus, um sich in den hintern Beugern des Kniegelenks, als den M. biceps femoris, semitendinosus und semimembranosus, und der Haut zu verzweigen. Auch erhält von ihr das Oberschenkelbein eine obere und untere Ernährungspulsader (A. nutritia superior et inferior), welche an der rauhen Leiste in die Markhöhle treten.

Die innere Kranzpulsader (A. circumflexa femoris interna) ist oft ein Ast der tiefen Schenkelpulsader, und entspringt, sie mag aus dieser oder unmittelbar aus der A. cruralis kommen, gewöhnlich beträchtlich höher als die äufsere. Sie geht nach innen und hinten um das obere Ende des Oberschenkelbeins, giebt Zweige dem Kapselbande und den Theilen des Gelenks, ferner dem M. pectinaeus, gracilis, iliacus internus, psoas, obturator externus, quadratus femoris und den Anziehemuskeln (adductores), und verbindet sich mit der Art. obturatoria, ischiadica und der circumflexa externa.

Die äufsere Kranzpulsader (A. circumflexa externa) entspringt von der äufsern Seite der A. cruralis, gewöhnlich niedriger als die vorige, und ist deshalb noch öfter ein Ast der A. cruralis profunda. Sie schlägt sich um die vordere Seite des Oberschenkels auswärts, liegt auf dem obern Theile des M. cruralis, und wird vom M. rectus femoris, dem Sartorius und dem Tensor fasciae bedeckt, giebt Aeste diesen Muskeln, dem Schenkelgelenke und dem mittlern und kleinen Gesäſsmuskel, verbindet sich mit der A. glutaea, ischiadica und circumflexa femoris interna. Zuweilen entspringt aus ihr ein groſser absteigender Muskelast für den M. vastus externus, der aber öfter ein eigener Ast der A. cruralis ist. Durch die Anastomosen der beiden Kranzpulsadern mit der A. obturatoria, ischiadica und glutaea wird die Ernährung des Schenkels vermittelt, wenn die A. cruralis im Schenkelringe oder über demselben unterbunden worden, weshalb in diesen Fällen die Anastomosen bedeutend erweitert gefunden werden.

Die A. cruralis giebt, nach dem Abgange dieser drei groſsen Aeste, ehe sie den Adductor magnus durchbohrt, einen groſsen absteigenden und auswärts sich wendenden Muskelast, der dem M. vastus externus und der Haut Zweige giebt und zuweilen aus der A. circumflexa externa entspringt; ferner giebt die A. cruralis kleine Zweige dem M. sartorius, vastus internus, rectus femoris, cruralis, gracilis, der Haut und den Anziehemuskeln (Adductores).

Kniekehlenpulsader (A. poplitea) wird die Fortsetzung der A. cruralis genannt, wenn sie durch die Sehne des groſsen Anziehemuskels getreten und zu der hintern Seite des Schenkels gekommen ist. Sie befindet sich nun hinter dem untern Viertheile des Oberschenkelbeins von vielem Fett umgeben, in dem dreieckigen Raume, der von den hintern Beugemuskeln des Kniegelenks, dem M. biceps, semitendinosus und semimembranosus, eingeschlossen wird, geht dann zwischen den Gelenkknöpfen des Oberschenkelbeins und endlich hinter denen des Schienbeins, zwischen den beiden obern Köpfen des Wadenmuskels herab, und theilt sich, zuweilen schon hinter dem Kniegelenk, gewöhnlich aber etwas tiefer, in die Pulsadern des Unterschenkels. Die gleichnamige Vene liegt hinter ihr und etwas mehr nach auſsen; eben so der Nervus ischiadicus, der aber noch mehr nach hinten und aufsen liegt. Es erhalten aus ihr auf diesem Wege Aeste, der M. biceps, semitendinosus, semimembranosus, vastus internus und externus, die M. gastrocnemii, der M. plantaris, poplitaeus und das Kniegelenk selbst, für welches gewöhnlich vier Aeste, die Gelenkpulsadern des Knies (A. articulares genu), zwei obere und zwei untere, abgehen. Die obern Gelenkpulsadern verlaufen über den Gelenkknöpfen des Schenkelbeins, die untern unter den Gelenkknöpfen des Schienbeins von hinten nach aufsen und vorn, und verzweigen sich alle in die benachbarten Muskeln des Kniegelenks, in die Haut und die Gelenkbänder desselben, verbinden sich häufig untereinander, so wie mit den Muskelzweigen des Oberschenkels und mit dem Ramus recurrens der vordern Schienbeinpulsader. Theilt sich die A. poplitaea schon hinter dem Kniegelenk in die Unterschenkelpulsadern, so entspringen die untern Gelenkpulsadern aus diesen und nicht aus der A. poplitaea. Zuweilen giebt es fünf Gelenkpulsadern des Knies.

Unterschenkelpulsadern. Hinter dem obern Ende des Schienbeins, selten schon hinter dem Kniegelenk, spaltet sich die Art. poplitaea in die vordere und hintere Schienbeinpulsader (A. tibialis antica et postica).

1) Die A. tibialis antica wendet sich nach vorn, tritt über der Zwischenknochenmembran, zwischen dem Schien- und Wadenbein durch, zur vordern Seite des Unterschenkels, giebt sogleich einen zurücklaufenden Ast (Ramus recurrens), der dem vordern Schienbeinmuskel Zweige giebt, sich hierauf nach oben zu dem Kniegelenk wendet, wo er sich in den Bandapparat verzweigt und mit den Kniegelenkpulsadern anastomosirt. Die A. tibialis antica geht hierauf auf der vordern Seite der Zwischenknochenmembran, zwischen dem M. tibialis anticus, extensor communis digitorum longus und dem extensor longus halucis herab, giebt diesen Muskeln so wie dem M. peronaeus longus und brevis und der Haut Zweige, verbindet sich mit durchbohrenden Zweigen der hintern Schienbeinpulsader und der Wadenbeinpulsader, wendet sich, tiefer herabgehend, vor die vordere Seite des untern Schienbeinendes, giebt die äufsere und innere Knöchelpulsader (A. malleolaris externa et in-

terna) ab, und tritt unter dem Kreuzbande durch zu dem Rücken des Fufses.

Die A. malleolaris externa entsteht oft höher als die innere, geht zum äufsern Knöchel herab, giebt dieser Gegend Zweige, die mit denen der Wadenbeinpulsader Gemeinschaft haben, und verbindet sich unter dem Knöchel mit dem absteigenden Ast der Wadenbeinpulsader.

Die A. malleolaris interna verbreitet sich in das Gelenkband, in die Beinhaut und die Haut des innern Knöchels, und anastomosirt mit der hintern Schienbeinpulsader. Beide Knöchelpulsadern weichen häufig in Hinsicht der Gröfse ab, werden nicht selten durch Zweige der andern Pulsadern theilweise ersetzt, und sind oft schon vom Ursprunge an in kleine Zweige zerfallen.

Auf dem Rücken des Fufses liegt die Fortsetzung der A. tibialis antica, welche einige Fufspulsader (A. pedica) nennen, zwischen den Sehnen der Zehenstrecker auf dem Fufswurzelknochen, giebt überall kleine Zweige an die Gelenkbänder, die Sehnenscheiden und die Haut; ferner die äufsere und zuweilen auch eine innere Fufswurzelpulsader (A. tarsea externa et interna), von denen jene gröfser ist, sich über das Sprung- und Fersenbein nach aufsen wendet, mit der äufsern Knöchelpulsader anastomosirt, Zweige dem Bandapparate des Fufsgelenks, dem M. extensor brevis digitorum und der Haut giebt, und endlich gegen die äufsere Seite des Mittelfufses läuft, wo sie mit der äufsern Fufssohlenpulsader sich verbindet, und zuweilen die vierte und dritte Zwischenknochenpulsader des Mittelfufses abgiebt. Die innere Fufswurzelpulsader wendet sich nach innen, giebt den Gelenkbändern am Kahnbeine und dem Abzieher der grofsen Zehe Zweige, und verbindet sich mit der innern Fufssohlenpulsader.

Auf der Einlenkung des ersten Mittelfufsknochens mit dem zweiten, hört die A. tibialis antica, durch Theilung in die innere und äufsere Mittelfufspulsader, auf. Jene (A. metatarsea interna) tritt in den Zwischenraum des ersten und zweiten Mittelfufsknochens und schickt sogleich einen Verbindungsast (Ramus communicans) in die Fufssohle, der sich mit den Fufssohlenpulsadern zu dem tiefen Fufssohlenbogen verbindet; hierauf wird sie erste Zwischenknochenpulsader, giebt Zweige dem ersten Zwischenknochenmuskel und theilt sich vorn in zwei Rückenpulsadern der Zehen.

Die äufsere Mittelfufspulsader (A. metatarsea externa) wendet sich zur äufsern Seite des Fufses und verbindet sich mit der A. tarsea externa. Aus dieser Verbindung entspringen die drei folgenden Zwischenknochenpulsadern (A. interosseae dorsales), welche, so wie die erste, Verbindungen mit den Fufssohlenpulsadern haben, den Zwischenknochenmuskeln und der Haut Zweige geben, und sich dann zwischen den Zehen jede in zwei Zehenpulsadern spalten.

Die Rückenpulsadern der Zehen (A. digitales dorsales) stehen mit denen an der Fufssohlenseite in Verbindung, und verzweigen sich an der Rückenseite der Zehen bis zum Nagelgliede herab. Es finden sich zehn, zwei für jede Zehe, von denen die eine an der Schienbein-, die andere an der Wadenbeinseite jeder Zehe verläuft.

2) Die hintere Schienbeinpulsader (A. tibialis postica) ist gröfser als die vordere und als die Fortsetzung der A. poplitea zu betrachten. Sie geht, von den Köpfen der Wadenmuskeln bedeckt, gerade herab, giebt dem Kniekehlenmuskel und den Wadenmuskeln Zweige, und theilt sich dann in die Wadenbeinpulsader und in die viel stärkere Fortsetzung des Stammes, oder die eigentliche hintere Schienbeinpulsader. Die Wadenbeinpulsader (A. peronaea s. fibularis) ist zuweilen ein Ast der vordern, gewöhnlich aber der hintern Schienbeinpulsader, geht vor dem M. soleus in schiefer Richtung abwärts und auswärts, und läuft hinter dem Wadenbeine und dem M. tibialis posticus, neben der innern Seite des Flexor longus halucis zum äufsern Knöchel herab, giebt Zweige diesen Muskeln, so wie dem M. gastrocnemius externus, peronaeus longus und brevis, ferner dem Wadenbein die Ernährungspulsader (A. nutritia fibulae). Aus ihr treten Zweige durch die Zwischenknochenmembran zur vordern Seite, von denen sich einer, am untern Ende, durch Gröfse auszeichnet, mit der A. malleolaris externa anastomosirt und zuweilen stärker als diese ist. In der Gegend des äufsern Knöchels theilt sich die

Wadenbeinpulsader in einen queren und absteigenden Ast (Ramus transversus et descendens), von denen jener vor der Achillessehne sich nach innen wendet und mit der A. tibialis postica verbindet; der Ramus descendens steigt neben dem Fersenbeine herab, verzweigt sich in die Haut dieser Gegend, anastomosirt mit der äufsern Knöchelpulsader und der äufsern Fufswurzelpulsader. In seltenen Fällen tritt die A. peronaea in die Fufssohle und giebt Zehenpulsadern ab.

Nach dem Abgange der A. peronaea geht die Fortsetzung der A. tibialis portica an der hintern Seite des Unterschenkels, von dem M. soleus bedeckt, hinter der Zwischenknochenmembran, zwischen dem hintern Schienbeinmuskel und dem langen Zehenbeuger herab, giebt diesen Muskeln Zweige, und, am obern Drittheile des Schienbeins, die grofse ernährende Pulsader desselben (A. nutritia tibiae), welche unter der schrägen Leiste der hintern Schienbeinfläche in die Markhöhle tritt, und sich nach oben und unten verzweigt.

Am untern Ende des Schienbeins liegt die A. tibialis postica an der innern Seite der Achillessehne, wird von der Vagina cruris und der Haut bedeckt, verbindet sich mit dem queren Aste der Wadenbeinpulsader, und schickt hauptsächlich Zweige zu der Gegend des innern Knöchels, welche mit denen der innern Knöchelpulsader sich verbinden. Unter dem innern Knöchel geht sie an der innern Seite des Fersenbeins herab, und wendet sich gekrümmt über dem langen Kopfe des Abziehemuskels der grofsen Zehe in die Fufssohle, giebt diesem Muskel und der Haut der Ferse Zweige, und theilt sich sogleich in die äufsere und innere Sohlenpulsader (A. plantaris interna et externa).

Die A. plantaris interna ist kleiner als die A. plantaris externa, geht über dem Abzieher der grofsen Zehe gerade vorwärts, giebt ihm, dem kleinen Beuger der grofsen Zehe und der Haut des innern Randes des Fufses Zweige, verbindet sich mit der A. tarsea interna, am innern Fufsrande, und mit dem Ramus plantaris der A. metatarsea interna, zwischen dem ersten und zweiten Mittelfufsknochen; endlich geht sie an der Schienbeinseite des ersten Mittelfufsknochens nach vorn und wird Schienbeinsohlenpulsader der grofsen Zehe. Die A. plantaris externa ist fast immer beträchtlich gröfser als die vorige, geht in der Tiefe, über der Aponeurose, zwischen der Caro quadrata und dem Flexor brevis digitorum schief auswärts und neben der innern Seite des Abziehers der kleinen Zehe vorwärts, bis unter dem Zwischenraum, zwischen dem fünften und vierten Mittelfufsknochen, krümmt sich dann über den Beugeschnen und unter den hintern Enden der Mittelfufsknochen einwärts, und gelangt so zu dem Zwischenraume zwischen dem ersten und zweiten Mittelfufsknochen, wo sie sich zu einem tiefen Sohlenbogen (Arcus plantaris profundus) mit dem Ramus plantaris s. perforans der A. metatarsea interna, aus der vordern Schienbeinpulsader, und der A. plantaris interna verbindet. Sie giebt in ihrem Verlaufe dem Flexor brevis, der Caro quadrata, dem Abductor und Flexor digiti minimi und der Haut Zweige, verbindet sich am äufsern Rande des Fufses mit der A. tarsea externa und metatarsea externa. Unter dem fünften Mittelfufsknochen entspringt aus ihr die Wadenbeinsohlenpulsader der kleinen Zehe (A. plantaris peronaea digiti quinti), welche am äufsern Rande der kleinen Zehe bis zum Nagelgliede verläuft und sich in die Haut verbreitet.

Der tiefe Sohlenbogen (einen oberflächlichen giebt es am Fufse nicht) wendet seine gewölbte Seite den Zehen, die ausgehöhlte der Ferse zu. Aus dieser entspringen kleine rücklaufende Zweige, welche sich in den Anzieher der grofsen Zehe und den Bandapparate der Fufssohle verbreiten. Aus der gewölbten Seite des Bogens entspringen vier Zwischenknochenpulsadern (A. interosseae plantares), deren jede zwischen zwei Mittelfufsknochen, unter den Zwischenknochenmuskeln und über dem Anzieher der grofsen Zehe, nach vorn verläuft, den genannten Muskeln Zweige giebt, mittelst durchbohrender Zweige (Rami perforantes) mit den Zwischenknochenpulsadern des Fufsrückens sich verbindet, und am Anfange der Zehen, gabelförmig getheilt, in zwei Sohlenpulsadern der Zehen (A. digitales plantares) übergeht.

Sohlenzehenpulsadern (A. digitales plantares) sind zehn vorhanden, an jeder Zehe zwei, von denen die eine am Schienbein-, die andere am Wadenbeinrande der Zehe verläuft. Die Schienbeinpulsader der grofsen, und die Wadenbeinpulsader der kleinen Zehe entspringen gewöhnlich besonders, jene aus der A. plantaris interna, diese aus A. plantaris externa. Die übrigen acht entstehen durch Theilung der vier Zwischenknochenpulsadern. Alle treten zwischen den ersten Zehengliedern unter der Fufssohlenaponeurose hervor, und verlaufen unter den Zehen neben den Sehnenscheiden, verzweigen sich, anastomosiren aber häufig untereinander an derselben Zehe, besonders unter dem Nagelgliede, und verbinden sich auch mit den Rückenpulsadern der Zehen.

II. Die Schenkelblutader (Vena cruralis) wird, so weit sie im Becken liegt, auch äufsere Hüftblutader (Vena iliaca externa) genannt. Sie liegt im Schenkelringe an der innern Seite der gleichnamigen Pulsader, nimmt hier die einfache oder doppelte Vena epigastrica und circumflexa ilium auf, und verbindet sich, der Darmbeinheiligbeinfuge gegenüber, mit der Beckenblutader (Vena hypogastrica) zu der gemeinschaftlichen Hüftblutader (Vena iliaca communis). Die Vena iliaca externa dextra geht im Aufsteigen hinter der gleichnamigen Arterie durch zu deren äufsern Seite, während die V. iliaca ext. sinistra immer auf der innern Seite der sie begleitenden Pulsader bleibt.

Am Oberschenkel liegt die V. cruralis nach hinten und innen neben der A. cruralis. Nur in den Fällen, deren ich sechs beobachtete, wo die Vena cruralis doppelt vorhanden ist, liegt die eine vor, die andere hinter der A. cruralis; eine Abweichung, die bei der Unterbindung der A. cruralis zu beachten ist. Die V. cruralis nimmt am Oberschenkel aus der Tiefe die Kranzblutadern und die tiefe Schenkelblutader auf.

Die Kniekehlenblutader (V. poplitea), welche durch die Vereinigung der vordern und hintern Schienbeinblutadern und der Wadenbeinblutadern gebildet wird, liegt oberflächlicher, nach hinten und ein wenig mehr nach aufsen neben der gleichnamigen Pulsader.

Die Pulsadern am Unterschenkel werden jede von zwei Blutadern begleitet, die mit ihnen gleiche Ausbreitung haben; hiernach giebt es also zwei vordere und zwei hintere Schienbeinblutadern (Venae tibiales anticae et posticae) und zwei Wadenbeinblutadern (Venae peronaeae s. fibulares).

Aufser den vorhergenannten Blutadern, giebt es am Schenkel oberflächliche oder Hautblutadern (Venae saphaenae), welche aufserhalb der Sehnenbinde, unter der Haut ihre Lage haben und von kleinen Pulsadern begleitet werden:

1) Die innere, grofse Hautblutader, Rosenader, Frauenader (Vena saphaena interna, magna, cephalica pedis) entspringt aus dem Hautblutadernetze auf der Rückenseite des Fufses, geht am ersten keilförmigen Beine und neben dem Höcker des Kahnbeins aufwärts und rückwärts gegen das Fufsgelenk, steigt vor dem innern Knöchel zur innern Seite des Unterschenkels herauf, wendet sich hinter dem innern Gelenkknorren durch zur innern Seite des Oberschenkels, läuft hier an der innern Seite, fast in der Lage des schlanken Schenkelmuskels, herauf, wendet sich im obern Theile mehr nach aufsen, und senkt sich durch die eiförmige Lücke der Fascia lata, ungefähr einen Zoll unter dem Poupartischen Bande, in die vordere Seite der Vena cruralis. Sie nimmt in ihrem Verlaufe viele seitliche Hautvenenzweige auf; besonders vereinigen sich mit ihr, nahe bei ihrem Einsenkungsorte, die äufsern Schamblutadern (Venae pudendae externae) und die oberflächlichen Blutadern des Unterleibes (Venae subcutaneae abdominis).

2) Die äufsere Hautblutader (Vena saphaena externa) ist weit kleiner als die vorige, entspringt auf der äufsern Seite des Fufses aus dem Netze der Blutadern, hat mit der vorigen Verbindung, wendet sich unter dem äufsern Knöchel durch zur äufsern Seite der Achillessehne, steigt zum Kniegelenk hinauf, steht durch Seitenzweige mit der V. saphaena magna in Verbindung, und senkt sich in die Vena poplitea ein.

III. Die Schenkelsaugadern, oder die Lymphgefäfse des Schenkels (Vasa cruralia absorbentia s. lymphatica) zerfallen in oberflächliche und tiefe.

a) Die oberflächlichen liegen in dem Fettgewebe, zwischen der Haut und der Sehnenbinde, und nehmen von den Zehen ihren Anfang. Sie begleiten in ihrem Verlaufe hauptsächlich die Vena saphena interna und externa, sind aber in so grofser Zahl vorhanden, dafs jeder Venenstamm von einem ganzen Bündel einzelner Gefäfse begleitet wird. Sie senken sich alle, gemeinschaftlich mit den Saugadern der vordern Seite der Geschlechtstheile und des Unterleibes, in die Leistendrüsen (Glandulae lymphaticae inguinales) ein, welche in der Leistengegend, neben und im Schenkelringe ihre Lage haben.

b) Die tiefen Saugadern des Schenkels (Vasa lymphatica profunda) begleiten die Pulsadern und die tiefen Blutadern, und sind nicht in so grofser Anzahl vorhanden als die oberflächlichen. Sie treten zuweilen am Schienbeine oder in der Kniekehle durch eine kleine Lymphdrüse, senken sich aber alle in die oben genannten Leistendrüsen ein.

Aus den Leistendrüsen geht das Schenkelgeflecht (Plexus cruralis) der Lymphgefäfse durch den Schenkelring in das Becken, und verbindet sich mit den Becken- und Lendengeflechten. S — m.

CRURALIS NERVUS, der Schenkelnerv. Er geht gröfstentheils zur vordern Seite des Oberschenkels, verzweigt sich hier in die Muskeln und die Haut, und hat nur einen Zweig, welcher am Unterschenkel herab bis zum Fufsrücken sich verbreitet. Er entspringt aus dem Lendennervengeflecht (Plexus lumbaris) gemeinschaftlich mit dem Hüftbeinlochnerven und dem äufsern Schamnerven, und wird in seinem Ursprunge von dem grofsen runden Lendenmuskel (Psoas major) bedeckt. Genau genommen entspringt er von dem ersten, zweiten, dritten und vierten Lendennerven. Seine Bündel gehen durch den Psoas major, und vereinigen sich tiefer zwischen diesem und dem M. iliacus internus zu einem Nervenstamm, welcher von der Aponeurosis iliaca bedeckt in der Rinne zwischen diesen Muskeln zum Schenkel herabtritt, und von der Arteria cruralis unter dem Poupartischen Bande durch das Gefäfsband nach *Scarpa* (Ligamentum vasorum cruralium) geschieden ist. In der Bauchhöhle giebt er dem runden Lendenmuskel und dem innern Hüftbeinmuskel Zweige. Zuweilen aber entspringt noch aus ihm ein ansehnlicher Ast, der unter dem Poupartischen Bande durchgeht, sich mit andern hier entspringenden vereinigt, und zu der Haut, in dem Verlaufe der Vena saphena an der vordern und innern Seite des Oberschenkels, sich verzweigt, weshalb er der kleine innere Hautnerv (N. saphaenus minor s. superior) genannt wird. In der Gegend des Poupartischen Bandes giebt der Schenkelnerv dem M. pectinaeus einen Zweig, der hinter den Schenkelgefäfsen durchgeht; ferner einen vordern Hautnerven des Oberschenkels; endlich theilt er sich in mehrere Muskeläste und den grofsen innern Hautnerven. Die Muskeläste gehen zu dem M. rectus, vastus internus, vastus externus, cruralis, subcruraeus und sartorius. Der Schenkelbindenspanner bekömmt hingegen keinen Ast von ihm, wie manche anat. Handbücher es angeben, sondern dieser erhält seine Nerven aus dem Nervus glutaeus superior.

Der grofse innere Hautnerv (N. saphaenus major) begleitet die Schenkelarterie bis zu ihrem Durchgange durch den Adductor magnus, giebt hierauf einen Hautast, der sich zuweilen mit einem Aste des N. obturatorius verbindet, um den M. sartorius geht, oder durch denselben tritt, wobei er ihm zuweilen einen Zweig giebt, und sich hierauf an der innern Seite des Knies verbreitet. Die Fortsetzung des N. saphaenus geht hinter dem M. sartorius, oft durch ihn hindurch, zu der innern Seite des Knies, begleitet hierauf die Vena saphaena interna bis zu dem Fufsrücken herab, und giebt der Haut an der innern Seite des Unterschenkels, des Fufsgelenks und der innern Seite des Fufsrückens Zweige.

Abweichungen findet man oft in der Zahl der Hautnerven; so z. B. findet man am Oberschenkel ihre Anzahl von zwei bis drei oft bis zu vier oder fünf vermehrt.

S — m.

CRUS, der ganze Fufs von der Hüfte bis zur Sohle, uneigentlich der Oberschenkel, gewöhnlicher der Unterschenkel.

S — m.

CRUSTA LACTEA INFANTUM, Milchschorf, Milchborke, Ansprung, ein herpetischer Ausschlag, Abart der Tinea, weshalb sie auch von einigen Schriftstellern tinea faciei genannt wird, ist eine Krankheit, welche meistens

stens Kinder in ihrem ersten Lebensjahre, und in der Dentitionsperiode befällt. Seltener kommt die crusta lactea bei Kindern im 2ten und 3ten Lebensjahre, und nur ausnahmsweise bei Erwachsenen vor. Dieser Ausschlag wählt sich gern dicke vollsaftige Kinder, mit lymphatischer Constitution und laxer Faser, und verschont dagegen diejenigen, deren Muskelfaser mehr straff, und deren Haut nicht sehr reizbar ist, und die überhaupt keine Anlage zur Scrophulosis haben.

Die crusta lactea erscheint gewöhnlich zuerst auf den Wangen, dann zeigt sie sich auf der Stirn, dem Kinn und überhaupt dem ganzen Gesichte. Der Ausbruch kündigt sich durch erhöhte Hauttemperatur, Spannung der Haut, Jucken, Röthe und Unruhe des Kindes an; dann brechen kleine Pusteln hervor, die einen erysipelatös-gerötheten Umkreis haben, und sich mit einer gelblichen, nach und nach sich verdickenden Lymphe füllen; diese brechen entweder von selbst auf, oder werden von den Kindern aufgekratzt; die hierdurch entleerte Lymphe verhärtet sich zu einer gelbröthlichen oder braunen Borke.

Die lymphatische Absonderung dauert unter dieser Borke fort, es bilden sich in der Nähe neue Eruptionen, die denselben Verlauf haben, so dafs nach und nach das ganze Gesicht (jedoch gewöhnlich mit Ausnahme der Augenlider) von dem Ausschlage eingenommen werden kann. Da wo sich die Borken abstofsen, lassen sie eine rothe, in's Bläuliche schimmernde Haut zurück.

Die Dauer des Ausschlages ist unbestimmt; selten unter einem Monat, gewöhnlich aber einige Monate und darüber. Er kann selbst schon einmal geheilt, bei nicht gehobener Prädisposition, und bei neuerdings eintretenden veranlafsenden Ursachen wiederkehren.

Die Ursachen des Milchschorfs scheinen in einer zu üppigen, reichlichen Ernährung des Kindes, und in einem im kindlichen Alter relativ gröfseren Andrange der Säfte gegen den Kopf zu liegen, wodurch sich die so häufig erhöhte Thätigkeit und Reizung der Kopfparthieen des Kindes im Allgemeinen erklären lassen.

Begünstigende Momente sind: die Diathesis scrophulosa, schlechte, unpassende Nahrung des Kindes, diese bestehe, bei Kindern die aufgefüttert werden, in schwer zu verdauenden unpassenden Speisen, oder bei saugenden in schlechter Muttermilch. Ferner tragen die das Kind zunächst umgebenden atmosphärischen Einflüsse, und die Bekleidung und Abwartung viel zur Hervorbringung oder Verhütung der Krankheit bei.

Die Prognose ist bei kurz dauerndem Leiden nicht ungünstig; die Kinder gedeihen und wachsen, ja der Milchschorf mag wohl zuweilen ihre Gesundheit befördern, indem er als Ableitungsmittel bei dem zu starken Vegetationsprozesse dient. Bei längerer Dauer aber wird der Milchschorf, durch die Grundlegung zu secundairen Uebeln, nachtheilig, indem z. B. durch die fortdauernd gestörte Ruhe des Kindes und durch den anhaltenden Säfteverlust die Ernährung beeinträchtigt wird; ja er kann bei sehr schwachen schon scrophulösen Kindern, indem er sie förmlich aufreibt, gefährlich werden.

Die Cur richtet sich nach der Individualität des Kindes und des Krankheitsfalles. Vorzüglich sind die Causalmomente zu berücksichtigen. Alle schädlich wirkenden Einflüsse müssen entfernt werden; wird das Kind aufgefüttert, so müssen die Speisen leicht verdaulich sein, und besonders zweckmäfsig gewählt werden; bei saugenden aber, mufs die etwa zu dicke, schlechte Milch durch Regulirung der Diät der Mutter oder Amme verbessert werden; ein Hauptaugenmerk verwende man auch auf die Reinlichkeit des Kindes und die Entfernung aller, die kranke Haut reizenden Einflüsse. Im Beginne der Krankheit sind meistens gelinde Abführmittel zuträglich, als Rheum u. dgl.; äufserlich aber die gelinden Unguenta zur Minderung der Spannung; da wo sich die crusta lactea vollkommen ausgebildet hat, sind alle Mittel, die im Herpes überhaupt angewendet werden, insbesondere Sulphur, Antimonialia u. s. w. anzuempfehlen. Ein häufig angewendetes Mittel ist die Herba jaceae s. violae tricoloris, Freisamkraut. Bei ihrem Gebrauche verstärkt sich der Abgang des Urins, der zugleich einen eigenthümlichen unangenehmen Geruch annimmt.

Aeufserlich wende man milde Salben oder ein Waschwasser aus der Hba jaceae an; sehr vorsichtig sei man mit den trocknenden Salben und Mitteln. Auch allgemeine Bäder sind sehr zuträglich.

Alle Complicationen müssen natürlich beseitigt und der scrophulösen Anlage entgegen gewirkt werden.

Litt. *Carol. Strack*, de crusta lactea infantum ejusdemque specifico remedio. Francof. ad Moen. 1779. Aus dem Lat. übers. von *Waitz*. Weimar 1788.

Wichmann's Ideen zur Diagnostik. Bd. I. p. 43. W — r.

CRUSTA PHLOGISTICA. S. Entzündung.

CRUSTA SERPIGINOSA, fressende Borke. *Wichmann* machte zuerst einen Unterschied zwischen Milchborke und crusta serpiginosa, indem die Letztere früher allgemein nur als Spielart der Ersteren betrachtet wurde; auch heute giebt es noch Aerzte, die einen Unterschied nicht gelten lassen. Die crusta serpiginosa tritt, so wie die crusta lactea, gewöhnlich in dem ersten Lebensjahre bei Kindern ein, seltener im 2ten, 3ten und (wie die vorhergenannte Krankheit) nur ausnahmsweise bei Erwachsenen. Gewöhnlich erscheint sie zuerst auf der Wange des Kindes, wo sich eine geröthete juckende Stelle von einem oder mehreren Zollen im Umfange bildet; auf dieser brechen kleine Pusteln hervor, die sich mit einer serösen Feuchtigkeit füllen, dann platzen und eine scharfe fressende Flüssigkeit entleeren. Die ausgeleerte Feuchtigkeit verhärtet sich zu kleinen flachen dunkeln Borken, unter welchen die Exsudation fortdauert, die gebildeten Borken abstöfst und sich zu Neuen verhärtet. Zu gleicher Zeit entzündet dieses fressende Exsudat in der Umgegend neue Hautstellen, und es erfolgen auf diesen wiederum Eruptionen des Exanthems, und auf diese Weise kann sich der Ausschlag über das ganze Gesicht verbreiten, mit Einschlufs der Augenlider.

Auf den anderen Körpertheilen zeigt sich sowohl in dieser Zeitperiode, als auch, wenn der Gesichtsausschlag schon verschwunden ist, zuweilen ein ähnliches Exanthem.

Die Dauer des Ausschlages ist unbestimmt, selten unter einigen Monaten; er kann selbst mehrere Jahre andauern, wenn ihm eine zweckmäfsige Cur nicht Schranken setzt.

Die Ursachen der crusta serpiginosa stimmen grōstentheils mit denen der crusta lactea überein; nur liegt der crusta serpiginosa oft ein syphilitisches Leiden der Eltern oder der Amme, zuweilen auch ein psorisches zum Grunde; es ist daher auch häufig eine Complication mit den genannten Uebeln vorhanden.

Die Prognose ist ungünstiger, als bei der crusta lactea, sowohl wegen der Complicationen, als auch der Hartnäckigkeit und der Folgen des Uebels. Die cr. serp. bewirkt Unruhe, Schlaflosigkeit und allgemeine Entkräftung des Kindes; aufserdem treten auch jene bei der crusta lactea angeführten secundairen Uebel rascher und mit gröfserer Vehemenz ein.

Die Cur mufs ganz wie gegen herpetische Uebel eingerichtet sein, wobei indessen jedenfalls die Complicationen besonders berücksichtigt werden müssen. Schwefel, Quecksilber und Antimonial-Präparate sind die vorzüglich hier anzuwendenden Mittel, indem die gelinderen, besonders vegetabilische Medikamente, unwirksam bleiben. Aeufserlich müssen milde Salben und Oele, nie aber die austrocknenden, die Ausschwitzung gewaltsam unterdrückenden Mittel angewendet werden. Noch sind allgemeine Kali-, Schwefel- und aromatische Bäder von gutem Erfolge.

Litt. *Wichmann's* Ideen zur Diagnostik. Bd. 1.
Autenrieth, Versuche f. d. pract. Heilkunde aus den klin. Anstalten v. Tübingen. Bd. I. Hft. 2.
Haase, Cur der chron. Krankheit. III. Bd. 2. Abth. W — r.

CRUSTA ULCERIS. S. Eschera ulceris.

CRYPTA. Mit dem Namen cryptae s. folliculi s. lacunae bezeichnet man kleine, bald mehr drüsenartige, bald mehr sackförmige Körperchen, welche sowohl der äufseren, als den Schleimhäuten anhängen. Die cryptae, deren Sitz in der äufseren oder Lederhaut ist, werden sebaceae (Haut- oder Talgdrüsen, auch Schmierbälge) genannt, weil sie die Hautsalbe (sebum cutis) absondern; jene dagegen, welche hinter den Schleimhäuten liegen, heifsen mucosae oder glandulae muciparae (Schleimdrüsen). Zwischen den Talg- und Schleimdrüsen befindet sich keine scharfe Abgrenzung, sondern es gehen dieselben durch Gebilde, welche dem einen oder andern mehr ähnlich sehen, allmählig in einander über. Da jedoch die Schleimdrüsen mit den sogenannten Peyerschen, Brunnerschen und Lieberkühnschen Drüsen eine besondere Aehnlichkeit haben, und diese selbst sich wieder näher an die mehr entwickelten Drüsen dem Eingeweide anreihen, so pflegt man sie unbeschadet der Uebereinstimmung ihres Baues mit dem der Schmierbälge, häufiger glandulae und diese cryptae zu nennen.

Die folliculi sebacei in der Cutis anlangend, ist noch Folgendes anzumerken. Sie sind an allen Stellen der äufseren Haut, die Hohlhand und Fufssohlen ausgenommen, vorhanden und erscheinen an den Oeffnungen derselben, durch welche zum Theil Flüssigkeiten entleert werden, nämlich um den Mund, an der Nase, den Augen und Ohren, so wie an den Brustwarzen, den äufseren Geschlechtstheilen und dem After besonders entwickelt und an einigen Theilen mit Eigenschaften versehen, welche man an anderen nicht wahrnimmt. Aber auch da, wo die Hautdrüsen sehr klein und nur mit Mühe sichtbar sind und nach *J. F. Meckel's* Vermuthung (Handbuch der menschl. Anat. Bd. 1. S. 583.) sowohl der Structur als Function nach, durch die Haarbälge ersetzt werden, z. B. an den Füfsen, Armen, dem Bauch, Rücken und Hals, lassen sie sich, *E. H. Weber* (*F. Hildebrandt's* Handb. d. Anat. d. M. Bd. 1. S. 409) zu Folge, durch Behandlung mit Weingeist darstellen. Die Zusammenziehung, welche der Weingeist auf die Haut zwischen den Ausführungsöffnungen dieser Drüschen, auszuüben scheint, soll der Grund sein, weshalb an den Stellen, deren Haut sehr fein und wo die Ausführungsgänge daher nur kurz, die Drüsen als weit geöffnete, zahlreiche, dicht gedrängte Höhlen zum Vorschein kommen. Besonders gut gelang es *Weber* diese Bälge an dem Hodensack neugeborner Kinder zu untersuchen, da dieser ohne Fett und somit keine Verwachsung derselben mit Fettklümpchen möglich ist. Hier zeigten sie sich als rundliche, etwas plattgedrückte, gelbliche Bläschen, mit dem kleineren Durchmesser nach der Oberfläche der Haut gerichtet, auf der gewölbten untern Fläche durch vertiefte Linien die Trennung in 3 bis 5 Läppchen oder Zellchen an Gröfse ungleich, verrathend; der von der oberen Seite abgehende Ausführungsgang war kurz und durchbohrte die Haut schief; mit Salbe angefüllt konnte er in seinem ganzen Verlauf gesehen werden. Durch Druck auf die Drüse entleerte sich das Sebum aus dem Gang auf die Haut. Die bei Krankheiten, als dem Krebs etc. abnorm erweiterten Drüsenrundungen, liefsen sich mit Quecksilber injiciren. Die Verwechslung der Hautdrüsen mit den Haarbälgen oder Zwiebeln, hält *Weber* bei einem in diesen Untersuchungen etwas Geübten für unmöglich, indem jene viel gröfser als diese und nie unter der Haut im Fett, sondern in ihr selbst befindlich sind. Die erwähnten Talgdrüsen am Scrotum sind von dem genannten Anatomen micrometrisch gemessen worden und es ergab sich, dafs ihr Querdurchmesser fast $\frac{1}{5}$, der Durchmesser vom Fundus der Drüse bis zum Ausführungsgang $\frac{1}{6}$, die Länge des letzteren $\frac{1}{8}$ und sein Querdurchmesser etwa $\frac{1}{17}$ pariser Linien betrugen. Der Querdurchmesser einer der gröfsten Drüsen war beinahe $\frac{3}{4}$ Linien, einer andern $\frac{1}{2}$. Es ist von Einigen (z. B. *Albin*) behauptet worden, alle Hautdrüsen enthielten Haare, seien es auch sehr kleine; *Weber* vermifste zuweilen die Haare in den Oeffnungen der Drüsen, sah die dickeren (nicht aber die Woll-) Haare immer auf der inneren Oberfläche der Haut vorragen und beobachtete sogar am wassersüchtigen Scrotum eines Neugebornen, dafs ein dickes, aus der Oeffnung eines folliculus hervorragendes Haar diesen selbst durchbohrte und mit seiner Zwiebel in dem Fett unter der Haut wurzelte.

Das Secret der verschiedenen Hautdrüsen führt nach den Stellen und Organen, bei welchen es abgesondert wird, einen verschiedenen Namen und ist, so wie die Drüschen selbst, von mehr oder minder abweichender Beschaffenheit. Die Augenbutter (lema) wird von den Meibomschen Drüsen (und der aus einem Drüsenhäufchen bestehenden Thränen-Carunkel) abgesondert; diese sind längliche Schläuche, mit Fältchen an der innern Seite der Wände, wodurch sich viele communicirende Zellen bilden, welche an mit Quecksilber eingespritzten und getrockneten Drüsen $\frac{1}{26}$ — $\frac{1}{32}$ pariser Linien Durchmesser haben. Das Ohrenschmalz (cerumen aurium) (S. Bd. 7 S. 385 der vorlieg. Encycl.)

kömmt aus den Drüschen im Gehörgang. Das von Hautdrüschen in den Achselhöhlen und an den Geschlechtstheilen Abgesonderte hat einen eigenthümlichen Geruch. Die am Hals der glans penis vorhandenen kleinen, rundlichen Vertiefungen, die Tysonschen Talgdrüsen (glandulae Tysonianae) geben die Vorhautschmiere (smegma praeputii).
d'A — n.

CRYPTOGAMAE PLANTAE. Unter dieser Benennung faſste *Linné* alle diejenigen Gewächse zusammen, bei welchen die Blumen undeutlich oder verborgen, d. h. angedeutet oder fehlend waren. Sie bildeten die 24ste Klasse seines Systems die *Cryptogamia*; man theilt sie in mehrere Ordnungen, deren *Linné* anfangs vier hatte: *Filices Farrn, Musci Moose, Algae Algen* und *Fungi Pilze.* Diese Cryptogamen enthalten folgende Familien des natürlichen Systems, nämlich aus der Abtheilung der Vasculares oder Gefäſspflanzen die *Filices, Equisetaceae, Marsileaceae* und *Lycopodiaceae*, aus der Abtheilung der Cellulares oder Zellenpflanzen die *Musci frondosi, Hepaticae, Lichenes, Algae* und *Fungi.* v. Sch — l.

CRYPTOPHYTAE PLANTAE. *Link* bezeichnet mit diesem Ausdruck die niedern Zellenpflanzen, bei denen Wurzel, Stengel und Blatt noch nicht unterschieden sind, sondern durch einen Theil vertreten werden, welcher den Sproſstheil, das Laub, Thallus genannt wird und die Keimkörner Sporae auf verschiedene Weise gelagert enthält, oder trägt und hervorbringt. Diese Gewächse zeichnen sich durch gänzliches Fehlen aller Blumenbildung, durch den Mangel der grünen Pflanzenfarbe, durch das unregelmäſsige rundliche Zellgewebe aus dem sie bestehn, so wie durch die Art ihrer Entwickelung aus den Sporen aus. Es gehören zu ihnen die drei groſsen Gruppen der Pilze, Algen und Flechten. v. Sch — l.

CRYPTORCHIS. Die Hoden entwickeln sich bei dem Embryo in der Bauchhöhle, nahe unter den Nieren, und steigen gegen den achten Monat des Fötuslebens von der Bildungsstätte nach dem Bauchring herab, treten durch diesen hindurch und gelangen zu Ende des neunten Monats auf den Grund des Hodensacks. Nicht selten findet man aber die Hoden an einer höheren oder tieferen Stelle auf dem Wege, welchen sie zurücklegen sollten, festgehalten und so werden ausgetragene Kinder geboren, deren Scrotum noch keine Hoden enthält. Zuweilen wird aber das Herabsteigen der Hoden nur in sofern verzögert, als sie erst zur Zeit der Pubertät in den Hodensack gelangen. Doch hat man auch jüngere und ältere Männer, selbst Greise, beobachtet, bei welchen der eine oder der andere Hode noch in der Gegend des Bauchrings verweilte, sei es hinter oder vor demselben. Solche Subjecte nennt man crypsorchides (cryptorchides) s. testicondi und veranlassen dieselben rücksichtlich ihres Zeugungsvermögens manchmal gerichtlich-medicinische Untersuchungen. Die verschiedenen Zustände, in welchen sich der zurückgebliebene Hode vorfindet, nennt man cyptorchidismus und werden mit den begleitenden Erscheinungen in der pathologischen Anatomie, so wie in dem Artikel „Hoden" in einem der folgenden Bände der vorliegenden Encyclopädie, worauf wir verweisen, weitläufiger abgehandelt. d'A — n.

CRYSTALLI. S. Bläschen.

CRYSTALLI LUNAE. S. Silber.

CRYSTALLI SODAE. S. Natron.

CRYSTALLI TARTARI. S. Weinstein.

CRYSTALLI VENERIS. S. Kupfer.

CRYSTALLINA LENS, die Krystalllinse des Auges. Sie hat eine linsenförmige Gestalt, ist völlig durchsichtig, gallertartig, liegt hinter dem Sehloche (Pupilla) in der Axe des Auges, wird von einem eigenen Häutchen, der Kapsel der Krystalllinse, umgeben und in einer eigenen Grube der vordern Seite des Glaskörpers befestigt. S. d. Art. Augapfel. S — m.

CUBEBAE. S. Piper.

CUBITUS, i, im Allgemeinen der Vorderarm, besonders das Ellenbogenbein (Ulna s. cubitus). S. Ulna.

S — m.

CUBOIDEUM OS, das Würfelbein, ein vieleckiger, unregelmäfsig würfelförmiger Knochen der Fufswurzel, der vor dem Fersenbein, hinter dem vierten und fünften Mittelfufsknochen, nach aufsen neben dem Kahn- und dem dritten keilförmigen Beine seine Lage hat. Seine obere Seite ist rauh und nach der äufsern Seite des Fufses abschüssig; seine untere Seite hat einen schieflaufenden Höcker (tuber obliquum ossis cuboidei), der dem langen Fersenwürfelbeinbande zur Befestigung dient und vor dessen vordern Seite, die glatt und überknorpelt ist, die Sehne des langen Wadenbeinmuskels, durch eine Schleimscheide befestigt, zum ersten Mittelfufsknochen geht. Die äufsere Seite ist die kürzeste und abgerundet. Der Höcker der untern Seite setzt sich zu ihr fort, so dafs sie vor demselben rinnenförmig vertieft ist. Die innere Fläche ist die längste, uneben, hat zwei Knorpelflächen, von denen die hintere kleinere mit dem Kahnbeine, die vordere gröfsere mit dem dritten keilförmigen Beine sich verbindet. Die hintere Seite ist flach vertieft, überknorpelt und mit dem Fersenbeine verbunden. Die vordere Seite ist ungleichseitig viereckig, überknorpelt, glatt und durch eine schwach erhabene Linie, welche über dieselbe von oben nach unten verläuft, in zwei ungleiche Theile getheilt, von denen der gröfsere äufsere sich mit dem Mittelfufsknochen der fünften, der kleinere innere mit dem der vierten Zehe verbindet. S — m.

CUCCULLUS, Kräutermütze. S. Sacculus medicinalis.

CUCUBALUS. Die von *Gärtner* mit diesem Namen bezeichnete Pflanzengattung, enthält nur eine Art und unterscheidet sich von den übrigen Caryophylleen durch die fleischige, 1fächrige Beere, den glockigen 5zähnigen nackten Kelch und die 5 genagelten Blumenblätter mit 2spaltiger Platte. Sie gehört zur *Decandria Trigynia* des *Linné*'schen Systems.

C. bacciferus L. (Lychnanthus volubilis Silene baccifera *Roth.*) Diese kletternde Pflanze wächst in Hecken und Gebüschen in vielen Gegenden von Europa; sie hat weifse Blumen und schwarze Beeren und gegenständige sitzende eiförmige spitze Blätter. Man hielt sie sonst wie die Alsine (Alsine repens wurde sie auch genannt) für ein kühlendes Mittel und wandte sie auch in Blutflüssen an; doch ist sie längst aufser Gebrauch. v. Sch — l.

CUCUMIS. Eine Pflanzengattung aus der Familie der *Cucurbitaceae Juss.* in der *Monoecia Monadelphia* des *Linné*schen Systems. Es sind einjährige krautartige Pflanzen, gewöhnlich von gefiederten steifen Haaren, scharf, mit zerstreut stehenden gelappten Blättern und nebenständigen Ranken. Die gelben Blüthen stehen in den Achseln einzeln oder geschärft; sie bestehen aus einem röhrig-glockigen Kelche mit pfriemlichen Zipfeln, kaum so lang als die Röhre; aus 5 am Kelch befestigten kaum unter sich verbundenen Blumenblättern. In der männlichen Blume sind 5 Staubgefäfse in drei Bündeln, in der weiblichen oberständigen drei dicke zweitheilige Narben. Die Kürbisfrucht ist 3—6fächerig mit vielen eiförmigen zusammengedrückten nicht gerandeten Saamen. Die fleischigen Früchte dieser Gewächse, welche nur in den heifsen und wärmern Gegenden der alten Welt wachsen, sich aber durch die Cultur in alle Länder verbreitet haben, wo der Sommer lang und warm genug ist, sie zur Vollkommenheit zu bringen, dienen theils als erfrischende kühlende Nahrungsmittel, theils aber auch wegen des auch in efsbaren Arten zuweilen hervortretenden bittern Stoffs als Heilmittel.

1) *C. Colocynthis L.*, Koloquintengurke. Diese Pflanze, welche im Orient wild wächst, aber auch in unsern Gärten kultivirt wird, hat steifhaarige, runde, niederliegende, oder durch die Ranken sich erhebende Stengel mit herz-eiförmigen, 5lappigen, steifhaarigen Blättern, deren runder Blattstiel etwas länger ist als die Platte. Die männlichen Blumen haben einen steifhaarigen glockigen Kelch, mit 5 schmalen pfriemlichen Zipfeln, kleinen, fast orangegelben Blumenblättern, 5 Staubgefäfse, von denen je zwei verwachsen, der 5te aber frei ist. In der weiblichen Blume ist die Kelchröhre mehr eiförmig, sonst so wie bei der männlichen; die Basis des kurzen glatten dreitheiligen Griffels ist mit einem gelben Drüsenring umgeben, und jeder Griffelast trägt eine zweispaltige unregelmäfsige Narbe. Die kuglige gelbe Frucht ist von der Gröfse einer Orange, aufsen fest und kahl, innen weifs, schwammig, mit zahlreichen weifslich-gelben Saamen. Man benutzt zum Arzneigebrauch (Colocynthides, Poma Colocynthidum) das innere schwammige getrocknet

leichte weiſse und weiche Fleisch der reifen Frucht, nachdem man die äuſsere nicht starke aber feste Schaale entfernt hat. Es ist von ausnehmend bitterm, scharfem und widrigem Geschmack, und schwachem süſslichem dabei aber unangenehmen Geruch. Man zieht die gröſsern und trocknen frischern zum Gebrauch vor. Sie sind ein heftiges drastisches Mittel, welches mit Vorsicht angewendet werden muſs; sonst wurden sie einer Menge Präparate zugesetzt, welche jetzt auſser Gebrauch gekommen sind. Aus den chemischen Untersuchungen der Koloquinten geht hervor, daſs ein eigenthümlicher extractiver Stoff das Koloquintenbitter (Colocynthin) nebst einem Harz, den vorzugsweise wirksamen Bestandtheil ausmacht. *Braconnot* fand in dem aus dem Koloquintenmark mit Wasser bereiteten Extract: Harz 4,3; Colocynthin, verunreinigt durch Harz 41,4; Gallertsäure 18,6; stickstoffhaltige Materie 21,4; essigsaures Kali 7,1; ein anderes Kalisalz 7,1. — *Meiſsner*, welcher das von den Kernen befreite Fleisch untersuchte, fand: fettes Oel 4,2; gelbbraunes sprödes sehr bitteres in Aether unlösliches Harz 13,2; Koloquintenbitter 14,4; Extractivstoff 10,0; Gummi 9,5; Gallertsäure 3,0; gummiartiges Extract 17,6; phosphorsaure Kalk- und Talkerde 5,7; Pflanzenfaser 19,0; Wasser 5,0. Das Koloquintenbitter bildet ausgeschieden und getrocknet eine spröde und gesprungene röthliche oder gelbbraune durchscheinende Masse, welche sich leicht zu einem gelblichen Pulver reiben läſst. Es bedarf zu seiner Auflösung etwas weniger als das Fünffache seines Gewichts an kaltem Wasser; von kochendem wird es in noch gröſserer Menge aufgelöst und beim Erkalten setzt sich nichts ab. Alcohol und Aether lösen es ebenfalls auf. v. Sch—l.

Das Koloquintenmark nimmt, innerlich angewendet, vorzugsweise die Nervengeflechte des Darmkanals in Anspruch und gehört zu den kräftigsten drastischen Mitteln. — In kleinen Gaben gereicht, wirkt dasselbe diuretisch gelinde abführend, die Resorption bethätigend, — in groſsen Gaben erregt es Ekel, Erbrechen, heftige Kolikschmerzen, Laxiren und Entzündung des Darmkanals. *Bauhin*, *Stalpart*, *Nicolai* und *Plattner* erzählen Fälle von tödlicher Vergiftung mit Koloquinten. Nach denen, von *Orfila* an Hunden angestellten Versuchen, wirkt dasselbe sehr ähnlich dem Elaterium.

Die Formen, in welchen die Koloquinten noch jetzt angewendet werden, sind folgende:

1) *Tinctura Colocynthidis* zu acht bis funfzehn Tropfen täglich drei bis viermal gereicht.

2) *Extr. Colocynth.* zu $\frac{1}{4}$ bis $\frac{1}{2}$ Gran täglich drei bis viermal.

3) ***Colocynth. praeparatae*** (***Trochisci Al-Gondal***) enthalten in sechs Theilen einen Theil Gummi Mimosae und werden als auflösendes Mittel in Pulver oder Pillen zu $\frac{1}{2}$ bis 2 Gran, als abführendes zu 2 bis 6 Gran täglich mehrere Male gegeben.

4) ***Infusum Colocynth.*** Man rechnet auf zwölf Unzen Bier oder Wasser eine halbe bis zwei Drachmen Koloquinten, und läfst davon täglich ein bis drei Efslöffel voll nehmen vorzüglich zur Beförderung der Diuresis. — Wenn man das Infus. Colocynth. als Klystir anwenden will, so rechnet man auf eine Drachme Pulp. Colocynth. sechs bis acht Unzen Wasser.

Angezeigt bei grofser Erschlaffung, einem hohen Grade von Schwäche atonischer Art, hat man die Koloquinten innerlich benutzt:

1) Gegen Verschleimungen und Stockungen im Unterleib, — Stockungen in der Milz, der Leber und dem Pfortadersystem, Hypochondrie, Hämorrhoidalbeschwerden, Gallsucht, Suppressionen oder andere Störungen der Menstruation.

2) Hartnäckige gichtische Beschwerden, besonders wenn sie mit Trägheit des Darmkanals und Stockungen complicirt sind.

3) Wassersuchten, in sofern sie durch bedeutende Stokkungen bedingt werden. *Bang*, *Buchheve*, *Hufeland* und *Hiller* empfehlen sie dagegen, früher schon *Sydenham*.

4) Lähmungen von gichtischen Metastasen oder als Folge von Apoplexie entstanden; *Schlider* und *Kölpin* gebrauchten sie mit sehr günstigem Erfolg.

5) Chronische Nervenkrankheiten anderer Art, namentlich Schlafsucht und Gemüthskrankheiten, Melancholie und Manie, welche durch Stockungen bedingt, oder bei welchen

durch Bethätigung der Harnwerkzeuge, oder durch kräftige Reizung der Ganglien des Unterleibs Hülfe zu erwarten steht.

6) *Heim* wendete die Tinct. Colocynth. mit drei Theilen Tinct. saponat. antimon. mit günstigem Erfolg gegen Flechten an.

Auch äufserlich sind die K. empfohlen worden: als Einreibung in den Unterleib und Klystir, um die Darmausleerungen, die Diuresis zu befördern, gegen Würmer zu wirken und als ableitendes Mittel bei hartnäckigen Nervenleiden. So rühmt *Chrestien* die Einreibung von sechszig Tropfen Tinct. Coloc. oder zwanzig Gran Pulp. Colocynth. mit Schweinefett auf den Unterleib bei Wahnsinn.

L i t t e r a t u r.

Orfila's Allg. Toxicologie. Th. III. S. 21.

Scheider in *Horn's* Archiv. Bd. VI. S. 397.

Hufeland's Journ. Bd. II. S. 570. — Bd. V. S. 651. — Bd. LIII. St. 5. S. 122. — Bd. LVIII. St. 4. S. 116.

Bang und *Buchheve* in Act. Reg. Societ. med. Hafn. Vol. IV. Nr. 3.

Hiller Diss. de Colocynthide. Lipsiae 1821. O — n.

2) *C. sativus L.*, die Gurke, Cucumer, ein bekanntes überall in Gärten gezogenes Sommergewächs, dessen eigentliches Vaterland unbekannt ist. Man hat von dieser Pflanze, deren Früchte unreif genossen werden, auch das Fleisch und die Saamen (Pulpa et semina Cucumaris) früher mit in den Arzeneivorrath aufgenommen; letztere gehörten zu der Semina quatuor frigida majora; sie enthalten Schleim und fettes Oel, und geben mit Wasser abgerieben Entzündungen beseitigende Emulsionen. Das Fleisch wird besonders als kühlendes, auflösendes, harntreibendes und eröffnendes Mittel äufserlich und innerlich gerühmt, und vorzugsweise der ausgeprefste Saft innerlich verordnet, welches auch äufserlich als kosmetisches Waschmittel gegen Sonnenbrand, Sommersprossen empfohlen wird, und woraus man auch eine Pomade zu gleichem Zwecke bereitet. Als Nahrungsmittel werden die Gurken nur unreif, nach Entfernung der äufsern Schaale und des innern die Saamen umgebenden Fleisches, und zwar entweder roh als Sallat, oder gekocht auf verschiedene Weise zubereitet gegessen. Ferner macht man sie ganz jung (von ungefähr der Länge eines Fingers)

mit Essig und Gewürze ein (Pfeffergurken, Cornichons) und braucht sie so als Zusatz zu andern Speisen oder als Compot, oder etwas gröfser geworden mit Salz und läfst sie die saure Gährung erreichen (saure Gurken). In der rohen Form werden sie jedoch am wenigsten leicht vertragen, erfordern gute Verdauungskräfte, erregen leicht Aufstofsen und werden mit Pfeffer und gewürzhaften Kräutern selbst mit der äufsern bittern Schaale, am besten noch gekocht vertragen. — Die Gurke hat scharfe, kurzhaarige, Ranken tragende, liegende Stengel, herzförmige, undeutlich 5lappige, gestielte Blätter; die kurz gestielten gelben Blüthen stehen bis zu drei in den Achseln, die weiblichen von den männlichen getrennt; die Frucht ist länglich-walzenförmig, zuweilen etwas eckig, jung mehr oder weniger von kurzen Haaren, scharf und warzig, später mehr glatt und bei der Reife gelb. Das Fleisch ist grünlich, wässerig und von eigenthümlichem Geruch und Geschmack. Es giebt eine grofse Menge von Abänderungen. Die chemische Untersuchung zeigte nach *John* und *Strauch* eine Spur flüchtigen Oels, Chlorophyll, wenig Eiweifsstoff, etwas Zucker, eine eigenthümliche thierisch-vegetabilische Substanz, verschiedene Arten von Extractivstoff, mehrere Salze, sehr viel Wasser (96 — 97 p. C.) und Holzfaser. v. Sch — l.

Zum medizinischen Gebrauch ist der ausgeprefste Saft der frischen Gurken, zu einer bis mehreren Tassen täglich, benutzt worden in Lungensuchten als kühlendes, eröffnendes, den Husten beruhigendes Mittel. Contraindicirt bei grofser Schwäche des Magens und Darmkanals, Kolikbeschwerden, Durchfall, oder Neigung dazu, ist derselbe dagegen besonders zu empfehlen bei congestiven Beschwerden, entzündlicher Complication oder Disposition zu Bluthusten.

Litt. *D. W. Sachtleben's* prakt. Pathologie u. Therapie der auszehrenden Krankheiten. Bd. II. S. 142. 182.
Act. Societ. Reg. med. Hafn. T. I. p. 205.
Fritze's medizin. Annal. Bd. I. S. 217. O — n.

3) *C. Melo L.*, Melone. Diese, bei uns jedoch nur in Mistbeeten gezogene Pflanze, unterscheidet sich durch ihre

eiförmige Frucht sogleich von der Gurke, der sie übrigens ähnlich ist. Diese Frucht erscheint übrigens in mannigfachen Abänderungen, von welchen die, wo die Oberfläche wie mit einem Netze mit erhabenen verschieden gekrümmten Maschen überzogen ist (Netzmelone), so wie die, welche eine glatte mit warzenähnlichen Hervorragungen versehene Oberfläche hat (Cantalupe) die bekanntesten sind. Die Melonensaamen, welche zusammengedrückt, oval, auf beiden Enden spitz, gelblichweifs und fest sind, gehörten ebenfalls zu der Semina quatuor frigida majora. Das Fleisch, welches sich unter der bald dünnen bald dicken Schaale befindet, ist gelblich, gelb, orangefarben oder grünlich, sehr zart und weich und von süfsem und gewürzigem Geschmack und von lieblichem aromatischem Geruch. Es wird als Obst, besonders zum Nachtisch, frisch gegessen und in gröfster Menge in wärmern Ländern. Man befördert die Verdaulichkeit dieser kühlenden und den Magen und Unterleib leicht erkältenden, daher leicht allerhand Uebel hervorrufenden, Speise durch Zucker, Pfeffer oder Spaniol. *Payen* fand in dem Safte der Melone: aromatischen Stoff, fetten verseifbaren Stoff, färbende Substanz, krystallisirbaren und unkrystallisirbaren Zucker (erstern zu $1\frac{1}{2}$ p. C. vom fleischigen Theil), Eiweifs, Schleim, stickstoffhaltige Materie, freie Säure, Stärkemehl und einige Salze.

C. Chate wird in Aegypten und Kleinasien besonders zur Bereitung von Sorbet benutzt; *C. flexuosus* die Schlangengurke in Ostindien und auch wohl bei uns; *C. Conomon* in Japan; *C. Anguria* in Westindien gegessen und so noch mehrere Arten in verschiedenen Gegenden; andere zeichnen sich durch starke Bitterkeit aus, so wie durch eigenthümliche Gerüche. v. Sch — l.

CUCUMIS AGRESTIS, ASININUS, SYLVESTRIS. S. Momordica Elaterium.

CUCUPHA, Kräutermütze. S. Sacculus medicinalis.

CUCURBITA. Diese Pflanzengattung hat der natürlichen Familie der *Cucurbitaceae* den Namen verliehen; sie steht in *Linné's* Sexualsystem in der *Monoecia Monadelphia* und wurde von ihm durch die mit einem verdickten Rande versehene Samen von Cucumis unterschieden, bei welchen der Samen ohne Rand ist. In neuer Zeit hat *Richard* die *C. Lagenaria* als Repräsentant der Gattung *Cucurbita* belassen; *C. Pepo* und *Melopepo* dagegen als Gattung unter dem Namen *Pepo* getrennt. *Séringe* gab dagegen dieser letztern den Namen Cucurbita und jener den Namen Lagenaria, versetzte auch einige bisher zu Cucurbita gerechnete Arten unter die Gattung Cucumis. Wir folgen hier *Linné's* Anordnung.

1) *C. lagenaria L.* (Lagenaria vulgaris *Sér.*). Der Flaschenkürbis, Kalebasse, in wärmern Ländern häufig gebaut, ist weichhaarig, moschusduftend, hat herzförmige, fast ganze, unten mit 2 Drüsen versehene, gezähnelte Blätter, und 3—4theilige Ranken. Die Blumen sind weifs. Die Frucht von sehr verschiedener Gestalt, gewöhnlich birnen- oder keulenförmig, erst weichhaarig, bei der Reife ganz kahl, innen mit weifslichem wäfsrigem Fleisch. Die Saamen sind umgekehrt-eiförmig, zusammengedrückt, an der Spitze stark ausgerandet, sonst mit verdicktem Rande umgeben; sie waren sonst nach *Richard* auch als *Semina Cucurbitae* officinell. Das Fleisch wird gekocht gegessen, soll aber fade schmecken, schlecht nähren und leicht blähen. Mehr werden die Früchte wegen ihrer äufsern sehr festen Schaale, nachdem das Fleisch entfernt ist, zur Anfertigung von allerhand Geräthschaften genutzt.

2) *C. Citrullus L.* (Lagenaria Citr. *Rich.*, Cucumis Citr. *Sér.*) Wassermelone, Angurie, Citrulle, Arbuse. Eine besonders in südlichen Ländern sehr beliebte Frucht, von oft bedeutender Ausdehnung, kugelig, glatt und grün, innen nach aufsen mit festerm blasserm weniger schmackhaftem Fleisch, innen mit hochrothem, sehr süfsem, fast zergehendem. Die Samen zusammengedrückt, eiförmig, mit schwarzer leicht zerbrechlicher Schaale und süfslichem weifsen Kern. Auch diese Samen (Semina Citrulli) gehörten zu den 4 gröfsern kalten Samen. Der Genufs der Frucht ist in südlichen wärmern Ländern allgemein, und sehr erfrischend und kühlend, mehr ein kühles Trinken zu nennen. Doch müssen Fremde in jenen Gegenden dieselben mit Vorsicht geniefsen und auch bei uns, wo die Pflanze nur in Mistbeeten zur Vollkommenheit gebracht wird, ist gewifs Vorsicht

sicht bei ihrem Genufs anzurathen, da sie leicht Koliken und andere Unterleibsbeschwerden hervorrufen. Die Pflanze unterscheidet sich durch ihre fast fiederspaltig-eingeschnittenen Blätter und ihre einzeln stehenden von einem Deckblatte unterstützte Blüthen, sehr haarigen Stengel und kahle Frucht.

3) *C. Pepo L.* (Pepo macrocarpus *L.*). Der bei uns häufig gebaute gemeine Kürbis, mit grofsen gelappten Blättern, grofsen hochgelben Blüthen und oft bedeutend grofsen, kugligen oder länglich glatten Früchten, mit einem innern hohlen Raum. Die weifslichen, eiförmigen, von einem wulstigen Rande umgebenen Samen, gehörten zu der Semina quatuor frigida majora und geben gute Emulsionen. Das gelbe oder rothgelbe Fleisch ist nicht sehr schmackhaft, wird aber häufig in Milch oder mit Reis, Hirse und dergleichen gekocht gegessen, giebt aber eine nicht Jedem beliebte Speise, der man durch Zusatz von Gewürzen mehr Geschmack zu geben sucht.

4) *C. Melopepo L.* Turbankürbis. Besonders durch die Turban-ähnliche Frucht von dem gemeinen Kürbis verschieden, sonst diesem ähnlich und eben so bei uns kultivirt und gebraucht, aber angenehmer schmeckend.

Viele andere Arten dieser Gattung werden in verschiedenen Ländern als Nahrungsmittel benutzt, und in neuerer Zeit hat man einige derselben in Europa einzuführen versucht, unter denen die C. Succado, von den Engländern Vegetable marrow, als angenehme Speise vorzugsweise sich empfiehlt. v. Sch — l.

CUCURBITA OCULARIS. S. Augenbecken.

CUCURBITICI LUMBRICI. S. Bandwurm.

CUCURBITULA. S. Schröpfkopf.

CUDOWA. Die Mineralquellen von Cudowa entspringen bei dem Dorfe dieses Namens in dem westlichen Theile der Grafschaft Glaz, 1235 Fufs über dem Meere erhaben, am Fufse der Heuscheuer, nahe an der Böhmischen Grenze, von Nachod und von Reinerz eine Meile entfernt.

Chemisch analysirt wurden sie von *Hoffmann*, *Kneifsler* und *Mogalla*. Das ganze Brunnenetablissement war früher

Eigenthum des Herrn Grafen von *Stillfried*, und gehört jetzt dem Herrn *v. Götz*.

Die Zahl der Kurgäste betrug im Sommer 1826: 224, — im J. 1827: 266, — im J. 1828: 213, — im J. 1830: 199. — Brunnenarzt ist Hr. Dr. *Hemprich*.

Die Berge, welche Cudowa umgeben, bestehen aus Granit, Glimmerschiefer und Sandstein.

Ihren Mischungsverhältnissen zufolge gehören die Mineralquellen von Cudowa zu der Klasse der alkalisch-erdigen Eisenquellen.

Das Wasser der Trinkquelle ist geschöpft, klar, von einem angenehmen, prickelnd-zusammenziehenden Geschmack, perlt stark, und bildet längere Zeit der atmosphärischen Luft ausgesetzt, einen Niederschlag, welcher aus kohlensaurer Talkerde und Eisenoxyd besteht; nach *Kneifsler* beträgt die Temperatur des Wassers $7\frac{1}{3}^{0}$ R. bis $9\frac{1}{8}^{0}$ R. der Atmosphäre, sein spec. Gewicht 1,006.

Nach *Kneifsler's* Analyse enthalten sechzehn Unzen:

Kohlensaures Natron	12,1325	Gr.
Schwefelsaures Natron	4,3508	»
Salzsaures Natron	1,9492	»
Kohlensaure Talkerde	13,6140	»
Kohlensaure Kalkerde	1,8713	»
Kohlensaures Eisenoxyd	0,9062	»
Extraktivstoff	0,8654	»
	35,6894	Gr.

Nach *Mogalla* enthalten sechzehn Unzen Wasser 43 K. Zoll kohlens. Gas.

Getrunken werden sie wegen ihres Reichthums von kohlensaurem Gase leicht von dem Magen vertragen, wirken belebend-stärkend auf Nerven- und Muskelsystem, roborirend-zusammenziehend auf die Schleimhäute, specific auf die Harn- und Geschlechtswerkzeuge, reizend-erhitzend auf das Gefäfssystem, leicht starke Congestionen veranlassend, — und sind daher in allen den Fällen zu widerrathen, in welchen die stärkeren Eisenquellen contraindicirt sind.

Benutzt werden sie:

1) als Getränk, an der Quelle und auch von der Quelle

entfernt. Da die Kohlensäure und das Eisen nur schwach an das Mineralwasser gebunden sind, wird das versendete Mineralwasser leicht zersetzt, und wird daher nicht so häufig verschickt, als es ohne diesen Umstand geschehen würde. In den letzten Jahren hat man durch Einschlagen von eisernen Stiften in die Korke der Flaschen, die Zersetzung des Mineralwassers zu verhindern versucht.

2) In Form von Wasserbädern in dem alten und neuen Badehause. Aufser Wannenbädern in Badekabinetten, finden sich daselbst Einrichtungen zu Douche-, Regen- und Gasbädern; letztere nimmt man entweder in Form von Bädern in wohl verschlossenen Badewannen, oder in Form von Gasdampfdouche.

Empfohlen hat man die Mineralquellen in den genannten Formen:

1) Nervenschwäche, durch bedeutenden Säfteverlust, — nervöse Hypochondrie, Hysterie.

2) Chronische Nervenkrankheiten, von Schwäche atonischer Art, — Lähmungen.

3) Schleim- und Blutflüsse passiver Art.

4) Chronische Krankheiten der Geschlechts- und Harnwerkzeuge, von innerer Schwäche, — Fluor albus, Impotenz.

5) Schwäche des Magens und Darmkanals, Neigung zu Säure und Durchfall.

6) Endlich wird es auch als stärkende Nachkur nach dem vorherigen Gebrauch von andern Heilquellen benutzt.

Litteratur.

Nachricht von zwei in der Grafschaft Glaz befindlichen Gesundbrunnen zu Reinerz und Cudowa. Breslau 1769.

J. G. Morgenbesser, Nachricht, die Gesundbrunnen zu Cudowa, Reinerz u. s. w. betreffend. Breslau 1777.

F. S. Kneifsler's chemisch-medizinische Beschreibung des Cudowaer Sauerbrunnens und Bades. Glaz 1795.

Der Gesundbrunnen zu Cudowa und Reinerz. Breslau 1799.

C. W. Hufeland's Uebersicht der vorzüglichsten Heilquellen Teutschlands. 3te Aufl. 1831, S. 80.

E. Osann's physik. medicinische Darstellung der bekannten Heilquellen der vorzüglichsten Bäder Europas. 2 Thl. 1832.

O — n.

CULEN. S. Psoralea.

CULILABAN. S. Laurus.

CULTER. Wir verstehen hierunter ein schneidendes Instrument, dessen wir uns in der Chirurgie zur Trennung weicher Gebilde bedienen und welches dazu bestimmt ist, grofse Schnitte zu machen, und das aus einer Klinge und einem Handgriff besteht. Die Klinge ist am Handgriff für immer festgestellt, ist grofs und stark, der Handgriff dagegen kurz und derb, durch welche Eigenschaften sich das Messer von dem Bistouri und Scalpell unterscheidet. S. diese Artikel.

Wir unterscheiden am Messer die Klinge, welche aus gutem Stahl gearbeitet sein mufs, und den Handgriff. Die Klinge besteht aus dem schneidenden und stumpfen Theil, den beiden Flächen, aus der Basis und Spitze. Der Handgriff, aus Holz, oder Horn gefertigt, hat bald eine runde, bald eine plattgedrückte Gestalt, ist entweder glatt oder gekerbt. Hinsichts der Gröfse und Gestalt der Messer, so sind diese verschieden, nach dem Zwecke den sie beabsichtigen sollen.

Man theilt alle Messer ein:

1) in grade Messer, bei welchen die Schneide eine grade Linie bildet;

2) in bauchigte, die eine convexe und

3) in krumme, die eine concave Schneide haben. Oder

1) in solche Messer, deren Klinge das Heft an Länge übertrifft. Hiezu werden die Amputationsmesser gerechnet;

2) in solche Messer, deren Klinge kürzer oder eben so lang ist, als das Heft. Alle Scalpells werden zu dieser Abtheilung gezählt.

Krombholz theilt die Messer insgesammt in grade und krumme ein, und versteht unter den erstern solche, deren Mittellinie mit der Direction des Heftes in einer Richtung liegt; unter krumme Messer versteht er alle diejenigen, deren Ränder bogenförmig gekrümmt, nicht mit dem Griffe in einer und derselben Richtung liegen. Die graden Messer bringt *Krombholz* in folgende Ab- und Unterabtheilungen:

A. Grade Messer mit einer Schneide.

a) spitzige,

b) stumpfspitzige.

B. Grade Messer mit bauchigter Schneide.

C. Grade zweischneidige Messer.

Die krummen Messer bilden dagegen folgende Ab- und Unterabtheilungen:

A. Krumme einschneidige Messer.

a) spitzige,

b) stumpfspitzige.

B. Krumme zweischneidige Messer.

Alle Messer hier aufzuführen, welche zu ihren respect. Abtheilungen gehören, würde nur zu Wiederholungen Anlafs geben und Referent dieses verweist daher auf die Artikel Amputationsinstrumente, Bistouri, Lanzetten, Scalpell, Staarmesser.

Synon.: Messer. *Couteau.*

Litt.: S. die Litteratur, welche dem Art. Bistouri beigefügt ist.

E. Gr — e.

CULTRIVORUS, Messerschlucker. Man versteht hierunter solche Menschen, die in gauklerischer Absicht Messer von verschiedener Gröfse verschlucken. Von manchen wird die Benennung Cultrivorus auch solchen Personen gegeben, die im Wahnsinn oder zufällig ein Messer verschlucken.

Mehrere Beispiele von Cultrivoren ersterer Art, findet man in *Schurigii* Chylologie, in *Dolaei* Encyclopaed. chirur. in *Binningeri* Observat. medic., in *Hufeland's* Journ. Bd. XIII. u. m. a.

E. Gr — e.

CUMINUM. Eine Pflanzengattung aus der Familie der *Dolden* in der *Pentandria Digynia* von *Linnés* System. Die ungleichen borstenförmigen Kelchzähne sind bleibend. Die Frucht von der Seite zusammengezogen, jedes Achaenium einen mit 5 Hauptrippen, deren äufsere randend sind, und 4 in den Theilchen liegenden zweiter Ordnung, unter deren jedem ein Oelstriemen, Samenträger gabeltheilig. Allgemeine Hülle 2—4blättrig, die besondere halbseitig, 2—4blättrig, demnächst zurückgeschlagen. Die Blätter vielspaltig mit linealisch-borstigen Zipfeln. In der Medicin werden die Früchte der Hauptart dieser Gattung des:

C. Cyminum L. (römischer oder langer Kümmel, Kramer- oder Mutterkümmel) angewendet, einer jährigen Pflanze, die in Aegypten und Kleinasien wächst, aber auch im südlichen Europa gebaut wird. Sie hat rosenrothe Blumen, spitze Blattzipfel, eine 3 — 5stachlige Dolde und weichhaarige Früchte. Schon den Alten war dies Gewürz bekannt, welches wir noch unter dem Namen *Semen Cumini* im Gebrauch haben; es sind längliche, an beiden Enden spitze, halb-cylindrische Körner, welche, gestreift, ein wenig schärflich anzufühlen sind, von graulich-gelblicher Farbe und eigenthümlichem etwas widrigem aromatischem Geruch; sie wurden sonst zu den Semina quatuor calida majora gerechnet. Ihre Wirksamkeit verdankt diese Frucht dem ätherischen Oele, welches sie enthält, dessen Menge darin von verschiedenen Untersuchern sehr verschieden zu $\frac{1}{24}$, $\frac{1}{32}$, $\frac{1}{74}$ angegeben wird. Eine genaue chemische Untersuchung fehlt.

v. Sch — l.

CUMINUM SYLVESTRE. S. Lagoecia.

CUNEIFORME OS i. q. os sphenoideum. S. Basilare os.

CUNEIFORMIA OSSA TARSI, die Keilbeine oder keilförmigen Knochen der Fufswurzel. Es sind drei vorhanden, welche neben einander ihre Lage am vordern und innern Theile der Fufswurzel haben.

Das erste Keilbein (*os cuneiforme primum*) ist das gröfseste und liegt am innern Rande des Fufses, wendet seine abgerundete, höckerige Grundfläche der Fufssohle, die abgerundete Schneide dem Fufsrücken zu, und ist im hintern Theile weit niedriger als im vordern. Die hintere Seite ist viel kleiner als die vordere, flach vertieft, überknorpelt, dreiseitig, mit der Spitze nach oben, und schliefst sich an das Kahnbein an; die vordere Seite ist halbmondförmig, flach, überknorpelt und mit dem ersten Mittelfufsknochen verbunden; die innere Seite ist rauh und abgerundet. Die äufsere uneben und durch Knorpelflächen mit dem zweiten Keilbein und dem zweiten Mittelfufsknochen verbunden.

Das zweite Keilbein (*os cuneiforme secundum*) ist das kleinste, wendet seine rauhe Basis dem Fufsrücken, die ebenfalls rauhe Schneide der Fufssohle zu. Seine hintere dreiseitige schwach vertiefte Fläche ist überknorpelt und mit dem Kahnbein verbunden; seine vordere etwas gewölbte, dreiseitige, überknorpelte Fläche legt sich an den zweiten Mittelfufsknochen; die innere Fläche ist in der Mitte vertieft und rauh, vorn und hinten flach und überknorpelt und mit dem vorigen verbunden; die äufsere Seite ist im hintern Theile überknorpelt, im vordern rauh und mit dem dritten Keilbein verbunden.

Das dritte Keilbein (*os cuneiforme tertium*) ist gröfser als das vorige und kleiner als das erste; seine Basis ist rauh und dem Rücken, die Schneide ebenfalls rauh und der Sohle des Fufses zugekehrt; die hintere überknorpelte und dreieckige Fläche ist mit dem Kahnbein, die vordere gleichfalls dreieckige und überknorpelte mit dem dritten Mittelfufsknochen verbunden; die innere Fläche ist in der Mitte rauh, vorn und hinten überknorpelt und hinten mit dem vorigen, vorn mit dem zweiten Mittelfufsknochen verbunden; die äufsere Fläche ist hinten überknorpelt und mit dem Würfelbeine verbunden, in der Mitte rauh und vorn ebenfalls überknorpelt und mit dem vierten Mittelfufsknochen verbunden. S — m.

CUNILA. In der Familie der *Labiatae* gehört diese Pflanzengattung zu den wenigen, welche nur 2 vollkommene Staubgefäfse haben; sie steht daher in der *Diandria Monogynia* des *Linné*'schen Sexualsystems. Der röhrige 10—15 nervige Kelch hat 5 fast gleich am Rande sehr zottige Zähne. Die Kronenröhre ist so lang als der Kelch, die beiden Lippen fast gleich, die obere aufrecht, ausgerandet, die untere 3spaltig. Die beiden aufsteigenden fruchtbaren Staubgefäfse, ragen über die Oberlippe hervor; ihre Beutel sind am Rande verbunden und deren Fächer stehen sparrig von einander. Der Griffel ist an der Spitze fast ganz. Die Achaenen sind trocken und glatt. In Nordamerika wird eine Art dieser Gattung:

Cunila mariana L., eine 1—2 F. hohe ausdauernde Pflanze mit 4seitigen kahlen Stengeln und sitzenden eiförmigen, entfernt gesägten, punctirten, unten fein-haarigen Blättern und endständigen gabeltheiligen Afterdolden und weifsen Blumen, eine aromatische Pflanze, als Mittel gegen das kalte Fieber empfohlen; auch soll ihr Saft mit Milch getrunken ein Mittel gegen den Bifs der Klapperschlange sein. v. Sch — l.

CUNNUS i. q. Vulva. S. Geschlechtstheile des Weibes.

CUPRESSUS. In die *Monoecia Monadelphia* stellte *Linné* diese Pflanzengattung, welche zur natürlichen Familie der *Coniferae* gehört. Die Cypressen sind Bäume mit aufrechten oder hängenden Zweigen und sehr kleinen schuppenförmigen angedrückt-ziegeldachartig liegenden Blättern. Die Blumen sind einhäusig; die männlichen bilden kleine, eiförmige, an den Spitzen kleiner Aestchen, einzeln stehende Kätzchen, deren ledrige halbschildförmige Schuppe 2 — 4 Staubbeutel tragen. Die weiblichen kleine kugliche Kätzchen, deren Schuppen ziegeldachartig etwas offen in 4 Reihen stehen, von denen die untern vielblumig sind. Der Zapfen ist kuglich mit nagelförmigen, holzharten, dicken, keulenförmigen und eckigen Schuppen, mit zahlreichen, fast beinharten, unregelmäfsigen, am Rande etwas häutigen Früchten. Die im südlichen Europa vorkommende Art dieser Gattung ist:

C. sempervirens L. die gemeine Cypresse, mit aufrechten Aesten, 4reihig gestielten stumpfen und convexen Blättern, kuglichen Zapfen, deren Schuppen auf der Oberfläche eben sind. Diese Zapfen waren unter der Benennung *Cupressi Nuces*, so wie das Holz (*Lignum Cupr.*) sonst als adstringirende Mittel, in Gebrauch, und wurden in Gaben bis zu einer halben Drachme innerlich bei Diarrhoeen gegeben und auch bei Brustübeln angewendet. v. Sch — l.

CUPRUM. S. Kupfer.

CURCULIO (Rüsselkäfer). Eine Käfergattung bei *Linné*, von den Neuern in viele Gattungen getheilt. *Linné* gab als Kennzeichen für dieselbe an: keulenförmige Fühler, auf einem vorstehenden hornartigen Schnabel befestigt, vier fadenförmige Palpen. Mehrere Arten dieser Gattung sind von *Gerbi* (*Ranieri Gerbi* storia naturale di un nuovo insetto. Firenze. 1794. 8.) als besonders heilsam gegen Zahnschmerzen empfohlen worden, nämlich *Curculio* (Attelabus)

Bacchus, *Betulae*, so wie die Larven des in Carduus-Arten vorhandenen *C.* (Attelabus) *Jaceae.* Vor allen aber zeichnet sich nach jenem Schriftsteller die *C. antiodontalgicus* (jetzt zur Gattung Rhinocyllus gehörig) aus, denn zerreibt man leise mit den Fingern funfzehn Stück der Larven dieses Insekts, welches in Oberitalien auf Disteln lebt, und berührt nun mit diesen Fingern den hohlen Zahn, so soll in wenigstens 8—10 Minuten der Schmerz verschwinden und die Finger noch ein Jahr lang die schmerzstillende Kraft behalten. Da andere einheimische Käferarten, nämlich die gröfsern Coccinella-Arten dieselbe Wirkung äufsern und für uns leichter und in Menge zu haben sind, so kann man füglich jener Rüsselkäfer entbehren, wenn man zu einem solchen Insekten-Mittel seine Zuflucht nehmen will.

v. Sch — l.

CURCUMA. Diese Pflanzengattung gehört, wie ihre sämmtlichen Verwandten, die *Scitomineae Juss.* zu *Linné's Monandria Monogynia.* In den heifsen Gegenden Asiens zu Hause wird sie characterisirt durch eine Blumenkrone, von welcher beide Ränder dreitheilig sind; durch eine doppelte, am Grunde zweispornige Anthere, durch eine dreifächrige Kapsel mit vielen mit einer Samendecke versehenen Samen, deren einfacher Embryo mit einem Keimhalter (vitellus) und Eiweifs (albumen) versehen ist. Alle Arten haben rundliche und handförmige Knollen von gewürzhaftem Geruch und gelber Färbung; aus der Wurzel erheben sich Blätter, deren Scheiden einen falschen Stengel bilden und Blüthenschafte, welche eine Aehre tragen, in welcher die Blumen von grofsen ziegeldachartig liegenden Hüllschuppen unterstützt werden. Folgende Arten werden medicinisch angewendet:

1) *C. Zerumbet Roxb.* mit durchweg blafs strohgelben Knollen; grünen, gestielten, breit lanzettförmigen Blättern, welche in der Mitte herab eine dunkel-purpurfarbene Schattirung zeigen; und mit Blumen, die kürzer als die Bracheen sind. Diese Pflanze, welche sowohl auf dem Festlande Ostindiens, wie auch auf einigen der Molucken vorkommt, hat ganz kahle, 1—2 Fufs lange Blätter. Die Blüthenschafte kommen neben den Blättern aus der Wurzel, sind 5—6

Zoll lang, mit einigen stumpfen Sheiden schlaff umgeben und tragen eine 4 — 5 Z. lange dichte Aehre, besteht aus grofsen länglichen, an ihren Rändern halb mit einander verwachsenen, nach oben hin mehr und mehr roth gefärbten Hüllblättern, deren jedes 3 — 4 schöne gelbe und sitzende Blumen umschliefst. Die Wurzel dieser Pflanze wird von den Eingebornen als Heilmittel benutzt; gepulvert und mit dem gepulverten Holze des Caesalpinia Sappon vermischt, giebt sie das von den Hindus Abees genannte rothe Pulver, welches von ihnen an den Festtagen in März während der Hooli herumgeworfen wird. Es ist übrigens die Wurzel die ächte *Radix Zedoariae* der Engländer.

2) *C. Zedoaria Roxb.* Die kleinen runden Knollen, so wie die langen handförmigen innen schön tief gelb (fast wie bei der Curcume oder Gelbwurzel), Blätter breit-lanzettlich, sitzend auf ihren Scheiden, unten seidig; die ganze Pflanze von einförmigem Grün. Diese Pflanze wächst von China durch ganz Südasien, auch auf den Inseln; sie kommt der vorigen sehr nahe, doch unterscheidet sie sich leicht durch die intensivere Farbe der Knollen, durch die gleichmäfsig-grüne und unten seidenhaarige (was man besonders an trocknen Blättern gut sieht) durch die längere (6 — 12 Z. lange) Aehre, welche mit ihrem Schafte oft ohne Blätter da sind, aus der Wurzel bricht, und durch die blafsrothen wohlriechenden Blumen. Die Wurzel dieser Pflanze giebt vorzugsweise die Rad. Zedoariae rotundae. Die Hindus benutzen die Wurzel als Heilmittel und als Parfumerie.

Was in den deutschen Handel als Radix Zedoariae (Zitwerwurzel) kommt und officinell ist, entspricht nicht dem, was *Roxburgh* sowohl von C. Zerumbet als von C. Zedoariae sagt; es sind längliche oder birnförmige Stücke einer Knolle, welche sich als Hälften oder Viertel derselben zeigen, eine äufsere convexe Fläche haben, auf welcher man den Ursprung mehrerer Wurzelfasern sieht, welche abgebrochen oder abgeschnitten sind, und eine oder zwei innere ebene leicht concave Flächen; ihre Farbe ist röthlich schmutzig, weifs gelblich, innen fast ebenso mit kleinen etwas dunklern Harzpunkten, gleicht aber nicht im geringsten der der Curcuma-Wurzel; der Geschmack ist scharf bitterlich gewürzhaft, der Geruch kräftig gewürzhaft, etwas kampherartig. *Bucholz* untersuchte die Zittwerwurzel und fand darin: 1,42 flüchtiges Oel; 3,60 gewürzhaft bittres Weichharz; 1,25 gewürzhaft und bitter schmeckenden Extractivstoff mit etwas Harz und salzsauren Salzen; 10,50 ähnlichen Extractivstoff mit salzsauren und schwefelsauren Salzen; 4,50 Gummi; 9,00 Bassorin; 3,60 Stärkemehl; 39,20 der Holzfaser durch erhitztes Kali entzogene Materie, wovon sich 8,00 wie Stärkemehl verhalten; 12,89 Holzfaser; 15,00 Wasser mit 0,87 Ueberschufs.

3) *C. longa L.* Diese häufig um Calcutta und in allen Theilen Bengalens kultivirte Art, hat kleine runde und zahlreiche lange handförmige Knollen, welche alle innen von tief-orangegelber Farbe sind; ihre lang gestielten Blätter sind breit-lanzettförmig und von einförmigem Grün. Sie gehört zu den Arten, bei welchen der Blüthenschaft in der Mitte der Blätter erscheint. Die Aehre ist länglich und besteht aus weifsen ins Rothe übergehenden Hüllblättern, hinter welchen die blafsgelben Blumen mit dunklerer Lippe stehn. Unter dem Namen Radix Curcumae, Curcumeoder Gelbwurzel, erhalten wir die einzelnen Stücke der handförmigen Knollen, welche cylindrisch bis zur Dicke des kleinen Fingers, grade oder gebogen, runzlich oder höckerig sind, aufsen von gelbgrauer Farbe, innen dicht, von dotter- oder fast pomeranzengelber, dicht mit glänzenden Harzpunkten durchritzt, von eigenthümlichem, nicht sehr starkem aromatischem Geruch und ähnlichem schwachem, zugleich etwas bitterlichem Geschmack, beim Kauen bald den Speichel färbend. *John* fand in der Gelbwurzel: 1 gelbes ätherisches Oel; 10 — 11 harziger gelber Farbstoff; 11 — 12 extractiver gelber Farbstoff; 14 Gummi; 57 Holzfaser nebst in Kali, aber nicht in Alcohol oder Wasser löslicher Materie; 7 — 8 Wasser und Verlust. Der gelbe Farbstoff wird durch Alcali, in welchem er sich in gröfserer Menge auflöst, rothbraun und wird daher als Reagens auf Alkalien benutzt, indem man Papier mit dem Decoct der Curcumewurzel färbt; da aber die Borsäure, besonders die in Alcohol aufgelöste, eine gleiche Wirkung auf diesen Farbstoff äufsert, so ist bei den Prüfungen mit

diesem Stoff Vorsicht anzuwenden. Man benutzt die Curcumewurzel theils jedoch seltner als Arzeneimittel, theils zum Färben mancher Salben, ja selbst mancher Speisen.

Batka hat in *Trommsdorf's* n. Journal XXIII. St. 2. behauptet: die lange und runde Curcume stammen beide von C. longa; der gelbe Zittwer von C. Zedoaria *Roxb.* (C. rotunda *Rosb.*); der wahre weifse, runder und langer von Kaempferia rotunda, wogegen *Roxburgh* ausdrücklich bei seinem C. Zedoaria in der Flora indica sagt, dafs er nicht glauben könne, dafs die Knollen der Kaempferia rotunda zur Ausfuhr gesammelt werden könnten, da sie in allen Theilen Indiens, welche er sah, zu selten waren, auch nichts oder wenig von den sehr bemerklichen Eigenschaften der Wurzel der Radix Zedoariae zeigen. v. Sch — l.

Die Radix Zedoariae, in ihrer Wirkung ähnlich den scharfen, gewürzhaften Mitteln, namentlich der Rad. Galangae und Zingiberis, wirkt reizend-belebend auf die Organe der Digestion und des Nervensystems, und ist in Pulvern zu fünf bis funfzehn Gran täglich drei bis viermal, als kräftig erregendes Mittel in chronischen Leiden der Organe der Digestion und des Nervensystems von Schwäche torpider Art besonders empfohlen worden, namentlich bei Verschleimung des Magens, Appetitlosigkeit und Lähmungen. O — n.

CURVATIO. S. Curvatura.

CURVATURA *s. Curvatio*, Verkrümmung, ist diejenige abnorme Formveränderung des menschlichen Körpers oder einzelner Theile desselben, welche durch eine andauernde, entweder in der Continuität oder in der Contiguität von der natürlichen abweichenden Richtung eines oder mehrer Knochen bedingt ist. Findet die Verkrümmung in den Gelenken Statt, so wird sie auch unrichtig Contractura genannt, indem man eine der häufigsten Ursachen für die Wirkung nimmt. Ebenso kann derjenige Zustand, welchen wir mit dem Namen der Anchylosis belegen, mit Verkrümmung complicirt, aber auch ohne diese vorkommen. Von der Luxation unterscheidet sich die Verkrümmung dadurch, dafs nur in gewissen Fällen derselben eine Verrückung der Gelenkflächen Statt findet. Endlich müssen wir in diagnostischer Hinsicht noch derjenigen Verunstaltung eines Theils gedenken, welche nach schlecht geheilten Knochenbrüchen zurückbleibt, und welche sich aber durch ihre Entstehung von der eigentlich sogenannten Verkrümmung unterscheidet, indem letztere entweder angeboren vorkommt, oder wenn sie erst später erworben wird, sich immer langsam und meist auch ohne Schmerz entwickelt. Die Verkrümmung kann an allen Knochen Statt finden; doch beobachten wir sie am häufigsten an den Knochen der Extremitäten, namentlich der unteren, und an der Wirbelsäule, nächstdem an dem Becken, an den Rippen und am Brustbein. — Es ist bereits bemerkt, dafs der Verkrümmung immer eine Deformität der Knochen, eine fehlerhafte Richtung derselben, entweder in ihrer Continuität oder in ihrer Gelenkverbindung zum Grunde liege; worin aber die nächste Ursache dieser Krankheit besteht, ist uns nur wenig bekannt, und sind alle in dieser Beziehung aufgestellte Theorien, mehr oder weniger hypothetisch und schwankend. Da indessen die gerade Richtung der Knochen einerseits durch ihre Festigkeit, und andererseits durch den gleichmäfsigen Antagonismus der Muskeln bedingt ist, so ist es am wahrscheinlichsten, dafs die Verkrümmung entweder:

1) durch verminderte Festigkeit der Knochen bei normaler Action der Muskeln, oder

2) durch aufgehobenen Antagonismus der Muskeln bei normaler Beschaffenheit der Knochen, oder endlich

3) durch beide Momente zugleich bewirkt wird.

Es können aber diese Zustände, entweder angeboren als Fehler der ersten Bildung vorkommen, oder erst später erworben werden. Als diejenigen Ursachen, welche primär die Knochen ergreifen, eine Cohäsionsverminderung und ein Weicherwerden derselben veranlassen können, sind erfahrungsmäfsig zu betrachten:

1) Allgemeine Krankheitszustände, gewöhnlich Scrofeln, Rhachitis, Osteomalacie, Syphilis und verschiedene Ausschlagskrankheiten, aufserdem aber auch

2) solche, örtlich wirkende Schädlichkeiten, welche entweder durch anhaltenden Druck oder durch Entzündung und Eiterung, die Structur des Knochens verändern. Es

gehören hierher, in der Nähe der Knochen befindliche Pseudorganisationen, ferner metastatische Ablagerungen, so wie alle äufsere Gewaltthätigkeiten, Schlag, Stofs, Fall u. s. w.

Die auf diese Weise ihrer Festigkeit beraubten Knochen können der Action der sie bewegenden Muskeln nicht mehr den gehörigen Widerstand leisten, und müssen daher ihrer Gewalt folgend, nothwendig mehr oder weniger von der geraden Richtung abweichen, ja es reicht bei einer solchen krankhaften Beschaffenheit der Knochen nicht selten schon die Schwere des eigenen Körpers hin, um Krümmung hervorzubringen, wie wir dies besonders an der Wirbelsäule und an den untern Extremitäten beobachten.

Mangel einzelner Knochen, welcher als Fehler der ersten Bildung vorkommt, wirkt störend auf den Antagonismus der Muskeln, und kann somit auch zu Verkrümmungen Veranlassung geben.

Der Antagonismus der Muskeln wird gestört, durch ein Mifsverhältnifs ihrer Kraftäufserungen, entweder durch eine überwiegende Kraft auf der einen, oder Schwäche auf der anderen Seite. In beiden Fällen wird aber die Wirkung nur nach einer Richtung hin Statt finden, welcher auch die Knochen um so eher folgen werden, wenn sie bereits selbst krankhaft afficirt sind. Die ursächlichen Momente, welche den einen oder den andern Zustand der Muskeln hervorrufen, sind: Krämpfe, Rheumatismen, Gicht, Lähmung, Contracturen, einseitige Anstrengung der Muskeln einzelner Theile, bedingt durch gewisse Handwerke, Beschäftigungen und üble Gewohnheiten, das zu frühe Laufen und zu anhaltende Stehen, Sitzen der Kinder, obschon hier die gröfsere Nachgiebigkeit der Knochen nicht minder in Anschlag zu bringen ist. — Endlich gehören noch hierher Verwundungen, Quetschungen, Druck u. dgl., so wie Indurationen, Verknöcherungen, angeborener Mangel oder Ueberzahl, falsche Insertion einzelner Muskeln. — Häufiger aber als einzeln, werden die beiden genannten pathologischen Zustände durch die angegebenen Momente gleichzeitig hervorgerufen; so werden namentlich allgemeine Krankheiten, welche primär die Structur der Knochen verändern, auch mehr oder weniger bei einiger Dauer Schwäche der Muskeln bedingen.

Die Prognose betreffend, so gehören die höheren Grade der Verkrümmungen zu den bedeutenderen Krankheitszuständen, nicht nur weil sie den Körper auf eine unangenehme Weise entstellen, sondern vorzüglich der wichtigen Störungen wegen, die sie im Organismus hervorrufen. Wir erinnern nur an die verschiedenen Brustkrankheiten, welche durch Verkrümmung des Rückgraths, und die mannigfachen Krankheiten der Unterleibsorgane, welche durch Verkrümmungen des Beckens entstehen können. Die Verkrümmungen sind aber auch immer langwierige und meist unheilbare Krankheiten, sowohl ihrer Natur nach als auch wegen der Schwierigkeit, ihre Ursachen genau zu bestimmen und zu entfernen, und wir haben insbesondere in Bezug auf die Heilbarkeit zu berücksichtigen:

1) den Grad und die Dauer des Uebels, und es wird in eben dem Mafse wie jene zunehmen, die Hoffnung auf Heilung abnehmen.

2) Das ätiologische Verhältnifs der Krankheit, und die Möglichkeit, die ursachlichen Momente zu beseitigen. Von selbst ergiebt es sich, dafs in dieser Beziehung die Prognose bei denjenigen Verkrümmungen, welche aus inneren Ursachen entstanden sind, sich bei weitem ungünstiger stellen wird, als bei solchen, welche von äufseren Einwirkungen abhängen. Als völlig unheilbar sind aber diejenigen zu betrachten, welche auf einen Mangel einzelner Knochen oder Muskeln beruhen.

3) Das Vorhandensein von Complicationen, wie gleichzeitiges Leiden der Bänder und Muskeln, Anchylosis etc., so wie von Folgeübeln, deren wir bereits Erwähnung gethan haben. Je mehr aber diese vorhanden sind, desto schwieriger, wo nicht gänzlich erfolglos wird die Kur sein.

4) Die Körperconstitution und das Alter des Kranken. Je geschwächter und je cachectischer die erstere, und je weiter das Individuum in den Jahren vorgerückt ist, desto ungünstiger ist die Vorhersagung. Anders verhält es sich bei gesunden, jungen Subjecten, namentlich solcher, welche noch nicht das siebente Lebensjahr überschritten

haben, hier ist die Prognose am günstigsten. Endlich sind auch:

5) die Aufsenverhältnisse des kranken Individuums, die Möglichkeit oder Unmöglichkeit, diese den Anordnungen des Arztes und seinem Heilzwecke gemäfs bestimmen und reguliren zu können, von grofser Bedeutung.

Die Kur der Verkrümmungen gehört zu den schwierigsten Aufgaben der Therapie, theils weil, wie wir bereits bemerkt haben, das Wesen dieser Krankheit noch keinesweges hinlänglich erforscht ist, theils weil die Hülfe des Arztes gewöhnlich erst dann in Anspruch genommen wird, wenn das Uebel bereits einen so hohen Grad erreicht hat, dafs es auch dem zweckmäfsigsten Heilverfahren lange Zeit hartnäckig widersteht, und dadurch den Kranken und seine Angehörigen in der so nothwendigen genauesten Befolgung der ärztlichen Vorschriften, nachläfsig macht.

Auch bei der Heilung dieser Krankheiten werden wir durch die Grundsätze der allgemeinen Therapie geleitet, uns vor Allem bemühen müssen:

1) die ursächlichen Momente, wodurch dieselben bedingt werden, zu entfernen, und

2) die natürliche Richtung und Form des verkrümmten Gliedes wieder herzustellen.

I. Hebung der ursächlichen Momente. Da wir wissen, dafs alle eben genannte Krankheiten, welche

a) die Lähmung der Knochen vermindern, Ursache der Verkrümmung werden können, so richten wir unser Heilverfahren zuvörderst gegen jene obwaltenden Dyskrasien. Wir suchen die Osteomalacie, die Scrofulosis und Rhachitis, Syphilis, Caries, so weit es möglich ist, zu heben, entfernen die Pseudoorganisationen, beseitigen die metastatischen Ablagerungen, welche die Structur der Knochen zu beeinträchtigen drohen u. s. w.; denn nur nach gehobenen allgemeinen Leiden können wir von der Anwendung örtlicher Mittel Hülfe erwarten.

b) Sind wir bemüht, den aufgehobenen Antagonismus der Muskeln wieder herzustellen. Zur Erfüllung dieser Indication wird es zwar allerdings in manchen Fällen schon hinreichen, die Krämpfe, den Rheumatismus, die Gicht etc.,

welche

welche das Uebel veranlafsten, durch zweckmäfsige Heilmittel zu beseitigen, nachtheilige Beschäftigungen und Gewohnheiten zu untersagen, vorhandene Wunden und Geschwüre mit möglichst guter Narbenbildung zu heilen. Da aber diese Krankheitszustände bei einiger Dauer Schwäche und Laxität in den afficirten Muskeln und dadurch aber Gelegenheit zu einer kräftigen Ausbildung ihrer Antagonisten geben, welche auch nach aufgehobenen Wochen zurückbleibt, so suchen wir durch Reiben, Streichen, Einreibungen, Bedecken mit reizenden Pflastern, Anwendung der Electricität, Douche, Moxen und selbst des Glüheisens, die erschlafften und verlängerten Muskeln zu stärken, und zur Contraction anzuregen, indem wir andererseits die contrahirten und kräftigeren, durch örtliche Blutentziehungen, erschlaffende Mittel zu schwächen bemüht sind. —

II. Wiederherstellung der natürlichen Form und Richtung des verkrümmten Gliedes. Da bei den Verkrümmungen des menschlichen Körpers nicht selten der allgemeine Krankheitszustand, oder das tiefere Leiden, dessen Resultat sie sind, mit Vollendung der Verkrümmung aufgehört hat, so ist leicht einzusehen, dafs in solchen Fällen ein gegen die Ursache gerichtetes Verfahren nicht von dem gewünschten Erfolge sein kann. In solchen Fällen daher, und in allen denjenigen, wo die erste Indication nicht ausreicht, müssen wir unsere Zuflucht noch zu mechanischen Mitteln nehmen, welche den Verkrümmungen entgegen wirken. Diese Apparate müssen aber genau und entsprechend gearbeitet sein, und müssen wo möglich gröfsere Flächen berühren. Eben so darf der Druck, den sie ausüben, nur mäfsig sein und die Elasticität ihnen nicht mangeln. Nöthig ist es, dafs ihr Gebrauch anfänglich zuweilen unterbrochen wird, bis die Kranken sich daran gewöhnt haben.

Von selbst versteht es sich endlich, dafs während der Kur der Kräftezustand des Kranken berücksichtigt werden, so wie dafs der Kranke nach wiederhergestellter Gesundheit alle Schädlichkeiten vermeiden mufs, welche das Uebel von neuem herbeiführen können. Das Speciellere bei den einzelnen Arten der Verkrümmung. Wg — r.

CUSCUTA. Diese Gattung merkwürdiger parasitischer Gewächse, gehört zu den *Convolvulaceis* des *Jussieu*schen Systems und in die *Pentandria Digynia* des *Linné*'schen. Fadenförmige röthlichweifse, auf fremden Pflanzen sich ansaugende blattlose Stengel tragen Knäuel kleiner Blumen mit 4 — 5 Kelch-, eben so viel Kronenblättern und Staubgefäfsen und einen 2samigen Fruchtknoten, mit 2 Griffeln. Die Frucht trocken, häutig, 2klappig. Der Embryo spiralig eiweifslos ohne Cotyledonen. Die verschiedenen einheimischen Arten, besonders *C. vulgaris* oder *europaea* und *Epithymum*, *Epilinum*, wurden früher nicht unterschieden und als ein eröffnendes, abführendes, stimulirendes Mittel unter der Benennung *Cuscutae* und *Epithymi Herba* bei intermittirenden Fiebern und Obstructionen benutzt, sind jetzt aber ganz aufser Gebrauch. Das geruchlose, schwach bitterlich und schärflich schmeckende Kraut läfst auch keine grofsen Heilkräfte erwarten. v. Sch — l.

CUSPARIA. S. Galipea.

CUTICULA s. *Epidermis*, die Oberhaut. Sie macht die äufserste Hülle des ganzen Körpers aus, ist bei den Europäern weifs oder gelblich, bei den Negern dunkel oder schwarz von Farbe. Sie überzieht in der Form einer meist dünnen Membran die Oberfläche der eigentlichen oder Lederhaut sehr fest und genau, und geht an den Stellen, wo die Lederhaut mit den Schleimhäuten zusammenstöfst, in den viel feinern Ueberzug derselben (Epithelium) über. An einigen Stellen des Körpers ist die Oberhaut von Natur dicker als an andern; so z. B. bemerkte *Albin* (Annotat. academ. Lib. I. c. 5) bei solchen Embryonen, die die Länge eines Fingers hatten, dafs die Oberhaut in der Fufssohle und der Hohlhand dicker und undurchsichtiger als an andern Stellen war. Deutlicher läfst sich dies bei Neugebornen unterscheiden, wo ebenfalls weder Druck noch Reibung dieser Stellen statt gefunden hat. In spätern Jahren kann die Dicke der Oberhaut durch abwechselnden Druck oder Reibung oft sehr ansehnlich vermehrt werden. Man findet sie unter der Ferse und in der Hohlhand zuweilen $1\frac{1}{2}$ bis 2 Linien dick und schwielig (*Nürnberger*, de cuticula e frictione comprimente callosa, Vitebergae 1789).

Da die Oberhaut fest an der Lederhaut haftet, so hat sie dieselben Ungleichheiten und Falten wie diese. Aufserdem nimmt sie durch Grübchen ihrer innern Seite, die Gefühlswärzchen und sonstigen kleinen Unebenheiten der Gefäfsnetze der äufsern Fläche der Lederhaut auf.

Die Oberhaut ist von den in der Lederhaut wurzelnden Haaren durchbohrt. Sie schickt an diesen Stellen verdünnte Fortsätze nach innen gegen die Lederhaut, die das Haar bis zur Wurzel locker umschliefsen, und sich damit ungefähr so verbinden, wie die Oberhaut mit der Wurzel des Nagels. Man kann sich hiervon überzeugen, wenn man ein Stück Haut macerirt, so dafs die Haare beim Abziehen der Oberhaut in dieser stecken bleiben. Reifst man alsdann die Spitzen der Haarscheiden, die auf der innern Fläche der Oberhaut hervorragen, mit einer Pincette ab, so zieht man das darin steckende Haar nach innen aus seiner Scheide hervor. Wird die Trennung der Oberhaut durch heifses Wasser bewirkt, so bleiben die meisten Haare in der Lederhaut stecken, und die Haarscheiden der Oberhaut sind an ihren Spitzen geöffnet. In manchen Haarscheiden sind die Haare äufserst klein, in andern fehlen sie auch zuweilen, wenn nämlich das Haar verloren gegangen ist. Haarlose Stellen in der Hohlhand und der Fufssohle haben den Haarscheiden ähnliche blinde Fortsätze der Oberhaut, welche gegen die Lederhaut gerichtet sind, deren äufsere ovale Oeffnungen man besonders deutlich auf den erhabenen Linien der Fingerspitzen sieht (*Grew*, philos. Transact. for the Year 1684 nr. 159. p. 566. Mit Abbildungen der trichterförmigen Vertiefungen).

Aus allen diesen einwärts, in Vertiefungen der Lederhaut gesenkten, dünnhäutigen, blinden Verlängerungen der Oberhaut sieht man, bei einem schwitzenden Körper, den Schweifs krystallhell hervordringen. Auch sind die sogenannten Hautdrüschen oder Talgdrüsen (Folliculi s. cryptae sebaceae) nichts anders als leere oder mit Haaren versehene Haarscheiden. Dasselbe gilt von den Mitessern (Comedones). *E. H. Weber* (*Meckels* Archiv, Jahrg. 1827. p. 205) sagt: „Der ganze Körper des Neugebornen ist mit feinen Haaren besetzt. An den Folliculis des Gesichts und an andern

Stellen sieht man deutlich, dafs diese feinen Haare zu den Oeffnungen der Ausführungsgänge der Hautbälge herauskommen." Dr. *H. Eichhorn* (*Meckels* Archiv, Jahrg. 1826. p. 405) nimmt, aufser den Haarscheiden, eigene Schweifskanälchen der Oberhaut an, welche auf den haarlosen Hautstellen, z. B. in der Hohlhand und der Fufssohle, auf den erhabenen Linien der Haut in der Form der oben erwähnten ovalen Grübchen, und an behaarten Stellen zwischen den Haaröffnungen sich befinden sollen. Sie lassen sich, nach seiner Angabe (l. c. p. 433) mehrentheils aus den zwischen den Hautfurchen liegenden Erhöhungen der Lederhaut so herausziehen, dafs drei bis vier dicht neben einander stehen, und hängen (l. c. p. 446) durch ihre Spitzen mit den, von ihm beschriebenen Lymphhöhlen (l. c. §. 31) der Lederhaut zusammen. Sie sollen durch Haarröhrchenkraft das in den Lymphräumen exhalirte Wasser aufnehmen und als Schweifs ausführen, während der in jener Flüssigkeit enthaltene Eiweifsstoff für die Aufsaugung der dort befindlichen Lymphgefäfse zurückbleibt. Da Dr. *Eichhorn* bei seiner Anwesenheit in Berlin die Güte haben wollte, uns durch eigene Präparation von dem Dasein der Schweifskanälchen zu überzeugen, so bat ich ihn, hierzu eine behaarte Stelle (Rückenseite der Hand) der Haut zu wählen, weil diese eben so wie die haarlosen schwitzen. Aus drei dargestellten Schweifskanälchen zog ich in seiner Gegenwart, durch Abreifsen der Spitzen unter einer Lupe, aus jedem ein feines Härchen hervor. Hieraus schliefse ich, dafs wenn man die Spitzen derselben geöffnet findet, das Haar in der Lederhaut stecken geblieben ist. Es kann aber auch an behaarten Stellen dergleichen haarlose Fortsätze geben, weil bei Neugebornen die Haut viel zahlreicher mit Haaren besetzt ist als bei Erwachsenen. Die Fortsätze an haarlosen Stellen sind jenen analog zu halten, besonders da es Thiere giebt, z. B. den Zobel (Mustela Zibellina), welche die Fufssohlen an allen Extremitäten mit Haaren besetzt haben.

Alex. v. Humboldt (über die gereizte Muskel- und Nervenfaser) hat bei verschiedenen, selbst bei den stärksten Vergröfserungen keine Poren an abgeschnittenen Oberhautlagen entdecken können. *K. A. Rudolphi*, *J. Fr. Meckel*, der ältere und der jüngere, *Seiler*, *E. H. Weber* u. a. m. sind nicht glücklicher gewesen (vergl. *Hildebrandts* Handb. d. Anat., herausgegeben von *Weber* B. 1. S. 189).

Bestandtheile der Oberhaut.

Sie ist eine Hornsubstanz, die membranartig die Oberfläche des Körpers bekleidet und der Fäulnifs sehr lange widersteht. *John* (Chemische Schriften B. VI. p. 95) fand in hundert Theilen der Oberhaut des menschlichen Fufses:

1) verhärteten Eistoff (Hornstoff) 93,0 bis 95,0.
2) gallertartige Materie.............. 5,0
3) Fett.................................. 0,5
4) Salze, Säuren und Oxyde....... 1,0

Sie ist völlig unempfindlich, hat weder Nerven noch Gefäfse. *Ruysch* (Thesaur. anat. III. Nro. XIX. not. 3) sagt: „*Quamvis cutis sit rubicundissima, propter vasorum repletionem, corpus reticulare, ut et epidermis nulla rubedine sunt tincta, id quod satis indicare videtur epidermidem et corpus reticulare vasis sanguiferis visibilibus esse destituta.*" Hiermit stimmen alle Anatomen, die sich mit Einspritzungen der Gefäfse beschäftigt haben, überein. Lymphgefäfse besitzt sie ebenfalls nicht, was auch mit der Beobachtung übereinstimmt, dafs sie niemals resorbirt wird, sondern wenn sie verloren geht, dies immer durch Abschuppung geschieht.

Malpighi (Exercit. epist. de lingua, de tactus organo) stellte auf der Zunge der Rinder und unter der Fufssohle des Menschen eine innere Lage der Oberhaut dar, die er Corpus reticulare nannte, und wurde durch eine falsche Ansicht, dafs die Oberhaut des Negers so wie die der Weifsen ungefärbt sei, und dafs der Grund der schwarzen Farbe nur in dem Rete sich befinde, zu dem Schlufs geführt, dafs sich eine solche innere Lage (Rete s. corpus reticulare) über die ganze Haut erstrecke. Auf der Zunge der Rinder, Hirsche, Rehe etc. ist das Rete *Malpighi* in der That vorhanden; eben so habe ich es neulich auf dem Schnabel des Schnabelthiers (Ornithorhynchus) vorgefunden. Beim Menschen findet man aber nirgends etwas in der Art, wenn man die Haut frisch untersucht, wie mit Recht *Rudolphi* (Physiologie B. 1. p. 104) und *Bichat* (Anat. génér.

Tom. II. p. 655) angegeben haben. Macerirt man die Haut, oder behandelt sie bis zur Lösung der Oberhaut mit heifsem Wasser, so sieht und fühlt man die Oberfläche der Lederhaut und die innere Seite der Oberhaut feucht und schleimig, aber bemerkt keine Spur einer Zwischenmembran. Hiervon haben sich jetzt wohl die meisten Anatomen überzeugt, und es ist höchst wahrscheinlich, dafs, da die Oberhaut als ein Product der Lederhaut zu betrachten ist, ihre innere Seite weicher als die äufsere ist und dafs mithin bei der Trennung derselben von der Lederhaut, durch Maceration, oder durch Uebergiefsen mit heifsem Wasser, erst von ihr jene schleimige Feuchtigkeit gelöst werde, besonders weil bei dem Mohren an runzlichen Hautstellen, wo die Oberhaut viele Einbiegungen hat, z. B. am Hodensack, eine stärkere Schleimlage beobachtet worden ist (*Sömmerring*, über die Verschiedenheit des Negers vom Europäer, Mainz 1785), als wo die Haut glatt ist. Viele, die eine schleimige Lage unter der Oberhaut annehmen, betrachten dieselbe als zu der Oberhaut gehörig, als ihre neueste Schicht, z. B. *Winslow* (Exposit. anat. traité des tegum. §. 40), *Scarpa* (Oratio de promovendis anatomicarum administrationum rationibus. Turini 1783. 4. p. 8.), worin er sagt; „*Illud pro certo habitote iteratis celebriorum anatomicorum observationibus, mucosum corpus atque cuticulam unum atque unicum humani corporis tegumentum, etc.*" Ferner *Seiler* (in Pierers medic. Realwörterbuche, 1821. Art. Integumente) und *E. H. Weber* (*Hildebrandts* Anatomie, 4te Ausg. 1830. B. 1. S. 186). Eben so unterscheidet *B. S. Albin* (Dissertatio secunda de sede et causa coloris Aethiopum et caeterorum hominum L. B. 1737. p. 5. Mit colorirten Abbildungen) nur dem Namen nach das *Malpighi*sche Netz und betrachtet es als tiefere Lage der Oberhaut, worin bei den Negern die Färbung der Haut dunkeler, als in der oberflächlichen vorhanden sei.

Die Oberhaut ist bei einem zwei Monat alten Embryo schon wahrnehmbar (*Meckel*, Handb. d. Anat. B. 1. p. 589). Wenn sie auf unverletzter Lederhaut verloren gegangen, so wird sie vollkommen und in kurzer Zeit wieder erzeugt. Auf Narben der Lederhaut bildet sich eine unvollkommene

Epidermis, und diese hat bei Negern nicht immer eine schwarze Farbe, ist aber zuweilen selbst schwärzer als an andern Stellen (*Hildebrandts* Anat. 4te Ausg. von *Weber*, B. 1. S. 192). Wie die Bildung der Oberhaut geschieht, ist noch nicht ermittelt. Auf jeden Fall ist sie kein vertrocknetes Sekret der Lederhaut, sonst würde man sie bei Embryonen nicht finden. S — m.

CUTIS, *Integumenta corporis communia*, die Haut, die allgemeinen Bedeckungen des Körpers. Die Haut wendet nach aufsen ihre glatte, freie Seite, und bedeckt und überzieht mit ihrer innern, fest anliegenden Seite die Oberfläche des ganzen Körpers sehr genau, und trägt hierdurch zur Bestimmung der äufsern Form desselben wesentlich bei. An dem Eingange jeder der natürlichen Oeffnungen des Körpers, ist sie mit dem innern Hautsystem oder den Schleimhäuten verbunden. Sie besteht aus zwei trennbaren Schichten, der Oberhaut und der Lederhaut. Indessen unterscheidet die Mehrzahl der Schriftsteller, wenn auch nur dem Namen nach, drei Schichten der Haut, die Oberhaut, das *Malpighi*sche Netz und die Lederhaut.

Die Oberhaut (*Cuticula s. Epidermis*), eine dünne, aus Hornsubstanz bestehende, gefäfs- und nervenlose, daher unter allen Umständen unempfindliche Membran, bekleidet die äufsere Seite der Lederhaut, und dient derselben als Schutzmittel gegen nachtheilige äufsere Einwirkungen. Eine nähere Betrachtung der Oberhaut, so wie der neuesten Lage derselben, welcher man den Namen des *Malpighi*schen Schleimnetzes beigelegt hat, findet sich unter dem Artikel Cuticula.

Die Lederhaut (*Corium*, *Derma*) ist röthlich, etwas durchscheinend im Leben, weifs nach dem Tode. Sie macht die feste, dicke, doch weiche Grundlage der äufsern Bedeckungen aus, über welche die dünnere Oberhaut nur eine Bekleidung bildet, die in Hinsicht der Form ihr entspricht.

Die Lederhaut ist bei ihrer Festigkeit sehr dehnbar; übermäfsig ausgedehnt aber, zieht sie sich meistens nicht vollkommen wieder so weit zusammen, dafs sie ihre vorige Gestalt einnimmt. Es bleiben daher gewöhnlich am Unterleibe schwanger gewesener Frauen Falten oder kleine Runzeln zurück. Sie enthält vielen Leim, ist ungegerbt sehr zur Fäulnifs geneigt, kann aber durch Behandlung mit Gerbestoff zu festem, der Fäulnifs lange widerstehendem Leder verwandelt werden.

Nach dem Alter des Menschen, nach der Stelle des Körpertheils, variirt die Dicke und Festigkeit der Lederhaut. Man findet sie dünner im kindlichen Alter als späterhin; dünner an den Augenlidern, dem weiblichen Busen, den innern Seiten der Arme und Beine, als auf dem Rücken, dem behaarten Theile des Kopfes, unter den Fufssohlen u. s. w. Sie besteht aus einem eigenthümlichen, weichen, zähen, dem Zellstoffe ähnlichen, aber dichteren und festeren Gewebe, worin man kleine bestimmte Schichten von Fasern unterscheiden kann. Die Dichtigkeit dieses Gewebes ist an ihrer innern Seite geringer, als in der Mitte und an der äufsern Seite. *H. Eichhorn* (Bemerkungen über die Anatomie und Physiologie der Haut in *Meckels* Archiv. 1827. p. 47) unterscheidet in Hinsicht der Dichtigkeit drei Schichten derselben, eine innere lockere, welche zwei Viertheile des Ganzen ausmacht; eine mittlere feste, und eine äufsere wieder etwas losere Schicht, von denen diese beiden, jede ein Viertheil ihrer Dicke ausmachen. Die äufsere Schicht ist nach ihm der Sitz der Blattern (l. c. p. 69). Bestimmte Grenzen lassen sich zwischen diesen angenommenen Schichten nicht nachweisen.

Die innere lockere Seite der Lederhaut hängt mit der dehnbaren Fetthaut (Panniculus adiposus) zusammen, läfst sich daher leicht hin und her schieben. Wird die Fetthaut davon getrennt, so sieht man unregelmäfsige Zellen oder Gruben, die durch netzartig verflochtene, linienartige Vorsprünge des faserigen Gewebes gebildet werden, und mit weichen Fettbläschen angefüllt sind. Das Fett läfst sich durch Schaben mit dem Messer leicht aus diesen Zellen heraustreiben, welche dann am gröfsesten da sind, wo die Haut am dicksten ist. Je näher man der Mitte der Haut kömmt, je kleiner werden diese Zellchen. *Eichhorn* (l. c.) fand ganz nahe an und in der dichten Schicht der Lederhaut diese Grübchen kleiner wie ein Sandkorn, und die darin enthaltene Substanz hatte nicht mehr den Fettglanz, sondern verhielt sich, nach seinen damit angestellten Versuchen, wie Lymphe, weshalb er diese kleinsten Grübchen unter dem Namen Lymphräume, von den oben angeführten gröfsern, unterscheidet. Er vermuthet, dafs sie mit den von ihm aufgefundenen Schweifskanälchen der Oberhaut (s. d. Art. Cuticula) Verbindung hätten.

Die äufsere Seite der Lederhaut zeichnet sich durch gröfsere und kleinere vertiefte Linien aus, die sehr verschiedene Richtungen haben. Die gröfseren befinden sich an den Gelenken, oder wo die Haut durch Muskeln bewegt wird; die kleineren kommen überall vor, durchkreuzen sich unter einander, und theilen dadurch erhabene Räumchen von mannigfacher Gestalt ab. An behaarten Theilen des Körpers wird die Lederhaut auf den Durchkreuzungsstellen dieser feinen Linien von Haaren durchbohrt, von denen die kleinern nur in der Lederhaut, die gröfsern hingegen mit ihrem Bulbus in der Fetthaut stecken. An nicht behaarten Theilen, in der Hohlhand und der Fufssohle, laufen die vertieften Linien in bestimmten Richtungen parallel neben einander, sind bald gerade, bald gebogen, bald spiral- oder kreisförmig, und theilen, ihnen im Verlaufe entsprechende, linienförmige Erhabenheiten ab. Eine genaue Betrachtung der Richtungsverschiedenheiten dieser Linien, findet man bei *Purkinje* (Commentatio de examine physiologico organi visus et systematis cutanei. Vratislaviae 1823).

Kleine Hügelchen der Hautoberfläche, die sich auf den durch jene vertieften Linien abgetheilten gröfsern Erhabenheiten befinden, werden Hautwärzchen (Papillae corii) genannt. Man findet sie hauptsächlich deutlich, wo das feinste Gefühl vorhanden ist, an den Spitzen der Finger und Zehen, an den Brustwarzen, der Glans penis. An den Fingerspitzen stehen sie, nach den Beobachtungen von *Prochaska* (Disquisitio anatomico-physiologica organismi corporis etc. Viennae, 1812. p. 98), auf den erhabenen Linien in zwei Reihen neben einander, und lassen zwischen sich Grübchen, in welche sich die blinden Vertiefungen der Oberhaut senken, aus denen der Schweifs hervordringt.

Hautdrüsen oder Talgdrüsen (Folliculi sebacei), in denen die Hautsalbe (Sebum) abgesondert wird, finden sich in der Lederhaut an allen behaarten Stellen, fehlen hingegen, wo es niemals Haare giebt, z. B. in der Hohlhand und der Fufssohle. Nach den genauen Untersuchungen von *E. H. Weber* (Beobachtungen über die Oberhaut, die Hautbälge und ihre Vergröfserung in Krebsgeschwülsten. *Meckels* Archiv 1827 p. 202, und in *Hildebrandts* Anatomie 1830. B. 1. S. 409) sind es kleine rundliche Säckchen, von denen mehrere aus mit einander verschmolzenen Zellen bestehen, und sich durch einen kurzen Ausführungsgang auf der Haut öffnen. Jedes Säckchen ist von einem feinen Ueberzuge der Oberhaut ausgekleidet.

Bei Erwachsenen kann man die Talgdrüsen oft nur an den natürlichen Oeffnungen, z. B. am Munde, auf der Nase, im Gehörgange, neben dem After u. s. w. auffinden. In gewissen Krankheiten, z. B. bei dem Krebse, dem Fungus medullaris und haematodes, werden die Hautdrüsen so ansehnlich vergröfsert, dafs ihre Oeffnungen leicht zu sehen sind und mit Quecksilber angefüllt werden können.

Bei Embryonen und Neugebornen sind diese Bälge mit Hautschmiere (Sebum) angefüllt und deshalb an allen behaarten Stellen des Körpers aufzufinden. *Weber* (l. c.) giebt dem Ungeübten den Rath, diese Bälge am fettlosen Hodensacke eines Neugebornen zuerst zu untersuchen, wo eine Verwechselung mit Fettbläschen nicht Statt finden kann.

In den Folliculis stecken gröfsere oder kleinere Haare, und wenn sie fehlen, so ist es höchst wahrscheinlich, dafs sie nur vor kurzem ausgefallen waren. Diese Beobachtung ist schon von *Albin* (Academicarum annot. lib. VI. c. q. p. 59) gemacht und wird von *Weber* (*Hildebrandts* Anat. 1830 B. 1. S. 400) bestätigt.

Gefäfse und Nerven der Haut.

Die Haut ist gefäfsreich, was man nach gelungenen Einspritzungen deutlich sieht, wenn dieselbe abgelöst, etwas getrocknet und mit Terpentinspiritus bestrichen worden ist. Nach *Eichhorn* (l. c. p. 70.) bilden die Arterien in der innersten Schicht ein Netz, aus welchem Zweige durch die von ihm angenommene, mittlere feste Schicht der Lederhaut dringen, um sich abermals zu einem sehr feinen Netze in der oberflächlichen Hautschicht zu verbinden. Nach *Prochaska* (l. c. p. 97) treten aus dem oberflächlichen feinen Netze der Hautarterien die allerkleinsten Zweige in die Hautwärzchen, und laufen umgebogen wieder in das Netz zurück.

In den feinen Netzen der Arterien beginnt die Bildung der kleinen Hautvenen, die sich bald zu stärkeren Aesten vereinigen, welche da, wo die Haut dünn ist, durchschimmern.

Die Lymphgefäfse der Haut scheinen sehr zahlreich zu sein. *J. G. Haase* (De vasis cutis et intestinorum absorbentibus. Lips. 1786 fol. p. 4. tab. 1. fig. 2) trieb das Quecksilber, was in einem gröfsern Lymphgefäfs in der Leistengegend sich befand, durch Streichen und Drücken in die feinsten Zweige, welche baumartig gegen die oberflächliche Schicht der Lederhaut sich ausbreiten.

Die Nerven der Lederhaut sind ebenfalls zahlreich, lassen sich indessen ihrer Kleinheit wegen nicht ganz bis zur Oberfläche verfolgen, obgleich es höchst wahrscheinlich ist, dafs gerade die Wärzchen der Haut, welche die Tastinstrumente ausmachen, zu den nervenreichsten Theilen gehören. Des Nervenreichthums wegen ist die Lederhaut sehr empfindlich, so dafs jede Art von Verletzung derselben lebhafte Schmerzen verursacht. S — m.

CUXHAVEN. Das Seebad dieses Namens liegt auf dem Gebiete der freien Stadt Hamburg bei Ritzebüttel auf einer, zwischen der Elbe und offenen See befindlichen kleinen Anhöhe, von Hamburg funfzehn Meilen entfernt. Gegründet wurde diese Anstalt im Jahre 1811 durch den Eifer des Herrn Rathsherrn *Abendroth*. Im Jahre 1817 betrug die Zahl der Badegäste: 565, — im J. 1818: 767, — im J. 1821: 449.

In den Etablissements zu Bädern finden sich nicht blofs Vorrichtungen zu Wannenbädern, sondern auch kleine Bassins, welche mit kaltem Seewasser gefüllt und bei ungünstigem Wetter statt der Bäder in der offenen See benutzt werden können.

Der Badeplatz in der offenen See ist von dem Badehause eine halbe Stunde entfernt. Man badet hier, wie in den meisten teutschen und englischen Seebädern in Badewagen.

Wohnungen finden die Kurgäste in den Privatlogierhäusern und dem nahegelegnen Cuxhaven und Ritzebüttel.

Mit Hamburg besteht eine sehr lebhafte Wassercommunikation, durch die zahlreichen nach Hamburg fahrenden englischen und holländischen Dampfschiffe und Packetböte.

Eröffnet wird das Bad Ende Juni.

Das Seewasser zu C. wurde zu verschiedenen Zeiten chemisch untersucht; sein Salzgehalt wechselt nach Verschiedenheit der Winde. Bei Fluth und Nord-Westwind enthielten sechzehn Unzen Seewasser 240 Gran feste Bestandtheile und zwar nach *Schmeifser* in folgendem Verhältnifs:

Salzsaures Natron	161,0	Gr.
Salzsaure Talkerde	58,0	-
Schwefelsaure Kalkerde	6,0	-
Schwefelsaures Natron	2,0	-
Schwefelsaure Talkerde	10,0	-
Salzsaure Kalkerde	1,0	-
Extraktivstoff	Spuren	
Bodensatz	1,0	-
	239,0	Gr.

Ueber die Wirkung und Anwendung der Seebäder zu Cuxhaven gilt, was schon früher über die Seebäder bereits ausführlicher gesagt wurde. (Vergl. B. IV. S. 543.)

Litteratur.

Einrichtung des Seebades zu Cuxhaven. Hamburg 1817.

Ritzebüttel und das Seebad zu Cuxhaven. Herausgegeben von *Abendroth.* Mit Abbildungen und Karten. Hamburg 1818.

Betrachtungen über das Seebad zu Cuxhaven im Sommer 1818 von Dr. *Neumeister* und Dr. *A. Ruge.* Hamburg 1819.

Hufeland's Journ. d. pr. Heilkunde. Bd. LIV. St. 5. S. 111.

O — n.

CYANOROTUM. S. Kyanoret.

CYANOSE. S. Kyanose.

CYANUS (*flores*). S. Centaurea Cyanus.

CYCAS. Eine Pflanzengattung, welche der Familie der *Cycadeae Rich.* als Typus dient und im *Linné*'schen System in die *Dioecia Polyandria* gestellt wird. Es sind baumartige Dicotylen, im Ansehn und innern Bau den Palmen ähnlich, in Rücksicht auf ihre Blumen und Fruchtbildung den Coniferen fast gleich, in Bezug auf die Entwickelung der Blätter nähern sie sich dem baumartigen Farrn. Die Blumen der Cycas-Arten sind dioecisch, die männlichen bilden ein dickes Kätzchen, von dreieckigen, ziegeldachartig liegenden Schuppen, deren Grundfläche nach aufsen steht, die Spitzen an der Spindel befestigt sind und deren Untertheil mit 2klappigen Antheren bestreut ist. Die weiblichen Blumen stehn auf den Zähnen am Rande eines schwerdtförmigen Kolben. Aus einer jeden entsteht eine Steinfrucht. Aus dem dicken, 40 — 70 Fufs hohen Stamme der im tropischen Asien vorkommenden *Cycas circinalis* und *revoluta* bereitet man Sago, welcher jedoch weniger gut als der aus Sagus Rumphii und andern Palmen gewonnene ist. v. Sch—l.

CYCLAMEN. Zur natürlichen Familie der *Primulaceae* gehört diese Pflanzengattung, welche sich im *Linné*schen System in der *Pentandria Monogynia* befindet. Sie characterisirt sich vor allen ihren Verwandten durch die plattknollige Wurzel, aus welcher sich auf einem kurzen unterirdischen Stengel die Blumen und Blattstiele erheben, durch ihre zurückgeschlagene Krone mit sehr kurzen Staubgefäfsen, so wie durch die bis auf die Basis 5klappige Kapsel, in welcher ein runder und gestielter Samenträger steht.

Die im südlichen Europa auf Bergen an schattigen Orten, von der Schweiz an südwärts, vorkommende Art:

C. europaeum L. (Erdscheibe, Erd- oder Saubrot) lieferte in ihren runden und scheibenförmigen, fleischigen, aufsen braunen, innen weifsen, ringsum Wurzelfasern entwickelnden Knollen, ein den Alten schon bekanntes, jetzt aber nicht mehr gebrauchtes Arzeneimittel: *Radix Cyclaminis* s. *Arthanitae*, welches durch eine flüchtige, sich beim Trocknen und Rösten verlierende Schärfe wirksam, als abtreibendes und abführendes Mittel, so wie bei Stockungen im Unterleibe auch beim Kropfe empfohlen ward. Die Untersuchungen von *Saladin*, *Buchner* und *Herberger* haben in der Wurzel ein crystallinisches scharfes Subalcaloid,

Cyclamin oder Arthanitin genannt (dem Plumbagin verwandt) mit Gummi, Eyweifs, Amylum, Pflanzenfaser und einer fetten, wachsartigen Materie gefunden. Die Wurzel bietet ein gesundes Nahrungsmittel, sobald die Schärfe zerstört ist, welche sich in den Blättern nicht zeigt, sie wird aber von Schweinen frisch ohne Nachtheil gefressen. Die einblumigen Blüthenstiele sind drüsig, tragen eine überhängende blafsrothe Blume mit dunklerem Schlunde und legen sich nach dem Blühen spiralförmig gewunden auf die Erde. Die Blätter sind lang gestielt, herzförmig, rund, ein wenig ausgeschweift, kahl, unten roth gefärbt. v. Sch—l.

CYDONIA. Die Quitte ist erst in neuerer Zeit von der Gattung *Pyrus* den Birnen und Aepfeln als eigene Gattung getrennt, da sie sich durch die mehrsaamigen Fächer der Frucht, so wie durch die schleimige Schale ihrer Saamen, auch wohl durch ein etwas anderes Aussehen von jenen unterscheidet; doch gehört sie mit ihnen zur Abtheilung der *Pomaceae* unter den *Rosaceis* und in die *Icosandria Pentagynia* bei *Linné*. Die gemeine Quitte:

C. vulgaris Pers. (*Pyrus Cydonia L.*) wächst im südlichen Europa wild und wird in unsern Gärten kultivirt. Die Blätter dieses grofsen Strauchs sind eiförmig, stumpf, oben kahl, unten weifsfilzig. Die Blumen röthlichweifs und grofs, stehen einzeln. Die Frucht von Apfel- oder Birnenform wird vom Kelchrande gekrönt, ist erst grün, bei der Reife gelb, von angenehmen gewürzigem Geruch und mit einem leicht abreibbaren schmutzigweifsen kurzen Filze bedeckt. Das Fleisch wird mit Zucker eingemacht, und der Saft liefert damit einen angenehmen Syrup. Die Saamen, den Apfel- und Birnenkernen ganz ähnlich, zeichnen sich durch die bedeutende Menge eines klaren geschmacklosen Schleims aus, welchen ihre Schale enthält. Ein Theil Kerne machen 40 Theile Wasser zu einem wie Eiweifs dicken Schleim. Dieser schon durch kaltes Wasser ausziehbare Schleim, enthält etwas Gerbstoff und wird als einhüllendes reizminderndes Mittel gebraucht. Durch mehrere Metallsalze, essigsaures Bleioxyd, Zinn- und Goldchlorid, schwefelsauren Eisenoxyd u. s. w. wird er gefällt und bildet einen flockigen Niederschlag. Alcohol fällt ihn in Flocken, von Säuren aber wird er coagulirt, von einem Galläpfelaufgufs aber nicht niedergeschlagen. Dafs in den Saamenschalen auch Blausäure enthalten sei und mit dem Schleim wenigstens zum Theil ausgezogen werde, ist behauptet worden. v. Sch—l.

Der Quittenschleim (Mucilago seminum Cydoniorum), sehr leicht zersetzt und gerinnend durch Beimischung von Säuren und Metallsalzen, namentlich von Blei, Quecksilber, Zinn und Kupfer, wirkt äufserlich angewendet einhüllend, beruhigend, schmerzstillend. Ein Theil der unzerquetschten Semina Cydoniorum mit acht Th. kalten Wassers einige Stunden digerirt, giebt einen sehr dicken Schleim. Bei der Bereitung des Mucilago Sem. Cydonior. Pharm. Boruss. wird auf eine Drachme Saamen acht Unzen Rosenwasser gerechnet.

Benutzt wird der Quittenschleim vorzugsweise als einhüllender, schmerzstillender Zusatz zu Augenwässern; — sonst ist derselbe zu empfehlen äufserlich bei entzündeten Brustwarzen und Hämorrhoidalknoten, innerlich als schmerzlinderndes Mittel mit Syrupus Mororum, als Tinctur bei sehr schmerzhaften Halsentzündungen und Aphthen. O — n.

CYLINDER, der Brenn-. S. Moxa.

CYLINDRICA OSSA, lange Knochen, Röhrenknochen, in welchen die Längendimension allen übrigen beträchtlich vorherrscht. Selten sind sie ganz rund und gerade, gewöhnlich mehr oder weniger gebogen und durch Winkel werden meistens kleine Flächen an ihnen begrenzt. Man unterscheidet an ihnen den mittlern Theil, den Körper (Diaphysis), von den beiden mehr oder weniger angeschwollenen Enden, den Fortsätzen (Apophyses). Der Körper derselben enthält eine gröfsere oder kleinere Höhle, die mit Knochenmark ausgefüllt ist; die Fortsätze oder Enden enthalten dagegen eine schwammige oder zellige Substanz (Diploë), mit einem dünnflüssigen, röthlichen Marke gefüllt. Im Allgemeinen entstehen diese Knochen aus drei; zuweilen aus mehreren, oder aus wenigern d. h. nur aus zwei Stücken, die nach vollendetem Wachsthume alle mit einander verschmolzen sind. Sie bilden hauptsächlich die Grundlage der Brust- und Bauchglieder. S — m.

CYLINDRUS. S. Ligaturwerkzeug.

CYMBALARIA. S. Linaria.

CYNANCHE (von *κυων* Hund, und *αγχω* ängstigen) die Halsbräune, und zwar die Art, wo die innere Haut des Larynx entzündet ist, Laryngitis. S. Angina. H — d.

CYNANCHUM. Eine Pflanzengattung aus der Familie der *Asclepiadeae R. Br.*, im *Linné*'schen System in die *Pentandria Digynia* gehörend. Sie zeichnet sich vor ihren Verwandten aus: durch die radförmige tief 5spaltige Blume, in welcher der Staubfädenkranz aus einem Stücke bestehend, 5lappig ist, indem die Lappen den Staubbeuteln gegenüber stehn. Die Blumenstaubmassen sind dicklich. Die Frucht 2 oder durch Fehlschlagen eine Balgkapsel. Mehrere Arten dieser Gattung sind in medizinischer Hinsicht zu betrachten.

1) *C. Vincetoxicum R. Br.* (*Asclepias L.*) gemeine Schwalbenwurz, Giftwurz, St. Lorenzkraut, wächst an trockenen steinigen Orten, besonders an den Abhängen der Berge und Hügel durch einen grofsen Theil von Europa. Die Wurzel ist ein wagerechtes, weifses, knotiges, stark faseriges Rhizom. Die Stengel sind aufrecht, mit gegenständigen kahlen, herz-eiförmigen, spitzen Blättern, und seitenständigen Dolden, an denen der gemeinschaftliche Blüthenstiel länger ist als die Strahlen der Dolde. Die Blumenkrone ist innen kahl, weifs, die Nebenkrone 5lappig. Man benutzte sowohl Kraut als Wurzel unter der Benennung *Hirundinariae Radix* et *Herba* als ein Schweifs- und Urin-treibendes, die monatliche Reinigung und den Ausbruch der Exantheme beförderndes Mittel, welches bei Wassersucht, Pocken, bösen Nervenfiebern empfohlen wurde und einen Bestandtheil der Essent. alexipharm. Stahl. und des Pulv. antihydr. Stahl. ausmachte. Die frisch stark riechende Wurzel, wird trocken fast geruchlos, hat aber einen scharf bitterlichen Geschmack; sie enthält nach *Feneulle:* flüchtiges Oel, fettes Oel von fast wachsähnlicher Consistenz, eine Art Harz, einen eigenen Brechen erregenden Stoff (alcalisch dem Emetin ähnlich), Schleim, Stärkemehl, pectische Säure, mehrere Salze und Kieselerde.

2) *C. Argel* (*Arguel, Arghel*) *Del.* (*C. oleaefolium Nect.*, *Solenostemma Hayne*). Ein kleiner in Oberägypten und Nubien

Nubien wachsender Strauch, mit runden sehr fein behaarten aufrechten Zweigen, gegenständigen ebenfalls sehr fein behaarten, ganzrandigen, lederartigen, fast sitzenden Blättern, von denen die untern oval oder eiförmig und kurz zugespitzt, die obern mehr lanzettlich sind. Die in seitlichen Dolden stehenden Blumen sind weifs, und zeichnen sich vor den übrigen Arten der Gattung durch den Staubfädenkranz aus, welcher länger als die Nebenkrone ist. Die kleinen Blätter dieses Strauchs, welche von bitterem etwas adstringirendem Geschmack sind, werden in Aegypten den Sennesblättern zugesetzt, lassen sich aber leicht von diesen unterscheiden; s. d. Art. Cassia (VII. S. 82). Es wird behauptet, dafs sie stärkeres Purgiren als die Sennesblätter erregen sollen, was jedoch noch nicht ausgemacht ist.

3) *C. monspeliacum L.* Dieses am Meeresufer in den Küstenprovinzen von Spanien, Frankreich, Italien und Griechenland wachsende windende Gewächs, hat nieren-herzförmige, spitze, aderige, gestielte, glatte Blätter und achselständige, gestielte, unregelmäfsige Trugdolden. Die Kronenzipfel sind lanzettlich spitz. Durch Eindicken des in dieser Pflanze reichlich enthaltenen Milchsaftes wird im südlichen Frankreich das *Scammonium monspeliacum* (Scammonée de Montpellier ou Sc. en galettes) gewonnen, eine schwarze, harte und dichte Substanz, welche mit nassem Finger gerieben eine dunkelgraue Flüssigkeit giebt von salbenähnlicher und zäher Beschaffenheit, schwachem und unangenehmem Geruch und widrigem Geschmack. Dies Scammonium wird von den Aerzten nicht verordnet, da es erregender und doch nicht so abführend als das Aleppische wirkt, zu dessen Verfälschung es oft angewendet wird (s. d. Art. Convolvulus).

4) *C. Ipecacuanha W.* (*C. vomitorium Lam.*). Ein kleiner Strauch auf Isle de France mit zottigem windendem, 2—3 F. langem Stengel; die Blätter sind kurz gestielt, herzförmig, spitz, ganz, unten weichhaarig; die unansehnlichen weifslichen Blumen stehen in kleinen, einfachen, wenig blüthigen, achselständigen Dolden. Die lang- und weifsfaserige Wurzel wird gleich der Ipecacuanha gebraucht und führt den falschen Namen Ipécacuanha blanc nach *Lemery*, oder

gewöhnlicher der Faux-ipécacuanha de l'isle de France; es sind fadige, sehr dünne, nicht geringelte, mehr oder minder glatte, graulich-weifse Wurzeln von nicht harzigem Bruch, sehr dünner Achse und fast gar keinem Geruch und Geschmack. *Pelletier* fand bei der Analyse: 5 Th. Emetine, 35 Gummi, 1 thierisch-vegetabilische Materie, 57 Holzfaser, mit 3 Th. Verlust. In Europa wird dies Heilmittel wohl nur sehr selten angewendet.

C. laevigatum Vahl und *C. tomentosum Vahl* sollen auf gleiche Weise in Ostindien in Gebrauch sein.

C. erectum L. s. Marsdenia. v. Sch — l.

CYNANTHROPIA (von κυων Hund, und ανϑρωπος Mensch) die Art des Wahnsinns, wo sich der Mensch einbildet ein Hund zu sein. Wird noch zuweilen zur Bezeichnung der Hundswuth, Hydrophobie, gebraucht. H — d.

CYNAPIUM. S. Aethusa.

CYNARA. Eine Pflanzengattung aus der natürlichen Familie der *Synanthereae* oder *Compositae*, in *Linné's* System in der *Syngenesia Aequalis* ihren Platz findend; sie ist kenntlich durch die an der Basis verdickte Hülle, welche aus dicken nach unten fleischigen an der Spitze stacheltragenden Schuppen besteht, so wie durch den fleischigen vertieften dicht borstigen Blüthenboden, welcher die gleichförmigen, fruchtbaren Zwitterblüthen aufnimmt und später die mit einer sitzenden gefiederten Saamenkrone versehenen Früchtchen enthält. Zwei Arten dieses, den Disteln, Carduus, nahe stehenden Geschlechts werden als feinere Gemüsepflanzen angebaut, sind aber im südlichen Europa zu Hause.

1) *C. Scolymus L.* Artischocke. Aus der dicken fleischigen bedeutend bittern Wurzel erheben sich 2—3 F. hohe Stengel, welche rund, gestreift, etwas filzig und beblättert sind. Die Blätter sind unregelmäfsig fiederspaltig, tief eingeschnitten mit stechenden Zipfeln, oben grün, unten weifsfilzig. Die grofsen Blüthenköpfe stehen einzeln an den Spitzen der wenigen Zweige. Die Blümchen sind roth-violett mit langer Röhre und einen in 5 schmale Zipfel getheilten Samen. Der fleischige Blüthenboden wird nebst den ihn umgebenden Schuppen vor dem Aufblühen gekocht und giebt in seinem zarten Fleisch eine leicht verdauliche

angenehme Speise. Früher wurde ein Decoct der bittern Wurzel und der ausgepreſste Saft des Krauts gegen Wassersucht verordnet.

2) *C. Cardunculus L.* Cardone, Cardun, oder spanische Artischocke. Von dieser Art, welche der vorigen ähnlich ist, sich aber durch viel kleinere Blüthenköpfe mit dünnerem Boden, durch stachelige Hüllschuppen so wie durch die mit einer stärkern fleischigen Mittelrippe versehenen fiederspaltig gelappten Blätter unterscheidet, werden die Blattrippen und die geschälten Stengel als Gemüse verspeist, man pflegt die Blätter und den Stengel zusammenzubinden, um den eſsbaren Theilen eine gröſsere Zartheit durch Abwendung des Lichteinflusses zu geben. Die Cardonen sind wie die Artischocken ein angenehmes, leicht verdauliches, wenig nährendes, Reconvalescenten häufig zu empfehlendes Gemüse. v. Sch — l.

CYNAROCEPHALAE. S. Compositae.

CYNICUS SPASMUS, der **Hundskrampf**, ein heftiger dauernder Krampf der Gesichtsmuskeln, wodurch der Mund, die Nase, die Backen dergestalt in die Quere gezogen werden, daſs das Aussehen des Gesichts einem wüthenden Hunde gleicht. Er tritt bei heftigen nervösen Fiebern, auch bei Verwundeten, ein, und ist immer ein sehr gefährliches Zeichen. H — d.

CYNOCRAMBE. S. Mercurialis.

CYNODESMUS, auch *Cynodesmion* (*κυνοδεσμιον* auch *κυνοδεσμη*, fibula) war ein Werkzeug der Alten, durch welches die Eichel an der Vorhaut fest gehalten wurde. Auch versteht man darunter die Bänder der Eichel. Vergl. Infibulation. E. Gr — e.

CYNODON. Mit diesem Namen bezeichnete *Richard* eine Gattung der Gräser (*Gramineae*), welche von *Linné* zu der Gattung *Panicum* in der *Triandria Digynia* gerechnet wurde. Der sogenannte Kelch besteht aus zwei Spelzen, welche kürzer als das Aehrchen dasselbe nur am Grunde umfassen, übrigens abstehen. Das von der Seite zusammengedrückte Aehrchen besteht aus einer vollständigen Blume und einer unvollständigen nur angedeuteten auf einem Stielchen. Von den Blumenspelzen ist die untere eirund, zusammengedrückt, die obere schmaler, umfassend. Die langen Griffel enden mit einer sprengwedeligen Narbe und treten an der Spitze der Blume hervor. Nur eine Art dieser Gattung ist in Europa, nämlich:

C. Dactylon Rich. (*Panicum L.*, *Digitaria stolonifera Schrad.*, *Fibichia umbellata Koel.*, *Dactylon officinale Vill.*, *Paspalum Dact. Lam.* — Himmelsschwaden, Fingerhirse, kriechend Ackergrafs etc.). Sie findet sich auf trocknem magerem Sandboden, theils an Wegen und Ufern, theils auf Hügeln. Es ist ein lang über die Erde hin kriechendes wenig behaartes Gras; an den Gelenken der Sprossen finden sich je zwei locker anliegende Blattscheiden, von denen nur die eine ein kleines Blatt trägt. Die Halme sind ½ — 1½ F. hoch, unten mit etwas behaarte Blätter tragenden Blattscheiden besetzt. Das Blatthäutchen eine Reihe langer Haare. Aehren zu 4 — 7 doldig gestellt, 1 — 1½ Z. lang, schmal, einseitig, durch die abstehenden Kelchspelzen wie sägezähnig. Die Aehrchen wechselnd in 2 Reihen. Obere Blumenspelze auf dem Kiel und den Rändern flaumhaarig; Staubbeutel und Narben purpurn. Diese Art, welche auch auf den sandigen Küsten Westindiens und Nordamerika's vorkommt und dort als Bermudagras bekannt ist, wird in einigen Gegenden als Stellvertreter des *Triticum repens L.* benutzt, unter der Bezeichnung: *Gramen Dactylum.* Seine Sprossen kommen mit der Radix graminis in ihrer Wirkung und Art der Anwendung fast ganz überein. Eine chemische Untersuchung derselben fehlt zur Zeit noch.

v. Sch — l.

CYNOGLOSSUM. Diese zur natürlichen Familie der *Borragineae Juss.* gehörige und bei *Linné* in der *Pentandria Monogynia* stehende Pflanzengattung, characterisirt sich durch die 4 platt gedrückten Früchtchen, welche mit dem Rücken an die bleibende Griffelbasis geheftet sind. Nur die bei uns an trocknen steinigen Orten an Wegen, Hekken und Zäunen, so wie auf Schutt, in Dörfern und an lichten Waldstellen vorkommende gemeine grofse Hundszunge ist in den Arzneivorrath aufgenommen worden.

C. officinale L. Aus der braunen Pfahlwurzel erhebt sich ein 1½ — 3 F. hoher, aufrechter, weich behaarter Stengel. Die Blätter sind spitz, von einem dünnen und weichen Filze grau, die untern elliptisch in den Blattstiel zugespitzt; die obern aus einer etwas herzförmigen halbumfassenden Basis lanzettlich. Die einseitswendigen anfangs eingerollten Blüthentrauben sind ohne Deckblätter. Die Blumen mit kurzer dicker weifslicher Röhre und einem schmutzig blutrothem glockigem Saume mit dunklern Adern, gehen später ins Violette über. Die Staubgefäfse sind kürzer als die Schlundschuppen. Die Früchtchen sind vorderseits platt mit einem dicklichen vortretenden Rande und mit kurzen an der Spitze widerhakigen Stacheln besetzt. Früher waren die Blätter und Wurzel dieser frisch unangenehm mausartig riechenden Pflanze in hohem Ansehn, ja man schrieb ihnen starke narkotische Wirkungen zu (*Pilulae de Cynoglosso*). Wenn gleich das frische Kraut zu erweichenden Umschlägen sehr zweckmäfsig angewendet werden kann, so ist doch jetzt nur noch die trockne Wurzel (*Radix Cynoglossi*) im Gebrauch; sie erscheint als eine cylindrische nach einem Ende verdickte, kaum ästige, längsrunzlige, aufsen rothbraune, innen gelblich-weifse Wurzel, welche meist in Stücken geschnitten vorkommt, ohne Geruch ist, aber von fadem, sehr schleimigem und zuletzt bitterlichem Geschmack. Sie ist nach *Cenedilla* zusammengesetzt aus einem eigenthümlichen Riechstoff, fettem Oele, einem Harze, Extractivstoff, Gummi, Gerbstoff, einigen Salzen und pectischer Säure.

v. Sch — l.

Cynoglossum ist officinell nicht mehr gebräuchlich, kommt nur noch als Zusatz bei den Pilul. de Cynogloss. vor, wo aber das Opium die Hauptsache ist. S. Opium.

CYNOLYSSA, auch *Cynolysson*, *Cynolyssum*, von ὁ κυων Hund und ἡ λυσσα die Wuth, also Hundswuth. S. Hydrophobie.

E. Gr — e.

CYNOMORIUM. Zu der höchst merkwürdigen Familie der *Balanophorae* gehört die Gattung Cynomorium, welche *Linné* in die *Monoecia Monandria* stellte. Nur eine Art ist bekannt, welche im südlichsten Europa in Sicilien und Maltha, so wie im nördlichen Afrika auf den Wurzeln einiger Sträucher parasitisch vorkommt. Von seiner blutrothen Farbe, *Cynomorium coccineum* benannt, zeigt sich dies seltene Gewächs in der Form eines einige Zoll hohen Keulenpilzes. Aus der etwas dickern knolligen Basis erhebt sich ein kurzer schuppiger Schaft, welcher in einen cylindrischen stumpfen Kolben übergeht, der aus ziegeldachartig liegenden, eiförmigen, an der Spitze zurückgedrückten Schuppen besteht, hinter denen entweder 4blättrige Kelche mit einem Staubgefäfs, oder ein einsamiger unterständiger Fruchtknoten mit darauf stehendem 4theiligem Kelche und einfachem Griffel befindlich sind. Schon seit ältern Zeiten ist diese seltsame Pflanze unter der Benennung *Fungus melitensis* als ein ausgezeichnetes adstringirendes und styptisches Mittel im Gebrauch gewesen und bei Dysenterien, Hämorrhagien und mancherlei Geschwüren gerühmt und ist auch noch in ihrem Vaterlande von den Eingebornen gesucht und geschätzt. v. Sch — l.

CYNORRHODON. S. Rosa.

CYNOSBATOS. S. Rosa.

CYPERNGRAS. S. Cyperus.

CYPERUS. In der natürlichen Familie der *Cyperoideae Juss.* ist diese Gattung eine der artenreichsten. Sie findet im *Linné*'schen System ihren Platz in der *Triandria Monogynia.* Sie unterscheidet sich von den verwandten Gattungen durch die zweizeilig gestellten Aehrchen, die aus vielen ziegeldachartig über einander liegenden Schüppchen bestehen, von denen höchstens die beiden untersten leer und unfruchtbar, alle übrigen aber mit drei Staubgefäfsen und einem Pistill versehen, aber ohne hypogyne Borsten sind. Unter den wenigen Arten, welche in Europa vorkommen (die meisten sind tropisch), sind einige theils als Nahrungsmittel, theils als Arzneien benutzt, welche wir hier anführen.

1) *C. esculentus L.* Erdmandel. An den Spitzen der Wurzelfasern dieses Cyperngrases finden sich eiförmige, aufsen bräunliche, querrunzlige, etwas faserige, innen weifse mehlige dichte Knöllchen, welche unter den Namen *Dulcinia, Dulcichinum, Bulbulus thrasus* bekannt sind. Sie haben die Gröfse von Haselnüssen, sind von angenehm süfsem Geschmack und schwachem etwas kampherartigem Geruch; man bereitet daraus mit Zucker sehr angenehm schmeckende Emulsionen, oder setzt sie zur Chocolade, be-

nutzt sie als Caffeesurrogat oder geniefst sie frisch und getrocknet; doch werden sie zu lange aufbewahrt ranzig. Sie enthalten nach *Lesant's* Untersuchung: vorzugsweise Stärkemehl, demnächst fettes Oel, ferner flüssigen Zucker, Eiweifs, Gummi, Aepfelsäure, thierisch-vegetabilischen Stoff, gerbstoffartigen Stoff und einige Salze. Die Pflanze wächst im südlichen Europa, Nordafrika und Kleinasien wild, wird aber an einigen Orten kultivirt; sie hat einen aufrechten, scharf dreikantigen, nur an der Basis beblätterten glatten Halm; linealische, spitze, gekielte, nach oben hin am Rande und Kiele scharfe Blätter. Die Hülle ist 4 — 6blättrig, länger als der Blüthenstand, auf dessen 5 — 10 traubendoldig gestellten, ungleichen meist einfachen Aesten die linealischen stumpfen, 3 — 4 Lin. langen Aehrchen (5 — 9) wechselnd an der Spitze sitzen. Ihre Schuppen sind länglich-eirund, sehr stumpf ausgerandet, mit sehr kurzen Stachelspitzchen, gelbbraun, glänzend und vielnervig. Der Staubgefäfse und Narben sind drei.

2) *C. rotundus L.* Das rundknollige Cyperngras wächst durch ganz Ostindien. An der ausdauernden faserigen Wurzel desselben finden sich, wenn die Pflanze nicht blüht, haselnufsgrofse Knollen, welche aufsen rothbraun, innen weifs sind. Der dreiseitige Halm ist glatt und nur unten beblättert. Die Blätter sind schmal, schön grün und kürzer als der Halm. Die Hülle ist dreiblättrig und kaum länger als der Blüthenstand, dessen 4 — 6 ungleiche Aeste höchstens 2 Z. lang sind und an ihrer Spitze 4 — 8 linienförmige, schmale, 4 — 5 Lin. lange, ½ Lin. breite Aehrchen tragen. Ihre Schuppen sind dunkelbraun, glänzend und stumpf. Hiervon unterscheidet *Nees von Esenbeck d. Jüngere* die ägyptische Pflanze:

3) *C. officinalis Th. Fr. Ludw. Nees ab Esenb.* (Plant. med. t. 25, *C. rotundus Vahl, Willd.* et *Auct.*) durch folgende Kennzeichen: die Blätter blaugrün, die Hülle länger als der Blüthenstand, die Aeste desselben jeder mit 6 Aehrchen, welche mehr lanzettförmig, noch einmal so breit sind; die Schuppen breiter, an den Seiten gelblich-rostfarben, mit 5 grünen Rückennerven. Von diesen beiden Arten, vielleicht auch von andern verwandten, kommen die früher of-

ficinellen ***Radices Cyperi rotundi*** oder die getrockneten rundlichen an einem Ende etwas spitzeren Knollen, aufsen braun mit helleren Ringen, innen röthlich-weifs, fest und holzig; frisch von starkem angenehmem Geruch und bitterlichem Geschmack, welche Eigenschaften sich durch das Trocknen ein wenig, mehr durch Kochen verlieren. Man hält sie für diuretisch und die Menses befördernd, und brauchte sie als Zusatz mancher Mittel, wie des Empl. Meliloti, der Troch. capparidis u. a.

4) *C. longus L.* Dieses in Sümpfen des südlichen Europa vorkommende Cyperngras hat eine ausdauernde, kriechende, dicke, braune, geringelte, stellenweise verdickte, mit starken Fasern versehene, wohlriechende Wurzel. Der 1 — 3 F. hohe Halm ist beblättert, scharf dreikantig und oben scharf. Die Blätter sind breit, gekielt, kurz zugespitzt, scharf, die Blattscheiden glatt. Die 4 — 6blättrige Hülle ist zum Theil sehr lang. Die 8 — 16 Aeste des Blüthenstandes sind ungleich, meist wieder ästig, an ihren Spitzen sitzen 5 — 9 linealische, spitze, platt gedrückte 4 — 5 Lin. lange Achrchen, deren Schuppen länglich-eirund, spitzlich, tief rothbraun, glänzend, mit schmalem weifslichem Rande und grünem Mittelnerven versehen sind. Die Wurzel dieser Pflanze war sonst unter dem Namen: ***Radix Cyperi longi*** im Gebrauch; sie ist etwas kräftiger als die der beiden vorigen Arten, und wurde besonders gegen Geschwüre des Mundes, der Blase und der Gebärmutter angewendet, ist aber jetzt ganz aufser Gebrauch. Da der angenehme Geruch der Wurzeln sich dem Wasser mittheilt, so sind sie auch zur Bereitung von wohlriechenden Wässern benutzt worden. Eine chemische Analyse dieser ältern Heilmittel haben wir nicht.

v. Sch — l.

CYPHOMA, *Cyphos*, *Cyphosis*, *Cyptosis*. S. Buckel.

CYPHOSIS. S. Buckel.

CYPRESSE. S. Cupressus.

CYPRESSENKRAUT. S. Santolina.

CYRSOTOMIA. S. Aderkropfoperation.

CYSTALGIA von *ἡ κύστις* die Blase und *το ἄλγος* der Schmerz, Blasenschmerz. Der Blasenschmerz ist ein Symptom sehr vieler, verschiedener Krankheiten, die entweder die Blase selbst betreffen, Cystalgia idiopathica, oder von anderen Organen ausgehen, Cystalgia symptomatica.

E. Gr — e.

CYSTANASTROPHE, von κύστις die Blase und ἀναστροφη, die Umkehrung, Umstülpung der Blase. S. Inversio vesicae urinariae. E. Gr — e.

CYSTANCHENOTOMIA von κύστις die Blase, αὐγεν der Hals und τεμνω ich schneide, der Blasenhalsschnitt. S. Blasensteinschnitt. E. Gr — e.

CYSTICERCUS, Blasenschwanz. Mit vier Saugmündungen und einem Hakenkranz versehene Eingeweidewürmer, deren hohler runzliger Körper bald früher, bald später in eine mit Wasser angefüllte Schwanzblase übergeht, und welche ohne Ausnahme in einer äufsern Blase leben, die kein Wasser enthält. Man hat diese Thiere erst seit *Philipp Jacob Hartmann* in Königsberg und *Tyson* in London als solche erkannt; ehemals hielt man sie für unbelebt und bezeichnete sie mit dem Namen Hydatis, Hydatula. Sie kommen bei sehr vielen Thieren und in sehr verschiedenen Theilen vor.

Bei dem Menschen kommt, so viel wir bis jetzt mit Sicherheit annehmen können, nur eine Art vor, nämlich die Finne (Cysticercus Cellulosae mihi), die ihm aber mit den Affen, Schweinen, und wie *Gurlt* vor ein Paar Jahren entdeckt hat, auch mit dem Hunde gemein ist; vom Reh schickte mir *Renner* aus Jena Finnen, die er für eine eigene Art hielt, und die ich nach den übermachten Exemplaren nicht beurtheilen konnte.

Bei dem Schwein sind diese Blasen seit den ältesten Zeiten bekannt, und mit dem Namen χαλαζαι oder Grandines belegt; bei dem Menschen sind sie erst durch *Fischer*, *Himly* und andere Wenige beobachtet; in Greifswald, wo nur wenige Leichen auf das anatomische Theater kamen, habe ich ihn nie im menschlichen Körper gefunden; hier hingegen habe ich ihn seit 1810 jährlich, und zuweilen in einem Winter in vier bis fünf Körpern angetroffen. Am häufigsten kommt er in den Muskeln vor, und ein Psoas, ein Glutaeus, ein grofser Rückenmuskel enthalten oft mehrere Exemplare, und es ist wohl kein Muskel, in dem er nicht vorkäme. Im Herzen einer weiblichen Leiche fand ich mehrere Exemplare; vorzüglich kommt er auch im Gehirn vor, besonders zwischen den Windungen des grofsen und kleinen Gehirns; ich habe ihn aber selbst im gestreiften Körper gesehen, und hebe ein solches mit Finnen angefülltes Gehirn und dergleichen Muskeln auf dem anatomischen Museum auf. Früher hatte man hier nicht darauf geachtet, sondern es wohl nur für unbelebte Balggeschwülste gehalten. Hauptsächlich kommen die Finnen in leucophlegmatischen Körpern vor, so dafs ich schon einmal bei einem solchen darauf aufmerksam gemacht, dafs er leicht Blasenwürmer enthalten könnte, und sie waren auch wirklich darin vorhanden. — Im Adergeflecht der Hirnhöhlen habe ich, so aufmerksam ich darauf gewesen bin, bis jetzt nur unbelebte Hydatiden gesehen.

Der äufsere Balg ist von ovaler Gestalt, 3—5 Linien lang, 2—3 breit, und es laufen über ihn Gefäfse. Betrachtet man ihn, wenn man ihn ausgeschält hat, so findet man einen opaken Kern, und das ist der unfehlbare Beweis, dafs ein Cysticercus vorhanden ist. Oeffnet man die äufsere mehr oder minder feste oder lederartige Blase vorsichtig, so findet man einen sehr zarten Körper, den in seine Schwanzblase zurückgezogenen Wurm, welcher sehr zart und durchsichtig ist. Drückt man auf dieselbe vorsichtig von hinten nach vorne, am besten mit dem Daumen und Zeigefinger, so kommt der Wurm zum Vorschein, und setzt man den Druck vorsichtig fort, so springt endlich der ziemlich grofse mit einem doppelten Hakenkranz und vier Saugmündungen versehene Wurm hervor, so dafs man Alles leicht mit blofsen Augen sehen kann. Ich verweise übrigens hierbei auf *Bremsers* schöne Abbildungen, die wohl in jedes praktischen Arztes Händen zu sein verdienten. (Ueber lebende Würmer im lebenden Menschen. Wien 1819. 4.)

Man hat noch von andern Blasenwürmern im Menschen gesprochen; das waren aber wahrscheinlich Echinococci, von denen späterhin die Rede sein wird.

Ich besitze einen Blasenwurm (Cysticercus tenuicollis) aus dem Affen mit zwei Köpfen, eine sonst nicht beobachtete Misbildung, wodurch sich aber offenbar Cysticercus an Coenurus' näher anschliefst. Bei Affen habe ich den C. tenuicollis und cellulosae nicht selten gesehen. Bei den Schweinen kommt der letztere am häufigsten vor.

Die Alten wollten die finnigen Schweine daran erkennen, dafs neben dem Zungenbändchen dergleichen vorkommen; ich habe aber einmal ein finniges Schwein untersucht, wo Herz, Speiseröhre, Augenmuskeln u. s. w. voll Finnen waren, allein sich keine unter der Zunge zeigte. Bei Menschen habe ich hier nie eine gesehen, allein *Chabert* in Alfort erzählte mir 1802, dafs er bei einem jungen Mädchen eine solche Finne unter der Zunge gefunden, und sie durch seinen Collegen *Chaumeton* habe ausschneiden lassen.

R — i.

CYSTICUS TUMOR. S. Balggeschwulst.

CYSTIDAEMORRHOIDES, auch *Cystaemorrhoides*, von κυστις die Blase und αἱμοῤῥοιδες, Blasenhaemorrhoiden. S. Blasenhämorrhoiden.

E. Gr — e.

CYSTIDELCOSIS, κυστις die Blase und ἑλκος das Geschwür. Geschwür, Vereiterung der Harnblase.

E. Gr — e.

CYSTIDEPALOLITHIASIS, Gallensteinkrankheit, von κυστις die Blase, το ἡπαρ die Leber und ὁ λιθος der Stein. S. Gallensteine.

E. Gr — e.

CYSTIDOTOMIA, besser *Cystotomia*, von κυστις die Blase und τεμνω ich schneide, Blasenschnitt. S. Blasensteinschnitt.

E. Gr — e.

CYSTIDOTOMUS, *Cystotomus*. S. Lithotom.

CYSTIRRHAGIA, besser *Cystorrhagia*. S. Blutung aus der Blase.

CYSTIS, entsprechend dem griechischen Worte κυστις, eine Blase oder blasenförmiges Gefäfs.

CYSTIS BILIS s. *fellea*, *Vesica fellea*, die Gallenblase, der birnförmige, in der Gallenblasengrube der Leber befestigte, dünnhäutige Behälter, dessen blindes abgerundetes Ende den vordern Leberrand berührt, das spitzigzulaufende aber in einen Ausführungsgang, Ductus cysticus, übergeht, der gegen die quere Furche der Leber sich wendet, um sich mit dem Lebergallengange, Ductus hepaticus, zum gemeinschaftlichen Gallengange, Ductus choledochus, zu vereinigen. Sie bewahrt die durch den Lebergallengang ihr zugeführte Galle, bis zu einer Ergiefsung derselben in den Zwölffingerdarm, auf. S. Hepar. S — m.

CYSTISO-GENISTA. S. Genista.

CYSTITIS, Blasenentzündung, Urocystitis. Beschreibung. Die Blasenentzündung kömmt als akute und chronische Entzündung vor. Als akute Entzündung wird sie jedoch seltener beobachtet. Sie nimmt die Blase entweder mehr allgemein ein, oder dehnt sich nur auf die vordere und hintere Wand oder den Grund aus. Am häufigsten ergreift sie aber die Gegend des Blasenhalses. Bald tritt sie auf als eine active phlegmonöse mehr oder weniger das ganze häutige Gewebe durchdringende Entzündung, bald verharrt sie mehr in den Grenzen einer entzündlichen Reizung als Subinflammation. Oft macht sie ein vorspringendes Leiden der Schleimhaut, oft beginnt sie auf der äufsern Fläche vom häutigen Ueberzuge des Bauchfelles, ein ander Mal scheint sie zunächst von der Muskelhaut auszugehen. Sie tritt mit einer mannigfaltig modificirten Symptomengruppe hervor, sowohl nach dem Einflusse, den die besondere Subjektsanlage bei ihrer Entbildung ausübt, als auch nach der besondern Art der Gelegenheitsursachen, wodurch sie hervorgerufen worden ist. Häufig stellt sie eine ursprüngliche und selbstständige Krankheit dar, häufig ist sie als ein secundäres Leiden zu betrachten, was aus einem Erkranken der benachbarten Organe hervorgegangen ist. Alle diese Modalitäten lassen sich indessen am besten an ihre allgemeinste Formverschiedenheit, als akute und chronische Blasenentzündung anknüpfen, in deren Beschreibung sie demnach mit aufgenommen werden sollen.

A) Die akute Blasenentzündung.

Sie offenbart sich durch einen fixen, brennenden, stechenden, zusammenziehenden Schmerz in der Blasengegend, der sich bis zum Mittelfleisch und Heiligenbein, bis zu den Hoden, der Harnröhre und den Schenkeln ausdehnt. Dieser Schmerz ist zugleich andauernd, wird beim äufsern Druck, bei Erschütterungen und Bewegungen des Körpers, besonders aber bei jedem Versuche den Urin zu lassen, vermehrt.

Gleichzeitig wird die Urinausleerung gestört. Der Kranke empfindet gewöhnlich ein heftiges schmerzhaftes Drängen zum Urinlassen, vermag jedoch nur unter grofser Anstrengung einzelne Tropfen auszupressen. Oft ist das Harnlassen ganz unterdrückt. Der wenige Urin, der ausgeleert wird, hat ein feurig rothes Ansehen und öfters sogar eine blutige Beschaffenheit, dabei ist er heifs und scharf. Der Kranke fühlt eine vermehrte Wärme in der Blasengegend und im Becken, der Arzt bemerkt dieselbe durch das Auflegen der Hand, wobei er dann auch gewöhnlich die Blasengegend angeschwollen findet, weil die behinderte Urinausleerung eine Zurückhaltung des Harns zur Folge hat, wodurch die Blase ausgedehnt wird. Eine Untersuchung durch den Mastdarm giebt hierüber noch sicherern Aufschlufs. Zu diesen wesentlichen Merkmalen der Blasenentzündung gesellen sich zugleich mannigfaltige durch Consensus hervorgebildete Krankheitserscheinungen, je nachdem der Grad der Entzündung und die Individualität des Subjektes solches begünstigen. Schmerzhafte Empfindungen in den Hoden und im Samenstrange, schmerzhaftes nach der Nierengegend heraufsteigendes Ziehen im Kreuze, schmerzhafte Erectionen des Penis, ein lästiges Pressen auf den Mastdarm, vorzüglich aber ein Mitleiden der übrigen Baucheingeweide, welches sich durch grofse Angst, Uebelkeit, Erbrechen, Kolikschmerzen und ähnliche Zufälle ausspricht, gehören hierher.

Die akute Blasenentzündung bedingt immer ein sehr bedeutendes Allgemeinleiden, was sich durch ein heftigeres Fieber ausspricht, welches zwar anfänglich den entzündlichen Charakter trägt, später aber die Modificationen erfährt, welche auch andere Unterleibsentzündungen durch das Mitleiden der Gangliennerven, in sich aufnehmen. Anfänglich ist der Puls hart, frequent und expandirt, die Hitze grofs, die Angst mit der Anfüllung der Blase und der dadurch bedingten Spannung im Gleichverhältnisse. Sobald die Entzündung aber nur einen höheren Grad gewinnt, wird die Angst und Unruhe sehr grofs, der Puls zugleich sehr frequent, allmählich immer weicher, immer mehr unterdrückter und kleiner, und im äufseren Ausdrucke des Kranken treten die Erscheinungen der Schwäche und des Verfalls der Kräfte hervor. Das Gesicht wird bleich und eingefallen, die Extremitäten erscheinen kalt, der Kranke ist schlaflos und fängt an zu deliriren, selbst Zuckungen und Ohnmachtsanfälle stellen sich ein.

Diese Züge, welche das Bild einer stärker entbildeten phlegmonösen Blasenentzündung darstellen, verlieren freilich viel an ihrem Ausdrucke, wenn die Entzündung auf einer andern Stufe der Ausbildung verharrt. Je mehr daher der Krankheitszustand in der Grenze einer Subinflammation stehen bleibt, je weniger heftig treten die angegebenen Krankheitserscheinungen hervor.

Manches ändert sich im Krankheitsbilde nach dem Sitze der Entzündung. Höchst selten mag sich dieselbe von Anfang an über die ganze Blase ausdehnen, weit häufiger geht sie von einer begrenzten Stelle aus, und erstrebt von dieser beginnend eine weitere Ausbreitung. Sind die Seitentheile entzündet, so leiden leicht die Ureteren mit, und dann ist der nach den Nieren heraufsteigende spannende Schmerz besonders bemerkbar. Selbst eine vollkommene Verschliefsung ihrer Mündungen ist denkbar, wodurch dem Urine der Eintritt in die Blase versagt wird, so dafs dieser sich in den Ureteren und im Nierenbecken anhäuft, und die gefährlichsten Rückwirkungen hervorbringt. Ist die hintere Wand entzündet, so leidet besonders der Mastdarm und bei Weibern die Gebärmutter mit. Bei der Entzündung der vordern Wand, ist die Schambeingegend besonders heifs und schmerzhaft. Bei der Entzündung des Blasengrundes ist die Urinausleerung gewöhnlich nicht ganz aufgehoben, der Kranke leidet aber an unaufhörlichem Harndrängen. Die Entzündung schreitet zugleich leicht auf das Bauchfell über und bedingt ein heftigeres consensuelles Mitleiden der Unterleibsorgane. Leidet der Blasenhals, wie dies am häufigsten der Fall ist, so empfindet der Kranke heftige Schmerzen im Mittelfleische, und es fehlt selten eine gänzliche Harnverhaltung, wobei die Einbringung des Katheters mit sehr grofsen Schmerzen verbunden ist. Diese Unterscheidung des Sitzes ist übrigens nur im Anfange möglich, denn wenn die Entzündung einen höhern Grad erreicht hat, dehnt sie sich auch über einen gröfsern Theil der Blase aus und die Zufälle vermischen sich.

Bei alten Personen ist die Empfänglichkeit der Blase in einem sehr hohen Grade vermindert, und die Symptome treten daher weit weniger stürmisch auf. Besonders wird der Schmerz weit weniger empfunden, und die Symptome eines bedenklichern Allgemeinleidens treten oft erst dann hervor, wenn die Gefahr den höchsten Grad erreicht hat und die Rettung des Kranken kaum noch gehofft werden darf. Bei Weibern ist die Blasenentzündung nicht blos sehr selten, sondern erlangt auch gewöhnlich nicht die grofse Gefahr wie bei Männern. Die Ursachen, welche die Blasenentzündung hervorriefen, bedingen in mehrfacher Beziehung die Gestaltung des ganzen Krankheitszustandes. Als die wichtigsten Modalitäten dürften folgende anzusprechen sein.

Die Cystitis, welche durch den Mifsbrauch scharfer diuretischer Mittel, z. B. der Canthariden hervorgerufen wird, bedingt ein gleichzeitiges Mitleiden der Nieren, eine Theilnahme der Verdauungsorgane, und einen blutigen Harnabgang.

Die Cystitis traumatica, welche nach der Punction, der Operation des Steinschnitts, oder anderen zufälligen Verwundungen und Quetschungen erfolgt, macht gewöhnlich einen akuten Verlauf.

Die Cystitis rheumatica, welche von Erkältung des Unterleibs bedingt wird, scheint vorzüglich die Muskelhaut einzunehmen und im niederen Grade ihrer Ausbildung sich als ein Rheumatismus vesicae zu documentiren; wenn sie aber schnell wächst, ist sie gewöhnlich mit sehr heftigen Zufällen verbunden.

Die Cystitis metastatica wird am häufigsten nach zurückgetretenen Gichtanfällen beobachtet, und bedingt heftige Zufälle und besonders ein leichtes Ueberschreiten auf das Bauchfell.

Die Cystitis gonorrhoeica entsteht entweder beim höhern Grade eines entzündlichen Trippers, oder als Uebertragung nach einer plötzlichen Unterdrückung desselben.

Sie endet gern mit einer Blennorrhoe und mit organischen Krankheiten der Blase.

Bildet sich die Cystitis bei Blasenhämorrhoiden aus, wenn active Congestion hervorgerufen wird und wenn reizende Einflüsse dieselbe steigern, so erfolgt die Ausbildung gewöhnlich weniger schnell, und ist meist mit einem blutigen Harnabgang und bedeutender Anschwellung der Hämorrhoidalgefäfse verbunden. Blasensteine erregen weit häufiger eine chronische Entzündung, und nur bei stattgefundenen schädlichen reizenden Einflüssen mischen sich acute Perioden ein.

Besondere Aufmerksamkeit verdient diejenige Blasenentzündung, welche sich der Urinverhaltung, wenn solche längere Zeit dauert, beigesellt. Sie tritt gewöhnlich mehr schleichend auf, der Schmerz und die anderweitigen wesentlichen Merkmale sind weniger deutlich ausgesprochen, bis ein sehr bedeutendes Allgemeinleiden entwachsen ist, was dann kaum eine Rettung zuläfst. Bei alten Leuten, die an einer habituellen Urinverhaltung leiden, ist dies besonders zu beachten, da sich der Arzt bei ihnen durch die Geringfügigkeit der Symptome und die wenige Reaction leicht täuschen lassen kann.

Aus dem Gesagten ist schon zu folgern, dafs die acute Blasenentzündung in den meisten Fällen einen sehr raschen Verlauf mache; in sieben bis vierzehn Tagen ist sie gewöhnlich entschieden und endet dann entweder mit Zertheilung, Brand, Eiterung oder Verhärtung und Blennorrhoe, wobei sie sich oft noch als chronische Cystitis fortsetzt.

Die Zertheilung erfolgt unter dem Nachlasse der Entzündungssymptome und des Fiebers, wobei gewöhnlich ein allgemeiner Schweifs ausbricht, der Urin eine trübe, dicke Beschaffenheit annimmt, und wieder einen vollständig freien Abflufs gewinnt.

Der Brand tödtet meist schnell. Sein Eintritt beginnt mit plötzlicher Verminderung der Schmerzen, einem kleinen weichen aussetzenden Pulse, eingefallenen Gesichtszügen, Schluchzen, Erbrechen, kalten Extremitäten u. s. w. Wenn der Brand nur an einer kleinen Stelle eingetreten ist, während

rend die Entzündung noch in dem gröfsern Theile der Blase fortdauert, so treten die angegebenen, seinen Eintritt bezeichnenden, Erscheinungen nicht so deutlich hervor. Oft erfolgt dann an der brandigen Stelle eine Ruptur der Blase, und eine Infiltration des Urins in die benachbarten Theile. Unter diesen Umständen ergiebt sich dann auch wohl in seltenern Fällen die Möglichkeit, dafs mit der Bildung einer Urinfistel das Leben erhalten werden kann.

Die Eiterung ist im Ganzen selten, und kömmt wohl nur bei den höheren Graden einer phlegmonösen Entzündung vor. Man kann auf diesen Ausgang schliefsen, wenn die Schmerzen und das heftige Fieber unter Frösteln und Schauder abnehmen, und bald darauf wieder neue, gegen Abend fallende, den lentescirenden Charakter habende, Fieberexacerbationen eintreten, und wenn zugleich Eiter mit dem etwas freier fliefsenden Urine abgeht. Bildet sich der Abscefs aber mehr an der äufsern Fläche der Blase, so bahnt er sich andere Wege. Der Eiter frifst nach dem Mastdarm oder bei Weibern nach der Vagina durch. Er bahnt sich einen Weg an den Seitentheilen der Blase, dringt mit dem Urin in das Zellgewebe des Beckens und erregt hier eine heftige Entzündung, die schnell in Brand übergeht. Oder der Abscefs bricht am Fundus vesicae auf; ist dann nicht vorher eine Verwachsung entstanden, so ergiefst sich der Eiter in die Bauchhöhle und führt gewöhnlich einen schnellen Tod herbei. Ist aber eine Verwachsung entstanden, so frifst sich der Eiter weiter durch, und bahnt sich verschiedene Wege. Am häufigsten frifst der Eiter in der Gegend des Blasenhalses durch, wo auch die Entzündung gewöhnlich ihren Sitz hat. Er dringt dann mit dem Urine in das Zellgewebe des Mittelfleisches, und bahnt sich von hieraus weitere Wege. Gewinnt er einen Weg nach aufsen, so bildet sich eine Urinfistel. Häufig entsteht aber eine sehr heftige Entzündung, die schnell in Brand übergeht, und gewöhnlich den Tod bedingt.

Die Verschwärung der innern Fläche, die Verhärtung der Blasenwandungen, und eine zurückbleibende Blennorrhoe sind Folgen, die vorzüglich nach der chronischen Blasenentzündung zurückbleiben.

B) Die chronische Blasenentzündung.

Dieser Krankheitszustand ist von den Aerzten bei weitem nicht genug beachtet, denn er kömmt gewifs sehr oft vor und macht die Grundursache vieler chronischer Blasenkrankheiten. Die Hämorrhoidalaffectionen der Blase, der sogenannte Catarrhus vesicae urinariae, viele Ischurien, Strangurien und Dysurien gehen häufig aus einer chronischen entzündlichen Blasenaffection hervor. Ihre Kennzeichen sind übrigens sehr dunkel, die Diagnose daher unsicher, und gewöhnlich läfst sich erst aus den angegebenen Folgekrankheiten auf dieselbe schliefsen. Ein spannender dumpfer Schmerz in der Blasengegend und Störungen bei der Urinausleerung, welche sich bei dem Einflusse reizender Potenzen vermehren, dann wieder nachlassen und wieder erscheinen, und auf solche Weise den Kranken längere Zeit begleiten, dessen körperliche Beschaffenheit und Lebensweise vielleicht zugleich auf eine Reizung der Harnwerkzeuge schliefsen lassen, und bei dem Gelegenheitsursachen einwirkten, welche diese unterhalten können, müssen den Arzt auf die Diagnose leiten. Am häufigsten sehen wir die chronische Blasenentzündung im vorgerückten Lebensalter, vorzüglich nur bei Männern, welche an Blasenhämorrhoiden leiden, häufiger von einer Gonorrhoe befallen waren, und besonders bei Gichtkranken. Eine Verhärtung und chronische Entzündung der Prostata ist dann häufig zugleich vorhanden. Sie begleitet gewöhnlich den Blasenstein.

Ursachen. Zur Blasenentzündung sind im Allgemeinen Männer weit mehr geneigt als Weiber. Sie kömmt seltener im jugendlichen Alter vor, häufiger wird sie im höheren Alter gefunden. Personen, welche ihre Harnwerkzeuge durch Mifsbrauch spirituöser und gährender Getränke, so wie durch Ausschweifungen in der Geschlechtslust überreizt haben, Hämorrhoidal- und Gichtkranke, am Blasenstein und an Verengerungen der Harnröhre Leidende, tragen eine gesteigerte Disposition zur Entbildung derselben. Die Gelegenheitsursachen sind sehr verschiedenartig; als äufsere Verletzungen durch Quetschung der Blasengegend, Quetschungen, welche bei Geburten durch rohe Instrumentalhülfe herbeigeführt werden, zufällig und absichtlich veranlafste Verwundungen der Blase, wie beim Steinschnitt, dem Katheterisiren, und der Punction der Blase. Reizungen der Harnwerkzeuge durch scharfe urintreibende Mittel, vorzüglich durch Kanthariden. Reizungen der innern Blasenfläche, welche durch fremde Körper, die in dieselbe gedrungen sind und durch Blasensteine veranlafst werden. Einklemmung der Blase bei einer Rückwärtsbeugung des Uterus. Ein höherer Grad des Mifsbrauchs gährender und spirituöser Getränke und Ausschweifungen im Beischlafe, besonders bei solchen Individuen, die bereits zur Entbildung der Blasenentzündung disponirt sind. Erkältungen, sowohl örtliche der Blasengegend und der Füfse, als auch allgemeine. Unterdrückung des Hämorrhoidalblutflusses, des Monatblutflusses und der Wochenreinigung. Plötzliche Hemmung der Gonorrhoe. Metastasen der Gicht, von Rheumatismen und chronischen Hautausschlägen, besonders Flechten. Sympatisch entbildet sich dieselbe aus einer Entzündung der Urethra, der Prostata, der Nieren, des Mastdarms, des Uterus u. s. w. Eine häufige Ursache der Blasenentzündung giebt die organische und spastische Urinverhaltung, wie denn überhaupt jeder heftigere Blasenkrampf in Entzündung übergehen kann.

Vorhersage. Die Vorhersage hängt ab, von dem Grade und dem Charakter der Entzündung, und vorzugsweise von der Möglichkeit die zum Grunde liegenden Causalmomente zu entfernen.

Im Allgemeinen stellt die Blasenentzündung einen Krankheitszustand von gröfserer Bedeutung dar, der leicht gefährlich werden und bei der besten Behandlung leicht üble Folgen zurücklassen kann. Die acute phlegmonöse Blasenentzündung steigt schnell zu einer gröfsern Höhe, verbreitet sich leicht auf die benachbarten Organe, und tödtet oft in kurzer Zeit durch Brand. Die chronische läfst dagegen Nachkrankheiten zurück, die, wenn gleich nicht immer lebensgefährlich, dennoch viele Beschwerden verursachen und das Leben in einem hohen Grade verkümmern können.

Die Blasenentzündung, welche auf Verwundungen und Quetschungen erfolgt, tendirt sehr zum Ausgange in Brand und ist daher sehr gefährlich. Die Blasenentzündung, welche durch Blasensteine veranlafst wird, läfst eine gründliche Heilung gar nicht zu, so lange der Stein selbst nicht entfernt worden ist. Wo wirkliche Blasenhämorrhoiden vorhanden sind, ist eine vollständige Beseitigung des Uebels kaum zu erwarten, denn gewöhnlich spinnt es sich als chronische Blasenentzündung fort. Blasenentzündungen, welche auf Gichtmetastasen erfolgen, sind gewöhnlich sehr acut und darum auch sehr gefährlich.

Kur. Bei der Kur der Blasenentzündung hat der Arzt es zu thun; mit der Entzündung als solcher, den Ursachen, welche eine besondere Berücksichtigung erfordern; der Harnverhaltung, welche sich als ein dringendes Symptom mit einmischt; den Complicationen und den Folgen, welche als Nachkrankheiten der Entzündung zurückbleiben.

Die acute Blasenentzündung erheischt zunächst stärkere Blutentleerungen, welche dem Grade der Entzündung und der Individualität des Subjects angepafst sein müssen. Allgemeine Blutentleerungen sind im bedenklicheren Krankheitsfalle niemals zu unterlassen und den örtlichen voranzuschicken. Die letztern beweisen sich dann um so nützlicher, als die oberflächliche Lage der Blase dieselben besonders wirksam macht. Man setze eine verhältnifsmäfsig gröfsere Zahl von Blutegeln in die Blasengegend, an das Mittelfleisch und die Umgegend des Mastdarms, und suche die Blutung auf einem warmen Dampfbade zu unterhalten. Warme narkotische Breiumschläge, welche auf die Blasengegend und das Mittelfleisch andauernd angewendet, und denen Einreibungen von der grauen Salbe beigesellt werden, beweisen sich als äufsere Heilmittel sehr wirksam. Dasselbe gilt auch von öfter zu wiederholenden warmen Bädern.

Die innerlich zu reichenden Heilmittel sind mit Vorsicht auszuwählen, da alles vermieden werden mufs, was dem Urin mehr Schärfe, und eine reizende Zurückwirkung auf die Blase geben kann. Man gebe ein Decoctum seminis lini, Mohnsamen-, Mandel- und Oel-Emulsionen, und verbinde diese mit Aqua lauro cerasi, Hyoscyamus oder Opium, um die Empfindlichkeit der Blase und das erethische Mitleiden in der weiteren Ausbreitung der Ganglien-nerven zu beschränken. Aufserdem ist von der Anwendung des Calomels am meisten zu erwarten.

In Rücksicht auf die nothwendige Mitberücksichtigung der verschiedenen Causalverhältnisse, sind folgende Umstände am meisten zu beachten. Ist die Blasenentzündung durch Kanthariden oder andere scharfe diuretische Mittel erregt, so sind Mucilaginosa und Oleosa zur Einhüllung derselben und nöthigenfalls schleimige Einspritzungen in die Blase erforderlich. Gegen den unter diesen Umständen häufiger zurückbleibenden schmerzhaften Zustand der Harnwerkzeuge, beweiset sich eine Emulsion mit etwas Kampher und Opium am wirksamsten. Ist ein Blasenstein vorhanden, so ordne man das Verhalten und die Diät des Kranken so, dafs acute Entzündungsanfälle vermieden werden; leichtere Reizungen bekämpft man am besten mit einer Emulsion und mit Opium. Bei einer stattgefundenen Erkältung sind warme Bäder besonders zu empfehlen. Ist die Entzündung erst im Beginnen, so beweiset es sich sehr wirksam, wenn man den Kranken auf ein Dampfbad setzen und aufserdem den heifsen Dampf aus einer *Dzondi*schen Maschine in dem Grade auf die Blasengegend wirken läfst, dafs er stark erhitzt aber nicht wirklich brennt. Es sei hier beiläufig bemerkt, dafs dies Mittel bei Urinverhaltungen des höheren Alters, wo eine Schwäche im Contractionsvermögen des Blasengrundes als Causalmoment mit angesprochen werden mufs, eine ganz vorzügliche Wirksamkeit beweiset.

Bei Metastasen mufs man den Krankheitsprozefs an der Stelle, wo er verschwunden ist, wieder hervorzurufen suchen; doch dürfen dazu weniger Vesicatorien als andere örtliche Reizungen in Anwendung gezogen werden. Eine plötzlich unterdrückte Gonorrhoe erfordert neben der antiphlogistischen Behandlung und der stärkern Anwendung des Calomels, warme Umschläge um den Penis, und den Versuch den Ausflufs wieder hervorzurufen. Eine Retroversio uteri mufs reponirt werden. Bei unterdrückten Hämorrhoiden sind Blutegel an das Mittelfleisch und den Mastdarm zu setzen und Dämpfe an diesen Theil zu leiten.

Entbildet sich die Blasenentzündung mehr schleichend

aus einer längere Zeit bestandenen Urinverhaltung, so denke der Arzt daran, dafs die Entzündung hier in Folge der Ausdehnung der Blase, und der Abstumpfung ihrer Empfänglichkeit, oft mehr passiv verläuft und neben der antiphlogistischen die Vollblütigkeit der Blase vermindernden Behandlung, zugleich die Anwendung von erregenden, das Wirkungsvermögen der Blase erhebenden Mitteln erfordert. Ich habe unter diesen Umständen von einer Emulsion mit Ammonium muriaticum und Kampher, der örtlichen Application der warmen Dämpfe, und flüchtigen Einreibungen, öfter gute Wirkungen gesehen.

Was die Hebung der Urinverhaltung anbelangt, so erfolgt diese entweder bei der Wirkung der schon angegebenen Mittel, also in Folge der antiphlogistischen Behandlung und der dadurch bezweckten Verminderung der Entzündung; oder wenn dies nicht geschieht und die Umstände dringend werden, mufs die künstliche Entleerung der Blase bewerkstelligt werden. Dies geschieht nun entweder durch den Katheter, oder durch die Punction der Blase. Die Punction ist jedoch nur als das letzte Refugium zu betrachten, wenn aber die Einbringung des Katheters durchaus unmöglich ist, nicht unnöthig zu verschieben, damit es nicht zu spät werde, dem tödtlichen Ausgange durch Brand vorzubeugen. Die Anwendung des Katheters erfordert Uebung und Geduld; der Arzt traue seiner individuellen Geschicklichkeit dabei nicht zu viel zu; denn es kömmt gar nicht selten vor, dafs der eine Arzt vergebliche Versuche gemacht hat, während dem andern die Einbringung leicht gelingt. Auch sind die Versuche öfter zu wiederholen, da das glückliche Gelingen oft von dem Nachlasse des entzündlichen Krampfes am Blasenhalse abhängt.

Unter den Folgen der Blasenentzündung wird die Vereiterung, die Verhärtung und eine zurückbleibende Blennorrhoe am häufigsten Gegenstand für die ärztliche Behandlung, wovon beim Catarrhus vesicae urinariae ausführlicher die Rede gewesen ist.

Die Kur der chronischen Blasenentzündung hat grofse Schwierigkeiten. Vor allen Dingen ist auf das verschiedene Causalverhältnifs zu wirken und dasselbe nach Möglichkeit zu beseitigen. Nächstdem suche man möglichst eine Ableitung der Blasenreizung zu bewerkstelligen durch Gegenreize, Verminderung der Congestion nach der Blase, und Verhütung von Reizungen der Harnwerkzeuge. Von Blutentleerungen wird nur dann die Rede sein können, wenn sich acutere Perioden mit einmischen, und wenn ein dauernder Congestionszustand in der Blase statt findet. Da am häufigsten die Schleimhaut vorzugsweise leidet, so ist in den meisten Fällen ein ähnliches Verfahren wie bei chronischen Entzündungen der Schleimhäute anzuwenden. Der Salmiak in gröfsern Gaben steht hierbei oben an und seine Wirkung kann durch Molken und kohlensaure Mineralwasser unterstützt werden. Auch vom Calomel ist etwas zu erwarten. In der Regel hat man es aber zugleich mit andern organischen Krankheiten der Blase zu thun, die nach ihrer Art behandelt werden müssen.

Das Verhalten und die Diät sind bei der acuten und chronischen Blasenentzündung von der allergröfsten Wichtigkeit. Alles Reizende ist durchaus zu vermeiden, es sind nur schleimige Nahrungsmittel und Getränke zu empfehlen, und besonders bei der chronischen bald nachlafsenden, bald wieder stärker hervortretenden Blasenentzündung, ist dem Kranken eine vorsichtige und strenge Ordnung in der Lebensweise vorzuschreiben.

L i t t e r a t u r.

Mich. Troja, über die Krankheiten der Nieren, der Harnblase u. s. w. Leipz. 1788.

Sommer, de cystitide. Viennae 1782.

Dr. *Willibald Schmid*, über diejenigen Krankheiten der Harnblase, Vorsteherdrüse und Harnröhre, denen vorzüglich Männer im höheren Alter ausgesetzt sind. Wien 1806.

S. Thomas Soemmering, Abhandlung über die schnell und langsam tödtlichen Krankheiten der Harnblase und Harnröhre bei Männern im höhern Alter. Wien 1810.

Die Kunst, die äufserlichen und chirurgischen Krankheiten der Menschen zu heilen. 6r Theil. Von den Krankheiten der Harnröhre, Harnblase etc. S. 216. Gotha 1822. B — t.

CYSTITOMUS. S. Cystotomus.

CYSTOBLENNORRHOEA. S. Blasenhämorrhoiden.

CYSTOBUBONOCELE, ein Leistenbruch, worin die Harnblase getreten ist. S. Hernia.

CYSTOCATARRHUS. S. Blasenhämorrhoiden.

CYSTOCELE, Hernia vesicae urinariae. S. Hernia.

CYSTOLITHIASIS. S. Blasensteinschnitt.

CYSTOMA. S. Buckel.

CYSTONCUS, von κυστις die Blase und ὁ ογκος Geschwulst, Harnblasengeschwulst, eine Anschwellung der Häute der Blase. E. Gr — e.

CYSTOPARALYSIS, *Cystoplegia.* S. Paralysis.

CYSTOPHTHOE. S. Phthisis vesicae urinariae.

CYSTOPTOSIS. S. Blasenvorfall.

CYSTORRHAGIA. S. Blutung aus der Harnröhre.

CYSTORRHEXIS, von κύστις die Blase und ῥῆξις die Zerreifsung. S. Ruptura.

CYSTORRHOEA, von κύστις die Blase und ῥεω ich fliefse, wird von Einigen für Diabetes, von Andern für Blennuria und auch für Cystorrhagia gebraucht. E. Gr — e.

CYSTOSIS. S. Buckel.

CYSTOSOMATOTOMIA, von κύστις die Blase, σῶμα der Körper und τεμνω ich schneide, also Blasenkörperschnitt. S. Blasensteinschnitt. E. Gr — e.

CYSTOSTENOCHORIA, von κυστις die Blase und στενοχωρία die Verengerung, auch nach Einigen die Verdickung der Harnblase. S. Strictura. E. Gr — e.

CYSTOTOMIA. }
CYSTOTOMUS. } S. Blasensteinschnitt.

CYSTOTRACHELOTOMIA besser *Cystauchenotomia.* S. Blasensteinschnitt.

CYTINUS. Diese Pflanzengattung ist der Repräsentant einer kleinen nach ihr genannten Familie der *Cytineae,* welche aus parasitischen, blattlosen, gefärbten aber nicht grünen Gewächsen besteht. *Linné* stellte sie in die *Gynandria Octandria*, spätere in die *Monoecia Monadelphia.* An den Meeresufern der südlichen europäischen Länder am Mittelmeere findet sich häufig, parasitisch auf den Wurzeln verschiedener Cistrosen, die einzige europäische Art dieser Gattung:

C. Hypocistis L., der Hypocist, eine kleine fingerlange gelbe oder ocherfarbene einfache Pflanze, deren unterer Theil mit länglichen, stumpfen oder ausgerandeten Schuppen besetzt ist, welche ziegeldachartig über einander liegen. Am obern Theile zeigen sich hinter ähnlichen Schuppen die Blumen getrennten Geschlechts, jede von 2 Bracteen unterstützt, mit glockenförmigem 4theiligem Perigon; die männlichen mit 8 Staubgefäfsen, deren Fäden verwachsen sind; die weiblichen mit 8fächrigem, vielsamigem Ovarium, einem Griffel und 8furchiger kopfiger Narbe. Unter dem Namen: *Succus Hypocistidis* war sonst das Extract aus dieser Pflanze officinell; es ist schwarz, ohne Geruch, bald weich, bald ganz trocken (was von seiner hygrometrischen Eigenschaft abhängt), von etwas zusammenziehendem und säuerlichem Geschmack. Es löst sich in Wasser und Alcohol auf und wird in Massen von 2—3 Kilogrammen in Blasen gehüllt verkauft. Einige sagen, es würde gewonnen, indem man den Saft des Gewächses oder nur der Beeren ausdrücke und durch die Sonnenhitze eindicken lasse; andere lassen es durch Maceration und Abkochung der ganzen Pflanze und durch nachherige Eindickung auf dem Feuer gewinnen. Es galt dies Mittel sonst für ein gutes Adstringens bei Profluvien und machte einen Bestandtheil mehrerer Medicamente aus. Jetzt gehört es zu den Hausmitteln der Bewohner des südlichen Europa's. v. Sch — l.

CYTISIN. S. Cytisus.

CYTISUS. Eine Pflanzengattung aus der natürlichen Familie der *Leguminosae*, in *Linné's Diadelphia Decandria* gehörend. Sie unterscheidet sich von den übrigen der Unterabtheilung der *Genisteae* in der Tribus der *Loteae DC.* durch den 2lippigen Kelch, dessen Oberlippe oft ganz, die Unterlippe fast dreizähnig ist; durch die grofse eiförmige Fahne, durch den sehr stumpfen die Genitalien einschliefsenden Nachen, durch die einbrüdrigen Staubgefäfse, durch die flach-zusammengedrückte, vielsaamige, drüsenlose Hülse. Alle Arten sind Sträucher mit gedreiten Blättern und gelben Blumen, zwei derselben mit hängenden Blumentrauben. *C. Laburnum* und *alpinus* werden unter der Benennung: goldener Regen, häufig in unsern Lustgehölzen angepflanzt; sie sind in den Alpen zu Hause. Die Saamen dieser beiden Arten sind Brechen und Durchfall erregend; sie enthalten nach der Untersuchung von *Lassaigne* und *Cheva-*

lier einen eigenthümlichen Stoff, *Cytisin* von ihnen genannt, einen grünen Farbestoff, Faserstoff, Eiweifs, Aepfel- und Phosphorsäure und Salze. Das Cytisin bildet eine gelblichgrüne extractartige Masse von widerlichem bitterm Geschmack, sie ist leicht in Wasser und Alcohol löslich, ist aber weder durch Bleizucker und Bleiessig noch durch salpetersaures Silber fällbar. In der Dosis von 8 Gran erregt es Schwindel, Krämpfe, beschleunigten Puls und zwei Stunden anhaltendes Erbrechen. Noch ist dieser kräftige Stoff, der dem Emetin nahe zu stehen scheint, nicht in Anwendung gekommen. Den Blättern jener Sträucher schreibt man diuretische Kräfte zu. v. Sch — l.

CZARNA KROSTA, polnische Uebersetzung für der Deutschen schwarze Pocke. S. Carbunculus.

D.

DACHS. S. Meles.

DACRYAEMORRHYSIS, von δακρυ die Thräne und αἱμοῤῥυσις Blutfluſs, das Blutweinen. S. diesen Artikel.

DACRYALLEOSIS, von δακρυ die Thräne und ἡ αλλοιωσις die Umänderung, die Ausartung und schlechte Beschaffenheit der Thränen. S. Lacryma. E. Gr — e.

DACRYDION. S. Diacrydium.

DACRYELCOSIS, von δακρυ die Thräne und ἑλκωσις Verschwärung, wird von Einigen für Verschwärung der Thränenwerkzeuge gebraucht. S. Fistula lacrymalis.
E. Gr — e.

DACRYMA, δακρυμα die Thräne. S. Lacryma.

DACRYOBLENNORRHOEA, von δακρυ die Thräne, βλεννα der Schleim und ρεω ich flieſse, der Thränenschleimfluſs. Diese Benennung wird von einigen Ophthalmologen für Thränensackschleimfluſs gebraucht, worüber man den Artikel Entzündung des Thränensackes nachschlage.
E. Gr — e.

DACRYOCYSTALGIA, von δακρυ die Thräne, κύστις die Blase und αλγος der Schmerz, eigentlich Thränensackschmerz, wird aber auch von Einigen für verschiedene andere Krankheiten des Thränensackes gebraucht. So versteht man unter der alleinigen Benennung Dacryocystalgia ein Leiden, welches im Nasenwinkel mit tiefliegender Geschwulst sich befindet und nach syphilitischen, exanthematischen und andern Metastasen vorkömmt. Dacryocystalgia phlegmonosa gebrauchen Einige für Entzündung des Thränensacks,

D. apostematosa für Abscefs des Thränensacks, D. exulcerosa, exulcerata für Geschwür des Thränensacks, D. fistulosa für Thränensackfistel, D. atonica für Atonie des Thränensacks, D. herniosa, varicosa für Hernia sacci lacrymalis, D. hydropia für Hydrops sacci lacrymalis.

E. Gr — e.

DACRYOCYSTIS, von δακρυ die Thräne und κυστις die Blase, der Thränensack. S. Saccus lacrymalis.

DACRYOCYSTITIS. S. Entzündung des Thränensacks.

DACRYODENALGIA. Dieses Uebel besteht in einer erhöhten Empfindlichkeit und abnorm vermehrten Secretion der Thränendrüse. Der Kranke klagt über einen zusammenschnürenden, mit flüchtigen Stichen abwechselnden Schmerz in der Schläfegegend, womit ein reichlicher, gewöhnlich ununterbrochener Abflufs von Thränen verbunden ist. In den meisten Fällen ist auch ein Krampf der Augenlider zugegen, bei dessen stärkeren Anfällen die Augenliderspalte völlig verschlossen ist und der Abflufs der Thränen gehemmt wird. Die dadurch veranlafste Anhäufung der Thränen unter den Augenlidern treibt diese hoch auf, und bewirkt im Auge einen äufserst lästigen Druck. Läfst der Krampf etwas nach, so stürzt ein Strom von Thränen hervor und die Geschwulst der Augenlider verschwindet augenblicklich, bis aus der nämlichen Ursache ein abermaliges Ansammeln der Thränen erfolgt. Die Augen sind meistens sehr lichtscheu, die Scleroticalconjunctiva zeigt eine blasse Röthe und die Pupille eine ungewöhnliche Verengerung. Die äufsere Fläche des unteren Augenlides, so wie die Wangen sind fast jederzeit, wegen der beständigen Benetzung mit Thränen, geröthet oder gar aufgeäzt.

Die Dacryodenalgie pflegt beide Augen zu befallen, und einen chronischen Verlauf zu haben. Doch dauert sie nie mit gleicher Heftigkeit an, sondern zeigt bald Nachläfse, bald Verschlimmerungen, welche letztere besonders durch Gemüthsaufregungen, Temperaturwechsel und grofsen Lichtreiz hervorgerufen werden.

Die prädisponirende Ursache zu diesem Uebel liegt immer in einer krankhaften Empfindlichkeit des gesammten Organismus sowohl, als der Augen, und spricht sich meistens durch zarten Körperbau und üblen Habitus des Kranken aus. Aus diesem Grunde kommt die Dacryodenalgie vorzugsweise bei hysterischen Frauen, schwächlichen Kindern, dann bei scrophulösen und arthritischen Subjecten vor. Bei vorwaltender Disposition wird die Krankheit selbst durch Verkühlung, Einwirkung von grellem Licht, Unterdrückung habitueller Entleerungen u. s. w. zum Ausbruch gebracht.

Die Prognose ist jederzeit ungünstig zu stellen. Zwar ist das Uebel nie unheilbar; die Heilung aber erfolgt, wegen des krankhaften Habitus, immer nur äufserst langsam und noch durch geraume Zeit bleibt grofse Neigung zu Rückfällen übrig.

Bei Behandlung der Dacryodenalgie nehmen verschiedene Rücksichten die Aufmerksamkeit des Arztes in Anspruch. Zunächst müssen alle schädlichen Einflüsse, welche die Krankheit entweder hervorgerufen haben, oder zu verschlimmern im Stande sind, sorgfältig entfernt werden. Gemüthsbewegungen aller Art, plötzlicher Temperaturwechsel, und unmäfsiger Lichtreiz müssen besonders gemieden werden. Ist irgend eine unterdrückte, dem Organismus früher zur Gewohnheit gewordene, Entleerung die Ursache der Krankheit, so mufs das Wiedererscheinen derselben durch entsprechende Mittel bewirkt werden. — Aufser diesem, wider das Ursächliche der Krankheit gerichteten Verfahren, ist es unerläfslich das gleichzeitige, mehr weniger deutlich ausgesprochene Allgemeinleiden mit zweckmäfsigen Heilmitteln und passender Diät zu bekämpfen. Zu diesen dem Allgemeinleiden entgegengesetzten Mitteln, müssen immer auch narcotische und nervenbesänftigende Arzneisubstanzen zugesetzt werden. Hiezu gehören vorzüglich Hyoscyamus, Belladonna, selbst Opium, wo es vertragen wird, Castoreum, Flores zinci, Magisterium Bismuthi u. s. w. — Als örtliche Heilmittel verdienen besonders aromatische Kräutersäckchen, Umschläge mit adstringirenden und geistigen Flüssigkeiten, z. B. Auflösungen von essigsaurem Blei, Zinkvitriol oder Alaun, mit einem Zusatze von Spiritus aromaticus, serpylli u. s. w., dann Einreibungen von Unguentum Neapolitanum mit Opium in die Schläfegegend empfohlen zu werden. Nebenbei pflegen ableitende Mittel, als reizende Fufsbäder, Seidelbast und Vesicatore an entfernte Orte gelegt, erspriefsliche Dienste zu leisten.

Etymol. Dacryodenalgia, von δακρυον Thräne, αδην Drüse und αλγος Schmerz.

Synon. Dacryodenalgia. F — i.

DACRYODENITIS. Dacryodenitis bezeichnet jenes Augenleiden, das in einer Entzündung der Thränendrüse besteht. Der ganze Verlauf der Krankheit aber, so wie die Ausgänge derselben, rechtfertigen die von *Adam Schmidt* aufgestellte Behauptung, dafs in den meisten Fällen der inflammatorische Procefs nicht sowohl in den Körnern der Thränendrüse, als vielmehr in dem benachbarten, und dem ihre Substanz durchdringenden Zellgewebe, ja in der Periorbita selbst hafte. Ein drückender oder stechender, immer zunehmender Schmerz in der Schläfegegend, der sich zur Stirne, zum Unterkiefer und Hinterhaupte verbreitet, kündigt die beginnende Krankheit an. Bald zeigt sich am oberen Augenlide, gegen den äufsern Augenwinkel zu, Geschwulst, Härte und Röthe. Der Augapfel verändert seine gewöhnliche Lage, indem er merklich hervorgetrieben und zugleich nach innen geprefst wird, so dafs die Hornhaut in den innern Augenwinkel zu liegen kommt. Die Bewegung des Auges ist beschränkt, und nach aufsen zu schmerzhaft. Wegen gehinderter Thränenabsonderung empfindet der Kranke gleich vom Anfange eine lästige Trockenheit des leidenden Auges, womit fast jederzeit Lichtscheue, Verengerung der Pupille und innere Lichtentwickelungen verbunden sind. Das Sehvermögen ist sehr geschwächt, der Augapfel gespannt und gegen jede Berührung empfindlich. Die Conjunctiva der Sclerotica ist leicht geröthet und gegen den äufsern Augenwinkel hin gewöhnlich aufgelockert. — Zu diesen eigenthümlichen Erscheinungen der Thränendrüsenentzündung, tritt nicht selten eine heftige Unruhe des Kranken, Schlaflosigkeit und nächtliches Irrereden hinzu; immer aber ist ein bedeutendes inflammatorisches Fieber, das nur geringe Nachlässe zeigt, damit vereinigt.

Der Verlauf dieser Krankheit ist immer sehr rasch, und sie erreicht manchmal schon am dritten, gewöhnlich aber am fünften Tage ihre höchste Höhe. In einigen seltenen Fällen hat man jedoch bemerkt, dafs die Thränendrüsenentzündung einen chronischen Gang beobachtete. Dieser chronische Verlauf scheint in jenen Fällen Statt zu finden, wo der Entzündungsprocefs die eigentlichen Körner der Thränendrüse befällt und das nahe gelegene Zellgewebe davon weniger ergriffen ist. Die Symptome, welche unter diesen Umständen wahrgenommen werden, bestehen in einem stumpfen Schmerz der Schläfegegend, gehinderter Bewegung des Auges nach aufsen, Schiefstehen desselben gegen die Nase zu mit Doppelsehen verbunden, ödematöser Anschwellung des obern Augenlides nach dem äufsern Winkel zu, Mangel an Fieberbewegungen.

Die Ausgänge der Thränendrüsenentzündung sind: Zertheilung, Eiterung und Verhärtung. Bei eintretender Zertheilung schwindet zuerst das consensuelle entzündliche Fieber, sodann aber mindern sich auch sofort die örtlichen Zufälle, als Schmerz, Röthe und Geschwulst des oberen Augenlides, Trockenheit und erhöhte Empfindlichkeit des Auges. Am längsten pflegt das Schiefstehen des Augapfels und Gesichtsschwäche anzudauern.

Geht die Entzündung in Eiterung über, so empfindet der Kranke ein wiederholtes Frösteln, worauf Hitze, vermehrter Durst, Trockenheit der Haut, Beschleunigung des Pulses u. s. w. noch durch mehrere Tage fortwähren. Der Schmerz, dessen Hauptsitz in der Schläfegegend ist, wird, bei zunehmender Unruhe des Kranken, klopfend, der Augapfel wird stärker gegen den innern Augenwinkel geprefst, die Geschwulst des oberen Augenlides erhebt sich mehr und mehr und zeigt eine dunklere Röthe. Wird die auf diese Art entstandene gröfsere Geschwulst mit den Fingern gehörig untersucht, so fühlt man eine tiefe Fluctuation und der Abscefs ist nunmehr gebildet. Wo derselbe zweckmäfsig behandelt wird, da erhält man ein, der Form und dem Secrete nach, gutartiges Geschwür, das sich gewöhnlich bald schliefst und keine üblen Zufälle veranlafst. Im entgegengesetzten Falle ist der Verlauf der Eiterung immer langwierig, und es stellen sich mancherlei unangenehme Ereignisse ein, von denen in der Vorhersage Erwähnung geschehen wird.

Folgt Verhärtung der entzündeten Thränendrüse, so hören alle Entzündungsphänomene, wie bei dem Ausgange in Zertheilung, allmählich auf; doch bleibt eine andauernde Schiefstellung des Augapfels gegen den Nasenwinkel, und gehemmte Bewegung desselben zurück. Aufserdem bemerkt man gegen den Schläfewinkel zu eine Ausdehnung und Erhöhung des oberen Augenlides, unter dem man deutlich eine, meist unebene Härte fühlt.

Das Ursächliche dieser nur sehr selten vorkommenden Krankheit, ist noch nicht gehörig aufgehellt. Gewöhnlich hält man dafür, dafs vorausgegangene und nicht gänzlich getilgte scrophulöse Diathese eine hervorstechende Anlage bewirke. Dieses scheint vorzugsweise hinsichtlich jener Dacryodenitis der Fall zu sein, welche einen chronischen Verlauf nimmt. An irgend ein bestimmtes Geschlecht oder Lebensalter ist diese Disposition übrigens nicht gebunden. Der Verfasser dieses Aufsatzes beobachtete bisher die Thränendrüsenentzündung bei zwei Individuen, das eine war ein Knabe noch kein volles Jahr alt, das andere eine Frau von 48 Jahren. — Als veranlafsende Schädlichkeiten sind Stöfse und Schläge auf die Schläfegegend, dann Verletzungen, die bis zur Thränendrüse eindringen, vorzüglich aber Verkühlung und plötzlicher Wechsel der Temperatur anzusehen.

Die Vorhersage der Dacryodenitis ist günstig bei Kranken, welche nach vorausgegangenen dynamisch wirkenden Schädlichkeiten von keinem sehr hohen Grade dieser Entzündung befallen werden, eine gute Körperconstitution haben und gleich vom Anfange her zweckmäfsig behandelt werden. Unter diesen Verhältnissen folgt, besonders bei acutem Verlaufe, gewöhnlich Zertheilung des Entzündungsprocesses und baldige Genesung. Hat aber die Krankheit einen mehr chronischen Verlauf, wird sie vernachläfsigt oder unrecht behandelt, und ist vielleicht noch überdies eine vorwaltende scrophulöse Anlage unverkennbar, so geht sie meistens in Verhärtung über und hinterläfst eine Neigung zu Recidiven, deren wirklich erfolgende Anfälle leicht den Scirrhus der Thränendrüse herbeiführen. — War die Entzündung

zündung sehr heftig, oder durch mechanische Ursachen veranlaſst, so erscheint, selbst bei übrigens gesunden Individuen, Eiterung. Dieser Ausgang der Entzündung ist in den meisten Fällen von keinen nachtheiligen Folgen begleitet; denn gewöhnlich ist die Eiterung gutartig und endigt binnen kurzer Zeit mit gänzlicher Wiederherstellung der Gesundheit. Indessen geschieht es manchmal, daſs der Eiterungsproceſs nur nach langer Dauer aufhört, daſs der Eiter miſsfarbig wird und das sich allmählig verengernde Geschwür die Fistelform annimmt, wohl auch an seiner äuſsern Mündung schwammigte Wucherungen zeigt. Diese unangenehmen Erscheinungen pflegen sich dann einzufinden, wenn zugleich die Beinhaut der Thränengrube heftig entzündet war und am Orbitalfortsatze des Stirnbeins Caries entsteht. Ein anderes, aber noch weit seltener vorkommendes, widriges Ereigniſs, das übrigens auf unbekannte Art hervorgebracht wird, besteht darin, daſs nach Aufhören der Eiterung an der äuſsern Fläche des oberen Augenlides eine feine Oeffnung zurückbleibt, aus welcher täglich etliche Male einige Tropfen klarer Flüssigkeit aussickern. Man nennt dieses eine Thränenfistel oder Thränendrüsenfistel, indem die ausflieſsende Feuchtigkeit, so wie die Richtung der eingeführten Haarsonde den Beweis liefert, daſs die erwähnte Oeffnung mit irgend einem Ausführungsgange der Thränendrüse in Verbindung stehe. Diese Thränenfistel ist gewöhnlich schwer zu beseitigen.

Die Behandlung dieser Krankheit fordert, bei acutem Verlaufe und bei plethorischen Subjecten, die schleunige Anwendung antiphlogistischer Mittel. Demnach ist, auſser einem entsprechenden diätetischen Verhalten, ein ausgiebiger Aderlaſs nebst salinischen Abführmitteln und kühlenden Getränken angezeigt. Mit der Anwendung dieser allgemeinen, die erhöhte Thätigkeit des gesammten Gefäſssystems herabstimmenden Mittel, muſs sogleich auch das fleiſsige Auflegen kalter Umschläge auf die leidende Kopfhälfte verbunden werden. Läſst das Fieber bedeutend nach, mindern sich aber die örtlichen Zufälle nicht in gleichem Maſse, so ist ungesäumt zur Anlegung von sechs bis acht Blutegeln an die Schläfegegend zu schreiten. — Diese örtliche Blutentleerung, nebst gelinden Abführmitteln und zweckmäſsiger Diät, ist bei einem minderen Grade der Dacryodenitis und da, wo es den Anschein hat, daſs sie chronisch verlaufen werde, zur Dämpfung der inflammatorischen Aufregung hinlänglich. Auch ist in ähnlichen Fällen der Gebrauch kalter Umschläge nur mit Umsicht zu machen, damit nicht die Neigung zur Verhärtung gesteigert werde.

Bewirkt das antiphlogistische Heilverfahren keine bedeutende und fortschreitende Abnahme der Entzündungsphänomene, so muſs zur Abwendung des Ueberganges in Verhärtung, und zur Begünstigung einer gutartigen Eiterung das Nöthige eingeleitet werden. Bei noch andauerndem Fieber werden innerlich schleimige und erweichende Decocte, nebst kühlenden Getränken gereicht. Wäre aber der Schmerz und die Unruhe des Kranken heftig, so ist es rathsam auch Calomel mit Extractum Hyoscyami zu verordnen. Die örtliche Behandlung fordert die fleiſsige Anwendung warmer Breiumschläge. Bei eintretender Eiterung erhebt sich allmählig die Geschwulst des oberen Augenlides, und bei der Untersuchung mit den Fingern fühlt man deutliche Fluctuation. Jetzt ist es an der Zeit, durch einen tief eindringenden Lanzettstich den Absceſs zu eröffnen. Die Wunde muſs eine, dem Verlaufe der Fasern des Orbicularmuskels entsprechende Richtung haben und während des Zurückziehens der Lanzette gehörig erweitert werden. Wo jedoch die Fluctuation stark, und der Eiterpunkt sehr kenntlich und miſsfarbig ist, da kann man abwarten, damit der Absceſs von selbst sich öffne. Hat sich der angesammelte Eiter auf die eine oder andere Art entleert, so legt man in das Geschwür bis tief auf den Grund ein mit Digestivsalbe bestrichenes Bourdonnet ein, und fährt noch mit der Anwendung der warmen Breiumschläge so lange fort, bis alle Härte geschmolzen, die Geschwulst des oberen Augenlides gesunken, und der Ausfluſs des Eiters merklich gemindert ist. Das Geschwür schlieſst sich hierauf bald.

Hat sich während des Eiterungsprocesses ein Fistelgeschwür gebildet, so ist es nothwendig, durch Erweiterung des Kanals dem Eiter einen freien Abfluſs zu verschaffen. Die Erweiterung wird entweder mit einem geraden Fistemesser nach oben und unten, oder durch Einlegen von Prefsschwamm bewerkstelligt. Darauf wird bis zum völligen Aufhören der Eiterung, das oben angegebene Verfahren eingeschlagen. Meistens ist mit einem Fistelgeschwür der Thränendrüse, Caries am Orbitalfortsatze des Stirnbeins verbunden. Diese Complication giebt sich durch eine jauchige Beschaffenheit des ausfliefsenden Eiters, braune Flecken am ausgezogenen Bourdonnet, Unebenheit und Rauhigkeit des Knochens bei der Berührung mit der Sonde, manchmal auch durch Fleischschwämmchen an der äufsern Oeffnung des Fistelgeschwürs zu erkennen. In solchen Fällen müssen vorerst die wuchernden Schwämmchen, wenn sie zugegen sind, mit Lapis infernalis zerstört werden. Sodann ist die Erweiterung des Fistelganges zuwege zu bringen, und wenn dieses geschehen, das Bourdonnet, mit Digestivsalbe bestrichen und mit Myrrhen- oder Asandpulver bestreuet, so lange einzuschieben, bis endlich die Abblätterung des cariösen Knochenstücks erfolgt, und durch eine gute Granulation das Geschwür gröfstentheils ausgefüllt ist.

Bleibt nach beendigtem Eiterungsprocesse an der äufsern Fläche des oberen Augenlides eine feine Oeffnung zurück, durch welche von Zeit zu Zeit klare Thränenfeuchtigkeit hervorkommt, so mufs diese Thränenfistel durch eine adhäsive Entzündung beseitigt werden. Zu diesem Ende wird ein fein zugespitztes Stückchen Höllenstein durch die Fistelöffnung so tief als möglich eingeschoben, und damit der Fistelgang geäzt. Wo nach dem Abfallen des Brandschorfes die Oeffnung nicht geschlossen ist, da wird dieses Verfahren so oft wiederholt, bis endlich die gewünschte Heilung zu Stande gekommen ist.

Etymol. Dacryodenitis, von δακρυον Thräne und αδην Drüse.
Synon. Dacryoadenitis, Dacryadenitis. F — i.

DACRYODES, *dacryoides* von δακρυωδης, thränenartig. *Hippokrates* nannte so ein Geschwür der Thränen absondernden Organe, aus welchem viele dünne und helle Jauche flofs. Einige Neuere gebrauchten es auch für Dacryoelcosis und Dacryopyosis. E. Gr — e.

DACRYOLITHEN. S. Lithiasis.

DACRYOLITHIASIS, Steinerzeugung in der

Thränenfeuchtigkeit. Die einigen aus dem Blute abgesonderten Säfte des menschlichen Körpers, als: Speichel, Galle, Urin, Succus pancreaticus gemeinschaftliche qualitative pathologische Umänderung, sich zu steinigen Concrementen zu verdicken, kommt auch in der Thränenfeuchtigkeit vor. *Philipp von Walther* machte hierauf in unsern Tagen aufmerksam; er fand wirkliche Thränensteine zwischen dem untern Augenlide und dem untern Theile des Bulbus, wo diese fremden Körper zu heftiger Ophthalmie Veranlassung gaben; *v. Gräfe* sah Thränensteine aus dem Thränensack und aus dem Canalis nasalis; in früherer Zeit beobachtete sie *Blegny* in den Thränenröhrchen (Zodiacus medicus Galliae. ann. I. observ. 8 et 13), *Schmucker* und *Sandifort* in der Thränenkarunkel (Vermischte chirurgische Schriften. B. III. S. 254 und Mus. anatomicum a. L. vol. I. sec. 6. N. 1.). Die Thränensteine können, je nachdem sie schnell oder langsam sich bilden, und nach den verschiedenen Stellen ihrer Genesis von der Thränendrüse an, bis zum Nasenkanal, ferner nach ihrer Form, ob sie rund oder eckig sind, endlich nach ihrer Gröfse die verschiedenartigsten Augenkrankheiten verursachen, die sich jedoch immer unter der Form von Entzündung oder Blennorrhoeen darstellen werden, z. B. Reizophthalmieen, Dacryoblennorrhoeen, selbst Dacryocystitis. Sie werden hiernach wohl auch verschieden benannt werden können, wie: Dacryolithen, Rhinolithen, Thränensteine, Nasensteine. Die Entstehung der Thränensteine ist wie ihre Ursache dunkel, man weifs bis jetzt so viel wie nichts Gewisses über letztere. An Hypothesen zu ihrer Erklärung hat es jedoch nicht gefehlt. Wahrscheinlich ist es, dafs eine eigenthümliche qualitative Abänderung der Thränenfeuchtigkeit die nächste Ursache der Thränenconcremente ist, jedoch ist sie nicht die alleinige. Der Chemiker *Fuchs* in Landshut, der die von *v. Walther* im Augenlidspalt gefundenen Dacryolithen chemisch untersuchte, fand, dafs dieselben bestanden:

1) aus kohlensaurem Kalk, welcher den gröfsten Theil ihres Gewichtes ausmachte;

2) einer Spur phosphorsauren Kalkes, und

3) aus geronnenem Eiweifs.

Andere chemische Analysen über Dacryolithen sind bis jetzt nicht bekannt geworden.

Von Walther heilte die Neigung zur Dacryolithiasis dadurch, dafs er das Kali carbonicum reichte, ein Mittel, welches bekanntlich bei Nieren- und Blasensteinen sehr gute Dienste leistet. Er verordnete: Kali carbonici, drachmam unam c. dimidia. Solve in Aquae fontanae, cinnamomi simplicis Unciis quatuor, adde Syrupi Diacod. Unciam dimidiam. D. S. täglich viermal ½ Efslöffel voll zu nehmen. *Von Gräfe*, der mit gleichem Erfolge die Auflösung des gereinigten Weinsteinsalzes in Zimmtwasser in den von ihm beobachteten Fällen anwendete, injicirte auch eine Auflösung davon in den Nasenkanal, aus dem er Rhinolithen entfernt hatte; es geschah dieses in folgender Form: Kali carbonic. drachmam unam solve in decocti radic. Althaeae Unc. sex, adde Tinct. opii crocatae scrupulum. Schreiber dieses macht auf den Gebrauch des Vini Colchici autumnalis aufmerksam, das vorzüglich dann auf die bekannte Weise gebraucht von Nutzen sein dürfte, wenn eine arthritische Anlage die Ursache der Dacryo- oder Rhinolithen ist.

Litt. *Ph. v. Walther.* Ueber die steinigen Concretionen der Thränenflüssigkeit. Dacryolithen, in *v. Gräfe's* und *v. Walther's* Journal. B. I. Heft 1. p. 163.

F. L. Kersten. De dacryolithis. Berolin. 1828. in 8. recus. in Radius script. ophthalmol. minor. Tom. III. p. 145. v. A — n.

DACRYOMA. Das Dacryom oder Thränenauge, auch Thränenträufeln genannt, bezeichnet jenen abnormen Zustand des Sehorgans, wo wegen gehinderter Aufsaugung der Thränen, diese das Auge beständig anfüllen und von Zeit zu Zeit über die Wangen herabrollen. Dieses Uebel ist vom Thränenflufs (epiphora oder dacryorrhysis) wohl zu unterscheiden, indem bei diesem der krankhafte Abflufs der Thränen durch vermehrte Secretion derselben bedingt wird. Das Dacryom ist ein sehr lästiger Zufall, indem das Auge nicht nur immerfort in Thränen schwimmt, sondern dadurch auch das Sehen beirrt wird und der Kranke genöthiget ist, das Auge öfters auszuwischen und zu trocknen. Aufserdem ist die Nasenhöhle der leidenden Seite mehr weniger trocken und empfindlicher als im normalen Zustande. — Die Ursachen des Dacryoms sind immer in einem Fehler der ableitenden Parthie des Thränenorgans zu suchen, wodurch die gehörige Aufsaugung gestört wird. Erschlaffung, Verwundung, Verwachsung der Thränenpunkte und Thränenröhrchen, Entzündung, Verwachsung und Hydrops des Thränensackes, dann Anschwellung und Verwachsung der Schleimhaut des Nasenschlauches, bringen diesen krankhaften Zustand des Auges hervor. Er entsteht ferner noch bei Entzündungen, Schwund, oder Verhärtung der Thränenkarunkel.

Aus dem eben Gesagten ergiebt sich, dafs das Dacryom immer nur Symptom anderer Uebel sei, und somit auch die Prognose und Therapie sich darnach zu richten habe.

Etymol. Dacryoma, von δακρυ Thräne und ομμα Auge. F — i.

DACRYOPOEA, von δακρυ die Thräne und ποιεω ich mache, bewirke. Man versteht hierunter solche Mittel, die durch ihre flüchtige Schärfe die Absonderung der Thränen hervorrufen und vermehren. E. Gr — e.

DACRYOPS. Dacryops oder Thränenzellgeschwulst, nennt man eine krankhafte Anhäufung von Thränen im Zellgewebe des oberen Augenlides. Der Dacryops äufsert sich als eine harte, elastische, unschmerzhafte, der Haut gleichfarbige Geschwulst des oberen Augenlides, ganz nach aufsen zu. Anfänglich klein und unmerklich, nimmt sie allmählich so zu, dafs sie ein Taubenei an Gröfse übertrifft; doch ist ihr Umfang nicht genau zu bestimmen, indem sie sich unter dem oberen Rande der Orbita, in diese hinein fortsetzt. Bei der Berührung mit den Fingern nimmt man eine deutliche Fluctuation wahr. Uebt man einen Druck auf sie aus, so empfindet der Kranke einen pressenden Schmerz im Auge, dem sich gewöhnlich auch innere Lichtentwickelungen zugesellen. Zieht man das obere Augenlid vom Augapfel ab und hebt es zugleich in die Höhe, so zeigt sich die Geschwulst über der äufsern Commissur in Form einer gespannten Blase. Der Dacryops hat das Eigenthümliche, dafs er, wenn der Kranke weint, an Gröfse zunimmt, nachher aber wieder merklich abschwillt. Hiedurch unterscheidet er sich hauptsächlich von andern in dieser Gegend mitunter vorkommenden Geschwülsten, namentlich von der Wasserblase der Thränendrüse und von den Balggeschwülsten.

Dringt irgend eine, auf die äufsere Fläche des oberen Augenlides einwirkende Verletzung in den Dacryops ein, so entleert sich derselbe sogleich, indem die enthaltenen, doch meistens veränderten und sulzig aussehenden Thränen ausfliefsen. Wenn nun diese Wunde heilt, so häufen sich die Thränen bald wieder an; doch bleibt gewöhnlich in den äufseren Bedeckungen des oberen Augenlides eine feine Haaröffnung zurück, welche mit der Geschwulst communicirt (Dacryops fistulosus nach *Schmidt*). Durch diese Oeffnung spritzt auf einen angebrachten Druck die enthaltene Feuchtigkeit in einem feinen Strahl aus, und die Geschwulst verschwindet. Binnen 4 oder 5 Stunden erhebt sie sich aber immer wieder. Bei eintretendem Weinen kommt sie sehr schnell zum Vorschein.

Der Dacryops gehört zu den seltensten Augenkrankheiten. In Betreff seiner Entstehungsweise herrscht, so wie hinsichtlich einiger andern Krankheiten des Thränenorgans, viel Räthselhaftes. Es ist einleuchtend, dafs eine Anhäufung der Thränen im Zellgewebe des oberen Augenlides nur dann Statt finden könne, wenn ein oder mehrere Ausführungsgänge der Thränendrüse nicht in der Conjunctiva, sondern im Zellgewebe des oberen Augenlides ausmünden. Die dahin entleerten Thränen sammeln sich dann allmählich an, und durch Zusammenpressen des benachbarten Zellgewebes wird nach und nach eine eigene Blase gebildet. Was aber die erwähnte fehlerhafte Ausmündung der Ausführungsgänge der Thränendrüse bewirke, und ob sie durch Verletzungen des oberen Augenlides hervorgebracht werden könne, oder, wie es wahrscheinlich ist, immer ein angebornes Uebel sei, darüber läfst sich nichts Bestimmtes angeben. — *Benedict* ist der Meinung, dafs die nächste Ursache des Dacryops in einer krankhaften Erweiterung und Ausdehnung der Ausführungsgänge der Thränendrüse bestehe.

Die Prognose ist in so weit, als die Krankheit weder Schmerzen noch Gefahr verursacht, nicht ungünstig. Die

Ungemächlichkeiten, welche sie veranlafst, bestehen, aufser einer nicht sehr auffallenden Entstellung des Gesichts, in beschwerlicher Bewegung des Augapfels nach aufsen, und in dem Unvermögen das obere Augenlid gehörig aufzuheben. — Hinsichtlich der Heilung mufs die Vorhersage jedesmal entschieden schlimm gestellt werden; denn noch nie ist es gelungen, den Dacryops vollständig und gründlich zu beseitigen. Weder kann die normale Ausmündung des fehlerhaften Ausführungsganges, noch auch die Vernichtung desselben durch adhäsive Entzündung oder Eiterung bewerkstelligt werden. Das palliative Heilverfahren wird sich demnach darauf beschränken, die Wasserblase unterhalb des oberen Augenlides mittelst einer Lanzette zu eröffnen, und sodann in die ziemlich breite Wunde Charpiewieken, mit Bleimitteln und andern austrocknenden Arzneien bestrichen, so lange einzulegen, bis die Ränder derselben callös geworden sind. Durch diese künstlich bewirkte Fistelöffnung, werden sodann die Thränen immerfort freien Abflufs haben und sich nie mehr anhäufen können.

Etymol. Dacryops, von δακρυ Thräne und ωψ Gesicht.
Synon. Dacryostagon, Dacryostagia. F — i.

DACRYOPYORRHOEA. S. Dacryoblennorrhoea.

DACRYOPYORRHYSIS. S. Epiphora.

DACRYOPYOSIS. S. Dacryoblennorrhoe.

DACRYORRHOEA. }
DACRYORRHYSIS. } S. Epiphora.

DACRYOSTAGON, von δακρυ und σταγον der Tropfen, Thränenträufeln. S. Stillicidium lacrymarum.

DACRYOSYRINX, von δακρυ und σύριγξ die Röhre, Spritze, wird von Einigen für Thränenfistel, von Andern für Thränenspritze gebraucht. S. Fistula lacrymalis und Thränenspritze. E. Gr — c.

DACRYOSYRMA, von δακρυ die Thräne und σύρμα Unreinigkeit, wird für fistula lacrymalis gebraucht. S. Fistula lacrymalis.

DACTYLI. S. Phoenix.

DACTYLITIS, von δάκτυλος der Finger, Fingerentzündung, gleichbedeutend mit Panaritium. S. d. A.

DACTYLOSMILEUSIS, von δάκτυλος der Finger und σμίλευσις das Meisseln, Abmeisseln der Finger oder der Zehen. S. Amputation.

DAEDALEA. Eine Gattung der gröfsern fleischigen oder lederigen Pilze, welche sich durch ein vielbeugiges Hymenium von der ihr zunächst stehenden Gattung Polyporus unterscheidet. Alle Arten wachsen auf Holz, haben einen lederigen festen Hut, der selten gestielt ist und auf seiner Unterseite die mit dünnen Schläuchen versehenen untereinander anastomosirenden Lamellen, oder hin und her gebogenen länglichen Poren zeigt. Eine Art von den letztern mit porenartigen einförmigen Vertiefungen, die nur an Weidenstämmen vorkommende:

D. suaveolens Pers. (*Boletus auct.*), von angenehmem Aniesgeruch, meist erst weifsem, dann rothbräunlichem oben gegürteltem, scharfem, innen strohfarben rauchbraunem Hute, ist entweder in Pulverform in der Dosis von 1 Scr. bis 1 Drachme, oder in Form eines Electuarium bei der Phthisis mit Nutzen angewendet worden (s. *Enslin* diss. de Boleto suaveolente. Gott. 1784. 8vo c. fig.). v. Sch — l.

DAEMONOMANIA ist ein mit ängstigenden Vorstellungen von bösen Geistern verbundener Wahnsinn, wobei dann der Kranke entweder nur mit solchen äufserlich zu thun zu haben und mit ihnen zu kämpfen, oder auch mit ihnen innerlich behaftet zu sein, von ihnen besessen zu sein, wähnt.

Unter blofs symptomatischen Arten des Irreseins, zumal bei hitzigen Krankheiten (s. den Art. Delirium) wird diese Form nicht leicht angetroffen; doch kann sie zu gewissen schweren chronischen Leiden, wie z. B. den höheren Graden des echten Aussatzes, sich gewissermafsen symptomatisch hinzugesellen. — In der Regel bildet sie ein selbstständiges Leiden (*morbus sui generis*), und gehört als solches zu der weitschichtigen Gattung von Seelenkrankheiten, welche man unter dem Namen Melancholie zu begreifen pflegte. Sie gehört alsdann zur *Melancholia religiosa*, oder wie *Swediaur* es nennt, *Athymia religiosa*. Bei *Sauvages* wird sie jedoch, in dessen Systeme, als eine eigene Gattung aufgeführt, mit neun verschiedenen Arten, die aber zum Theil nur symptomatisch oder gar nur simulirt sind (m. s. unten). Allerdings läfst sich nicht leugnen, dafs die Dämonomanie, in ihrer Echtheit und Selbstständigkeit, viel Eigenthümliches hat; rechnen wir sie also einerseits mit Recht zu der religiösen Art von Melancholie, oder, um mit *Esquirol* zu reden, von Monomanie, so mufs sie doch andererseits als eine eigenthümlich ausgeprägte Varietät jener Art von psychischen Krankheiten billig anerkannt werden.

Ihre Symptome, die dem Wesentlichsten nach in der wahnsinnigen Annahme von der Einwirkung und Nähe dämonischer Mächte und Gestalten bestehen, bleiben nur selten und nur zu Zeiten versteckter, und pflegen sich auch nicht in der stilleren Zurückhaltung eines melancholischen Trübsinnes lange zu erhalten. Vielmehr sind meistens die von angstvollen Gebärden und heftigen Körperbewegungen begleiteten Ausbrüche sehr stürmisch, indem der Kranke die peinigende Gewalt von sich abzuwehren, oder von derselben sich zu befreien sucht. Die grofse Anstrengung der höheren organischen Kräfte pflegt dann wirklich in ein, wiewohl nur temporäres, Gleichgewicht, oder doch in eine Abspannung überzugehen, und der kämpfende Kranke scheint alsdann in der That sich von seinem Feinde befreit zu haben. — Für den Pathologen ist es ziemlich gleichgültig, ob der Irrwahn eine Unzahl von kleinen Teufelchen, oder den Fürsten der Finsternifs selbst, oder je nach Lage der Sachen irgend einen anderen Dämon vorspiegelt.

Die Entstehung der Krankheit ist nämlich (abgesehen von den somatischen Bedingungen, welche mit dazu beitragen können) aus einer eigenthümlichen Verstimmung des Gemüthes herzuleiten, und wurzelt somit in der höchsten und edelsten Anlage des Menschen, in der — zur Religiosität! — Immer freilich ist diese eine verirrte, wenn sie in ein so trauriges und widersinniges Kranksein ausschlägt; aber die Verirrung selbst kann von Seiten des in den Wahn hineingerathenden Individuums eine sehr verzeihliche sein, und wohl in manchen Fällen ist demselben eigentlich keine Schuld beizumessen. — Wird auf die tiefe Empfänglichkeit einer guten und sanften Seele häufig und stark mit den Schrecknissen eingewirkt, welche man kurz die Kehrseite des Religiösen nennen könnte, so kann dieselbe fast mit Gewalt in das Labyrinth jenes selbstquälerischen Irrwahns hineingetrieben werden. Ganz ein Anderes ist es, wenn in dem zerrissenen Gemüthe eines Schuldbelasteten die rächenden Erinnerungen hervortreten, und dann mit Hülfe der geängsteten Phantasie die eigenen Thaten gleichsam Gestalt gewinnen, sich einkleidend in die Bilder infernalischer Peiniger. — Zwischen diesen entgegengesetztesten Fällen der Entstehung jener psychischen Krankheit, stehen aber die meisten in der Mitte, bald mehr zu dem einem und bald mehr zu dem andern sich hinneigend.

Die Vorhersagung ist bei dieser Abart, wie überhaupt bei allem religiösen Wahnsinne, sehr zweifelhaft, indem dabei das Psychische in seiner dunkleren Tiefe krankhaft ergriffen ist. Indefs läfst sich nicht behaupten, es stehe mit der Dämonomanie prognostisch schlimmer, wie mit andern Gestaltungen jenes Irreseins, indem vielmehr die dabei vorkommenden heftigen Reactionen auch zuweilen eine heilsame Veränderung mehr begünstigen können. — Wo aber jenes vermeintliche Besessensein überhaupt nur als der Culminationspunkt eines andern schweren Leidens (des Veitstanzes, Weichselzopfes in ihren schlimmeren Formen, u. s. w.) auftritt, da hängt von eben diesem hauptsächlich auch die mehrere oder mindere Aussicht auf einen guten Ausgang ab.

Die Cur der Krankheit mufs sonach entweder eine indirecte, auf ein anderes Grundübel gerichtete, oder hingegen eine mehr directe sein. Nach unsern Ansichten aber würden wir hierzu auch die auf das Seelenorgan gerichtete, wenn gleich Somatische, rechnen, und nicht blofs die eigentlich psychische selbst. — Mit welcher Behutsamkeit diese letztere anzustellen sei, und wie verschiedene Richtungen sie zu nehmen habe, ist schon aus dem Obigen zu entnehmen. Es würde indefs hier zu weit führen, bei dieser so speciellen Geistesstörung näher darauf eingehen zu wollen. Hingegen scheint es uns unerläfslich, noch eine andere, gewifs nicht unpraktische, Betrachtung kurz beizufügen, welche jeden Arzt, vorzüglich aber den forensischen angeht.

Die Besessenen (*daemoniavi*) oder für solche Gehaltenen, sind und waren gar mancherlei Art! — Bei Völkern und in Zeiten geringerer Cultur (sowohl überhaupt, als insbesondere in naturwissenschaftlicher und ärztlicher Beziehung) ist es nicht zu verwundern, wenn jeder tobsüchtige Seelenkranke, ja auch andere mit sehr auffallenden und heftigen Krankheitsäufserungen Behaftete, für von Dämonen Geplagte angesehen werden, obschon vielleicht in ihren eigenen Zufällen nicht das Mindeste ist, was berechtigen könnte, ihnen eine Dämonomanie zuzuschreiben. In solchen Fällen wird also der Leidende durchaus fälschlich (und in jeder Bedeutung irrig) für einen Besessenen ausgegeben (von andern, unkundigen, nämlich). — Es kann sich aber ereignen, und ist auch schon vorgekommen, dafs Personen, die mit Nervenübeln, besonders convulsivischen oder somnambulistischen behaftet sind, für von bösen Geistern besessen von abergläubischen Menschen gehalten, und dessen von eben solchen mehr und mehr überredet werden, so dafs sie endlich selbst daran glauben, und nun dem Irrwahne verfallen sind. Man könnte dann sagen, die Krankheit sei nur eine gemachte, gleichsam künstlich erzeugte; aber sie ist in solchen Fällen nichts desto weniger eine wirkliche Dämonomanie: — wobei es sehr schwer sein kann, den Uebergang, oder den Zeitpunkt ihres Werdens zu unterscheiden und zu bestimmen. — Hiervon sehr verschieden ist der nicht ganz seltene (und vormals noch viel häufigere Fall) einer simulirten Dämonomanie (m. vergl. *Sauvages*), wo die Aeufserungen der Krankheit nur erheuchelt werden, und die vorgeblich Besessenen dadurch Aufsehen zu erregen, Mitleiden zu erwecken, sich Strafen zu entziehen suchen u. s. w. Der Betrug ist nicht immer gleich leicht zu entdecken; doch wird eine genaue Achtsamkeit auf das Verhalten des Individuums gegen die Einwirkungen und den Zustand seiner gesammten Lebensthätigkeit meistens bald Aufschlufs geben. — Uebrigens versteht es sich von selbst, dafs wir Aerzte zwar berechtigt sind, in vorkommenden Fällen von einer wirklichen Dämonomanie, nicht aber von einem wirklichen Besessensein, zu reden. Die phantastischen Einbildungen abergläubischer Menschen gingen aber so weit, dafs sie nicht blofs annahmen, es sei bösen Geistern gestattet, sich in einen menschlichen Organismus gleichsam einzunisten, sondern auch wähnten Andere hätten mitunter die Macht, durch Bezaubern und Behexen (*incantatio, fascinatio*) Jemanden, wie mit andern Uebeln, so auch mit dergleichen dämonischer Einquartirung unversehens zu belasten. Wer unter uns wird nicht einstimmen, wenn *Jos. Frank* hierbei ausruft: *Morbi magici, de quibus utinam in posterum quaestio amplius non sit!*

Synon. *Daemonia*, *Cacodaemonia*, *Obsessio diabolica*, Teufelsbesitzung. B — ls.

DAEMPFIGKEIT, Dampf. S. Herzschlägigkeit.

DAEUMLING. Hierunter versteht man ein Verbandstück, welches geringere Wunden der Finger decken und schützen soll, und das die Gestalt eines Fingers hat, entweder aus weichem Leder oder schwarzem Tafft gefertigt wird, jedoch von der Weite sein mufs, dafs es den unmittelbaren Verband des Fingers hinreichend deckt ohne zu drücken. E. Gr — e.

DAHL, eine altdeutsche Benennung für Panaritium. S. d. A.

DAHLFUSS. S. Klumpfufs.

DAHLIN. S. Inulin.

DAMM. S. Perinaeum.

DAMM, Behandlung desselben bei der Geburt. S. Geburt.

DAMMBRUCH. S. Hernia perinealis.

DAMMRISS. S. Perinaeum, Zerreifsung desselben bei der Geburt.

DAMMSCHEERE, Mittelfleischzange, *Pince périnéale.* Unter dieser Benennung hat Dr. *Moulin* zu Paris ein Instrument erfunden, mit welchem derselbe die blutige Naht bei der Heilung des Dammrisses vermeiden und die Wundränder bis zur vollständigen organischen Vereinigung zusammenhalten will. Vergl. d. Art. Perinaeum, Zerreissung desselben. B — h.

DAMPF, Dämpfe. Mit diesem Ausdrucke bezeichnet man eine jede luftförmige oder expansible Flüssigkeit, welche aus einem festen oder tropfbar-flüssigen Körper durch die Einwirkung von Wärme gebildet wird und welche, wenn weder der Wärmegrad noch der Raum, den sie einnimmt, vermindert wird, unverändert und vollständig ihre expansibel flüssige Beschaffenheit behält. Man unterscheidet vom Dampf den Dunst dadurch, daſs dies eine durch Wärme aus einem festen oder flüssigen Körper gebildete expansible Flüssigkeit ist, welche ihre Expansion zum Theil schon verloren hat und mit sehr kleinen festen oder tropfbar-flüssigen Theilchen gemengt ist. Doch brauchen Einige auch beide Ausdrücke gerade umgekehrt, wie man denn im gemeinen Leben dieselben auch nicht scharf sondert. Die Gasarten unterscheiden sich von den Dämpfen aber dadurch, daſs ihre Elasticität und Dichtigkeit in zusammengesetztem Verhältnisse der Temperatur und des äuſsern Drucks steht, wogegen dies bei den Dämpfen Functionen der Temperatur allein sind.

Die Dampfbildung wird benutzt 1) zur Abkühlung, indem man die äuſsere Fläche der abzukühlenden Gegenstände mit Wasser oder noch leichter verdampfenden Substanzen, wie Weingeist, Aether u. s. w. benetzt und sie zugleich einem starken Luftzuge aussetzt; dieser Abkühlungsmethode bedient man sich auch bei einzelnen Theilen des Körpers als Heilmittel; 2) zur Erwärmung und Heizung von Räumen, zum chemischen Dampfbad und zu Dampfbädern für den ganzen menschlichen Körper oder einzelne Theile desselben (s. Bad u. Balneum); 3) als auflösendes Mittel, da der Dampf die Gegenstände leichter und inniger durchdringt als die Flüssigkeit, weswegen man ihn zum Kochen der Speisen, Auflösung der Knochen zur Bouillonbereitung in Armen- und Krankenanstalten, Hospitälern u. s. w. benutzt hat. Auch ist die Anwendung des Dampfs zur Bereitung pharmaceutischer Präparate empfohlen und benutzt worden. v. Sch — l.

DAMPFBAD (chemisch). S. Balneum.

DAPHNE, Daphnin. Zur Familie der *Thymeleae Juss.* und in die *Octandria Monogynia* des *Linné*'schen Systems gehört die Gattung *Daphne*, welche kenntlich ist durch ihr kronenartiges, trichterförmiges, 4spaltiges, hinfälliges Perigon, 8 darin eingeschlossene Staubgefäfse, durch einen einfachen Griffel mit kopfiger Narbe und eine einsamige Fleischfrucht. Viele Arten dieser Gattung besitzen fast in allen Theilen einen äufserst scharfen Stoff und finden deshalb äufserlich und innerlich Anwendung.

1) *D. Mezereum L.* (Seidelbast, Kellerhals). Ein kleiner Strauch in den Wäldern des gröfsten Theils von Europa mit frühzeitigen, wohlriechenden, pfirsichblüthrothen Blumen, welche zu 2 — 3 in den Achseln der vorjährigen abgefallenen Blätter sitzen, und auf welche rothe erbsengrofse, rundliche Früchte folgen, mit eiförmigen, zugespitzten Samen und schwarzer Samenhaut. Die Blätter sind einjährig, lanzettlich, unten verschmälert, ganz, kahl, und finden sich an den Spitzen der Zweige. Man benutzt von diesem Strauch die Rinde des Stamms, auch wohl die Wurzel (*Cortex Mezerei*), auch wohl die getrockneten Früchte (*Semen Coccognidii*). Man sammelt die Rinde im Frühjahr und windet sie in kleine Bündel zusammen; sie ist frisch grünlich oder röthlich, wird trocken aufsen bräunlich oder grünlichgelb mit dunkleren Streifen und Punkten. Die Stücke sind oft bis auf einige Fufs lang, bei einer Breite von ½ — 1 Zoll und ¼ Lin. Dicke. Der eigentliche Rindenkörper ist nur sehr dünn, innen aber mit einem gelblichweifsen sehr seidenartig fasrigem Baste versehen. Der Geruch ist unbedeutend, der Geschmack scharf und stark und nachhaltig brennend; auf die Haut gelegt röthet sie dieselbe und entzündet sie. Man fand bei der Analyse derselben: Wachs, grünes scharfes Harz in Aether löslich (der wirksame Bestandtheil), Daphnin (eine noch nicht ganz sichere vegetabilische Salzbase), gelben Farbstoff, Schleimzucker, Gummi, eine Spur ätherischen Oels, Apfelsäure und Salze. Man hat vorgeschlagen, das wirksame Harz auszuscheiden und dies zu den medicinischen Zwecken anzuwenden. Die Kellerhalskörner enthalten den von einer dünnen, braunen oder grauen Schaale umschlossenen schwarzen Kern. In den Schalen findet sich scharfer flüchtiger Stoff, Extractivstoff, Gerbstoff und Schleim und in dem Kern: scharfes fet-

tes Oel mit Extractivstoff, Eiweifs, Gummi und Amylum. Die Anwendung dieser Früchte ist wegen ihrer gefährlichen Schärfe aufser Gebrauch gekommen. Das *Daphnin* wurde anfangs für den wirksamen Stoff gehalten; es sind farblose Krystalle (dünne Prismen) von bitterm Geschmack, in kochendem Wasser, Alcohol und Aether leicht löslich, sehr schwer in kaltem Wasser, sie reagiren weder alcalisch noch sauer; bringt man sie mit einer Auflösung von Alcalien oder kohlensauern Alkalien zusammen, so zeigen sie eine goldgelbe Färbung. Auch andere europäische Arten der Gattung enthalten dieselben Stoffe und Eigenschaften und werden auf gleiche Weise benutzt, nämlich:

2) *D. Laureola L.* Ein sehr ästiger Strauch auf den Gebirgen Süddeutschlands, der Schweiz, Frankreichs mit lang-lanzettlichen unten verschmälerten immergrünen, kahlen Blättern und blattachselständigen, deckblättrigen hängenden Trauben, grünlichgelben Blumen und schwarzen Beeren. Die Rinde dieser Art wird auch als *Cortex Mezerei s. Laureolae* gebraucht; sie unterscheidet sich von der der vorigen Art besonders dadurch, dafs sie an den starken Zweigen ein schwarzgraues etwas gestricheltes Oberhäutchen zeigt, während die bei der D. Mezereum graubraun ins Grünliche fallend oft schwarz punctirt hat. In ihren Eigenschaften kommt sie der vorigen gleich.

3) *D. Gnidium L.* Ein Strauch des südlichen Europa's mit einjährigen, zerstreut-sitzenden, linealisch-lanzettlichen spitzen ganzen und kahlen Blättern, mit endständigen einfachen oder fast zusammengesetzten Trauben, weifsen Blumen und rothen Beeren. Die Rinde dieses Strauchs wird als *Cortex Thymeleae* und die Früchte als *Baccae Thym.*, oder vielmehr als die eigentliche *Semina Coccognidii* in Gebrauch genommen. Die Rinde dieser Art läfst sich durch das braune mit vielen Blattnarben versehene Oberhäutchen erkennen. Nach *Vaucquelin* enthält sie scharfes Harz aber kein Daphnin. v. Sch — l

Die Rinde und Wurzel von D. Mezereum enthalten eine sehr bedeutende Schärfe harziger Natur.

Die frische, oder in Wasser oder Essig eingeweichte Rinde auf die Haut gelegt, wirkt die Haut reizend entzündend,

blasen-

blasenziehend, ähnlich den Kanthariden. Innerlich in kleinen Gaben gereicht, verursacht sie ein Gefühl von Wärme im Unterleib, wirkt reizend auf Magen und Darmkanal, die äufsere Haut, die Schleimhäute, die Harnwerkzeuge, die fibrösen und Synovialhäute, — eröffnend, abführend, diaphoretisch, diuretisch, die Speichelabsonderung vermehrend, die se- und excernirten Flüssigkeiten verflüssigend. — In gröfsern Gaben innerlich angewendet verursacht sie Trockenheit und Brennen im Halse, Beängstigungen, Magenkrampf, Kolik, Schwindel, Ohnmacht, Convulsionen, profuse Schweifse und Urinabsonderung, Erbrechen und Purgiren. — In noch gröfsern Gaben erregt sie tödtliche Entzündung des Magens und Darmkanals.

Nach *Orfila* wirkt der äufserlich angewendete Seidelbast nur örtlich, und unterscheidet sich hierdurch wesentlich von den Kanthariden.

Benutzt wird der Seidelbast innerlich und äufserlich in folgenden Formen:

1) Innerlich als Abkochung. Man läfst zwei Drachmen der Rinde oder Wurzel (letztere ist nach Einigen noch wirksamer, als die erstere), am besten in Verbindung mit schleimigen Mitteln mit drei Pfund Wasser bis zu zwei einkochen, und hiervon täglich den vierten Theil verbrauchen.

2) Aeufserlich als hautreizendes, die Eiterung beförderndes, ableitendes Mittel, in folgender Art:

a) Man legt von der frischen, oder in Essig oder Wasser eingeweichten Rinde ein Stück von der Gröfse von 1 — 2 Zoll auf eine beliebige Stelle, befestigt es mit Heftpflaster und Binden, läfst es 24 Stunden liegen, und verbindet dann, um die dadurch entstandene entzündete, eiternde Fläche offen zu erhalten, sie täglich mit einem frischen Stück in Essig oder Wasser eingeweichter Rinde, oder, wenn die Entzündung sehr schmerzhaft, die Eiterung sehr profus sein sollte, abwechselnd mit Kohl- oder Epheublättern. Personen, mit einer sehr unempfindlichen Haut, ist statt der Rinde ein spanisches Fliegenpflaster anzurathen, um die dadurch veranlafste eiternde Fläche dann mit der Seidelbastrinde nach angegebener Weise offen zu erhalten. — Die Wahl des Ortes zur Etablirung von dergleichen künstlichen Geschwüren, hängt von der Lokalität des Uebels ab. Bei Lokalleiden des Kopfes und der Brust wählt man den Oberarm, und zwar die Stelle unter der Insertion des Deltamuskels.

Diese Form der Anwendung ist von ausgezeichneter Wirksamkeit als ableitendes Mittel. Sehr häufig verursacht sie im Umkreis der eiternden Fläche einen pustulösen, sehr juckenden Hautausschlag, und kann bei sehr reizbaren Subjekten, längere Zeit fortgesetzt, sehr angreifend wirken.

b) Die Rinde ist ferner als Reizsalbe benutzt worden, um sie als Rubefaciens anzuwenden und eiternde Flächen dadurch offen zu erhalten. Man erhält eine solche dadurch, dafs man vier Theile Seidelbast mit zehn Theilen Fett und einem Theil Wachs gelinde kocht, dann durchseihet und auspreſst, — oder dadurch, dafs man achtzehn bis vier und zwanzig Gran des grünen Harzes der Rinde mit zwei bis vier Unzen Fett mengt. — *Derly* rühmt als Rubefaciens und Vesicans eine Auflösung von acht und vierzig Gran des grünen Harzes des Seidelbastes, eine halbe Drachme Sandarck und sechs Tropfen Citronenöl in einer halben Unze Tinct. Cantharid., läfst damit ein Stück Wachstaffet bestreichen und auf die Haut legen, nachdem letztere mit Spiritus gerieben worden ist.

Innerlich ist der Seidelbast in der erwähnten Form der Abkochung empfohlen worden:

1) Gegen inveterirte syphilitische Leiden, besonders der Knochen und der äufsern Haut, — Knochenschmerzen, Knochenauftreibungen, Exostosen, und chronische Hautausschläge.

2) Sehr hartnäckige rheumatische und gichtische Leiden.

3) Chronische Hautausschläge, auch nicht syphilitischer Art.

4) *Löbel-Löbenstein* will statt der Senega die Seidelbastrinde mit Erfolg gegen Angina membranacea asthenischer Art angewendet haben. — *Sachse* warnt dagegen mit Recht vor dem innern Gebrauch derselben bei Kindern.

Aeufserlich ist der Seidelbast in den angegebenen Formen als ableitendes Mittel mit Nutzen angewendet worden:

1) Bei heftigen, oder sehr hartnäckigen rheumatisch-gichtischen Leiden, Zahnschmerz, Nevralgien.

2) Lähmungen, besonders Amaurosis, Amblyopie, Schwerhörigkeit, Taubheit von gichtischen, rheumatischen oder psorischen Metastasen.

3) Chronischen Hautausschlägen, namentlich des Gesichts.

4) Hartnäckigen Brust- oder Halsleiden, inveterirten Brustkatarrhen, Asthma, Hals- und Lungensucht. —

Die Beeren des Seidelbastes und anderer Species des Genus Daphne (Semina Coccognidii, Grana Gnidia) von ähnlicher Schärfe, wurden früher als Drasticum innerlich benutzt, sind aber jetzt aufser Gebrauch.

L i t t e r a t u r.

Le Roy, Versuch über den Gebrauch und die Wirkungen der Seidelbastrinde, übers. v. *Junker*. Strasburg 1773.

Cor. Guil. Justi, de Thymelaea Mezereo, eiusque virtutibus usuque medico. Marburg. 1798.

Orfila's Allg. Toxikolog. Bd. III. S. 30.

Hufeland's Journ. d. prakt. Heilkunde. Bd. XLIV. St. 1. S. 75. — Bd. XLVI. St. 3. S. 47. — Bd. XLVIII. St. 3. S. 14. — Bd. L. St. 4. S. 23. — Bd. LIII. St. 1. S. 57.

Geiger's Magazin. 1825. August. S. 167. O — n.

DARM, Darmkanal, Speisekanal, Nahrungsschlauch (*tractus intestinorum*, *ductus intestinalis*, *cibarius*, *alimentaris*) ist derjenige organische Apparat im Innern des menschlichen Körpers, wodurch flüssige und feste von aufsen eingenommene Nahrungsmittel, durch möglichst innige und ausgebreitete Berührung mit einer flächenförmigen Entwickelung des Schleimhautsystems, assimilirt und zum Theil ins Innere der organischen Masse aufgenommen, zum Theil als Residuum des Assimilationsprocesses mit Secretionsproducten vermischt wieder nach aufsen geschafft werden. Die Grundgestalt dieses Apparats ist ein sehr langer membranöser Cylinder, der in den Höhlen des Körpers, theils in gerader Richtung in der Längenachse, theils verschieden gekrümmt oder vielfach hin und hergewunden, vom Munde als seinem Anfangstheile bis zum After als dem Ende sich erstreckt. In diesem Verlaufe zeigt er mehrere Erweiterungen und Verengerungen, die durch klappenartige Bildungen geschieden werden, ferner einige blinde Ausweitungen und Anhänge, so wie auch gefäfsartige Entwickelungen, die in drüsenartigen Organen dem Blutgefäfssystem sich entgegenbilden, und dann entweder als gröfsere Anhänge den Darmkanal an verschiedenen Stellen äufserlich umgeben, oder bei kleinerm Umfange innerhalb seiner Membranen sich befinden.

Man unterscheidet an diesem schlauchartigen Gebilde mehrere Abtheilungen nach Verschiedenheit der Function, die jeder derselben zukommt, und auch in Hinsicht der Gestaltungsmodificationen. Diese Abtheilungen sind: die Mund- und Rachenhöhle, die Speiseröhre, der Magen, der dünne und der dicke Darm, mit mehreren an einigen derselben zu unterscheidenden Unterabtheilungen und drüsenartigen Anhängen.

Wir beschränken uns hier vorzüglich auf die Betrachtung des eigentlich sogenannten Darms, und beziehen uns in Hinsicht der andern Theilgebilde des Speisekanals auf die ihnen zukommenden Artikel.

Der eigentliche Darm (*intestinum*) erstreckt sich vom Ende des Magens bis zum After und nimmt den gröfsten Theil der Bauchhöhle ein. Man theilt ihn in den Dünn- und den Dickdarm (*intestinum tenue et crassum*); jenen in den Zwölffingerdarm (*int. duodenum*), den Leerdarm (*int. jejunum*) und den Krummdarm (*int. ileum*). An dem Dickdarm (*colon*) unterscheidet man den Blinddarm (*int. coecum*) mit dem wurmförmigen Anhange (*processus vermiformis*), ferner das aufsteigende, quere und absteigende Stück desselben (*colon ascendens, transversum, descendens*) und den Mastdarm (*int. rectum*). Wenn man den gesammten Darm isolirt betrachtet, so bietet er einen membranösen Cylinder dar, der fünf- bis sechsmal die Länge des ganzen Körpers übertrifft, am Zwölffingerdarme etwa einen Zoll im Durchmesser hat, im Verlaufe des übrigen Dünndarms aber allmählich bis zum Eintritte in den Anfang des Dickdarms auf etwa drei Viertel Zoll sich verengert. Der Dickdarm ist einen bis anderthalb Zoll im Durchmesser weiter als der vorige; für sich genommen beträgt seine Länge beinahe eine ganze Körperlänge oder fünf Fufs im Mittelmaafse. Im Uebergange des dünnen Darms in den dicken, befindet sich die Grimmdarmklappe (*valvula coli v. Bauhini*), gleichsam eine Einstülpung des Dünndarms in den dicken, indem durch die Schleimhaut und einen Theil der Muskelhaut zwei beinahe horizontale Blätter gebildet werden, die zwischen sich eine schmale elliptische Oeffnung lassen, die den im Darmkanal enthaltenen Stoffen nur vom Dünndarm aus einen Durchgang erlaubt, indem der Rückgang durch Andrang der Stoffe gegen die äufsern Seiten der Klappenblätter geschlossen wird. Der Anfang des Dickdarms ist in den Blinddarm erweitert; dieser verengt sich wieder in den Wurmfortsatz, der etwa drei Zoll lang ist und einige Linien im Durchmesser hat.

Nach seiner natürlichen Lage und Gestalt in der Bauchhöhle zeigt sich der Darm vielfach gekrümmt, davon einige Theile in einer bleibenden Configuration durch ihre Befestigungen erhalten werden, andere frei beweglich und veränderlich angebracht sind. So bildet das Duodenum hinter dem Gekrösblatte des Grimmdarms einen constanten Bogen, dessen Convexität gegen das rechte Hypochondrium gewendet ist, dessen Concavität die Bauchspeicheldrüse aufnimmt, und in welcher Lage es durch bandartiges Zellgewebe an die Leber, das Pancreas, die rechte Niere, den Grimmdarm und dessen Gekröse locker befestigt ist, zum Theil aber in den Raum hinter dem Magengrimmdarmnetze frei hineinragt. Auch der Grimmdarm bildet einen nur wenig veränderlichen Bogen vom rechten Darmbein, wo er als coecum beginnt, durch das aufsteigende Stück in der rechten Mittelbauchgegend, das Querstück unter dem grofsen Bogen des Magens und das absteigende Stück in der linken Mittelbauchgegend sammt der Sförmigen Mündung bis zum Uebergange in den Mastdarm in der Mittellinie an der vordern Wand des Kreuzbeins. In diesem Verlaufe ist der Dickdarm in seinen Abtheilungen durch ein eigenes Gekröse (*Mesocolon*) am Mastdarm (*Mesorectum*) eine blattartige Entwickelung des Peritonäums befestigt, ferner durch das grofse Netz mit dem convexen Rande des Magens. In dieser Lage bildet der Dickdarm mit den innern Blättern seiner Gekröse eine flache beinahe kreisförmige Vertiefung, in deren innern Raume der übrige Dünndarm aufser dem Duodenum, mit seinem Gekröse frei gelagert ist, indem die Grimmdarmgekröse mit ihren innern Blättern unmittelbar in die des Dünndarms übergehen, welche letztere aus der Wurzel des Quergrimmdarmgekröses erst kurz hervortreten, sich aber im weitern Verlaufe und besonders nach vorne so bedeutend ausbreiten, dafs ihr vorderster Rand, woran der Dünndarm sich befestigt, der ganzen Länge dieses letztern gleich wird, bis sie sich allmählich verkürzend rechts vor dem Psoas und Darmbeinmuskel in das Gekrösblatt des aufsteigenden Grimmdarms übergehen, so bilden sie zwei ziemlich dicht an einander liegende seröse Blätter von bedeutender Ausbreitung, deren Wurzel ziemlich kurz schräg von der mittlern Lendengegend gegen die rechte Hüftgegend verläuft, und deren weites vielfach hin und her gewundenes peripherisches Ende von dem Dünndarm umkränzt wird; auch der Wurmfortsatz des Blinddarms ist durch ein eigenes kleines Gekröse (*mesenteriolum appendiculae*) angeheftet. Also frei und beweglich an seinem Mesenterium hängend, füllt der Dünndarm den gröfsten Theil der Bauch- und Beckenhöhle aus, und ist vorne bis unter die Nabelgegend vom grofsen Netze bedeckt.

Der Darm wird aus mehreren Membranen gebildet, davon die wesentlichste die innere Schleimhaut ist, indem die Muskelhaut dieser untergeordnet, die mittlere Zellhaut als Bildungsanlage beiden gemeinsam ist, die äufserste seröse aber nur als accessorisch betrachtet werden mufs, indem einzelne Parthieen des Darms davon ausgeschlossen sind.

Die Schleimmembran hat ihrer Natur nach viel Analogie mit der Cutis, in die sie auch an mehreren Stellen unmittelbar, oder durch allmählige Nüancirung, wie z. B. an den Lippen, übergeht. Das sogenannte Epithelium der Schleimhaut könnte mit dem rete Malpighii und der Epidermis der Haut verglichen werden, und die damit unmittelbar zusammenhängende membrana propria, worin das Gefäfsgewebe sich ausbreitet, mit dem Corium. Die umgebenden Muskelschichten würden den Hautmuskel darstellen. Das Epithelium der innersten Schleimmembran des Darms läfst sich zwar nicht, wie die Epidermis, künstlich trennen, kann jedoch vermöge der Analogie mit der Schleimhaut der Mundhöhle und dem unmittelbaren Zusammenhang mit derselben nicht geläugnet werden, und ist in dem Muskelmagen körnerfressender Vögel deutlich ausgebildet; auch scheint sie nach *Rudolphi's* und *R. A. Hedwig's* Beobachtungen, wenigstens unter krankhaften Bedingungen, durch eine Art Abschuppung trennbar zu sein. Ob es porös sei, wie *Leuret* und *Lassaigne* behauptet haben, ist noch genauer zu bestimmen; gewifs aber ist sie für Flüssigkeiten und die darin aufgelösten Substanzen im hohen Grade permeabel, wodurch vorzüglich ihre Hauptfunctionen die Absonderung und Einsaugung bedingt zu sein scheinen. Das Epithelium, wenn dessen Existenz einmal zugegeben ist, überzieht alle zottenförmigen Erhöhungen und alle Vertiefungen der innern Oberfläche der Schleimmembran und begleitet alle Verbreitungen derselben in den drüsenartigen Gebilden. Zunächst unter demselben befindet sich die eigentliche Zellhaut (*m. nervea*, *propria*, *vasculosa*), welche die Hauptmasse der Schleimhaut ausmacht, und in welcher die letzten Entwickelungen des Gefäfs- und Nervensystems gelagert sind. Sie geht auch vorzüglich in die Bildung der Klappen und Villositäten des Darms ein, so wie sie auch mit dem in die Drüsen eingehenden Schleimhautsystem im Zusammenhange steht. Bei gelungenen Einspritzungen der Lymph- und Blutgefäfse scheint sie fast ganz aus diesen zu bestehen; jedoch läfst sich eine weiche dichte Zellsubstanz als Grundlage der Bildung nicht abläugnen. Gegen die Circumferenz des Darmcylinders geht sie in eine etwas lockere Zellschicht über, an welche sich die Muskelfasern anlagern. Bei künstlicher Ausdehnung des Darms bestimmt sie die Begrenzung, indem die Muskelmembran für sich bis zur Zerreifsung ins Unbestimmte sich ausdehnen würde. In Hinsicht der Conformation der Schleimmembran zeigen sich dreierlei Gestaltungen, die alle die Bestimmung zu haben scheinen, die innere Oberfläche derselben zu vervielfältigen, es sind: 1) Gröfsere klappenartige Einstülpungen derselben gegen die innere Darmhöhle (*valvulae conniventes v. Kerkringii*); diese finden sich im gröfsten Theile des Dünndarms, sind besonders im Duodenum häufig und verschwinden beinahe ganz am Ende des Krummdarms; sie sind meist sichelförmig, indem ihre beiden spitzen Enden im innern Umfange der Darmfläche einander nicht erreichen, theils zeigen sie sich gespalten oder stehen durch Seitenfalten mit einander in Verbindung. Im Mastdarm zeigen sich keine solche klappenartige Falten. *Meckel* erklärt solche mit Darmzöttchen besetzte Klappen im Dünndarm für eine dem Menschen ausschliefslich eigenthümliche Bildung. Eine eigene kleine Falte (*diverticulum Vateri*) findet sich über der Ausmündung des Gallengangs und des Ausführungskanals des Pancreas. 2) Zottenartige Verlängerungen (*villi intestinorum*) von microscopischer Kleinheit bekleiden die ganze innere Fläche des Dünndarms, und geben ihr ein sammetartiges Ansehen; sie sind am Anfange dieses Darms häufiger kürzer und platter, auch wohl blattartig, auch cylindrisch und zugespitzt; am Ende desselben werden sie länger, cylindrisch und meist keulenförmig, jedoch weniger zahlreich; sie zeigen in ihrem Innern eine körnige Struktur ähnlich der Substanz des Embryo in der frühesten Bildungsepoche. Der Dickdarm zeigt verhältnifsmäfsig nur wenig solcher Flocken. 3) Grübchen und kleine Oeffnungen (*folliculi mucosi*) finden sich zwischen den Flocken im ganzen Verlaufe des Dünndarms; im Dickdarm sind sie beinahe ausschliefslich vorhanden; auch an den Enden der Zotten selbst sollen sich dergleichen nach den Beobachtungen von *Lieberkühn*, *Hunter*, *Hewson*, *Ludwig* u. A. finden, dem jedoch wichtige Auctoritäten widersprechen. Sie scheinen blinde Grübchen zu sein und keineswegs Anfänge von Lymphgefäfsen. Sie sind noch viel zahlreicher als die Flocken, in deren Zwischenräumen sie gleichmäfsig vertheilt sind.

Noch müssen hier die kleinen Drüschen erwähnt werden, die theils einzeln, theils gruppenweis am Darme vertheilt sind, und in die Bildung seiner Schleimhaut wesentlich eingehen, indem sie zum Theil als Entwickelungen derselben und der Zellhaut betrachtet werden können. Man unterscheidet zwei Hauptklassen derselben, die einzeln stehenden *Brunner*'schen Drüsen (*gl. solitariae Brunnerianae*) und die gehäuften *Peyer*'schen (*gl. agminalae Peyerianae*).

Die erstern sind linsenförmig, im Durchmesser meist unter einer Linie, befinden sich in der Zellhaut und öffnen sich, jede mit einer verhältnifsmäfsig weiten Mündung an der innern Seite der Schleimmembran. Sie sind besonders häufig im Duodenum, nehmen im Verlaufe des Leerdarms an Zahl allmählig ab, und kommen im Krummdarm nur noch selten vor. Auch im Dickdarm kommen einzelne Drüschen vor, die sich jedoch von den vorigen durch mehrere Gröſse, Zusammensetzung und gröſsere Länge des Ausführungsganges etwas unterscheiden. Die *Peyer*'schen Drüsen bilden ellyptische Haufen kleiner Drüsen der Gekrösseite des Krummdarms gegenüber, anfangs mehrere Zolle entfernt, am Ende des Darms aber immer näher an einander. Aehnliche Drüschen bilden eine zusammenhängende Schicht an der Schleimhaut des Wurmfortsatzes.

Die Muskelhaut (*tunica carnea, memb. muscularis*) umgiebt zunächst die Zellhaut der Schleimmembran, indem sie mit ihr durch ein lockeres Zellgewebe verbunden ist, wodurch beide Membranen gegen einander verschiebbar sind. Sie besteht aus einer doppelten Schichte sehr zarter blasser Muskelfasern. Die innere wird aus kreisförmigen Muskelbündeln gebildet, die in parallellaufenden Ringen den gesammten Schlauch der Schleimhaut des dünnen und dicken Darms umgeben; einzelne Fasern verlieren sich in das Zellgewebe der Zellhaut, auch an die Blätter der Bauhinischen Klappe vertheilen sich mehrere derselben, jedoch sind in den zusammengeneigten Klappen keine bemerkbar. Die äuſsere Muskelschicht ist dünner als die vorige; sie besteht aus Längenfasern, die sich zum Theil vom Pförtner des Magens auf den Zwölffingerdarm fortsetzen; in diesem sind sie am stärksten, und werden im übrigen Dünndarm immer schwächer und schwerer darzustellen. Im Dickdarm sammeln sich die Längenfasern zu drei bedeutenden Muskelstreifen, die von der stumpfen Spitze des Wurmfortsatzes ihren Anfang nehmen, und sich in gleichen Abständen, davon einer der Insertion des Gekrösblatts entspricht, ununterbrochen durch die ganze Länge des Grimmdarms fortsetzen, im Mastdarm jedoch zu einer gleichförmigen Schicht zusammentreten. Zwischen diesen Bändern finden sich gewöhnlich auch noch einzelne Längenfasern, besonders bei sehr muskulösen Subjecten. Durch das Verhältniſs der Längenmuskelbündel und der Kreisfasern bilden sich am

Grimmdarm in den Zwischenräumen der erstern zellenartige Vorsprünge und Einsenkungen, die nach innen klappenartig hervorragen, die jedoch nur zufällig durch Contraction der Längenfasern hervorgebracht werden und nach Hinwegnahme dieser verschwinden.

Die äufserste Membran des Darms ist die seröse und gehört dem Peritonäum an, indem sie sich von den Bauchwänden durch die Gekröse über den Umfang des Darms verbreitet. Der Zwölffingerdarm umgiebt die seröse Haut vollständig nur an seinem obersten zunächst an den Pförtner angrenzenden Theile, über die andern Theile ist nur ein Blatt des Grimmdarmgekröses an der vordern Seite locker gezogen. Der Dünndarm erhält in seinem ganzen Verlaufe einen Ueberzug von derselben bis auf einen schmalen Streifen, wo die Gekrösblätter auseinandergehen um den Darm zu umfassen. Dasselbe gilt vom gröfsten Theile des Dickdarms; nur der Blinddarm ist an seiner hintern Seite von der serösen Haut unbedeckt; den Wurmfortsatz umgiebt sie ganz mittelst dessen Gekröse; auch das aufsteigende und absteigende Stück des Grimmdarms ist an seinem hintern Theile von derselben unbedeckt. Die netzförmigen Anhänge (*appendices epiploicae*), die besonders am Querstück sich finden, sind auch Entwickelungen der serösen Haut. Den obersten Theil des Mastdarms bedeckt sie gleichfalls vollständig vom Mesorectum aus; der übrige Theil ist nur an der Vorderfläche von ihr überzogen, von wo aus sie auf die Harnblase und beim weiblichen Geschlechte auf die hintere Wand der Gebärmutter übergehend, die *Douglas*'sche Falte bildet.

Von Arterien erhält der Zwölffingerdarm in seinem obern und mittlern Theile Zweige aus der a. gastroduodenalis, welche ein Ast der aus der Coeliaca entspringenden hepatica ist. Die obere Gekrösarterie versieht den untersten horizontalen Theil des Duodenums. Die Arterien des Leer- und Krummdarms kommen alle von der obern Gekrösarterie. Dieselbe giebt ferner Aeste an den Blinddarm (*a. ileo-colica*), an das aufsteigende und quere Stück des Grimmdarms (*a. colica dextra inferior et media*). Das absteigende Stück des Colons und der Mastdarm erhalten ihre

Arterien aus der meseraica inferior; das unterste Stück des Mastdarms wird von den mittlern und untern Hämorrhoidalarterien aus der hypogastrica versehen. Die Venen des Darms ergiefsen sich beinahe alle in das System der Pfortadervene, und zwar aus dem Zwölffingerdarm in die vena gastroduodenalis, aus dem übrigen Darm in die mesenterische Vene nur vom untersten Theile des Mastdarms in die v. hypogastrica. Den Darm selbst umfassen die letzten Arterien- und Venenzweige meistens ringförmig mit vielfachen Anastomosen untereinander. Die sogenannten Capillargefäfse haben in jeder der den Darm constituirenden Membranen ihre eigenthümliche Vertheilung und bilden darin zusammenhängende Netze. Am blutreichsten ist die Schleimmembran, indem ihr Gefäfsnetz alle Theile derselben bis in die äufsersten Enden der Darmzotten durchdringt, was bei dem regen Lebensprocefs in derselben nothwendig war. Dieses beweisen theils die feinsten Injectionen von *Lieberkühn* und *Prochaska*, theils der physiologische Versuch nach *Leuret* und *Lassaigne*, indem man den Stamm der Pfortader unterbindet, theils pathologische Erscheinungen. Die chylusführenden Lymphgefäfse des Darms sind besonders zahlreich in dessen Schleimmembran, wo man sie während der Verdauung als weifse Streifen und Netze mit der Lupe deutlich erkennen kann; ob ihre äufsersten Wurzeln in den Darmzotten durch eigene Poren mit dem innern Raum der Darmhöhle communiciren, wie man früher besonders nach dem Vorgang *Lieberkühn's* allgemein angenommen hatte, ist in neuerer Zeit wieder vielfach in Zweifel gezogen worden. Aus den Netzen dieser Chylusgefäfse treten zahlreiche Aestchen hervor, die in Begleitung der Arterien und Venen zwischen die Blätter des Gekröses treten und hier durch mehrere meseraische Drüsen zu ihren Hauptstämmen gelangen. Die Lymphgefäfse des Mastdarms treten gröfstentheils in das hypogastrische Saugadergeflecht. Am häufigsten finden sich die Chylusgefäfse im Zwölffingerdarm und im Leerdarm, und nehmen durch den übrigen Tractus des Darmkanals allmählig ab.

Die Nerven des Darmkanals kommen aus den gangliösen Nervengeflechten des Unterleibes. An das Duodenum gehen noch einige Zweige vom nervus vagus, die übrigen kommen aus dem plexus coeliacus und hepaticus, die sich zu einem eigenen plexus pancreatico-duodenalis verbinden. Die Nerven des übrigen Dünndarms kommen aus dem obern mesenterischen Geflechte. Aus demselben und dem untern gehen Nerven an die verschiedenen Abtheilungen des Grimmdarms. Der Mastdarm wird aus dem hypogastrischen Geflechte mit Nerven versehen, und sein Endstück erhält einige Aestchen von den Sacralnerven. Die letzten Verzweigungen dieser Nerven vertheilen sich an die Muskel- und die Schleimhaut, so dafs die locale Reizung der letztern sich sogleich den entsprechenden Muskelfasern mittheilen mag ohne Vermittelung des Nervencentrums, aufser dort wo wahre Hirn- und Rückenmarksnerven eintreten.

Der Darmkanal ist eines der wesentlichen die Thierheit besonders in ihrem Unterschiede von der Pflanze charakterisirenden Organe. Indem das Thier durch Empfindung und Locomotion von dem Erdboden losgerissen ist, mit dem die Pflanze im Processe der Ernährung bleibend sich verbindet, tritt die Nothwendigkeit ein auf andere Weise die ununterbrochen vor sich gehende Reproduction zu ermitteln. Dies wird erreicht durch Bildung einer innern Körperhöhle, in welche Nahrungsstoff von aufsen periodisch aufgenommen, dort zum Theil verdaut und assimilirt oder in eine dem übrigen Organismus homogene Nahrungsflüssigkeit verwandelt, zum Theil wieder ausgeschieden wird. Die Bildung eines solchen Organs erreicht die Natur, indem sie die äufsere Hautbedeckung gleichsam nach innen fortsetzt; denn da die äufsere Haut als Gränzorgan zwischen der Aufsenwelt und dem Organismus die Aufnahme des Stoffes und des Reizes aus dem umgebenden Elemente (Wasser, Luft u. s. w.) nach innen vermittelt, so wird zu einer ähnlichen Vermittelung der Aufnahme irdischer Nahrungsstoffe ein analoges membranöses Organ in der innern Körperhöhle gebildet. Es scheint, dafs es kein wahres Thier giebt, welches eines solchen innern Nahrungsschlauchs gänzlich entbehrte; selbst in den Infusionsthierchen denen man dergleichen seit jeher gröfstentheils abgesprochen, hat neuerlichst *Ehrenberg* eine grofse Zahl innerer Nahrungsbehälter entdeckt. — Die allgemeinste Form des Nahrungsschlauchs ist die cylindrische, mit einer vordern Einführungsmündung und einer hintern Ausführungsöffnung. Diese findet sich bei den Thieren mit linearem Grundtypus, namentlich den Rückgrathsthieren, den Gliederthieren und den Weichthieren.

Den Thieren mit radialem Grundtypus scheint dagegen ein einfacher oder vielfacher Nahrungsschlauch mit gemeinsamer Ein- und Ausführungsmündung als Grundbildung gegeben zu sein. Dieses findet sich bei vielen Infusorien, Polypen, Quallen, Actinien, Seesternen und einigen Entozoenarten. Eine Zwischenbildung ist diejenige, wo der Ausgang des Darmkanals in der Nähe der Mundöffnung befindlich ist, wie bei vielen Holothurien, Balanen, selbst Cepholopoden und Gasteropoden. Doch die weitere Ausführung dieses reichhaltigen Gegenstandes gehört der speciellen comparativen Anatomie an.

Die Entwickelungsgeschichte des menschlichen Darmkanals, läfst als solche wegen der Schwierigkeit durchgeführter Beobachtungen keine vollständige Darstellung zu; man mufs hiebei die Entwickelungsgeschichte des Vogelembryo und des der Säugthiere zu Hülfe nehmen. Wir können sie hier nur in den allgemeinsten Umrissen mittheilen und verweisen die weitere Ausführung auf die Entwickelungsgeschichte des Embryo. Die erste Anlage des Darmkanals findet sich in dem Keimblatt des Vogeleis als dessen untere, gegen die Dotterhöhle zugekehrte Wand, die man als ein eignes Schleimblatt unterscheidet. Dieses Schleimblatt wächst peripherisch mit dem Gefäfsblatt, bis es den ganzen Dotter umfafst hat, und nun die Dotterblase bildet. Während dem entwickelt sich in der Achse des Embryo im Centrum des Schleimblatts unter dem Rückgrathe, wahrscheinlich durch dynamische Einwirkung des schon vorher gebildeten Rückenmarkes, eine Doppelfalte, die eine vom Kopf- zum Afterende laufende kahnförmige Rinne einschliefst. Diese schliefst sich ferner verdeckartig an ihren beiden Enden, wodurch gegen die Mund- und Aftergegend blinde Gänge entstehen, die sich erst nach aufsen öffnen, beim menschlichen Embryo der Mund in der sechsten, der After in der siebenten Woche. Die Mitte des Darms bleibt noch gegen die Dotterhöhle offen, verengert sich allmählig und zieht sich in den Dotterkanal aus. Bei Säugthieren entspricht dem Dottersacke und seinem Kanal das Nabelbläschen mit dessen Kommunikationsgange und tunica erythroïdes. Wahrscheinlich ist dieses in dem Eibläschen des Eierstocks angelegt, und entwickelt sich nach der Befruchtung verhältnifsmäfsig schnell um die erste Bildung und Ernährung zu vermitteln, da hier der Nahrungsstoff nicht ursprünglich, wie im Vogelei als Dotter und Eiweis, mitgegeben ist. Diese Entwickelung ist auch bei den meisten Säugthiergattungen während der Trächtigkeit offenbar; beim menschlichen Embryo wird jedoch das Darmbläschen schon im dritten Monat zurückgebildet, seine Gefäfse sterben ab, und der Gang obliterirt vom Darme aus gegen die Blase.

Indem der Darmkanal anfangs der Länge des Embryo gleich ist, entwickelt er sich später besonders in seinem Mittelstücke um das Vielfache der Körperlänge, tritt mit dem Nabelbläschen in die Nabelscheide ein, und ist mehrfach gewunden. Mit seiner Verlängerung entwickelt sich zugleich von der Rückgrathsäule aus, wahrscheinlich aus dem Gefäfsblatt, das Gekröse, indem es mit dem Darme und den vasis omphalomeseraicis von der Nabelscheide umgeben wird. Indem ferner das Wachsthum verschnellert oder verlangsamt wird, entstehen verschiedene Erweiterungen, Einschnürungen, Krümmungen, als die des Magens, des Blind- und Dickdarms, die Pförtner- und die Grimmdarmklappe, die Bogen des Magens, des Grimm- und Mastdarms. In der zehnten Woche treten die Gedärme vollends in die Bauchhöhle ein. Der Blinddarm und der Wurmfortsatz sind ursprüngliche Entwickelungen, und nicht Spur des Kanals des Nabelbläschens, indem dieser in den Dünndarm sich einpflanzt. Die Membranen des Darms entwikkeln sich nach innen und aufsen aus einem gemeinsamen Bildungsgewebe, indem die Schleimhaut weicher und dicker erscheint und an ihrer innern Fläche aus gekerbten Fältchen zu Darmzotten sich umbildet, die Zellhaut sich an diese anschliefst und in sie hineinragend die Klappen entwickelt, die Muskelhaut zu Fasern sich verdichtet. Endlich sind auch die den Darm umgebenden secernirenden Organe nach den Gesetzen der Entwickelung als Ausstülpungen seiner Schleimhaut aufzufassen mit Gegenbildung der Gefäfshaut und parenchymatösen Zwischengewebe.

Litteratur.

Aufser den bekannten ältern und neueren Lehrbüchern der Anatomie und mehreren der Physiologie gehört hieher:

C. B. Albini, descriptio intestinorum tenuium hominis. Lugd. Bat. 1724.
Laur. Clausen, de intestini duodeni situ et nexu. Lips. 1757. 4. mit Kpfr.
J. M. Röderer, de valvula coli. Argentor. 1768. 4.
Busch, de intestino coeco ejusq. processu vermif. Gott. 1814.
L. Helvetius, observations sur la membrane interne des intestins grêles, appellée membrane veloutée, sur leur membrane nerveuse, sur leur memb. musculeuse etc. Mém. de Paris. 1721 p. 392 et sqq.
J. Bleuland, vasculorum in intestinorum tenuium tunicis subtilioris anatomes opera detegendorum descriptio. Ultraj. 1794. Tabb.
J. C. a Brunn, gland. int. duod. Francof. et Heidelb. 1715.
C. Peyer, de gland. intestinor. Schafhus. 1677.
J. Müller, de penitiori gland. str. Lips. 1830. fol. (vergl. Litt. d. Darmzotten). P — e.

DARMABSCESS. S. Abscefs.

DARMBEIN, Hüftbein (*Os ilium, coxae*) ist der obere breite und flach ausgehöhlte Theil jedes ungenannten oder Seitenwandbeins (*os innominatum s. pelvis laterale*) des Beckens, welcher die Hüfte bildet, den obern Theil der Seitenwand des Beckens ausmacht, und von den andern beiden Stücken des ungenannten Beines, dem Sitz- und Schambeine, bis zur Zeit der eintretenden Geschlechtsreife durch eine zwischenliegende Knorpelscheibe getrennt ist, späterhin aber mit denselben zu einem Ganzen verwächst. S. d. Art. Innominatum os. S — m.

DARMBLASENBRUCH. }
DARMBLASENHODENBRUCH. } S. Hernia.

DARMBRUCH. S. Hernia intestinalis.

DARMEINSCHIEBUNG. S. Volvulus.

DARMENTZÜNDUNG. S. Enteritis.

DARMFLEISCHBRUCH. S. Hernia.

DARMGESCHWÜRE. Verschwärungen auf der innern Fläche des Darmkanals, Durchlöcherungen desselben und Abscefsbildungen, die mit ihm in Verbindung standen, sind bereits häufiger von ältern Aerzten beobachtet worden, wie dies *Lesser* in seinem weiter unten aufgeführten Werke, durch zahlreiche aus ältern Schriftstellern entnommenen Nachweisungen aufser Zweifel gesetzt hat. Dennoch darf behauptet werden, dafs erst die neueste Zeit eine vielseitigere und gründlichere Untersuchung dieses Gegenstandes herbeiführte. Denn auf die Verschiedenartigkeit dieser Geschwüre, ihre besondern ursächlichen Verhältnisse und Folgen, war in früheren Zeiten weniger geachtet worden. Man betrachtete sie bei weitem am häufigsten als zufällige Erscheinungen und Folgen bei den verschiedensten Krankheiten, wovon ich nur die Ruhr, den chronischen Durchfall, die Phthisis intestinalis und die Phthisis pulmonum, aufführen will. Als aber in der neuesten Zeit von *Broussais* die Behauptung aufgestellt worden war und viele Anhänger gefunden hatte, dafs eine Magen-Darmschleimhautentzündung den sogenannten Nervenfiebern als Ursache zum Grunde liege, und als bei der, durch diese Ansicht geforderten gründlichern Untersuchung des Darmkanals, in den an dieser Krankheit Verstorbenen das häufige Vorhandensein von Darmgeschwüren nachgewiesen war, mufste dieser Befund die gröfste Aufmerksamkeit erregen, und zu einer vielseitigen Beleuchtung und Untersuchung der Darmgeschwüre Veranlassung geben.

So viele treffliche Arbeiten indessen durch jene Untersuchungen auch zu Tage gefördert worden sind, und so Manches durch dieselben auch aufgehellt worden ist, so herrscht über die verschiedene Art des Entstehens dieser Geschwüre, und über ihren ursachlichen Zusammenhang mit andern Krankheiten, so wie über ihre Erkenntnifs und Behandlung doch noch viel Dunkelheit.

Die Leichenöffnungen weisen uns zunächst eine verschiedene Form der Darmgeschwüre nach.

Man findet sie von runder Form, genau umschrieben wie Blatternarben vertieft, oder wie Chancre ausgehöhlt und mit runden und erhabenen Rändern umgeben. Nach *Abercrombie* soll diese Form am häufigsten bei chronischen,

hin

hin und wieder aber auch bei acuten Krankheiten vorkommen.

Häufig haben sie eine mehr cirunde Form, gleichen mehr den Aushöhlungen, zwischen denen dunkelrothe fungöse Erhabenheiten sich ausbreiten, was vorzüglich bei einem ursprünglichen Leiden der *Peyer*'schen Drüsen und in asthenischen Fiebern der Fall sein soll.

In beiden Fällen findet man gewöhnlich eine gröfsere Zahl von Geschwüren, die besonders im untern Theile des Dünndarms ihren Sitz haben, häufig aber auch im Dickdarme und besonders im Mastdarme angetroffen werden.

Man findet aber auch einzelne grofse, tiefe, mit fungösen Rändern umgebene Geschwüre, die wahrscheinlich langsam ihre Ausbildung erlangen, die aber auch bei acuten Krankheiten beobachtet worden sind. Häufig sind die Darmgeschwüre, selbst die kleineren, mit harten callösen Rändern umgeben. Häufig greifen sie tiefer in die Substanz der Darmwandung ein, ergreifen die Muskelhaut und führen selbst öfters eine vollkommene Durchlöcherung des Darmkanals herbei.

Die Art und Weise, wie diese Darmgeschwüre sich ausbilden, liegt zwar noch sehr im Dunkeln, da eine zureichende Erforschung dieses Vorganges auf erfahrungsmäfsigem Wege bis jetzt noch nicht gewonnen ist; so viel indessen aus den jetzt vorliegenden Erfahrungs-Thatsachen und mittelst der Analogie gefolgert werden kann, dürften folgende verschiedene Anfangspunkte aufzustellen sein.

A) Die Verschwärung auf der inneren Fläche des Darmkanals hat ihren Sitz in den Drüsen, und geht aus einer Entzündung derselben hervor. Dieser Fall ist der häufigste. Er ereignet sich besonders bei den sogenannten nervösen Fiebern. Man findet hier die *Peyer*'schen Drüsen, die im gesunden Zustande nicht so leicht zu entdecken sind, zu kleinen, bald mehr in Haufen beisammen, bald mehr zerstreut liegenden rothen, härtlichen auch wohl schwammigten Erhabenheiten, bis zur Gröfse einer Erbse, aufgeschwollen. Diese einzelnen Anschwellungen sind von einem rothen Saume umgeben, der an seinem äufsern Rande blasser und selten über zwei Linien breit ist. Bei der weitern Progression dieses örtlichen Krankheitsprozesses erscheinen auf der angeschwollenen Drüse weifsgraue und blafsgelbe Flecke, welche an Umfang immer mehr zunehmen und endlich die ganze Oberfläche bedecken. Die kranke Drüse sieht jetzt einer Vaccine-Pustel nicht unähnlich. Der in derselben enthaltene Eiter bahnt sich endlich einen Weg und nun erscheint ein kleines ausgehöhltes Geschwür, was kaum über zwei Linien breit und anderthalb Linien tief gefunden wird, mit einer speckartigen und pelzigen Absonderung bedeckt ist, einen harten und unebenen Grund hat, mit stark gerötheten, etwas aufgewulsteten leicht blutenden Rändern umgeben ist, welche von einer Entzündungsröthe eingefafst werden. Manchmal ist dieser Saum strenge begrenzt, und es zeigt sich eine auffallende Aehnlichkeit mit syphilitischen Geschwüren. Allmählig nehmen die Geschwüre an Umfang und Tiefe zu, ihr Grund erscheint voller Erhabenheiten und Vertiefungen, die Ränder werden flacher, weicher, und sind häufiger unterminirt. Die Absonderung wird jauchigt, die Entzündungsröthe breitet sich weiter aus, es vereinigen sich mehrere dicht neben einanderstehende kleine Geschwüre und so entstehen zuletzt gröfsere Geschwüresflächen.

Uebrigens ist diese Art der Geschwüresbildung den nervösen Fiebern nicht allein eigenthümlich, sondern sie kömmt auch in chronischen Krankheiten vor. Ihren Sitz nimmt sie aber vorzüglich am untern Theile des Dünndarms, wo die *Peyer*'schen Drüsen sich am stärksten anhäufen.

B) Die Geschwüresbildung hat ihren Sitz in der eigentlichen Schleimhaut des Darmkanals und knüpft sich an Entzündung, Aphthenbildung und brandige Colliquation.

Bei der Entwickelung dieser Darmgeschwüre läfst sich der Verlauf weniger bestimmt verfolgen, als bei der ersten Art. Sie mufs sich viel mehr nach dem verschiedenen Charakter der Entzündung und den mannigfaltigen ursachlichen Verhältnissen verschieden darstellen. Auf dem Wege der Beobachtung hat diese Verschiedenheit aber bis jetzt noch nicht aufgeklärt werden können. Wahrscheinlich ist es, und nach *Abercrombie's* Beobachtungen fast erwiesen, dafs auf der entzündeten Schleimhaut Bläschen sich erheben, die von einem ausgeschwitzten Serum gebildet werden, und in eine Excoriation übergehen, welche den Anfang der Verschwärung macht. Eben so wenig scheint es einem Zweifel zu unterliegen, dafs nicht die Aphthen des Darmkanals in Geschwüre übergehen können. Bei den asthenischen Fiebern scheint aber der passive Charakter der Entzündung ganz besonders den Uebergang in brandige Colliquation der Schleimhaut zu begünstigen, aus welcher die Geschwüre ihren Anfang nehmen.

Nehmen die Geschwüre von einer Excoriation ihren Anfang, so erscheinen sie flach mit einem rötheren Grunde, höchst selten gezackt, vielmehr mit einem bleifarbigen, schwarzen oder schwarzgrünen Saume eingefafst. Geht die Geschwüresbildung von einem Absterben der Schleimhaut des Darmkanals aus, so ist die Schleimhaut oft in einem weiteren Umkreise weich, leicht zerreibbar und mifsfarbig. Oefter findet man schwärzliche Flecke in derselben. Häufiger findet man diese Geschwüre mit Drüsengeschwüren, bei demselben Individuum vereint. Sie sind an keine bestimmte Stelle des Darmkanals gebunden, vielmehr kommen sie im ganzen Verlaufe desselben vor, und werden besonders häufig bei Nervenfieberkranken gefunden. Ich habe sie im Colon von sehr bedeutender Ausdehnung gesehen. Nicht immer knüpfet sich ihre Bildung an eine active Darmschleimhautentzündung; häufiger scheinen sie von der passiven Blutanhäufung auszugehen, wozu nicht blos die Struktur der Darmschleimhaut so sehr geneigt macht, sondern die tiefgesunkene Vitalität der reproductiven Nerven, so wie des Blutes, in den asthenischen Fiebern; so wie endlich auch die Wirkung der Darmcontenta und der Arzneien auf die Darmfläche, wesentlich beizutragen scheinen.

C) Die Darmgeschwüre nehmen ihren Ursprung aus der Tuberkelbildung im Darmkanal. Durch vielfache Beobachtungen ist es erwiesen, dafs auch im Darmkanal wie in den Lungen und vielen andern Organen Tuberkeln sich bilden, allmählich erweichen und in Verschwärung übergehen. Gewöhnlich sind diese Knoten mit einer eigenen Afterhaut umkleidet, von verschiedener Gröfse und Consistenz. Nach der Gröfse der Knoten erlangt auch das Geschwür eine verschiedene Gröfse. Es hat weifsliche oder weifslich-gelbliche, unebene, starke, umgeworfene und unterminirte Ränder, einen ausgehöhlten höckerigen mit einem käsigen oder pelzigen Secrete belegten Grund. Seine nächste Umgebung ist entartet angeschwollen, hart und enthält nicht selten mehr oder minder entwickelte Tuberkeln, die sich noch nicht geöffnet und in ein Geschwür umgewandelt haben. Nirgend zeigt sich eine Spur von Entzündung. Oft haben diese Geschwüre ein sehr übles Ansehen und eine wahrhaft faulige Beschaffenheit. Unter solchen Umständen erzeugen sich durch die Wirkung der fauligten Jauche, in geringerer oder gröfserer Entfernung von dem ursprünglichen, secundäre Geschwüre. Häufiger erlangen die Tuberkelgeschwüre eine bedeutende Gröfse und ein krebsartiges Ansehen.

D) In einigen Fällen bilden sich die Darmgeschwüre aus vorher bestehenden Verhärtungen und Scirrhositäten der Darmwandungen und gestalten sich als Krebsgeschwüre. Am häufigsten beobachtet man diesen Vorgang am Pförtner des Magens, dem Coecum, dem Colon und besonders dem Mastdarme.

Aus dem Vorstehenden läfst sich folgern, wie verschiedenartige Umstände bei der Bildung der Darmgeschwüre zusammen wirken, und nicht minder verschiedenartig sind die entfernteren Ursachen, welche die in Rede gestellten örtlichen primären Affectionen des Darmkanals setzen, aus denen die Geschwüresbildung entwächst. Bald sind es örtliche Reizungen der Darmschleimhaut, veranlafst durch scharfe Contenta, Faeces, Arzneien u. s. w. Bald liegt der Darmschleimhautentzündung, so wie der Drüsenentzündung ein Congestivzustand und eine davon ausgehende krankhafte Absonderungsthätigkeit zum Grunde, wie dies bei den gastrischen Intestinalzuständen häufig der Fall ist. Ein ander Mal breiten sich exanthematische Affectionen über die Fläche des Tractus alimentarius mit aus, und insbesondere bilden sich bei denjenigen asthenischen Fiebern, bei welchen durch die vorspringend darniederliegende Thätigkeit der reproductiven Nerven, die Blutbewegung nach der Peripherie des Körpers in einem höheren Grade beschränkt ist, auf der innern Fläche des Darmkanals leicht Petechien und passive Blutstockungen aus, die in eine blasenförmige Erhebung übergehen, und ein brandiges Absterben an der ergriffenen Stelle, in Folge derselben aber Geschwüresbildung nach sich ziehen. In vielen Fällen mögen Dyscrasien die entzündliche Reizung hervorrufen, wie es denn auch wahrscheinlich ist, dafs häufiger ihr Entstehen von metastatischen Ablagerungen begründet werden mag.

Aus diesem allen läfst sich aber auch folgern, mit wie vielen und verschiedenen Krankheitsprozessen Darmgeschwüre in Verbindung angetroffen werden können. Man fand sie häufig in den Leichen solcher Personen, die an der Ruhr verstorben waren. Man findet sie häufig in den Leichen der Schwindsüchtigen. Am meisten Aufmerksamkeit hat aber ihr Zusammenhang mit den sogenannten Nervenfiebern erregt, und dieser Umstand erheischt eine kurze Beleuchtung.

Nachdem *Broussais* die Behauptung ausgesprochen hatte, dafs den asthenischen Fiebern (Nerven- und Faulfiebern, dem Typhus) eine Schleimhautentzündung des Tractus alimentarius zum Grunde liege, die in eine Geschwüresbildung übergehe, wurden nicht blos viele und sorgfältig ausgeführte Untersuchungen der innern Fläche des Darmkanals in den Leichen der an solchen Fiebern Verstorbenen vorgenommen, sondern das Vorhandensein der Darmgeschwüre, in den meisten Fällen auch sehr bald nachgewiesen. Diese Thatsache mufste aber nothwendig die Frage veranlassen, welche ursachliche Beziehung zwischen der in Rede stehenden Schleimhautentzündung, den auf solche folgenden Darmgeschwüren und den gedachten Fiebern obwalte.

Die hieraus hervorgehende weitere Frage, ob die gedachte Entzündung und die Darmgeschwüre, den bemerkten Fiebern unter allen Umständen und immer zum Grunde liegen, kann durch die vorhandene Erfahrungsthatsache, dafs nicht in allen Leichen solcher Kranken, dergleichen Geschwüre gefunden worden sind, zuverläfsig mit nein beantwortet werden. *Neumann*, *Gibert*, *Baumgärtner*, *Lesser*, *Nisle* haben diese Frage vielfach und gründlich beleuchtet, und ich kann meine eigene Erfahrung über diesen Gegenstand, den ich eine Reihe von Jahren hindurch mit Aufmerksamkeit verfolgt habe, hierbei mit in Anschlag bringen. Ich habe diese Darmgeschwüre bis vor 7 Jahren seltener, aber doch bei mehreren Nervenfieberleichen wahrgenommen, in der spätern Zeit gewöhnlich, aber doch nicht bei allen gefunden. Ohne mich darauf einzulassen, bei welcher Art des Nervenfiebers sie besonders erwartet werden können, bemerke ich nur, dafs es erfahrungsmäfsig fest steht, dafs diese Darmschleimhautaffection nicht als die alleinige und nothwendige Ursache der Nervenfieber angesprochen werden könne.

Nichts desto weniger läfst das häufige Mitleiden der Darmschleimhaut auf einen näheren Zusammenhang beider Krankheitsprozesse, des örtlichen und allgemeinen schliefsen, und es drängt sich die Beantwortung einer neuen weiteren Frage auf, was auf dem Wege der Erfahrung, durch sorgfältige Beobachtung, die Analogie und Induction, über diesen Zusammenhang ermittelt worden ist. Diese Beantwortung fällt aber dahin aus:

a) Die Darmschleimhautentzündung in ihrer zwiefachen Form als Drüsen- und einfache Schleimhautentzündung, mit ihrer Folgekrankheit den Darmgeschwüren, ist in vielen Fällen die einzige und zureichende Ursache des asthenisch-nervösen Fiebercharacters. Diese Behauptung ist durch vielfache Erfahrungen aufser Zweifel gestellt. Es kann hier nicht der Ort sein, die Art und Weise ausführlich zu untersuchen, wie sich Darmschleimhautentzündungen sowohl als idiopatische, wie als secundärer Krankheitszustand entwickeln, und das von ihnen ausgehende Allgemeinleiden zum Nervenfieber entwachsen könne. Ich mufs vielmehr auf das Kapitel von der Darmschleimhautentzündung verweisen, und will hier nur nachfolgende kurze Bemerkungen beifügen.

Die Ausbildung dieser Darmaffection steht in der nächsten Beziehung mit einer individuellen, oder stationären gastrischen Krankheitsconstitution, und knüpft sich recht eigentlich an den Gastricismus. Dieser mufs indessen unterschieden werden, in den gastrischen Saburralzustand, der ganz einfach vorkommen, zur Begründung einer entzündlichen Reizung aber sehr häufig zureichend sein kann; ferner in den gastrischen Congestivzustand, der bald nach der Oberbauchgegend vorspringend gerichtet ist, und dann Polycholie und sogenannte Gallenfieber herbeiführt, bald wieder eine überwiegende Tendenz gewinnt nach der innern Fläche des Darmkanals, und nach dem Mesenterio, worüber die individuelle Anlage, die Constitutio stationaria und annua, so wie die besondern Gelegenheitsursachen entscheiden. Wir können ferner unterscheiden den infarctösen gastrischen Zustand. Aus dieser Differenz entwächst eine verschiedene Richtung in der Krankheitsbildung, was zur Aufstellung verschiedener Formen der sogenannten gastrischen Fieber Veranlassung gegeben hat. Wenn nun zwar verschiedene Ursachen eine Schleimhautentzündung hervorrufen können, so ist es bei einer vorher herrschenden gastrischen Richtung der Krankheitsbildung vorzüglich der gastrische Congestivzustand, und zwar vorzüglich seine überwiegende Richtung nach dem Darmkanal, der bis zur Entzündung entwachsen, ein asthenisch-nervöses Fieber, als Folge herbeiführen kann, und während der in den letzten 8 Jahren vorherrschend gewesenen gastrischen Krankheitsconstitution, häufig herbei geführt hat. Dafs dieser Congestivzustand im Mesenterio und in der Zottenhaut des Darmkanals, bei den begünstigenden Strukturverhältnissen vorzüglichen Platz gewinnen müsse, kann keinem Zweifel unterliegen. So lange sie in der Grenze der einfachen Congestion bleibt, haben wir irgend eine Form des gastrischen Fiebers. So bald diese Grenze aber überschritten und bis zur entzündlichen Reizung und wirklichen Entzündung gehoben wird, beginnt die Umwandelung des Krankheitsbildes. Dafs dies bei einer gröfseren Intensität des congestiven Zustandes in vielen Fällen sehr schnell geschehen kann, und dafs die Form des gastrischen Intestinal-, Gallen- oder Schleimfiebers, nicht in allen Fällen nothwendig vorherzugehen braucht, bedarf keiner weiteren Erörterung. Die Art und Weise, wie nun aber ein nervöses Krankheitsbild zu Stande kömmt, ist eine mannichfaltige; folgende Momente dürften aber die meiste Beachtung verdienen.

In vielen Fällen wirkt der Congestivzustand auf Centralpunkte der Ganglienнerven, bedingt daher ein ursprüngliches, congestiv-entzündliches Mitleiden derselben, was in Lähmung übergeht. Bei der Darmschleimhautentzündung als Ursache des Nervenfiebers, ist es aber die gestörte Thätigkeit der peripherischen, in der Darmschleimhaut vertheilten Enden der reproductiven Nerven, welche sich auf das ganze Gangliensystem überträgt, und die auf solche Weise begründete Asthenie der reproductiven Nervensphäre, so mannichfaltig sich solche auch gestalten mag, enthält einen vorzüglichen Grund der Asthenie des gesammten Lebensprozesses. Es kommt aber noch der Umstand hinzu, dafs bei einem solchen Leiden der Zottenhaut, die Chylification nothwendig eine Hemmung, ja wohl gar eine vollständige Stöhrung erfahren mufs, und auch dieser Umstand darf als Causalmoment, bei der Bildung des in Rede stehenden asthenischen Fiebers nicht unbeachtet bleiben.

Uebrigens kommen in der Erfahrung die mannichfaltigsten Modificationen dieses Krankheitszustandes vor. Ich erinnere an die abweichenden Beschreibungen des Typhus abdominalis, an die Febris nervosa cum ileitide, die Febris ganglioabdominalis, des Abdominalnervenfiebers, der Dothinenteritis, der Gastroenteritis, des Entkräftungsfiebers des hohen Alters, der Febris meseraica u. s. w. Es handelt sich in allen diesen Fällen auf einer gewissen Stuffe der Ausbildung um einen asthenisch-nervösen Fieberzustand, in welchem die Krankheitserscheinungen, und der Causalzusammenhang, auf ein nächstes und vorspringendes Leiden der reproductiven Nervensphäre schliefsen lassen. Dieses kann aber verschiedene Anfangspunkte nehmen, und der eine und zwar häufige Anfangspunkt, ist in der erwähnten Schleimhautaffection begründet. Dafs das gedachte asthenische Allgemeinleiden im Verlaufe der Fieber, gerade dann am ausgebildetsten hervortreten werde, wenn es bis zur Geschwüresbildung gekommen ist, läfst sich leicht folgern.

b) Die Entzündung der Darmschleimhaut und die daraus hervorgehende Geschwüresbildung, ist eben so gut eine Folge des asthenisch-nervösen Fiebers.

Hierbei sind sehr verschiedenartige Causalmomente in Betracht zu ziehen. — Bei Nervenfiebern im Allgemeinen und besonders denjenigen Arten, die mit einer bedeutenden Schwäche der reproductiven Nerven auftreten, leidet die peripherische Blutbewegung in einem sehr hohen Grade, und Blutanhäufungen bald in diesem bald in jenem innern Organe, gehören zu den ganz gewöhnlichen Erscheinungen. Begünstigt die individuelle oder stationäre Anlage eine Blutanhäufung im Unterleibe, so wird solche bei der eingetretenen Stöhrung im Mesenterio, besonders aber auch in der Schleimhaut des Darmkanals einen höhern Grad erreichen können. Diese Blutanhäufung ist aber jetzt eine mehr passive. An dieselbe knüpfen sich Blutunterlaufungen. Aufserdem spricht sich bei dem verminderten Blutleben und der allgemeinen Asthenie eine verminderte lebendige Wechselbeziehung zwischen den organischen Stoffen aus, und im weiteren Fortschreiten erfolgt ein örtliches Absterben, eine brandige Colliquation, aus welcher eine Geschwürsbildung entwächst. Aufserdem können aber auch andere Umstände auf die Ausbildung dieser Darmaffectionen wirken. Vernachläfsigte Sordes z. B. können eine örtliche Reizung bedingen; reizende Arzneien müssen eine gleiche örtliche Einwirkung veranlassen; metastatische Ablagerungen, die ja bei Nervenfiebern so häufig vorkommen, können bei einer begünstigenden Anlage ihre Richtung dorthin nehmen; selbst eine kritische Secretion kann durch ihre Qualität eine entzündliche Reizung mit ihren späteren Folgen herbeiführen.

c) Darmgeschwüre können unabhängig vom Fieberzustande vorhanden sein, und nur in eine zufällige Verbindung mit demselben treten. So bestehen häufiger aus Hämorrhoidalknoten hervorgegangene Geschwüre im Mastdarme ohne alles Fieber. *Abercrombie* führt Beispiele an, wo die Leichenöffnung bedeutende Darmgeschwüre nachwies, ohne dafs solche im Leben durch besondere Zufälle bezeichnet waren. Ich habe aus eigener Beobachtung zwei Fälle anzuführen, wo im Cocco grofse Geschwüre gefunden wurden, die sich wie Krebsgeschwüre gestalteten, und von deren Dasein im Leben kein Symptom auf eine entscheidende Weise zeugte. — Tritt bei dem Vorhandensein solcher

Darmgeschwüre aber ein bedeutenderes Fieber ein, so macht sich der Einfluſs der Geschwüre hierbei leicht geltend, indem derselbe die Umwandelung in einen asthenischen Charakter begünstigt.

Diese kurzen Andeutungen mögen hinreichen auf den verschiedenen Zusammenhang der Darmgeschwüre und der Nervenfieber aufmerksam zu machen, da eine ausführliche Untersuchung dieses Gegenstandes hier zu weit führen würde.

Was die Diagnose der Darmgeschwüre anbetrifft, so ist solche unter allen Verhältnissen höchst unsicher, da solche mit keinen bestimmten Symptomen hervortreten, und nach der besonderen Natur der verschiedenen Krankheiten bei denen sie vorkommen, mit den verschiedenartigsten Symptomengruppen in Verbindung gestellt werden, welche die noch am meisten beweisenden Merkmale verdunkeln können.

Zuvörderst ist für die Diagnose zu beachten die individuelle und stationäre Krankheitsanlage, in wiefern sie die Ausbildung entzündlicher Reizungen der Darmschleimhaut begünstigen.

Es ist zu beachten die Wahrnehmung des Schmerzes, welcher die Entzündung begleitet. Dabei ist jedoch zu erwägen, daſs der Darmkanal und besonders die innere Fläche desselben, im Ganzen einen geringeren Grad von Empfindlichkeit offenbart und daſs die Beobachtung häufiger bedeutendere entzündliche Leiden des Darmkanals, ja selbst mit dem Ausgange in Brand nachgewiesen hat, ohne daſs eine besondere Schmerzempfindung wahrgenommen worden war. Der Schmerz verhält sich im Ganzen sehr verschieden, fehlt sogar ganz, ist überdem bei nervösen Fiebern wegen des veränderten Wahrnehmungsvermögens der Kranken sehr unsicher zu würdigen, so daſs seine Anwesenheit die Zahl der diagnostischen Merkmale zwar vermehrt, sein nicht Vorhandensein aber für das Gegentheil wenig beweiset. Bei asthenischen Fiebern tritt der Schmerz bei weitem am häufigsten in der Gegend des Coecums am stärksten hervor; er kann jedoch auch an jeder andern Stelle des Unterleibes wahrgenommen werden. Die veränderte Beschaffenheit der Darmausleerungen zeugt mit am entschiedensten für das Vorhandensein der Darmgeschwüre. Geht mit den Faecibus Eiter und geschwürige Jauche ab, so ist an dem Vorhandensein der Geschwüre nicht zu zweifeln. Gewöhnlich wird die Darmausleerung auch durchfallartig. Bei den asthenischen Fiebern, bei welchen Darmgeschwüre vorhanden sind, nehmen die durchfallartigen Ausleerungen gewöhnlich die Beschaffenheit einer trüben, blutwässerigen, mit eiterartigen Partikeln gemischten, dem Fleischwasser nicht unähnlichen Flüssigkeit an, die von einem eigenthümlichen Gestanke zu sein pflegt.

Insbesondere werden Darmgeschwüre auch von Blutungen begleitet, deren Auftreten bei den anderweitigen verdächtigen Symptomen, besonders bei vorgeschrittenen nervösen Fiebern, freilich viel beweiset.

Die Stöhrung der Verdauung und der Chylification, welche Darmgeschwüre begleiten, müssen nothwendig eine bedeutende Verletzung des Reproductionsvorganges zur Folge haben, und so bildet sich auch in chronisch-verlaufenden Fällen, ein cachectisches Allgemeinleiden, beim acuten Verlauf aber das Hervortreten eines asthenisch-nervösen Fiebers aus, in dessen wesentlichen Zügen die gesunkene Lebensthätigkeit in der reproductiven Nervensphäre vorzugsweise in die Augen fällt. So wird denn auch die Würdigung des vorhandenen Allgemeinleidens zur Diagnose der Darmgeschwüre beitragen können. Aufserdem ist auch der consensuell ausgebildete eigenthümlich veränderte Gesichtsausdruck zu beachten, der bei diesen Kranken häufig wahrgenommen wird, dessen nähere Kenntnifs jedoch nur aus eigener häufiger Beobachtung gewonnen werden kann, und von dem ich nur im Allgemeinen bemerken will, dafs neben dem bedeutenden Einfallen der Gesichtszüge, dem tiefen Einsinken der Augen, ein besonders verdriefslicher Ausdruck und ein grämlicher Zug um den Mund, so wie ein Herabgezogensein der Mundwinkel wahrgenommen wird.

Die Frage, ob die Darmverschwärungen sich jemals vernarben, kann man nur dadurch beantworten, dafs man die Beobachtungen an Personen in Erwägung zieht, welche während der Reconvalescenz gestorben sind, und bei denen man Verschwärungen in verschiedenen Stadien, und Vernarbungen gefunden hat. *Andral* und *Billard* versichern, wahre Vernarbungen beobachtet zu haben. Gewiſs ereignet sich dieser glückliche Ausgang aber nur selten und gleichsam nur ausnahmsweise; der Regel nach sind diese Verschwärungen wohl für unheilbar zu halten. Diese Unheilbarkeit, so wie die bedeutenden Folgen, welche sie durch das secundaire asthenische Allgemeinleiden und die tiefe Verletzung der Reproduction setzen, geben den Darmgeschwüren deshalb auch unter allen Umständen eine sehr groſse Bedeutung.

Die Behandlung der Darmgeschwüre wird nach den verschiedenen ursachlichen Verhältnissen zwar verschieden eingeleitet werden müssen, wie dies bei den einzelnen Krankheiten, denen sie sich beigesellen, näher anzugeben ist; im Allgemeinen ist darüber jedoch folgendes zu bemerken:

Man wird dem asthenischen Character des Allgemeinleidens entsprechend, für die Erhaltung der Lebenskräfte wirken, das Assimilations- und Reproductionsvermögen nach besten Kräften unterstützen, die profusen Darmausleerungen, und die Absonderung aus der Geschwüresfläche, welche denselben zum Grunde liegt, durch Adstringentia beschränken müssen. *Columbo*, Catechusaft, Ratanhia, Cascarille, rother Wein, Alaun, besonders aber die Eisen- und Zinkpräparate, sind zu diesem Zwecke als die wirksamsten Mittel empfohlen. *Autenrieth*, *v. Pommer* und *Schneider* rühmen im Nervenfieber besonders das salzsaure Eisen, alle 2 Stunden zu ½ — 1 Gran in Pillenform gereicht. *Baumgärtner* empfiehlt vor allen übrigen Mitteln das Zincum sulphuricum, drei Mal täglich zu 2 Gran, in einer Auflösung mit Gummi arabicum und Opium. Nach meiner eigenen Erfahrung wird bei wirklich vorhandenen Darmgeschwüren mit allen diesen Mitteln nichts ausgerichtet.

Litteratur.

Heusinger, Ueber die Schleimhautschwämme; im ersten Jahresberichte von der Königl. anthropotomischen Anstalt zu Würzburg. 1826.

Louis. Anatomisch-pathologische Untersuchungen über die Erweichung mit Verdünnung und Zerstörung der Schleimhaut des Magens u. s. w. A. d. Franz. übers. von *Bünger*. Berlin 1829.

Andral. Grundrifs der pathologischen Anatomie. A. d. Franz. von *Becker*. 2 Theile. Leipz. 1829 — 30.

Abercrombie. Pathologische und practische Untersuchungen über die Krankheiten des Magens, des Darmkanals u. s. w. A. d. Engl. von *van dem Busch*. Bremen 1830.

Gendrin. Anatomische Beschreibung der Entzündung und ihrer Folgen. A. d. Franz. von *Radius*. Leipzig 1830.

Baumgärtner. Ueber die Natur und die Behandlung der Fieber. B. I. S. 250 — 270. Desgl. in den Carlsruher Annalen. 2ter Jahrgang. 2tes Heft. S. 73 sqq.

Nisle. Beiträge zur Diagnostik und Pathogenie der Darmgeschwüre. *Horn's* Archiv für mediz. Erfahrung. Jahrgang 1829. Januar und Februar-Stück. S. 139.

Neumann. Ueber Darmgeschwüre in typhösen Fiebern. *Hufeland's* Journal der praktischen Heilkunde. B. XVII. Jahrg. 1827. März-Stück. S. 96.

C. M. Gibern. Mémoire envoyé au concours de la Société de médecine practique de Paris pour la solution des questions suivantes, et honoré d'une médaille par cette Société etc. Existe-t-il toujours des traces d'inflammation dans les viscères abdomineaux après les fièvres putrides et malignes? Cette inflammation est-elle cause, effet ou complication de la fièvre? Paris 1825.

Hufeland, im Journal der praktischen Heilkunde. B. 70. H. 4. S. 134.

Bretonneau. Archive général de médecine. Septbr. 1829

Gendron. Archive gén. de méd. Juin et Juillet 1829.

Lesser. Die Entzündung und Verschwärung der Schleimhaut des Darmkanals. Mit 1 schwarzen und 5 ausgemalten Kupfern. Berlin 1830.

B — dt.

DARMGESCHWÜRE (chirurgisch). Diese erst in neuester Zeit ihrer ganzen Häufigkeit und Wichtigkeit nach bekannt gewordenen Geschwüre, liegen zu weit von der Oberfläche des Körpers entfernt, als dafs sie oft die Thätigkeit des Chirurgen in Anspruch nehmen sollten. Vielmehr gehören sie fast immer ganz in das Gebiet der innern Medizin, indem sie nur als untergeordnete, sekundäre Erscheinungen wichtiger dynamischer Krankheiten auftreten. Ihre pathologische Beschreibung gehört daher der Medizin an und hier soll nur dasjenige erwähnt werden, was den Chirurgen unmittelbar interessirt.

Die Gegend des Darmkanales, in welcher sie vorzüglich entstehen, ist die Umgegend der Valvula *Bauhini*, das untere Ende des Ileum, demnächst das Coecum und das

Colon; und zwar gehören sie der Schleimhaut des Darmes an. Am häufigsten sind sie Folgen einer schleichenden Entzündung in der Darmschleimhaut, welche Affektion bei übrigens sehr verschiedenen Krankheiten (sehr häufig bei sogenannten typhösen und venösen Fiebern) eintritt; in andern Fällen aber scheint der die Geschwüre erzeugende Krankheitsprozeſs vielmehr der Tuberkelbildung in den Lungen analog, weshalb sie sich oft bei Lungensuchten zeigen. Schon hieraus geht die groſse Schwierigkeit und Unsicherheit ihrer Diagnose hervor, welche in den meisten Fällen einzig und allein auf den Zeichen von dem Verlaufe der Darmschleimhautentzündung basirt. Der konstanteste Zufall bei diesen Geschwüren ist — auſser bedeutendem Sinken der Kräfte und groſser Empfindlichkeit beim Drucke auf den Unterleib, besonders in der rechten Lumbargegend (wo die Geschwüre am häufigsten vorkommen), — eine Diarrhoe von eigelben, mit weiſsen Flocken vermischten Massen, deren Unterdrückung Meteorismus erzeugt. Blutungen aus dem After treten schon viel seltener ein.

Daſs die medizinische Behandlung des allgemeinen Zustandes bei weitem die Hauptsache bei der Kur dieser Geschwüre ausmacht, leuchtet von selbst ein. Ihre symptomatische Behandlung anlangend, so ist es wesentlich nothwendig, bei diesen wie bei allen andern Geschwüren den Abfluſs des Sekretes zu befördern und daher die eben beschriebene Diarrhoe (so lange sie nicht direkt schwächend wird) nicht gewaltsam zu unterdrücken. Neben einer durchaus blanden Diät, sind schleimige und ölige Mittel, als Getränk und als Klystir, und erweichende Umschläge auf den Unterleib die wichtigsten und fast die einzigen direkt auf die Geschwüre wirkenden Mittel. Bei groſser Empfindlichkeit müssen denselben beruhigende Narcotica, als Blausäure, Extr. hyoscyami, Extr. opii in kleinen Dosen u. dgl. zugesetzt werden. Reichliches Trinken von Milch mit Kalkwasser, welches detergirend auf die Geschwüre wirkt, wird von vielen und, wie es scheint, mit Recht empfohlen.

Selten kommen diese Geschwüre nach auſsen zu Tage. Denn wenn sie auch nicht ganz selten die sämmtlichen Darmhäute durchbohren und dann in die Unterleibshöhle münden, so sind doch der Beispiele sehr wenige bekannt, dafs durch die vorhergehende Entzündung eine Adhäsion zwischen Darm- und Bauchwand entstanden und nun die zusammengeklebten Darm- und Bauchwandungen gemeinschaftlich durchbrochen worden wären. Am öftersten ereignet sich dieses noch bei den Geschwüren des Mastdarmes, die auch eine Fistel in die Harnblase bilden können; doch hat z. B. *Mollison* auch einen Fall mitgetheilt, wo ein Geschwür im untern Theile des Ileum durch die Bauchdecken nach aufsen durchbrach. Es bilden sich in solchen Fällen Fisteln, welche nach den für Darm- und Steifsfisteln geltenden Regeln behandelt werden müssen.

Litt. *P. C. A. Louis*, anatomisch-pathologische Untersuchungen; a. d. Franz. von *G. Bünger*. Berlin 1827. 8. S. 122 folg. W—r.

DARMGICHT. S. Colica.

DARMMESSER oder *Enterotom*, vom Regiments-Arzt Dr. *Lesser* (s. dessen Darstellung der Entzündung und Verschwärung der Schleimhaut des Verdauungskanals. Berlin 1830. 8. S. 89. T. V. fig. 5.).

Dies Instrument besteht 1) aus einem runden, geraden, stumpfzugespitzten hölzernen Stiele, der 20 Zoll lang ist und ¼ Zoll im Durchmesser hat. Das dem abgerundeten entgegengesetzte Ende dieses Stiels ist mit einer eisernen, einen Zoll langen Schraube versehen, welche durch einen hölzernen Knopf gedeckt werden kann, und nur beim Gebrauch des Instruments, um dasselbe gehörig zu befestigen, in die Kante eines Obductionstisches geschroben wird; 2) aus einer Klinge, welche die Gestalt eines ungleichschenklichen Dreiecks hat, und in dem Stiele, einige Zoll weit von dem freien, gerundeten Ende entfernt, so eingesetzt und befestigt ist, dafs ihre Basis dem Schraubenende, die Spitze dem freien Ende des Stiels zugekehrt ist. Der Rand der Klinge, welcher dem eingefalzten gegenüber sich befindet, ist scharf und schneidet den Darm der Länge nach auf, wenn dieser über den Stiel, von dem freien Ende gegen das festgeschrobene, gestreift oder gezogen wird. Die Klinge ist mit einer Schraube und einem Stifte befestigt, welche entfernt werden können, damit die Klinge nöthigenfalls geschliffen werden kann. Der Geübte wird mit diesem Enterotom in wenig Minuten den Darmkanal aufschneiden, weshalb es grofsen Krankenhäusern, wo eingerichtete Obductionszimmer vorhanden sind, besonders zu empfehlen ist.

Der aufzuschneidende Darmkanal mufs von dem Gekröse getrennt sein. S — m.

DARMNAHT. S. Enterroraphia.

DARMSAFT. S. Verdauung.

DARMSAITEN. S. Bougie.

DARMSCHEERE von *Cloquet*, Chirurgus am Hospital St. Louis zu Paris (beschrieben und abgebildet vom Dr. *W. Himly*, im Journal d. prakt. Heilkunde von *Hufeland*, 1826. October-Heft. S. 100). Die Länge der Scheere beträgt ungefähr $8\frac{1}{2}$ Zoll. Ihre beiden Blätter sind an Länge verschieden; das längere mifst von dem Schlosse der Scheere bis zum vordern Ende derselben $4\frac{3}{4}$ Zoll, das kürzere $3\frac{3}{4}$ Zoll. Das, um einen Zoll, längere Blatt ist vorn abgerundet und dicht vor dem Orte, wo es von dem kürzern berührt wird, mit einem rückwärtsgekrümmten, stumpfen Häkchen versehen, hinter welchem die Schneide desselben ihren Anfang nimmt. Dies längere Blatt der Scheere wird in den, vom Gekröse getrennten, Darm eingebracht und, während man es immer weiter fortschiebt, mit dem kürzern geschnitten. Hierbei bleibt der Darm, nach jedem Schnitte, auf dem runden, vordern Ende des längern Blattes hängen, besonders da ihn davon abzugleiten das darauf befindliche stumpfe Häkchen verhindert. Man kann auf diese Weise, ohne allen Aufenthalt und ohne sich dabei zu beschmutzen, den Darmkanal von dem einen bis zum andern Ende aufschneiden.

Da dies Instrument bequem transportirt werden kann, so eignet es sich auch zu den anzustellenden Sectionen in Privathäusern. S — m.

DARMSCHNITT. S. Enterotomia.

DARMSTEINE. S. Enterolithen.

DARMVERENGERUNG. S. Strictura.

DARMVERSCHLINGUNG. S. Volvulus.

DARMVORFALL. S. Prolapsus.

DARMWUNDE. S. Vulnus abdominis.

DARMZOTTEN (*villi, flocci, papillae intestinorum*) sind Hervorragungen der Schleimmembran des Darms gegen den innern Raum seiner Höhle in Gestalt länglicher am Ende rundlicher Blättchen, die in sehr grofser Zahl (man kann deren beim Menschen an vier Millionen annehmen) die Oberfläche des gesammten Dünndarms bedecken. Man hat ihnen auch cylindrische, fadenförmige, kolbige, abgestützte u. a. Gestalten beigelegt; doch erklärt *A. Meckel* dieses für blofsen Schein, indem nach Verschiedenheit der Lage gegen das Auge, der Beugung von den Seiten oder von oben, der spiralen Drehung in der Mitte das länglichte Blättchen der Darmflöcke diese bald als Cylinder, bald als Faden und Kolben erscheint. Es ist nicht zu läugnen, dafs die Darmflocken bei blutleerem Zustande, wie sie gewöhnlich untersucht werden, meistens platt erscheinen; die cylindrische Gestalt kömmt ihnen jedoch nicht weniger zu, namentlich so oft sie im lebenden Zustande oder nach Entzündungen und Congestionen durch das Blut, oder durch künstliche Einspritzung in der Turgescenz sich befinden (vergl. *Rudolphi's* Physiol. 2. B. 2. Abth. S. 209). *Meckel* selbst bildet eine Parthie derselben von einem Hunde cylindrisch ab, bei denen es ihm gelungen war, sie an der Basis durchzuschneiden (Deutsch. Arch. f. Physiol. 5. Bd. 5. Hft. Tab. III. fig. 8.). Die von *Lieberkühn* und Andern gesehenen Oeffnungen an der Spitze der Darmzotten sind von *Rudolphi* hinreichend widerlegt (*Reil's* Archiv, III. S. 66. 71. 76. 363). In Hinsicht der innern Textur vergleicht sie *Meckel*, so wie er sie untersuchte, mit Recht mit zarten Grasblättchen an deren Oberfläche man Reihen von Zellkügelchen unterscheiden kann. Wirklich scheinen sie im blutleeren Zustande ganz aus Schleimkügelchen zu bestehen, und ihre graudurchscheinende Substanz ist jener der Wasserpolypen nicht unähnlich, wobei man leicht auf die Analogie grofser Reproductibilität und Verdauungskraft gebracht werden könnte.

Im ausgespritzten Zustande scheinen sie ganz mit Gefäfsgeflechten zusammengesetzt zu sein. Die Einspritzung gelingt nach *F. Ribes* (*Meckels* deutsch. Arch. d. Physiol. 4. Bd. S. 629) am besten durch die Venen, daher er auch ihr Gefäfsgeflecht blos für venös hält. Auch *Leuret* und *Lassaigne* gelang es vorzüglich durch Unterbindung des Stammes der Pfortader die ganze Membrana villosa mit Ausschlufs der übrigen Darmhäute in den Zustand höchster Blutfülle zu versetzen, wobei die Zotten in einer Art Erection sich befanden (*Leuret* et *Lassaigne*, Recherches phisiologiques et chimiques pour servir à l'histoire de la digestion. Paris 1825. 8. p. 73). Jedoch gelingen die Injectionen nicht weniger durch die Arterien wie die Präparate und Abbildungen von *Lieberkühn*, *Prochaska*, *Seiler* und *Döllinger* beweisen. Schwieriger gelingt die Anfüllung nach *Hewson* und *Fohmann* durch die Lymphgefäfse; jedoch erfolgt sie auch bei stärkerem Druck. Ueber die Verschiedenheiten der Flocken im menschlichen Darme in Hinsicht der Gröfse, Gestalt, Zahl, Vertheilung, individueller Beschaffenheit u. s. w. an verschiedenen Stellen seines Verlaufs, wäre wohl eine specielle Untersuchung noch zu wünschen. Nach *J. F. Meckel's* Untersuchungen (Deutsches Arch. f. Physiol. III. B. S. 68) entstehen die Darmzotten durch die allmählig geschehende Einkerbung und dadurch bewirkte Zerfällung von einfachen Längenfalten. Sie sind schon am Anfange des dritten Monats mit Bestimmtheit zu erkennen, und bilden sich weit früher als die Falten des dünnen Darms, welche erst im siebenten Monate auftreten. Sie sind in jener Zeit auch über die Schleimhaut des Dickdarms verbreitet, verschwinden jedoch in diesem bis zu Ende der Schwangerschaft wieder. In der Thierreihe finden sich nach *Rudolphi's* Untersuchungen (*Reil's* Archiv. B. 4. S. 63) zwei Hauptformen derselben, die der eigentlichen Zotten, und die der Faltennetze. Jene kommen im Allgemeinen den Säugthieren zu. Nach *Rudolphi* macht jedoch der Maulwurf, der Goldmaulwurf, das Schnabelthier und der Braunfisch (*Delphinus Phocaena*) davon eine Ausnahme. Die Faltennetze kommen den Vögeln, den Amphibien und Fischen zu. *Treviranus* (Biologie. IV. S. 453) fand sie auch bei Mollusken, jedoch nicht bei Insekten. *Bichat* (Traité des membranes) und noch vor ihm *Haase* (De vasis cutis et intestinorum absorbentibus) haben auf ihre Analogie mit den Papillen der Haut aufmerksam gemacht. Sie scheinen jedoch kaum der Sensibilität zu dienen und ausschliefslich für die Einsaugung bestimmt zu sein. Vorzüglich dienen sie nebst den unzähligen Schleimgrübchen, die innere Oberfläche des Darmkanals zu vermehren.

L i t t e r a t u r.

Aufser den schon angeführten Schriften und *Haller's* Physiologie. VII. S. 1.

Helvetius, in Mémoires de l'Acad. des sc. Paris 1721.

J. Nath. Lieberkühn, de fabrica et actione villorum intestinorum tenuium. Lugd. Bat. 1745. 4.

John Sheldon, The history of the absorbent system. Lond. 1784. 4. c. Tabb.

Rom. Ad. Hedwig, disquisitio ampullularum *Lieberkühnii* physico-microscopica. Lips. 1797. 4. c. Tab.

Item, über die Darmzotten in *Isenflamm's* und *Rosenmüller's* Beiträgen. 2. B. 1. Hft. No. 4.

Jan. Bleuland, vasculorum in intestinorum tenuium tunicis, subtilioris anatomes opera detegendorum descriptio iconibus pictis illustrata. Traj. ad Rh. 1797. 4.

K. Asm. Rudolphi, anatomisch-physiologische Abhandl. Berl. 1802. gr. 8. mit Kpf.

Ch. Ad. Jul. Kopstadt, Recherches sur la structure du tube intest. notamment sur sa memb. muqueuse et sur le mode de distribution des vaisseaux sanguins dans ce conduit. Strasb. 1812. 4. P — c.

DARRMALZ. S. Maltum.

DARRSUCHT. S. Atrophia.

DARSIS, von δαιρω, schinden, abhäuten, ἡ δαρσις, das Abhäuten, Schinden auch Wundwerden, nach *Lyser* eine Trennung der Theile durch blofses Abhäuten. S. Excoriation. E. Gr — e.

DASCITES. S. Augenliderrauhigkeit.

DASJES-PISS. Mit diesem Namen bezeichnen die Kolonisten am Vorgebirge der guten Hoffnung eine Substanz, welche dort gepulvert oder in Weinaufgufs in mancherlei Krankheiten, besonders bei hysterischen Beschwerden, mit gutem Erfolge angewendet wird. Sie findet sich in einzelnen Stückchen an den schroffen Bergabhängen, meist in den Gegenden, wo der sogenannte Klippdas (*Hyrax capensis*) am häufigsten angetroffen wird; man sammelt die kleinen Stückchen, welche frisch noch weich und klebrig sind, backt sie zu gröfsern Klumpen zusammen, da sich so die flüchtigen Bestandtheile besser erhalten. Diese Substanz wurde wohl für Bergöl angesehen, hat sich aber als thierischen Ursprungs erwiesen, wenn sie gleich nicht, wie der Name sagt, für eine Bildung aus dem Urin jenes Thieres angenommen werden kann. Es ist eine schwärzlich-braune etwas klebrig anzufühlende feste Masse, von der Farbe des eingetrockneten Bluts, schwer zerreibbar, von unebenem Bruch, mit dunkleren und hellern Stellen, wovon einige harzig glänzend sind; auch sieht man fremde Körper, vegetabilische Halme oder Spreuen mit eingemengt. Die von *Schrader* angestellte chemische Untersuchung dieser Substanz ergab, dafs dieselbe offenbar thierischen Ursprungs sei; es zeigten sich als Bestandtheile: Talg, grünes Harz, eine in Wasser auflösliche braune Substanz, und eine dergleichen gelbe, in Alcohol und Wasser lösliche, welche in Geruch dem kanadensischen Bibergeil höchst ähnlich war, und der wahrscheinlich ihre medizinische Wirksamkeit zuzuschreiben ist (Berl. Jahrb. d. Pharm. Bd. 19.). v. Sch—l.

DASYMA. S. Augenliderrauhigkeit.

DATISCA, Datiscin. Datisca cannabina ist eine Pflanze, welche auf Creta wächst und im Aeufsern dem Hanfe so ähnlich ist, dafs sie von *Prosper Alpin* und selbst noch von *Linné* als Cannabis beschrieben worden ist, doch unterscheiden sie vom Hanfe: die Mehrzahl der Staubgefäfse und in der weiblichen Blume der zweizähnige Kelch, die 3 Griffel, so wie die vielsamige 3kantige und 3hörnige aber einfächerige unterständige Kapsel und die gefiederten Blätter. Die Pflanze ist von ausnehmender Bitterkeit; *Braconnot* fand darin einen gelben extractiven Farbstoff, ferner einen dem Inulin sehr nahe stehenden, nach andern damit identischen Stoff, welchen er *Datiscin* nannte, der sich gegen Galläpfelaufgufs und Barytwasser anders als das Inulin verhielt (s. diesen Art.). v. Sch—l.

DATTELN, Dattelnpalme. S. Phoenix.

DATURA, Daturin. *Datura* ist eine Pflanzengattung aus der natürlichen Familie der *Solaneae*, in der *Pentandria Monogynia* bei *Linné*. Ein 5zähniger röhriger Kelch, dessen unterer Theil scheibenförmig stehen bleibt, während der übrige wie querabgeschnitten abfällt; eine trichterförmige, 5faltige Blumenkrone mit aufrechtem Saum, der 5 zugespitzte Zähne hat; 5 Staubgefäfse mit länglichen Antheren; einen Pistill, mit 2lappiger dicker Narbe; endlich die 2 oder 4fächerige, 4klappige, auf der Kelchbasis stehende Kapsel mit grofsem an der Scheidewand befestigten Samenträger und vielen nierenförmigen Samen characterisiren diese Gattung, von der die fast durch ganz Europa verbreitete aber aus dem Orient stammende jetzt auch nach Amerika übergewanderte

D. Stramonium L. (Stechapfel, Dornapfel, Krötenmelde) in der Medicin Anwendung findet. Diese einjährige ein paar Fufs hoch werdende Pflanze, welche in Dörfern an Wegen und in Gärten vorkommt, hat gabelspaltige runde Aeste, eirunde, spitze, buchtige und gezähnte gestielte Blätter; astachselständige grofse weifse Blumen und aufrechte Wallnufsgrofse eiförmige mit starken krautigen Dornen besetzte Kapseln. Eine Abänderung hiervon ist die *D. Tatula L.*, nur unterschieden durch die violett angelaufenen Stengel, Blattstiele und Nerven, so wie durch die blafsbläuliche Blume mit violetten Faltenkanten. Ferner findet sich auch wohl die Kapsel ohne Dornen. Man benutzt von dieser Pflanze, welche frisch einen unangenehmen narcotischen Geruch hat, die Blätter: *Herba Stramonii* und die schwarzen vertieft runzligen Samen: *Semen Stramonii.* Diese letzteren sind von *Brandes* untersucht und darin gefunden worden: Blattgrün, butterartiges Fett, schwer flüssiges Oel, Wachs, in Aether unlösliches Harz, Extractivstoff, Zucker, Gummi, Pflanzenschleim, stickstoffhaltige in Alcohol unlösliche Materie, Eiweifs, Extractabsatz, Pflanzenfaser und mehrere apfelsaure und phosphorsaure Salze, so wie andere mit einer eigenen Salzbasis, welche er *Daturin* nannte, und welche die Ursache der narcotischen Wirkung sein sollte. Spätere Untersuchungen, namentlich von *Lindbergsson*, haben gelehrt, dafs dieses angebliche Alcaloid phosphorsaure Talkerde war, dafs aber ein narcotischer Stoff in den Samen enthalten sei, ganz gleich dem in der Belladonna und Hyoscyamus und auf gleiche Weise wie bei diesen dargestellt werden kann und ebenso wenn nicht noch stärker auf die Pupille wirke. Dagegen hat *Bley* in dem blühenden Kraute ein flüchtiges giftiges Alcaloid, jedoch nur in geringer Menge gefunden, welches dem Coniin sehr ähnlich ist, aber nicht auf die Pupille wirkt. Weitere Untersuchungen sind hierüber zu erwarten. v. Sch—l.

In seinen Wirkungen hat das Stramonium viel Aehnlichkeit mit Herb. Hyoscyami und Herb. et Rad. Belladonnae. Es wirkt gleich diesen schmerz- und krampfstillend, nur noch erregender und heftiger auf das Cerebralsystem, verursacht sehr leicht Schwindel, Betäubung. Nächst diesen scheint das Str. reizend auf die Schleimhäute, das Venen-, Lymph- und Drüsensystem einzuwirken, den Stuhlgang gelinde zu befördern.

In grofsen Gaben angewendet veranlafst es: Eingenommenheit des Kopfes, heftiges Kopfweh, brennende Hitze des Kopfes, Stupor, Gesichtstäuschungen, erweiterte Pupille, Zittern, Convulsionen, krampfhafte Zusammenschnürung des Schlundes, eine Art von Wasserscheu, Verlust des Gedächtnisses, wildes Delirium, sardonisches Lachen, convulsivische Verdrehungen der Extremitäten, ähnlich denen beim Veitstanz, Lähmungen, Apoplexie.

Benutzt werden Herba et Semina Str. in folgenden Formen:

1) *Extr. Stramonii*, der eingedickte Saft der Blätter, zu dem dritten Theil eines Granes bis höchstens zu zwei Gran pro dosi täglich zwei bis drei Mal.

2) *Tinctura seminum Stram.*, pro dosi fünf bis zehn Tropfen täglich zwei bis vier Mal.

Aufser diesen Formen empfahl *Marcet* das Extrakt der Saamen, welches ungleich stärker sein soll, als das der Blätter. Die Pharmacopoea Bavarica enthält die Vorschrift zur Bereitung einer *Tinctura Stramonii aetherea*, welche bereitet wird durch kalte dreitägige Digestion von zwei Unzen Saamen und acht Unzen Spiritus sulphurico-aethereus.

Innerlich ist das Str. empfohlen worden:

1) Gegen Wahnsinn, Melancholie, Blödsinn und ähnlichen Gemüthskrankheiten, vorzüglich wenn sie rein dynamischer Art lichte Zwischenräume haben — von *Stürk*,

Schmalz, Barton und *Amelung* empfohlen, von *Greding* ohne Erfolg angewendet.

2) Chronische Nervenkrankheiten krampfhafter Art, Epilepsie, nach *Most*, — Magenkrampf, nach *Dreysig*.

3) Nevralgien gichtischer, rheumatischer und venerischer Art, vorzüglich Tic douloureux, nach den Erfahrungen von *Marcet, Read, Vaidy* und *Zollikofer*.

4) Endlich ist das Stram. auch gegen Lähmungen und Amaurose, Anomalien der Menstruation von *Greding*, Wasserscheu von *Harlefs* anempfohlen worden.

Aeufserlich ist das Stram. benutzt worden:

1) Gegen Asthma und Brustkrämpfe in Rauchgestalt von *Sills, Toulmie* u. A.

2) Bei heftigen rheumatischen Lokalaffektionen. *Read* und *Zollikofer* empfahlen äufserlich die Tinct. Stram. oder eine Salbe aus zwei Unzen Herb. Stram., vier Unzen Schweinefett und eine Unze Wachs.

3) Gegen Nevralgien oder andere Lokalaffectionen nervös-erethischer Art wird die Herb. Stram. in Form von Umschlägen und Bähungen zur Linderung der Schmerzen empfohlen, so wie zu gleichem Zweck eine Auflösung des Extr. Stram. bei Augenleiden und Zahnschmerz.

L i t t e r a t u r.

Horn's Archiv. 1825. Mai u. Juni. S. 441.

Hufeland's Journ. d. p. Heilk. Bd. XXXVI. St. 2. S. 82. — Bd. LXXV. St. 6. S. 3.

Gerson u. *Julius* Magazin. 1825. Sept. u. Oct. S. 283.

S. Cooper, Diss. on the properties and effects of the Datur Str. 1793.

Harlefs, über die Behandlung der Hundswuth und besonders die Wirksamkeit des Stramonium. Frankfurt 1809.

C. Engelhardt, Diss. de Datura Stram. ejusque usu medico praesertim ad rheumatismi chronici curationem. Ultrajecti 1822.

Rust's Magazin. Bd. XVI. S. 343. — Bd. XVIII. S. 18. 124.

O — n.

DAUCUS. Eine Pflanzengattung aus der natürlichen Familie der *Dolden* oder *Umbellatae*, im *Linné*'schen System in der *Pentandria Digynia*. Sie gehört zu den Dolden, deren Früchtchen 5 Haupt- und 4 Nebenriefen haben, von den ersten, welche fadenförmig und borstig sind, liegen 3 auf dem Rücken und 2 auf der Berührungsfläche; die Nebenriefen sind jede mit einer Reihe am Grunde verbundener Stacheln besetzt, das Eiweifs ist auf der Innenseite platt.

1) *D. Carota L.* (die Mohrrübe, Möhre, gelbe Rübe, Carotte, Vogelnest) mit steifen Haaren besetzt, die Blätter dreifach gefiedert, matt, die Blättchen fiederspaltig, die Zipfel lanzettlich feinspitzig; die Hüllen drei- oder fiederspaltig, fast von der Länge der Dolde, die fruchttragende Dolde concav; die Stacheln der Frucht grade so lang als diese breit ist. Diese Pflanze, welche auf trocknen Grasplätzen durch ganz Europa vorkommt, ist auch nach Amerika, China, u. s. w. ausgewandert. Eine Abänderung derselben mit dicker, fleischiger, weifslich-gelber, gelber oder gelbrother Wurzel wird häufig kultivirt und als Nahrungsmittel verschiedenartig angewendet; aber auch in der Medizin wird der gereinigte eingedickte Saft dieser Wurzel gebraucht (Succus Dauci inspissatus depuratus s. Roob Dauci depuratum), welcher aus dem rohen verkäuflichen Mohrrübensaft durch Auflösung in Wasser, Durchseihen der Auflösung und Einkochen derselben bis zur Syrupconsistenz bereitet wird. Der rohe Mohrrübensaft ist von brauner Farbe, süfsem Geschmack, von zäher Honigconsistenz, darf aber weder mit Kupfer verunreinigt sein, was durch ein hineingestecktes polirtes Stück Eisen geprüft wird, noch darf er brenzlich schmecken. Eine genaue Analyse der Möhren, eines sehr gesunden, leicht verdaulichen Nahrungsmittels fehlt zur Zeit noch, sie enthalten Zucker (*Hermbstädt* erhielt von 124 Pf. Rüben 6¾ Pf. Syrup), Stärkemehl und Gallertsäure. In dem Extract aus frisch ausgeprefstem Möhrensaft fand *Wackenroder*: 1 fettes weifses Oel mit äth. Oel, 0,34 Carotin (ein in purpurnen Krystallen darstellbarer Stoff, der nur in ätherischen und fetten Oelen löslich, übrigens unbekannt ist); 4,35 Eiweifs; 93,71 Schleimzucker mit Aepfelsäure und etwas Stärkemehl.

2) *D. gummifer Lam.* Diese Art, welche in den Meeresgegenden von Italien, Sicilien und Südfrankreich auf Felsen und Mauern vorkommt, unterscheidet sich von der vorigen: durch den unten haarigen nach oben nur scharfen Stengel, durch oben glänzende etwas fleischige Blätter, durch die mit lanzettlichen Zipfeln versehenen offen stehenden

Hüllblätter, welche kürzer als die Dolden sind, durch etwas gröfsere Früchte, an denen die Stacheln kürzer als der Fruchtdurchmesser sind. *Lamarck* nannte ihn gummifer, da er die Pastinaca tenuifolia lucida gummi manans von Boccone (Mus. t. 20) hierher zog, welche jedoch neuerlich von *De Candolle* zu *D. Gingidium* gezogen wird, während *D. gummifer* zu *D. hispanicus Gouan* gerechnet wird. Es ward nämlich von jenem sicilischen Daucus das *Bdellium siculum* der Araber und Latino-barbari gewonnen; aus der verwundeten Pflanze nämlich fliefst ein dünner Saft, der bald an der Luft gesteht, klebrig wird und einen aromatischen Geruch hat. *Bertoloni* erzählt in seinen Amoen. ital. p. 136 dasselbe mit dem Hinzufügen, dafs von diesem Saft der angenehme Geruch der Pflanze herrühre. Jetzt ist dieses Mittel längst nicht mehr in Gebrauch.

v. Sch — l.

Die Wurzel von D. Carota wirkt innerlich angewendet nährend und specifik gegen Würmer. Empfohlen hat man sie als Succus rec. expressus zu einigen Unzen täglich und als Roob Dauci:

1) als Anthelminticum bei Kindern, nüchtern zu nehmen;

2) als nährendes auflösendes Mittel bei Skropheln, Atrophie in der Form des Roob D., — endlich letzteres

3) als expektorirendes Mittel bei Brustbeschwerden, und als den Geschmack verbessernden Zusatz bei Mixturen.

Aeufserlich ist Roob Dauci als Pinselsaft bei Geschwüren des Mundes empfohlen worden, und der Brei frischer Mohrrüben allein, oder mit Bleiwasser als Umschlag bei krebsartigen Geschwüren. O — n.

DAUCUS COPTICUS. S. Ptychotis.

DAUCUS CRETICUS. S. Athamantha.

DAUCUS VISNAGA. S. Ammi.

DAVIELSCHE LÖFFEL ist ein von dem französischen, im 18ten Jahrhundert durch seine Augenoperationen, namentlich durch die Staarextraction sich rühmlichst ausgezeichneten Ophthalmologen *Jacob Daviel* erfundenes Instrument, womit er die Reste des Staars entfernte. Es ist ein goldenes, oder auch silbernes und vergoldetes, abgerundetes $1\frac{1}{2}$ Zoll langes Löffelchen, das an einem Stiele sitzt.

Das andere Ende dieses 4—5 Zoll langen Stieles enthält in der Regel einen kleinen, scharf gerandeten Spatel. Ueber den Gebrauch dieses Instruments s. den Artikel Cataracta.

E. Gr—e.

DAX. Die Mineralquellen von D. liegen in dem Département des Landes auf dem linken Ufer des Adour, zehn Lieues von Bayonne und Bordeaux, vierzehn von Ayre. Man unterscheidet in und bei der Stadt D. folgende Mineralquellen: 1) La fontaine de Nelse. 2) Les sources des Fossées. 3) Les sources des Baignots. 4) Les sources Adouriennes.

Ihr Wasser ist klar, entwickelt kleine Gasblasen, besitzt keinen hervorstechenden Geschmack, nur einen unbedeutenden Geruch; die Temperatur beträgt 25—49° R. Nach *J. Thore* und *P. Meyrac* enthält dasselbe an festen Bestandtheilen: salzsaures Natron, salzsaure Talkerde, schwefelsaures Natron, schwefelsaure Kalkerde und kohlensaure Kalkerde.

Benutzt werden die Mineralquellen als Getränk, Wasserbad und in Form von Douche und Mineralschlamm gegen Lähmungen, rheumatische und gichtische Leiden.

Litteratur.

Essai sur les eaux minérales de Dax, par *M. Dufau.* 1746.
Secondat in: Mémoires de Trevoux. 1747. Septbr.
Mémoire sur les eaux et boues thermales de Dax, Pruhac, Saubusc etc. par *J. Thore* et *P. Meyrac.* 1809.
Ph. Patissier, manuel des eaux minérales de la France. 1818. p. 496.
J. L. Alibert, précis historique sur les eaux minérales les plus usitées en médecine. Paris 1826. p. 275.

O—n.

DEALBATIO. Hierunter verstanden die Alten diejenige cosmetische Kunst, wodurch die Haut, Zähne und Narben weifs gemacht wurden. Auch gebrauchten sie für Dealbatio die Benennung Leucosis. Vergl. den Artikel Cosmetica.

E. Gr—e.

DECANTARE,
DECANTATIO. } S. Abgiefsen.

DECAPITATIO OSSIUM, *Amputatio s. Exstirpatio ossium extremitatum, Resectio articulorum*, Abnehmung der Gelenktheile der Knochen. Diese Operation, deren Zweck es offenbar ist, in solchen Fällen, wo die Krankheit der Gelenkköpfe, nicht aber die der umgebenden Weichtheile, die Unbrauchbarkeit des Gliedes bedingt, anstatt des ganzen Gliedes nur dessen leidenden Theil zu entfernen, gehört, obgleich schon von *Paul von Aegina* aus theoretischen Gründen empfohlen, ganz der neuern und neuesten Zeit an. Früher fehlte theils den Chirurgen die hiefür nöthige feinere anatomische und operative Ausbildung, theils war man ehedem weniger für die Erhaltung der Gliedmafsen besorgt, indem man sich begnügte, durch die Amputation das Leben des Kranken zu retten. Erst in der Mitte des vorigen Jahrhunderts, als man bei gröfserer Vervollkommnung des medizinischen Wissens und Könnens nicht nur das nackte Leben, sondern auch ein möglichst vollkommenes Leben dem Kranken zu erhalten strebte und, sich allgemeiner und bestimmter gegen die zu häufigen Amputationen erhebend, die Indikationen für dieselben beschränkte, trat auch die Dekapitation in das Leben. *White's* glückliche Decapitation des Oberarmes im Schultergelenke 1769 war die erste, welche bekannt wurde (Philosophical Transactions, Vol. 59.). Aber schon 2 Jahre früher hatte, wie später bekannt wurde, sowohl *Vigaroux* als *David* dieselbe Operation verrichtet, und nach *Guthrie* soll sie 1740 *Thomas* gemacht und nach *Park* bereits 1760 *Wainmann* das nach einer Luxation durch die Haut gedrungene untere Ende des Oberarmbeines dekapitirt haben. Nach *White* operirten *Boucher*, *Bent* 1774 (Philosophical Transactions, Vol. 64.) und *Orred* 1779 (Phil. Transact. Vol. 69.), welcher letztere beide Knochenenden des Vorderarmes im Handgelenke abnahm. Die allgemeine Aufmerksamkeit für diese Operation wurde aber erst einige Jahre später durch *Park* in Liverpool rege gemacht, indem er 1781 mit sehr glücklichem Erfolge ein Kniegelenk exstirpirte und nun in einem Briefe an *Pott* 1782 diese Operationsweise für alle Gelenke vorschlug, das Verfahren für die einzelnen angebend. Zunächst ging hierauf *Moreau* der Sohn in Frankreich ein, und exstirpirte mit Glück ein Ellenbogengelenk, ebenso bald darauf (1797) sein Vater, der nun auch dieselbe Operation am Kniegelenke verrichtete.

In neuerer Zeit hat besonders *Mulder* in Gröningen für diese Operation gearbeitet, indem er mehrere Decapitationen an Lebenden ausführte, und nach seinen Versuchen an Leichen und Thieren Operationsmethoden für die sechs Hauptgelenke der Gliedmafsen aufstellte. In neuerer Zeit sind auch Mittelhand- und Mittelfufsknochen dekapitirt worden; eine wirkliche Erweiterung dieses Feldes ist aber die gleichfalls in unserer Zeit vorgenommene Dekapitation der untern Kinnlade, zuerst durch *v. Graefe*, dann von *Mott*, *Schindler* u. v. A., und des Schlüsselbeines durch *Mott*, *Davie*, *Wutzer*. Uebrigens haben, seit diese Operationsweise bekannt ist, alle bedeutenden Chirurgen über dieselbe gehandelt und zu ihrer Ausbildung beigetragen. Nichts destoweniger ist sie noch wenig im Gebrauche, und dieses liegt nicht sowohl in der Schwierigkeit ihrer Ausführung, als vielmehr in der Schwierigkeit genügende und hinreichend scharf begrenzte Indikationen für sie aufzustellen. Es ist einleuchtend, dafs diese in der Klasse der Indikationen für die Amputation zu suchen seien und dafs es darauf ankomme, bei letztern die speziellen Verhältnisse anzugeben, unter denen nicht die Entfernung des ganzes Gliedes, sondern nur die der Gelenkköpfe nöthig ist. Im Allgemeinen ist daher anzunehmen, dafs die Dekapitation dann vorzunehmen sei, wenn eine mechanische oder dynamische Krankheit der Gelenkköpfe, deren Entfernung nach den für die Amputation im Allgemeinen geltenden Indikationen nöthig macht, die umgebenden Weichtheile aber nur in einem geringen Grade affizirt sind und grofse Wahrscheinlichkeit für ihre Wiederherstellung geben. Diese Zustände können eintreten:

1) bei Caries, Necrosis oder anderweitigere z. B. osteosteatomatöser Entartung der Gelenkköpfe;

2) bei Zerschmetterung der Gelenkköpfe, oder wenn fremde Körper, z. B. Flintenkugeln, in sie hinein gedrungen sind;

3) bei uneinrichtbaren Luxationen, bei denen der Gelenkkopf durch die Weichtheile hindurch gedrungen ist.

Zwei Punkte sind bei jedem besondern Falle vornehmlich in Ueberlegung zu ziehen: nämlich erstens, ob auch der Zustand der das Gelenk umgebenden Weichtheile noch von der Art ist, dafs deren Erhaltung wahrscheinlich wird, und zweitens, ob auch die Krankheit der Knochen sich auf die Gelenkköpfe beschränkt oder sich im Gegentheile bis in den Körper des Knochens erstreckt, welches letztere besonders leicht bei Zerschmetterungen und Fissuren der Fall sein kann. Da es in diesen beiden Rücksichten immer auf das Wieviel der Verletzung in den Weichtheilen und im Körper des Knochens ankommt, so lassen sich hierüber keine bestimmten Regeln angeben, und doch hängt hiervon hauptsächlich die Bestimmung ab, ob die Dekapitation genüge oder eine Amputation nöthig sei. Dafs aber alles, was gegen eine Amputation im allgemeinen spricht (z. B. jedes sich über die Grenzen operativer Thätigkeit hinaus erstreckende, vorzüglich jedes bedeutende allgemeine Leiden), auch insbesondere als Gegenanzeige der Dekapitation anzusehn ist, darf wohl kaum noch erwähnt werden.

Der Eingriff, der durch die Dekapitation in die Thätigkeit des Organismus geschieht, ist immer sehr bedeutend und bei weitem gewaltiger als bei der Amputation einer Gliedmafse. Die hier in Rede stehende Operation ist immer sehr komplicirt; die Wundfläche kann nie so rein und glatt werden, wie man sie bei der Amputation mit Leichtigkeit erlangt; im Gegentheile stellt die Wunde immer eine tiefe Höhle dar, welche eine Heilung durch schnelle Vereinigung meistens unmöglich macht und leicht zu Eiteransammlungen und Fisteln Veranlassung giebt. Daher bedurfte z. B. der erste Kranke, dem *Park* die Gelenkköpfe des Knies exstirpirte, ein kräftiger starker Matrose von 33 Jahren, zu seiner Wiederherstellung fast 8 Monate. Jedenfalls gehört die Dekapitation sowohl wegen der Schwierigkeit für den Operateur als wegen der Gefahr für den Patienten zu den heroischen. Sie ist gefährlicher als die Amputation und erfordert daher zur Wahrscheinlichkeit eines guten Erfolges einen viel bessern Kräftezustand des Kranken als die letztgenannte Operation.

Diese Betrachtungen dürften, abgesehn davon, dafs die Dekapitation der untern Kinnlade und des Schlüsselbeines in den betreffenden Fällen die einzige mögliche Operationsweise ist und daher alle Wahl ausschliefst, von der Dekapitation an den Extremitäten ganz und gar abschrecken. Allein für dieselbe spricht erstlich der Umstand, daſs die Natur bisweilen selbst diesen Weg geht, wie z. B. *Chaussier* die von der Natur bewirkte Abstoſsung eines kariösen Oberarmkopfes und *Schmalz* die des Caput et collum femoris gesehn hat. Zweitens sprechen für die Dekapitation doch viele glückliche Erfolge. So ist namentlich der Oberarmkopf häufig exstirpirt worden und es hat sich darnach ein ziemlicher Grad von Beweglichkeit und selbst von Kraft des Armes wiedergefunden, ja *Lentin* erwähnt sogar eines Falles, wo der Operirte ein Schieſsgewehr handhaben und schwere Lasten tragen konnte. In allen 3 Fällen, wo die beiden *Moreau's* das Ellenbogengelenk exstirpirten, stellte sich die Flexion des Armes wieder ein; der eine der Operirten konnte später dreschen und ein anderer diente sogar noch 2 Jahre als Soldat und trieb dann das Schusterhandwerk. Auch der Kranke, an welchem *Syme* dieselbe Operation verrichtete, konnte später schreiben. Nach der Absägung des untern Endes des Radius durch *Moreau* lernte eine Nähterin wieder nähen. Das Kniegelenk ist gleichfalls, wiewohl bisweilen mit unglücklichem Erfolge, doch auch öfters mit Glück dekapitirt worden, worauf meistens Anchylose erfolgte und das Glied brauchbar blieb. Selbst das untere Ende der Tibia und Fibula hat *Moreau* der Vater mit solchem Erfolge abgesägt, daſs sich ein neues Gelenk bildete und der Kranke ging.

Vergleicht man nun diese günstigen Erfolge der Dekapitation mit dem nach der Amputation nöthigen künstlichen Ersatze der abgenommenen Glieder, so muſs man bemerken, daſs ein noch so künstlicher Ersatz der obern Extremität, bei welcher es weniger auf Festigkeit als vielmehr auf Beweglichkeit ankommt, fast nie einem auch nur unvollkommen erhaltenen Gliede gleichkommt; daſs hingegen bei der untern Extremität, deren Haupterforderniſs die Festigkeit ist, der leicht zu erhaltende Stelzfuſs den Vorzug vor einem unvollkommenen Gliede verdient, woher es auch kommt, daſs anfänglich mit groſser Mühe erhaltene Beine oft nach Jahren dennoch allein wegen der ihnen mangelnden Festigkeit abgenommen und künstlich ersetzt werden müssen. Diese Betrachtung mit dem oben über die Gefährlichkeit der Dekapitation Gesagten verbunden, führt darauf hin, diese Operation bei der untern Extremität im allgemeinen zu verwerfen, sie aber bei der obern Extremität in passenden Fällen zu empfehlen. Auch sind über ihre Zweckmäfsigkeit im Schultergelenke die Stimmen nicht mehr getheilt, obgleich bedeutende Chirurgen (z. B. *Zang*) sie im Ellenbogen- und Handgelenke, vorzüglich ihrer Schwierigkeit wegen verwerfen. Da aber über den Nutzen einer glücklichen Dekapitation auch in diesen Gelenken kein Zweifel sein kann, die Möglichkeit des glücklichen Erfolges durch die Erfahrung bewiesen ist und zu hoffen steht, dafs bei fortgesetzten Erfahrungen und Versuchen die Schwierigkeit der Ausübung immer geringer werde, so kann die Dekapitation im Ellenbogen- und Handgelenke keinesweges durchaus verworfen werden und ist dem Chirurgen vor der Hand nur bei Bestimmung der zur Operation geeigneten Fälle eine geschärfte Aufmerksamkeit auf die besondern Umstände, über die bei der speziellen Abhandlung dieser beiden Dekapitationen noch einiges beigebracht werden wird, zu empfehlen. Anlangend endlich die Dekapitation der Mittelhand- und Mittelfufsknochen und der Phalangen, so gewährt sie den scheinbaren Vortheil, den Finger oder die Zehe zu erhalten, welche ohne diese Operation mittelst Amputation oder Exartikulation des kranken Knochens verloren gehen würden. Dafs aber dieser Vortheil meistentheils nur ein durchaus scheinbarer sei, wird man sogleich finden, sobald man sich erinnert, wie unbrauchbar, selbst hinderlich, ein von dem Mittelhand- oder Mittelfufsknochen nicht gehörig unterstützter, oder überhaupt verkrümmter Finger oder Zehe ist. Die einzige Ausnahme macht hierin der Daumen, da er für die Brauchbarkeit, ja für das Wesen der Hand von der äufsersten Wichtigkeit ist. Daher dürfte bei diesem Finger die Dekapitation in passenden Fällen wohl anzurathen sein.

Die Zeit zur Verrichtung der Dekapitation und alle Vorbereitungen dazu, sind wie bei der Amputation. Jedoch erfordern unter den Instrumenten hier die Sägen eine besondere Aufmerksamkeit; man hat nach den Umständen unter den gröfsern und kleinern Blatt- und Bogen-, Scheiben-, Ketten- und beweglichen Sägen (*serra versatilis*) zu wählen, unter denen die von *Heine* in Würzburg (*v. Graefe's* u. *v. Walther's* Journ. Bd. 18. pag. 39.) unlängst erfundene eine bedeutende Stelle einnimmt. Auch verschieden geformte Knochenzangen und Meifseln thun oft sehr gute Dienste. Es ist immer zweckmäfsig, Brenneisen zur Stillung etwaniger Knochenblutungen in Bereitschaft zu haben.

Bei der **Operation selbst** kann entweder ein Knochen oder es können mehrere oder alle zum Gelenke gehörigen Knochen dekapitirt werden. Es kommen auch Fälle vor, wo nach geschehener Exartikulation die Dekapitation des zurückbleibenden Gelenktheiles nöthig erscheint; doch sind dergleichen Ereignisse zu speziell, als dafs sie hier weiter erörtert werden könnten. Die wichtigsten Punkte der Operation sind: die gehörige Freilegung der zu entfernenden Knochentheile und dann deren Entfernung selbst. Man schone dabei die grofsen, meistens auf der Beugeseite befindlichen Nerven- und Gefäfsstämme, und soviel als irgend möglich die Sehnen der Muskeln, da hievon der Grad der nachherigen Brauchbarkeit des Gliedes abhängt. Sobald die Knochen frei gelegt sind, beuge man das früher ausgestreckte Glied, wodurch man theils die Durchschneidung des Gelenkes, theils die Ausschälung der Knochen von den darunter liegenden Weichtheilen erleichtert. Nach Entfernung der abgesägten Knochenstücke hat man jedesmal eine besondere Aufmerksamkeit auf Reinigung der Wunde und vorzüglich auf vollkommene Stillung der Blutung zu richten, da eine etwanige Nachblutung, weil sich das Blut in die Wundhöhle ergiefst, viel später und schwieriger entdeckt wird als nach der Amputation in und aufser dem Gelenke. Bisweilen, zumal wenn wegen dynamischer Knochenleiden dekapitirt wird, bluten die im Knochen selbst befindlichen Gefäfse sehr stark, wogegen die Applikation des Brenneisens das sicherste und fast das einzige sichere Heilmittel ist. Wenn alles dieses besorgt ist, nähert man die beiden Knochenenden des Gelenkes so viel als möglich in einer passenden Richtung, füllt die Höhle nach Umständen

den mit Charpie, schliefst darauf die Wunde und verbindet ganz einfach, durchaus wie bei der Amputation. Sollte während der Operation ein grofser Gefäfsstamm verletzt werden, so ist augenblickliche Amputation durchaus nöthig.

Während der Nachbehandlung sorgt man besonders für eine passende und ruhige Lage des Gliedes, eine schiefe Richtung desselben sorgfältigst vermeidend. Vorzüglich hat man gegen Eiteransammlungen und Fisteln zu kämpfen; die andern möglichen übeln Folgen sind dieselben, wie nach der Amputation. Die von einigen empfohlenen mit dem Gliede vorzunehmenden Bewegungen, um Anchylosen zu verhüten und Bildung eines neuen Gelenkes zu befördern, dürften denn doch viele Vorsicht erheischen.

Der Gang des Heilungsprozesses ist im Allgemeinen folgender. Immer entsteht eine gröfsere oder geringere Verkürzung des Gliedes durch die Kontraktion der Muskeln. Sind einzelne Muskeln ganz oder theilweise durchschnitten, so kontrahiren sich ihre Antagonisten um so stärker, welches, bei der Nachkur nicht hinlänglich beachtet, leicht eine schiefe und zweckwidrige Stellung des Gliedes veranlafst. In der Regel, zumal wenn alle das Gelenk bildende Gelenkköpfe abgenommen sind, entsteht Anchylose. Diese kann aber auch entstehn, wenn nur ein Gelenkkopf entfernt ist, indem der gegenüberstehende Kopf durch einen mehr oder weniger entzündlichen Zustand seinen glatten Ueberzug verliert und Callus ausschwitzt. Bisweilen wird die Anchylose aber nicht durch Callus, sondern durch eine die Knochenenden umschliefsende Kapsel von verdichtetem Zellstoffe gebildet. Selten, und nur wenn in Kugelgelenken der Gelenkkopf abgenommen ist, wird dieser ganz reproduzirt. Häufiger bildet sich ein neues Gelenk, indem sich die resezirten Knochenenden zuerst mit Callus, dann mit einer serösen Haut überziehen und sich gegenseitig formiren. Diese Gelenke sind von sehr ungleichem Werthe, indem einige das natürliche Gelenk ziemlich vollständig ersetzen, andere dagegen ganz in die Klasse der nach Frakturen entstehenden falschen Gelenke gehören und ganz unbrauchbar sind. Ein noch üblerer Fall ist es, wenn die

Knochenenden nicht hinreichend einander genähert werden, vollkommen getrennt bleiben und die Lücke zwischen ihnen sich nur mit Zellstoff füllt. Dann ist das lose herabhängende Glied ganz unbrauchbar. In den Charniergelenken ist die glückliche Konformation eines neuen Gelenkes besonders schwierig und selten.

Die in den einzelnen Gelenken verschiedenen Verfahrungsarten bei der Dekapitation, sollen jetzt in der Kürze nach einander durchgenommen werden.

1) *Decapitatio maxillae inferioris*, Abnehmung des Gelenktheiles des Unterkiefers. Die erste Operation dieser Art, die bekannt wurde, machte *v. Graefe* 1821 mit glücklichem Erfolge wegen Hydrostosis carcinomatodes (s. *v. Graefe's* u. *v. Walther's* Journ. f. Chir. u. Augenh. Bd. III. pag. 256); doch finden wir in den meisten neuern Kompendien vor *v. Graefe* noch mehrere Andere angegeben, welche sie verrichtet haben sollen. So soll nach *Gierl* der östreichische Militairarzt *Fischer* bereits 1793 dieselbe Operation mit ziemlich glücklichem Erfolge ausgeübt haben; allein diese Operation ist, wie schon *Ehrhardt* bemerkt (dessen med. Zeitung, 1827. Bd. I. S. 396 und 1830. Bd. I. S. 452), ungenügend nachgewiesen. Der *Mursinna*'sche Fall ist von Mehreren, wie z. B. von *Grofsheim* (operat. Chirurg. Bd. I. S. 525) von *Jaeger* (in *Rust's* Chirurg. Bd. 6. S. 599) unrichtig aufgefafst; denn nicht *Mursinna* hatte exartikulirt, sondern eine Kugel hatte den Körper des Unterkiefers weggerissen, dabei aber beide Gelenkköpfe erhalten. (S. *Mursinna*, Nachrichten von einem Unglücklichen, der durch einen Schufs seine Unterkinnlade verlor. Berlin, 1799. pag. 4., u. *v. Graefe's* u. *v. Walther's* Journ. f. Chir. u. Augenheilk. Bd. IX. p. 598. und Bd. XVIII. p. 27). Ueberhaupt ist der Erfolg bei dieser scheinbar sehr gewagten Operation, die zeither ziemlich oft vollbracht ist, gröfstentheils glücklich gewesen. In den Fällen, in denen man aus Vorsorge zuvor die Carotis unterband, lief der *v. Graefe*'sche glücklich ab, (obgleich derselbe in *Rust's* Chirurgie l. c. zu den unglücklich abgelaufenen gezählt wird), da die Operirte 5 Jahre nach geschehener Operation gelebt hatte und erst durch späte Rezidive lenteszirend starb; der von *Mott*

und der von *Dzondi* liefsen unglücklich ab. In den andern, wo jene Unterbindung unterblieb, war der Erfolg meistens günstig (*Cusack* 4mal, *Syme*, *Jaeger*, *Schindler*), so dafs die Operation selbst weniger gefährlich als die Unterbindung der Carotis erscheinen möchte. Uebrigens konnte diese Unterbindung während der von *Mott* in New-York 1822 verrichteten Operation eine starke Blutung nicht verhüten (American Recorder, 1822. Jul. No. 19. tom. 5. pag. 562. *v. Graefe's* und *v. Walther's* Journal für Chirurgie. Bd. 4. Heft 3. S. 547) und in einem Falle, den *Syme* (Edinburgh med. et surgic. Journal. tom. 26. pag. 268. Magaz. der ausländischen medizin. Litteratur, 1828. Nov. Dez. S. 468) erzählt, hatte man beide Karotiden unterbunden, um eine Geschwulst der Oberkinnlade zu exstirpiren, und dennoch war die Blutung so stark, dafs man von der Operation abstehn mufste.

a) Die Art der Blofslegung des Gelenkes mufs sich nach der Gröfse des zu entfernenden Knochenstückes richten. Bisweilen genügt ein Querschnitt vom Mundwinkel bis zum Ohr (*Valentin Mott*), oder bis zum Winkel des Unterkiefers (*Langenbeck*), wodurch der Ductus Stenonianus geschont wird; in andern Fällen die Bildung eines nach oben zu schlagenden Lappens, dessen Basis durch den Mundwinkel und das Gelenk begrenzt wird; *v. Graefe* machte diesen Lappen dreieckig, so dafs seine Spitze auf den hintern Rand des Unterkieferastes fiel. Bei einer grofsen Geschwulst macht *Syme* zweckmäfsig zwei halbmondförmige Schnitte, von denen der eine von dem untern Rande des Unterkiefers über den Ast bis zum Gelenke geht, der andere die Geschwulst auf der andern Seite umkreist. Bei dem Entblöfsen des Knochens erfordern die Parotis und der Ductus Stenonianus Schonung; die Blutung aus der Arteria maxillaris externa steht sehr leicht. Der Masseter werde hart am Knochen vom Unterkiefer abgeschnitten und nun die ganze obere Parthie nach oben so weit abgelöst und umgeschlagen, bis das Gelenk frei liegt.

b) Alsdann wird der Knochen auf der durchzusägenden Stelle auf seiner innern Seite mit möglichster Behutsamkeit, indem man immer hart am Knochen bleibt und sich so viel als möglich des Skalpellstieles und des Fingers bedient, von den Weichtheilen befreiet, ein Stück Leder durchgezogen, die Beinhaut wie bei der Amputation umschnitten und der Knochen durchgesägt. Der zu entfernende Knochentheil wird nun stark nach unten und hinten gedrückt und so der Processus condyloideus nach vorn luxirt. In dieser Lage trennt man den Musculus temporalis vom Processus coronoideus und dringt alsdann vorsichtig in das Gelenk ein. Sobald der Gelenkkopf so weit frei ist, dafs man ihn fassen kann, zieht man ihn stark an, um ihn von den darunterliegenden Weichtheilen, Gefäfsen und Nerven, zu entfernen und schält ihn ganz aus.

Detaillirtere allgemeine Regeln, die man wohl auch zu geben versucht hat, sind dem Chirurgen von keinem Nutzen, da die Besondernheit des Falles fast jedesmal im Einzelnen ein anderes Verfahren erheischt, wobei der Chirurg ganz seiner Umsicht und Gewandheit vertrauen mufs.

Sollte während der Operation die Arteria maxillaris interna oder die temporalis verletzt werden, so lasse man die Carotis sogleich von einem Gehülfen kräftig comprimiren, beschleunige die Operation und unterbinde das blutende Gefäfs. Ist letzteres nicht möglich, so mufs die Carotis selbst unterbunden werden.

Siehe über diese Operation noch:

v. Graefe in dessen und *v. Walther's* Journ. f. Chir. u. Augenheilk. Bd. III. pag. 256.

Gierl, einige Bemerkungen über die Resection und Exarticulation des Unterkiefers, in *Textor's* neuer Chiron. Bd. II. St. 2. S. 345 — 369.

G. Behre (in *Rust's* Magazin der gesammten Heilkunde, Bd. 23. H. 3. S. 387) Bemerkungen über die theilweise Excision und Exarticulation des Unterkiefers, nebst den zur Geschichte dieser Operation gehörigen Fällen.

J. C. Meyer, Diss. inaug. de exstirpatione partium degeneratarum maxillae inferioris. Berol. 1828. 4. c. tab. lithograph. II.

Tiensch, Diss. de osteosarcomate partiali maxillae inferioris deque hujus resectione. Gotting. 1829. 8. c. tab. lithograph.

2) *Decapitatio claviculae in extremitate sternali*, Abnehmung des Sternaltheiles des Schlüsselbeins. Diese bisher ganz unbekannte Operation wurde vor einigen Jahren fast zu gleicher Zeit von *Davie* in England, von *Wutzer* in Bonn und von *Valentin Mott* in New-York, von allen Dreien mit glücklichem Erfolge unternommen.

Davie operirte wegen spontaner Luxation des Sternaltheiles des Schlüsselbeins nach hinten, welches in dieser Lage auf den Oesophagus drückte und das Schlingen erschwerte. Er machte über den Sitz der Luxation einen 3 Zoll langen Schnitt in der Richtung des Schlüsselbeins, sägte dieses etwa einen Zoll von seinem Ende auf einem untergeschobenen Stücke Sohlenleder mit der *Hey*'schen Säge durch, zog dann das Knochenstück hervor und trennte es vom Ligamentum interclaviculare u. s. w. Die Heilung gelang schnell und vollständig.

Wutzer sägte bei einem 10jährigen Knaben den kariösen Sternaltheil des Schlüsselbeins, welches durch die Krankheit bereits entblöfst und aus seinem Gelenke getrennt war, ab. Allein es löste sich darauf auch das andere Ende des Schlüsselbeins aus seinem Gelenke und mufste entfernt werden. Die Lücke füllte sich mit einer knorpelartigen Masse, die allmählig in Knochensubstanz überging.

Mott dagegen verrichtete 1828 die nach seiner Aussage schwierigste aller von ihm unternommenen Operationen, indem er wegen osteosarkomatöser Auftreibung den gröfsten Theil des Schlüsselbeins entfernte. Er legte den Knochen durch 2 Schnitte blofs, deren einer halbmondförmig vom Sternalende der vierten Rippe bis 2 Zolle vom Schildknorpel, der zweite, in das obere Ende des ersten fallend, vom Acromion bis zum untern Ende des Musculus sternocleidomastoideus ging. Nach Unterbindung der durchschnittenen Vena jugularis externa, wurde das Gelenk zwischen Schlüsselbein und Brustbein getrennt, das Ligamentum rhomboideum und der Musc. sternocleidom. vom Schlüsselbeine abgeschnitten. Nun kam die Geschwulst zum Vorscheine und wurde vom Ductus thoracicus und der Vena subclavia gelöst, wobei, um diese Theile nicht zu verletzen, immer nur beim Collapsus der Vene während der Inspiration geschnitten wurde. Die Durchsägung des Schlüsselbeins an der Extremitas acromialis dicht am Ligamentum conoideum schloſs die Operation. Es wurden 60 Gefäſse unterbunden, die Höhle mit Charpie gefüllt und ein Verband wie bei Fractura claviculae angelegt. Am sechsten Tage entstand Granulation und der Kranke genaſs, so daſs er bei Anwendung einer die Schulter fixirenden Vorrichtung den Arm völlig frei bewegen konnte.

Diese drei Fälle zeigen recht augenscheinlich, wie verschiedene Verfahrungsarten bei der Dekapitation an einem und demselben Knochen nach der Besondernheit des Falles nöthig werden.

A. Cooper, Vorlesungen über die Chirurgie; a. d. Engl. v. *Tyrrel.* Weimar 1825 — 28. 8. Bd. 3. S. 234. (Fall von *Davie.*)

C. W. Wutzer, Bericht über die medizinisch-chirurgische Klinik zu Münster 1825 — 1830. Münster 1830. 8. m. 1 Steindr. S. 92.

Der Fall von *Mott* in: *Groſsheim's* operativer Chirurgie. Bd. 2. und *Blasius* Akiurgie. Bd. 3. S. 598.

3) *Decapitatio ossis brachii in articulo humeri,* Abnehmung des Oberarmkopfes. Ueber die Nützlichkeit dieser Operation sind alle Stimmen einig, da man bereits viele glückliche Heilungen nach derselben beobachtet hat. Anchylose erfolgt hier selten. Am häufigsten bildet sich der Knochenstumpf zu einem Gelenkkopfe um und artikulirt mit der Cavitas glenoidalis, oder wird gegen die Rippen gezogen, wo alsdann ein neues Gelenk entsteht, wie nach Luxationen. *White* und *Orred* behaupten, der ganze resezirte Gelenkkopf habe sich wieder erzeugt. Eine ganz eigene Gelenkbildung beobachtete *Chaussier,* indem aus der Cavitas glenoidalis ein Gelenkkopf hervorwuchs, und im Knochenstumpfe eine Gelenkhöhle sich bildete.

a) Zur Entblöſsung des Gelenkes sind sehr viele Formen des Schnittes angegeben worden. Für die meisten Fälle ist den beiden Hauptererfordernissen: — daſs das Gelenk gehörig frei werde und daſs der durch die Schnitte entstehende Fleischlappen nicht absterbe (was ein Lappen mit der Basis nach unten und der Spitze nach oben leicht thut) — das von *Roux* und *Boyer* angegebene Verfahren das entsprechendste. Man macht hiernach vom obern Ende der Schulter zwei oben 2 bis 2½ Zoll auseinanderstehende, parallel laufende, 5 Zoll lange Schnitte und verbindet ihre untern Enden durch einen Querschnitt. Eine passende Form des Lappens ist auch die Gestalt des V (*Sabatier*), durch zwei 5 bis 6 Zoll lange, oben 2 bis 2½ Zoll auseinanderstehende, an den Rändern des Musculus deltoideus hinlaufende Schnitte. — Dieser (obere, äufsere) Lappen wird nun vom Knochen abgelöst und nach oben geschlagen. Die blutenden Gefäfse werden sogleich unterbunden.

Bisweilen, wiewohl selten, ist ein einziger Längenschnitt vom Acromion mitten durch den Musculus deltoideus zur Entblöfsung des Gelenkes hinreichend (*Larrey*, *White*, *Guthrie* u. A.). *Syme* führt aus dem untern Ende dieses Längenschnittes einen kleinen Schnitt nach hinten und oben und bildet so einen kleinen (wohl zu kleinen) dreieckigen Lappen nach oben und hinten. *Langenbeck* empfiehlt für den Schnitt die Form des T, *Bromfield* die umgekehrte (⊥). Verwerflich ist der viereckige Lappen von *Bent*, dessen Basis hinten liegt (durch 2 parallele horizontale Schnitte, durch deren vordere Enden ein vertikaler Schnitt geht, gebildet), und der von *Moreau*, dessen Basis unten liegt (durch 2 vertikale Schnitte und einen horizontalen durch ihre obern Enden gebildet), denn beide Lappen sterben leicht ab.

b) Jetzt wird der Unterarm gebeugt (um die Muskeln zu erschlaffen), der Ellenbogen stark an die Brust und nach oben gedrückt, wodurch der Oberarmkopf nach oben und aufsen tritt. In dieser Stellung durchschneidet man die Gelenkkapsel auf der äufsern Seite und die daselbst liegenden Sehnen und Bänder, dringt mit dem Finger der linken Hand in die Gelenkhöhle, zieht den Kopf hervor und trennt alsdann, die Schneide des Messers immer hart am Knochen und mit gehöriger Rücksicht auf die grofsen Nerven und Gefäfsstämme, auf der innern Seite des Knochens die Kapsel, die Bänder u. s. w. bis zur durchzusägenden Stelle ab. Von der Gelenkkapsel nimmt man, um ihre Entzündung zu vermeiden, soviel als möglich fort. Etwa verletzte Arterien müssen sogleich unterbunden werden.

c) Der Knochen wird auf der Sägestelle, um die Beinhaut zu trennen, umschnitten, die unter dieser Stelle liegenden Weichtheile durch einen untergeschobenen Spatel von Holz oder Horn oder Metall, oder durch ein Stück Leder (was wohl am besten ist) vor der Säge gesichert und nun der Knochen durchsägt, während der Ellenbogen fortwährend stark gegen die Brust gedrückt und fixirt, der Oberarmkopf von der freien Hand des Operateurs stark angezogen und gehalten wird. (*Lentin* sägte den Knochen 2 Zoll vom Ellenbogengelenke ab, nachdem er ihn durch Erweiterung der Fistelgänge bis zum Schultergelenke hinauf frei gelegt hatte.)

Bei gleichzeitiger Caries der Cavitas glenoidalis und des Processus coracoideus brannte *Textor* diese Theile mit dem Brenneisen, *Moreau* aber legte sie bloſs, indem er seine beiden vertikalen Schnitte nach oben verlängerte, so daſs die ganze Wunde jetzt die Form des H hatte, und nahm Acromion und Gelenkfläche mit dem Meiſsel oder der Knochenscheere weg.

Larrey's Methode, den entblöſsten und aus den Weichtheilen heraus luxirten Gelenkkopf nicht abzusägen, sondern ihn sich exfoliiren zu lassen und nach geschehener Abstoſsung den Knochen zu reponiren, verdient aus vielen Rücksichten keine Empfehlung.

d) Nach vollkommener Blutstillung wird der Knochen der Gelenkfläche genähert, die Wunde geschlossen und ganz einfach verbunden. Zwischen Arm und Brust schiebt man ein Polster und verbindet das Ganze, wie *Dessault* bei Fractura claviculae.

Siehe: *Lisfranc* (in Arch. génér. de méd. tom. II. p. 47) sur la résection de l'extrémité supérieure de l'humerus.

Textor (in Neuer Chiron, Bd. 1. St. 3. S. 385—398) über das Absägen des obern Endes des Humerus.

4) *Decapitatio ossium in articulo cubiti.* Den besten Erfolg verspricht diese Operation, wenn nur das Oberarmbein dekapitirt wird. Erstreckt sich die Operation auch auf die Knochen des Unterarmes, so richtet sich die Prog-

nose danach, ob die Insertion des Musculus biceps am Radius und die des Musculus brachialis internus an der Ulna geschont werden können oder nicht. Diese Schonung ist möglich, wenn nur Olecranon und Capitulum radii entfernt werden; können aber jene Insertionen nicht erhalten werden, so ist die Prognose allerdings ziemlich ungünstig und daher wird die Operation in diesem Falle von *Langenbeck* ganz verworfen. In den andern Fällen erlangen Hand und Vorderarm in der Regel wieder einen ziemlich bedeutenden Grad von Beweglichkeit und Kraft.

a) Bei der Blofslegung des Gelenkes ist besonders wichtig zu erinnern, dafs der Nervus ulnaris, durch dessen Verletzung der kleine Finger steif wird, am innern Rande des Oberarmes herabläuft und am Ellenbogengelenke zwischen dem Condylus internus humeri und dem Olecranon, allein von der Haut und der Fascia antibrachii bedeckt, liegt. Die Bildung eines viereckigen obern Lappens, die allerdings für die Dekapitation des Oberarmbeines und auch allenfalls für die Absägung des Olecranon hinreicht, führt den Uebelstand mit sich, dafs, wenn die weitere Dekapitation der Knochen des Unterarmes gleichfalls nöthig erscheint, die Längenschnitte abwärts verlängert werden müssen und im Ganzen ein Schnitt in Form des H (*Crampton, Moreau, Dupuytren* u. A.), mithin ein oberer und ein unterer Lappen entsteht, von denen der letztere leicht abstirbt. Es scheint daher am zweckmäfsigsten, bei halbgebeugtem Unterarme mit einem Querschnitte hart über der Spitze des Olecranon zu beginnen, wodurch die Sehne des Musculus triceps zerschnitten wird. Jetzt untersucht man genau den Zustand der Knochen: und zeigt sich, dafs ein oberer viereckiger Lappen für die nöthige Dekapitation nicht hinreicht, so kreuzt man den ersten Schnitt auf dem Olecranon durch einen zweiten, 4 Zoll langen Längenschnitt (*Park*); ist es aber nicht nöthig, den Knochen so weit nach unten blofs zu legen, so bildet man nun einen viereckigen obern Lappen, indem man in die Enden des Querschnittes am äufsern und innern Kondylus von oben zwei 2 bis $2\frac{1}{2}$ Zoll lange Längenschnitte am äufsern und innern Rande des Oberarmbeines fallen läfst.

Wenn man bei der Bildung eines viereckigen Lappens mit dem Längenschnitte am innern Kondylus beginnt, wodurch der Nervus ulnaris blofs gelegt wird, so ist es rathsam, die Scheide des Nervens zu öffnen und ihn durch einen stumpfen Haken bei Seite ziehen zu lassen (*Crampton*, *Dupuytren*). Auch das Verfahren von *Jakob Simson* (Edinb. Med. et Surg. Journ. vol. 75. p. 92. *Gerson* und *Julius* Magazin der ausländ. medizin. Litteratur, 1831. Nov. Dez. S. 547—550) scheint sehr empfehlenswerth. Er macht einen Längenschnitt über das Olecranon, 3 Zoll über dem Gelenke beginnend und 2 Zoll unter demselben endend. Dann legt er sowohl durch das obere als durch das untere Ende dieses Längenschnittes einen zweizölligen Querschnitt und erhält so einen äufsern und einen innern Lappen. Er hat auf diese Weise ein Ellenbogengelenk mit Glück exstirpirt und hatte keine einzige Arterie zu unterbinden.

b) Nachdem die Lappen gehörig vom Knochen abgetrennt und zurückgeschlagen sind, wodurch die hintere Seite der Knochen frei wird, so umgehe man das Oberarmbein auf der Sägestelle und mache es (sich soviel als möglich des Skalpellstieles und des Fingers bedienend) auch auf seiner vordern Seite von den Weichtheilen los, sichere diese durch einen unter den Knochen geschobenen Spatel oder Riemen, durchschneide die Beinhaut und verrichte die Absägung. Dann wird das abgesägte Knochenstück von allen Weichtheilen befreit und endlich aus seinem Gelenke mit dem Unterarme getrennt. Diese letztere Trennung ist immer sehr schwierig und wird noch schwieriger, wenn man sie vor Durchsägung des Oberarmbeines unternimmt. Bedeutend leichter wird sie, wenn das Olecranon zuvor abgesägt ist, was daher einige Operateure in allen Fällen zu thun vorschlagen.

c) Jetzt wird der Radius von der Ulna getrennt, von den Weichtheilen so weit als nöthig befreit und abgesägt, wobei besondere Rücksicht auf Sicherung der zwischen beiden Vorderarmknochen liegenden Fleischmasse durch Zurückziehung derselben mittelst Kompressen genommen werden mufs.

d) Den Schlufs der Operation macht nöthigen Falles

die Dekapitation der Ulna, bei welcher wie bei dem Radius verfahren wird.

Nach geschehenem Verbande wird der Arm mäfsig flektirt und auf ein Polster gelagert.

5) *Decapitatio ossium in articulo manus.* Diese Operation wird von den meisten Chirurgen (z. B. *Langenbeck*, *Zang*) ganz verworfen, da es fast unmöglich scheint, sie ohne Verletzung bedeutender Arterien auszuführen. Doch nahm nach *Orred* (Philos. Transact. s. ob.) ein Wundarzt schon 1797 vom untern Ende der Ulna 3 Zoll fort, ohne dafs die Bewegung der Hand gestört wurde, und *Moreau* dekapitirte das untere Ende des Radius bei einer Nähterin, die später wieder mit dieser Hand nähen konnte. Uebrigens zeigt die anatomische Betrachtung der Knochen, dafs die Dekapitation der Ulna im Handgelenke leichter ist und bessern Erfolg verspricht, als die des Radius.

Die Operation scheint am zweckmäfsigsten auf die von *Jaeger* angegebene Weise verrichtet zu werden:

a) Man macht auf dem äufsern Rande des Radius einen Längenschnitt bis zum Gelenke; von dem untern am Gelenke liegenden Winkel dieses Schnittes auf der Dorsalfläche der Hand einen Querschnitt, ungefähr über ein Drittheil der Breite des Gelenkes, so dafs das in der Mitte des Handrückens liegende Sehnenbündel unberührt bleibt, präparirt diesen dreieckigen Lappen los, zieht das Sehnenbündel mit dem stumpfen Haken zur Seite und behandelt dann den Knochen wie schon mehrmals beschrieben, indem man nach Umständen den Radius entweder erst durchsägt und dann luxirt, oder die Trennung des Gelenkes der Absägung vorhergehn läfst.

b) Die Dekapitation der Ulna geschieht ganz auf dieselbe Weise, so dafs, wenn auch beide Knochen dekapitirt sind, das Sehnenbündel auf der Dorsalfläche doch unverletzt und mit einer Hautbrücke bedeckt bleibt.

c) Jetzt untersucht man genau den Zustand des Carpus und nimmt dessen etwa kranke Knochen mit der Knochenzange hinweg.

Gefäfse, Nerven und Sehnen müssen während der ganzen Operation auf das sorgfältigste geschont werden, und es dürfte daher nicht ungerathen sein, die Hautschnitte mittelst Bildung von Hautfalten zu machen.

6) *Decapitatio ossium metacarpi et phalangum digitorum.* *Wardrop* schnitt das Os metacarpi des Mittelfingers dicht unter dem Handwurzelgelenke mittelst einer Trephine, an welcher zwei Dritttheile der Krone gänzlich fehlten, durch und löste es so aus, dafs der Finger wenn gleich verkürzt, so doch erhalten wurde. Diese Operation ist seitdem nur selten empfohlen und noch seltner ausgeführt worden. Schon oben ist das Nutzlose dieser Operationsweise an den Fingern mit Ausnahme des Daumens auseinander gesetzt, und auch an diesem Finger ist sie nur dann zu empfehlen, wenn das Gelenk bereits durch Krankheit oder eine mechanische Veranlassung getrennt ist, z. B. durch Caries oder Luxation. Diese letztgenannte Ursache dürfte die häufigste Indikation sein, da die Luxation des Os metacarpi pollicis sehr schwer, fast gar nicht einzurichten ist. Da aber der Daumen für die Brauchbarkeit der Hand so äufserst wichtig ist, so ist bei ihm in passenden Fällen die Dekapitation nicht nur am Mittelhandknochen, sondern selbst an den Phalangen, wenn nämlich das zu entfernende Knochenstück nicht zu grofs ist, anzurathen.

Die Operation anlangend, so wird ein Längenschnitt über die Streckseite des Gelenkes immer zur Entblöfsung des Knochens genügen, dessen Absägung nichts bemerkenswerthes darbietet.

7) *Decapitatio ossis femoris in articulo coxae.* *Park* schlug diese Operation vor, welche darauf von *Vermandois*, *Wachter*, *Köhler* und *Chaussier* an Thieren versucht worden ist. Am lebenden Menschen ist sie eigentlich noch nie unternommen. *Schmalz* nahm nur den kariösen durch die Natur selbst abgestofsenen Kopf des Knochens mittelst eines Längenschnittes heraus, worauf der Trochanter major ein neues Gelenk bildete. *Kluge* soll die Operation im vierten Stadium der Coxarthrocace unternommen haben und der Kranke nach zwei Tagen gestorben sein. — Bei Thieren bildet sich eine Art neuen Gelenkkopfes, oder wenn das Schenkelbein nicht gegen die Pfanne gezogen wurde, an einer andern Stelle des Beckens ein neues Gelenk.

a) Die Meisten schlagen für die Operation einen Längenschnitt von 5 — 6 Zoll an der äufsern Seite des Schenkels über den grofsen Trochanter vor, wobei stumpfe Haken zum Auseinanderhalten der Wundränder sehr thätig sein müfsten. ***Roux*** und ***Percy*** wollen einen viereckigen nach oben zu schlagenden, ***Jäger*** dagegen einen dreieckigen Lappen bilden, indem er aus dem obern Ende des so eben beschriebenen Längenschnittes einen zweiten von 4 Zoll Länge nach hinten und unten führt.

b) Dann wird der Schenkelkopf durch Einwärtsbeugen des Knies luxirt, völlig gelöst und der Hals auf untergelegtem Spatel oder Riemen durchsägt.

Kariöse Stellen der Pfanne wären mit dem Brenneisen zu berühren.

8) ***Decapitatio ossium in articulo genu.*** ***Park*** machte sie zuerst und nach ihm die meisten derjenigen Operateure, die überhaupt Dekapitationen unternommen haben. Es erfolgt fast immer Anchylose, wie es scheint (und wie auch schon ***Park*** und ***Moreau*** d. Vater angaben, ***Moreau*** d. Sohn aber bestritt) durch Ausschwitzung von Callus und Verwachsung der Knochen untereinander. ***Mulder*** giebt an, dafs schon 12 Tage nach der Operation der Callus gut gebildet gewesen sei, und auch bei der nach 3 Monaten erfolgenden Sektion eine regelmäfsige Bildung gezeigt, nur durch die Eiterung theilweise zerstört geschienen habe.

Park's Methode scheint sehr zweckmäfsig. Er machte bei gestrecktem Knie einen Kreuzschnitt, so dafs der Längenschnitt 3 Zoll über der Kniescheibe begann und 2 Zoll unter ihr endete, der Querschnitt dicht über der Kniescheibe fast einen Halbkreis um das Gelenk beschrieb. Nach Lösung der Lappen wurde die Kniescheibe ausgeschnitten, ein schmales Messer mit gehöriger Vorsicht dicht über den Kondylen des Schenkelbeines an dessen hinterer Seite durchgeführt, an die Stelle des Messers ein elastischer Spatel geschoben und der Knochen durchsägt. Das Knochenstück wurde jetzt sorgfältig ausgeschält, die Tibia mit Leichtigkeit herausgedrückt und abgesägt, vom Kapselligamente so viel als möglich entfernt und nur dessen hinterer, die Gefäfse bedeckender Theil zurückgelassen.

Mulder verfuhr eben so und sägte nicht nur die Tibia sondern auch die Fibula ab.

Moreau d. Vater bildete durch zwei seitliche Längenschnitte von 2 Zoll über den Kondylen bis zur Tibia und durch einen Querschnitt unter der Kniescheibe einen obern viereckigen, die Patella umfassenden Lappen. Die Kniescheibe wurde wegen Krankheit entfernt, dann das Schenkelbein wie von *Park* durchsägt, zuletzt aus dem Gelenke getrennt und entfernt. Nun liefs *Moreau* zur Dekapitation der Unterschenkelknochen in den bereits bestehenden Querschnitt einen den Gräthe des Schienbeines folgenden Längenschnitt von $1\frac{1}{2}$ Zoll fallen, und verlängerte den frühern Längenschnitt am äufsern Kondylus eben so weit nach unten, wodurch 2 Lappen, ein innerer dreieckiger und ein äufserer viereckiger entstanden. (Die häufig vorkommende Angabe, als habe *Moreau* den Schnitt in Form des H wie am Ellenbogengelenke gemacht, ist mithin unrichtig). Diese Lappenbildung ist offenbar komplizirter und verwundender als die von *Park*.

Crampton operirte ziemlich wie *Moreau* und schnitt, da der obere Lappen zu lang war, das ganze die Kniescheibe enthaltende Lappenstück fort.

Sanson und *Begin* rathen, wie es scheint mit Recht, den Querschnitt bei halbflektirtem Gliede zu machen, so dafs er mit einem Zuge das Ligamentum patellae und die Seitenbänder trenne.

Syme schlägt vor, durch zwei halbmondförmige Querschnitte zugleich die Kniescheibe zu umgehen und zu entfernen, und das Gelenk zu öffnen. Aus dieser Wunde sollen dann die Knochenenden hervorgedrängt und dekapitirt werden, allein es dürfte hiefür doch an Raum gebrechen.

9) *Decapitatio ossium in articulo pedis.* Obgleich man auch diese Dekapitation so wie die im Handgelenke ohne Gefährdung der Gefäfse für unausführbar hielt, so hat die Erfahrung doch hier wie dort das Gegentheil gezeigt. Gemeinhin folgt auf die Operation Anchylose, bisweilen stellt sich jedoch wieder ein Grad von Beweglichkeit ein. *Moreau* Vater und Sohn haben beide Knochen des Unterschenkels, *Mulder* einmal die Fibula, *B. Weber* zweimal

die Tibia im Fufsgelenke dekapitirt und letzterer nimmt überhaupt diese Operation sehr in Schutz.

a) *Moreau* d. Vater machte bei mäfsig gebeugtem Knie, während der kranke Schenkel auf seiner innern Fläche lag, auf dem hintern äufsern Rande der Fibula einen Längenschnitt von 3 Zoll und führte aus dessen unterm Ende, welches unter dem äufsern Knöchel lag, einen Schnitt nach vorn und oben (bis zum Musculus peroneus tertius), präparirte diesen dreieckigen Lappen los und stemmte mit dem Meifsel das Ende der Fibula ab.

b) Nachdem von dieser Wunde aus die äufsere Seite der Tibia möglichst von den Weichtheilen befreiet war, wurde der kranke Schenkel auf die äufsere Seite gelegt, am hintern innern Rande der Tibia ein Längenschnitt von 3 Zoll bis unter den innern Knöchel und von hier ein Querschnitt nach vorn und etwas nach oben (bis zum Musculus tibialis anticus) geführt. Nachdem der so gebildete dreieckige vordere Lappen abpräparirt und die hintere Fläche der Tibia umgangen und von den Weichtheilen befreiet ist, wird der kranke Schenkel auf seine Vorderseite gelegt (was sehr unbequem aber nicht unumgänglich nöthig sein dürfte), eine schmale Messersäge zwischen Fibula und Tibia gebracht, letztere durchsägt und endlich das abgesägte Knochenende ganz entfernt, wobei der Musculus tibialis anticus und der Flexor digitorum longus zu schonen sind.

c) Zum Schlusse wird nun die Fibula der Tibia gleich gemacht. Etwanige schadhafte Theile des Talus sollen durch Meifsel oder Knochenzange entfernt werden.

Diese Operationsmethode scheint gröfstentheils brauchbar; doch scheint es nicht unumgänglich nöthig, die Tibia von dem Zwischenknochenraume aus zu durchsägen.

Weber, der bei einer komplizirten Luxation das untere Ende der Tibia resezirte, bedurfte zu deren Blofslegung nur eines Längenschnittes an ihrem innern Rande.

Mulder operirte wegen eines fungösen Auswuchses an dem untern Ende der Fibula. Er durchschnitt diese mit einem Trepan, erweiterte das Geschwür in den Weichtheilen bis unter den Knöchel, führte ein Skalpell vorsichtig von unten hinter den Malleolus externus, durch das Gelenk, an der innern Seite des Knochens in die Höhe und entfernte so ein Stück der Fibula, das 5 Zoll maſs. — Daſs in diesem Falle diese Dekapitation einer Amputation des Fuſses vorzuziehn gewesen, wird niemand leicht in Abrede stellen.

Siehe: *B. Weber* (in *Friedreichs* und *Hesselbachs* Beiträge zur Natur- und Heilkunde, 1827. Bd. 2. S. 142) zwei Resectionen im Fuſsgelenke.

Litteratur der Dekapitation überhaupt.

Charl. White, in Philosophical Transactions. Vol. 59. 1769.

Derselbe: Cases in surgery with remarks. London 1770. 8. Tom. I.

C. F. Bourbier, de necessitate et utilitate eam in fracturis et luxationibus complicatis ossis portionem serra discindendi, quae alterius repositioni obnititur. Argent. 1776.

Hugo Park, an account of a new method of treating diseases of the joints of the knee and elbow in a letter to Mr. *P. Pott.* London 1783. 8. (Deutsch in: Neue Sammlung für Wundärzte, St. 9.; auch als Anhang zu: *E. Alanson*, praktische Bemerkungen über die Amputation; a d. Engl. Gotha 1795. 2 Thle. 8.)

Lancelot Haine, im Journ. de méd. Tom. 71. 1787. Avr. (gegen *Park's* Methode.)

Franç. Chaussier, über die Amputation kranker Gelenkköpfe der Röhrenknochen; in Magazin encyclop. an V. Tom. VI. No. 24. Deutsch: *Hufeland's*, *Schreger's* und *Harleſs's* Journ. für d. ausländ. mediz. Litteratur. 1802. S. 247.

Ph. Jos. Roux, de la résection ou du rétranchement de portions d'os malades, soit dans les articulations, soit hors des articulations. Par. 1802. 4.; auch 1812.

J. M. David, sur l'inutilité de l'amputation dans la plupart des maladies de la contiguité des os. Par. 1803. 8.

P. F. Moreau (le fils), observations pratiques relatives à la résection des articulations affectées de carie. Par. an XI. (1803.) 4. avec 2 planches; auch 1816. 8.

J. Jeffray, Cases of the excision of carious joints, by *H. Park* and *P. F. Moreau* with remarks. Glasgow 1806. 8. London 1820.

G. H. Wachter praes. *Mulder*, Diss. de articulis exstirpandis, inprimis de genu exstirpato. Groening. 1810. 8. 160 Seiten m. 2 K. (enthält *Mulder's* Versuche und Ansichten).

C. F. v. Graefe, Normen für die Ablösung gröſserer Gliedmaſsen nach Erfahrungsgrundsätzen entworfen. Berlin 1812.

C. S. Denoue, Essai sur l'utilité de la résection des os dans les articulations des membres. Par. 1812. 4.

G. J. Moreau, Essai sur l'emploi de la résection des os. Par. 1815. 8. (*G. J. Moreau*, Versuch über die Resection der Knochenextremitäten kariö-

kariöser Gelenke; a. d. Franz. v. *Krause*, mit Vorr. v. *Wedemeyer*. Hannov. 1821. 8.)

Sabatier, de la médecine opératoire; nouvelle édition par *Sanson* et *Begin*. Par. 1822 — 24. 8. tom. 4. p. 443. (enthält auch *Dupuytren's* Ansichten).

Ph. Crampton, (in Dublin hospital reports; Vol. 4. p. 185. 1827.) on the excision of carious joints.

Gustav Meyer, Inauguralabhandlung über Resection und Dekapitation. Erlang. 1829. 8.

Roux, (in Révue médicale. 1830. Janv. p. 8—13.) résection des os.

James Syme, treatise on the excision of diseased joints. Edinburgh. 1831. 8. m. 4 K.

Jaeger, operatio resectionis conspectu chronologico adumbrata. Erlang. 1832.

W g — r.

DECAPITATIONS-INSTRUMENT. Der englische Geburtshelfer *Davis* ist der Meinung, dafs es zur Zerstückelung des Kindes im Uterus vortheilhaft sei, statt der gebräuchlichen Methode der Embryotomie, das Kind in die Quere an verschiedenen Stellen seines Körpers zu durchschneiden, namentlich aber bei versäumten Wendungsfällen den Kopf des Kindes vom Rumpfe zu trennen. Zu diesem Zwecke gab er ein Instrument an, welches aus zwei Theilen besteht, die nach Art der *Smellie*'schen Kopfzange im Schlosse zusammengefügt sind. Das eine Blatt dieser Zange besteht aus einem weitausspringenden scharfen Haken, unter dessen Krümmung schief eingefügt eine kurze, scharf schneidende Messerklinge sich befindet. Das zweite Blatt ist flach und stumpf, und wenig gekrümmt, und allein zum Schutze der mütterlichen Weichtheile gegen das schneidende Blatt bestimmt. Dieses letztere wird über den Hals des Kindes geführt, das schützende Blatt alsdann eingeführt, beide im Schlosse vereinigt und durch einen mäfsigen Zug der Hals durchschnitten, worauf zuerst der Rumpf des Kindes durch Anziehen des vorgefallenen Armes oder durch Einsetzen des Hakens ausgezogen und dann der abgeschnittene Kopf herausbefördert wird. Für deutsche Geburtshelfer ist es kaum nöthig, zu bemerken, dafs dieser Vorschlag eines Geburtshelfers der neuesten Zeit gänzlich unstatthaft und verwerflich ist, und dafs aufser andern sehr wichtigen Gründen, vorzüglich die grofse Schwierigkeit den abgeschnittenen Kopf herauszubefördern, dagegen spricht. Vergl. d. Art. Embryotomie.

Litt. *Davis*, Elements of operative Midwifery etc. London 1825. *Froriep's* geburtsh. Demonstrationen. H. VIII. Taf. XXXIII. fig. 8.

B — h.

DECESSIO auch *Ecpiesma* (von ἐπιέζω, exprimo). Man versteht hierunter denjenigen Hirnschalenbruch, wobei die zerbrochenen Knochen eingedrückt sind, so daſs sie die Hirnhäute und das Gehirn drücken, Hirnschalenbruch mit Eindruck. — *Decessio ossium* gebrauchen Einige für Abweichung unbeweglicher Knochen. S. die Artikel Fractura cranii und Diastasis. E. Gr — e.

DECIDENTIA, Abfall; wird gebraucht vom Uebergang einer acuten Krankheit in eine chronische, besonders von Fiebern, die über die normale Zeit der 21 Tage fortdauern; *Febres per decidentium*. H — d.

DECIDUA HUNTERI, die hinfällige Haut, membrana caduca, die vierte Haut des Eis, *Burdach's* Nesthaut, ist eine flockige, zum Theil netzförmige, lockere der Speckhaut des Blutes gleichende Membran, welche die Wände der Höhle des schwangern Uterus auskleidet, sich nach Art seröser Säcke als Decidua reflexa auf das Ei zurückschlägt und dessen Chorion überzieht. Siehe Ei, menschliches. P — e.

DECKBÄLGE. S. Afterbildung.

DECLAMATIO. Man versteht hierunter in medizinischer Hinsicht die Uebung der Lungen und Sprachorgane durch lautes Sprechen, Vorlesen u. dgl. Sie ist, so wie jede Uebung eines Organs, die naturgemäſseste und kräftigste Stärkung desselben, hier also der Lunge. Sie wurde vom Alterthum sehr hochgeschätzt, und wird von den neuern Aerzten zu sehr vernachläſsigt. Sie sollte ein Hauptakt der physischen Erziehung bleiben um gesunde und kräftige Lungen zu bilden, und ich kann aus vielfacher Erfahrung versichern, daſs durch regelmäſsige tägliche Anwendung dieses Mittels auch schwache Lungen nach und nach trefflich gestärkt wurden, und die Anlage zur atonischen Phthisis gehoben wurde. Es gehört zur prophylactischen Kur der Phthisis. Nur paſst es nicht bei der Anlage zur phlogistischen, floriden Lungensucht und bei Neigung zur Haemoptysis. H — d.

DECLINATIO. S. Decrementum.

DECOCTUM. S. Abkochen.

DECREMENTUM. Abnahme, sowohl der Kräfte als der Krankheit, daher auch der Zeitraum der Krankheit, wo sie nach erreichter Höhe zur Besserung fortschreitet; dasselbe, was *Declinatio* heifst. H — d.

DECREPITIREN. Wenn Substanzen beim Erhitzen ein knisterndes Geräusch von sich geben, wie z. B. einige Salze, so sagt man sie decrepitiren oder zerknistern.

v. Sch — l.

DECUBITUS, Aufliegen, Durchliegen. Das Durchliegen ist eine ungemein lästige und zum Theil gefährliche Erscheinung, die sich theils bei langwierigen Krankheiten im späteren Zeitraume einfindet, theils auch schon früher bei heftigen Fiebern und anderen Krankheiten einstellt, die besonders in die Produktion heftig eingreifen. Es besteht darin, dafs die Stellen der Oberfläche des Körpers, welche beim Liegen vorzüglich gedrückt werden, besonders solche, wo ein etwas hervorstehender Knochen dicht unter der Haut liegt, sich entzünden, und bald in eine oberflächliche Eiterung übergehen, die aber nicht selten tiefer um sich greift, ja wohl gar brandig wird (*Gangraena ex decubitu*). Um den Decubitus zu verhüten, ist vorzüglich Reinlichkeit und fleifsiger Wechsel der Leib- und Bettwäsche zu empfehlen; da die Federbetten das Durchliegen befördern, so lasse man Kranke, bei denen es zu befürchten ist, lieber auf weichen, mit Heu, Rehhaaren u. dgl. ausgestopften Matratzen liegen, oder lege unter die Stellen, die dem Durchliegen vorzüglich ausgesetzt sind, ein weiches Leder, wobei man aber darauf sehen mufs, dafs es sich nicht zusammenrollt; ein Hasen- oder Kaninchenfell, u. dgl. Dasselbe ist auch zu rathen, wo man schon oberflächliche Entzündung bemerkt, die aber noch nicht in Eiterung übergegangen ist. Ein Gefäfs mit Wasser unter das Bett zu stellen, wie manche Aerzte rathen, möchte wohl unnütz sein. Schon entstandene oberflächliche Entzündung läfst sich auch zuweilen noch durch Umschläge von Bleiwasser oder Kampherspiritus zertheilen. Bei wirklich vorhandener Eiterung wendet man am zweckmäfsigsten das Unguentum Cerussae camphoratum an, oder wenn keine Salbe vertragen wird, wie dieses nicht selten der Fall ist, streut man reinen, fein gepulverten Kampfer auf die ganze Fläche, und bedeckt sie dann mit weicher Charpie. Diesen Mitteln stehen die anderen alle nach, und man wird auf diese Weise selbst die schlimmsten, vom Durchliegen entstandenen Wunden, wo nicht völlig heilen, doch wenigstens beschränken können. Ist die Wunde brandig, so wird es oft nothwendig, Einschnitte zu machen, und dabei adstringirende Mittel, so wie die ganze Behandlung brandiger Wunden und Geschwüre anzuwenden. Die innerliche Behandlung richte sich nach der Krankheit. S. den Artikel Gangraena ex decubitu.

Synon. Deutsch. Aufliegen, Durchliegen. Franz. *Ecorchure.* Engl. *to be galled on his body.* Ital. *Decubito.* H — s jun.

DECURSUS, Verlauf der Krankheit. Bezeichnet die ganze geschichtliche Darstellung derselben, also ihre sämmtlichen Stadien. Sie sind, das *Stad. Prodromomum, St. Initii s. Ingressus, St. Incrementi, St. Fastigii s. Criseos, St. Decrementi, St. Seqularum.* H — d.

DECURTATIO ARTUUM. S. Amputation.

DECUSSATIO NERVORUM OPTICORUM. S. Chiasma nervorum opticorum.

DECUSSATIO CORPORUM PYRAMIDALIUM, die Durchkreuzung der beiden vordern, oder pyramidenförmigen Stränge des Rückenmarkes, dicht unter dem verlängerten Marke des Gehirns. S. Medulla spinalis. S — m.

DECUSSORIUM. War bei den Alten ein Instrument, welches den Zweck hatte, die Dura mater nach Trepanationen niederzudrücken, um dadurch den Austritt der Materien zu befördern, welche sich in die Schädelhöhle ergossen hatten, und welches jetzt nicht mehr gebraucht wird. Jetzt gebraucht man die Benennung Decussorium für Depressorium. S. diesen Artikel. E. Gr — e.

DEDOLATIO CRANII. S. Aposceparnismus.

DEDUCTIO EPIPHYSIUM. S. Epiphysis.

DEFECTORIA. S. Abführungsmittel.

DEFECTUS BULBI. S. Augapfel, fehlender.

DEFECTUS PUPILLAE. S. Pupille und Pupillenbildung.

DEFENSIVUM nannten die Alten ein äufseres Mittel, welches die Kraft besitzt, Schmerzen zu stillen, den Andrang der Säfte nach einem Theile und den Zutritt der Luft abzuhalten, wie bei Wunden, Geschwülsten und Geschwüren. Meistens bestanden solche Mittel aus verschiedenen Pflastern, daher man auch unter Defensivum ein schmerzstillendes Pflaster verstand. E. Gr — e.

DEFLUVIUM CAPILLORUM. S. Alopecia.

DEFLUVIUM CILIORUM ET SUPERCILIORUM. S. Augenwimpernausfallen.

DEFLUXUS. S. Catarrhus, Rheuma.

DEFORMITAS. S. Mifsbildung.

DEFRUTUM. Mit diesem Ausdrucke bezeichneten die Alten den bis auf ein Drittheil seines Volums eingekochten Most (s. Columella de re rustica); sie bedienten sich dieses eingekochten Mostes zur Würzung von Speisen. v. Sch — l.

DEGENERATIO. S. Afterbildung.

DEGLUTITIO, Schlucken, Schlingen, *Cataposis*, ist derjenige Moment des Ingestionsactes, wodurch feste oder flüssige Nahrungsstoffe in den Anfang des Speisekanals, den Oesophagus, durch einen eigenen Bewegungsapparat getrieben, und sofort durch peristaltische Bewegung desselben in den Magen gefördert werden. Man theilt die Function des Schlingens gewöhnlich in drei untergeordnete Akte, die in drei schnell aufeinanderfolgenden Zeiträumen ausgeführt werden. In dem ersten gelangt der flüssige oder feste Stoff aus der Mundhöhle in den Anfang des Schlundes durch die Rachenmündung, in dem zweiten wird er aus der Rachenhöhle in den Anfang der Speiseröhre getrieben, endlich im dritten durchwandelt er den Kanal des Oesophagus, bis er in die Magenhöhle gelangt. Der Bissen oder der Schluck hat also drei besondere Höhlen, die Mund-, die Rachenhöhle und den Kanal des Oesophagus, durch zwei Mündungen, die Rachenmündung und die Speiseröhrenmündung zu passiren. Dabei sind die zwei ersten Akte der Willkür untergeordnet, der letzte unwillkürlich.

1) Nachdem die Nahrungsstoffe in der Mundhöhle durch die zur Mastication konkurrirenden Thätigkeiten in einen weichen Brei verwandelt worden sind, werden sie durch die Bewegungen der innern Lippen- und Backenwände aus allen Theilen der Mundhöhle in den innerhalb der Zahnreihen befindlichen Raum getrieben und hier mittelst der Zunge und des harten Gaumens zu einem Bissen (*bolus*) geformt. Die Zunge, worauf nun der Bissen ruht, erhebt sodann ihre Spitze und ihren Rand durch gemeinschaftliche Wirkung des Genioglossus und des Lingualis, gegen den harten Gaumen und bildet so eine platte gegen den Rachen offene Höhlung mit einem Planum inclinatum der Zungenfläche von vorne nach hinten, worin der Bissen eingepreſst ist. Indem nun die Pressung des Bissens durch Stemmung der Zunge gegen den harten Gaumen vermehrt wird, glitscht dieser, schlüpfrig gemacht durch die, besonders an der Zungenwurzel und am hintern Theile des Gaumens häufige Schleimabsonderung, gegen die offene Mündung des Rachens, wobei die Erhebung der Zunge durch die Styloglossi und die Glossopalatini, und wohl auch durch eine Ballung ihrer Substanz mittelst einer sehr complicirten Action des Hyoglossus und lingualis erfolgt. Nachdem der Bissen auf solche Weise an die Rachenmündung gelangt ist, erhebt sich vermöge der Association der Actionen der weiche Gaumen kräftig gegen den obersten Raum der Rachenhöhle, (wo sie nach vorne in die Choanen offen ist, nach hinten mit den eustachischen Röhren communicirt), und schlieſst sie vollkommen vom übrigen Rachenraume ab, wodurch ein Uebergang der festen und flüssigen Stoffe nach jenen Höhlen verhindert wird. Die Erhebung des weichen Gaumens erfolgt zunächst durch die Contraction der Petrosalpingo-palatini, die Anziehung desselben an die hintere Rachenwand durch die combinirte Action der vorigen und der Palato-pharyngei, wobei nach dem Gesetze des Parallelogramms der Kräfte der Gaumenvorhang in der Richtung der Diagonale nach hinten gezogen wird, und das Zäpfchen an die hintere Rachenwand angedrückt senkrecht und

schlaff herabhängt und nebst den beiden Tonsillen eine Höhle mit schleimigen Wänden zur Aufnahme des Bissens bilden hilft.

2) In diese Höhle, die Rachenhöhle, gelangt nun der Bissen durch fortgesetzte Erhebung der Zunge und endliche Zusammenschnürung der Rachenmündung durch Contraction der Glossopalatini. In diesem Momente ist, wie man es leicht bei sich selbst wahrnehmen kann, der ganze Raum der Mundhöhle innerhalb der Zahnreihen mit der Fleischsubstanz der Zunge vollkommen ausgefüllt und dadurch dem Bissen die Rückkehr in denselben verschlossen. Sobald der Bissen in die Höhle des Pharynx eingetreten ist, erhebt sich dieser von allen Seiten ihm entgegen und umfafst ihn kräftig, um ihn durch fortgesetzte Contraction gegen die Speiseröhre zu treiben. Dies geschieht durch folgenden Mechanismus. Die Styloglossi und die Constrictores pharyngis heben die Wurzel der Zunge und den Kehlkopf schräg aufwärts und nach hinten gegen den weichen Gaumen und die hintere Wand der Schlundhöhle; die hintere Wand selbst tritt etwas nach vorne hervor, indem die Musculi pharyngo-palatini sich verkürzen und in der Mittellinie bedeutend nähern; dabei ist im ersten Momente die Speiseröhrenmündung gleichfalls contrahirt; die Stimmritze ist theils durch die gemeinsame Wirkung des Arytaenoideus transversus, der Obliqui und der Thyreo-arytaenoidei geschlossen, theils legt sich der Kehldeckel durch die Contraction der im Ligamentum ary-epiglotticum verlaufenden Muskelfasern über dieselbe. So wird der Bissen von allen Seiten von den Wänden der Schlundhöhle gedrängt, die sich sogleich nach unten durch die Wirkung der Stylopharyngei erweitert und ihn in den Anfang der Speiseröhre gelangen läfst. Es scheint, dafs sich die Wände der Rachenhöhle, indem sie den Bissen nach dem Oesophagus treiben, so vollkommen zusammenziehen, dafs sie sich unter einander berühren und keinen freien Raum übrig lassen, indem die Wurzel der Zunge sammt dem Kehlkopf gleich einem Stempel gegen den obersten Theil der Schlundhöhle hinaufgetrieben wird, der Bissen so an dem schlüpfrigen Planum inclinatum in den Anfang der Speiseröhre herabglitscht, und in

dem Augenblicke die Schlundhöhle über demselben vollkommen sich abschliefst.

3) Im Oesophagus bewegt sich der Bissen durch eine der peristaltischen der Gedärme ähnliche Bewegung, indem jedesmal an der Stelle wo er sich befindet durch Reizung der berührten Schleimmembran die Contraction der nächsten umgebenden Kreis- und Längenfasern geweckt wird, wodurch derselbe gegen den nach unten folgenden noch erschlafften Theil des Oesophagus getrieben wird, indem nach oben die Contraction noch eine kurze Zeit anhält und die Rückkehr nicht erlaubt. So gelangt der Bissen in abwechselnden Contractionen der Speiseröhre, die vom Rachentheil derselben bis zum Magenmunde verlaufen, in die Magenhöhle.

Nach *Magendie's* Beobachtungen an Thieren ist der unterste Dritttheil der Speiseröhre der Sitz einer beständigen Bewegung die zwischen Contraction und Erschlaffung abwechselt, wobei die Röhre im Momente der Zusammenziehung einem gespannten Seile gleich wird. Es scheint jedoch, dafs diese Erscheinung mehr durch die Gewaltsamkeit des Experiments bedingt sei, als dafs sie im gesunden Zustande constant sein sollte. Die Bewegung des Bissens in der Speiseröhre erfolgt nicht mit jener Hast, die in der Rachenhöhle Statt gefunden hat. Sie erfordert nicht selten mehrere Minuten; auch kann sie nicht schnell nach einander wiederholt werden, wo dann die nachfolgenden Bissen im Oesophagus stecken bleiben, oder durch eine umgekehrte Bewegung wieder nach Aufsen gefördert werden. Zu grofse oder scharfeckige Bissen erzeugen Schmerz in der Speiseröhre, der, merkwürdiger Weise, nicht selten am Brustbein oder im Rücken gefühlt wird, indem die Dunkelheit der Empfindung in Hinsicht der Raumbestimmung den Sinn irreleitet.

In Hinsicht der tropfbaren Flüssigkeiten finden sich kaum Unterschiede in der Function des Schlingens; es wird hiebei nur weniger Schleim abgesondert, weil der mechanische Reiz geringer ist, und die natürliche Schlüpfrigkeit des Flüssigen dessen weniger erfordert. Auch gasförmige Flüssigkeiten können verschluckt werden, wobei jedoch die

Thätigkeiten von den eben Beschriebenen wesentlich verschieden sind. Die in der Mund- und Rachenhöhle befindliche Luft wird nämlich durch Schliefsung der Lippen und des weichen Gaumens vollkommen abgesperrt, und nun durch Contraction der umliegenden Muskelwände dieses Raumes in den Oesophagus gewaltsam getrieben.

In Beziehung der seit jeher angenommenen Function des Kehldeckels beim Schlingen, hat *Magendie* eine Controverse erhoben, die bis jetzt noch nicht vollkommen erledigt ist. Es läfst sich nicht läugnen, dafs aus pathologischen und experimentalen Gründen der Kehldeckel zur Schliefsung der Stimmritze nicht unentbehrlich ist; daraus folgt jedoch nicht, dafs er sich über dieselbe beim Schlingen nicht legen müfste, indem den Muskelfasern im Giefskannen-Kehldeckelbande kaum eine andere Function zugewiesen werden kann. Es läfst sich dieses auch bis zu einem gewissen Grade von Wahrscheinlichkeit durch ein Experiment darthun. Wenn man reines Papier mit dem Ende eines Zwirnfadens zusammen, zu einem Bissen kaut, und diesen verschlingt, so hat man es in seiner Gewalt den Bissen, indem man ihn am Zwirnfaden festhält, so tief als man will in die Speiseröhre gelangen zu lassen, oder ihn wieder herauszuziehen. Im letztern Falle wird man jedesmal am Kehldeckel ein, leicht zu überwindendes Hindernifs finden, woraus sich ergiebt, dafs er mit seinem Rande nach hinten gewendet ist, und somit die Stimmritze bedeckt.

In Hinsicht des sensiblen Lebens kann man annehmen, dafs das Schlingen von einem eigenen Triebe begleitet ist, welcher durch den Reiz der Nahrungsmittel geweckt, den Bissen fördert und nach seiner Intension ihn in schnellerer oder langsamerer Folge selbst nach unvollständiger Mastication verschlingt.

Als physiologisch-pharmakodynamische Merkwürdigkeit kann hier noch angeführt werden, dafs nach angemessenem Gebrauch der Belladonna die Speichel- und Schleimsecretion so vermindert wird, dafs man trockne Substanzen, z. B. Brod, nicht zum Bissen bilden und nur mit Beschwerlichkeit verschlingen kann.

Litteratur.

Aufser den Lehrbüchern der Physiologie gehören hieher:

A. Fr. Walther (resp. *Ch. G. Ludwig*), Diss. de deglutitione naturali et praepostera. Lips. 1734. 4.

Fr. B. Albini, Diss. de deglutitione. Lugd. Bat. 1740. 4.

J. F. Wentz, Diss. de deglutitionis mechanismo. Erlang. 1790. 4.

P. J. Sandifort, deglutitionis mechanismus, verticali sectione narium, oris, faucium illustratus. Lugd. Bat. 1805. 4.

Magendie, mémoire sur l'usage d'Epiglotte dans la deglutition. Paris 1813. 8.

K. H. Dzondi, die Funktionen des weichen Gaumens beim Athmen, Sprechen, Singen, Schlingen u. s. w.; mit 11 Abbild. in Steindruck. Halle 1831. P — c.

DEGLUTITIO DIFFICILIS, IMPEDITA. S. Dysphagia.

DEJECTIO. S. Alvus, Excortia alvina.

DEINACH. Der Säuerling dieses Namens entspringt im Königreich Würtemberg, unfern dem Städtchen Zavelstein, zwei Stunden von dem Wildbade und gleich weit von der Oberamtsstadt Calw.

Das Mineralwasser enthält aufser kohlensaurem Gase, kohlens. Natron, Kalkerde, Thon und Eisenoxydul, und wird als Getränk an der Quelle, oder versendet, benutzt, allein oder mit Milch, oder Molken gegen Bleichsucht, Suppression der Menstruation, Hypochondrie, Gelbsucht und Hämorrhoidalleiden.

Litt. *E. Osann's* phys. med. Darstellung der bekannten Heilquellen der vorzügl. Bäder Europa's. Th. II. S. 589. O — n.

DEIRONEUS. S. Deroneus.

DELACRYMATIO. S. Epiphora.

DELAPSIO, *Delapsus*. S. Prolapsus.

DELAPSIO VESICAE URINARIAE. S. Blasenvorfall.

DELETERIUM. Alles, was zerstörend auf das Leben einwirkt; also, sowohl Naturprodukte und Agentien, als Krankheiten, die diese Eigenschaft haben. H — d.

DELIGATIO. S. Verband.

DELIGATURA. S. Anabrochismus und Ligatura.

DELIQUIUM. S. Zerfliefsen.

DELIQUIUM ANIMAE. S. Lipothymia.

DELIRIUM ist überhaupt eine von ihrer eigenen inneren Gesetzmäfsigkeit abweichende, und daher regelwidrige, Thätigkeit des menschlichen Geistes, oder mit andern Worten: eine abnorme Art der Action des höheren Bewustseins.

Abnormitäten im niederen Bewustsein, wie z. B. schmerzhafte Gefühle, Täuschungen der äufsern Sinne u. dgl., können unter jener Bezeichnung nicht begriffen werden. Aber andererseits würde auch eine blofs moralische Verirrung davon ausgeschlossen sein, vorausgesetzt dafs dieselbe mit dem Charakter einer krankhaften, der Regel des psychischen Lebens widerstreitenden, Thätigkeit nicht begabt wäre.

Es ist nicht nothwendig, dafs das abnorme Thätigsein des Geistes, oder das Deliriren, sich deutlich kund gebe, und z. B. Irrereden sei (welcher Ausdruck daher kein entsprechender ist), sondern es kann auch mehr nur innerlich, als blofses Irresein, ohne Irrereden u. s. w., statt finden; — wir behalten also hier lieber den Ausdruck Delirium bei.

Schon jene Benennungen aber führen uns auf eine wichtige Unterscheidung: indem nämlich jenes abnorme Bewustsein, oder das Irresein, entweder nur Aeufserung (Symptom) von andern krankhaften Zuständen, oder im Gegentheile, selbst ein solcher ist, und dann gewissermafsen für sich besteht, was bei den sogenannten Geisteskrankheiten (*morbi mentis*) der Fall ist. In diesem Sinne hat *Sauvages* (Nosol. method.) in seiner achten Krankheitsklasse eine Ordnung als *Deliria* bezeichnet, indem er dabei (was nicht zu billigen ist) das mehr Symptomatische, wie z. B. Fieberdelirium (*Paraphrosyne febrilis*) mit dem selbstständigeren Krankhaften (z. B. *Mania*, *Melancholia*) zusammenwirft.

Eben dieses nun schliefsen wir für unsern jetzigen Zweck von der Betrachtung aus, und halten uns, nach einmal geltendem ärztlichem Sprachgebrauche, an das Delirium als Symptom. Als solches kann es dann selbst bei den Geisteskrankheiten auftreten, insofern diese, ihrem Innern und Wesentlichen nach, bestimmte krankhafte Zustände sind, aus welchen folglich das Deliriren wie eine Aeufserung hervorgehen kann.

Auch als Symptom bietet die abnorme Geistesthätigkeit, welche als Delirium bezeichnet wird, eine grofse Mannigfaltigkeit dar, und diese betrifft theils die Form und Aeufserungsweise, theils aber auch den Inhalt der Delirien, — wenn gleich nicht zu leugnen ist, dafs dieser auch auf jene wieder seinen Einflufs haben könne, wie z. B. irrige Vorstellungen, wenn ihnen viel Actives beiwohnt, leichter laut werden, als wenn sie nur in trübsinnigen Befürchtungen bestehen. — Da nun in den gewöhnlichen Bezeichnungen sowohl das Logische, als auch das der natürlichen Mannigfaltigkeit Entsprechende, nur zu wenig berücksichtigt wird, so dürfte es nicht unnütz sein, nach obigen beiden Kategorieen hier die Delirien etwas genauer einzutheilen.

1) Formelle, mehr die Aeufserung betreffende, Unterscheidungen:

a) Stille Delirien (*deliria taciturna*) im Gegensatze von lauten (etwa *del. loquentia?* denn *loquacia* geschwätzige, gäbe einen andern Sinn).

b) Versteckte Delirien (*d. tecta s. suppressa*) mit jenen verwandt, jedoch so, dafs der Kranke die Aeufserungen willkürlich zurückhält, wovon das Gegentheil die offenbaren Delirien (*d. aperta*) sind. — Auch bei jenen pflegen doch der Blick und das übrige Benehmen des Kranken die irre Geistesthätigkeit zu verrathen.

c) Gelinde Delirien (*d. lenia*), und hingegen heftige (*d. vehementia*), — deren höheren Grad die wüthenden Delirien (*d. furibunda*) darstellen.

d) Murmelnde Delirien (*d. mussitantia*), wovon schreiende (*d. clamatoria?*) das Gegentheil ausmachen würden. — Auch Heulen (*ejulatio*), Zähneknirschen (*stridor dentium*) u. s. w. kommen bei Delirien vor.

e) Den Zeitverhältnissen nach unterscheiden sich Delirien am Abende und zur Nachtzeit (*d. vespertina, nocturna*) von den (meistens schlimmern und bedenklicheren) während des Tages statt findenden (*d. diurna*); — ferner die fortwährenden (*d. continua*) von den unterbrochenen (*d. intercepta, periodica*), welche in ihrer Wiederkehr auch einen bestimmten Takt halten können, wie die Paraphrosyne febricosa (bei *Sauvages*); sodann auch die kurzen und flüchtigen (*d. brevia, fugacia*) von den längerdauernden (*d. diuturna, perpetua*).

2) Reelle, den Inhalt angehende, Unterscheidungen:

a) Beständige oder gleichbleibende Delirien (*deliria constantia*), worin sich immer dasselbe wiederholt, wie in den sogenannten fixen Ideen bei Gemüthskranken, was aber auch bei Fieberkranken u. s. w. vorkommt. Sehr gewöhnlich sind im Gegentheile die Delirien unbeständige oder veränderliche (*del. vagantia*) mit wechselndem Inhalte.

b) Deutliches Deliriren (*delirium manifestum, confirmatum*), dessen Inhalt schon ohne Weiteres das Ungereimte erkennen läfst, ist dem undeutlichen oder dunkeln (*d. obscurum, ambiguum*) entgegenzusetzen, wobei die Aeufserungen des Kranken zwar an sich genommen nichts Widersinniges enthalten, aber dennoch ungegründet sind.

c) Heitere Delirien (*d. hilaria*) und hingegen traurige (*d. tristia, moesta*), von welchen angstvolle (*d. anxia*) ein höherer Grad und zugleich eine Modification sind, verstehen sich ohne weitere Erklärung. Es giebt Krankheiten, wobei das Eine oder das Andere ganz die Regel ausmacht (m. s. unten).

d) Sanftes Deliriren (*d. blandum s. mite*) hat zum Gegensatze das wilde (*d. ferox*), und beide dürfen nicht mit dem gelinden oder heftigen und wüthenden verwechselt werden, welche Begriffe sich nur auf den Grad und die Energie der Aeufserung des Irreseins (m. vergl. 1, c), somit freilich auch des inneren Impulses (*nisus animi*) beziehen. Das Sanfte oder Wilde betrifft hingegen den Inhalt des Irreseins, je nachdem derselbe milder und freundlicher oder feindselig, grausam u. s. w. ist. Sonach kann selbst ein stilles Delirium (1, a), wenn z. B. der Kranke Mordgedanken brütet, mit Recht ein wildes heifsen, nicht aber ein wüthendes! — An jenen Begriff schliefst, unter derselben Voraussetzung (des Stillen und Versteckten nämlich, vergl 1, b) der des tückischen Deliriums (*d. malitiosum, fraudulentum*) sich an.

e) Nach der besonderen Beschaffenheit ihres Inhalts sind die Delirien mannichfaltig verschieden. So kommen z. B. stolze und übermüthige Delirien (*d. superba, fastuosa*) vor, und andererseits läppische (*d. fatua*). Die schwärmerischen (*d. phantastica*) können einen religiösen, oder einen mehr poetischen Inhalt haben, und steigern sich zuweilen bis zur Entzückung (*d. ecstatica*), was man von den analogen Ueberspannungen des Gemeingefühls und der äufsern Sinne (*hallucinatio coenaestheseos et sensuum ecstatica*) billig unterscheiden sollte. — Auch Liebe und Eifersucht, oder Hafs und Schadenfreude, tiefer Gram und selbst Verzweiflung können den Inhalt des irren Geisteszustandes ausmachen. — Eine besondere Erwähnung verdienen noch die mancherlei verkehrten Vorstellungen von dem eigenen Körperzustande, z. B. der häufige Wahn in Thiere oder andere Naturgegenstände verwandelt zu sein, welcher unter den fixen Ideen (a) eine Hauptrolle spielt, so wie die Täuschung, als seien in Höhlen des Körpers lebendige Geschöpfe eingeschlossen, oder Glieder in ganz fremdartige Substanzen (Glas, Stroh u. s. w.) verwandelt. — Hingegen möchten wir das Doppeltfühlen des Körpers und seiner Theile (diese so bedenkliche Krankheitsäufserung) lieber den Täuschungen des Gemeingefühls als den eigentlichen Delirien beizählen.

Indefs sind manchmal die Gränzen hier ziemlich schwer zu ziehen. Schweben z. B. einem Kranken Gestalten vor, deren Nichtexistenz er selbst anerkennt (Phantasmen), so ist er nur in einer Sinnentäuschung begriffen; hält er dagegen eben jene Erscheinungen für wirklich (bei eigentlicher Hallucination), so kann man ihn vom Delirium schwerlich freisprechen.

Dies letztere ist nun freilich, insofern es eine bestimmte Täuschung enthält, ein Wahn; hierdurch aber wird der sehr gewöhnliche Sprachgebrauch, statt Delirium das Wort: Wahnsinn, zu setzen (z. B. Fieberwahnsinn) keinesweges gerechtfertigt, indem jenes ja nur ein Symptom bedeutet (m. s. oben), der Wahnsinn (*vesania*) hingegen wirkliche Geisteskrankheit (*morbus mentis sui generis*) ist.

Da im Delirium, dies überhaupt genommen, die Einbildungskraft eine so vorzügliche Rolle zu spielen pflegt (wie sie denn selbst schon im Traume sehr vorherrscht), so pflegt man von einem Delirirenden zu sagen: er phantasire, was man oft mehr aus seinen Blicken, Bewegungen (z. B. dem sogenannten Flockenlesen), als aus seinen Reden gewahr wird.

Die Ursachen des Deliriums, dasselbe als Krankheitsäufserung überhaupt genommen, lassen sich in innere und äufsere, und diese wieder in absolut und relativ äufsere, eintheilen. Zu letzteren würde, in Beziehung auf das Sensorium, als den Sitz des Deliriums, z. B. ein ungeheurer Schmerz an irgend einer andern Körperstelle gehören, der die höhere sensorielle Thätigkeit auf solche Weise störte. Ueberhaupt aber sind es vorzugsweise gewisse heftige Reize, die von aufsen her das Deliriren bewirken können, z. B. die Einwirkung übermäfsiger Hitze, starke und plötzliche Sinneneindrücke, unerwartete, auf das Gemüth mächtig einwirkende Nachrichten u. s. w.

Von inneren Ursachen ist zuvörderst die Disposition (oder Anlage zum Deliriren) zu erwähnen, welche keinesweges bei allen Individuen gleich ist. Bei sehr reizbaren pflegt sie überhaupt am beträchtlichsten zu sein, und derselbe Schmerz, derselbe Fiebergrad, können bei solchen ein Irrereden zuwege bringen, welches sie bei vielen andern zu bewirken nicht im Stande wären. Wenn nun im Gegentheile, wie man nicht ganz selten wahrnimmt, Personen existiren, die durch solche Eindrücke und Zustände, wobei die meisten andern deliriren würden, dennoch nicht, oder nur sehr schwer, dazu vermocht werden, so zeigt es sich, dafs hierbei die allgemeinere Reizbarkeit des Organismus, wodurch z. B. Kinder, zarte weibliche Individuen so sehr zum Delirium geneigt sind, als Erklärungsgrund kaum ausreiche, und dafs man dem Sensorium selbst, als dem Sitze jenes Symptoms, eine bei verschiedenen Individuen ungleiche Anlage zu demselben beimessen müsse.

Diese Bemerkung führt uns auf die nächste Ursache des Deliriums, welche freilich am schwersten auszumitteln ist. In einer blofs allgemeinen und gleichmäfsigen Erhöhung oder Verminderung der Energie und Thätigkeit des Sensoriums kann sie nicht bestehen, denn hieraus würde die Abnormität der Art nach, oder die qualitative Regelwidrigkeit, worin jedes Delirium besteht (m. s. zu Anfang) nicht zu erklären sein. Setzen wir dennoch mit Recht voraus, dafs im Sensorium, d. h. im Gehirne, in sofern es Organ der Geistesthätigkeit ist (m. vergl. ebend.), die in Frage stehende Abnormität statt finde, so müssen wir diese für eine andere als eine blofs graduelle, den Grad der Energie und Thätigkeit betreffende anerkennen. Am nächsten liegt sodann eine Disproportion, eine temporäre Aufhebung des relativen, zum normalen Zustande erforderlichen Gleichgewichtes der sensoriellen Kräfte und Thätigkeiten; (wobei es Jedem anheim gestellt bleiben mag, ob er dies auf die *Gall*'schen Hirnorgane reduciren wolle oder nicht?). — Einen ganz neuen und sonst unerhörten Inhalt (m. s. oben) wird die irre Geistesthätigkeit, worin das Delirium besteht, schwerlich bekommen, und die Materialien bleiben (so zu sagen) auch für diese Deflexe dieselben, als für die normale Action; die Ordnung aber ist einstweilen aufgehoben, und statt der sonstigen richtigen Verhältnisse sind Mifsverhältnisse eingetreten. — Zwar können eben diese sehr verschiedenartig sein, doch wurde schon oben erinnert, dafs in den Aeufserungen der delirirenden Kranken, im Ganzen genommen, ein unverhältnifsmäfsiges Ueberwiegen der Phantasie oder Einbildungskraft sich bemerkbar mache. Indessen giebt es doch noch einen tieferen Grund des Irreseins und einen stärkeren Hebel (wenn man so sagen darf) um die Delirien zu Tage zu fördern, nämlich das Gemüth, als Inbegriff der Affecte und Leidenschaften, wodurch insbesondere in der Mehrzahl der psychischen Krankheiten das Gleichgewicht des Bewustseins gestört wird. — Verglichen mit den unzähligen Fällen dieser Art sind diejenigen nur selten, worin etwa der Geist im engern Sinne, und namentlich das Denkvermögen, durch Ueberspannung die Störung hervorbringt,

bringt, und das Deliriren (statt eines eigentlich wahnsinnigen, wie bei jenen Gemüthskrankheiten) ein aberwizziges wird.

Wenn ein Kranker mit solchem Delirium behaftet ist wie wir oben (2, b) als undeutliches bezeichnet haben, so könnte dies leicht einen Einwurf gegen jene vorauszusezzende Gleichgewichtsstörung darzubieten scheinen, indem er doch nichts offenbar Ungereimtes vorbringt. Es beweiset aber vielmehr, dafs sein Erinnerungsvermögen fehlt oder unterdrückt ist (indem er irrige Dinge für wahr und wirklich hält), wobei die Action der Einbildungskraft und anderer psychischer Anlagen ihren Fortgang haben und selbst gesteigert sein kann.

Ein allgemeinerer und sehr wichtiger Hauptunterschied in Hinsicht auf die nächste Ursache des Delirirens besteht darin: ob das höhere Seelenorgan in solches, bei Voraussetzung angemessener Disposition, nur durch Einwirkung vom übrigen Organismus aus versetzt worden sei? oder ob im Gegentheile dasselbe (vorzugsweise wenigstens) in sich selbst den Grund jener Störung trage? — In den mancherlei Krankheiten, wobei Delirien vorkommen, kann beides in sehr verschiedenen Verhältnissen statt finden, wofür die Fieberkrankheiten am füglichsten als Beispiele dienen mögen. Delirirt der Kranke bei einer Synocha (einem reinen und echten inflammatorischen Fieber), so rührt dies daher, weil sein Sensorium vom Gefäfssysteme aus und durch den Blutreiz in eine unordentliche Thätigkeit versetzt wird. Wäre hingegen die Krankheit ein Nervenfieber mit Erethismus, so könnte zwar dasselbe auch seinen Antheil an der Hervorbringung der Delirien haben, hauptsächlich aber würden diese aus der Reizbarkeit und Schwäche, und aus der damit verknüpften inneren Unordnung (Ataxie) im Sensorium selbst entspringen, und eben hiermit auch in ihrer Beschaffenheit einen andern Charakter zeigen. — Die sogenannte Typhomanie ist ein eigenthümliches Delirium ängstlicher Art (m. vergl. oben 2, c), mit zwar höchst mannichfaltigen, in der Hauptsache aber immer auf Schwierigkeiten und ein nicht zu beseitigendes Hindernifs hinauslaufenden Vorstellungen. Es ist aber bei dem contagiösen Typhus auch eine fremdartige und gleichsam feindselige Macht, wovon das Seelenorgan des Kranken behelliget wird. — Andererseits sind uns wahre Nervenfieber ohne alles Delirium vorgekommen (namentlich bei sehr abgestumpften und endlich nur durch den inneren Gebrauch des Phosphors zu rettenden Trinkern).

Die Bedeutung der Delirien, und insbesondere ihre Erheblichkeit in prognostischer Hinsicht, kann bald nur eine geringe und bald hingegen eine desto gröfsere sein. Vieles hierauf Bezügliche ist schon aus den vorstehenden Erörterungen abzunehmen. Je mehr die Störung der höheren Seelenthätigkeit eine gewissermafsen zufällige ist, oder je mehr sie von der gröfseren Reizbarkeit einzelner Individuen herrührt, desto weniger hat sie in der Regel zu bedeuten. — Sodann sind auch Delirien, in welche das Sensorium vorzugsweise durch die Einwirkung anderer organischer Thätigkeiten versetzt wird, im Allgemeinen von geringerer Erheblichkeit als diejenigen, welche mehr aus seiner eigenen inneren Affection entspringen, auch wenn diese bei einem Fieberzustande vorkäme (m. s. oben: Ursachen). — Wäre der gestörte Seelenzustand ein fieberloser, so würde hauptsächlich seine Art und Beschaffenheit, wobei auf das Wesentliche zurückzugehen ist, über die prognostische Bedeutsamkeit entscheiden müssen (was nicht hierher gehört). Zeichnen sich Arten gewisser Gattungen von Gemüthskrankheiten durch einen eigenthümlichen Wahn aus, wie z. B. durch religiöse Ideen, so könnten diese auf die Prognose, welche in solchem Falle eine schlimmere wäre, sehr zu influiren scheinen; es kommt aber hierbei weniger auf die Aeufserungen als auf das innere Ursächliche an, und dieses ist bei einer wahren religiösen Melancholie freilich um so bedeutsamer, je mehr es gleichsam im Centrum des ganzen Gemüthes haftet.

Ohne die Einzelnheiten hier erschöpfen zu können, bemerken wir noch, dafs die gewöhnliche Behauptung, heitere Delirien seien prognostisch günstiger als traurige (m. vergl. oben 2, c), manche Ausnahmen erleidet, und dafs es in Fieberkrankheiten gewisse, sich in vielen Fällen wiederholende, Delirien von ganz besonders übler Vorbedeutung giebt. Wenn der Kranke, trotz grofser Schwäche, das Bette zu verlassen trachtet, so läfst dies freilich aus grofser innerer Unruhe und Beängstigung, auch ohne Irresein, sich herleiten. Wenn er aber von Reisen, vom Aufenthalte an fremden Orten, phantasirt, so ist dies eine schlimme Anzeige, wobei man sagen könnte, die Seele fühle sich in ihrer eigenen Wohnung nicht mehr heimisch. — Ob die feste Ueberzeugung, nicht wieder genesen zu können (wobei wir noch keinen Fieberkranken dem Tode entgehen sahen) ein Delirium sei? dies möchten wir bezweifeln, und vielmehr dafür halten, es sei im Gegentheile ein wahrhaftes Vorgefühl, gleichsam ein Reflex des eigenen unrettbaren Zustandes des Organismus in dem Bewufstsein des Kranken! wovon die übertriebene, in Irrereden übergehende Todesfurcht, welche freilich auch zuweilen vorkommt, wohl zu unterscheiden ist.

Hierzu noch eine Schlufsbemerkung: nicht jeder sehr ungewöhnliche oder exaltirte psychische Zustand darf für ein Irresein gelten! Wie in der Seele das sichere Vorgefühl des Todes zuweilen Platz findet, so ist ihr auch überhaupt das Divinatorische nicht durchaus fremd. Und beim äufserlichen kalten Anstaunen hoher Begeisterung könnten Alltagsmenschen einen Propheten leicht für einen Rasenden halten.

B — ls.

DELIRIUM TREMENS, auf Deutsch also Zitterwahnsinn, hat man eine eigenthümliche Krankheitsform benannt, die in ihrer Vollständigkeit durch die beiden in jenem Namen angedeuteten Hauptsymptome sich ausspricht. Das Zittern bemerkt man, wenn es nur schwach ist, am besten bei aufgehobenen und ausgestreckten Händen des Kranken; doch äufsert es sich häufig viel stärker und in mehrerer Ausbreitung. Das Delirium oder der Wahnsinn ist von besonderer Art und zeichnet sich durch gewisse Sinnestäuschungen (Hallucinationen), so wie meistens auch durch ein lebhaftes Besorgtsein des Kranken um seine gewohnten Geschäfte aus; wiewohl freilich die hierauf sich beziehenden Vorstellungen gleichfalls sehr mit Irrthümern und Täuschungen untermischt sind. Es kommt, wenn die Kranken sehr lebhaft deliriren, oft genug vor dafs dieselben allerlei Stimmen zu hören, sich mit nicht anwesenden Personen zu unterreden glauben u. s. w.; die Täuschungen treffen also keinesweges blofs den Gesichtssinn, doch sind diese die vorwaltendsten, und gewöhnlich erscheinen den Kranken kleine Thiere, z. B. Mäuse, Vögel, Insekten, in schneller Bewegung. Der begleitenden Gemüthsstimmung nach ist solches Delirium, indem es entweder einen heitern und scherzhaften Anstrich, oder in andern Fällen etwas Trotziges, Verwegenes und Uebermüthiges zu haben pflegt, der sich ängstlich quälenden, gedrückten sogenannten Typhomanie meistens gerade entgegengesetzt. Indefs giebt es doch einzelne Fälle, wo der mit Delirium tremens Behaftete wohl gar trübsinnig gestimmt ist, zumal bei chronischem Verlaufe. — Welchen Charakter das Zittern habe, ob den spastischen oder den paralytischen? ist schwer genau anzugeben, und kann auch nach den Stadien der Krankheit sich verschieden verhalten; im Allgemeinen aber dürfte ihm mehr der erstgenannte zukommen, zumal da meistens auch die Kranken zu sehr energischen willkürlichen Bewegungen nicht unfähig sind.

Jenen namengebenden Symptomen zunächst ist die **Schlaflosigkeit** (*agrypnia*) zu erwähnen, die auch schon während der **Vorboten** den Kranken zu behelligen pflegt, und während der ausgebildeten Krankheit anhaltend fortdauert. Ihr voraus gehen zudem meistens Gefühl von Schwere, Mifsbehagen, fehlender oder unregelmäfsiger Appetit und überhaupt allerlei Verdauungsbeschwerden (m. vergl. unten: **Ursachen**). Ist sie bereits ausgebrochen, so zeigt zwar der **Habitus** nach den Constitutionen und Kräftezuständen der Kranken allerdings Verschiedenheiten, in der Regel aber bemerkt man ein sehr rothes, aufgedunsenes Gesicht, glänzende, etwas hervorstehende, entweder starrblickende oder herumschweifende, und mehr oder weniger röthlich unterlaufene Augen; kurz einen nach der gewöhnlichen Bezeichnung inflammatorischen Habitus mit besonderer Modification, wobei auch die Hauttemperatur erhöht oder auch ungleich, der Puls voll, mehr oder weniger stark (manchmal gespannt), doch nicht fieberhaft beschleunigt, sondern vielmehr träge zu sein pflegt.

Hierin liegt nun zugleich, was den **Verlauf** der Krankheit betrifft, die Charakteristik seines **ersten Zeitraumes** (*stadium orgasticum s. inflammatorium*), welches mit *Blake's* Anfangsstadium (noch ohne Deliriren), das wir vielmehr zu den Vorboten rechnen möchten, nicht einerlei ist. Läfst das Blutsystem an Aufregung und Energie nach, während die Verstimmung im Nervensysteme fortdauert, so folgt auf jenen ersten der **zweite Zeitraum** (*stadium erethisticum*, scil. *nervosum*), mit matterem weniger rothem Aussehen, schwächerem und veränderlicherem Pulse, fortdauerndem Schlafmangel, Zittern und Phantasiren (worin jedoch meistens überhaupt beträchtliche Intervalle zwischen treten). Hat die Krankheit ihren Fortgang, so folgt nun ein lähmungsähnlicher Zustand, den man als **dritten Zeitraum** (*stadium oppressionis s. paralyticum*) betrachten kann, worin die Erschöpfung durch entstelltes Gesicht, kleinen, ganz schwachen oder zusammengezogenen Puls, Schweigen oder beständiges Schwatzen sich ausdrückt, und der Kranke in einem, früher oder später sich einstellenden schlummersüchtigen Zustande, stirbt.

So verläuft das Delirium tremens, wenn es bei vollblütigen, nicht zu alten oder schwachen Subjecten sich in dieser Art freier und vollständiger entwickeln kann. Oft aber ist, in entgegengesetzten Fällen, schon Anfangs der Zustand jenes zweiten Zeitraumes vorhanden. Nicht selten auch macht Schlag- oder Stickflufs dem Leben plötzlicher ein Ende. In der Regel ist die Krankheit, obgleich mit übrigens sehr unbestimmter Dauer, eine **acute**. Sie kehrt aber leicht wieder zurück, und macht nach einiger Zwischenzeit sogenannte Recidive; kommen nun diese häufiger und werden jene kürzer, so kann der gesammte Verlauf sich wie ein **chronischer** mit unregelmäfsiger Periodicität darstellen. Einem solchen (überhaupt nur seltener vorkommenden) Fall beobachtete ich bei einem jungen Manne in Hessen, der in dem Alter von noch nicht 30 Jahren, bei einem phlegmatisch-cholerischen Temperamente, durch Mifsbrauch geistigen Getränks das Uebel zuwege gebracht hatte und unterhielt, dessen ungefähr monatlich wiederkehrende Anfälle sich dadurch anzukündigen pflegten, dafs ihm unversehens zuweilen die Tabackspfeife entfiel, übrigens ihn kaum bettlägerig machten.

Zu den Varietäten gehört es, wenn der Kranke nur zittert (und zwar wohl desto heftiger), aber nicht delirirt; wie auch *Göden* in einzelnen Fällen wahrnahm. Auch das Gegentheil, wo sich bei dem eigenthümlichen Delirium (m. s. oben) gar kein Zittern zeigt, kommt zuweilen vor (doch wohl nicht so häufig als Unachtsamere glauben); öfter aber entwickeln sich die Zufälle in ungleicher Folge erst allmälig. Eigentlich sind jene Varietäten Fälle von unvollständiger Krankheit (*m. imperfectus*), woran die einer übrigens sehr ähnlichen Aufregung ohne jene beiden Hauptsymptome sich anschliefsen. Ein wirklicher Deflex aber ist es, wenn das Uebel, zumal bald nach seinem deutlicheren Auftreten, sich in Hinsicht auf Puls und sensoriellen Zustand einem Nervenfieber ähnlich gestaltet.

Die Prognose ist hierbei vorzüglich schlecht, aber auch aufserdem ist sie sehr zweifelhaft, indem das Del. tremens selbst bei zweckmäfsiger Behandlung oft tödtlich abläuft, woran die häufig so zerrüttete Constitution der Individuen grofsen Antheil hat. Convulsionen (die der Krankheit im Ganzen nicht eigen sind), den epileptischen ähnlich, sind von der übelsten Vorbedeutung; selbst schon grofse Heftigkeit des Zitterns ist ein übles Zeichen, besonders wenn der Puls zugleich über Hundertmal in der Minute schlägt. Copiöser Stuhl, reichlicher warmer Schweifs sind erwünschte Erscheinungen; die beste von diesen aber ist ein wahrer (und zum wenigsten mehrstündiger) Schlaf. Darf dieser für Krise gelten? Das Phänomen wohl gewifs nicht, aber der innere Vorgang, der dann eine sogenannte Nervenkrise ist, allerdings! wobei es eine unnütze Klügelei wäre, dafür nur die den Schlaf herbeiführende Moderation der inneren Unordnung gelten lassen zu wollen. Sopor hingegen, grofser Collapsus, ungleiches und schweres Athmen, kündigen den nahen Tod an.

Der Leichenbefund ist verschieden, deutet aber im Allgemeinen nicht auf Encephalitis und Meningitis. Unsere Beobachtungen stimmen mit *Amstrong's* Behauptung, dafs ein (venöser?) Congestivzustand das Gewöhnlichste sei, überein; indeſs sind uns, unter vielen, einige wenige Fälle vorgekommen, wo sich beträchtliche Strecken der Hirnhäute bedeutend geröthet und wie stark injicirt zeigten. Auch Wasser in den Hirnhöhlen trifft man zuweilen an. Sehr gewöhnlich finden sich beträchtliche organische Abnormitäten im Unterleibe, z. B. Verdickung und Verengerung von Darmstrecken, Verhärtungen der Leber und andere Ausartungen ihrer Substanz, vergröſserte und erweichte Milz u. s. w.

Was die Ursachen des Delirium tremens betrifft, so erfordert dasselbe zunächst eine gewisse Anlage, die nicht bloſs dem vorgerückteren, sondern auch dem jugendlicheren Alter, und nicht bloſs dem männlichen sondern auch dem weiblichen Geschlechte zukommt. Doch wird sie nicht gleicherweise bei allen Individuen, unter übrigens gleichen Umständen angetroffen, und scheint eine besondere (schwer genauer zu bestimmende) reizbare Verstimmung des Nervensystems, namentlich des theils cerebralen theils splanchnischen vorauszusetzen. Die sowohl disponirende als erregende Ursache (*causa excitans*) der Krankheit ist alsdann der anhaltende Miſsbrauch stärkerer geistiger Getränke, nicht nur des gewöhnlichen Branntweins, sondern auch des Rums (weshalb in England und dessen Colonieen das Uebel so auſserordentlich häufig vorkam). Plötzlich unterlassener, sonst gewohnter Genuſs kann aber ebenfalls begünstigend für die Entwickelung der Krankheit wirken. Da bei Kindern jene sogenannte Gelegenheitsursache seltner stattfindet, so könnte man hieraus es herleiten, wenn bei ihnen die Krankheit nicht vorzukommen pflegt, was aber doch auch bei solchen, denen zu ihrem groſsen Nachtheile täglich Branntwein gereicht wird, der Fall ist. Zuweilen will man indeſs einen ähnlichen Zustand bei ihnen wahrgenommen haben. Für ähnlich erklärt aber *Walker* (London medic. and phys. Journal, Febr. 1825) auch den von ihm als Puerperal-Irritabilität bezeichneten Zustand.

Die Frage, worin das Wesen der Krankheit bestehe? läſst sich leichter negativ als positiv beantworten. Sie ist keine Entzündung des Hirns oder seiner Häute (wenn gleich zuweilen eine solche sich hinzugesellt, m. s. oben Leichenbefund), und auch mit andern gewöhnlicheren Congestivzuständen kommt sie nicht überein. Eben so wenig darf man sich mit *Blake* auf eine als Folge krankhaft vermehrter Thätigkeit eingetretene indirecte Schwäche berufen, da auch diese sich ganz anders äufsern würde, und bei solcher Ansicht die hier so offenbare Ataxie und eigenthümliche Alienation (dynamischer Art) übersehen wird. Einige beziehen sich hierbei zu einseitig auf das Gangliensystem und insbesondere den Plexus solaris, statt dafs sie die abnorme Wechselwirkung des Digestionsapparats und vorzüglich der Gallenorgane mit dem Gehirn beachten sollten. Hat doch *Günther* (s. *Nasse's* Zeitschr. f. Anthropologie, 1825. Hft. 1.) bemerkt, dafs jene Genesis nicht einmal durchaus nothwendig ist, sondern derselbe Zustand zuweilen auch, statt sympathisch vielmehr metastatisch, durch Zurücktreten eines Exanthems entsteht! — Uebrigens fand *Armstrong* in zwei Fällen die Aeufserungen denen der Manie höchst ähnlich, nur dafs sie nicht wie diese beim Tagesanbruche vermehrt wurden.

Complicationen des Delirium tremens mit allerlei andern Krankheiten kommen sehr häufig vor, und die mit Brustleiden, vorzüglich acuten, sind von besonders schlimmer Vorbedeutung. Sehr merkwürdig ist die mit der orient. Cholera (welche *v. Gumpert* seinen Beobachtungen zufolge mit Unrecht leugnen wollte). *Buchheister* (Erfahr. üb. d. Cholera, Hamb. 1832), der unter etwa anderthalb Hundert Fällen 8 solche sah, wovon nur einer glücklich endete, sieht hierbei das Del. trem. als Nachkrankheit der Cholera an; das wahre Verhältnifs ist aber, dafs diese die Aeufserungen von jenem nur einstweilen (doch nicht einmal gänzlich) zurückzudrängen pflegt, und andererseits dasselbe mittelbar auch wieder anregt.

Behandlung des Delirium tremens. Zur Verhütung der Krankheit (*prophylaxis*) dient am sichersten ein mäfsiges Leben und insbesondere die Vermeidung jener starken Getränke. Indefs kann es bei vieler Gewöhnung an diese doch selbst den Ausbruch der Krankheit begünstigen, wenn sie zu plötzlich ganz gemieden werden, was auch noch anderweitige Gefahr herbeizuführen im

Stande ist. Das Sicherste ist daher, die Quantität des Spirituösen zwar beträchtlich, doch nur allmälig zu vermindern; doch setzen sich der Ausführung leider von Seiten der Trunkliebenden nur zu oft die gröfsten Hindernisse entgegen, bis endlich, beim Beginnen der Krankheit, ihnen häufig von selbst jener Genufs zuwider wird. Insofern übrigens der kranke Zustand des Digestionsapparats, welcher je nach seinen Graden und Beschaffenheiten die geeigneten Mittel erfordert, auch zur Genesis des Delirium tremens beiträgt, können diese Mittel gleichfalls dagegen zur Vorbauung dienen. Leibesverstopfung und Hemmungen des Säfteumlaufes mit Congestionen zum Kopfe sind es hauptsächlich, welche die Aufmerksamkeit des Arztes in solcher Beziehung erheischen.

Die Cur selbst (deren Regeln aus Einseitigkeit der Ansicht oft viel zu allgemein ausgedrückt wurden) hat darum so aufserordentliche Schwierigkeiten, weil es bei diesem so mannichfaltig sich gestaltenden und verlaufenden Uebel mehr noch als bei vielen andern darauf ankommt zu individualisiren, und nicht nur die entsprechende Auswahl unter den Mitteln zu treffen, sondern auch mit gröfster Aufmerksamkeit den passenden Zeitpunkt für das verschiedene Einschreiten wahrzunehmen, weshalb man solche Kranke auch anhaltend oder doch sehr häufig beobachten mufs.

Zuvörderst sind die Hindernisse hinwegzuräumen, welche etwa dem übrigen Verfahren entgegenstehen. — Ein sehr häufiges ist, nächst gastrischen Anhäufungen, welche Brechweinstein in mäfsigen Gaben, Salmiak u. s. w. erfordern, die Leibesverstopfung, wogegen nach Umständen kühlende abführende Mittel innerlich gebraucht, vorzüglich Glaubersalz u. dergl., und eröffnende Klystire dienen, welche letztere bei vieler Schwäche des Kranken den Vorzug haben. Reizend erwärmende Abführmittel können nur höchst selten, und nur in gewissen chronischen Fällen (m. s. oben) indicirt sein. *Blake* gab im Nothfalle einen Tropfen Crotonöl.

Das Hauptverfahren theilen wir jetzt nach den verschiedenen Stadien, und überhaupt Zuständen, näher ein, und fügen sodann das Nöthigste über die Erfüllung der Hülfsindicationen bei:

1) Bietet sich uns der Kranke in jenem orgastischen (so zu sagen pseudophlogistischen) Zeitraume und Zustande (m. s. oben) dar, so ist das sogenannte antiphlogistische Verfahren unerläſslich, muſs aber mit groſser Moderation in Anwendung kommen. Entsprechend sind theils schon die vorhin erwähnten Salze u. s. w. Dem Blutandrage zum Kopfe wirken kalte Umschläge entgegen. Ansetzung von Blutegeln ist manchmal unentbehrlich, hingegen darf man Aderlaſs nur bei sehr dringender Indication, die selten statt findet, anstellen. Es erklärt sich wohl am füglichsten aus seiner nervenschwächenden, secundairen Wirkung, daſs ihn Trinker auch in andern Krankheitszuständen, wo er sonst angezeigt wäre, so wenig vertragen. — Ruhige Umgebung, Mäſsigung des Lichteinflusses, kühle Temperatur des Zimmers u. s. w., müssen jene Behandlung unterstützen.

2) Geht jener Zeitraum und Zustand in den zweiten (weniger orgastischen und mehr nervös-erethistischen) über, so muſs im Allgemeinen ein behutsames mittleres Verfahren eintreten, welches auch für die gleich Anfangs in ihrem Charakter unentschiedeneren Fälle paſst, und sich schwer in bestimmte Regeln fassen läſst. Also nur einige Andeutungen:

a) Je mehr Gastrisches sich kund giebt, desto passender sind auflösende Mittel, z. B. auch essigsaures Kali, die man mit beruhigenden, z. B. Aq. lauroceras. zweckmäſsig verbinden kann.

b) Doch ist es zuweilen vorzuziehen, den Brechweinstein als ekelerregendes Mittel zu geben. Auch können selbst Brechmittel nützen, zumal bald Anfangs, wo sie nach *Göden* zuweilen die Ausbildung der Krankheit hemmen. Es ist aber manchmal schwer, das Brechen zu bewirken, und *Webster* (The New England Journal of Medecine etc. Vol. IX. pag. 213 sq.) nahm, wo der Tart. emet. in starken Dosen nicht zureichte, mit Glück auch das Zinc. sulphuric. zu Hülfe.

c) Ist oder wird der Kranke schwächer, so läſst sich

leicht sagen: man stärke ihn!... Aber wie? und wieviel? — Je nach der Individualität des Falles können hier entweder Potio River. im Aufbrausen, Ipecac. in kleinen Dosen, oder Infus. Valerian. mit Liq. Ammon. succin. und selbst die von *Blake* empfohlene Kamphermixtur mit etwas Aether gut thun. Auch kann die von demselben gebrauchte Vorsicht, die Spirituosa dem Kranken nicht gänzlich vorzuenthalten, sondern in kleinen und abgemessenen Portionen zu reichen, hier zuweilen sehr nöthig sein. (Den Rum gab er alsdann Unzenweise, mit Zuckerwasser verdünnt.)

d) Einerseits gelobt, andererseits verworfen werden die lauen Bäder und die Zugmittel; beide können freilich schaden, aber auch sehr nützen. Was jene betrifft, so achte man auf den Zustand des Hautorgans, dessen Unthätigkeit die Krankheit sehr steigern kann; aber man wende zugleich die Kälte auf den Kopf des Kranken an.

3) Nur für höhere Schwächegrade, mit Erschlaffung verbunden, paſst ein reizendes und zugleich tonisches Verfahren (m. vergl. *Graff* in *Nasse's* Zeitschr. f. psych. Aerzte. Bd. 3. Hft. 1.). Insbesondere können Mineralsäuren (nach *Barkhausen* das Elix. acid. *Haller.*) bei sehr atonischen Fällen mit colliquativen Schweiſsen gut thun.

4) Den acuten Fällen dieser Art sind die chronischen des Delir. tremens nur einigermaſsen analog. Man muſs sie nach allgemeineren Indicationen behandeln; in den uns vorgekommenen leisteten bittere Mittel, nebst auflösenden, und zuweilen auch abführenden Salzen vorzügliche Dienste.

5) Das dritte Stadium eines acuten Falles läſst wegen der immer noch mit unordentlichem Widerstreit der Actionen verknüpften groſsen Schwäche wenig Hoffnung übrig. Es ist zu versuchen, ob Moschus und Ammonium, oder Kampher in starken Dosen, heftige äuſsere Reize, besonders Blasenpflaster auf den geschorenen Kopf, Sturzbäder u. s. w., noch etwas ausrichten?

6) Eine durchgreifende Hauptregel, welche durch alles bisher Gesagte nicht beeinträchtiget wird, ist nun: daſs man den erwünschten Ruhezustand und namentlich den so heilsamen Schlaf zur rechten Zeit künstlich herbeizuführen suche, falls er sich bei entsprechender an-

derweitiger Behandlung nicht von selbst einfindet. Es dienen dazu überhaupt gewisse Narcotica, unter welchen hier dem Opium im Allgemeinen der Vorrang gebührt, wovon 1 Gran, ein oder ein paar Male des Abends gegeben, nicht selten schon ausreichen, wenn gleich oft weit beträchtlichere Dosen erforderlich sind, und man bei Wiederholung zu geringer nicht lange verweilen darf. Von kleinen anfangend, allmälig zu steigen, wie *Göden* empfahl, ist keinesweges rathsam. — Es vor den etwa nöthigen Abführungen, kühlenden Mitteln u. s. w. (m. s. oben 1.) anzuwenden, ist allerdings gefährlich; man lasse sich aber durch Vollblütigkeit, rothes Aussehen der Kranken nicht davon abhalten, wenn Unruhe und Schlaflosigkeit nach Anwendung passender andrer Mittel hartnäckig fortdauern. Das einzige Narcoticum, welches zu dem Ende gebraucht werden könnte, ist das Opium übrigens nicht. *Webster* wandte die Digitalis in grofsen Dosen (60 Tropfen Tinctur, zweimal binnen 6 Stunden) mit demselben Erfolge an.

7) Die Diät kann, wie schon aus dem Angeführten erhellet, bei dieser Krankheit nicht immer gleich sein. Sind Nahrungsmittel anwendbar und nöthig, so dienen dazu aufser leichtverdaulichen schleimigen und mehligen Dingen auch Fleischbrühen; und selbst bei der Reconvalescenz müssen die Verdauungskräfte noch sehr geschont werden.

8) Da man soviel möglich alles die Kranken zu sehr Aufregende vermeiden mufs, so ist ein hartes und stürmisches Verfahren freilich verwerflich. Wer aber glaubt, man könne ganz ohne Zwangsmittel (die freilich das dringend nöthige Maafs nicht überschreiten dürfen) ausreichen, dem sind wohl die heftigeren Fälle dieser Krankheit noch nicht vorgekommen!

9) Den grofsen mitwirkenden Einflufs einer angemessenen psychischen Behandlung hat auch unsere Erfahrung genugsam bestätigt. Daraus aber die Hauptcur machen zu wollen, würde sehr übel ablaufen. Das Delirium tremens ist keine eigentliche Seelenkrankheit!

Die zweckmäfsige Nachbehandlung ergiebt sich für den einsichtsvollen Arzt von selbst. Stärkung kann mehr oder weniger nöthig sein, darf aber so wenig als möglich durch reizende Mittel erzielt werden. Das übermäſsige Trinken und die Berauschung zu vermeiden, schärft man leider oft vergebens ein. Oft bleiben, nach Beseitigung jenes Uebels, noch andere zurück (m. vergl. oben Ursachen), welche ein besonders darauf gerichtetes Heilverfahren erheischen.

Synon. Säuferwahnsinn. *Delirium ebriositatis Blake. Del. ebriositatis potatorum Hufeland. Del. vigilans Hayward. Febris cerebralis Pearson et Armstrong. Phranesia potatorum. Hallucinatio ebriosorum Clarus. Mania potatorum, Dipsomania, Oenomania, etc.*

Litteratur.

Thom. Sutton, Abhandl. über das Delirium tremens, a. d. Engl. von *Ph. Heinecken*, m. Vorr. von *Albers*. Bremen 1820. 8.

A. Blake, über dasselbe, in The Edinbourgh medic. and surg. Journal, Oct. 1823.

G. Barkhausen, über den Säuferwahnsinn. Bremen 1820. 8.

H. Ad. Göden, von dem Delirium tremens. Berlin 1825. 8.

W. Elwert's Bemerkungen über das Delirium tremens (in *Dess.* Medic. Beob. Hildesh. 1827. 8.).

Neumann, über das Delirium tremens; in *Rust's* Magaz. für d. ges. Heilk. Bd. 18. Hft. 2.

Hufeland's Journ. d. prakt. Heilk. Bd. 51. St. 3. Bd. 53. St. 3. Bd. 54. St. 4. Bd. 55. St. 6. Bd. 58. St. 4 u. 5. B — ls.

DELITESCENTIA. Hierunter versteht man das plötzliche, metastatische Verschwinden einer Geschwulst. Auch wird die Benennung Delitescenz für Verhärtung gebraucht. S. d. A. Metastase. E. Gr — e.

DELPHININ. S. Delphinium.

DELPHINIUM. Eine Pflanzengattung aus der natürlichen Familie der *Ranunculaceae Juss.* in der *Polyandria Trigynia* des *Linné*'schen Systems. Die unregelmäſsige Blume besteht aus einem abfallenden gefärbten Kelche, dessen oberes Blatt einen herabgehenden Sporn bildet; aus einer 4blättrigen Blumenkrone, deren beide obere Blätter mit ihren honigsondernden Fortsätzen in den Sporn treten; aus vielen Staubgefäſsen und 1 — 5 Pistillen, welche zu Kapseln werden, die an der innern Naht aufspringen und hier die Samen tragen. Alle Arten sind scharf; folgende verdienen Erwähnung.

1) *D. Consolida L.*, gemeiner oder Acker-Rittersporn.

Eine jährige auf Feldern vorkommende Pflanze, mit aufrechtem, sparrig-ästigem fast glattem Stengel, schön blauen Blumen, welche in einer lockeren Traube stehn, an der die Stielchen länger sind als die Bracteen, die 4 Blumenblätter in eins verwachsen, die einzelne Kapsel ist glatt. Von dieser Pflanze waren die Blumen als Flores Consolidae regalis s. Calcitrapae früher officinell, ein bitteres und etwas scharfes Mittel, welches bei Augenkrankheiten und Steinbeschwerden angewendet wurde. Kräftiger wirken die Samen, deren Tinktur Ekel, Durchfall und Leibschmerzen leicht erregt; gegen krampfhafte Engbrüstigkeit sind sie empfohlen und gewifs einer genauen Prüfung werth.

2) *D. Staphisagria L.* Eine zweijährige Pflanze des südlichsten Europa, die Hüllblättchen an der Basis der Stielchen, welche doppelt so lang als die blafsblauen Blumen sind; der Sporn sehr kurz, die Blumenblätter frei, 3—5 bauchige haarige Kapseln, welche wenige grofse Saamen enthalten und langhaarige Blattstiele. Mit dieser Art sind zwei andere ebenfalls im südlichen Europa vorkommende Arten sehr nahe verwandt: *D. Requieni DC.*, bei welchem die Hüllblättchen in der Mitte der Stielchen sitzen und der Sporn fast so lang als der Kelch ist; und *D. pictum Willd.*, bei welchem der Sporn kaum kürzer als der Kelch, die Stielchen kaum länger als die weifsere Blume, die Blattstiele kurz-weichhaarig und die Samen kleiner sind. — Die unregelmäfsig dreiseitigen, braunen, netzförmig-runzligen und vertieft-grubigen Samen fast so grofs wie Erbsen, im Innern schmutzig-weifs, sind als *Semina Staphidis agriae*, Stephanskörner, officinell; sie riechen zerrieben sehr unangenehm, schmecken bitter und sehr scharf. In diesen Samen entdeckten fast zu gleicher Zeit *Lassaigne* und *Feneuille* in Frankreich und *Brandes* in Deutschland eine vegetabilische Salzbase, *Delphinin* benannt, welche sich als äpfelsaures Salz darin findet, mit fetten Oelen, Gummi, Eiweifs, Stärkemehl, stickstoffhaltigem gummigem Extractivstoff und mehreren Salzen. Das Delphinin zeigt sich als ein weifses Pulver von unangenehm bitterm Geschmack, welches schwach alcalisch reagirt, wie Wachs schmilzt und nach dem Erstarren eine harzähnliche Masse bildet, sich im Wasser fast gar

nicht, sehr leicht aber in Aether und Alcohol auflöst. Mit Säuren bildet es scharfe und bittere Salze. Es ist der wirksame Stoff der Samen, die leicht Erbrechen und Purgiren und Darmentzündungen erregen, und für Menschen und Thiere ein scharfes Gift sind. Besonders äufserlich gegen Ungeziefer hat sich hier und da der Gebrauch der Stephanskörner erhalten, deren innere Anwendung als Drasticum und Wurmmittel, so wie auch äufserlich bei Exanthemen und gekaut gegen Zahnschmerzen wegen der zu unsichern und heftigen Wirkung ganz abgekommen ist. Vielleicht giebt das Delphinin, wenn seine Verbindungen und deren Wirkungen genau erkannt sein werden, ein brauchbareres gewifs kräftiges Mittel. v. Sch — l.

DELTOIDEUS MUSCULUS s. *Levator humeri*, der Deltamuskel, der Armheber. Er liegt an der vordern, äufsern und hintern Seite des Schultergelenks dicht unter der Haut und wird von einem dünnen Theile der Fascia brachialis bekleidet. Seine Gestalt ist dem griechischen Buchstaben Delta nicht vollkommen ähnlich, indem sein oberer Rand beträchtlich tief ausgeschnitten und länger als die beiden Seitenränder ist. Er entspringt mit seinem obern sehnigen Rande, der Anheftung des M. cucullaris gegenüber, von dem vordern Rande des Schulterendes des Schlüsselbeins, von der abgerundeten Spitze der Schulterhöhe (*Acromion*) und von der untern Lefze der Schulterblattgräte. Am Schlüsselbeine und der Schulterhöhe hat dieser Rand kürzere, an der Schulterblattgräte längere Sehnenfasern. Seine Fleischbündel, die von diesem Rande ihren Anfang nehmen, laufen von hier, auf eine eigene Weise ineinandergeschoben, so über das Schultergelenk abwärts zum Oberarm, dafs die mittlern gerade, die vordern von vorn nach hinten, die hintern von hinten nach vorn herabsteigen, wodurch der Muskel allmählich dicker und schmaler wird, bis er sich endlich mit einer stumpfen Spitze endigt. Auf seiner äufsern Seite reichen die Fleischbündel bis zur Spitze herab, auf der innern Seite gehen sie schon beträchtlich höher in eine gemeinschaftliche platte, starke Sehne über, die sich, dicht unter der Anheftung des grofsen

Brustmuskels, an die dreieckige Rauhigkeit der äufsern Fläche des Oberarmbeins befestigt.

Dieser Muskel bedeckt die näher am Schultergelenke gelegenen Enden des Ober- und Untergrätenmuskels, des kleinen runden Muskels, des Unterschulterblattmuskels, das obere Ende des langen Kopfes vom zwei- und dreiköpfigen Armmuskel. Unter der Schulterhöhe liegt zwischen ihm und dem Kapselbande des Schultergelenks ein ansehnlicher Schleimbalg.

Seine Wirkung ist, den Arm in die Höhe zu heben. Aufserdem befestigt und schützt er das Schultergelenk.

S — m.

DEMENTIA. S. Amentia.

DEMISSOR. S. Catheter.

DEMULCENTIA dasselbe, was *Emollcentia;* wird hauptsächlich von solchen erweichenden schleimicht-ölichten Mitteln gebraucht, die man innerlich, besonders bei Hals- und Brustreizungen anwendet, z. B. *Rad. Althaeae, Sem. Lini, Gummi arab., Emulsiones oleosae.* H — d.

DENIGRATIO. Wenn bei Sugillationen und beim kalten Brand die Haut eine schwarze Farbe annimmt, so nennt man dies Denigratio. E. Gr — e.

DENS, *dentes*, Zähne, ὀδοὺς, ὀδόντες, sind die an der Anfangsmündung des Speisekanals an den beiden Rändern der Kiefer befestigten knochenartigen Werkzeuge der Mastication. Sie sind, als Knochen betrachtet, aufser den Ohrknöchelchen und Sesambeinchen die kleinsten des ganzen Skeletts. Die naturphilosophische Ansicht rechnet sie zum Schleimhautsystem oder noch allgemeiner, zum Hautsystem, und betrachtet sie als Einbildungen desselben ins Knochensystem.

Am Zahne läfst sich in Hinsicht seiner äufseren Gestalt die Krone, der Hals und die Wurzel unterscheiden; davon ist die letztere in die Zahnhöhle, den Zahnfächer (*alveolus*) des Kieferknochens eingefügt (*gomphosis*), der Hals steht über derselben hervor und ist vom Zahnfleische umgeben, die Krone ragt frei in den Raum der Mundhöhle hinein. In dem Innern des Zahns befindet sich eine Höhlung (*cavum dentis*), deren Gestalt der äufsern Gestalt des Zahnes

in

in verkleinertem Mafsstab entspricht. In diese Höhlung setzt sich durch eine kleine Oeffnung an der Spitze der Wurzel das Gefäfs- und Nervensystem fort, indem es sich an der innern Wand derselben in einer weichen pulpösen Haut (*membrana dentis interna*) ausbreitet. Die Zahnwurzel ist mit der Wand der Zahnhöhle durch eine eigene dünne Knochenmembran verbunden, die am Alveolus stärker anhängt als am Zahne, indem es an der Wand des erstern haften bleibt, wenn letzterer ausgezogen wird; sie geht an der Wurzelspitze in die innere Membran des Zahns über; nach Aufsen verbindet sie sich mit dem Zahnfleische. Das Zahnfleisch umfafst dicht den Hals des Zahnes, ohne jedoch an dessen Oberfläche angewachsen zu sein; es bildet zwischen den Kronen je zweier Zähne dünne Zwischenwände. — Die Substanz des Zahnes ist dem äufsern Ansehen nach der Substanz der Knochen beinahe vollkommen gleich, nur etwas härter und dichter, strahlig im Bruche, und zeigt an polirten Stellen ein atlasartiges Ansehen, welches alles auf eine krystallinische Struktur hindeutet. Dies zeigt sich, besonders an dem schmelzartigen Ueberzug (*substantia vitrea*) der Krone des Zahns, der härtesten Substanz des ganzen Körpers, die selbst, nach *Sömmering's* und Anderer Zeugnifs, mit dem Stahle Funken geben soll. Die Hauptmasse des Zahnes bildet seine Knochensubstanz (*subst. ossea, ebur dentis*), die in der Krone sich zunächst unter dem Schmelze befindet, aber auch am Halse einen dünnen Ueberzug von demselben hat und in den Wurzeln, besonders gegen die Spitze hin, in eine weiche hornartige Substanz (*substantia cornea*) übergeht, die gelblich durchscheinend ist, sich schneiden läfst und nach *Sömmering* eine krankhafte Anlage des Zahnes andeuten soll, obgleich sie zu allgemein vorkömmt, als dafs man dieses annehmen könnte.

Die Verhältnisse der chemischen Bestandtheile des Zahnbeins und des Zahnschmelzes, sind nach *Berzelius* folgende:

	Zahnknochensubstanz.	Zahnschmelz.
Thierische Substanz und Wasser	28,00.	2,00.
Phosphorsaurer Kalk	61,95.	85,3.
Kohlensaurer Kalk	5,30.	8,0.
Flufssaurer Kalk	2,10.	3,2.
Phosphorsaure Magnesia	1,05.	1,5.
Natron und eine geringe Menge salzsaures Natron	1,40.	—
	99,80.	100,—

Die Zähne scheiden sich nach ihrer Gestalt und Bestimmung in drei Gattungen; es sind die Schneidezähne die Spitz- und Backenzähne. Die Schneidezähne *(dentes incisivi)* haben eine einfache meifselartige Krone mit scharfem Rande (der bei den Milchzähnen gekerbt ist) mit flach convexer Vorderfläche und etwas tiefer quer concaver Hinterfläche. Die einfachen Wurzeln sind etwas länger als die Krone, von beiden Seiten zusammengedrückt, meist gerade, und am Ende stumpf zugespitzt. Die Spitzzähne, Eck- oder Hundszähne (*d. cuspidati, canini, laniarii*) überragen im natürlichen Zustande (wenn sie noch nicht zu sehr abgenutzt sind) ein wenig die Schneidezähne; ihre Krone ist dicker als bei den vorigen, stumpf zugespitzt, ihre vordere Fläche der Länge nach stark convex, die hintere der Quere nach wenig concav. Die einfache Wurzel ist (besonders bei den oberen oder Augenzähnen) länger als bei den vorigen, und am Ende spitziger; nicht selten zeigt sie an jeder Seite eine längliche Vertiefung. Die Backen- oder Stockzähne (*d. molares*) haben als gemeinschaftlichen Charakter eine an ihrem Ende krummflächige Krone mit zwei oder mehreren Spitzen, die gegen den Hals sich etwas verengert, meist vier zugerundete Kanten hat, und in zwei oder mehrere Wurzeln übergeht. Man unterscheidet: die vordern, kleinern zweispitzigen Backenzähne (*d. molares anteriores, minores, bicuspidati*), die ersten zwei nach hinten je zunächst jedem Spitzzahn, deren Krone zwei Spitzen, eine vordere etwas höhere und eine hintere hat, die durch eine Querfurche von einander geschieden sind. Ihre Wurzel ist gewöhnlich einfach, doch kömmt sie auch nicht selten zweifach vor, indem die Wurzelspitzen nach aufsen und nach innen hinter einander liegen. Der erste davon zunächst dem Spitzzahn ist häufig diesem sehr ähnlich, indem die hintere Erhabenheit viel niedriger ist als die vordere und die Querfurche beinahe verschwindet.

Die gröfsern, hintern, mehrspitzigen Backenzähne sind an jeder Seite drei, ihre vierseitigen Kronen sind dicker, von gleichen Durchmessern von einer Seite zur andern und von vorne nach hinten und beinahe von gleicher Breite bis zur Wurzel; an den Endflächen der Kronen befindet sich eine kreuzförmige Vertiefung, wodurch die übrige Fläche in vier Höckern hervortritt. Die Wurzeln der zwei vordern gröfsern Backenzähne sind meist dreifach, auch nicht selten vierfach mit divergirenden Verlängerungen. Der letzte etwas kleinere Backenzahn, auch Weisheitszahn (*d. sapientiae vel tardivus*) genannt, hat öfter eine einfache kegelförmige Wurzel mit stumpfer Spitze; doch auch nicht selten eine zweifache, wo dann die Fortsätze derselben der Quere nach neben einander liegen.

Die so gestalteten Zähne sind nun in den, nach Verschiedenheit der Schädelbildung entweder kreisförmig oder parabolisch oder elliptisch gebogenen Zahnränder der Kieferknochen so eingefügt, dafs die Schneidezähne die mittelsten vordersten Alveolen einnehmen, ihnen zur Seite am Uebergange des Kieferbogens nach den Seiten die Spitzzähne eingekeilt sind, und die Backenzähne bis zum hintersten Ende den übrigen Theil einnehmen. Die Höhlung der Alveolen entspricht der Gestalt der Wurzeln; durch ihre rauhen Oberflächen und durch deren festes Anschliefsen an die gleichfalls rauhe Fläche der Zahnwurzel, durch die Keilform, und bei mehrzackigen Wurzeln durch das Aufsitzen auf der Knochensubstanz des Alveolus, wird ein grofser Theil des Drucks gegen den weniger festen Knochen vertheilt und aufgehoben; auch theilt sich wohl bei dicht an einander geschlossenen Zähnen ein Theil desselben den benachbarten und somit dem ganzen Gebisse mit. — In Hinsicht der relativen Gröfse der Zähne ist zu bemerken, dafs die Schneidezähne verhältnifsmäfsig unter allen die kleinsten, von diesen wieder die obern gröfser als die untern, die mittelsten von den obern die gröſsten, von den untern die kleinsten sind. Von den Backenzähnen sind die zwei vordersten die kleinsten; ihnen kommen die Spitzzähne hinsichtlich ihrer langen Wurzel an Masse beinahe gleich. Der dritte Backenzahn ist der gröſste, und die noch folgenden zwei nach hinten bis zum Weisheitszahne nehmen allmählich an Gröſse ab.

In Hinsicht der normalen Zahl der Zähne beim Erwachsenen finden sich in jedem Kiefer 4 Schneidezähne, 2 Eckzähne und 10 Backenzähne, welches die Gesammtzahl 32 ausmacht. Die beiden Zahnreihen des Gebisses sind so gegen einander gestellt, daſs, indem sie in natürlicher Lage gegen einander geschlossen werden, die obern Schneidezähne vor die untern zu stehen kommen, und ebenso die Höcker der obern Backenzähne die der untern überragen, so daſs diese letztern in die Furchen der obern eingreifen. Bei dieser Lage des Gebisses werden die Nahrungsstoffe am zweckmäſsigsten von den Schneidezähnen zerschnitten, von den Spitzzähnen durchstochen, von den Backenzähnen zerquetscht und zermalmt. Die entgegengesetzte Haltung von diesen ist die, wo der Unterkiefer vorgeschoben ist, wo sich dann die Schnitt- und Druckflächen der Zähne umgekehrt verhalten. Diese Art von Haltung der Kiefer kömmt wohl nur bei einzelnen Individuen nicht bei ganzen Völkern vor. Ich beobachtete sie zuerst bei einem Irländer, später auch bei mehreren Schlesiern. Diejenige Haltung der Kiefer, wo die Ränder der Schneidezähne senkrecht gegen einander trafen, mag wohl bei den alten Egyptiern Statt gefunden haben, indem sie ihre rohen Wurzeln damit zermalmten, wobei sich die Vorderzähne zu abgekürzten Kegeln abstumpften. Die Zahnarterien kommen aus der Arteria maxillaris interna; diese giebt oben die Arteria alveolaris superior, woraus ein eigener Zahnast durch eine Oeffnung am obern hintern Theile des Kinnbackenbeins durch den Sinus maxillaris in einer eigenen Furche zu den Zahnwurzeln geht. Aus der A. infraorbitalis treten Gefäſschen an die vordern Zähne des Oberkiefers. Die A. alveolaris inferior tritt durch eine eigene Oeffnung zu dem Unterkieferkanal, giebt hier an alle Zahnwurzeln Aestchen ab und tritt am Kinn wieder an der Gesichtsseite hervor. Die Venen haben einen gleichnamigen Verlauf. Die Nerven kommen insgesammt aus dem fünften Hirnnervenpaar, und zwar theils aus dem Alveolar- und Infraorbitalnerven des Maxillaris superior, theils aus den untern Maxillarnerven in Begleitung der gleichnamigen Arterien. Unter den Normabweichungen der Zähne finden sich theils Ortsverirrungen, indem in seltnen Fällen ein Spitzzahn zwischen zwei Schneidezähnen oder zwischen zwei Backenzähnen hervorwächst, oder einzelne Zähne im Gaumenfortsatze des Oberkiefers vorkommen; theils zeigen sich Abweichungen in der Richtung, indem, besonders bei schmalen Kiefern sie unter einander verschoben erscheinen. Nicht selten verwachsen benachbarte Zähne an den Wurzeln untereinander; ferner zeigen sich die Fortsätze der Wurzeln nach Innen oder nach Aufsen ausgebogen, auch wohl doppelte Wurzeln an Schneide- und Spitzzähnen, die Zahl der Höcker an der Krone der Backenzähne vermehrt, einzelne Zähne ungewöhnlich grofs, was besonders bei den mittleren oberen Schneidezähnen häufig der Fall ist. Auch die Zahl der Zähne, z. B. der Schneidezähne, zeigt sich vermehrt; am häufigsten zeigt sie sich dadurch vermindert, dafs die Weisheitszähne nicht zur Entwickelung kommen oder ganz fehlen. Siehe Dentitio.

Eine gewissermafsen normale Erscheinung ist das Abnutzen der Zähne, indem, besonders am Schmelze, kaum eine Spur von Reproduction sich vorfindet, wodurch die durch den Gebrauch abgeriebenen Theile wieder ersetzt würden. Durch diese Abnutzung verlieren sich zuerst die gekerbten Ränder der Schneidezähne; ferner reiben sich die vordern Flächen der untern, die hinteren der obern Schneidezähne ab; die Spitzzähne verlieren allmählig ihre Spitze und nähern sich entweder der Form des Schneidezahns oder des Backenzahns. An den Backenzähnen, besonders den vordern, werden allmählig die Höcker abgeschliffen. Mit zunehmendem Alter werden sie ganz eben, verlieren die obere Bedeckung des Zahnschmelzes, und zeigen in der Mitte eine bräunliche Knochensubstanz, die, bei sonst gesunder Beschaffenheit des Organismus, bis ins höchste Alter der Verderbnifs widersteht, und in welcher noch immer eine kleine Spur von Reproduction Statt findet. Die Abnutzung der Zähne, wenn man zufällige Veranlassungen davon abrechnet, steht im genauen Verhältnisse mit dem Lebensalter, und dieses läfst sich aus jener mit einem ziemlichen Grade von Sicherheit errathen, was besonders bei Thieren (Pferden, Hunden u. s. w.) in Anwendung gebracht wird.

Man könnte den Fall von der Ausdauer der Zähne durch ein ganzes Menschenleben, und ihre allmählige Abnutzung als ein merkwürdiges Beispiel der Sparsamkeit der Natur anführen, welche vorerst die Zahnsubstanz in solcher Härte producirt, die fähig sei, gerade jenen Widerstand durch die angemessene Zeit zu leisten, und sodann ihre reproductive Thätigkeit von dem ein für allemal fertigen Gebilde gröfstentheils zurückzieht, um sie anderwärts zu verwenden.

Die primäre Entwickelung der Zähne im Fötusleben, ist einer der merkwürdigsten und klarsten Vorgänge in der Morphologie des menschlichen Organismus. Nachdem die Verknöcherung des Ober- und Unterkiefers schon zu Ende des zweiten Monats begonnen hat, zeigen sich zu Anfange des dritten in dem schwammigen Gewebe derselben, zuerst im Vordertheile, fibröse, weifsliche reihenweis gestellte Bläschen, die an der gegen den Knochen gewendeten Fläche des Zahnfleischknorpels angewachsen sind, und von einander im Verfolge der Entwickelung, erst durch zellige, dann durch fibröse, endlich durch Knochensubstanz getrennt werden, die sich zu Zahnfächern ausbildet, so wie der Zahn seiner Vollendung entgegenreift. Diese fibrösen Bläschen, die sonst beinahe gefäfslos erscheinen, nehmen an dem vom Kieferrande abgewendeten Theile ein Bündel von Nerven und Gefäfsen in sich auf, die sich zum Theil an der innern Wand ausbreiten und zur Absonderung einer eigenen Flüssigkeit dienen. Innerhalb des fibrösen Zahnbläschens zeigt sich ein kleineres zarthäutiges Bläschen, an welches jene Nerven und Gefäfse zum Theil sich vertheilen, das eigentliche Keimbläschen des Zahns. Es erscheint zuerst sehr klein im Innern des fibrösen Bläschens, wo die Gefäfse in dasselbe eintreten, und füllt im Fortgange des Wachsthums allmählig seine ganze Höhle aus, indem die Flüssigkeit des fibrösen Bläschens verschwindet. Dieses Keimbläschen secernirt in seinem Innern eine anfangs röthliche, dann gelblich-weifse dickliche Flüssigkeit, die, nach *Meifsner*, nebst Schleim und Eiweisstoff, phosphorsauren Kalk, salzsaure und schwefelsaure Salze, und eine freie Säure enthält. Innerhalb dieses Bläschens endlich, an der Eintrittsstelle der Gefäfse und Nerven, zeigt sich der eigentliche Zahnkeim, ein pulpöses von Nervensubstanz und Blutgefäfsen durchdrungenes bräunliches Gebilde, welches man mit einem Nervenwärzchen vergleichen könnte, dessen Bildung an der äufsern Fläche des Keimbläschens beginnt und erst später in den innern Raum desselben sich einstützt, welches dann um die eintretenden Nerven und Gefäfse sich zusammenschürt und um dieselben eine Scheide bildet. Die Knochenbildung des Zahns erfolgt nun auf folgende Weise. Im vierten oder fünften Monate bildet sich ohne alle Vermittelung von Knorpelbildung an der Oberfläche des Zahnkeims ein knochenartiger Absatz, an den sich von der Oberfläche des Zahnkeims aus immer neue ansetzen und so die Dicke desselben gegen die Höhlung des Keimbläschens immerfort vermehren. Die Stellen des Zahnkeims, die mit der Knochenschichte bedeckt sind, erscheinen röther als die übrigen Theile desselben. Es ist schwer zu bestimmen, ob die Bildung der Knochensubstanz von der Oberfläche des Zahnkeims oder von dem Safte des Keimbläschens bestimmt wird, indem letzterer an seinem Gehalte an phosphorsaurem Kalk mit fortschreitender Entwickelung zunimmt; wahrscheinlich tragen beide Theile gleich wesentlich dazu bei, indem der eine die Gestaltung determinirt, der andere den Nahrungsstoff liefert. Indem in der Zahnpulpe des Zahnkeims die Gestalt des künftigen Zahns vorgebildet ist, zeigen sich die ersten Knochenschichten an den den Kronenspitzen entsprechenden Erhöhungen als abgesonderte Schüppchen oder Schälchen, die ferner in einander übergehen, sich an die Seitenwände der Pulpe verbreiten und sie endlich ganz umfassen und einschliefsen, indem sie als eben so viele Wurzeln sich fortsetzen, so viel besondere Nerven der Zahnkeim empfängt. Während auf solche Weise die knochige Grundlage des Zahns sich bildet, und den innern Raum des Keimbläschens allmählig ausfüllt, so dafs sich dieser an die Oberfläche des Zahns anlegt, setzt sich zwischen beiden die Substanz des Zahnschmelzes als die äufserste Schichte der Krone ab, wahrscheinlich als Produkt der Membran des Keimbläschens, welche während dieser Bildung, nachdem sie vorher an Dicke und Saftfülle zugenommen hatte, wieder abzehrt. Diese Schmelzsubstanz ist anfangs weifs, mattglänzend, und erlangt erst später ihre vollkommene Härte, Glanz und Durchscheinenheit. Die Ordnung der Entwickelung der einzelnen Zähne unterliegt dem allgemeinen Gesetze der Solidescens im Fötusleben, nach welchem diese im Allgemeinen von der Mittellinie nach den Seiten fortschreitet. Demnach bilden sich die innersten Schneidezähne zuerst und die hintersten Backenzähne zuletzt; nur bei den Eckzähnen findet, wie später beim Hervorbrechen der Zähne, eine kleine Verspätung Statt. Ferner beginnt die Entwickelung der Zähne im Unterkiefer früher als im Oberkiefer, indem in jenem auch die Verknöcherung früher begonnen hat. Auch in Hinsicht der Zahl der Zahnkeime findet nur ein allmähliges Auftreten Statt. Im dritten Monate zeigen sich zuerst sechszehn Bläschen für die Schneidezähne und für die vordern kleinern Backenzähne; zu Anfang des vierten Monats sind ihrer zwanzig, durch Hinzutritt der Bläschen für die Eckzähne, womit die Zahl der Wechselzähne erfüllt ist. Die Entwickelung der Zähne, wie sie hier in ihren allgemeinsten Umrissen dargestellt wurde, nimmt nicht nur die Schwangerschaftszeit ein, sondern erstreckt sich auch weit in die Jahre des jugendlichen Alters, indem sodann der Zahnwechsel Statt findet. Zu Ende der Schwangerschaft zeigen sich die Kronen der Schneidezähne völlig gebildet, und so nach Verhältnifs abnehmend gegen die Backen- und Eckzähne; bei den innersten Schneidezähnen sind auch schon die Wurzeln in der Ausbildung begriffen. Von den bleibenden Zähnen hat die Verknöcherung des dritten Backenzahns begonnen, die übrigen zeigen sich nur noch als Bläschen. Die Bläschen der bleibenden Zähne zeigen sich zuerst an der hintern Wand der schon in der Entwickelung weiter vorgeschrittenen Bläschen der Milchzähne, ohne dafs ihre Höhlen beiderseits zusammenhängen. Bei weiterer Ausbildung scheidet es sich nur noch an einem Faden hängend von den vorigen und senkt sich tiefer in die ringsum verknöcherte Substanz des Kiefers ein; auch für die Nerven und Gefäfse derselben bildet sich ein eigener Kanal aus, der von dem der Milchzähne durch Knochensubstanz geschieden ist.

L i t t e r a t u r.

Aufser dem, was in ältern und neuern Lehrbüchern für Anatomie und Physiologie gesammelt ist, sind folgende Werke bemerkenswerth:

Barthol. Eustachii, de dentibus libellus. Venet. 1563. 4. item Lugd. Bat. 1707. 8.

J. J. Rau, Diss. de ortu et regeneratione dentium. L. B. 1594 und 1685. 4.

P. M. Spigelii, Diss. de dentibus. Jen. 1639. 4.

A. Leeuwenhoek, microscopical observ. on the structure of tooth and other bones. Philos. transact. 1683.

Fr. Hoffmanni resp. *J. Fr. Trefurth*, Diss. exhibens historiam dentium physiol. et pathol. pertractatam. Halae 1698. 4. und in dessen opp. omn. phys. med. Genevae 1748. fol.

G. B. Metzgeri, anatome dentium humanorum. Tub. 1685. 4.

G. Ch. Petri, Diss. de dentibus. Erf. 1697. 4.

H. M. Pfannenschmid, Diss. de dentibus. Traj. ad Rh. 1701. 4.

Aug. C. Gr. Cumme, Diss. sistens dentium historiam physiologice pathol. et therapeut. pertractatam. Helmstad. 1716. 4.

P. Rabus, Diss. de dentibus. Lugd. Bat. 1716. 4.

Chr. Gottl. Ludwig, Progr. de corticedentium. Lips. 1753. 4.

Fr. Xav. Hérissant, nouvelles recherches sur la formation de l'émail des dents et sur celles des gencives. Mém. de Par. 1754. 4. hist. p. 59. mém. p. 429.

Lecluse, nouveaux élémens d'odontologie. à Paris 1754. 8.

R. Curtis, a treatise on the structure and formation of the tooth, and other parts connected with them. Together with the several disorders, to wich they are subject. Oxf. 1769. 8. (Uebersetzt Altenb. 1770. 8.)

J. J. Kober, Diss. de dentibus. 1770. 4.

John Hunter, natural history of the human tooth, explaining their structure, use, formation, growth and diseases. m. Kpf. London 1771. 4. Suppl. 1778. 4. Lat. Historia naturalis dentium. Dordraci 1773. Deutsch: Natürliche Geschichte der Zähne und Beschreibung ihrer Krankheiten. 2 Thle. Leipz. 1780. 8.

Fr. X. de Wasserberg, aphorismi de dentibus. In dessen coll. oper. min. fasc. I. Viudob. 1775. 8.
L. Scardovi, Diss. de dentibus anatomice et physiologice consideratis. Erf. 1785. 4.
A. G. Berger, Diss. de dentibus. Kiloni 1788. 8.
Rob. Blake, de dentium formatione et structura in homine et variis animalibus. Edinb. 1780. 8. Uebers. in *Reil's* Archiv. Bd. IV. S. 314. Verm. Aufl. englisch: Essay on the structure and formation of the tooth in man and various animals. mit Kupf. Dubl. 1801. 8.
Pierre Marie Aug. Broussonet, considérations sur les dents en général, et sur les organes qui en tiennent lieu. Mém. de Par. 1787. 4. mém. 550.
S. H. Bring praes. *A. Henr. Flormann*, observationes in hodiernam de dentibus praecipue hominum doctrinam. Lundae 1793. 4.
B. N. Schreger, Beitrag zur Geschichte der Zähne. In *Isenflamm's* und *Rosenmüller's* Beiträgen für die Zergliederungskunst. 1r Bd. Leipz. 1800. S. 1.
C. A. Rudolphi, Beitrag zur Geschichte der Zähne, in *Reil's* Archiv f. d. Physiologie. 3r Bd. S. 401—10.
Ders. Uber die Zähne. In seinen anat. physiol. Abhandlungen. Berlin 1802. S. 128 u. folg.
Rosenthal, über die Schmelzbildung der Zähne. In *Reil's* Archiv. Bd. X. S. 319.
C. F. Delabarre, Diss. sur l'histoire des dents. à Par. 1806. 4.
Jos. Fox, the natural history and diseases of the human tooth in two parts. mit 23 Kupf. Lond. 1806. 4. und 1814. 4.
J. W. Meifsner, Untersuchung der Flüssigkeit aus den Kapseln der Zähne eines neugebornen Kindes. *Meckel's* Arch. 1817. Bd. 3. S. 642.
A. Serres, essai sur l'anatomie et la physiologie des dents, ou nouvelle théorie de la dentition. à Paris 1817. 8. avec planches.
Marc. Heilbronn, de dentibus aphorismi. Berol. 1821. 8.
Oudet, considérations sur la nature des dents et de leurs altérations. Journ. univ. des sc. méd. Tom. 43. 1826.
Thomas Bell, the anatomy, physiology and diseases of tooth. Lond. 1829. 8.

P — e.

DENS CANIS. S. Erythronium.

DENS LEONIS. S. Taraxacum.

DENSITAS DENTIUM. Die menschlichen Zähne bestehen aus zwei verschiedenen einfachen Geweben, von denen jedes für sich härter, fester, einförmiger in seiner Masse, und von ungleich gröfserer Dichtigkeit ist, als das Gewebe der übrigen Knochen. Diese beiden Gewebe der Zähne sind der Zahnschmelz (*substantia vitrea* oder *corticalis dentium*) und die Knochensubstanz, oder das von neueren Anatomen so genannte Zahnbein (*substantia ossea dentium*). Die erste (vergl. den Artikel: Email der Zähne) ist an Härte und Dichtigkeit noch mehr als die letzte ausgezeichnet. Diese aber, welche die Wurzel eines jeden Zahnes und den gröſsten Theil seiner Krone bildet, besteht aus concentrisch über einander gestellten Lagen, deren Zahl bei den verschiedenen Klassen der menschlichen Zähne ziemlich bestimmt zu sein scheint und welche, wie die übrigen Knochen, nur in einem andern Verhältniſs, zum Theil aus thierischer Substanz, zum Theil aus erdigten Bestandtheilen zusammengesetzt sind. Das Uebergewicht erdigter Bestandtheile aber in der Knochensubstanz der Zähne ist es, durch welches diese eine gröſsere Dichtigkeit und Härte als alle übrigen Knochen des Skelets erhalten, denn während *Davy* durch seine analytischen Untersuchungen in dem Schenkelbein erwachsener Individuen 0,38 Theile thierischer Substanz und nur 0,62 Theile erdigter Bestandtheile fand, gewann *Berzelius* aus der Knochensubstanz der Zähne nur 0,28 Theile thierischer Substanz und 0,72 Theile an erdigten Bestandtheilen. — In Folge dieser gröſsern Dichtigkeit der Zähne vor allen andern Knochen geschieht es, daſs man in ihnen durch die Einspritzung gefärbter Flüssigkeiten keine Blut führenden Gefäſse darstellen und sichtbar machen kann; auch scheinen keine Nerven in die Knochensubstanz einzudringen und kein Zellgewebe in ihr, wie in andern Knochen, enthalten zu sein. Daraus resultirt nun eine eigenthümliche Ernährung der Zähne, welche von der Ernährung der übrigen Knochen verschieden ist und zu besondern Erscheinungen hinsichtlich der Krankheiten der Zähne, so wie zu eigenthümlichen Ergebnissen der Behandlung derselben führt. Denn in den Zähnen findet in Folge ihres dichteren Gefüges nicht derjenige Stoffwechsel Statt, welchem alle übrigen Theile des lebenden Organismus mit Einfluſs aller anderen Knochen unterworfen sind, welches zur Genüge durch *Hunter's* Versuche erwiesen wird, bei welchen die Zähne von jungen Thieren, durch die Fütterung mit Färberröthe nur in so fern geröthet wurden, als sie noch in der Bildung begriffen waren, die ausgebildete Knochenmasse aber keine Röthe annahm und die geröthete Zahnknochensubstanz diese Farbe nicht wieder, wie es bei allen übrigen Knochen geschicht, verlor. — Aus dieser eigenthümlichen Dichtigkeit der Zähne wird es erklärlich, warum sie nie einer solchen krankhaften Erweichung unterliegen, welcher alle andere Knochen des Skelets unterworfen werden können; — warum die Zähne vor andern Knochen, während des ganzen Lebens unbedeckt liegen können, ohne dadurch dem Verderben ausgesetzt zu werden; — warum sie nach dem Tode länger als alle übrigen organischen Theile der Fäulnifs widerstehen; — warum sie sich nach einem erlittenen Substanzverlust an keinem Punkte wieder erzeugen; — warum sie der Abreibung und Abnutzung unterworfen sind; — und warum sie endlich angefeilt werden können ohne dem Verderben ausgesetzt zu werden, und die Knochensubstanz der Zähne ihre Dauerhaftigkeit behält, wenn sie auch vom Schmelze entblöfst ist; eine durch neuere Beobachtungen unbezweifelt nachgewiesene Thatsache, welche die irrthümliche Ansicht des Gegentheils früherer Physiologen und Pathologen widerlegt.

Litteratur.

John Hunter, natural history of the human tooth. London 1771. 4. Supplem. 1778.

Cuvier, in: Dictionnaire des sciences médicales. Tom. VIII. Paris 1814. Art. Dent. pag. 320.

Oudet, considérations de la nature des dents et des leurs altérations; in: Journal universel des sc. méd. Tom. XLIII.

Serres, über die Gesetze der Osteogenie; in *Meckel's* Archiv, 1822. Bd. VII.

S — rt.

DENTAGRA. S. Zahninstrumente.

DENTALIA. Unter diesem Namen oder dem der *Dentaliorum testae* waren sonst die Gehäuse einiger Arten der zur Klasse der *Anneliden* oder *Ringwürmer* gehörigen Gattung *Dentalium* officinell, nämlich nach *Spielmann* die Gehäuse von *D. Elephantinum L.* weifse, cylindrische, an beiden Enden offene, etwas gebogene, zehneckige und gestreifte Röhren; oder nach *Linné* die des *D. Entalis*, stielrunde, etwas gekrümmte, ganz glatte Röhren. Diese Gehäuse oder Schalen sind geschmack- und geruchlos und bestehen wahrscheinlich wie ähnliche Thierhüllen aus kohlensaurem Kalk; sie waren innerlich als adstringirendes, äufserlich als trocknendes Mittel in Gebrauch, aber gewiſs ganz überflüssig. v. Sch — l.

DENTARIA. Eine Pflanzengattung aus der *Tetradynamia Siliquosa* des *Linné*'schen Systems zur natürlichen Familie der *Cruciferae* gehörend, in welcher sie sich den *Arabideen* zugesellt, unter denen sie sich auszeichnet durch lanzettliche Schoten, deren Klappen flach und ohne Nerven sind, und meist elastisch aufspringen, durch verdickte Nabelstränge und eiförmige ungerandete einreihige Samen. Nur zwei Arten waren in ältern Zeiten in Gebrauch, nämlich:

1) *D. bulbifera L.*, ausgezeichnet durch wechselnde Stengelblätter, deren untere fiederspaltig, die obersten aber ganz sind, und durch die in den meisten Achseln sich zeigenden Knöllchen. Von dieser Bergpflanze wurde die Wurzel (Grimmwurz in Oesterreich genannt) als *Radix Dentariae s. Antidysentericae* gegen Koliken und Ruhr in der Abkochung empfohlen.

2) *D. pinnata Lam.* (*pentaphyllos L.*, wilder Senf) in schattigen Wäldern der Schweiz und Frankreichs, von der vorigen durch den Mangel ungetheilter Blätter und der Knollen verschieden, sollte in ihrer Wurzel *Radix Dentariae minoris* ein stärkendes Mittel bei innern Verwundungen und bei Brüchen abgeben. Beide sind längst nicht mehr im Gebrauch, obwohl der scharfe und beiſsende zum Theil unangenehme Geschmack Heilkräfte in ihnen kund giebt, die jedoch nicht viel von denen ihrer Familienverwandten abweichen werden. v. Sch — l.

DENTARIA MAJOR. S. Lathraea.

DENTARIAE RADIX. S. Dentaria und Plumbago.

DENTELLARIA. S. Plumbago.

DENTICEPS.
DENTIDUCUM.
DENTIFRANGIBULUM. } S. Zahninstrumente.

DENTIFRICUM, oder *Dentifricium sc. remedium* (abgeleitet von *dens* und *fricare*) ist ein zur äuſsern Anwendung auf die Zähne bestimmtes Arzeneimittel, dessen Hauptzweck es ist, dadurch, daſs es auf der Oberfläche der Zähne hin und her gerieben wird, diese von ihnen anklebenden und sie verunreinigenden Stoffen zu befreien. Der Nutzen desselben besteht nicht allein in einer Verschönerung des äufsern Ansehens, sondern auch in einer längern Erhaltung der Zähne durch die Entfernung des, sich an die Zahnoberfläche in gröfserer oder geringerer Menge ansetzenden Weinsteins. Obgleich den für diesen Zweck bestimmten Mitteln zuweilen auch die Form der Latwerge durch die Verbindung mit Honig oder einem passenden Syrup gegeben wird, so ist doch die Form des Pulvers unter dem Namen des Zahnpulvers (*Pulvis dentifricius*) die gewöhnlichste und gebräuchlichste, von welchen sich auch die Zahnlatwergen nur allein durch denjenigen Zusatz, der ihnen ihre Form giebt, unterscheiden. — Wiewohl eine sanfte, den Schmelz der Zähne nicht angreifende Reibung als mechanisches Reinigungsmittel der Hauptzweck eines jeden Zahnpulvers ist, so pflegt man doch damit — um die Aufgabe der durch das Zahnpulver zu erreichenden möglichsten Sauberkeit der Zähne um desto vollkommener zu lösen — ein chemisches Reinigungsmittel zu verbinden, und nach der Erfahrung, dafs die Einwirkung einer jeden Säure die Weifse des Zahnschmelzes erhöhe, für solches milde, gebundene Säuren zu wählen, und endlich — um neben der Reinigung zugleich eine Stärkung und Zusammenziehung des Zahnfleisches und ein innigeres, festeres Anlegen desselben an den Hals der Zahnkronen zu erreichen — dem Zahnpulver adstringirende, tonische Mittel hinzu zusetzen. — Nach diesen verschiedenen mit einander vereinigten Zwecken mufs ein gutes Zahnpulver eingerichtet sein und in seiner Zusammensetzung eine dreifache Basis, nämlich eine rein mechanisch wirkende, eine säuerliche und eine tonische enthalten. Zusätze, welche allein den Geruch und die Farbe des Zahnpulvers verbessern, sind freilich gewöhnlich, aber unwesentlich und entbehrlich. Keinesweges gleichgültig aber ist es, welche Ingredienzien man für diese verschiedenen Grundlagen bei der Bereitung eines Zahnpulvers wählt, und für jede derselben sind sehr verschiedene Mittel empfohlen worden, die nur unter der Beachtung folgender Grundsätze in Anwendung zu ziehen sind. Die mechanische Reibung mufs durch ein möglichst feines Pulver bewirkt werden, das weder so weich ist, dafs ihm die an der Oberfläche der Zähne befindlichen Stoffe widerstehen, noch zu hart sein darf, dafs es den Schmelz der Zähne selbst angreift. In dieser Hinsicht empfehlen sich vorzüglich die gepülverten vegetabilischen Substanzen, namentlich die Kohlen des Lindenholzes oder anderer weicher Holzarten, die florentinische Veilchenwurzel u. A., aber auch die kohlensaure Magnesia, das Pulver des feinsten canarischen Zuckers, u. s. w. — Der dem Zahnpulver beizumischende saure Bestandtheil erheischt in seiner Wahl die gröfste Vorsicht, indem freilich jede freie Säure die Zähne schnell und leicht weifs und rein macht, aber auch nach Maafsgabe ihrer Stärke den Zahnschmelz angreift und zerstört. Deshalb zieht man gewöhnlich andern sauren Ingredienzien solche vor, bei denen sich die Säuren, die sie enthalten, in einem gebundenen Zustande befinden, wie der gereinigte Weinstein und das Pulver der Austerschaalen, welche zugleich mit der chemischen Wirkung eine mechanische Reibung verbinden. — Den tonischen Zusatz der Zahnpulver endlich bilden besonders die Chinarinde, die Myrrhe und der Alaun; auch das schwefelsaure Chinin ist von neuern Zahnärzten empfohlen worden. Der Alaun darf jedoch nur in geringer Quantität den Zahnpulvern beigemischt werden, weil er sonst dem Zahnfleische durch Ueberreizung nachtheilig wird, dasselbe hart und unempfindlich macht, und ihm seine rothe Farbe entzieht. Alle übrigen, als Grundbestandtheile der in Rede stehenden Zusammensetzung vielfach empfohlenen Mittel, sind entweder als überflüssig oder selbst als schädlich zu betrachten. — Unter den sonstigen nicht wesentlichen Zusätzen des Zahnpulvers hat man als färbendes Mittel der Cochenille schon längst aus dem Grunde den Vorzug vor andern (als dem Drachenblut u. s. w.) gegeben, weil wenige Grane derselben hinreichend sind, um mehreren Drachmen einer ungefärbten Pulvermasse eine schöne hochrothe Farbe zu geben, von welcher man auch wohl glaubt, dafs sie sich dem Zahnfleische mittheile und die Weifse der Zähne stärker hervor hebe. Um endlich dem Zahnpulver einen angenehmen Geruch zu geben, bedient man sich der ätherischen Oele, namentlich des Oleum Menthae crispae, Neroli, Caryophyllorum, Cinnamomi u. s. w., jedoch in nicht gröfserer

Menge als etwa zu $\frac{1}{100}$ des Ganzen. — Die aus den angegebenen Substanzen in dreifacher Grundlage bereiteten Zahnpulver, werden entweder mittelst der Zahnbürsten, oder mittelst eines Stückchens angefeuchteten Waschschwamms auf die zu reinigende Zahnoberfläche getragen. Die Bürste ist, aufser bei sehr empfindlichem und leicht blutendem Zahnfleische, besser als der Schwamm. Die Zweckerfüllung aber, auch des besten Zahnpulvers, hängt zum Theil von der Wahl und der Gebrauchsart der Zahnbürste ab, in Bezug auf welche es nothwendig ist, dafs ihre Breite der Länge der Zähne entspreche und geringer sei für Individuen mit kurzen als für solche mit langen Zähnen, und dafs die Steifigkeit der Borsten, aus denen die Bürsten bereitet werden, mit der Festigkeit des Zahnfleisches in Verhältnifs stehe, d. h. dafs die Borsten bei schlaffem Zahnfleische weicher sind und umgekehrt. Hinsichtlich der Gebrauchsart der Zahnbürste, ist die rotirende Bewegung derselben auf der Zahnoberfläche einem einfachen Hin- und Herschieben vorzuziehen, weil bei diesem die Borsten über die Vertiefungen zwischen den einzelnen Zähnen hinweggleiten.

Synon. Griech. *Οδοντοτρῖμμα*, *σμῆγμα ὀδόντων*. Franz. *Dentifrice*, *poudre à nettoyer les dents.* Engl. *Powder for the tooth.* Ital. *polvere per i denti.* Holländ. *Tand poeyer.* S — rt.

DENTISCALPIUM HISPANICUM, Spanischer Zahnstocher aus den Strahlen der Dolden von *Ammi Visnaga.* S. d. Art. v. Sch — l.

DENTITIO, das Zahnen, der Zahnausbruch und der Zahnwechsel, zugleich bisweilen ein allgemeiner Ausdruck für die jenen Entwickelungsfortschritt begleitenden krankhaften Erscheinungen.

1) Zahnausbruch. Erste Zahnung. *Dentitio prima.* Nachdem die Zähne in ihrer Entwickelung bis auf eine gewisse Stufe gekommen sind, treten sie aus dem Kiefer heraus, durchbohren das Zahnfleisch und ragen in die Mundhöhle frei hinein. — Dafs dieser Durchbruch durch eine Kraft aufserhalb des Zahnes, ein denselben aus dem Zahnfleisch herausziehendes Gubernaculum vermittelt werde, wie *Serres* (Sur la Dentition. Mém. de la Soc. méd. d'émul. Tom.

Tom. 8.) behauptet, ist nicht anzunehmen, niemand hat dieses Gubernaculum gesehen. Der Ausbruch ist blofs Folge der natürlichen Entwickelung, des Wachsthums des Zahnes. Indem allmälig die Wurzel eines Zahnes wächst, wird seine Krone gegen den Theil des Zahnhöhlenrandes und gegen den Theil des Zahnfleisches angetrieben, welcher die Krone bedeckt. Der Druck der Krone bewirkt allmälig eine Aufsaugung, Verdünnung der Knochenmasse, bis diese am Zahnhöhlenrand auseinander weicht, worauf ebenfalls durch Druck auf das Zahnfleisch eine gleiche Resorption des letzteren bedingt und so das Hervortreten der Krone bewirkt wird. Durch ferneres Wachsen der Wurzel des Zahnes und durch fernere Entwickelung der Kieferknochen, wird nun der Zahn immer mehr vorgeschoben, bis seine ganze Krone zu Tage gefördert ist.

In Bezug auf die frühere Entwickelung der Zahnkeime verweise ich auf den Art. Dens. Hier erwähne ich blofs kurz ihre Beschaffenheit zur Zeit der Geburt. — Vor derselben und noch einige Monate nach ihr sind noch alle Zahnhöhlen geschlossen. In denselben liegen die Zahnkeime, die zur Zeit der Geburt schon Verknöcherung und einen locker aufliegenden Schmelzüberzug zeigen. Diese liegen, mit Ausnahme des Augenzahnes, in einer Linie und überschreiten den Knochenrand der Zahnrinne noch nicht; und die Zahnhöhlen selbst sind da, wo nachher ihre Oeffnungen sind, mit einer dünnen Knochenplatte geschlossen, in welcher die innere und äufsere Knochenwand der Kiefer zusammen kommen. Diese Knochendecke ist noch überdiefs mit dem Zahnfleisch überzogen, welches mit dem Periosteum alveolare fest zusammenhängt und so auch mit dem Knochen dicht verbunden wird. Dieses Zahnfleisch hat bei neugebornen Kindern ein so derbes, festes und trocknes Gewebe, dafs es, obgleich wirklich zellgewebiger Natur, doch mit einem Knorpel verglichen und Zahnknorpel (*cartilago dentium*) genannt worden ist. Es vertritt vor dem Zahnausbruch gewissermaafsen die Stelle der Zähne und dient dem Kinde zum Festhalten der Brustwarze. Bisweilen zeigt dieser Zahnfleischrand Erhabenheiten und Vertiefungen, welche den Zähnen und ihren Zwischenräumen etwas ähneln; derselbe ist nach vornhin so zugeschärft, daſs dadurch das Aussehen, als seien Zähne vorhanden, um so eher entstehen kann, als diese Erhabenheiten in der Regel blaſs sind und eine weiſse Farbe haben. — Nach und nach verliert bei dem geborenen Kinde dieses Gewebe des Zahnfleisches seine Consistenz, wird weich, breitet sich immer mehr über dem Alveolarrande aus, so daſs es später eine mehr eingedrückte Oberfläche, nicht mehr einen scharfen Rand, zeigt und sich bloſs da abrundet, wo sich, meistens in Folge des Zahnreizes, eine entzündliche Anschwellung entwickelt. — Die Krone des Zahnes in der noch geschlossenen Zahnhöhle, ist der am frühsten ausgebildete Theil und besteht zur Zeit der Geburt aus einer mit Schmelz überzogenen knöchernen Krone, an welche nach unten bloſs ein dünner und schmaler Knochenring angefügt ist; dieser, die Wurzel des Zahnes, setzt sich vermittelst des gefäſsreichen häutigen kleinen Balges des Zahnes bis auf den Boden der Zahnhöhle fort. Bald aber vergröſsert sich der den Hals des Zahnes bildende Knochenring nach der Tiefe und bildet nun die hohle knöcherne Zahnwurzel, welche dem Grunde der Zahnhöhle sich nähert und immer fort wachsend (während zugleich der Grund der Zahnhöhle durch Wachsen des Kieferknochens selbst gehoben wird) bald von dem Grunde bloſs noch durch einen kleinen Zwischenraum getrennt ist, welcher von der nach unten gedrängten und zum Theil in der Höhle des Zahnes befindlichen breiartigen Substanz eingenommen wird.

Während sich allmälig im Innern der Zahnhöhle der Zahn auf die beschriebene Weise mehr entwickelt und in die Tiefe wächst, ohne aber den Grund der Zahnhöhle noch ganz erreicht zu haben, verändert sich das Zahnfleisch und die Oberfläche der Kiefer nicht oder doch nur unbedeutend; je weiter aber die Verknöcherung sowohl der Zahnwurzel als des Kieferknochens gedeiht, um so deutlicher kömmt auch die ganze Organisation des Kiefers zum Vorschein; die Zahnhöhle verlängert sich, ihre Knochenwände heben sich immer mehr; bald aber übertrifft sie der Zahn an Länge und beginnt nun von innen gegen die Knochendecke zu drücken. Dadurch wird diese resorbirt, verdünnt, durchbohrt, so dafs der Zahn nach oben allmälig aus der Zahnhöhle heraustritt und nun auch das schon vorher abgeplattete Zahnfleisch aufhebt, durch Druck spannt, zur Resorption veranlafst, verdünnt und mit der darüber hinlaufenden Schleimhaut des Mundes zugleich durchbricht, so dafs alsdann die Spitze des mit Schmelz überzogenen Zahnes frei in die Mundhöhle hineinragt und immer weiter hervorwächst, bis er bis zu seinem Halse entblöfst dasteht. — Die Durchbohrung des Zahnfleisches geschieht in der Regel leicht, und ohne bedeutende Reizung, weil die früher beschriebene dreifache Lage über der Spitze des noch eingeschlossenen Zahnes sich blofs nach und nach verdünnt, je mehr der Durchbruch sich nähert. Sobald dieser aber geschehen ist, legen sich die getrennten häutigen Gebilde, die unter einander an ihren Rändern verwachsen, dicht um den Hals des Zahnes herum, verwachsen mit ihm und bilden einen kreisförmigen Wulst, welcher zur Befestigung des Zahnes beiträgt. — So geschieht der Durchbruch der Zähne im Allgemeinen. Ueber den Durchbruch der einzelnen Zähne ist folgendes zu bemerken.

Die zwei Zahnhöhlen der Schneidezähne befinden sich nicht auf einer und derselben Fläche, wenn man sie einige Zeit nach der Geburt untersucht. Im vierten Monat ist dieser Unterschied noch bemerkbarer. Der Unterkiefer wächst auf der Mittellinie schnell in die Höhe und in die Dicke, er scheint so den ersten Schneidezahn mit sich in die Höhe zu heben, wobei dieser auf die schon beschriebene Weise nach und nach in das Zahnfleisch eintritt, dasselbe nach und nach auseinander dehnt und sich hier eine Höhle bildet. Zu dieser Zeit ist die Stelle dieses Zahnes durch eine Erhöhung auf dem Zahnhöhlenrande bezeichnet, welche ein weifsliches, ziemlich hartes (aber mit der Schleimhaut noch überzogenes) Knötchen darstellt, welches von einem hellrothen Umkreis eingefafst ist; der letzte wird bisweilen lebhafter geröthet, zeigt viele feine Gefäfsentwickelungen und geht sogar in einzelnen Fällen in entzündliche Anschwellung über. Endlich im sechsten bis neunten Monate, bisweilen noch früher, bisweilen später, sieht man die 2 ersten Schneidezähne des Unterkiefers aus dem Zahnfleisch hervorkommen. Die zweiten Schneidezähne erscheinen später, weil der Grund ihrer Zahnhöhle 1 oder ½ Linie niedriger steht, als der der vordern Schneidezähne, so dafs also jene bis zum Durchbruch einen weiteren Weg zurückzulegen haben, als diese. Die Länge der zweiten Schneidezähne ist, auch wenn erst die ersten durchgebrochen sind, mit der Länge dieser gleich, auch zeigen sie einen gleichen Grad von Verknöcherung; es sind offenbar die ersten früher durchgebrochen, weil die Verknöcherung und weitere Entwickelung der Kinnlade in der Mitte rascher fortgeschritten ist, als auf den Seiten, so dafs die Zahnhöhle der ersten Schneidezähne um ½ bis 1 Linie über die der zweiten in die Höhe gerückt worden war. — Sind im sechsten, siebenten bis neunten Monat die ersten Schneidezähne des Unterkiefers hervorgetreten, so folgen gewöhnlich zunächst die mittleren Schneidezähne des Oberkiefers, meistens binnen wenigen Wochen, oft aber auch erst nach 2 — 3 Monaten; noch einige Wochen später folgt das äufsere Paar der Schneidezähne, bald oben bald unten zuerst, — so dafs in der Regel die 8 Schneidezähne zu Ende des ersten Jahres sämmtlich nach aufsen durchgebrochen sind.

In der Regel folgt nun nicht der Durchbruch der zunächst an den Schneidezähnen stehenden Spitzzähne, sondern früher der der ersten Backenzähne in der ersten Hälfte des zweiten Jahres, oben und unten; hierauf in der zweiten Hälfte des zweiten Jahres die Spitzzähne, und zwar meistens zuerst die unteren (Hundszähne) und dann die oberen (Augenzähne). Der Grund dieser Abweichung von der Reihenfolge, oder des Spätererscheinens der Spitzzähne, scheint darin zu beruhen, dafs sie tiefer eingewurzelt sind und in ihrer engen mehr zusammengedrückten Zahnhöhle schief liegen. Die Kinnlade mufs daher erst sich vergröfsern und vollkommner verknöchern, damit sie auf dem Grund ihrer Zahnhöhle den zum Fortschreiten des Spitzzahnes von unten nach oben nöthigen Stützpunkt gewähren könne. Die ersten Backenzähne, deren Verknöcherung frühzeitig angefangen hat, liegen dagegen gewöhnlich oberflächlicher als die Spitzzähne, und folgen daher im Durchbruch den Schneidezähnen unmittelbar nach. — In der Regel erreicht das Kind bis zum Durchbruch der genannten 16 Zähne das Ende des zweiten Jahres; doch herrchst in diesen Zeitbestimmungen überhaupt eine sehr grofse Unbestimmtheit.

Danach folgen nun im dritten Jahre früher oder später die zweiten Backzähne, oben und unten. Diefs sind nun alle Zähne, welche später gewechselt, d. h. ausgeworfen und durch neue ersetzt werden. Ehe aber dieser Wechsel eintritt, brechen noch 4 Zähne hervor, welche später nicht gewechselt, dagegen doch gewöhnlich bei Beschreibung des Zahnausbruches mit den Wechselzähnen zugleich erwähnt werden.

Diese sind die dritten Backenzähne, welche in der Regel im vierten Jahre, bald zu Anfang bald zu Ende dieses Jahres, zum Durchbruch kommen. Bisweilen erscheinen diese dritten Backenzähne aber viel später, gegen das Ende des sechsten Jahres, so dafs sie dann eher als Anfang des Zahnwechsels (d. h. des Durchbruches der bleibenden Zähne) zu betrachten sein möchten, als als Schlufs des Ausbruches der Wechselzähne. Diese letztere Annahme geschieht offenbar blofs nach einem chronologischen (und noch dazu nicht beständigen) Grund, ist aber nicht auf die physiologischen Verhältnisse gegründet; es ist also offenbar besser, die erste Zahnungsperiode mit dem Durchbruch der zweiten Backenzähne als geschlossen zu betrachten, so dafs dieser Periode des Zahnausbruchs 20 Zähne angehören, d. h. 8 Schneidezähne, 4 Spitzzähne und 8 Backenzähne.

Diese Zähne, Wechsel- oder Milchzähne (*Dentes lactei s. temporarii*), sind sämmtlich schon vor der Geburt als Keime im Kiefer vorhanden und sind zur Zeit derselben auch gewöhnlich schon so weit in ihrer Bildung vorgerückt, dafs jeder (mit Ausnahme des zweiten Backenzahnes, der noch aus 2 Stücken besteht) ein zusammenhängendes Ganzes bildet. — Nach vollendetem Ausbruch sind im Allgemeinen die Wechselzähne kleiner und schmaler als die sie später ersetzenden; die Schneide- und Spitzzähne sind denen der Erwachsenen der Form nach im Allgemeinen ähnlich; doch sind die Wurzeln im Verhältnifs zu den Kronen viel dünner, so dafs beide nicht so gleichmäfsig in einander übergehen, sondern die letztern einen starken Absatz, gewissermafsen einen Wulst um die ersteren herum, bilden. Die Kronen der Schneidezähne sind nicht so scharf, mehr dicklich als beim Erwachsenen, die der Spitzzähne sind rundlicher, und die der 2 vordern Backenzähne sind nicht wie später an dieser Stelle zweizackig (*bicuspidati*), sondern wie die späteren hinteren Backenzähne mehrzackig (3 — 5 zackig) und mit mehreren Wurzeln (oben 3, unten 2) versehen.

Wie schon angeführt ist, so hat die Zeit des Durchbruches der einzelnen Zähne nichts Beständiges; oft aber ergeben sich in dieser Beziehung so bedeutende Verschiedenheiten, dafs sie unter die Abweichungen, Varietäten zu rechnen sind. Solche Varietäten können vorkommen *a*) in Hinsicht auf die Reihenfolge der einzelnen Zähne, *b*) im Allgemeinen durch zu frühen *c*) und durch zu späten Ausbruch, endlich *d*) durch fehlerhafte Richtung, Stellung und Anzahl der Zähne.

a) Zu den Abweichungen der Reihenfolge der durchbrechenden Zähne gehören, zum Beispiel, die Fälle, in welchen die zweiten Schneidezähne vor den ersten, die Spitzzähne vor den Schneidezähnen, vor dem ersten Backenzahn oder auch nach den zweiten Backenzähnen erst, durchbrechen. Bisweilen geschieht der Ausbruch auch früher an der obern als an der untern Kinnlade. Auch hat man Kinder beobachtet, bei welchen alle Zähne zu gleicher Zeit durch das Zahnfleisch hindurchbrachen, wozu (oder wodurch) natürlich eine gröfsere Aufregung des Organismus nöthig wird, so dafs diese Kinder dabei nicht selten in grofse Gefahr gerathen.

b) Was den zu frühen Ausbruch betrifft, so sind Beobachtungen bekannt, dafs schon bei der Geburt Zähne durchgebrochen waren, so bei mehrern berühmten Römern nach *Plinius*, oder bei *Louis XIV*. (welcher mit 2 Schneidezähnen auf die Welt kam), so in 19 Fällen, welche *Haller* aufführt, u. a. m. Nicht selten kommen mit schon hervorgebrochenen Schneidezähnen die Kinder auf die Welt, welche mit Hasenscharte oder Wolfsrachen behaftet sind. Dieser frühzeitige Durchbruch ist nicht als Zeichen besonderer Kräftigkeit der Constitution zu betrachten, im Gegentheil mehr zu fürchten, weil in so früher Zeit in der Regel der Organismus noch nicht stark genug ist, um die mit solcher Evolution verbundene Aufregung zu ertragen, ohne dadurch in einen krankhaften Zustand versetzt zu werden. *Billard* giebt an, dafs die mit auf die Welt gebrachten Zähne, sehr bald wieder ausfallen, da sie sehr oberflächlich eingepflanzt sind, also beim Wachsen des Kiefers herausgetrieben werden. Man kann daher, wenn solche Zähne das Saugen und Fassen der Brustwarzen hindern, versuchen, sie bald herauszuziehen, indem es besser ist, dafs das Kind bis zur Zeit der zweiten Zahnung keine Schneidezähne habe, als dafs es eines Ernährungsmittels beraubt ist, ohne welches das Leben der Säuglinge oft gefährdet ist.

c) Häufiger ist ein verspäteter Durchbruch einzelner oder aller Zähne, besonders bei schwächlichen, kränkelnden Kindern, doch auch bei sonst kräftigen Subjecten. So spricht *van Swieten* von einem sehr kräftigen Mädchen, bei dem der erste Zahn erst im neunzehnten Monat zum Vorschein kam; *Rayer* von einem 13jährigen Mädchen, welches jetzt erst die 4 Spitzzähne bekam; ja *Baumes* erzählt, dafs er einen Mann gekannt habe, bei welchem nie ein Zahn zum Vorschein gekommen ist, und *Borelli* erwähnt einer Frau von 60 Jahren, bei welcher dasselbe der Fall war. — Die Erfahrung scheint zu lehren, dafs die Kinder, welche ihre Zähne etwas spät bekommen, krankhaften Zufällen beim Durchbruch derselben weniger ausgesetzt sind.

d) Die Zähne zeigen zur Zeit der ersten Zahnung selten Abweichungen in Hinsicht ihrer Anzahl; erst bei dem Eintritte der zweiten Zahnung ist es möglich, dafs 2 Reihen Zähne bei einem und demselben Individuum vorkommen, was davon herrührt, dafs die Zähne, welche eigentlich zum Wechsel bestimmt sind, dableiben und nicht ausfallen. — Die Abweichungen in der Richtung und Lage sind bei den Kindern in der Wiege und in den ersten Jahren weit häufiger. Sie sind immer die Folge eines Bildungsfehlers in der obern oder untern Zahnlade. Denn man begreift, dafs, wenn die Zahnhöhle, deren Form gewöhnlich das Wachsthum und die Richtung des Zahnes leitet, sich wegen zu beträchtlicher Enge der Kieferbeine nicht frei entwickeln kann, der Zahn auch an dieser Abweichung Theil nehme, aus der Reihe der andern Zähne heraustreten oder sich in einer gewissen Entfernung von der Zahnlade entwickeln wird. *Albin* sah zwei lange Zähne in dem aufsteigenden Aste des Oberkiefers verborgen, ein anderes Mal einen Zahn in dem horizontallaufenden Gaumentheil des Oberkiefers, wo auch *Sabatier* einmal 2 Augenzähne hervorragen sah. Die aus der Reihe der andern herausgetretenen Zähne sind fast immer Augenzähne. In der Entwickelung des Keimes der Zähne nämlich bildet sich derjenige, welcher den Augenzähnen entspricht, zuletzt; wenn sich nun die Zahnlade nicht so weit auseinander giebt, dafs dieser Zahn zu seinem Wachsthum genug Platz findet, so begreift man leicht, dafs er nach hinten gedrängt werden und sich nach einer Richtung entwickeln kann, welche der ihm von der Natur angewiesenen Richtung entgegengesetzt ist. — Fälle von Entwickelung von Backenzähnen in dem vorderen Theile der Kiefer werden erzählt, doch existiren keine ganz glaubwürdigen Beobachtungen darüber; auch ist es schwer zu begreifen, wie sich in der schmalen Zahnlade der Schneidezähne ein dicker Backenzahn entwickeln sollte. — Wenn die Scheidewände der Zahnhöhlen während der Entwickelung des Kiefers in ihrer Bildung gehemmt werden, wenn die Zahnrinne in ihrer ganzen Ausdehnung frei bleibt, so bleiben die Zahnkeime immer, wie sie es ursprünglich sind, gruppirt und mit einander zusammenhängend; die Zähne, welche ihnen folgen, werden daher ebenfalls mit einander zusammenhängen und eine einzige Masse ausmachen, welche aus mehreren, an ihren Kronen oder ihren Wurzeln mit einander verwachsenen Zähnen besteht; *Sömmering* führt ein Beispiel der Art an; mehrere ähnliche befinden sich auf dem anatomischen Museum zu Berlin. Auch bei *Fox* finden sich Fälle der Art angeführt.

Der Zahndurchbruch ist eine natürliche Function, er ist die natürliche Folge des Wachsthums der Zähne und des Kiefers; doch ist es unrichtig sich diesen Durchbruch einseitig blofs als eine Folge mechanischen Druckes vorzustellen; die physiologischen Lebensgesetze wirken mit, und dürfen hier eben so wenig unberücksichtigt bleiben, als diefs bei andern Evolutionsveränderungen, z. B. der Schwangerschaft und dem Gebären der Fall ist. Die obere Decke der Zahnhöhlen wird resorbirt, und öffnet sich, nun wird auch das darüberliegende dichte Zellgewebe des Zahnfleisches durch Resorption entfernt und endlich auf gleiche Weise die Schleimhaut durchbrochen; um diefs zu Stande zu bringen, ist wie bei ähnlichen Vorgängen an andern Stellen des Körpers vermehrter Säfte-Zu- und Abflufs und erhöhte Nerventhätigkeit nöthig; es ist also im normalen Zustande allerdings eine gesteigerte Thätigkeit der Natur vorhanden, welche ihren Erscheinungen und ihrem Resultate nach allerdings den pathologischen Erscheinungen der Entzündung ziemlich nahe steht, aber doch nicht wirklich eine solche ist, noch auch im normalen Zustand gleiche Reactionen im Gesammtorganismus hervorruft; — bisweilen (durch hinzukommende äufsere oder innere Reize) wird freilich diese Entwickelungsthätigkeit nicht allein local wirklich zur Entzündung und den mit dieser in Verbindung stehenden symptomatischen Affectionen gesteigert, sondern sie kann auch eine so starke Reaction des Organismus hervorrufen, dafs sie wirkliche Krankheiten bedingt, deren Ursache in dem Zahnausbruch zu suchen ist. — Unrichtig aber ist es, das Zahnen selbst als eine Krankheit zu betrachten; es disponirt blofs zu manchen Krankheiten. Man beobachtet daher auch in der grofsen Mehrzahl der Fälle, dafs der Zahndurchbruch vor sich geht, ohne zu irgend einem Zufalle Anlafs zu geben, manche sogar ohne durch irgend eine andere lokale Erscheinung, als das Erscheinen des entblöfsten Zahnes, alfo durch das Resultat selbst, bezeichnet zu sein. — Viele andere Kinder bekommen ihre Zähne, während blofs eine Zunahme der Speichelsecretion eintritt, ohne dafs ihre Gesundheit davon gestört wird.

Gar nicht selten aber begleiten den Zahndurchbruch auch mehr oder minder auffallende objective und subjective Erscheinungen, welche sich mehr dem krankhaften Zustande nähern. Dieselben lassen sich im Allgemeinen in folgendes Bild zusammen fassen. Das Zahnfleisch ist etwas stärker als gewöhnlich geröthet, etwas angeschwollen, bisweilen in der ganzen Breite des Kiefers, bisweilen blofs über dem sich hebenden Zahne; dabei ist, wie es scheint, ein Jucken oder Brennen des Zahnfleisches zugegen, wodurch das Kind veranlafst wird, die Finger in den Mund zu stecken, — auf alles, was es erreichen kann, zu beifsen, (was ihm ein angenehmes Gefühl zu veranlassen scheint), — und die Brustwarze fester zu packen, oft sogar empfindlich zu quetschen. Es verlangt dabei oft nach der Brust oder nach anderem Getränk. Während der Dauer dieser Symptome plattet sich der vorher runde Rand des Zahnfleisches ab; die Schleimhaut der Nase nimmt an der Reizung der Mundschleimhaut theil, deswegen deutet das Kind durch Reiben an der Nase ein Jucken in derselben an und niest bisweilen; die Congestion des Blutes nach dem Kopfe giebt sich nun ferner gewöhnlich durch abwechselnde Röthe und Blässe der Wangen, durch umschriebene Röthe Einer Wange, welche dann auch heifs ist, und in einzelnen Fällen auch durch sympathische Symptome, welche sich auf andere Functionen und Körpertheile beziehen, zu erkennen, z. B. Ungeduld, Reizbarkeit, Neigung zum Weinen, Zusammenfahren, sardonisches Lächeln während des Schlafes, Aufschreien, bisweilen gesteigerte Reizbarkeit der Augen, ein mäfsiger Grad von Lichtscheue, — mäfsiger Durchfall, Vermehrung der Urinabsonderung, leichter Schleimausflufs aus der Scheide. — Einzelne solcher sympathischer Erscheinungen können auch bis zur symptomatischen Krankheit gesteigert werden; so entwickeln sich Augenentzündungen, papulöse Hautausschläge in der Umgebung des Mundes, Durchfall oder hartnäckige Darmverstopfung in Folge des gesteigerten Reizzustandes des Darmkanales u. s. w.

Wenn nun aber die Zahnung ihren regelmäfsigen Gang weiter geht, so verschwinden auch mehr oder minder schnell, und ohne einen Nachtheil zurück zu lassen, diese symptomatischen Zufälle. — Je mehr nun bei dem vorhin angegebenen Zustande des Zahnfleisches die Zähne vorrücken, desto stärker röthet sich dasselbe im Umkreis (aber nie über die Rosenröthe hinauf), während der dem Zahne entsprechende Punkt immer blasser wird und sich ein wenig erhebt. Die Anschwellung und Röthung des Zahnfleisches ist bisweilen mit einer geringen Auftreibung des ganzen Gesichts und mit Anschwellung der Submaxillardrüsen verbunden. Hat die Erhebung und Anspannung des Zahnfleisches und der Schleimhaut einen Tag angehalten, so bricht die Spitze des Zahnes durch, und damit hören dann in der Regel alle die genannten symptomatischen Zufälle auf. — Es geht daraus nun leicht hervor, dafs der ganze Zahndurchbruch zwar symptomatische krankhafte Zufälle hervorrufen und wohl auch die Disposition zu Krankheiten bedingen kann, aber nicht selbst eine Krankheit ist.

Aus dem letzten Grunde ist es auch durchaus nicht nöthig, ja oft schädlich, das Kind während des Zahngeschäftes einer ärztlichen Behandlung zu unterwerfen. Geschieht dies, so mufs sich die Behandlung ganz symptomatisch und prophylactisch halten, da es in der That blofs darauf ankömmt, zu verhüten, dafs die symptomatischen Zufälle keine Nachtheile herbeiführen und zurücklassen, und dafs die Disposition zu anderen (Reactions-) Krankheiten nicht zu sehr gesteigert werde. Man vermeide alles, was Congestionen nach dem Kopfe befördern könnte, sehe auf reine Luft von gemäfsigter Temperatur, gute Milch für das Kind, welche dann demselben häufig aber in geringer Menge gereicht wird, aufserdem kann man auch ab und zu etwas Zuckerwasser reichen; man mäfsige das Licht, sorge für Stille; leichten Durchfall läfst man ungestört, wird er zu stark und schwächt er das Kind, so sucht man ihn durch Reiswasser mit etwas Syr. Rhei zu mäfsigen; ist aufgetriebener Leib mit Verstopfung zugegen, so befördert man die Darmausleerungen immer mit Berücksichtigung der Aufgabe, die Congestionen nach dem Kopfe zu mildern, — also nicht durch reizende Mittel, zu welchen auch die Suppositorien gehören, sondern durch milde Klystire, erweichende laue Fomentationen des Unterleibes, durch den innerlichen Gebrauch des Süfsmandelöls, bisweilen mit Zusatz von etwas Ricinusöl, etwas gekochtes Obst, Aepfelwasser u. d. m. Die gesteigerte Reizbarkeit der Kinder mufs man schonen, um nicht durch ihr Schreien die Congestionen zu befördern; und in dieser Beziehung ist es auch nicht übel, den Kindern irgend einen mäfsig harten Körper zum Daraufbeifsen zu gestatten (z. B. den elfenbeinernen Stiel einer Kinderklapper, ein Stück

Rad. Iridis florent. u. d. m.), weil dies den juckenden Reiz am Zahnfleisch vermindert und auf diese Weise dazu beiträgt, die Kinder zu beruhigen; dafs dadurch der Durchbruch der Zähne beschleunigt werde, darauf ist wohl wenig zu rechnen.

Geht bei diesen und ähnlichen symptomatisch- und prophylaktisch-wirkenden Mitteln der Zahndurchbruch zur gehörigen Zeit vor sich, so ist in der Regel nichts zu befürchten. Findet der Durchbruch aber Schwierigkeiten, tritt eine sogenannte Dentitio difficilis ein, so wird der Organismus durch diese fortdauernde lokale Reizung und Congestion zu Reactionen veranlafst, welche oft sehr ernstliche Krankheiten bedingen können.

Dentitio difficilis ist der Zustand, — wenn bei zu phlogistischer Constitution die lokale Reizung sich sogleich zur Entzündung steigert und auf diese Weise die normale Weiterentwickelung des Zahndurchbruches unterbrochen wird, — wenn bei nervöser Constitution der locale Reiz sogleich so stark auf den Gesammtorganismus zurückwirkt, dafs ein krampfhafter Zustand entsteht, welcher die normale Evolution stört und zugleich Congestionen und andere Reactionen in anderen Organen, besonders im Gehirn, begünstigt, — wenn bei übermäfsiger allgemeiner Schwäche, mit welcher in der Regel gesteigerte nervöse Reizbarkeit vorhanden ist, der Organismus nicht die Kraft hat, den localen Evolutionsprozefs durchzuführen; — in allen diesen Fällen kommt der Zahn nicht zur rechten Zeit zum Durchbruch; dadurch bleibt ein sowohl Blutcongestion als Nervenaufregung bedingender localer Reiz länger andauernd unverändert bestehen, und kann so nicht blofs symptomatische Zufälle oder Krankheitsdisposition, sondern wirklich ausgebildete Krankheiten hervorrufen.

Diese secundären Krankheiten sind alsdann selbstständig und werden je nach ihrer Eigenthümlichkeit nach allgemeinen Regeln behandelt, indem bei allen nur noch die Indication hinzukömmt: die veranlassende Ursache zu beseitigen, d. h. den gestörten Zahndurchbruch vollends zu seinem Ende durchzuführen.

Die Symptome, welche auf eine zu erwartende oder

vorhandene Dentitio difficilis schliefsen lassen, beziehen sich fast sämmtlich auf obige 3 ursächliche Momente, nämlich auf phlogistische und nervöse Constitution, bedeutende allgemeine Schwäche, und bisweilen auch auf üble Bildung der Zahnhöhlen und Kiefer. Es sind folgende Symptome: gestörte Verdauung; Wiederausbrechen, der vor kurzem genossenen Milch; wäfsrige gelbe oder grüne Diarrhöe; hartnäckige Verstopfung; Hitze, Trockenheit des Mundes, heifses Gesicht, heifse Stirn; unregelmäfsiger Speichelflufs; Anschwellung und Jucken oder Schmerz des Zahnfleisches; grofser Durst und doch Schmerz beim Trinken; Anschwellung der Mandeln und Halsdrüsen; Röthe, Thränen und Reizbarkeit der Augen; Anschwellung der Augenlider; unruhiger Schlaf von kurzer Dauer.

Spricht sich das schwierige Zahnen noch deutlicher aus, so wird der Speichelflufs sehr reichlich, das Zahnfleisch sehr schmerzhaft angeschwollen; die Parotiden und Halsdrüsen schwellen an, das Gesicht wird aufgedunsen, die Augen geröthet; die geschwollenen Augenlider zucken; auf der Haut zeigen sich verschiedenartige Ausschläge.

Die Entzündung des Zahnfleisches setzt sich bisweilen auf die Luftwege und Lungen, bisweilen auf den Schlundkopf und Darmkanal fort, besonders wenn sich Aphthen entwickeln. Bisweilen bleibt aber die Entzündung des Zahnfleisches auch local, wird hier sehr heftig, ergreift auch den Knochen und bedingt Abscesse, Geschwüre und Brand.

Die Congestion bedingt oft Hirnentzündung und zwar Hydrops cerebri acutus; dieselbe Krankheit ist aber auch Folge zu grofser Reizung des Nervensystems; wobei dann die secundäre Krankheit sich im Hirn oder seltener im Rückenmark als serös-exsudative Entzündung ausbildet, welche sehr rasch den Tod herbeiführen kann.

Alle diese secundären Krankheiten können auch bei allgemeiner Schwäche eintreten, weil dann weder das Blutgefäfs- noch das Nervensystem Kraft genug hat, sich in seiner Integrität zu behaupten.

Zur Erfüllung der Causalindication bei allen diesen Arten der Dentitio difficilis, besonders aber dann, wenn sie von Festigkeit des Zahnfleisches und schlechter Beschaffenheit der Zahnhöhlen herrührt, hat man eine Operation vorgeschlagen. Hierüber füge ich noch einige Worte bei, ehe ich zur zweiten Zahnung übergehe.

Bisweilen hat man den Grund, die Schwierigkeit des Zahnens wirklich in zu grofsem Widerstand des Zahnfleisches und in ungünstiger Bildung der Zahnhöhlen zu suchen. Um diesen Widerstand zu überwinden hat man vorgeschlagen, das Zahnfleisch über dem sich hebenden Zahne zu durchschneiden und so den ersten Widerstand ganz zu heben, den zweiten wenigstens zu vereinfachen. Die Meinungen über den Nutzen oder Schaden dieser von *Hunter* zuerst empfohlenen Operation sind getheilt. Allerdings scheinen Fälle vorzukommen, in welchen eine solche Operation von Nutzen ist, während man hinzufügen kann, dafs sie wohl nie schadet, sondern immer nützt, wäre es auch nur durch die dadurch bewirkte örtliche Blutentziehung. Eine etwas wunderbar klingende Geschichte erzählt *Robert* (Traité des principaux objets de médecine. Tom. 2. pag. 311), welche folgendermafsen lautet: Ein Kind starb, nachdem es stark mit den Zähnen zu thun gehabt hatte; es wurde in den Sarg gelegt. Hr. *Lemonnier* hatte gerade bei der Frau zu thun, welcher das Kind gestorben war; nachdem er seine Geschäfte abgemacht hatte, wurde er neugierig zu sehen, wie sich die Zahnhöhlen in Fällen verhielten, in welchen der Durchbruch der Zähne nicht zu Stande gekommen war. Er machte zu diesem Ende einen grofsen Einschnitt in das Zahnfleisch; als er sich aber anschickte, seine Untersuchung fortzusetzen, sah er das Kind die Augen öffnen und Lebenszeichen von sich geben. Das Kind wurde nun aus dem Leichentuch herausgenommen und gehörig gepflegt; die Zähne brachen hervor und das Kind ist geheilt.

Auf jeden Fall darf man nicht gleich, wenn der Durchbruch des Zahnes zögert und sich Symptome beschwerlichen Zahnens zeigen, den Einschnitt in das Zahnfleisch machen, wie es manche Aerzte gethan haben, welche fast jedem zahnenden Kinde, das in ihre Hände fiel, einen Einschnitt in das Zahnfleisch machten. Dieses Mittel ist blofs anzuwenden, wenn wirklich verdicktes und verdichtetes Zahnfleisch zugegen ist und den entwickelten Zahn nicht frei werden läfst, so dafs die Zähne dasselbe hoch aufheben, spannen und an dem erhabensten Punkt eine blasse von einem rothen Rand umgebene Stelle veranlassen.

Hunter empfahl diese Operation zuerst für Kinder sowohl, als auch für Erwachsene beim Durchbruch der Weisheitszähne. *Levret* empfahl sie sehr und dehnte sie auch auf die Fälle von verengerten Zahnhöhlen aus; *Boyer* glaubte eine einfache Incision reiche nicht aus und empfahl daher, jedesmal einen Kreuzschnitt zu machen und dann die Lappen abzutragen.

Man läfst den Kopf des Patienten fixiren, legt ein Stück Kork zwischen die Kiefer, hält die Lippen, Zunge und Wangen mit den Fingern der linken Hand auseinander, bringt mit der rechten ein gröfstentheils umwickeltes, oder blofs an seiner Spitze eine kurze Strecke weit schneidendes Bistouri in den Mund und schneidet mit der Spitze desselben tief in das Zahnfleisch und Periost über jedem Zahn ein und legt so den Zahn blofs. Ein einfacher Einschnitt genügt bei den Schneide- und Spitzzähnen; für die Backenzähne dagegen ist ein Kreuzschnitt nöthig, nach welchem man die Lappen aufhebt und mit einer feinen Scheere abträgt. Die darauf folgende Blutung ist nicht bedenklich, sie vermindert im Gegentheil auf eine heilsame Weise die Ueberfüllung der angeschwollenen Theile; sollte sie dagegen zu lange dauern, so leistet kaltes Wasser, Essig oder Alaunauflösung rasch Hülfe. — Bemerkt man nach Durchschneidung des Zahnfleisches, dafs der Zahn durch eine zu enge Oeffnung des Zahnfaches zurückgehalten wird, so mufs man sich mit einer Sonde von dem Grade der Verengerung unterrichten und mit einer feinen Zange oder starken Scheere den Knochenrand der Alveola wegschneiden, welcher sich dem Hervortreten des Zahnes entgegensetzt. Stehen die seitlichen Schneidezähne und ersten Backenzähne zu nahe an einander, so streben die Spitzzähne vergeblich, sich dazwischen zu erheben, und es entstehen sehr bedenkliche Zufälle. Um in diesem Falle Hülfe zu schaffen, rathet *Levret* den ersten Backenzahn, welcher am meisten hinderlich ist, auszuziehen; dasselbe Verfahren wendet derselbe auch an, wenn der dritte Backenzahn durch eine Anomalie vor dem zweiten und so nahe am ersten hervorgekommen ist, dafs nun der zweite zwischen den beiden bereits vorhandenen keinen Platz mehr findet.

2) Zahnwechsel. Zweites Zahnen. *Dentitio secunda.*

Die ersten zwanzig Zähne haben zu geringe Gröfse, als dafs sie auch in späterer Zeit genügen und den übrigen vergröfserten Verhältnissen der Theile entsprechen könnten; sie werden daher, da sie selbst sich nicht vergröfsern können, ausgestofsen und durch neue ersetzt, welche nun beständig bleiben, und daher bleibende Zähne (*Dentes permanentes*) genannt werden. Es trifft dieser Wechsel gerade mit der Zeit ein, in welcher bei dem Kinde das Bedürfnifs nach festerer Nahrung, also die Nothwendigkeit eines festeren Gebisses eintritt. Die zweite Zahnung besteht also wesentlich in dem Ausstofsen der 20 Milch- oder Wechselzähne, und in dem Durchbrechen der 32 bleibenden Zähne; diese Periode begreift einen ziemlich grofsen Zeitraum in sich, indem zu Ende des vierten Jahres in der Regel der erste und gegen das dreifsigste Jahr erst der letzte bleibende Zahn hervorkömmt; gewöhnlich beginnt man aber die Rechnung der zweiten Zahnung nicht mit dem Hervorbrechen des ersten bleibenden Zahnes, sondern mit dem Ausfallen des ersten Wechselzahnes, so dafs die zweite Zahnperiode also vom siebenten Jahre an gerechnet wird, obgleich zu dieser Zeit der dritte Backenzahn (als bleibender) schon vorhanden ist, wie ich oben angegeben habe.

Die Keime zu den bleibenden Zähnen sind zum Theil schon vor der Geburt vorhanden, zum Theil lassen sie sich erst nach der Geburt, einige erst im vierten Jahre auffinden. Am frühsten zeigen sich die Keime der dritten Backenzähne, (im sechsten Monat des Fötusleben); im achten Monat erscheinen die für die Schneidezähne, bald darauf die für die Spitzzähne und zugleich für die vierten Backenzähne; die Keime für die ersten und zweiten Backenzähne erscheinen erst im siebenten bis achten Monate nach der Geburt, und die für die fünften Backenzähne (Weisheitszähne) erst im vierten Jahre.

Die Keime der hintersten drei Backenzähne, liegen mit den

den Milchzähnen in Einer Reihe, die übrigen liegen dagegen hinter den letzteren, in einer Zahnhöhle mit ihnen, so dafs der Keim des bleibenden Zahnes ganz in derselben Zahnhöhle sitzt, aus welcher der Milchzahn später ausfällt. Wie die Keimsäcke beider Arten von Zähnen mit einander in Verbindung stehen, darüber siehe den Artikel Dens. Nach und nach bildet sich nun für den Keim des bleibenden Zahnes eine neue, eigene Zahnhöhle, indem sich vom Boden der alten Zahnhöhle eine Scheidewand erhebt, durch welche hindurch indefs immer noch eine Verbindung zwischen den beiden Zahnsäckchen statt findet. Die Höhlen der bleibenden Zähne liegen nun nicht unmittelbar hinter denen der ihnen entsprechenden Milchzähne, sondern etwas mehr nach aufsen gerückt, mit den letztern gewissermafsen alternirend, so das der innere bleibende Schneidezahn zwischen dem innern und dem äufsern Milch-Schneidezahn, der äufsere bleibende Schneidezahn zwischen dem äufsern Milch-Schneidezahn und dem Milch-Spitzzahn liegt u. s. f. — Die Lage der Zahnkeime selbst, kurz vor ihrem Durchbruch, entspricht nicht ihrer späteren Richtung, indem immer ihre Kronen mehr nach vorn gerichtet sind, was sich aber beim Durchbruch ändert, bei welchem die Zähne eine Richtung gerade nach unten oder nach oben bekommen.

Der Zahnwechsel beginnt mit der Ausstofsung oder mit dem Ausfallen der Milchzähne. Dies geschieht unter folgenden Erscheinungen: jemehr der Gefäfsreichthum der Keime der bleibenden Zähne zunimmt, desto mehr nimmt derjenige der Milchzähne ab; die den letzteren ihr Blut zuführende Arterie wird allmälig kleiner und obliterirt, worauf auch ihr Kanal verschwindet und die Wurzel des Zahnes immer mehr aufgezehrt wird, so dafs der Zahn immer weniger fest sitzt, und sich endlich entweder mit geringer Kraft ausziehen läfst oder von selbst ausfällt. Während dieser Veränderungen in dem Milchzahn vermehrt sich der Gefäfsreichthum an dem Keimsäckchen des bleibenden Zahnes immer mehr, die Ablagerung der Knochenerde und des Schmelzes an demselben nimmt rasch zu, der Zahn vergröfsert sich, drückt auf die Scheidewand und verdünnt diese stufenweise so sehr, dafs nach und nach die Höhlen beider Zähne wieder eine einzige ausmachen; diese Vereinigung der Höhlen geschicht besonders durch Erweiterung der vorhin erwähnten Oeffnung in der Scheidewand, durch welche hindurch die beiden Säckchen beider Zähne in Verbindung bleiben. Der bleibende Zahn vergröfsert sich nun immer mehr, und mag wohl auch von unten einen Druck, auf den Milchzahn ausüben, wiewohl die lockere Stellung des letzteren wohl nicht sowohl von diesem Druck als vielmehr von der durch vitale Veränderung entstandene Verkleinerung der Wurzel des Milchzahnes herrühren mag. — Ist nun der Milchzahn endlich ausgefallen oder ausgezogen, so erscheint die Spitze des bleibenden Zahnes bisweilen schon einige Stunden, meistens einige Tage darauf in der leeren Mündung der Zahnhöhle; in einzelnen Fällen verzögert sich jedoch das Hervortreten derselben selbst mehrere Wochen lang.

Die Ordnung, in welcher die bleibenden Zähne hervorkommen, ist eben so wenig ganz bestimmt, als sie es bei den Milchzähnen war. In der Mehrzahl der Fälle ist sie die folgende: Gegen das Ende des vierten Jahres erscheint der dritte Backenzahn, welchem kein Milchzahn Platz zu machen braucht; im sechsten oder siebenten Jahr beginnt der eigentliche Zahnwechsel mit den vorderen Schneidezähnen zuerst am Unterkiefer, dann einige Monate später am Oberkiefer; zu Anfang des achten Jahres folgen die seitlichen Schneidezähne unten, dann oben; im neunten Jahre der erste oder vorderste Backenzahn; im eilften oder zwölften Jahre der zweite Backenzahn. Im zwölften bis achtzehnten Jahre erfolgt der Durchbruch des vierten Backenzahnes, welchem ebenfalls kein Milchzahn zu weichen braucht; im dreizehnten oder vierzehnten brechen die Spitzzähne durch und gewöhnlich betrachtet man diefs als das Ende des Zahnwechsels; die zweite Zahnungsperiode zieht sich indefs doch eigentlich bis zum Durchbruch der Weisheitszähne (fünften Backenzähne) hinaus, welcher in der Regel zwischen dem zwanzigsten und dreifsigsten Jahre und noch später erfolgt.

Das Ausfallen der Milchzähne geschieht bisweilen nicht zu rechter Zeit; alsdann wachsen die bleibenden Zähne hinter und neben den Milchzähnen hervor und es kann so kommen, dafs eine doppelte Zahnreihe vorhanden ist, entweder (selten) in der ganzen Breite des Kiefers, oder häufiger an einzelnen Zähnen. Auch können die bleibenden Zähne, selbst wenn die Milchzähne zu rechter Zeit entfernt worden sind, eine fehlerhafte Richtung haben, entweder etwas um ihre Längenachse gedreht, oder mit ihrer Krone nach vorn, oder nach hinten, oder nach einer Seite gerichtet sein, — eine Abweichung, die in der Regel von fehlerhafter Bildung des Kiefers herrührt, meistens keine ungünstigen Folgen hat, — dieses blofs, wenn die Abweichung an den Schneidezähnen und Spitzzähnen eine auffallende Mifsstaltung bedingt, die sich durch Hülfe der Zahnchirurgie beseitigen läfst, indem man dem fehlerhaft gerichteten Zahn allmälig durch Anwendung eines Druckes die normale Richtung giebt. Blofs bei fehlerhafter Richtung des hintersten Backenzahnes (des Weisheitszahnes) können sich unangenehmere Zufälle einstellen, die bisweilen schwer zu beseitigen sind, weswegen der Ausbruch dieses Zahnes noch eine besondere Betrachtung verdient.

Meistens erfolgt der Ausbruch der Weisheitszähne zwar ohne Schmerz, ja ohne dafs er nur bemerkt wird, bisweilen treten jedoch auch verschiedenartige und zum Theil heftige Zufälle ein. Besonders an dem Unterkiefer hat dieser Ausbruch bisweilen seine Schwierigkeiten. Bisweilen rührt dies blofs von besonderer Festigkeit des Zahnfleisches her, bisweilen ist aber auch der Raum, der an dem Kiefer noch übrig ist, für diesen Zahn zu klein. Findet das letztere am Oberkiefer statt, so bekommt der Zahn eine Richtung nach hinten, drückt auf den Processus coronoideus maxillae inferioris und verursacht beim Schliefsen des Mundes Schmerz; ist der Raum am Unterkiefer um ein beträchtliches zu kurz für den Weisheitszahn, so bleibt der Zahn, was bei weitem häufiger vorkommt, zum Theil in der Basis des aufsteigenden Astes versteckt und von dem Zahnfleisch bedeckt, so dafs dieses zwischen diesem und dem gegenüberstehenden Zahn bei jeder Bewegung des Kiefers gequetscht wird.

In beiden Fällen wird zuerst der Speichelflufs gesteigert, es entsteht bald darauf Geschwulst, Röthung, heftiger

Schmerz, kurz Entzündung des Zahnfleisches, deren Ausgang gewöhnlich Entzündung ist; die davon herrührenden Abscesse bahnen sich bisweilen, statt wie gewöhnlich nach innen aufzubrechen, einen Weg nach aufsen, brechen am Winkel des Unterkiefers auf und bilden sich zu Fistelgeschwüren um; andremal wird die Bewegung des Kiefers beschwerlich und schmerzhaft, der Mund kann nur unvollkommen geöffnet werden und die Entzündung des Zahnfleisches wird von heftigem Kopfweh, Lichtscheu, oder sogar Augenentzündung begleitet; bisweilen zeigen die Schmerzen beim Ausbruch der Weisheitszähne nichts Entzündliches, sondern haben einen periodischen Charakter und werden dann leicht verkannt, für Fiebersymptome, Rheumatismen oder nervöse Gesichtsschmerzen gehalten. — Zur Behandlung ist bisweilen die schon beschriebene Durchschneidung des Zahnfleisches, bisweilen sogar das Ausziehen des Zahnes, bisweilen beides zusammen nöthig; kann aber der Mund hiezu nicht geöffnet werden, so mufs man sich auf schmerzstillende, erweichende Mittel in Form von Bähungen und Umschlägen beschränken.

3) *Dentitio tertia.* Drittes Zahnen.

In sehr seltenen Fällen werden die bei Herannäherung des Alters herausgefallenen sogenannten bleibenden Zähne nochmals durch neue Zähne ersetzt, was sich indefs meistens auf einzelne Zähne beschränkt, höchst selten ganze Reihen Zähne betrifft. Ein Fall, wo im 60sten Jahre alle Zähne aufs neue, ein andrer, wo im 97sten Jahre 12 Backenzähne ersetzt wurden, findet sich in Med. and Phys. Commentaries, VI. u. VIII. — In *Hufeland's* Makrobiotik wird eine Beobachtung von einem 116jährigen Mann angeführt, welcher 8 neue Zähne bekommen hatte. Andere ähnliche Fälle finden sich von *Simmons* in Med. Obs. and Inquirys. T. III. und von *Dachs* in den Haarlemer Verhandlungen. Vol. XVI. Viele andere in *Haller's* Elem. Physiol. T. VIII.

Diese Zähne sind alsdann in der Regel kleiner, als die früheren sogenannten bleibenden, und fallen meistens bald wieder aus.

Litteratur.

Erstes Zahnen.

Franc. Mart. de Castrillo, Colloquium de dentitione. Valladolid 1557. 8.
G. Moebii, ὀδονταλγια, dentium statum nat. et praeternaturalem expon. Jen. 1661.
Jo. Jac. Rau, Diss. de ortu et regeneratione dentium. Lugd. Bat. 1694. — Recus. in *Halleri* Coll. Diss. Anat. Vol. VI.
de la Hire, Observ. sur l'accroissement des dents. Mém. de Paris. 1699.
Joh. Sermes, observata circa genesin dentium. Eph. N. C. Cent. 3 et 4.
J. Junker, de dentitione difficili. Halae 1745.
Lecluse, nouveaux éléments d'odontologie. Paris 1754.
Ph. Pfaff, Abh. v. d. Zähnen d. menschl. K. u. ihren Krankh. m. K. Berl. 1756.
C. A. Vandermonde, ergo infantum a dentitione convulsionibus vel soporibus repetitus catarthicorum usus. Paris 1757.
S. Aurivillius, de dentitione difficili. Upsal. 1757.
Jourdain, Essai sur la formation des dents, comparée avec celle des os. Paris 1766.
A. Brunn, de dentitionis accidentibus. Paris 1767.
O. A. Brunner, Abh. v. d. Hervorbrechung der Milchzähne, *Idem*, Diatribe de eruptione dentium lacteorum. — In *Wasserbergii* Opp. min. Fasc. I. Vindob. 1775.
J. Huntèr, the natural history of the human tooths, m. K. Lond. 1771. — Suppl. 1778. (übers. Leipz. 1780.)
M. Lewis, Essay on the formation of the tooths. Lond. 1772.
J. Ch. Pohl, de difficili infantum dentitione. Lips. 1776.
S. H. Jackson, de physiologia et pathologia dentium. Edinb. 1778.
B. S. Albin, de dentium ortu et incremento. In ej. Annot. Acad. Lib. II.
Kulenkamp, de difficili infantum dentitione. Harderovici 1788.
S. Allvey, de dentitione, morbisque ex ea pendentibus. Edinb. 1788.
C. A. Andrée, Diss. de prima puerorum dentitione.
C. B. Wagner, Diss. de dentitione difficili a dubiis *Cl. Wichmann* vindicata. Jenae 1798.
J. L. G. Krebel, praes. *Ludwig*, Diss. de dentitione diffic. Lips. 1800.
Rübicki, Diss. de dentitione diffic. Regiomont. 1803.
J. Grousset, Diss. de la dentition, et des maladies, qui en sont quelquefois le resultat. Par. 1803.
M. A. Rosset, Diss. sur la dentition. Par. 1804.
F. Caigné, Diss. sur la dentition des enfans du premier âge et les accidens, qui l'accompagnent. Par. 1805.
J. B. Th. Baumes, traité de la première dentition, et des maladies, souvent très-graves, qui en dependent. Par. 1805.
M. Leveillé, Mém. sur les rapports, qui existent entre les premières et les secondes dents, et sur la disposition favorable de ces dernières au développement des deux mâchoires. Mém. de la Soc. méd. d'émul. Vol. VII. 1811.

M. Miel, quelques idées sur le rapport des deux dentitions et sur l'accroissement des machoires dans l'homme. Mém. de la Soc. méd. d'émul. Vol. VII. 1811.

A. Auvity, considérations générales sur la première dentition et sur le sevrage. Par. 1812.

Duval, Mém. sur la position relative de l'ouverture externe du canal maxillaire, pour servir à la démonstration de l'accroissement de la mâchoire inférieure. Par. 1812.

M. Serres, Essai sur l'anatomie et la phys. des dents, ou théorie de la dentition. Mém. de la Societé méd. d'émul. Vol. VIII.

A. Serres, Essai sur l'anatom. et la phys. des dents et nouvelle théor. de la dentition. Par. 1817. avec Planch.

J. F. Meckel, Beitrag z. Entwickelungsgesch. d. menschl. Zähne. *Meckels* Archiv, Bd. 3.

J. E. Ourdet, expériences sur l'accroissement continué et la reproduction des dents. *Magendie*, Journ. de physiol. expér. Vol. IV.

L. F. Em. Rousseau, Diss. sur la premiére et la deuxiéme dentition. Par. 1820.

C. G. van Kaathkhoven, Diss. de dentium formatione atque nat. Lugd. Bat. 1821.

A. A. Müller, Diss. de dentitione prima. Berol. 1828.

Zweites Zahnen.

J. Ch. Schuwardt (praes. *Löscher*), Diss. de dentibus sapientiae eorundumque morbis. Viteberg. 1728.

M. Alberti (resp. *Deichmann*), Diss. de dentibus serotinis. Halae 1737.

J. E. Hebenstreit (resp. *Ungebauer*), Diss. de dentitione secunda juniorum. Lips. 1738. Recus. in *Halleri* Coll. Diss. anat. Vol. VII.

J. G. Janke, Diss. I. II. de ossibus mandibularum puerorum septennium. Lips. 1751.

B. S Albin, de mutatione dentium. In. Annot. acad. Lib. II.

Duval, Bulletin de la faculté et de la societé de Médecine de Paris. 1813. No. 6.

C. F. Delabarre, traité sur la seconde dentition. 22 planch. Par. 1819.

Drittes Zahnen.

Sam. Colepresse, relation of an uncommon accident in two aged persons, cutting tooths in their old ages. Philos. Transact. 1666.

J. Dolaeus, de nova dentis canini eruptione in viro octogenario. Miscell. acad. N. C. ann. 9 et 10. 1678 et 1679.

Ch Fr. Garmann, de sene plus quam nonagenario dentiente. Misc. acad. N. C. Dec. I. ann. 9 et 10.

Georg Detharding, addenda ad Garmanni obs. Ibid.

C. Rayger, de sera dentitione. Ibid. Dec. I. ann. 9. 10.

Ch Mentzel, de sene 120 annorum, cui dentitio integra in sua senectute obtigit. Ibid. Dec. 2. ann. 3. 1684.

Jos. Lanzoni, sera dentitio. Ibid. Dec. 2. ann. 9. 1690.

Ch Fr. Garmann, de sera dentitione. Ibid. Dec. 2. ann. 9. 1690.

G. Budaeus, de dentibus molaribus ἐπιγενομένοις. Ephem. N. C. Cent 1. 2.

J. Lanzoni, de dente molari orto in quinquagenario. Misc. N. C. Dec. 3. Ann. 1. 1691.
M. Fr. Lochner, Obs. de dentibus in senibus renatis. Ibid.
J. F. Bauer, Dentes in vetula sexagenaria renati. Act. N. C. Vol. II.
— — Observation sur des cheveux et deux dents revenûs à un homme de 70 ans. Mém. de Paris. 1703.
Fr. Clare, letter, concerning a person, who had a new set of tooths after 80 years of age. Phil. Transact. 1713.
Ch. Fr. de Cisternay du Fay, Obs. sur deux dents canines et deux dents incisives sorties à un homme agé de 84 ans. Mém. de Paris. 1730.
Simmons, Account of a new set of tooths after 60 years of age. Med. and phil. Comment. by a Soc. in Edinb. Tom. III.
J. Dachs, Bericht van eene onde Dams, welke in haar 86 jaar drie nieuwe tanden heeft gekreegen; welk getal sedert vier jaaren tot vieren-twintig is aangegroeid. Verhandelingen van het maatsch. te Haarlem. Deel. 16.
A. Halleri, Elementa phys. Vol. VIII.
J. C. Gehler, Progr. de dentitione tertia. Lips. 1786.
Dubois Foucon, sur les dents tardives — in Sedillots Rec. périod. de la Soc. de Méd. à Paris. Tom. XIII.
Ysabeau, Journ. de Médec. Tom. XXV.
Pentzius, in *Rust's* Magazin. B. XXII.
Gavard, Osteologie. pag. 354.
Hinze, kleine Aufsätze aus d. Gebiete d. Med. Bresl. 1826.
v. Froriep's Notizen. B. VIII. No. 9. Fr — p.

DENTITIO DIFFICILIS MORBOSA. Das schwere und krankhafte Zahnen im weitern Sinne, bezeichnet jede Abweichung des Zahnungsprozesses vom naturgemäfsen geregelten Vorgange und schliefst in sich die krankhafte Aeufserung des Zahnungsprozesses in seiner örtlichen und allgemeinen Einwirkung auf den Lebensprozefs; das zu frühe oder zu späte Hervortreten desselben, und die Abweichungen in der Formbildung der Zähne selbst. Im engeren Sinne bezeichnet das Dentitio difficilis aber ganz besonders die krankhafte Aeufserung des Zahnungsprozesses in seiner örtlichen und allgemeinen Einwirkung auf den Lebensprozefs.

Die Zeit liegt noch nicht sehr fern, wo der Zahnungsprozefs sowohl von Aerzten als Laien, nicht blofs für eine der häufigsten und gefährlichsten Ursachen der tödtlichsten Kinderkrankheiten gehalten worden ist, sondern wo er sogar von vielen, an und für sich, als ein Krankheitszustand angesprochen ward, den jedes Kind auf seine Gefahr durchzumachen habe. Ein sehr grofser Theil der Aerzte hielt sich wenigstens überzeugt, dafs der Zahndurchbruch eine örtliche Spannung und Reizung mit sich führe, die bald mehr als Entzündung des Zahnfleisches, als Spannung der Knochenhaut oder als eine Spannung der Nerven betrachtet werden müsse, und die als die eigentlichen Ursachen der, das krankhafte Zahnen begleitenden Krankheitszufälle anzusprechen seien.

Die Widerlegung dieser irrigen Ansichten ergiebt sich aus der anatomischen und physiologischen Betrachtung des Zahnungsprozesses, die hier nicht weiter wiederholt werden kann. *Wichmann* war der erste Arzt, der gegen diese einseitigen und schädlichen Ansichten auftrat, die nicht selten zum Verkennen des wahren Grundverhältnisses der mit dem Zahnungsprozefs in Verbindung gestellten Krankheitszustände führen müfsten. Aber er ging ohne Zweifel zu weit, wenn er dem Zahnungsprozesse allen Antheil an einer möglichen Krankheitsbildung absprach, und er blieb einseitig wenn er diesen Vorgang noch rein örtlich und nicht als einen Ausdruck eines allgemeinen Entwickelungsvorganges auffafste. Ihm aber gebührt das Verdienst, den Gegenstand zuerst gründlich beleuchtet, und denselben den Aerzten zu einer vielseitigen und umsichtigen Untersuchung vorgelegt zu haben. Unter den Schriften die hierüber gelesen zu werden verdienen, sind folgende die wichtigsten.

Johann Ernst Wichmann, Ideen zur Diagnostik, B. 2, 2te Auflage. Hannover 1801.

Sternberg, Erinnerungen und Zweifel gegen die Lehre vom Zahnen. Hannover 1802.

T. G. Gerwich, Nonnulla de dentitione difficili. Lips. 1825.

Georg Wedekind, über den beschwerlichen Zahnausbruch bei kleinen Kindern. *Hufelands* Journal für die prakt. Heilkunde, B. 10. St. 1. S. 3. Jahrgang 1800.

G. C. W. Sporitzer, Bedenken über die Nichtexistenz und Versuch einer genauen Bestimmung und Behandlung des schweren Zahnens. *Hufelands* Journal, Jahrgang 1799. B. 7. St. 2. S. 59.

Neumann, Beitrag zur Beurtheilung der Zahnkrankheit der Kinder. *Hufelands* Journal B. 27. St. 1. S. 155.

Mylius, Bemerkungen über das Zahnen der Kinder. *Hufelands* Journal B. 26. St. 2. S. 188.

Hufeland, im Journal der prakt. Heilkunde B. 28. St. 3. S. 119. Vermuthung über die wahre Ursach des schweren Zahnens und seiner gröfseren Gefährlichkeit bei Menschen als bei Thieren.

Kortum, ein Wort über das Zahngeschäft. *Hufelands* Journal B. 44. St. 4. S. 21.

Schnaubert, in den Altenburger Annalen 1823. Novemb. St. S. 1441.

Die Zahl der Schriftsteller liefse sich noch leicht vermehren, wenn es nicht genügte in jeder weitern Beziehung auf die Schriften über Kinderkrankheiten von *Rosenstein*, *Fleisch*, *Henke*, *Joerg* und *Wendt* aufmerksam zu machen.

Hufeland und nach ihm *Henke* haben übrigens zuerst den richtigen Gesichtspunkt ausführlicher bezeichnet, von welchem aus diese ganze Angelegenheit gewürdigt werden mufs. Die frühere beschränkte Ansicht von der Dentition, als einem lokalen, nur die Kinnladen und das Zahnfleisch afficirenden Prozesse, räth er aufzugeben und den Zahnungsprozefs als einen allgemeinen körperlichen Entwickelungsvorgang anzusprechen. Dieser allgemeine Evolutionsprozefs mufs in Vergleich gestellt werden mit anderen allgemeinen Entwickelungsvorgängen, z. B. der Pubertätsentwickelung. Es gehen hier nicht blos Veränderungen im Kiefer und dem Zahnfleisch vor, welche auf die Bildung und das Hervordringen der Zähne Bezug haben, sondern der ganze Kopf und vorzüglich das Gehirn ist in einer progressiven Entwickelung begriffen, welche durch die vervollkommneten Sinnesfunctionen und vorzüglich durch die sich offenbarenden Spuren der ersten Geistesthätigkeit angedeutet wird. Der animalische Charakter des Kindes tritt von jetzt an mehr hervor. Es fixirt einzelne Gegenstände mit dem Auge, fängt an bestimmte Töne und Laute zu unterscheiden, bezeugt Freude, Furcht und Unwillen bei sinnlichen Eindrücken, lernt Eltern und Wärterinnen kennen u. s. w. Selbst die Veränderung in der äufseren Form des Kopfes, die breiter werdende Stirn, wobei die so auffallende Hervorragung des mittleren Theils derselben, die man bei neugebornen Kindern findet, allmälig verschwindet, deutet die vorgehenden Entwickelungen der einzelnen Partien und Organe des Gehirns an, dessen Uebergewicht bei dem Foetus und dem zarten Kinde schon durch die Masse sich offenbart.

Aber auch im ganzen Darmsysteme sind vorher und gleichzeitig sehr wichtige Steigerungen der Organisation bemerkbar, die als ein Ausdruck dieses allgemeinen körperlichen Entwickelungsvorganges betrachtet werden müssen. Mehrere Wochen und Monate nach der Geburt beginnen die Speicheldrüsen in der Mundhöhle ihre Funktion und kurze Zeit nachher sondern sie schon viel Speichel ab. Vor und bei dem Durchbruch der Zähne wird der Speichel aber nicht allein reichlicher, sondern auch kräftiger ausgeschieden als vor und nachher, und es deutet diese hervorstechende Aussonderung auf einen aufgeregten Zustand der Speicheldrüsen hin. Mit diesem Vorgange in der Mundhöhle vergesellschaftet sich auch vermehrte Thätigkeit des Pancreas und der innern Darmwände, und es wird nun der Darm- und pancreatische Saft reichlicher und consistenter abgesondert. Durch diese Ereignisse wird aber im Allgemeinen ein aufgeregter Zustand des gesammten Vegetationssystems hervorgebracht und auf längere Zeit unterhalten.

Das Zahnen ist demnach zu betrachten als der Erfolg eines allgemeinen körperlichen Entwickelungsvorganges, der aber insbesondere gerichtet ist auf eine Veränderung der Vitalitätsstimmung des gesammten Assimilationsapparates und des Gehirns. Dieser Entwickelungsprozeſs macht einen naturgemäſsen Vorgang, der, so lange er ohne Störung des Gleichgewichts in der Vitalitätsstimmung der betheiligten Organe besteht, den körperlichen Gesundheitszustand des Kindes nicht gefährdet, der aber durch seine excessivere Steigerung unter begünstigender Einwirkung mancher innern und äuſseren Einflüsse, die Schranken des Gleichgewichts durchbrechen und ein Quell für eine in mehrfacher Richtung sich fortspinnende Krankheitsbildung werden kann.

Es ist ja eine anerkannte Thatsache, daſs bei Entwickelungsvorgängen, nach den in der Entwickelung begriffenen Organenreihen, ein verstärkter Säftezufluſs sich offenbart, und mit diesem eine lebhaftere Wechselbeziehung in dem

Bildungsvorgange der organischen Substanz eintritt. Dieses veränderte und gesteigerte organische Leben schliefst aber nothwendig in sich eine, gegen das frühere Verhältnifs abweichende und gesteigerte dynamische Haltung, einen abgeänderten und gesteigerten Zustand der Erregbarkeit, in den in der vorstehenden Entwickelung begriffenen Organen, und da diese mit der gesammten Organenreihe in Verbindung stehen, mufs dieser abgeänderte Vitalitätszustand auch auf die gesammte dynamische Seite des Lebensprozesses Einflufs ausüben. Auf solche Weise knüpft sich an diesen Evolutionsprozefs ein abgeänderter Erregungszustand, ein gesteigertes Perceptions- und Reactionsverhältnifs des ganzen Körpers, und ein Schwanken in der sonstigen naturgemäfsen Wechselbeziehung der Organe. Diese wesentliche, in den Entwickelungsperioden bezeichnete Stimmung des Lebensprozesses, die wir in ihren Elementen zu erfassen haben, als einen vermehrten Säftezuflufs und eine gesteigerte organische Bildung in den betroffenen Organen, als eine damit in Verbindung stehende abgeänderte und gesteigerte Erregbarkeit derselben, und als eine veränderte und gesteigerte Sensibilitätsstimmung des ganzen Körpers, mufs auch nothwendig eine veränderte und gesteigerte örtliche und allgemeine Erkrankungsmöglichkeit mit sich führen. Auch im Zeitraume der Zahnentwickelung giebt sich eine, mit den betroffenen Organen in Beziehung stehende, örtliche und allgemeine, besondere und gesteigerte Prädisposition zum Erkranken kund, die zugleich in verschiedenen Gradesabstufungen erfafst werden mufs, und die in ihrer Steigerung bis zur wirklichen Krankheit selbstständig emporwachsen kann. Der ursprüngliche organische Bildungstypus des Kindes, eine erbliche Uebertragung begünstigende Verhältnisse und die Constitution, haben hierbei einen bestimmenden Einflufs. Bei weitem am häufigsten wirken indessen äufsere in dem Verhalten des Kindes gelegene Einflüsse auf diese Steigerung und auf den Uebergang zur wirklichen Krankheitsbildung mit ein, und nicht minder häufig werden Auswüchse dieser Art durch andere zufällig betreffende Krankheiten eingeleitet. Aus dieser Erörterung folgt aber unwiderlegbar und mit dem durch die Erfahrung gelieferten Nachweise übereinstimmend, dafs während des Zahnungsprozesses, in der besonderen Stimmung des Lebensprozesses, eine Anlage zur Krankheitsbildung begründet sei, die sich in folgenden speciellen Richtungen am Krankenbette verfolgen läfst.

a) Zunächst finden wir eine vermehrte Congestion und eine gesteigerte Lebensspannung in den Kiefern selbst und im Zahnfleische, die in ihrer Steigerung vorschreiten kann bis zur wirklichen Entzündung.

b) Wir haben es ferner zu thun mit einem verstärkten Säfteantriebe zum Gehirn, mit einem gesteigerten Bildungsvorgange und einem veränderten und gesteigerten Erregungszustande dieses Organs, wodurch nicht blos entzündlichen Krankheitszuständen, und insbesondere der Ausbildung des Hydrocephalus, sondern durch den rückwirkenden Einflufs des gereizten Functionszustandes auf das gesammte Nervensystem, auch der Krampfbildung Vorschub geleistet wird.

c) Eine besondere Beachtung verdient auch die mit Säfteandrang und gesteigerter Erregbarkeit gepaarte, veränderte Vitalitätsstimmung des gesammten Vegetationsapparats, die nicht minder eine Einleitung machen kann, für eine mannigfaltigere, hierauf bezügliche örtliche Krankheitsbildung. Als dahin gehören Entzündungen, Schwämmchen, die Kolik, die Zahnruhr, die Stuhlverstopfung u. s. w. Bei dieser Art der Krankheitsbildung ist übrigens noch die innige Wechselbeziehung zu berücksichtigen, die zwischen dem Gehirne und den Unterleibsorganen Statt findet, und die in wechselseitiger Beziehung einen rückwirkenden Einflufs für die Krankheitsbildung ausüben kann.

d) Endlich liegt in der allgemein gesteigerten Erregbarkeit des ganzen Körpers, und in der aufgehobenen Gleichmäfsigkeit im wechselseitigen Lebensverhältnisse der einzelnen Organe, ebenfalls ein wichtiges disponirendes Moment für das Hervortreten allgemeiner Krankheitszustände, unter denen das Fieber und die Krämpfe den vorzüglichsten Platz einnehmen, und für welche das Hervortreten der vorhin angeführten örtlichen Krankheitsprozesse, wieder als Causalverhältnifs in Anschlag gebracht werden kann.

Seiner Bedeutung nach stellt der Zahnungsprozefs aber einen naturgemäfsen Entwickelungsvorgang dar, der, so lange er die Gleichmäfsigkeit in der Zusammenwirkung der Organe nicht stört, ohne bemerkbare krankhafte Erscheinungen vorübergeht, der aber Umstände mit sich führt, die leicht zur Ursache jener Störung erhoben werden können, und dann nicht blos eine Stimmung des Lebensprozesses setzen, die eine gesteigerte und in einer besonderen Richtung ausgesprochene Erkrankungsmöglichkeit mit sich führt, sondern durch ihr Fortschreiten auch bis zur selbstständigen Krankheitsbildung gesteigert werden kann. Zu befürchten ist diese abweichende Aeufserung des Zahnungsprozesses am meisten bei solchen Kindern, die sich durch eine gröfsere Vollsaftigkeit, bei einer schwachen Organisation ihres Körpers, und einer grofsen allgemeinen Empfindlichkeit auszeichnen. Ferner bei solchen, bei denen die Zahnentwickelung sehr früh eintritt, oder bei denen sie sich ungewöhnlich verspätet. In einzelnen Familien scheint das schwere Zahnen in einem erblich übertragenen Constitutions- und Bildungszustande des Körpers zu liegen, und gewöhnlich fällt dies mit einer entschiedenen Anlage zur Scrophelkrankheit zusammen.

Die Diagnose des Zahnens und des krankhaften Zahnens insbesondere, ist aus folgenden Umständen zu entnehmen.

In der Regel beginnt der Zahndurchbruch zwischen der sechsundzwanzigsten bis zur dreifsigsten Woche nach der Geburt des Kindes. Abweichungen von dieser Regel, wo die Zähne schon im dritten, vierten Monat, ja noch früher zum Vorschein kommen, sind ziemlich häufig, und die Beobachtung von Kindern die mit einem oder zwei Zähnen geboren worden, sind eben nicht so gar selten. Die Ordnung in welcher der Zahndurchbruch zu erfolgen pflegt ist folgende. Zuerst erscheinen im sechsten, siebenten Monat die mittleren Schneidezähne, und zwar gewöhnlich die unteren, und dann binnen vier bis sechs Wochen die oberen und nach einiger Zeit die äufseren Schneidezähne. Nach einem bald kürzeren bald längeren Zwischenraum bricht das erste Paar der Backenzähne hervor, welchen zu Anfang des zweiten Jahres die Eckzähne anfänglich unten, und nach einiger Zeit auch oben folgen. Zuletzt erscheint das zweite Paar der Wangenzähne, welche zu Ende des zweiten Jahres gewöhnlich schon vorhanden sind. Die erste Dentition ist dann beendet, und erst im siebenten oder achten Jahre beginnt der Zahnenwechsel, wo die Kinderzähne ausfallen und die bleibenden Zähne hervortreten. Abweichungen von dem hier angegebenen Typus, den die Natur gewöhnlich befolgt, kommen häufig vor. Dahin gehört das zu frühe oder zu späte Zahnen, das gleichzeitige Einschiefsen von sechs und acht Zähnen, das Hervorbrechen der Zähne nach einer ungewöhnlichen Ordnung u. s. w.

Drei, vier, auch sechs Wochen vorher, ehe der Zahn durchbricht, fangen die Symptome an, welche den örtlichen Vorgang ankündigen. Die obere Fläche des Zahnfleisches wird breiter, eckig, öfter heifs und röther, an den Rändern aber weifslich. Die Kinder fahren häufig in den Mund, beifsen auf alles mit Heftigkeit, so auch auf die Brustwarzen, lassen sich gerne das Zahnfleisch reiben, geifern stark, bekommen von Zeit zu Zeit heifsere geröthete Wangen und eine heifse Stirn, besonders gegen Abend. Hin und wieder wird das Zahnfleisch schmerzhaft und angeschwollen. Geringfügigere Unordnungen in der Stuhlausleerung, Verstopfung oder ein leichter Durchfall gesellen sich öfter bei. Eben so beobachtet man wohl einen unruhigeren Schlaf und eine krankhafte Empfindlichkeit, die das Kind zum öfteren Weinen stimmt. Häufiger bildet sich auch ein pustulöser Ausschlag an den Wangen, auch hin und wieder auf der Haut des ganzen Körpers aus (der sogenannte Zahnausschlag).

Unter diesen Erscheinungen zeigt sich die Zahnentwickelung in den naturgemäfsen Grenzen, ohne dafs der Gesundheitszustand des Kindes besonders verletzt erscheint. Häufiger verhält sich dies aber anders. Die Kinder bekunden durch ihr Verhalten eine wahrhaft krankhafte Verstimmung ihres Gemeingefühls und einen allgemeinen gereizten Zustand. Sie sind unruhig, schlafen wenig, schrecken im Schlafe oft auf, fahren häufiger zusammen, sind grämlich, verdriefslich, weinen viel, verschmähen die Brust. Dies Uebelbefinden nimmt gewöhnlich gegen Abend zu. Um diese Zeit zeigt sich auch ein leichter fieberhafter Zustand. Ihr Puls ist härtlich und sehr gereizt, die Haut heifs. Gewöhnlich bemerkt man einen häufigen Wechsel der Gesichtsfarbe, besonders ein plötzliches Erröthen der Wangen, und wieder ein Erbleichen, vorzüglich in der Umkreisung des Mundes. Im Schlafe zucken die Kinder häufiger mit den Mundwinkeln. Die Stirne und die Wangen zeigen sich fortdauernd heifs. Die Kinder legen den Kopf an und bekunden dadurch das lästige Gefühl und die Schwere in demselben. Die Halsadern schlagen stärker und häufiger, und oft findet man auch den Hinterkopf stark erhitzt. Die Beachtung der vorgehaltenen Gegenstände und das Spielen wird verschmäht. Gewöhnlich lassen sich aber dennoch bedeutende Remissionen in dieser allgemeinen Kränklichkeit des Kindes wahrnehmen. Bei einigen Kindern und besonders bei solchen, die sich durch eine gröfsere Reizbarkeit auszeichnen, bemerkt man ein häufiges Drängen zum Harnlassen, wobei sie ihre schmerzhaften Empfindungen durch Schreien zu erkennen geben.

Gleichzeitig treten aber auch die örtlichen Symptome im Munde stärker hervor. Die Speichelabsonderung ist sehr stark, der Mund heifs, die innere Mundhaut oft stärker geröthet. Das Zahnfleisch ist gewöhnlich stärker angeschwollen und bei Berührung desselben äufsern die Kinder einen lebhaften Schmerz. Selbst die Mandeln nehmen wohl an der entzündlichen Reizung Theil und zeigen sich leicht angeschwollen.

Bei dieser heftigeren Aeufserung des Zahnentwickelungsprozesses, treten dann auch bedeutendere Functionsstörungen in den Assimilationsorganen hervor. Am häufigsten stellt sich ein Diarrhoe ein, mit wässerigen oder grüngefärbten, scharfen, oder auch mit zähen, leimigten, weifsgrauen Abgängen. Aber auch das Erbrechen, selbst Cholera-Anfälle werden hin und wieder beobachtet. Viele Kinder leiden an Kolikschmerzen, was sie durch ihr Schreien, die Spannung des Unterleibes und das Anziehen ihrer Schenkel offenbaren. Hin und wieder findet man auch die Brustorgane in einem gereizten Zustande und die Kinder von einem krampfhaften Husten gequält.

Auf dieser Steigerungsstufe des Zahnentwickelungsprozesses treten denn auch mannigfaltige ausgebildetere Krankheitsformen, gleichsam als Auswüchse des örtlichen Reizungszustandes und der allgemeinen Erregbarkeitsverstimmung hervor. Am häufigsten sind beobachtet worden:

1) Eine wirkliche Entzündung des Zahnfleisches, die sich bis auf die Haut des Mundes und die Mandeln fortsetzt.

2) Bei einem bedeutenderen Reizungszustande im Munde, beobachtet man bei einzelnen Kindern auch wohl Schwämmchen.

3) Erbrechen, Durchfall oder Brechdurchfall treten in gröfserer Bedeutung hervor, und machen sich als besondere Krankheitsformen geltend. Hieher ist denn auch die sogenannte Zahnruhr zu rechnen, welche einen mit Tenesmus und blutigem Abgange gepaarten Durchfall darstellt.

4) Vor allen Dingen ist die Gefäfsreizung zu beachten, die unter dem Namen Zahnfieber bekannt ist, und die mit dem Grade der örtlichen Reizungszustände steigt und abnimmt.

5) Eine besondere Berücksichtigung verdient ferner die vorstechende Neigung zur entzündlichen Congestion nach dem Gehirn und der hieraus entwachsende Hydrocephalus, sowohl in der Form des acuten als des chronischen.

6) Endlich gehören hierher die Krampfformen, dargestellt als leichte Zuckungen, Strabismus oder als gelindere oder höhere Grade der Eclampsie, selbst der Epilepsie.

Die Vorhersage des krankhaften Zahnens erheischt zunächst die Berücksichtigung der Constitution, überhaupt der besondern Prädisposition des Kindes. Wo diese sich durch einen grofsen Reichthum an Säften und eine gröfsere Reizbarkeit des Körpers auszeichnet, ist für das Fortschreiten bis zu den genannten besondern Krankheitsformen sehr viel zu fürchten. Ganz besonders entscheidet aber der Grad des allgemeinen und örtlichen krankhaften Reizungszustandes. In Rücksicht auf die einzelnen Erscheinungen lehrt aber die Erfahrung, dafs ein gelinder nicht mit Kolikschmerzen verbundener Durchfall, durch seine Säfteableitung vom Kopfe gewöhnlich sehr wohlthätig wirkt, dafs dagegen eine sehr hartnäckige Verstopfung einen entscheidenden begünstigenden Einflufs auf die Ausbildung von Gehirnaffectionen habe. Heftiges Fieber, Betäubung und Hinneigung zur Schlummersucht, sind als sichere Vorboten der

Gehirn-

Gehirnaffection zu betrachten. Zu häufige wässerige und scharfe Durchfälle, wirken sehr nachtheilig auf die ganze Constitution des Kindes, werden leicht chronisch, führen hin und wieder zu organischen Erkrankungen der Unterleibsorgane, besonders zur Gastrobrosis, und geben oft die Einleitung zur Entwickelung der Tabes mesenterica. Wenn sehr viele Zähne mit einem Male durchbrechen, so weiset dies immer auf die besondere Activität des Entwickelungsvorganges, und daraus läfst sich wieder auf den Einflufs schliefsen, der den gesammten Lebensprozefs betreffen mufs. Ein zu spätes Zahnen deutet nicht blos auf eine langsam vorschreitende Thätigkeit in der Entwickelung, sondern auch auf eine krankhafte Richtung in der Ernährung. In den meisten Fällen kann ein sehr spätes Zahnen als Vorbote der Rachitis gelten. Das zu frühe Zahnen deutet dagegen auf einen übereilten Verknöcherungsprozefs, der sich gewöhnlich auch auf die Kopfknochen ausdehnt und nachtheilige Folgen für die Ausbildung des Gehirns herbeiführen kann. Ganz besonders ist aber noch zu beachten, dafs alle zufällig betreffenden Aufregungen des Lebensprozesses, vorzüglich alle Fieberkrankheiten, die den kindlichen Organismus gegen das Alter der Zahnungsperiode befallen, gewöhnlich einen befördernden Einflufs auf diesen Entwickelungsvorgang ausüben, denselben beschleunigen, und dadurch nicht selten die Ausartung desselben zur Krankheitsbildung herbeiführen. Diese Beschleunigung offenbart sich oft in dem gleichzeitigen Durchbrechen einer gröfseren Anzahl von Zähnen, die in einzelnen Fällen nach vorher gegangenen Krankheiten erst nach dem Tode beobachtet wird.

Das therapeutische Verfahren beim Zahnen der Kinder mufs nach der aufgestellten Ansicht über die, diesem Entwickelungsvorgange zum Grunde liegende Veränderung des Lebensprozesses eingeleitet werden.

Bei weitem in den meisten Fällen reicht ein passendes diätetisches Verhalten aus, um eine schädliche Aeufserung dieses Entwickelungsvorganges zu verhüten, und dies ist zu berechnen auf eine Beschränkung der Säfteturgescenz im Allgemeinen, auf eine mäfsige Ableitung von den in der Entwickelung begriffenen Organen, und auf eine Abwendung aller Schädlichkeiten, welche Reizungen hervorrufen und die Gleichmäfsigkeit des Lebensprozesses stören könnten. Das Kind werde in einer milderen Temperatur gehalten; man vermeide reizende Nahrungsmittel, Ueberfüllungen des Magens; man sorge für einen zureichenden Fortgang der Stuhlausleerungen, dulde niemals Verstopfung. Man vermeide Reizungen der Sinnesorgane, die auf das Gehirn zurückwirken, und wende ganz besonders Erkältungen ab, die die Gleichmäfsigkeit des Lebensprozesses stören, ins Schwanken bringen und örtliche Reizungen hervorrufen.

Da wo eine krankhafte Aeufserung des Zahnungsprozesses hervortritt, wo sich ein heftigerer Orgasmus der Säfte und eine stärkere Säfteüberfüllung im Gehirn ausspricht, mufs der Arzt thätig eingreifen und seine Behandlung den besondern Umständen anpassen. So lange der Zustand noch in den Grenzen einer örtlichen und allgemeinen mäfsigen Reizung bleibt, bezieht sich die durch die ärztliche Behandlung zu lösende Aufgabe auch hier auf die Beschränkung des gesteigerten Orgasmus der Säfte, und auf die Säfteableitung vom Kopfe, als dem Orte, wo eine vorschreitende örtliche Krankheitsbildung die gröfste Gefahr bringt.

Das vorbin bezeichnete diätetische Verhalten mufs hierbei der ärztlichen Behandlung zur Seite stehen. Die letztere aber gewinnt ihre speciellere Bestimmung aus dem Grade der örtlichen und allgemeinen Reizung, mit Berücksichtigung der Constitution des Kindes.

Zur Beschränkung des heftigeren Orgasmus der Säfte, beweiset sich unter allen inneren Mitteln eine Saturatio kali carbonici am nützlichsten. Ein heftigeres Fieber setzt auch eine stärkere örtliche Reizung voraus, und erheischt dann eine entsprechende Blutentziehung.

Zur Beförderung der Säfteableitung vom Kopfe wirkt eine mäfsige Beförderung der Stuhlausleerungen ganz besonders hülfreich. Wo diese stockt, reiche man kleine Gaben Calomel, etwa zu $\frac{1}{4}$ Gran täglich 2 Mal. Ist die Verstopfung aber hartnäckig, so reiche man nicht blofs gröfsere Gaben Calomel, sondern befördere die Darmausleerungen auch durch Klystire von Kleienabsud und Sauerhonig bereitet. Aufserdem wirken saure Fufsbäder, welche am besten des Abends angewendet werden, und Umschläge von Sauerteig oder von scharfem Essige als ableitende Mittel höchst vortheilhaft. Ist aber der Säfteandrang zum Kopf sehr stark, treten wohl gar schlummersüchtige Zufälle ein, so lege man einige Blutegel hinter die Ohren und mache von Zeit zu Zeit kalte Umschläge über den Kopf.

Ist aber auch hier die bezeichnete Zeitperiode der mäfsigeren Reizung versäumt worden, so sind die als Auswüchse hervorgetretenen besonderen Krankheitsformen nach ihrer Art zu behandeln.

Die Entzündung des Zahnfleisches erheischt die Abwendung jeder örtlichen Reizung, die Anwendung erweichender Mittel, nöthigenfalls die Application eines Blutegels an der Kinnlade. Hier ist es auch, wo bei einer bedeutenderen Spannung das Durchschneiden des Zahnfleisches hülfreich werden kann, von welcher Operation weiter unten die Rede sein wird.

Tritt eine ausgebildetere congestiv entzündliche Gehirnaffection hervor, so ist der Zustand als ein Hydrocephalus acutus zu betrachten und zu behandeln.

In Rücksicht auf das Erbrechen und den Durchfall selbst in der Form der Zahnruhr, ist neben der krankhaften Reizung und der fehlerhaften Secretion, stets der Congestivzustand zu berücksichtigen, der eine Hinneigung zu entzündlichen Affectionen der Schleimhaut bedingt. Das Erbrechen weicht gewöhnlich einer Saturatio kali carbonici, flüchtigen Einreibungen, oder einem leicht wirkenden Senfpflaster auf der Magengegend, in Verbindung mit Klystiren angewendet. Ein mäfsiger Durchfall darf nur durch diätetische Mittel beschränkt, niemals plötzlich unterdrückt werden. Die Anwendung des Opiums ist in dieser Beziehung so viel als möglich zu vermeiden, weil dies Mittel dem früheren kindlichen Lebensalter nicht zusagt, sondern leicht narkotische Zufälle hervorbringt. Es giebt Fälle, wo diese Durchfälle ausarten und eine umsichtige Behandlung erheischen, was aber von den Durchfällen im kindlichen Lebensalter überhaupt gilt und hier nicht ausführlicher erörtert werden kann. Bei Krämpfen hat der Arzt sorgfältiger zu erwägen, in wie weit sie aus einer congestiv entzündlichen Gehirnanreizung, oder aus der allgemeinen Sensibilitätssteigerung und dem schwankenden, haltungsloseren Erregungszustande ihren Ursprung nehmen. Im ersteren Falle ist nur von der Milderung des Gehirnreizes Hülfe zu erwarten, im letzteren behauptet aber die kräftige Anwendung des Moschus vor allen übrigen Mitteln den Vorzug. Zur richtigen Diagnose des Falles mufs die Constitution des Kindes, der vorhergegangene Grad der Reizung, so wie die Beiwirkung statt gefundener zufälliger schädlicher Einwirkungen, in Erwägung gezogen werden. Gegen die krampfhafte Harnstrenge beweiset sich eine Emulsion von Semen lycopodii sehr hülfreich.

Ueber die örtliche Behandlung des Zahnfleisches sind unter den Aerzten verschiedene Ansichten geltend gemacht, und bei den Laien wird auf dieselbe häufig ein grofser Werth gelegt. Im Allgemeinen ist von derselben wenig zu erwarten. Es läfst sich zwar nicht in Abrede stellen, dafs manche Erscheinungen darauf hindeuten, dafs die Kinder ein unbehagliches Gefühl im Zahnfleische haben, und dafs sie ein sanftes Reiben desselben nicht nur mit sichtbarer Behaglichkeit gestatten, sondern auch ein instinktartiges Verlangen zeigen, auf feste Körper zu beifsen, die durch ihren Druck eine augenblickliche Beruhigung schaffen. Dies Kauen harter Körper ist aber wegen der Reizung, die es macht, offenbar nachtheilig. Im entzündungslosen Zustande des Zahnfleisches zeigt sich dieser Nachtheil zwar nicht so auffallend, er ist dagegen bei jeder stärkeren Reizung desselben streng zu vermeiden. Zweckmäfsiger und bei entzündungslosem und schlaffem Zustande nützlich, ist dagegen das Kauen auf Leder, Violen-Süfsholz oder Altheewurzel, letztere in Honig gekocht. Flüssige erweichende Mittel gewähren wohl nur einen sehr geringfügigen Nutzen. Es gilt dies besonders von Oel, Syrup, Fett, oder wie *Rosenstein* empfohlen hat, vom Gehirn von Hasen und Kälbern. Das kalte Wasser häufig angewendet, so wie das Bestreichen mit Zitronensaft in Verbindung mit Honig, vermindert die Empfindlichkeit und das Jucken. Eine besondere Erwähnung verdient endlich noch das Durchschneiden des Zahnfleisches. Diese Operation ist vorzüglich von englischen Aerzten sehr gepriesen worden, sie hat jedoch nur eine sehr beschränkte Zuläfsigkeit. Zur Beförderung des eigentlichen Zahndurchbruches leistet sie nichts. Nützen kann sie aber, wo bei einem theilweise geschehenen Durchbruche, eine partielle Spannung des Zahnfleisches fortbesteht und üble Zufälle erzeugt, wie dies *Henke* beobachtet hat. Gegen entzündliche Affectionen leisten Blutegel mehr als das Durchschneiden, was in der Ausführung selbst Schwierigkeiten findet. B — dt.

DENTITIO (zahnärztlich). Diejenigen Abnormitäten, denen die Dentition, d. h. sowohl der erste Durchbruch als auch der Wechsel der Zähne unterworfen werden kann, sind in vielfacher Beziehung, zunächst aber rücksichtlich ihrer Extensität in so fern zwiefach verschieden, als sie sich entweder als rein örtliche Zufälle nur auf die Zähne selbst, die Zahnhöhlen und das Zahnfleisch beziehen, oder in krankhaften Zuständen bestehen, welche durch andere Organe in die Erscheinung treten und durch die Verirrung der Functionen dieser von der Norm zu einer Reihe von Krankheitssymptomen Veranlassung geben, als deren nächste und vollgültige Ursache der die Dentition bedingende vitale Bildungsprocefs erkannt werden mufs. — Diese letzten, durch sympathische Einwirkung der in diesem Bildungsprocesse begriffenen Lebensthätigkeit auf die Functionen entfernter Organe erzeugten Abnormitäten, sind nicht der Gegenstand dieses Artikels, in welchem nur die, die Zähne selbst betreffenden, aber durch den Vorgang der Dentition in ihrer Entstehung motivirten örtlichen Abweichungen von der Norm, einer kurzen Erörterung unterworfen werden sollen. — Diese örtlich anomalen Zustände sind inzwischen in ihrem Wesen und in ihrer pathologischen Bedeutung unter sich wiederum verschieden nach der Lebensepoche desjenigen Individuums, an welchem sie Gegenstand der ärztlichen Wahrnehmung und Behandlung werden. Es wird daher zweckmäfsig sein, diejenigen Abnormitäten, die den Inhalt dieses Artikels bilden, nach den drei Stufen, welche die Dentition durchläuft, zu ordnen und als solche die erste

Dentition, als den Durchbruch der ersten zwanzig oder der sogenannten Milchzähne bei dem bis dahin noch nicht mit Zähnen versehenen Säugling, — die zweite Dentition, als den Wechsel dieser Milchzähne und den Durchbruch von acht neuen Backenzähnen gegen das siebente Lebensjahr, — und endlich die dritte Dentition, als den Durchbruch der vier letzten Backenzähne oder der sogenannten Weisheitszähne gegen das Alter der Pubertät, zu unterscheiden.

1) So bedeutend auch immerhin diejenigen Anomalien sein mögen, zu denen die erste Dentition bei dem Säuglinge die Veranlassung wird, so sind sie in örtlicher und in Beziehung zu den Zähnen selbst und den diese zunächst umgebenden Theilen doch ungleich geringer, als die bei der zweiten Dentition häufiger vorkommenden. Sie beziehen sich entweder auf einen entzündeten Zustand derjenigen Portion des Zahnfleisches, die von dem aus der Kinnlade hervorsprofsenden Zahn durchbrochen werden soll, — oder auf einen übermäfsigen Widerstand desselben Zahnfleisches, dessen Continuität von der den Zahn hervortreibenden vitalen Kraft nicht überwunden werden kann, — oder endlich auf eine fehlerhafte Stellung der nach geschehener Durchbrechung des Alveolarrandes und des Zahnfleisches zum Vorschein gekommenen und sichtbar gewordenen Zähne selbst.

a) Der den Durchbruch der Zähne von der Norm ablenkende Zustand einer Entzündung des Zahnfleisches, der nicht immer ein rein örtliches Uebel zu sein, sondern oft nur als Reflex anderer besonders gastrischer Uebel aufzutreten scheint, manifestirt sich durch Geschwulst, saturirte dunklere Röthe, erhöhete Wärme und empfindlichen Schmerz beim Druck des Fingers auf die entzündete Stelle. Das Hindernifs, welches diese Entzündung der Dentition entgegenstellen kann, wird, sobald sie nicht mit tiefer gelegenen allgemeinen Krankheitszuständen in ursächlicher Verbindung steht, am sichersten durch leichte Abführungsmittel, Blutegel oder Scarificationen beseitigt, minder zweckmäfsig aber durch das häufig empfohlene Bepinseln mit Rosenhonig, durch das Auflegen einer in warmem Wasser erweichten

Feige oder Rosine, oder durch die Einathmung erweichender Dämpfe überwunden.

b) Das, zwischen der Continuität des Zahnfleisches und der, den durchbrechenden Zahn hervortreibenden vitalen Kraft bestehende Mifsverhältnifs, welches als nächster Grund eines die erste Dentition zuweilen begleitenden und erschwerenden Krankheitszustandes von vielen Aerzten geläugnet wird, mufs der Erfahrung zu Folge dennoch unter die Zahl solcher Anomalien aufgenommen werden, die sich inzwischen viel häufiger bei dem Durchbruch der mit breiter Fläche versehenen Backenzähne, als bei den ein scharfes oder spitzes Ende besitzenden Schneide- oder Hundszähnen der Beobachtung darbieten. — Freilich mag es nicht geläugnet werden dürfen, dafs man ein solches organisches Mifsverhältnifs häufiger zu sehen geglaubt hat, als es wirklich Statt gefunden zu haben scheint, dafs es in der That aber zuweilen in der Beobachtung vorkomme, wird durch mehrere nicht füglich zu bezweifelnde Erfahrungen erwiesen. Dieser Zustand des Zahnfleisches aber ist fast beständig mit einer primären oder secundären Entzündung desselben verbunden, indem entweder diese an und für sich verhindert, dafs der im Durchbruche begriffene Zahn wirklich durch das Zahnfleisch hervorkommt, oder die aus andern Ursachen verhinderte Durchbrechung einen entzündeten Zustand des Zahnfleisches bedingen mag. In diesem entzündeten Zustande aber und in dem nicht erfolgenden Durchbruch des betreffenden Zahnes, der als im Durchbruch begriffen durch einzelne hervorstehende aber nicht weiter rückende Spitzen noch oft besonders charakterisirt wird — ist dem Arzte das einzige Mittel gegeben, das hier in Rede stehende Mifsverhältnifs mehr zu vermuthen als sicher zu erkennen, für dessen Beseitigung so wie für die Bekämpfung der aus demselben hervorgehenden Zufälle — als welche von den Beobachtern grofse Unruhe, heftige Fieberbewegungen, Krämpfe, Zuckungen, epileptische Anfälle, ja selbst Scheintodt der betreffenden Kinder angegeben werden — die nächste Hülfe in der Anwendung der oben genannten entzündungswidrigen Mittel immer gesucht werden mufs. Wenn aber die Anwendung dieser Mittel erfolglos bleibt, wenn die Zufälle dringender und gefährlich werden, wenn die Diagnose so fest begründet ist, als es hier überhaupt geschehen kann, und wenn durch weifsliche Färbung des den betreffenden Zahn bedeckenden Zahnfleisches eine starke Ausdehnung und Anspannung desselben angedeutet wird, so mag denn die Durchschneidung dieses Theils des Zahnfleisches mit Recht versucht werden. Diese kleine Operation, die weder sehr schwierig noch gefährlich ist, wird bei möglichst weit geöffnetem Munde und niedergedrückter Zunge des Kindes entweder mittelst eines eigenen, auf einen langen Stiel gestellten, mit schmaler und kurzer aber starker Schneide versehenen Instrumentes, — oder mittelst eines geraden, mit Heftpflasterstreifen bis an seine Spitze umwickelten Bistouri's durch einen tiefen, das Zahnfleisch bis auf die unter diesem befindliche Zahnkrone spaltenden Kreuzschnitt verrichtet, für welchen es der, von verschiedenen Aerzten empfohlenen Abtragung der einzelnen Lappen durch die Scheere nicht bedarf. Die nachfolgende Blutung erfordert als wohlthätig und heilbringend in der Regel keine stillenden Mittel, und nur allein, wenn sie zu lange währte oder offenbar zu ergiebig würde, könnte der Gebrauch einer Alaunauflösung zu styptischem Zweck nothwendig werden. Obgleich sich viele angesehene Aerzte gegen die Zulässigkeit und den Erfolg dieser Operation sehr bestimmt ausgesprochen haben, so hat sich diese doch in einzelnen — wenn gleich nicht häufigen — Fällen so glänzend bewährt, dafs man ihr einen gewissen therapeutischen Werth nothwendig zugestehen, wenn gleich man auch zugeben mufs, dafs die Fälle, in denen sich dieser bestätigen kann, nur selten ein Gegenstand der ärztlichen Wahrnehmung werden.

c) Eine fehlerhafte Stellung und Richtung der bereits durchgebrochenen Zähne wird durch die erste Dentition selten und lange nicht so häufig als durch die zweite herbeigeführt. Wenn aber solche Anomalien auch wirklich vorkommen, so werden sie doch selten eine Abhülfe erfordern, da die fehlerhaft gestellten Zähne später ausfallen, und häufig bei dem sodann erfolgenden Eintritt der zweiten Dentition durch die Natur selbst Mängel dieser Art verbessert werden, — oder, wenn an ihnen auch die durch den Zahnwechsel neu hervorkommenden Zähne gleichfalls leiden, sie doch erst dann dauernd beseitigt werden können. Nur wenn die Anomalien in der Stellung und Richtung der Milchzähne so bedeutend gefunden werden, daſs sie das Sprechen und Kauen durch zu starke Neigung nach innen oder nach auſsen beeinträchtigen, und besonders dann, wenn einzelne Zähne der unteren Maxille so stark auswärts gewendet sind, daſs sie bei geschlossenem Munde sich vor den Zähnen der oberen Kinnlade gestellt befinden und diese anomale Stellung zu einer andauernden Reibung der beiden, einander gegenüberstehenden Zahnkronen die Veranlassung wird, kann das Einschreiten der Kunst nothwendig werden, welches aber in solchem Falle durch das einfache Ausziehen des betreffenden Zahnes am besten ausgeführt wird, da andere Encheiresen bei Kindern selten zulässig auch aus dem Grunde nicht nothwendig sind, weil der Wiederersatz des ausgezogenen Zahnes mit Sicherheit zu erwarten steht. Dennoch aber darf ein solches Ausziehen fehlerhaft gestellter Milchzähne nicht übereilt werden, da die Erfahrung gelehrt hat, daſs häufig bei solchen Zähnen, die frühzeitig verloren gingen, die zweite Dentition unregelmäſsig geschieht.

2) Die zweite Dentition giebt zu häufigeren Abnormitäten als die erste Veranlassung, die sich aber alle auf einen anomalen Durchbruch, oder auf eine verkehrte Stellung der, auf normale Weise zum Durchbruch gekommenen Zähne zurückführen lassen, und sich fast ausschlieſslich nur auf die Schneide- oder Hundszähne, nie oder nur höchst selten auf die Backenzähne beziehen.

a) Die Anomalien des Durchbruchs der Zähne bei der zweiten Dentition sind von denjenigen örtlichen Abweichungen, denen der Durchbruch der Milchzähne häufig unterliegt, in so fern verschieden, als sie sich weniger auf ein vom Zahnfleische ausgehendes Hinderniſs als gewöhnlich nur auf eine abnorme Durchbruchsstelle beziehen; — und wenn ja der Proceſs der Durchbrechung der zweiten acht Backenzähne bei der zweiten Dentition ähnlichen Verirrungen von der Norm unterliegen sollte, so würde von diesen doch eben dasselbe gültig sein, was bereits über dieselben Abweichungen bei der ersten Dentition bemerkt worden ist. Eine anomale Durchbruchsstelle erlangen aber die Schneide- und Hundszähne bei der zweiten Dentition gewöhnlich dadurch, daſs sie die vorderen oder auch die hinteren Lamellen der Alveolarränder durchbrechen, anstatt der Richtung der vorangegangenen Milchzähne genau zu folgen, und demnach schräg nach vorn oder schräg nach hinten gestellt sind, anstatt senkrecht nach unten (in der oberen Maxille) oder senkrecht nach oben (in der unteren Maxille) gestellt zu sein. Bei einem normalen Hergange der zweiten Dentition pflegen die Wurzeln der Milchzähne durch Absorption zum Theil oder ganz verzehrt zu werden, dadurch den nachfolgenden permanenten Zähnen Platz zu machen, später aber ihre Haltbarkeit zu verlieren und sich in der Art zu lösen, daſs sie entweder von selbst herausfallen oder doch unter Anwendung einer leichten Gewalt ausgezogen werden können. Nur wenn dieses nicht geschieht, wenn die Wurzeln der Milchzähne ihre völlige Integrität gegen den Zeitpunkt der zweiten Dentition behalten, fest in ihren Alveolen bleiben, und dadurch den permanenten Zähnen kein Raum für ihren normalen Durchbruch gegeben wird, mögen diese an einer verkehrten Stelle hervorbrechen. Aus dieser fast alleinigen Ursache des regelwidrigen Durchbruches permanenter Zähne geht es von selbst hervor, daſs es sehr viel leichter sei, diesem Uebelstande vorzubeugen als ihn, wenn er bereits in die Erscheinung getreten, zu beseitigen. Die Bedingungen einer solchen Prophylaktik aber werden dadurch erfüllt, daſs die Milchzähne frühzeitig und sobald sie anfangen sich in ihrer Alveole zu lösen, ohne Verzug aber dann, und wenn sie auch noch festsitzen sollten, ausgezogen werden, wenn ein permanenter Zahn an einer anomalen Stelle hervorzubrechen droht. Hat aber ein solcher regelwidriger Durchbruch bereits Statt gefunden, so ist dagegen dann keine andere Hülfe als diejenige in Anwendung zu ziehen, welche die anomale Stellung der Zähne überhaupt nothwendig machen kann.

b) Diese anomale Stellung der Zähne, die, wie bereits bemerkt, selten oder nie die Backenzähne betrifft, besteht bald in einer regelwidrigen Neigung derselben entweder nach vorn, oder nach hinten, oder zur Seite, bald in einer Verdrehung der gleichsam über einander geschobenen Zahnkronen. Die Ursache dieser verschiedenen Anomalien, liegt in der Mehrzahl der Fälle in einer unzureichenden Entwickelung der Kiefer und einem daraus resultirenden räumlichen Mifsverhältnifs zwischen der Länge der Alveolarränder und der Breite der hervorbrechenden Zahnkronen. Eine solche regelwidrige Stellung bedingt aufser der Beeinträchtigung des äufseren Ansehens noch eine grofse Schwierigkeit der Reinigung, eine leichtere Entwickelung des Beinfrafses in Folge des von den so gestellten Zähnen gegenseitig auf einander ausgeübten Druckes, und oft ein Hindernifs in der Bewegung der Zunge und der Lippen. Wo ein solcher Uebelstand sich zu entwickeln drohet, läfst sich die Ursache desselben leicht durch die absichtliche Entfernung eines Zahnes heben, wodurch die anderen einen gröfseren Raum für ihre normale Stellung gewinnen. Gewöhnlich bestimmt man den ersten Backenzahn als denjenigen, der zu diesem Ende vor den übrigen deshalb ausgezogen werden soll, weil sein Verlust das äufsere Ansehen der Zahnreihen am wenigsten beeinträchtigt, und die Individualität des vorliegenden Falles wird darüber bestimmen müssen, ob dieser Zahn nur an einer Seite oder an beiden Seiten zugleich auszuziehen ist. Man erwartet darauf die spontane Richtung der Zähne zur normalen Stellung, und vermittelt diese, falls sie nicht von selbst eintritt, nachdem die Kronen der betreffenden Zähne vollständig entwickelt sind, entweder mittelst der Ligatur oder mittelst der absichtlichen Ausrenkung. Die Ligatur wird am besten durch eine hanfene oder seidene Schnur, die sich durch die Feuchtigkeit der Mundhöhle verkürzt, nicht aber durch Metalldraht, der zu steif ist und das Zahnfleisch einschneidet, in der Art angelegt, dafs sie, wenn der Zahn nach vorn gezogen werden soll, dessen hintere, wenn er aber nach hinten zu richten ist, seine vordere Fläche umfafst, in dem einen und in dem anderen Falle aber entweder die vordere oder die hintere Fläche frei läfst. Soll aber der regelwidrig gestellte Zahn seitlich gerichtet werden, so wird die Ligatur um den, der anomalen Richtung entsprechenden Rand und um beide Flächen des Zahnes geschlungen. In den beiden ersten Fällen müssen die beiden Enden der Ligatur an die nächsten Backenzähne jeder Seite, in dem dritten Falle aber nur an den nächsten Backenzahn einer und zwar derjenigen Seite befestiget werden, nach welcher der normwidrig gestellte Zahn gezogen werden soll. Die absichtliche Ausrenkung ist als ein höchst unsicheres, grofse Geschicklichkeit und Uebung erforderndes und auch bei dieser häufig mifslingendes Verfahren nur allein dann zu unternehmen, wenn die Ligatur erfolglos bleibt, und das vorliegende Uebel einer nothwendigen Abhülfe bedarf. Eine besondere Erwähnung verdient hier endlich noch diejenige krankhafte Stellung der Zähne, durch welche das sogenannte Greisenkinn (*menton de galoche*) erzeugt wird, das in einer solchen Neigung der Schneide- und Hundszähne der unteren Kinnlade nach vorn besteht, dafs diese bei geschlossenem Munde vor den gleichnamigen Zähnen der oberen Kinnlade sich befinden. Diesem, die äufsere Schönheit eben so sehr beeinträchtigenden als das Abnutzen der oberen Zähne befördernden Uebelstande, hilft die Natur zuweilen von selbst ab, besonders wenn die fragliche anomale Richtung sich nur auf einzelne Zähne bezieht und noch nicht zu lange bestanden hat, um eine spontane Einwärtsrichtung hoffen zu lassen. Wenn aber diese erfolgen soll, so ist es nothwendig, dafs das vollkommene Schliefsen des Mundes eine Zeitlang verhindert werde. Zu diesem Ende bedienen sich die französischen Zahnärzte mit Erfolg des von ihnen sogenannten Bâillon dentaire, d. h. einer aus Gold oder Platina gearbeiteten, eine bis zwei Linien dicken, auf der einen Seite ausgehöhlten, auf der andern gewölbten Rinne, welche mit ihrer Höhlung auf den vorderen Backenzahn einer oder beider Seiten der Mundhöhle gelegt und mit Golddraht um den Hals desselben Zahnes befestigt wird. Durch diesen kleinen, nur bei weit geöffnetem Munde sichtbaren und das betreffende Individuum sehr wenig belästigenden Apparat, wird die gegenseitige Berührung der Zähne beider Maxillen nun verhütet, auf die betreffenden Zähne selbst aber gar kein Druck zur Beförderung ihrer Einwärtsrichtung ausgeübt. Wenn aber ein solcher durch den erfolglosen Gebrauch des Bâillon dentaire nothwendig wird, so kann derselbe nur durch die *Catalan*'sche Platte ausgeführt werden. Dieser Apparat, der von französischen Zahnärzten sehr empfohlen, und als dem fraglichen Uebel in wenigen Wochen sicher abhelfend — vorausgesetzt, dafs dieses nicht durch das frühe Ausfallen der oberen Schneide- und Hundszähne bewirkt wurde, in welchem Fall es für alle Hülfe unzugänglich ist — gerühmt wird — besteht zunächst aus einem metallenen Reifen, der die vordere Fläche der Schneide- und Hundszähne der unteren Kinnlade bandförmig umgiebt, und mit jedem seiner beiden Enden an die unteren Backenzähne beider Seiten des Mundes befestiget ist; an jedem Ende dieses Reifens befindet sich eine, auf der oberen Fläche der Krone der Backenzähne ruhende, metallene Rinne von entsprechender Dicke, damit durch sie die gegenseitige Berührung der Zähne beider Kinnladen vermindert werde; der entsprechende Druck auf die fehlerhaft gestellten Zähne aber wird durch so viele Gold- oder Platina-Plättchen erreicht, als nach einwärts zu richtende Zähne vorhanden sind; ein jedes dieser Plättchen, das eben so breit, aber doppelt so lang als der betreffende Zahn ist, wird in seiner Mitte in einen stumpfen Winkel gebogen und mit dem einen Ende so an den oben bezeichneten Reifen befestigt, dafs das andere Ende hinter den gegenüberstehenden Zahn der oberen Kinnlade reicht und mithin durch diesen mittelst des Plättchens der auswärts stehende Zahn nach einwärts gedrückt wird.

3) Die dritte Dentition, oder der Durchbruch der sogenannten Weisheitszähne in der Periode der Pubertät, kann von denselben Hindernissen getroffen werden, die den Durchbruch der Backenzähne bei der ersten und zweiten Dentition zu erschweren vermögen, und dann sind dagegen dieselben Hülfsmittel in Anwendung zu ziehen. Als eigenthümlicher, diese dritte Dentition zuweilen begleitender Umstand, kommt hier allein eine zu geringe Länge des Alveolarrandes, besonders der unteren Maxille, in Betracht, durch welche der Raum für die durchbrechenden sogenannten

Weisheitszähne dergestallt verringert und benutzt werden kann, daſs deren Gegenwart das Schlieſsen des Mundes erschwert und schmerzhaft, ja unmöglich macht. Diesem Uebelstande kann nur allein durch das Ausziehen des betreffenden Zahnes abgeholfen werden, und wenn dieser mit einem passenden Instrumente nicht erreicht oder nicht sicher gefaſst werden könnte, so vermag die Entfernung des ihm zunächst stehenden (vierten) Backenzahnes dem hier obwaltenden räumlichen Miſsverhältnisse mit Erfolg zu begegnen.

S y n o n. Zahnen, Schichten. Griech. ὀδοντοφυία, ὀδοντίασις. Franz. *Dentition, la sortie des dents.* Engl. *Dentition, breeding of tooth.* Ital. *Dentizione.* Holl. *Tandinge.* S — rt.

DENTIUM CARIES. S. Caries dentium.

DENTIUM DOLOR. S. Odontalgia.

DENTIUM EXTRACTIO, EVULSIO. S. Ausziehung der Zähne.

DENTIUM HEBETUDO, Stumpfsein der Zähne. Das Abnutzen der Zahnsubstanz in Folge der fortgesetzten Reibung der in beiden Kiefern einander zugewandten Spitzen der Zähne (welches als bleibendes Stumpfsein derselben von der momentanen Einwirkung der Säuren auf den Schmelz der Zähne zu unterscheiden ist) ist ein Zufall, dem die Zähne trotz ihrer dichten und festen Structur mehr oder minder, nicht allein bei Menschen, sondern auch bei allen mit Zähnen versehenen Thieren, unterworfen sind. Die Häufigkeit dieses krankhaften Zustandes der Zähne aber ist sehr verschieden, und wenn auch von mancherlei äuſseren Ursachen abhängig, doch entweder in einer individuellen geringeren Dichtigkeit der Zahnsubstanz oder in einer eigenthümlichen fehlerhaften Stellung der unteren Maxille gegen die obere begründet, wodurch eine bestimmte Anlage für die Entwickelung dieses Uebels bedingt ist, das bei vielen Individuen von vorgerücktem Lebensalter gar nicht, oder nur in einem so geringen Grade vorkommt, daſs es kaum bemerkbar ist, bei anderen jedoch früh und schon im Kindesalter ein sehr in die Augen fallender Gegenstand der Beobachtung wird. Die erregende Ursache dieser Abnutzung ist freilich immer und in allen Fällen die Reibung der Zähne durch die bei der Mastication Statt findende Bewegung der unteren Maxille gegen die obere, sie kann jedoch in ihrer Wirkung durch das Zerbeifsen harter Körper, durch das Halten von Tabackspfeifen und Blaseinstrumenten zwischen den Zähnen, so wie durch des einzelnen Individuen während des Schlafes eigene unwillkührliche Zähneknirschen gesteigert werden. Dafs aber eine solche mechanische Reibung die einzige Gelegenheitsursache der Abnutzung der Zähne sei und dafs dieser kein dynamischer Krankheitsprocefs untergelegt werden könne, wird durch den Umstand erwiesen, dafs bei Individuen, bei denen die Zähne einen solchen abgenutzten Zustand offenbaren, dennoch diejenigen Zähne von demselben Zufalle verschont bleiben, welche dadurch, dafs die ihnen in der oberen oder unteren Kinnlade gegenüber stehenden zeitig verloren gingen, vor jeder Reibung an ihrer Spitze geschützt sind.

Die Abnutzung der Zähne trifft die Schneide- und Hundszähne unter allen am häufigsten, wahrscheinlich aus keinem anderen Grunde, als weil ihre Spitze die geringste Oberfläche darbietet und deshalb der Einwirkung der Reibung am mehrsten ausgesetzt ist. Der abgenutzte Zahn verliert nicht allein an Länge, sondern auch an Form, und die von der Abnutzung angegriffenen Schneidezähne werden nicht allein kürzer, als sie im Zustande der Normalität sein sollen, sondern sie verlieren auch ihre keilförmige, schneidende Spitze und erhalten anstatt dieser eine flache und breitere, welche meistens schräg, seltener horizontal gestellt ist. Da keine Abnutzung Statt finden kann, ohne dafs zuerst der Schmelz der Zähne an ihrer Spitze abgerieben wird, so bieten solche Zähne eine eigenthümliche ungleiche Färbung ihrer in eine Fläche verwandelten Spitze dar, welche in Folge der nach der Abreibung des Schmelzes sichtbar gewordenen Knochensubstanz in ihrer Mitte schmutzig gelb gefärbt, an ihrem Umfange aber von einer hellweifsen Einfassung (dem die Knochensubstanz umgebenden Zahnschmelze) eingeschlossen ist, und bei weiterem Fortschreiten der Abnutzung unterscheidet das Auge in dem Mittelpunkt der abgeriebenen Fläche selbst die Oeffnung des für den Durchgang des Zahnnerven und der Zahngefäfse bestimmten Kanales. Die Verkürzung, welche der Zahn bei der Abnutzung erfährt, steht mit dem Grade dieser immer in Verhältnifs.

In therapeutischer Beziehung läfst sich gegen dieses Stumpfsein der Zähne nichts anderes, als die Beseitigung der Gelegenheitsursachen desselben unternehmen, da die in geringerer Dichtigkeit der Zahnsubstanz begründete Anlage keine ärztliche Kunsteinwirkung zuläfst, und die Regeneration des bereits durch Reibung verloren Gegangenen noch weniger durch die, im Bereiche der Kunst gelegenen Mittel möglich ist. Wäre die Abnutzung bereits so weit fortgeschritten, dafs der für die Aufnahme des Zahnnerven und der Zahngefäfse bestimmte Kanal geöffnet erscheint, und der Zahn dadurch zu schmerzen anfängt, so dürfte die Erweiterung dieses Kanales mit einem zweckmäfsigen Bohrinstrument, das Ausbrennen desselben mittelst eines glühenden Eisens, und darauf die Ausfüllung (Plombirung) in Anwendung zu ziehen sein. Gegen das habituelle Zahnknirschen einzelner Individuen im Schlafe, als Gelegenheitsursache des hier in Rede stehenden Uebels, hat man, als ein eben so beschwerliches als lästiges und unsicheres Hülfsmittel, das Anlegen einer Kompresse aus weicher Leinewand zwischen die Zahnreihen beider Kinnladen vor dem Schlafengehen gerühmt. S — rt.

DENTIUM TRANSPLANTATIO. S. Transplantatio dentium.

DENTIUM VACILLATIO, Wackeln der Zähne. Dieser Zufall, durch welchen die Zähne ihre normale Festigkeit verlieren und eine abnorme Beweglichkeit erhalten, in Folge welcher sie beim Kauen und selbst beim Sprechen, noch mehr aber bei der Berührung mit den Fingern mit ihren Kronen hin und her bewegt werden, ist allemal in einer gestörten Verbindung der Zahnwurzeln mit den Alveolen und dem Zahnfleische begründet. Die Erkenntnifs dieses Uebels ist leicht und von selbst in die Augen springend, seine Heilung in einzelnen Fällen möglich, aber allein nur dann mit Erfolg zu erreichen, wenn man auf die entfernten Ursachen desselben Rücksicht nimmt. Diese aber sind bald in mechanischen Einwirkungen auf die Zahnkronen,

nen, bald in den die Zähne umgebenden Theilen, bald in Einflüssen begründet, welche aus dem Gesammtorganismus des Individuums hervorgehen, also einer dreifachen Verschiedenheit unterworfen. Die das Wackeln der Zähne bedingenden mechanischen Schädlichkeiten sind meistens traumatischer Art, aber je nachdem sie plötzlich oder langsam auf die Zahnkronen einwirkten wiederum verschieden. Zu jenen gehören ein Stofsschlag oder Fall auf die Zähne, besonders mittelst harter Körper, oder ungeschickte Encheiresen beim Zahnausziehen, zu diesen lange fortgesetzter Druck auf die Zahnkronen, namentlich durch Federn oder Haken künstlich eingesetzter Zähne, durch den anhaltenden Gebrauch von Blaseinstrumenten u. s. w. Durch alle diese Einflüsse werden die Zähne luxirt, oder in einen krankhaften Zustand versetzt, der der Verrenkung anderer durch Gelenke verbundener Knochen analog ist. Zu denjenigen Ursachen, welche aus den die Zähne umgebenden Theilen hervorgehen, gehören vornemlich der sogenannte Weinstein, der sich aus dem Speichel, so wie aus dem von der Schleimhaut der Mundhöhle abgesonderten Schleime niederschlägt, die Zähne mit einer gelblichen steinigten Masse incrustirt, sich aber nicht allein auf die Zahnkronen räumlich beschränkt, sondern auch das Zahnfleisch von den Zähnen trennt, dasselbe zurückschiebt, endlich sogar in die Zahnhöhle zwischen diese und die Zahnwurzel dringt, und so die Befestigung des Zahnes löst und aufhebt; ferner ein schlaffer, weicher Zustand des Zahnfleisches in Folge dessen dieses aufhört, sich eng und fest um die Zähne anzulegen. Zu den von dem Allgemeinbefinden des Individuums abhängigen Ursachen endlich müssen das vorgerückte Alter — bei welchem in Folge eines allgemeinen Ueberschusses an erdigten Theilen in der vegetativen Sphäre des Organismus auch die Alveolen an Knochensubstanz gewinnen und an Höhlung zur Aufnahme und Befestigung der Zahnwurzeln verlieren, — ferner die Periode der Decrepidität im weiblichen Organismus — mit welcher eine verringerte Befestigung der Zähne sehr häufig gleichzeitig vorkommt, deshalb jene für die Ursache dieser gehalten wird, aber der zwischen beiden vielleicht bestehende Causalnexus bisher noch keineswegen genügend nachgewiesen ist — und endlich der Gebrauch des Quecksilbers, so wie scorbutische, rheumatische und gichtische Dyscrasie gerechnet werden.

Je nachdem die eine oder die andere von diesen Ursachen vorwaltet, ist das Wackeln der Zähne heilbar oder nicht, und bald auf die eine, bald auf die andere Weise durch die der Kunst zu Gebote stehenden Mittel anzugreifen.

Zähne, welche durch eine äufsere, plötzlich auf ihre Krone einwirkende Gewalt luxirt sind (welches nur bei den Schneide- und Hundszähnen zu geschehen pflegt) können, wenn die geeignete Hülfe ohne Verzug in Anwendung gesetzt wird, durch einen entsprechenden Fingerdruck in ihre normale Stellung zurückgebracht oder reponirt werden. Wenn demnächst der betreffende Zahn eine Zeitlang vor jeder auf ihn einwirkenden äufseren Gewalt geschützt wird, so pflegt er in allen Fällen seine normale Befestigung wieder zu gewinnen, auch — wenn nicht der Zahnnerve und die Zahnarterie abgerissen waren — den ihm eigenen geringen Grad von Vitalität zu behalten, sonst aber diese zu verlieren, und dann ist er den künstlichen Zähnen in Bezug auf das aus ihm entwichene Leben vergleichbar. Wenn aber Zähne in Folge einer langsam auf sie einwirkenden äufseren Gewalt ihre Befestigung verlieren, so kann dann nur aus der Entfernung und Abhaltung derselben eine geeignete Hülfe, aber nicht immer mit befriedigendem Erfolge, hervorgehen, da durch die Länge der Zeit sich nicht selten gleichzeitig organische Veränderungen an der Zahnwurzel oder in ihrer Alveole entwickeln. Der Weinstein als Ursache wackeliger Zähne, erfordert eine sorgfältige mechanische Abtragung mittelst geeigneter Instrumente und hinterher ein sorgfältigeres Reinhalten der Zähne, so wie eine aufmerksame Behandlung des zurückgedrängten, mit dem Halse der betreffenden Zähne aufser Berührung gesetzten Zahnfleisches, und wenn in diesem der Grund des in Rede stehenden Uebels gefunden wird, so empfiehlt sich der Gebrauch tonischer Zahnpulver aus China, Alaun, Myrrhe u. s. w., so wie der Gebrauch adstringirender Mundwässer und des mit zu vielem Vertrauen gerühmten Spiritus Cochleariae. Häufig aber, und besonders bei einem sehr atonischen Zustande des Zahnfleisches wird es nothwendig sein, den letzteren Mitteln durch nicht zu flache Scarificationen den Eingang in dieses schleimhäutige, blutreiche Organ zu öffnen, welche Scarificationen von vielen Aerzten, aber gewiſs mit Unrecht für alle Fälle, verworfen werden. Die von dem Allgemeinbefinden des Individuums abhängigen Ursachen wackeliger Zähne sind entweder von der Art, daſs sie gehoben werden können, wie Scorbut, Rheumatismus und Gicht, oder mit der Zeit von selbst zurücktreten, wie die Periode der Decrepidität, oder völlig unheilbar, wie das höhere Alter. Die örtliche Behandlung kann in allen diesen Fällen nur einen palliativen Zweck erfüllen, und sie besteht theils in einer angemessenen Schonung der wackelnden Zähne bei ihrem täglichen Gebrauch, theils in einer entsprechenden Behandlung des Zahnfleisches, und endlich in der künstlichen Befestigung jener mittelst einer Schlinge, welche aus Golddraht, oder einer feinen seidenen oder hanfenen Schnur (welche beiden Substanzen den Vortheil darbieten, sich durch die auf sie einwirkenden Feuchtigkeiten der Mundhöhle zu verkürzen) besteht, um den Hals der betreffenden Zähne geführt und an benachbarte, feste Zähne befestiget wird. Durch eine solche künstliche Befestigung aber kann nur dem zu befürchtenden Ausfallen der wackelnden Zähne vorgebeugt, nicht aber derjenige Grad von Festigkeit wiederhergestellt werden, der die betreffenden Zähne zu ihren einzelnen Verrichtungen wieder vollkommen geeignet macht. S — rt.

DENUDATIO wird überhaupt für die bei der Operation oder auch durch eine andre zufällige mechanische Wirkung hervorgebrachte Bloslegung irgend eines unter der Haut liegenden Theils des Organismus, vorzüglich aber der harten Theile und des Cranium's gebraucht, daher Denudatio cranii. E. Gr — e.

DEOBSTRUENTIA. S. Resolventia.

DEPASCENS ULCUS nannten die Alten ein um sich fressendes Geschwür, ein phagaedenisches Ulcus, Noma. E. Gr — e.

DEPHLEGMIREN. Ein alter chemischer Ausdruck

für concentriren, das Phlegma (das Wasser) in sauren oder geistigen Flüssigkeiten entfernen. v. Sch — l.

DEPILATIO ist diejenige Kunst, wodurch Haare sammt ihrem Bulbus entfernt werden. S. Depilatoria. Einige gebrauchen diese Benennung für Alopecia. S. d. A.

E. Gr — e.

DEPILATORIA sind solche Mittel, welche das Ausfallen der Haare bezwecken. Sie werden bei uns seltener in Anwendung gezogen als bei den Morgenländern, deren Frauen damit Haupthaare, die tief nach der Stirn herabgewachsen sind, auch Haare die auf Aermen, um die Brustwarzen wachsen, entfernen. Diese Mittel bestehen gröfstentheils aus ätzenden Substanzen, vorzüglich aus ungelöschtem Kalk mit Schwefelarsenik oder Operment. *Paré* liefs diese Substanzen trocknen, in Pulverform, in kleine Säckchen schütten, die behaarten Theile mit Wasser befeuchten und sie mit dem Säckchen stark reiben, wodurch das Ausfallen der Haare bewerkstelligt werden sollte. Ferner benutzte man als Depilatoria das Unguent. calcis vivae *Mynsichti*, die Trochisci arsenici, eine Mischung des Essigs und Lithargyri, eine Auflösung des Bleizuckers, des ätzenden Mercurs, den Spiritus salis ammon., mit Wasser befeuchtetes Schwefelbarym u. s. w.; allein diese Mittel haben den Nachtheil, dafs sie bei ihrer Anwendung die gröfste Vorsicht erheischen, dafs einige davon, durch die bei ihrer Anwendung stattfindende Aufsaugung Vergiftungen veranlassen können und dafs sie oft zu stark die Haut ätzen. Aufser den eben genannten Depilatoriis bediente man sich auch des Pech- oder Harzpflasters, welche aufgelegt und dann mit Gewalt abgerissen, die Haare sammt dem Bulbus mit sich nehmen. — Die polnischen Jüdinnen endlich entfernen zu weit in die Stirn gewachsene Haare dadurch, dafs sie von ihrer Jugend an wollene Tücher um die Stirn tragen, die durch das Reiben, welches sie veranlassen, das Ausfallen der Haare bewirken.

Das beste Depilatorium ist das Rusma der Orientalen, dessen Bereitungsart folgende ist: Man nimmt 2 Unzen ungelöschten Kalk, $\frac{1}{2}$ Unze Operment, und kocht diese mit einem Pfunde alkalischer Seiflauge, so lange, bis die Masse in dem Grade ätzend wird, dafs der darin gehaltene Bart einer Feder abgeht. Diese Masse wird nur auf den Theil gestrichen, aus welchem man die Haare entfernen will; man läfst sie hier einige Minuten liegen und dann den Theil rein abwaschen; oder aber man nimmt Kalk und Operment in obiger Quantität und bereitet daraus mit Seifenwasser eine Paste, welche man frisch aufträgt. Will man die ätzende Kraft dieses Mittels schwächen, so läfst man folgende Paste bereiten: *Rep.* Calc. viv. ℥jj. Auripigment. ʒß. Farin. amygd. ℥j. M. f. l. a. c. s. q. aq. fervid. Pasta.

Auswärts- oder einwärtsgekehrte Augenlidhaare entfernt man mittelst eigner Zängelchen. S. Distichiasis und Trichiasis.

Synon. *Epilatoria. Psylothron*, von ψιλόω, die Haare abschaben, kahl machen. E. Gr — e.

DEPLETIO. Wir finden von einigen Schriftstellern diese Benennung für Entleerung des Eiters aus einem Abscefs, oder auch für Blutentleerungen bei Plethora gebraucht. E. Gr — e.

DEPLUMATIO wird von den Meisten für Ptilosis, von Einigen auch für Alopecia gebraucht. E. Gr — e.

DEPOSITIO CATARACTAE ward von den Alten für Depression der Cataract gebraucht. S. Cataract. E. Gr — e.

DEPRAVATIO. Die Alten gebrauchten dies Wort für die Umstimmung des gesunden Zustandes in einen kranken, daher Depravatio gustus, auditus, humorum, artuum u. s. w. E. Gr — e.

DEPRESSIO CATARACTAE. S. Cataract.

DEPRESSIO CRANII. S. Hirnschalenbruch.

DEPRESSORIUM. Dieses alte, schon von *Celsus, Pareus, Scultet* und *Garangeot* beschriebene und in ihren Werken abgebildete Instrument, wird jetzt sehr selten gebraucht, und hat den Zweck, nach der Trepanation die harte Hirnhaut am Rande der Trepanöffnung etwas niederzudrücken, um das etwa zwischen dem Hirnschädel und der Dura mater ergossene Blut u. s. w. zu entleeren und das Sindon glatt zu legen. Es besteht dies Instrument aus einem Stabe, von Holz oder Stahl, wie bei dem Lenticulair, an dessen unterm Ende sich ein stählernes, zirkelrundes, mit einem stumpfabgerundeten Rande versehenes Plättchen befindet, womit nur die Dura mater niedergedrückt wird.

Abgebildet findet man dies Instrument bereits in *Scultet*, Taf. II. Fig. 10., bei *Garangeot*, traité des instruments, p. 158. Fig. 1., dann in *Rudtorffer's* Armamentar. chir. Taf. VIII. Fig. 11., in *Ott's* lithograph. Abbildungen, Taf. XI. Fig. 14. und in mehreren andern Instrumentariis.

Synon. Hirnhautniederdrücker, Hirnhautdruckeisen, Hirnschirmer. *Decussorium*, *Custos meningis*, *Meningophylax*, von ἡ μηνιγξ, Hirnhaut und ὁ φυλαξ, der Schirmer. E. Gr — e.

DEPURANTIA. S. Abstergentia.

DERIVANTIA. S. Ableitende Mittel.

DERIVATIO. S. Ableitung.

DERMA. S. Haut.

DERMATITIS, von δερμα, die Haut, Hautentzündung. S. Entzündung.

DERMATORRHAGIA, von δερμα, die Haut und ἡ ῥαγας, die Schrunde, der Rifs, wird von *Rayer* (Maladies de la peau. Paris 1827.) für Hautblutung gebraucht. S. Exantheme. E. Gr — e.

DERMATOSCLEROSIS, von δερμα, die Haut und σκλερός, hart, Zellgewebeverhärtung. S. Induratio telae cellulosae. E. Gr — e.

DERMATOTYLUS, von δερμα, die Haut und τύλος, die Schwiele, Hautschwiele. S. Tylus und vergl. den Artikel Callus.

DERMIATRIA auch *Diadermatria*, von δερμα, die Haut und ἡ ιατηρια, die Heilkunst; eine Benennung für die Heilkunde der Hautkrankheiten. E. Gr — e.

DERMOCRATIA, von δερμα, die Haut und κράτος, die Kraft, Stärke, die Heilmethode durch die Haut. S. Méthode endermique. E. Gr — e.

DERONCUS, von δέρη, der Hals und ὄγκος, die Geschwulst, Halsgeschwulst. S. Struma. E. Gr — e.

DESARTICULATION, gleichbedeutend mit Exarticulation. S. d. A.

DESICCANS. S. Austrocknende Mittel.

DESMA. S. Band, Binde, Ligamentum.

DESMEUS, von δεσμα, die Binde, der Binder, Unterbinder, Ligator, Ligaturwerkzeug. S. d. A. E. Gr — e.

DESMOCHAUNOSIS. Die Erschlaffung der Bänder im Allgemeinen und der Gelenkbänder ins Besondere, ist der widernatürliche Zustand der Bänder, in welchem sie ihre natürliche Elastizität oder Spannkraft verloren haben und dadurch die freiwillige Abweichung der Organe, zu deren Befestigung sie bestimmt sind, von ihrer regelmäfsigen Stelle möglich machen.

Die Stellen des Körpers, an welchen diese Erschlaffung hauptsächlich vorkommt, sind die sämmtlichen Gelenke, ins Besondere die der obern und untern Gliedmafsen und der Gebärmutter. Die ersten werden, je nach dem verschiedenen Grade der Erschlaffung, fähig gemacht, sich mehr oder weniger unregelmäfsig zu beugen, die Finger z. B. rückwärts, die Knie und Füfse seitwärts; die letztere sinkt mehr oder weniger theilweise herab, oder ganz und verursacht dadurch eine Unregelmäfsigkeit des Standes, welche Vorfall, Prolapsus u. s. w. genannt wird. Ein geringer Grad von Erschlaffung als Folge skorischer Reizung veranlafst das sogenannte dumpfe Knacken der Gelenke, von welchem genauere Auskunft in dem Artikel Desmophlogosis gegeben wird.

Die Ursachen dieser Erschlaffung sind doppelter Art: mechanische und dynamische. Zu den ersteren gehören alle wiederholte unzweckmäfsig, oder gar nicht behandelte gewaltsame Ausdehnungen der Bänder, z. B. durch Verstauchung, Subluxatio, durch unzweckmäfsiges Ziehen bei der Entbindung; allmählige Ausdehnungen, besonders in der frühen Jugend, wodurch die Gaukler zum Theil die Verdrehungen ihrer Glieder möglich machen u. s. w., zu frühzeitige Anstrengung in der Kindheit, z. B. der Kniebänder bei den Bäckerburschen u. s. w. Zu den letzteren gehören hauptsächlich chronische Entzündungen durch mancherlei Ursachen veranlafst, z. B. durch skorische Reize von Erkältungen erzeugt, insonderheit die sogenannte Gicht der Gelenke.

Die Erschlaffung der Bänder ist in der Regel schwer zu heilen, und oft nur durch mechanische Mittel palliativ in seinen störenden Folgen zu lindern. Je neuer die Erschlaffung, je geringer und je jugendlicher der Organismus ist, in welchem sie statt findet, desto gröfser ist die Wahrscheinlichkeit, sie gründlich zu heben; je veralteter im Gegentheil sie ist, je bedeutender, und je älter der Kranke, desto weniger ist sie zu beseitigen.

Die radikale Heilung der Erschlaffung der Bänder kann nur dadurch bewirkt werden, dafs ihre natürliche Spannkraft wieder hergestellt wird. Dies kann unter übrigens günstigen Umständen durch Anwendung folgender Methoden und Mittel erzielt werden: 1) durch Beseitigung des Ursächlichen, z. B. der fortwährenden Ausdehnung, der störenden skorischen Reize u. s. w. Dies reicht bei ganz neuen Erschlaffungen hin, z. B. bei ganz frischen Vorfällen der Gebärmutter, insonderheit wenn damit 2) Ruhe der gestörten Theile hinreichend lange und ununterbrochen verbunden wird. Dabei können bisweilen 3) dynamisch-erregende flüchtige und permanent oder tonisch-wirkende Mittel zu Hülfe genommen werden, wohin unter andern auch die momentane Kälte, durch Auftröpfeln oder Aufspritzen von kaltem Wasser, die Elektrizität und der Magnetismus zu rechnen sind. 4) Gelinde Entzündungen, oder wenigstens eine entzündliche Reizung ist bisweilen das einzige Mittel, welches den, durch lange fortdauernde Erschlaffung bedeutend ausgedehnten Bändern neue Spannkraft zu geben vermag. Etwas ähnliches thut die Natur durch eine neue Schwangerschaft, wodurch sie veraltete Muttervorfälle beseitigt. Die Mittel, welche angewendet werden können, um diese entzündliche Erregung in den erschlafften Gelenkbändern hervorzurufen, sind: Douchebäder in so einem Grade auf die Gelenke angewendet, dafs dauernder Schmerz erfolgt; Drehen und Ausdehnen der Gliedmafsen, bis Schmerz im Gelenke entsteht; Einreiben der Brechweinsteinsalbe, und endlich Einschnitte in die allgemeinen Hautbedeckungen bis auf die Gelenkbänder, oder Haarseile und Offenhalten der Wunden, bis sich Schmerz in den Gelenkbändern bemerkbar macht. Dabei mufs der Chirurg sorgfältig den Grad der Reizung abmessen, die zu heftig werdende Entzündung zeitig, durch Beseitigung der reizenden Mittel, durch zweckmäfsige antiphlogistische Behandlung — kalte Umschläge, Opium und Quecksilber, nicht Blutegel — im Zaume halten, damit nicht Ankylose an die Stelle der Erschlaffung trete. Uebrigens mufs das Glied bei allen diesen Behandlungen immer in Ruhe bleiben.

Die palliativ Kur der Ausdehnung der Bänder wird durch zweckmäfsige Maschinen bezweckt. Der Vorfall der Gebärmutter durch Pessarien oder Mutterkränze; die Erschlaffung der Gelenkbänder durch zweckmäfsige doppelte Schienen mit Charnieren, wodurch jede falsche Beugung der Glieder unmöglich gemacht, und die regelmäfsige dabei nicht verhindert wird. Dz — i.

DESMOGRAPHIA. S. Syndesmologia.

DESMOLOGIA. S. Syndesmologia.

DESMOPHLOGOSIS, Entzündung und entzündliche Reizung der Bänder. Da die Bänder ihrer Natur und Bildung gemäfs, dem fibrösen System angehören, so sind sie auch im Zustande der entzündlichen Reizung und Entzündung den Gesetzen desselben unterworfen und es gilt von ihnen alles das, was in dem betreffenden Artikel von der Entzündung des fibrösen Systems gesagt wird. In Hinsicht auf ihre Struktur und Beschaffenheit, ihre Eigenthümlichkeiten und Funktionen, beziehen wir uns auf die betreffenden Artikel und bemerken hier nur so viel, dafs, so wenig empfindlich sie im gesunden Zustande gegen Druck zu sein pflegen, so sehr sind sie es gegen jede gewaltsame Ausdehnung.

Um in der, noch sehr in Dunkelheit gehüllten Lehre von der Entzündung der Bänder mehr Licht zu verbeiten, müssen wir nicht allein genau unter wirklicher Entzündung und entzündlicher Reizung unterscheiden, sondern auch beide von den entzündlichen Störungen der benachbarten mit ihnen eng verbundenen Theile, namentlich der Synovialmembranen, der Knochenhaut, der Knochen und der Knorpel genau unterscheiden. Aufserdem müssen wir dabei auch die Perioden derselben, den Grad, den Verlauf, die Combinationen und Complicationen berücksichtigen.

Die acute Entzündung der Gelenkbänder, — welche von der skrophulösen Entzündung der Knochen in der

Nähe der Apophysen sorgfältig zu unterscheiden ist, — giebt sich im ersten Zeitraume im allgemeinen durch die Zeichen der Entzündung des fibrösen Systems zu erkennen, namentlich durch einen höchst empfindlichen, reifsenden, brennenden oder stechenden Schmerz, welchen bald eine bedeutende, gewöhnlich farblose, weiche, dem Schwappen täuschend ähnliche, und damit von weniger Erfahrnen leicht zu verwechselnde Geschwulst der weichen, das Gelenk umgebenden Theile folgt, ferner Unmöglichkeit, das im Gelenk ein wenig gebogene Glied ganz auszustrecken, und bisweilen ein nicht weniger empfindlicher Schmerz in dem benachbarten Gelenk, z. B. im Knie, wenn die Entzündung ihren Sitz im Hüftgelenke hat. Gewöhnlich sind damit fieberhafte Bewegungen vergesellschaftet. Im Anfange der zweiten Periode erreichen die Schmerzen den höchsten Grad, so dafs das Glied nicht die leiseste Berührung vertragen kann; während dieser Zeit, indem die Schmerzen nach und nach ein wenig gelinder werden, bilden sich mancherlei organische Veränderungen, als da sind: 1) Eiter; dieser sammelt sich anfänglich aufserhalb auf den Gelenkbändern, nicht in der Gelenkhöhle selbst; 2) Verkürzung, Verdickung, Ausartung der Gelenkbänder; 3) secundäre Entzündung der Synovialhäute und Störung der regelmäfsigen Absonderung der Gelenkschmiere. — 4) Verkümmerung, Absterbung und Aufsaugung der Knorpel der Gelenkflächen, welche anfänglich Glanz und Glätte verlieren, allmählig rauh, uneben und faserig, und endlich ganz aufgesaugt werden, dergestalt, dafs die nackten, nach und nach sich auf einander abglättenden Gelenkflächen, bei jeder Bewegung ein knarrendes Geräusch hören lassen, als ob zwei Knochen an einander geschlagen würden; 5) Knochenwucherungen, theils um den Gelenkkopf herum, so dafs sie vom Rande desselben aus beginnt und bisweilen den ganzen Gelenkkopf überzieht, theils vom Rande der Pfanne aus dergestalt, dafs bisweilen der Gelenkkopf nicht aus der Pfanne heraus genommen werden kann, z. B. am Hüftgelenke. 6) Verwachsung der entblöfsten Knochenenden oder Gelenkflächen mit einander und Unbeweglichkeit des Gelenkes unter der Benennung Ankylosis vera bekannt. 7) Bildung von knorpelartigen Geschwülsten auf der äufsern Oberfläche der Gelenkbänder und im Zellgewebe um das Gelenk herum, z. B. in Fungus articuli genu, oder über demselben, wie z. B. auf den Fingergelenken nach gichtischen Entzündungen u. s. w. Nicht alle diese Störungen finden immer und zugleich im zweiten Zeitraume statt; die Aufsaugung und das völlige Verschwinden des knorpligen Ueberzugs der Gelenkflächen kann z. B. bisweilen ohne alle Eiterung statt finden u. s. w. Im dritten Zeitraume öffnet sich der Eiter einen Weg entweder nach aufsen — dies ist der günstigste Fall, — oder in die Gelenkhöhle, die Gelenkbänder werden in eine braune Masse verwandelt und zum Theil oder ganz zerstört, die vom Knochen gelösten Knorpel schwimmen bisweilen Monate lang lose in dem Eiter und dem Leben droht durch allmählige Erschöpfung der Tod durch Abzehrung. — Die Dauer des Verlaufs der Entzündung der Bänder durch die verschiedenen Stadien hindurch ist sehr verschieden und hat gewöhnlich einen chronischen Charakter; die kürzeste Dauer derselben scheint sechs Wochen zu sein; indes dauert sie wohl auch oft so viele Monate, und wenn sie chronisch wird, Jahrelang.

Die Ursachen der Entzündung der Bänder sind entweder mechanische Schädlichkeiten, als Verletzung, Verwundung, Quetschung, Erschütterung, gewaltsame Ausdehnung, Verstauchung, heftiges Zusammenstofsen der Gelenke durch Springen von Höhen herab, und dergleichen; oder dynamische Reize, als unterdrückte Hautausdünstung durch Erkältung oder Feuchtigkeit, Metastasen, z. B. durch unterdrückten krankhaften Fufsschweifs, durch zurückgetriebene Krätze u. s. w. Nicht Scropheln!

Die Prognose ist nur im Anfange des ersten Zeitraumes und bei niederm Grade der Entzündung günstig, insonderheit in jugendlichen Subjekten, und wenn die ursächlichen Momente bekannt und leicht zu beseitigen, noch keine bedeutende Verwundungen damit combinirt sind. Hat die Entzündung einmal den Anfang des zweiten Zeitraums erreicht, so werden fast immer mehr oder weniger organische

Störungen und wenigstens eine partielle Unbeweglichkeit des Gelenkes, oder die Unmöglichkeit, das Glied ganz zu strecken und vollkommen zu beugen, zurückbleiben. Das dritte Stadium endigt sich nicht selten mit dem Tode durch Abzehrung.

Bei Behandlung der Entzündung der Bänder mufs der Arzt hauptsächlich auf zweierlei Rücksicht nehmen: auf das Ursächliche und auf das Stadium; durch beide wird der Heilplan und die Wahl der Mittel bestimmt. Ganz verschieden ist das Heilverfahren bei Entzündungen der Bänder, durch mechanische Ursachen veranlafst, von dem Heilverfahren gegen dieselben Entzündungen von dynamischen Ursachen bedingt, besonders im Anfange des ersten Zeitraums. Bei mechanischen Störungen der Bänder und den dadurch erzeugten Entzündungen ist es nicht nöthig zuerst das Ursächliche zu beseitigen (denn dies wirkte nur transitorisch), sondern man kann sogleich örtlich und allgemein antiphlogistisch verfahren; bei dynamischen aber mufs zuerst das Ursächliche beseitigt werden, ehe man hoffen kann, dafs das antiphlogistische Verfahren von Wirkung sein könne; auch müssen im ersten Falle ganz andere örtliche Mittel angewendet werden, als im letzten, hauptsächlich im Anfange des ersten Zeitraums. Entzündungen der Bänder durch mechanische Schädlichkeiten veranlafst, müssen im ersten Zeitraume mit kalten Wasserumschlägen behandelt werden, womit, bei sehr heftigen Erschütterungen oder Quetschungen abwechselnd oft wiederholte Waschungen mit Alcohol vini und Liquor. Ammon. caust. āā (ohne die wunden Stellen zu berühren) verbunden werden können, weil dadurch nicht allein die Störung im Nervensystem beseitigt, sondern auch der Normalzustand seiner Thätigkeit hergestellt wird. Die kalten Umschläge müssen oft mehrere Tage fortgesetzt, die Alcoholwaschungen aber dürfen nur im Anfange der Entzündung angewendet werden. Wird diese zweckmäfsige Hülfe nicht sogleich im Anfange angewendet, so müssen dieselben innerlichen Mittel zu Hülfe genommen werden, welche die Entzündung der Bänder von dynamischen Ursachen heischte.

Entzündungen dieser Art, z. B. von skorischen oder

metastatischen Reizen entstanden, dürfen nicht mit Kälte örtlich behandelt werden, denn sie vertragen sie entweder ganz und gar nicht, oder werden durch dieselbe nur momentan gemildert, bald aber treten sie mit vermehrtem Schmerz hervor, insonderheit die skorischen; dasselbe gilt auch von der Anwendung der Blutegel; beide Mittel stimmen das örtliche Normalleben herab und das Afterleben gewinnt dadurch neue Kraft, weil der Quell, aus welchem es entsteht, der abnorme Entzündungsreiz, z. B. der dahin abgelagerte metastatische Stoff nicht vorher beseitigt worden ist. Die erste und Hauptregel bei Behandlung dieser Entzündungen ist: Beseitige das Ursächliche, den skorischen, metastatischen Reiz, z. B. durch Wiederherstellung der zurückgetriebenen Krätze; Heraustreibung des auf dem Gelenk festsitzenden skorischen Stoffes, z. B. durch Gegenreize u. s. w.; die zweite Heilanzeige ist: Besänftige den heftigen Schmerz, dies geschieht durch hinreichend grofse Gaben Opium; denn so lange der heftige Schmerz tobt, ist der Organismus für die Mittel, welche noch aufserdem zur Beseitigung der Entzündung angewendet werden müssen, unempfindlich. Die dritte Heilanzeige ist zugleich zu berücksichtigen, sie heifst: Stimme die Entzündung durch innere Mittel herab und leite sie durch äufsere ab. Zu jenen gehören hauptsächlich Brechweinstein in gröfsern Gaben, Calomel, Opium, zu diesen warme Hautbedeckungen, Einhüllen des Gliedes in Pelz und Wachstaffet, Gegenreize durch Vesicantien und die Brechweinsteinsalbe. Ein allgemeiner Aderlafs ist selten angezeigt, das Glüheisen ist entweder überflüfsig, oder nicht hinreichend; jener, wo blos mechanische Schädlichkeiten die Entzündung bewirkten, dieses, wo sie durch Skorien oder Metastasen entstand. Im zweiten Zeitraume mufs die Kunst durch Anwendung der angegebenen und ähnlicher Mittel alles mögliche thun, um die örtlichen organischen Störungen, Zerstörungen oder Afterprodukte zu verhindern; tritt sie aber in dieser Hinsicht zu spät hinzu, so kann sie oft wenig oder nichts thun; im glücklichsten Falle endigt sich die Krankheit durch eine Ankylose. Die Eiterung darf nie befördert werden, sondern der vorhandene Eiter, so bald er entdeckt wird, mufs durch einen hinreichend tiefen — beim Hüftgelenk bisweilen über einen Zoll tiefen — Einschnitt herausgelassen werden. Dasselbe gilt auch vom dritten Stadio, wo der Arzt hauptsächlich die Kräfte möglichst erhalten und unterstützen mufs. Das hinzutretende Fieber mufs in jedem Zeitraume seiner Natur gemäfs behandelt werden.

Chronische Entzündung der Bänder. Die Entzündung der Bänder kann in allen Stadien chronisch werden und Jahrelang andauern; dann hat sie die Symptome des Zeitraumes, in welchem sie chronisch geworden ist. Doch sind die Schmerzen im ersten gewöhnlich ein wenig gelinder, steigern sich aber selbst alsdann bisweilen zur Höhe der Empfindlichkeit der acuten Entzündung der Gelenkbänder. Dies hängt, so wie der geringere oder bedeutendere Grad der organischen Störungen, welche sie hervorbringt, hauptsächlich von dem Grade der Heftigkeit ab, in welchem sie obwaltet. Wenn sie im zweiten Zeitraume chronisch wird, und einen geringen Grad von Heftigkeit hat, so dafs keine Eiterabsonderung noch irgend eine der bedeutenderen organischen Störungen entsteht, welche als Erzeugnisse der acuten Entzündung der Bänder angegeben worden sind, so finden sie doch im niedern Grade oder in anderer Form statt. Der Gelenkkopf z. B. und die Pfanne schwinden und es entstehet eine freiwillige Luxation; oder der Schenkelhals weicht aus seiner natürlichen schiefwinkligen Richtung herab zur rechtwinkligen und das Bein wird dadurch um einen oder anderthalb Zoll kürzer; oder es wird eine unvollkommene Steifheit des Gelenks, oder Erschlaffung der Bänder erzeugt u. s. w. Prognose und Behandlung sind im Allgemeinen dieselben, welche bei der acuten Entzündung statt finden. Indefs kommt hier bisweilen noch die Anzeige hinzu: die im Zustande der Schwäche befindlichen Theile zu erregen, z. B. durch Einreibung des flüchtigen Salmiakgeistes u. s. w. und die Kräfte des Kranken zu unterstützen.

Die entzündliche Reizung der Bänder, welche sich, in Hinsicht ihrer Natur, dadurch von der wirklichen Entzündung unterscheidet, dafs sie nur ein Beginnen des ersten Zeitraumes ist und nie den vollständigen Verlauf, selbst nicht einmal des ersten Zeitraumes hat, findet weit häufiger als die wirkliche Entzündung statt und wird an ihren gelindern Symptomen, einem mäfsig ziehenden, brennenden oder drückenden Schmerz und hauptsächlich durch Abwesenheit aller Geschwulst erkannt, wodurch sie sich von der Entzündung unterscheidet, welche immer mit Anschwellung verbunden ist; ferner an der geringen Störung der Beweglichkeit des Gliedes, Mangel der febrilen Bewegungen, und aufserdem noch durch ein Symptom, welches ihr insonderheit dann eigenthümlich zu sein scheint, wenn sie chronisch wird, nämlich das Knacken der Gelenke. Es unterscheidet sich dies Knacken von dem oben erwähnten helltönenden Knarren oder Klappern der Gelenke, durch den eigenthümlichen Ton, welcher dem Geräusche gleicht, das zwei Knorpel, welche gegen einander geschlagen oder hart gerieben werden, oder das die Gelenke der Finger mancher Menschen hervorbringen, wenn sie plötzlich ein wenig gedreht werden. Dies Geräusch entstehet dadurch, dafs die Gelenkbänder ihre natürliche Spannkraft oder Elastizität zum Theil verloren haben und daher erlauben, dafs bei raschen Bewegungen die Flächen der Gelenke ein wenig von einander entfernt werden. Damit scheint kein Mangel von Synovie vergesellschaftet zu sein, denn nur im Anfange der Entzündungen wird die Secretion der absondernden Flächen vermindert, keinesweges aber bei chronischen entzündlichen Reizungen, wo in der Regel das Gegentheil statt findet. Die Fälle sind nicht selten, wo dies Knacken in allen Gelenken des Körpers zugleich, selbst in den Kinnladen, bei der Bewegung bemerkt wird. Wenn die entzündliche Reizung einen höhern Grad erreicht, so geht sie in Entzündung über und hat dann alle Folgen derselben. Es ist bisweilen unmöglich, den Zeitpunkt anzugeben, wenn dies geschieht, da es bisweilen sehr unmerklich geschieht. Die Behandlung ist nur in Hinsicht des Grades der Energie, mit welcher der Arzt zu verfahren hat, von der der wirklichen Entzündung verschieden. Innerlich Calomel mit Opium und Kampher, Sudorifica; äufserlich warme Wasser- oder Dampfbäder, gelinde Einreibungen von Quecksilbersalbe mit Opium, flüchtigem Salmiakgeist mit Opiumtinktur, Bedeckung mit Pelz und Wachstaffet u. s. w.

Hauptformen derselben sind aufser den, in allen Gelenken vorkommenden skorischen, — sogenannten rheumatischen und gichtischen, und den durch mechanische Schädlichkeiten bedingten Entzündungen oder entzündlichen Reizungen, hauptsächlich die Ischias scorico-ligamentosa, das sogenannte freiwillige Hinken, und der Fungus articuli, Gliedschwamm.

Folgende Entzündungsformen haben Aehnlichkeit mit der Entzündung der Gelenkbänder, oder werden mit ihr verwechselt:

1) Die skrophulöse Entzündung der spongiösen Knochen in der Nähe der Apophyse. Diese Entzündung, welche ihren Sitz nie in der Apophyse oder dem Gelenkkopf, sondern in dem ihm benachbarten spongiösen Theil der Knochen hat, unterscheidet sich im ersten Zeitraume aufserdem durch die, lange vor dem Schmerz vorhergehende, knochenharte langsam sich entwickelnde Anschwellung der Knochen, an welcher jedoch die Gelenkfläche selbst keinen Theil nimmt, und wodurch die Beweglichkeit des Gelenks nicht verkümmert wird. Erst im zweiten Zeitraume, wenn der, in dem Innern des Knochens versammelte Eiter sich nach aufsen zu durch die Beinhaut in das Zellgewebe einen Weg zu bahnen beginnt, treten die Symptome einer Zellgewebsentzündung ein u. s. w. Das ursächliche Moment sind immer Scropheln.

2) Entzündung der Synovialhaut; diese unterscheidet sich dadurch, dafs sie im ersten Stadio keine Geschwulst und anstatt des Schmerzes nur ein lästiges Gefühl zeigt, als ob das Gelenk nicht eingeschmiert wäre und sich streng bewege, indem die Absonderung der Synovie verkümmert ist. Im zweiten Zeitraume treten die Symptome der Gelenkwassersucht des Hydrarthos hervor.

3) Absterbung der Knorpel findet oft zugleich, wie oben gesagt worden ist, mit der Gelenkbänder-Entzündung statt, ist aber nicht entzündlicher Natur, sondern entsteht aus Mangel der Ernährung, indem die in den Gelenkbändern

dern statt habende Entzündung ihnen den Zuflufs der Säfte entzieht und deren Absterbung, auf eben die Weise zur Folge hat, wie die Entzündung der Sclerotica im Auge, die Absterbung der Hornhaut. Sie hat übrigens keine äufserlich zu erkennenden Zeichen.

4) Lupia. Die Wassersucht der *Schreger*'schen Gelenkdrüsen unterscheidet sich durch eine farb- und schmerzlose, fluktuirende Geschwulst auf dem obern Theil eines Gelenkes, insonderheit des Knies.

5) Die Arthronci oder beweglichen, widernatürlichen Gelenkknorpel werden durch die eben so plötzlich eintretenden, als wieder verschwindenden schmerzhaften Hemmungen der Beweglichkeit der Glieder und durch das Gefühl u. s. w. unterschieden. Dz — i.

DESMORHEXIS. Die Zerreifsung der Bänder kann nur durch eine heftige schnell und prallend einwirkende Ausdehnung geschehen, z. B. durch einen heftigen Fall, Eingreifen der Räder einer Maschine, Anschlagen einer Stückkugel u. s. w., und kommt selten vor. Sie ist mit alle den Symptomen und Folgen einer heftigen Quetschung, als Schmerz, Geschwulst, Entzündung, Dislocation des Gelenkes u. s. w. begleitet und kann, nach Beseitigung der entzündlichen Zufälle und Anlegung eines zweckmäfsigen Verbandes, welcher das Glied hinreichend lange in einer ununterbrochenen Ruhe erhält, nur von der Natur geheilt werden. Manche Gelenke heischen insonderheit eine mehrere Monate lange sorgfältige Vermeidung jeder, auch der geringsten Bewegung, wofern nicht eine unheilbare Ausweichung des Gliedes die Folge sein soll, z. B. die Verbindung des Radius mit den benachbarten Gelenkflächen; so auch die Verbindung der Fibula mit der Tibia. Wie grofs der Widerstand ist, welchen die Gelenkbänder der ausdehnenden Kraft, wenn sie nicht plötzlich einwirkt, entgegensetzen, davon kann uns die Hinrichtung des, wegen attentirten Mord des Königs *Ludwigs XV.* verurtheilten *Damien* ein merkwürdiges Beispiel liefern. Vier der stärksten Pferde aus den königlichen Ställen, durch erregende Mittel ermuthigt und von kräftigen Stallknechten angetrieben, waren nicht vermögend, den Elenden eher zu zerreifsen, als bis ihm die Gelenkbänder durchgeschnitten worden waren! Dz — i.

DESMURGIA, von *δεσμα*, die Binde und *το εργον*, das Werk, Heilung durch Binden, durch Einwickelung. S. Einwickelung. E. Gr — e.

DESPOTATI, *δεσποτάτοι*, waren bei den Alten Abtheilungen von 6 — 10 Mann, die aus jedem Bandon (*βάνδον*) einer Truppenabtheilung von 200 — 400 Mann entnommen wurden, welche, obgleich aus schwächlicheren, aber doch muthigen und behenden Individuen bestanden und deren Bestimmung es war, verwundete Soldaten zu retten, Schwerblessirte in Sicherheit zu bringen und überhaupt jedem Verwundeten Beistand zu leisten. Sie waren nicht bewaffnet aber beritten, folgten in der Schlacht dem *βάνδον*, aus welchem sie entnommen. Damit die Despotati leichter Verwundete fortschaffen konnten, so hatten sie an der linken Seite ihrer Pferde doppelte Steigbügel, wovon der eine vorn der andre hinten am Sattel befindlich war. Zur Erquickung der Verwundeten, der Ohnmächtigen hatten die Despotati immer Wasser bei sich, welches in eigenen Gefäfsen, *φλασκεία*, befindlich war.

Diese Despotati waren besoldet, erhielten aber auch aufserdem für jeden geretteten Krieger eine Belohnung von einem Nomisma.

Synon. *Deputati*, *δεποτάτοι*, *διποτάτοι*, auch *κούρσωρ*, *cursor*, *διφένσορ*, *defensor*, *βίγλια*, *vigilia*, *καβαλλαρίοι*, *caballarii*.

Litt. *Leonis* imperatorii tactica, sive de re militari liber. *J. Meursius* graece primus vulgavit. Lugd. Batav. 1612. Cap. IV. VIII. XII. XIII. E. Gr — e.

DESPUMARE. S. Schäumen.

DESQUAMATIO, Abschuppung, die Absonderung der Epidermis nach überstandenen Hautkrankheiten, verschieden nach Verschiedenheit des vorhergegangenen Exanthems, und daher diagnostisch wichtig, so z. B. nach den Masern pulver- oder kleienartig, nach dem Scharlach und Röteln in grofsen Hautlappen. — Die Desquamation der Knochen. S. Exfoliatio. H — d.

DESQUAMATIO OSSIUM. S. Abblätterung.

DESTILLARE, *destillatio*, destilliren (abziehn). Mit

diesen Ausdrücken bezeichnet man diejenige chemische Operation, durch welche man von einem Körper, mittelst Anwendung eines erhöheten Wärmegrades, flüchtigere Theile abscheidet und gewöhnlich in flüssiger Gestalt sammelt. Bei der Destillation im Grofsen besteht der dazu nöthige Apparat aus drei verschiedenen Theilen: dem Kessel (oder Blase, *vesica*), dem Helme (oder Hute, *alembicus*) und dem Kühlapparat (*refrigeratorium*), der zuweilen unmittelbar an dem Helm angebracht ist, als Kühlkessel (oder Mohrenkopf, *caput aethiopis*). Der Kessel nimmt die zu destillirende Substanz auf und wird an seinem untern Theile erhitzt, der Helm nimmt die sich aus dem Kessel verflüchtigenden Dämpfe auf, von wo sie in den Kühlapparat übergehn, die tropfbar flüssige Gestalt annehmen und nun in ein Gefäfs abfliefsen, welches man die Vorlage (*excipulum*) nennt. Auf diese Weise werden Wasser, Essig, Spiritus u. s. w. im Grofsen destillirt. Es ist dies die grad-aufsteigende Destillation (*destillatio recta, per adscensum*). Alle Theile des Destillirapparats haben nach und nach sehr verschiedene Form und Einrichtung erhalten, um die Operation auf die möglichst vortheilhafte Weise auszuführen. Zu Destillationen im Kleinen bedient man sich eigends dazu bestimmter meist gläserner Gefäfse, der Retorten, welche die Stelle des Kessels und Helms vertreten; an diese fügt man Glaskolben, welche man, um die nöthige Abkühlung herbeizuführen, entweder mit Eis oder mit nassen Tüchern umgiebt, welche durch stets auftropfendes Wasser kühler erhalten werden. Dies ist die schiefe oder schräge Destillation (*destillatio obliqua, per latus, per inclinationem*). Man theilt wohl die Destillation in nasse und trockene; erstere geschieht bei Körpern, welche sich in einem tropfbar-flüssigen Zustande befinden; die trockne an festen und trocknen Substanzen, gewöhnlich organischen Ursprungs, die in der Retorte der Wirkung einer höhern Temperatur unterworfen werden. Der bei dieser bleibende nicht mehr zersetzbare Rückstand ist eine Kohle (*carbo*). Im Allgemeinen aber hiefs bei den Alten der bei der Destillation bleibende Rückstand der Todtenkopf (*caput mortuum*). Die nasse Destillation erhält noch verschiedene Benennungen nach der Absicht, in welcher sie unternommen wurde. Destillirt man einen flüssigen Körper mit einem festen, um aus diesem flüchtige Theile mit jenem in Verbindung zu setzen, so heifst dies Abziehn (*abstractio*), daher abgezogene Wasser u. s. w. Wird diese Operation mit demselben Körper öfter wiederholt, so heifst dies Cohobiren (s. d. Art.). Wiederholt man die Destillation einer Flüssigkeit, um sie von fremdartigen Theilen zu befreien, so heifst dies Rectificiren (*rectificare*). v. Sch — l.

DESTRUCTIO wird für Zerstörung durch Aetzmittel gebraucht. S. Caustica. E. Gr — e.

DETERGENTIA. }
DETERSIVA. } S. Abstergentia.

DETONIREN. S. Verpuffen.

DETRACTIO CANALICULI LACRYMALIS. S. Thränenröhrchen, Verzerrung desselben.

DETRUSORIUM EX BALENA, Schlundstöfser, Niederdrücker von Fischbein, ist ein aus Fischbein verfertigtes, sondenförmiges Instrument, an dessen Spitze sich ein Schwammstückchen befindet und welches dazu bestimmt ist, fremde im Schlunde festsitzende, nicht ausziehbare, dem Magen und Darmkanale unschädliche Körper in den Magen hinabzustofsen. Das Instrument besteht aus einem Fischbeinstabe von 16 Zoll Länge, der oben viereckig zugeschnitten etwas stark sein mufs, damit man das Instrument fest halten kann; der untere und namentlich derjenige Theil des Fischbeinstabes, der in den Schlund gebracht wird, ist dagegen rund und abgeglättet, und wird nach dem Ende zu immer dünner, so dafs er hier die Stärke einer Federpose hat. An diesem Ende nun ist ein Stückchen Schwamm befestigt, von der Gröfse einer mäfsigen Wallnufs. Will man das Instrument gebrauchen, so läfst man den Kranken sich auf einen Stuhl setzen, den Kopf nach hinten überbiegen und schiebt das Instrument langsam ein. Vergleiche übrigens die Artikel Körper, fremde in den lebenden Organismus eingedrungene und Ostraga. E. Gr — e.

DEUTEROPATHIA (von δευτερος, der zweite und πασχω, leiden). So heifsen Affektionen und Symptome, welche Folgen einer andern sind, Folgekrankheiten,

Nachkrankheiten, z. B. Schwäche, Eiterung, Verhärtung, eines Theils nach vorhergegangener Entzündung. Dadurch unterscheiden sie sich von sympathischen Affektionen, welche gleichzeitig sind. Der Gegensatz sind *Protopathica*, zuerstentstandene Affektionen. H — d.

DEUTEROPATHICUS MORBUS. Eine solche Krankheit.

DEUTEROSCOPIA, von *δευτερος*, der Andere und *η σκοπη*, das Hinschauen, derjenige kranke Zustand, in welchem der Mensch etwas sieht, was gar nicht vorhanden ist, oder was er ganz anders sieht. S. Heteroscopia.

E. Gr — e.

DEUTO- (oder DEUTERO) MURIAS STIBII. Benennung der Spiefsglanzbutter in der Pharmacopoea gallica von 1818. S. Spiefsglanz. v. Sch — l.

DEUTOXYDUM (richtiger *Deuteroxydum*) bezeichnet bei mehreren französischen und englischen Chemikern die zweite Verbindungsstufe eines Körpers mit Oxygen oder Sauerstoff. v. Sch — l.

DIA, in Zusammensetzungen mit den griechischen Namen verschiedener Mittel zeigt gewöhnlich eine Verbindung derselben mit Zucker an, welche theils geschah, um die Schärfe des Mittels zu mildern, theils aber auch, um ein milderes Mittel zu haben, mit welchem man dann wohl scharfe Mittel zu verbinden pflegte. So gab es *Diacaryon*, eine Verbindung unreifer Nüsse mit Honig; *Diacydonium*, eine Verbindung von Quitten mit Zucker, zu welcher man bald noch Gewürze (*Diacydonium aromaticum*), bald Jalappenharz (*Diacyd. jalappinum*) zusetzte; ferner *Diacodium*, eine Verbindung von dem ausgekochten Saft der Mohnköpfe mit Lakritzensaft und Zucker. So hatte man auch noch ein *Electuarium Diascordium*, *Elect. Diasatyrium*, *Elect. Diatragacanthae*, meist sehr zusammengesetzte Mittel, in denen freilich wohl das Mittel vorkam, nach denen sie genannt wurden, aber weder in vorwaltender Menge, noch von indifferenten Mitteln begleitet, immer aber mit Zucker oder dergl. versetzt. Auch das *Diacarthamum Arnoldi de Villa Nova* war ein solches Electuarium, welches verschiedene drastische Mittel und darunter auch Safflor-Saamen enthielt. v. Sch—l.

DIABETES, *Hydrops ad matulam, Urorrhoea, Polyurisis, Diarrhoea urinosa, Phthisurie, Dipsacus,* Harnruhr. Mit diesem Namen bezeichnet man einer durch quantitativ vermehrte und qualitativ veränderte Harnabsonderung, so wie durch Abzehrung und mannigfaltige mit der übermäfsigen Harnabsonderung und Abzehrung in Beziehung stehende secundäre Zufälle ausgesprochenen Krankheitszustand, der schon den ältesten Aerzten bekannt war, über dessen inneres Grundverhältnifs aber bis heute noch keine genügende Aufklärung gewonnen worden ist.

Schon *Galen* (de locis affect. L. VI. C. III. p. 311, Edit. Basel. 1538.) hat diese Harnruhr beobachtet. Auch *Celsus* (Edit. Bipont. p. 237.) gedenkt derselben, und *Aretaeus* (Edit. *Halleri.* L. II. p. 101.) hat sie ausführlicher beschrieben. Spätere Aerzte haben wenig zu ihrer genauern Kenntnifs beigetragen, bis *Thomas Willis* (Pharmaceut. rat. Sect. IV. C. III. p. 207.) zuerst den zuckerartigen Gehalt des Harnes entdeckte, und nach ihm durch *Morton, Cullen, Home, Rollo, Peter Frank,* und aufser vielen Andern, neuerlich durch *v. Stosch* für die gründlichere Untersuchung und Aufklärung dieses Krankheitszustandes gewirkt worden ist. Im Ganzen gehört die Harnruhr zu den seltenen Krankheiten, so dafs wohl selten demselben Arzte zur Beobachtung einer gröfsern Zahl von Fällen, die Gelegenheit sich darbietet. Nach der verschiedenen Beschaffenheit des Urins hat man drei verschiedene Arten der Harnruhr unterschieden, die honigartige (*Diabetes mellitus*) ist die häufigste, bei welcher man einen honig- oder veilchenartig riechenden süfslich schmeckenden Harn findet. Seltener ist die geschmacklose Harnruhr (*Diabetes insipidus*) beobachtet worden, bei welcher eine überwiegende Quantität eines geschmacklosen Harnes abgesondert wird. In seltenen Fällen will man eine trübe, molkige, reinen Chylus enthaltende Beschaffenheit des Urins beobachtet haben (*Chylurie*); indessen bleibt diese letzte Art doch wohl problematisch, wenigstens ist es durch nichts erwiesen, dafs wirklicher Chylus durch den Harn abgeführt werde.

Ob übrigens der Diabetes insipidus eine eigene Art darstelle, ist eben so wenig zuverläfsig erwiesen, da es durch manche Beobachtungen aufser Zweifel gestellt zu sein scheint, dafs der Diabetes mellitus und insipidus in einander übergehen können. Was die Erfahrung indessen über die Zufälle und den Verlauf beider Arten gelehrt hat, soll in der nachfolgenden kurzen Schilderung berichtigt werden.

Der Anfang der Harnruhr gestaltet sich in verschiedenen Fällen zwar verschieden, gewöhnlich treten aber als die ersten Merkmale hervor eine gestörte fehlerhafte Verdauung, saures Aufstofsen, Spannung in den Präcordien, öfteres Erbrechen einer sauern bräunlichen Flüssigkeit, stärkeres Verlangen zum Essen, und ein quälender Durst, mit Trockenheit des Mundes. Dazu gesellt sich das häufige Bedürfnifs den Harn zu lassen, die beginnende Abmagerung, ein Mattigkeitsgefühl des ganzen Körpers, besonders aber in den Schenkeln, häufiger auch eine Verstimmung des Gemeingefühls, die sich durch ziehende Schmerzen an verschiedenen Theilen des Körpers, besonders aber in den Waden ausspricht. Mannigfaltige andere Zufälle werden auch bei einzelnen Personen beobachtet. In der Regel geht der Anfang des Uebels aber unbeachtet vorüber, die wesentlichen Symptome der Krankheit und die Störung des Allgemeinbefindens erreichen bei weitem in den meisten Fällen erst langsam und nach längerer Zeit den Grad, dafs der Kranke so wie der Arzt zur sichern Erkenntnifs gelangen. Die Fälle eines acuten Vorlaufes sind wenigstens selten beobachtet worden.

Die Zufälle, welche die ausgebildete Krankheit bezeichnen, und in ihrer weitern Fortbildung hervortreten, sind die nachfolgenden:

1) Die quantitativ und qualitativ veränderte Harnabsonderung.

Die wichtigste Abweichung, die sich in dieser Beziehung der Beobachtung darstellt, macht das Vorhandensein des Zuckerstoffes im Urin. Es ist bereits erwähnt, dafs *Thomas Willis* ihn zuerst entdeckte, später ist er von sehr vielen Chemikern, die sich mit der Untersuchung des diabetischen Harnes beschäftigt haben, gefunden und näher untersucht worden. Man findet die neuern Untersuchungen in den neuern Schriften der Königlichen Akademie in Berlin, in *Schweigger's* Jahrbuch der Chemie und Physik, B. XIII., in *Horn's* Archiv für mediz. Erfahrungen, auch in *Hünefeld's* organischer Chemie, und es würde zu weit abführen, diese Untersuchungen hier zu recapituliren. Als Resultat derselben erhalten wir eine dem Schleimzucker ähnliche Substanz, die nach dem besondern chemischen Verfahren bald mehr rein, bald mehr mit fremdartigen Bestandtheilen gemischt gewonnen wird, und von deren Vorhandensein wir schon durch den süfslichen veilchenähnlichen Geruch und süfslichen Geschmack des Harnes, aufserdem aber auch durch das einfache Abdampfen desselben vergewissert werden. Vermöge dieses Gehaltes an Zuckerstoff hat der Harn eine entschiedene Neigung in eine saure Gährung überzugehen. Das quantitative Verhältnifs desselben verhält sich in den verschiedenen Fällen aber sehr verschieden; auch ist es in dem Verlaufe der Krankheit zu jeder Zeit nicht immer dasselbe. Beim Diabetes insipidus fehlt er aber ganz.

Eine zweite Abweichung in der qualitativen Beschaffenheit des Urins finden wir in der gröfsern oder geringern Veränderung der den Harn charakterisirenden festen Substanzen, vorzüglich des eigenthümlichen Harnstoffes, oder in dem gänzlichen Mangel des letztern. Auch in dieser Beziehung hat die Erfahrung gelehrt, dafs bei ein und demselben Kranken das Verhalten in den verschiedenen Zeiträumen der Krankheit nicht immer gleichartig bleibt, und dafs beim Diabetes insipidus der Mangel des Harnstoffs besonders recht hervorstechend zu sein pflegt.

Zu diesen beiden wesentlichen Veränderungen der Mischung tritt zugleich ein abweichendes Verhältnifs der Quantität der Harnabsonderung.

Der Regel nach ist die Quantität des Harns bedeutend vermehrt, und, wie viele Aerzte behaupten, sehr überwiegend gegen die Masse des genossenen Getränkes. Die Schriftsteller haben viele Beispiele einer ganz aufserordentlichen Vermehrung der Harnabsonderung verzeichnet. So berichtet *Morgagni* (de sedibus et causis morb. Epist. X. L. I — VI.) einen Fall, wo in einem Tage 42 ℔ und im Ganzen in 93 Tagen 3674 ℔ Urin abging, ungeachtet die Kranke, was gleichfalls etwas Ungewöhnliches ist, Abscheu vor dem Getränke hatte. *P. Frank* beobachtete bei einem Manne einen täglichen Urinabgang von 40, und einmal sogar von 52 ℔; bei einem Mädchen, die nur 7 ℔ flüssige Nahrung und Getränk zu sich nahm, einen Abgang von 36 Pinten. *Trnka de Krzowitz* hat in der unten angeführten Schrift eine gröſsere Zahl solcher Beispiele gesammelt. Ich behandle in diesem Augenblicke eine Kranke, bei welcher oft täglich gegen 7 Berliner Quart Harn abgeht, während sie etwa 4 Quart Getränk und flüssige Nahrung zu sich nimmt. Uebrigens findet man diese Quantität des Getränkes häufig bei derselben Kranken nicht immer gleich beständig. Ja es giebt Fälle, wo die Quantität des Harns die Quantität des Getränkes und der genossenen flüssigen Nahrungsmittel gar nicht, oder doch nur sehr geringfügig übersteigt, und so weit meine Erfahrung reicht, darf ich behaupten, daſs die Quantität des gelassenen Urins bei weitem in den meisten Fällen in einem graden Verhältnisse steht, zu der Quantität der genossenen flüssigen Nahrungsmittel und Getränke. Was die anderweitigen Eigenthümlichkeiten des diabetischen Harnes anbetrifft, so ist sein Ansehen gewöhnlich sehr blaſs und klar; sein Geruch und sein Geschmack süſslich, und ohne alles laugenhafte, und wenn er aufbewahrt wird, geht er in kurzer Zeit in die saure Gährung über. Endlich ist noch zu bemerken, daſs im letzten Zeitraume der Krankheit, beim Eintreten der Colliquation, der Harn oft wieder eine ganz veränderte Beschaffenheit, ein trübes Ansehen, Vorhandensein von ammoniakalischen Bestandtheilen, Harnstoff und Mangel an Zuckerstoff erkennen läſst, was unbedenklich mit dem Colliquationszustande in Beziehung steht. In einigen Fällen findet man auch wohl als secundäre Erscheinung Fehler der Harnausleerung, und vorzugsweise Unvermögen den Harn zu halten. Es tritt dieser Umstand besonders bei vorgerückten Krankheitsfällen und bei ältern Personen ein. Ich habe es auch einige Male beobachtet, daſs eine augenblickliche Verminderung der Harnabsonderung sofort wassersüchtige Anschwellungen zur Folge hatte, und dafs diese sofort wieder verschwanden, wenn die Steigerung der Harnabsonderung sich wieder einstellte.

2) An die oben besprochene veränderte Harnabsonderung knüpft sich eine Beschränkung anderweitiger Secretionen. Die Darmausleerungen werden sparsam. Häufig findet man grofse Massen von Darmkoth im Unterleibe angesammelt. Ich leerte bei einem Kranken einstmals einen halben Eimer harter Fäces aus. Fast immer findet man den Stuhlgang hart, und ausgezeichnet durch einen multrigen gar nicht fäculenten Geruch.

Die Hautabsonderung ist in einem hohen Grade beschränkt; die Haut trocken, spröde, die Oberhaut zum kleienartigen Abschilfern geneigt. Ein hervorgerufener Schweifs wirkt gewöhnlich auf die Beschränkung der Harnabsonderung. Bei einem Kranken, dem ich längere Zeit Dampfbäder gebrauchen liefs, bemerkte ich diese Zeit hindurch eine Verminderung der Harnabsonderung.

3) Zu den genannten Symptomen tritt ferner ein hervorstechendes Mitleiden des Digestionsapparates.

Die erste Berücksichtigung verdient hier der vermehrte Durst. Fast ohne Ausnahme leiden alle Kranke an einem quälenden Durste, der sie bis zum Verschlingen gröfserer Quantitäten von Getränk antreibt. Oft erreicht die dadurch hervorgerufene Pein einen fast unglaublichen Grad, und nicht minder grofs ist die Quantität des Getränkes, welches die Kranken täglich zu sich nehmen. Aufserdem, dafs gegen den Zeitraum der Colliquation der Durst gewöhnlich bedeutend vermindert wird, giebt es auch Fälle, wo er von Anfang an weniger stark ausgesprochen ist. Gewöhnlich steht dann auch die Quantität der Harnabsonderung zurück, während die Fehler seiner Mischung besonders hervortreten. Diese Fälle sind aber immer nur als Ausnahmen von der Regel zu betrachten.

Zu dem quälenden Durste gesellt sich in vielen Fällen ein peinigender Hunger, ja öfter eine krankhafte Frefsgier. Bei vielen Kranken ist dieser Hunger nur von Zeit zu Zeit hervorstechend und peinigend.

Oft klagen die Kranken über eine schmerzhafte brennende Empfindung in der Magengegend, und ich habe mehrere Male durch Brechmittel eine sehr grofse Quantität einer scharfen, penetrant sauern bräunlichen Flüssigkeit ausgeleert. Bei vielen Kranken offenbart sich auch häufiger ein saures Aufstofsen. Bei vielen findet man ein häufiges Auswerfen eines zähen schaumigen und sauren Speichels; einen dem scorbutischen ähnlichen Zustand des Zahnfleisches; bei einigen wohl gar ein Lockerwerden und Ausfallen der Zähne; quälende und oft wiederkehrende Zahnschmerzen waren mir bei einem Kranken besonders auffallend. Die Zunge ist gewöhnlich mit einem verschiedentlich geartetem Ueberzuge bedeckt, bald ganz rein und sehr hochroth, bald glänzend schwarz beobachtet worden. Bei einem meiner Kranken, der ganz besonders viele penetrant saure Magencontenta durch Brechmittel entleerte, waren die Papillen wie steife bräunlich gefärbte Borsten in die Höhe gerichtet. Uebler Geruch aus dem Munde, ein süfslicher Geschmack und ein übelriechender Athem sind bei vielen, aber bei weitem nicht bei allen Kranken gefunden worden.

4) Eine andere Symptomengruppe läfst sich auf ein bedeutendes und eigenthümliches Mitleiden des Nervensystems beziehen.

Das Gefühl der Ermattung und Entkräftung steht hier oben an, was gewöhnlich schon in der frühern Periode der Krankheit, wenn auch nur geringfügiger, sich einstellt. Ein Kältegefühl in den Unterextremitäten und der Lumbargegend, so wie ein vorstechendes Schwächegefühl dieser Theile, besonders der Waden, gesellt sich bald hinzu.

Im weitern Verlaufe der Krankheit stellen sich schmerzhafte Empfindungen ein, besonders in den Schenkeln und Waden, im Kreuze, aber auch in andern Theilen des Körpers, und wie vorhin bemerkt worden ist, beobachtete ich diese Schmerzen bei einem Kranken ganz besonders in den Zähnen. Einige Kranke verglichen den Schmerz mit Knochenschmerzen, andere bezeichnen ihn mehr als einen ziehenden Schmerz.

Eine besonders zu beachtende und merkwürdige Erscheinung stellt sich dar in der Verminderung oder gänzlichen Aufhebung des Geschlechtstriebes. Es ist dieses Symptom von vielen Aerzten beobachtet worden. Bei den männlichen Kranken, die ich bis jetzt zu beobachten Gelegenheit hatte, fand ich es constant, und bei einem derselben unverkennbar mit einer Einschrumpfung der Hoden und des männlichen Gliedes in Verbindung gestellt. Bei den meisten Kranken findet man ferner eine eigenthümliche heisere und feine Veränderung der Stimme. Bei einigen ist mir dieses Symptom aber nicht aufgefallen.

Gegen die letzte Zeitperiode der Krankheit gesellen sich auch hin und wieder Lähmungszufälle der Blase und anderer Theile, wie es mir scheint aber am häufigsten schwarzer Staar hinzu. Ich habe jetzt einen Mann und eine Frau am Diabetes mellitus in Behandlung. Den ersteren beobachte ich bereits seit 4 Jahren, habe momentane Besserungen wiederholentlich bei ihm erlangt, die aber niemals Bestand gehalten haben. Seit einem halben Jahre ist er auf einem Auge ganz, auf dem andern gröfstentheils amaurotisch erblindet, während sich zugleich auf beiden Augen eine Verdunkelung der Krystallinse ausbildet.

Endlich ist auch die Gemüthsstimmung der Diabetischen zu beachten, die gewöhnlich sehr deprimirt ist, und sehr zur Traurigkeit hinneigt.

5) Dafs bei der in Rede stehenden Krankheit nicht minder der allgemeine Vegetationszustand des ganzen Körpers ein ganz wesentliches Mitleiden aussprechen müsse, kann keinem Zweifel unterliegen. Bei den meisten Kranken offenbart sich im Verlaufe des Uebels ein allgemein cachektischer Zustand, der gewöhnlich gleichen Schritt hält mit der Abmagerung des ganzen Körpers. Beide Umstände treten jedoch nicht immer gleich grell hervor. Insbesondere kann ich, durch öftere Beobachtung belehrt, behaupten, dafs die Abzehrung nicht immer mit den übrigen Symptomen der Krankheit in Verhältnifs steht; dafs sie in einigen Fällen erst später bedeutend bemerkbar wird: wie denn überhaupt der Diabetes mellitus in einigen Fällen eine sehr langsame Progression mit sich führt. Die Frau, die ich eben jetzt behandle, ist nahe an 70 Jahre alt, leidet bereits seit Jahren am Diabetes, und hält sich noch immer in einem leidlichen

Zustande. In andern Fällen schreitet die Krankheit freilich schneller vor, bedingt wassersüchtige Anschwellungen, allgemeine Wassersucht, secundäre Lungenschwindsucht. Immer führt sie gegen das Ende einen allgemeinen Colliquationszustand herbei. Bevor es aber dahin kommt, offenbaren sich als Reflexe des allgemeinen Leidens der Vegetation häufiger chronische Hautaffectionen unter der Form von Flechten, oder anderer Ausschläge als mehlartige Abschuppung der Oberhaut, und in einer dünnen und pergamentartigen Entartung derselben. Besonders werden dergleichen exanthematische Eruptionen auch an der Vorhaut beobachtet.

Aufserdem treten gegen das Ende der Krankheit alle Zufälle ein, welche sonst auch unter andern Umständen den Colliquationszustand begleiten.

6) Die Beschaffenheit des Blutes ist endlich noch als Kennzeichen des Diabetes so wie zur Erklärung seines innern ursächlichen Verhältnisses in Betracht gezogen worden. Die Erfahrung hat indefs über das Vorhandensein des Zuckerstoffes im Blute noch nichts Zuverläfsiges festgestellt. *Dobson*, *Cullen*, und neuerlich *Zipp* (*Hufeland's* Journal. B. 65. St. 7.) haben einen süfslichen Geschmack desselben wahrgenommen, während die chemische Analyse bis jetzt das Vorhandensein des Zuckerstoffs nicht nachgewiesen hat. Aufserdem fand man das Blutwasser trübe und molkigt. *Rollo* fand, dafs das Blut von Diabetischen, wenn es längere Zeit aufbewahrt ward, nicht leicht in Fäulnifs überging, sondern eine käsigte Gestalt an der Oberfläche bekam, und nach und nach wie eine resinöse Masse ohne Fäulnifs austrocknete. Es würde für die Erforschung des Wesens der Krankheit in der That von der gröfsten Wichtigkeit sein, wenn die Beschaffenheit des Blutes genügender erforscht wäre, als dies bis jetzt geschehen ist. *Peter Frank* hat süfsen Schweifs, andere haben einen süfsen Geschmack des Speichels und des Lungenauswurfes wahrgenommen, und daraus auf eine gleiche Beschaffenheit des Blutes geschlossen.

7) Was endlich die anatomischen Kennzeichen der Harnruhr betrifft, so haben die zahlreich vorgenommenen Leichen-

öffnungen eine konstante Abweichung nicht erkennen lassen. Man fand häufig die Nieren weich, schlaff, schwammig, welk und zusammengefallen; bald aber auch widernatürlich vergröfsert, mit dicken knorpeligten Häuten überzogen, oder fast ganz aufgezehrt. Ein ander Mal waren die Nieren im unverletzten Zustande. Wieder ein ander Mal die Harngänge bedeutend erweitert, die Blase organisch erkrankt. Keine einzige Veränderung in den Harnwerkzeugen ist aber konstant gefunden worden.

Aufserdem sind häufiger Veränderungen in der Leber, der Milz, dem Gekröse, vorzüglich auch in den Brustorganen gefunden worden. Man hat einen moschusartigen Geruch in den Leichen wahrgenommen, eine besondere Schlaffheit der Muskeln und des Zellgewebes, letzteres auch gallertartig erweicht gefunden, u. dgl. m. Alles dieses führt zu der Annahme, dafs diese Obductionsresultate mehr zufällige Folgen oder Complicationen, als wesentliche ursachliche Beziehungen zum Diabetes nachweisen. Uebrigens hat *v. Stosch* in seinem schätzbaren Werke über die Harnruhr im 6ten Cap. die mannigfaltigen Ergebnisse der Leichenöffnungen ausführlicher gesammelt und gewürdigt.

Was nun die zeitliche Entwickelung und den Verlauf des vorhin in seinen Hauptzügen dargestellten Krankheitsbildes anbetrifft, so bildet sich die Harnruhr gewöhnlich allmählig aus, und steigert sich bis zu einer Consumtionskrankheit, die mit einem Colliquationszustande und allgemeiner Abzehrung endet. Ihr Verlauf ist der Regel nach ein chronischer, gewöhnlich auf mehrere Jahre ausgedehnter, höchst selten ein acuter. Einige Beobachter gedenken jedoch eines acuten Verlaufs der Harnruhr. *Dobson* (bei *Rollo*) beobachtet Fälle, wo in einem Zeitraume von 5 Wochen die Krankheit einen tödlichen Ausgang machte. *Oosterdyk* (Haarlemer Abhandlungen im Anhange des 12. Bds. S. 30 und in *Horn's* Archiv für mediz. Erf. Bd. 2. Hft. 2. S. 1065) behandelte eine Harnruhr, die so acut war, dafs sie nur einige Tage dauerte, und dann einen tödlichen Ausgang machte.

Sehr oft dauert sie eine Reihe von Jahren fort, und steigert sich sehr langsam zu dem Grade, wo sie Schwindsucht, Wassersucht, den höhern Grad der Abzehrung, und einen endlichen Colliquationszustand herbeiführt. Einige Schriftsteller erwähnen auch einer intermittirenden Harnruhr. Merkwürdig ist der von *Hufeland* mitgetheilte Fall einer Harnruhr, die eine Frau jedesmal während der Schwangerschaft befiel, und nach der Entbindung wieder verschwand (*Hufeland's* Journal. Bd. 65. St. 7. S. 31). *Borrich* (Miscell. N. 6. Dec. 1. Ann. 2. Obs. 167.) beobachtete eine periodische Harnruhr: die Krankheit war nur drei Tage im Monate zugegen.

Medicus (Geschichte der period. K. T. 1. S. 161) erzählt, dafs *Willis* eine tägliche, *Camerarius* einen acht und vierzehntägigen, *Bartholin* und *Mead* einen monatlichen Typus der Harnruhr beobachtet haben. In wie weit jedoch diese Fälle dem Diabetes mellitus angehören, ist schwer festzustellen. Eine Hinneigung zum intermittirenden Typus, jedoch mehr verharrend in den Grenzen einer ungeregelten periodisch wiederkehrenden sehr bedeutenden Remission, beobachtete ich bei der schon früher erwähnten alten Frau, wo die Exacerbationen sich jedes Mal mit einem grofsen Hunger und einem quälenden Durste ankündigten, und gewöhnlich des Nachts ihren Anfang nahmen.

Die Aetiologie der Harnruhr ist trotz vielfacher verdienstlicher Bestrebungen der Aerzte bis jetzt sehr wenig aufgeklärt, so dafs die ursachlichen Beziehungen dieser Krankheit in der That noch immer sehr im Dunkeln liegen. Dafs eine bestimmte körperliche Anlage die Ausbildung des Diabetes begünstige, ist erfahrungsmäfsig nicht genügend festgestellt. Wenn *Rondelet, Thomas, P. Frank, Brisbane, Prout* eine erbliche Disposition beobachtet haben wollen, so ist dieses durch spätere Erfahrungen doch nicht genügend erwiesen. Keine besondere Körperconstitution begünstigt entschieden die Ausbildung der Harnruhr. Man fand sie bei vollblütigen und säftearmen, starken und schwachen Menschen. Jedoch scheint eine sogenannte venöse Vollblütigkeit und die Plethora abdominalis in einer häufigeren Causalbeziehung mit derselben zu stehen. Auch das Geschlecht entscheidet nichts. Zwar behaupten viele Schriftsteller, sie werde seltener bei Weibern beobachtet; bei genauerer Vergleichung scheint dies aber nicht der Fall zu sein. Ich habe sie unter fünf von mir beobachteten Fällen drei Mal bei Weibern gefunden. Am häufigsten wird sie zwar nach dem mittleren Lebensalter wahrgenommen; man hat sie aber auch bei Kindern von 12 Jahren, jungen Leuten und sehr alten Personen beobachtet, so dafs auch das Alter über die besondere Anlage nichts zu entscheiden scheint. Dasselbe gilt von der Lebensweise: denn sie befällt Arme und Reiche, bei sparsamer und schlechter Kost so gut wie bei einer wohl besetzten Tafel. Dafs jedoch eine die Verdauungsorgane und die Harnwerkzeuge schwächende Diät und Lebensweise diese zu den relativ schwächeren und für die Krankheitsbildung am meisten empfänglichen Theilen machen könne, unterliegt keinem Zweifel. In wie fern die Verschiedenheit des Klima's auf die Erzeugung der Harnruhr Einflufs übe, ist durch Thatsachen noch nicht festgestellt. Die Hämorrhoidalkrankheit, die Gicht und organische Krankheiten der Unterleibsorgane, scheinen übrigens noch am häufigsten die Bildung derselben zu begünstigen. Unter den mannigfaltigen Gelegenheitsursachen, welche die Bildung der Harnruhr anregen sollen, sind nach vorliegenden Erfahrungsthatsachen folgende die häufigsten und gewöhnlichsten. Die Erkältung wird ohne Zweifel häufiger die Ursache für das Auftreten der Harnruhr, wenigstens lehrt die Erfahrung, dafs nach vorhergegangener Erkältung häufiger die Ausbildung der Harnruhr ihren Anfang nimmt. Auf welche Art und Weise die Erkältung aber die Harnruhr erzeuge, und welche speciellen Umstände dabei zusammen wirken müssen, das ist erfahrungsmäfsig noch nicht erkannt.

Die Diät und die Lebensweise werden nächstdem am häufigsten für die Ursache der Harnruhr gehalten. Aber auch hierüber hat die Erfahrung noch nichts Genügendes festgestellt. Wäre eine zu weit geführte vegetabilische Kost die Ursache der Harnruhr, so würde sie weit häufiger gefunden werden müssen, als dieses wirklich der Fall ist. Auch haben die an Thieren angestellten Versuche eine solche Annahme nicht gerechtfertigt. Dagegen ist wohl anzunehmen, dafs der übermäfsige Genufs eines jungen sauren

Weines

Weines oder des Bieres theils durch Schwächung der Harnwerkzeuge, theils durch eine krankhafte Veränderung des Verdauungsprozesses die Disposition zur Ausbildung dieser Krankheit bedeutend steigern könne, wie dasselbe ebenfalls von einer sitzenden Lebensweise angenommen werden darf. Dafs anhaltende Geistesanstrengungen vorzüglich geeignet sein sollen, die Harnruhr zu erzeugen, wie dies von einigen Schriftstellern angeführt wird, läfst sich in der Erfahrung nicht nachweisen. Wenigstens giebt die Vergleichung der in den Schriften der Aerzte mitgetheilten Krankheitsfälle ein solches Resultat nicht. Weit mehr läfst sich dieses von deprimirenden Gemüthsaffecten sagen, wenn sie als Sorge, Kummer und Gram lange Zeit fortbestehen.

Organische Krankheiten des Gehirns, des Rückenmarks und des Nervensystems scheinen in der That in mehreren Fällen mit der Harnruhr in einer ursachlichen Beziehung gestanden zu haben, wie dieses aus mehreren Leichenöffnungen zu folgern ist. Auch werden organische Krankheiten des Unterleibes, besonders der infarctöse Zustand, mit Recht beschuldigt. Man sah die Harnruhr auf Wechselfieber folgen, mit Aufschwellungen der Leber u. s. w. verbunden. Auch der Wurmreiz ist beschuldigt worden. Vielleicht kommt derselbe aber vorzugsweise beim Diabetes insipidus in Betracht. Dafs die Onanie und Ausschweifungen in der Geschlechtslust sowohl als prädisponirende Momente, so wie als wirkliche Gelegenheitsursachen der Harnruhr in Betracht kommen müssen, kann bei der nahen Beziehung zu den Harnwerkzeugen keinem Zweifel unterliegen. Am häufigsten kommen aber auch Metastasen in Betracht, wie denn die Harnruhr überhaupt mit dyscrasischen Zuständen in einer ursachlichen Beziehung zu stehen scheint. Die Gicht, die Syphilis, die Scrophelkrankheit, so wie die chronischen Ausschläge kommen hierbei am meisten in Erwägung. *Reil* berichtet von einer Frau, die in dem Bette ihres harnruhrkranken Mannes schlief, und die von allen Symptomen der Krankheit befallen ward, später jedoch geheilt worden ist. Ob sich hieraus eine Ansteckung folgern läfst? der Fall steht in der That zu vereinzelt da. Der Bifs einiger Schlangen, besonders Coluber, Dipsas soll die Krankheit erregen (*Aëtius* Tetrab. serm. I. Cap. 22.), und daher schreibt sich auch die Benennung Morbus dipsacus. Andere Schriftsteller widersprechen indefs dieser Behauptung.

Aus dem bisher Gesagten geht hervor, dafs sowohl zur Begründung der Anlage, als zur wirklichen Erzeugung der Krankheit sehr verschiedenartige Ursachen zusammen wirken können, und dafs es darum unmöglich wird, aus solchen die bestimmte Veränderung des Lebensprozesses zu folgern, welche der Harnruhr zum Grunde liegt, und eben so wenig mit Sicherheit zu bestimmen, ob diese Veränderung angesprochen werden müsse als eine einfache örtliche Affection der Nieren, oder als ein Allgemeinleiden der gesammten Vegetation, von welchem die krankhafte Harnabsonderung nur als Folge hervortrete. Eben so wenig ist bis jetzt durch die Erklärung der Symptome ein sicheres Grundverhältnifs ermittelt worden, und darum bewegt sich unsere Ansicht vom Wesen der Harnruhr nur im Kreise der Hypothesen. Seit den ältesten Zeiten ist eine grofse Zahl derselben aufgestellt worden, von denen ich nur die wichtigeren kurz andeuten werde. Eine ausführlichere Zusammenstellung der verschiedenen ältern Ansichten über das Wesen der Harnruhr, findet man übrigens bei *Knebel* in dessen Materialien zur practischen und theoretischen Arzneiwissenschaft. Bd. 1. Abth. 2. S. 98—210.

Die am meisten beachtenswerthen Hypothesen über das Wesen der Harnruhr scheinen mir aber zu sein, die von *Rollo, P. Frank, Dreyfsig, Creutzwieser, Haase, Hufeland* und *v. Stosch* aufgestellten.

Rollo sagt (im ang. Werke, S. 387), die Harnruhr ist eine krankhaft vermehrte Action des Magens, eine davon herrührende übermäfsige Absonderung und Verderbnifs des Magensaftes, die sich durch Säure und einen übermäfsigen Appetit zu erkennen giebt. Die directe Folge dieses Zustandes ist Entwickelung des Zuckerstoffes aus den Nahrungsmitteln. Es fehlt an thierischer Assimilation. Der Zuckerstoff im Milchsafte wird im gesunden Zustande weiter verändert; hier bleibt er unverändert, und wird als eine fremde Substanz abgeschieden. In der Folge entstehen

Fehler der Organisation, die die Wiederherstellung unmöglich machen. Es ist möglich, daſs ein Prozeſs der Zuckerbildung im Magen statt finde, und in der Harnruhr mehr Zuckerstoff von den Pflanzenspeisen abgeschieden werde, als im gesunden Zustande. Die vermehrte Urinabsonderung ist die Folge der überspannten Thätigkeit des Magens, die sich den Nieren mittheilt. Weder die Wassererzeugung in den Lungen, noch die Einsaugung der Haut, hat Theil daran, indem die Quantität des Urins dem Getränke immer angemessen gefunden wird.

P. Frank (siehe dessen Epitome) sucht eine Analogie zwischen der Hundswuth und der Harnruhr nachzuweisen, nimmt die Erzeugung eines eigenen Giftes an, welches sich unter Begünstigung gewisser Umstände entwickelt, und durch seinen Reiz einen Exceſs der Thätigkeit des ganzen Saugadersystems veranlaſst. Hieraus sucht er alle Symptome der Harnruhr zu erklären, als den Durst, den Hunger, die Trockenheit des Mundes, den schnellen Uebergang des noch rohen Milchsaftes aus dem Darmkanale in das Blut, die vermehrte Einsaugung der Saugadern, den Zufluſs der Säfte zu den Nieren, u. s. w.

Creutzwieser stellt folgende Ansicht auf (siehe dessen unten angef. Dissert.). Er unterscheidet den Diabetes spasticus und torpidus. Der erste soll eine erhöhte Reizbarkeit der Nieren voraussetzen, der letztere auf Erschlaffung der Nierengefäſse beruhen. Die Harnruhr selbst ist nach ihm eine lymphatische Nierenschwindsucht, der Schleimlungenschwindsucht sehr ähnlich. Alles was die Nieren in eine heftige Reizung setzt, und den Säftezufluſs nach denselben begünstigt, schwächt die Ernährung, in so fern alle nährenden Stoffe nach den Nieren gelockt werden. Hieraus erklärt er den honigartigen Geschmack des Urins, weil er mit nährenden Theilen angeschwängert sei; hieraus auch die Abmagerung und das Zehrfieber. Auch die seröse Beschaffenheit des Blutes, so wie die häufiger gefundenen Anschwellungen der Unterleibsorgane, sucht er hieraus zu erklären.

Haase (die chronisch. Krankh. Bd. 3. S. 354) stellt folgende Theorie auf. Das erste Moment für die Bildung der Harnruhr ist die Erzeugung der Hyperoxydation der Magen- und Darmsäfte, meistens als Folge der Stockungen und Verhärtungen wichtiger Unterleibsorgane. Diese Säfte wirken zunächst als dynamische Schädlichkeit so ein, dafs sie die Resorption in den Digestionsorganen wie in der Haut lebhafter macht. Sie reizt aber auch die Nieren, und verstärkt nach Art der jungen sauren Weine die Urinabsonderung bedeutend. Bis dahin ist die Harnruhr eine rein dynamische Krankheit; hier ist auch die Grenze zwischen Diabetes insipidus und mellitus. Hier ist auch noch die Heilung möglich. Im weiteren Verlaufe tritt das chemische Moment hervor. Die Harnruhr wird nun eine dynamisch chemische Krankheit. Der Zuckerstoff entwickelt sich durch die prädominirende Säure der Darmsäfte aus den vegetabilischen Nahrungsmitteln auf ähnliche, wenn nicht vielleicht auf dieselbe Weise während der Digestion, wie er aus dem Amylum durch eine chemische Operation geschieden werden kann. Daher finden wir auch den schon abgeschiedenen Zuckerstoff im Blute, im Serum, im Speichel, u. s. w., auf ähnliche Weise wie beim Icterus eine gelbe Farbe. Der Urin aber besitzt die Fähigkeit diesen Zuckerstoff zu lösen und auszuführen.

Dreyfsig (Handwörterbuch der medizin. Klin. Bd. 2. S. 378) sieht die Harnruhr als eine ursprünglich örtliche Krankheit der Nieren an, deren Dynamik nicht blofs in Rücksicht ihrer Quantität, sondern auch ihrer Qualität von der Normalbeschaffenheit abweicht. Aus dieser Ursache nimmt er einen doppelten Charakter der Harnruhr an, den des Typhus und der Lähmung, wobei dann zugleich eine qualitative Abweichung gleichzeitig statt findet.

Der verehrte Veteran der deutschen Aerzte, Herr Staatsrath *Hufeland* (Journ. d. prakt. Heilk. Bd. 65. St. 1. S. 39) sagt, die nächste Ursache der Harnruhr ist eine eigenthümliche Umänderung des chemischen Prozesses in den Nieren, wodurch aus den chylösen Stoffen Zucker mit Aufhebung anderer gewöhnlicher Bestandtheile des Urins erzeugt wird (wahrscheinlich auf ähnliche Weise, wie aus mehligten Stoffen durch Säure), wozu aber, eben durch diese chemische Umänderung des Organs, eine gewisse Affinität und Wahlanziehung desselben zu dem chylösen Zuckerstoff des Blutes gesetzt ist, vermittelst welcher derselbe, und also der Nahrungssaft dem Blute entzogen wird.

v. Stosch (Versuch einer Pathologie und Therapie des Diabetes mellitus) hat eine der scharfsinnigsten Theorien aufgestellt, die bisher über diese Krankheit erdacht worden sind. Er setzt das Wesen oder die nächste Ursache der Harnruhr in eine Lähmung der venösen Resorption, oder nach ihm in eine mehr oder weniger verbreitete Lähmung des negativen Factors des automatischen Nervensystems, in so fern dasselbe der Chylification vorsteht. Die Krankheit gehört nach seiner Ansicht zur Gattung der Tabes nervosa. Das Venensystem ist recht eigentlich für die Resorption des durch organische Schmelzung und Verflüssigung hyperanimalisirten Stoffes bestimmt zu betrachten, welcher zum grofsen Theil zur Animalisation des Chylus in der thierischen Oekonomie erforderlich ist. Beim Mangel desselben im Blute tritt eine unvollständige Animalisation und Hyperoxydation des Chylus, und dadurch eine entsprechende Veränderung in der Blutmischung ein. Der Chylus kann nicht in Blut verwandelt werden, bleibt vielmehr für dasselbe ein roher excrementitieller Stoff, welcher durch die Harnwerkzeuge ausgeschieden wird. Hieraus folgt der Mangel an Harnstoff und das Vorhandensein des Zuckerstoffes im Urin, ferner die Abzehrung und die allgemeine Cachexie. Auch die anderweitigen Symptome der Harnruhr sucht *v. Stosch* aus den Hauptgesichtspunkten seiner Theorie der Lähmung eines Theiles des Ganglienнervensystems, der krankhaften Venenthätigkeit, dem Mangel an hyperanimalisirten Stoffen im Blute auf eine höchst scharfsinnige Weise zu erklären, welche Erklärungen aber hier nicht wiedergegeben werden können. Es liegt dieser Theorie die Hypothese von einer Spaltung des automatischen Nervensystems in einen negativen und positiven Factor zum Grunde, wofür die weitern Beweise auf dem Wege der Erfahrung erst aufgefunden werden müssen.

Ich habe fünf Krankheitsfälle bisher mit Sorgfalt beobachtet, und zwei liegen noch meiner Beachtung vor, und die Deutung der wahrgenommenen Thatsachen hat mir zunächst gezeigt:

a) Dafs die Harnruhr aus einer Verstimmung der Digestionsorgane ihren Anfang nehme.

b) Dafs der Zustand der Digestionsorgane mit der Abweichung der Urinsecretion in einem steten Gleichverhältnisse bleibe, steige und falle.

c) Dafs insbesondere die Quantität des gelassenen Urins der Regel nach im Gleichverhältnisse mit der genossenen Flüssigkeit bleibe, vorzüglich also mit dem Durste steige und abnehme, und in ersterer Beziehung erst auf den Durst folge.

Die Harnruhr beginnt daher nach meinem Dafürhalten von einer dynamischen Verstimmung der Digestionsorgane, und wie es scheint vorzugsweise der Organe der Oberbauchgegend, welche Verstimmung von den verschiedenartigsten Ursachen hervorgerufen und unterhalten werden kann. Die krankhafte Aeufserung des Appetits, der krankhaft gesteigerte Durst, eine unbehagliche Empfindung in den Präcordien, eine veränderte Absonderung des Magen- und vielleicht auch des Darmsaftes, so wie der Galle und des pankreatischen Saftes, eine chemisch vitale Abweichung in der Digestion und Chymification, und wie es scheint eine bedeutende Steigerung des Resorptionsvermögens der Magenvenen und vielleicht der ganzen Magenfläche, sind hieran als unmittelbare Folgen geknüpft, und legen den Grund dazu, der Chylification und Sanguification einen entsprechenden eigenthümlichen Charakter mitzutheilen.

Als unmittelbare Folgen dieser Verstimmung treten aber hervor die beschränkte peripherische Thätigkeit der Haut, die antagonistisch beschränkte Thätigkeit des untern Theiles des Darmkanals, die Verletzung des ganzen Gemeingefühls und die gesteigerte Anregung der Nierenthätigkeit, welche sich theils aus der peripherischen Beschränkung der Secretionen, vorzüglich aber aus dem innigen Consensus zwischen Magen und Nieren erklärt. Erst allmälig steigt die Progression des auf diese Weise eingeleiteten Krankheitsprozesses bis zu der Stufe, wo dem gesammten Digestionsvorgange ein überwiegend fremdartiger (vegetabilischer) Charakter aufgedrückt worden ist, mit welchem Zeitpunkte denn auch das Vorhandensein des Zuckerstoffs im Urin, so wie in den Säften überhaupt, in die Erscheinung tritt.

Die gesteigerte Thätigkeit der Nieren, die schon frühzeitig ihren Anfang genommen hatte, theils durch die nahe Beziehung zum Magen, theils als ausgleichendes Mittel für die peripherisch beschränkten Secretionsvorgänge, wächst inzwischen ebenfalls zu einer habituellen Affection. Der Bestimmung gemäfs führt der Urin das Caput mortuum des Lebensprozesses aus, was jedesmal dem Charakter der gesammten Vegetation entsprechen wird, im normalen Zustande ein Vorwalten alkalischer Stoffe, jetzt aber dem Charakter der Chymification, Chylification und Sanguification entsprechend, ein Ueberwiegen vegetabilischer Stoffe und der Säure offenbart, wobei die verschiedensten Abstufungen gefunden werden. Die allgemeine Cachexie, die Abzehrung, die Aufhebung der Geschlechtsfunction, die hin und wieder beobachteten Lähmungen u. s. w., treten als die äufsersten Endpunkte in der Progression des Krankheitsprozesses ein.

Nach meiner Ansicht schliefst demnach das Wesen der ausgebildeten Harnruhr drei Elemente in sich:

a) Die ursprüngliche und bis jetzt unbekannte sowohl qualitativ als quantitativ anzusprechende dynamische Verstimmung in den Organen der Oberbauchgegend, vorzüglich des Magens.

b) Den mit einer fehlerhaften Digestion beginnenden, durch die Chymification, Chylification und Sanguification sich fortspinnenden abweichenden Charakter der Vegetation, der in übermäfsiger Acescenz und vorwaltender Vegetabilität zu bezeichnen sein dürfte.

c) Die habituell gewordene veränderte Vitalität der Harnwerkzeuge, wenn gleich an das erste Element geknüpft, erlangt jedoch im Verlaufe der Krankheit eine Selbstständigkeit, die bei der Behandlung eine Beobachtung verdient.

Ich mufs mich begnügen, diese kurze Andeutung gegeben zu haben, da eine gründliche Auseinandersetzung dieser Ansicht der beschränkte Raum nicht gestattet.

Die Vorhersage ist in der Harnruhr durchaus sehr ungünstig, denn fast ist es zu bezweifeln, ob ein sicheres Beispiel vorhanden sei, dafs ein Diabetes mellitus dauerhaft geheilt wurde. Dagegen hat mich die Erfahrung gelehrt, dafs scheinbare Heilungen, darstellende bedeutende Besserungen bei einer umsichtigeren Behandlung häufiger erzielt werden können, und dafs man es in vielen Fällen vermag, den Kranken längere Zeit hindurch in einem erträglichen Gesundheitszustande zu erhalten. Zu diesen scheinbaren Heilungen mögen auch die meisten der in den ärztlichen Schriften mitgetheilten gelungenen Heilungen gehören.

Je frühzeitiger die Krankheit erkannt und einer sorgfältigen ärztlichen Behandlung unterworfen wird, je mehr kann man hoffen: wogegen die veralteten und bis zu einem höhern Grade der Ausbildung gelangten Krankheitsfälle, nach dem jetzigen Stande der Erfahrung, immer früher oder später einen unglücklichen Ausgang herbeiführen.

Auf der Stufe des Diabetes insipidus ist die Krankheit, wenn die von einigen Schriftstellern mitgetheilten Fälle ihre Richtigkeit haben, öfter geheilt worden. Selbst bei den anscheinend gelungenen Heilungen mufs man immer auf Rückfälle gefafst sein, wie mir dieses in meiner eigenen Praxis begegnet ist. Zu beachten ist auch, dafs häufiger gegen das Ende der Krankheit, vor dem Tode, der Harn beim Diabetes mellitus aufhört süfs zu sein, und bei dem insipidus seine Quantität sehr vermindert wird. Die allgemeine Colliquation, und die öfter hinzutretenden anderweitigen Ausleerungen, so wie die Wassersuchtsbildung, die häufiger beobachtet wird, scheinen hierbei einen Einflufs zu üben. Dafs man übrigens und bei der Möglichkeit der Entfernung der Gelegenheitsursachen, so wie bei den günstigsten äufsern Verhältnissen von einer ärztlichen Behandlung etwas erwarten kann, läfst sich bei den hier obwaltenden Umständen leicht folgern.

Die Kur der Harnruhr stützt sich dem bisher Gesagten zu Folge auf eine höchst unsichere Basis, so lange wir nicht zuverläfsiger als bis jetzt geschehen ist, das Wesen des zu beseitigenden Krankheitsprozesses erkennen. So lange wir daher die Objekte der Heilung aus Hypothesen entnehmen müssen, so lange müssen wir uns auch der Unsicherheit des rationellen Heilweges bewufst bleiben, und neben demselben der besonnenen empyrischen Kur einen Platz einräumen. Die rationelle Kur verlangt vor allen Dingen die Beseitigung der Gelegenheitsursachen, deren Mannigfaltigkeit oben angedeutet worden ist, und denen mit Rücksicht auf solche begegnet werden mufs. Leider werden diese Gelegenheitsursachen bei der Harnruhr nur seltener erkannt, oder sie sind auch von der Art, dafs sie vorübergehend waren, und kein eigentlicher Gegenstand für die ärztliche Behandlung werden können. In allen diesen Fällen haben wir sofort das Wesen der Krankheit zum Gegenstande unserer Behandlung zu machen. In vielen Fällen ist die Einwirkung auf die Ursachen und das Wesen der Krankheit aber gleichzeitig zu verbinden. Aber gerade in Rücksicht dieses Handelns befinden wir uns auf einem durchaus unsicheren Gebiete. So vielfache Hypothesen über das Wesen der Harnruhr aufgestellt worden sind, so verschieden sind auch die Heilversuche ausgefallen.

Rollo auf seine oben erwähnte Theorie der Krankheit gestützt, giebt folgenden Heilplan an:

Der Kranke werde auf eine Fleischdiät mit Vermeidung aller vegetabilischen Nahrung gesetzt. Dabei gebe man ihm oft zu essen, um seinen Hunger zu stillen. Die Diät werde auf folgende Weise eingeleitet. Morgens Milch mit ⅓ Kalkwasser, oder einen Aufgufs von Thee mit Rindfleischbrühe, Hammelbrühe, Eiern. Zwischen Morgen und Mittag eine Portion Rothwurst aus Fett und Blut. Mittags Fleischbrühe, Fleisch, besonders fettes und ranziges, wenn es der Magen verträgt. Abend wie am Morgen, oder Käse. Zum Getränk Milch, Wasser mit Pfeffermünzthee, worin rohe Eidotter aufgelöset sind. Verlangt der Kranke etwas zur Stärkung des Magens, so kann man Branntwein, Arak, oder Rum mit Wasser oder Milch erlauben. Zugleich läfst man eine Auflösung von 1 Quart geschwefeltes Kali in 4 Quart Wasser aufgelöfst trinken. Später steigt man auf 2 Quart. Wenn sich nun bei dieser Diät zwar der Zuckerstoff im Urin verliert, der Appetit und die Quantität des Harns aber noch grofs bleibt, so gebe man Hydrosulphur ammoniacale mit Mohnsaft und Antimonium, bis die vermehrte Thätigkeit des Magens als Ursache dieser Erscheinung aufhört. Auch die Digitalis purpurea und das Nicotianum, so wie die Tinctura antimonii tartarisata empfiehlt *Rollo* in gleicher Absicht. Desgleichen sind Reizungen in der Nierengegend als Ableitungsmittel zu benutzen; auch ist das Tragen eines wollenen Hemdes auf bloſsem Leibe, und die Einreibung der Haut mit Speck zu empfehlen. Bei einer beharrlichen Durchführung dieser Heilmethode versichert *Rollo* häufiger einen glücklichen Erfolg erlangt zu haben. Wenn auch die Nützlichkeit dieses Kurverfahrens, besonders der Fleischdiät, mehrfach anerkannt worden ist, so hat sich dasselbe doch keinesweges als sicher erwiesen.

Hufeland stellt in Rücksicht der Behandlung der nächsten Ursache bei gehöriger Berücksichtigung der Gelegenheitsursachen zwei Indicationen auf, nemlich eine dynamische Umstimmung in den Nieren, und eine chemische Umänderung der Secretion zu bezwecken. In Beziehung auf die erste Indication sind die Narcotica, und unter diesen das Opium vorzugsweise zu rühmen. Es sind ferner in Anwendung zu bringen diejenigen Mittel, welche specifisch auf die Nieren wirken, und vorzüglich auch Ableitungsmittel, besonders die Ableitung nach der Haut. Rücksichtlich der zweiten Indication ist die Fleischdiät, die Anwendung der frischen Rindsgalle, das Ammonium sulphuratum besonders zu empfehlen, und wo die Kräfte des Kranken es gestatten, dürfte vielleicht eine Hunger- und Salivationskur etwas leisten.

v. Stosch verlangt vor allen Dingen eine umsichtige Behandlung der entfernten Ursachen. Auſserdem stellt er als Heilindication gegen das Wesen der Krankheit auf: die Beseitigung des lähmungsartigen Zustandes des automatischen Nervensystems; die Erhebung der venösen Resorption, und die Berücksichtigung der Abzehrung des Körpers. In ersterer Beziehung nennt er das Ammonium, den Phosphor, die empyreumatischen Oele, die Gummata ferulacea, die Myrrhe, das Terpentinöl, die Canthariden, Helleborus niger, Coloquinten, Aloe, Rhabarber, u. s. w.

Die zweite Indication findet zum Theil ihre Befriedigung in der Ausführung der ersten; zur Entfernung der gröbern pathologischen Produkte nützen aber besonders die Brechmittel. Unter den Mitteln, welche der dritten Indication besonders entsprechen, nennt er die Tonica nervina, die Quassia, die China und das Eisen. Es würde zu weit führen, wenn ich die von den verschiedenen Schriftstellern angegebenen Heilideen hier weiter aufzählen wollte; weiter unten bei der Betrachtung der einzelnen Mittel wird sich hierüber Manches bemerken lassen. Nach der von mir aufgestellten Ansicht von dem Wesen und der progressiven Fortbildung des der Harnruhr zum Grunde liegenden Krankheitsprozesses, dürften folgende drei Indicationen aufzustellen sein:

a) Man suche eine Umstimmung in der Vitalitätsäufserung der Digestionsorgane, besonders des Magens, zu bezwecken. In dieser Rücksicht vertraue ich, nach dem, was mich die Erfahrung gelehrt hat, am meisten den häufiger zu wiederholenden Brechmitteln, der Ekelkur, dem Opium, dem Kupfersalmiak und dem Schwefelantimonium. Manche andere Mittel dürften noch hierher zu rechnen sein.

b) Man wirke dem zur Vegetabilität neigenden Charakter der Digestion und gesammten Vegetation entgegen. Die öftere Ausleerung der Magen- und Darmcontenta durch Brech- und Laxirmittel, die Anwendung der Fleischdiät, die Schwefelmittel, die Alcalien, letztere besonders als Adjuvantia rechne ich hierher.

c) Man beschränke die gesteigerte Nierenthätigkeit durch narkotische Mittel, und besonders durch kräftige Ableitungen. Wasserbäder, Dampfbäder, Vesicatorien in der Nierengegend applicirt, die Salivation, die Anwendung der Abführungsmittel u. s. w., kommen hierbei in Betracht.

Die symptomatische Behandlung wird zugleich nicht aufser Acht gelassen werden dürfen, wie denn auch etwa vorhandene Complicationen berücksichtigt werden müssen.

Nach dem jetzigen Stande unserer wissenschaftlichen Einsicht in das Wesen der Harnruhr ist aber vor allen Dingen erforderlich, dafs die auf die Heilung bezüglichen Erfahrungsthatsachen, da sie zum grofsen Theile eine wissenschaftliche Zusammenreihung bis jetzt nicht gestatten, einzeln für sich gesammelt, und für eine spätere Benutzung aufbewahrt werden. Sie umfassen die empirische Kur gegen diese Krankheit, wobei der Arzt die Auswahl und Anwendung der Mittel immer mit Rücksicht auf ein rationelles Kurverfahren zu bewerkstelligen haben wird. Ich will demnach die bei der Harnruhr gerühmten Mittel hier aufführen, und die gewichtigsten Autoritäten für dieselben angeben.

Das Opium nimmt hier nach allen bisherigen Erfahrungen, wenn auch nicht als zuverläſsiges Heilmittel, doch als Palliativmittel den ersten Platz ein.

So weit meine eigene Erfahrung reicht, ist das Opium dasjenige Mittel, was den Hunger und starken Durst und mit diesem die vermehrte Harnabsonderung am sichersten beschränkt, und dem Kranken eine erträgliche Besserung seines Zustandes giebt. Das Verschwinden des Zuckerstoffes und die vollständige Heilung habe ich damit aber nicht erzielen können. Das Opium muſs aber in groſsen Gaben gereicht werden, wenn es etwas leisten soll, und hierbei ist zu bemerken, daſs die Kranken sehr groſse Gaben ohne alle narkotische Wirkungen ertragen. Nur die Stuhlverstopfung bringt es öfter hervor, und diese muſs man durch andere Mittel zu heben suchen. *Darwin* (Sammlung auserles. Abhandl. z. Geb. f. prakt. Aerzte. Bd. 6. St. 2. S. 293), *Creutzwieser* (Dissertat. de cognosc. et curand. Diabete. Hal. 1794. p. 40), *Rollo* (in dem unten angeführten Werke), *Warren* (Sammlung auserl. Abh. u. s. w. Bd. 25), *Blanc* (Revue médicale. 1825. Mai.), *Heineken* (Salzb. mediz. Zeitung. 1824. Decbr. Bd. 4. und 1825. Bd. 4.), *Tomasini*, *Bailly* (Revue médicale. 1825. Mai.), *Lipp* (*Hufeland's* Journal. Bd. 65. St. 1.), erklären sich für die Wirkung des Opiums, und *Cormick* (Edinburg. Comment. B. 9. T. 2. p. 61), *Werner* (Sammlung auserles. Abh. u. s. w. B. 13. S. 617) und *Bader* (Erholungsstunden eines Arztes. S. 37) besonders in der Form des Pulvis Doweri. Ersterer gab dies Pulver jeden Abend zu 20 Gran, und stieg allmälig so, daſs er nach drei Wochen jeden Abend 70 Gran nehmen lieſs. Nebenbei lieſs er zur Unterhaltung der Leibesöffnung Rheum mit Cremor tartari nehmen. Er berichtet von zweien durch dieses Verfahren bewerkstelligten Heilungen.

Die Brechmittel verdienen ganz unbedenklich einen vorzüglichen Platz bei der Kur der Harnruhr. Schon in den ältesten Zeiten sind sie gegen diese Krankheit empfohlen worden, wie dieses bei *v. Stosch* und *Trnka de Krzowitz* angeführt wird. *Richter* (Mediz. chirurg. Bemerkungen, Bd. 1. S. 76) heilte damit Harnruhrkranke. *Rollo*, *Myers*, *Marryat*, *Houlston*, rühmen dieselben, und ich habe selbst bei einem Kranken eine fast ein halbes Jahr dauernde scheinbare Heilung damit bewerkstelligt. Der Gebrauch der Ipecacuanha in kleinen Gaben, so wie der Ekelkur ist nicht minder zu beachten. Uebrigens müssen die Brechmittel, wenn sie Nutzen stiften sollen, häufiger wiederholt werden.

Die Fleischdiät ist gewifs ein grofses Unterstützungsmittel bei der Kur der Harnruhr. Von ihrer Anwendung war schon beim *Rollo*'schen Kurverfahren die Rede. *Dupuytren* und *Thénard* rühmen sie aufserdem, und *Horn* (Archiv für mediz. Erfahrung. Bd. 22.) beobachtete, dafs der Zucker bald aus dem Urin bei ihrem Gebrauche verschwand. Die meisten Aerzte halten sie nur für eine Beihülfe bei der Kur, und in dieser Beziehung verdient sie ohne Zweifel die gröfste Berücksichtigung.

Der Liquor ammonii sulphurati ist besonders von *Rollo* gerühmt, und später hat *Travenfeld* (Salzburg. mediz. Zeitung. 1826. Bd. 3.) denselben mit gutem Erfolge angewendet.

Andere Aerzte, besonders *Stüller*, wollen schädliche Wirkungen davon beobachtet haben. In jedem Falle ist dieses Mittel wegen seiner heftigen Wirkungen mit grofser Vorsicht zu gebrauchen, da es leicht Schwindel, Uebelkeit, Erbrechen, Leibesverstopfung, Beschleunigung des Pulses u. s. w. hervorbringt. Man giebt es zu 4 — 6 Tropfen in einem halben Glase Wasser täglich 2 — 3 Mal, und steigt allmälig mit der Gabe. Ich habe dieses Mittel mehrere Male ohne entscheidenden Nutzen angewendet.

Die Absorbentia und unter diesen besonders die Aqua calcis und die Magnesia, sind von mehreren Aerzten gerühmt worden. *Willis* (Pharmacopoea rationalis etc. Hag. Comit. 1675. T. I. S. 10. C. III. p. 207) berichtet hierüber von den ältern Aerzten. Aufserdem sprechen von der guten Wirkung des Kalkwassers *Zorn* (Vermischte Beobacht. Würzburg, 1787. S. 33), *Schütz* (*Hufeland's* Journ. B. 12. St. 2. S. 128), *Werner* (Samml. auserles. Abh. z. Geb. f. p. Aerzte. Bd. 13.), *Wilhelm* (*Dreyfsig* Handwörterbuch der mediz. Clinik. Bd. 2. S. 421), *J. Frank* (Ratio institut. clinic. Ticinens.), und von der der Magnesia calcinata *Hufeland* (Journal. Bd. 47. St. 6. S. 117). Das Aderlafs ist bereits von den ältesten Aerzten als ein wichtiges Heilmittel bei der Harnruhr betrachtet und empfohlen worden. In der neuesten Zeit hat *Watt* (Treatise on Diabetes.) eine Reihe von glücklichen Erfolgen seiner Anwendung mitgetheilt, und er rühmt es als das vorzüglichste und einzige Heilmittel. Ohne Zweifel ist es mehr gegen bestimmte entfernte Ursachen der Harnruhr, vorzüglich gegen Congestivzustände und nur als beihelfendes Mittel und zwar stets mit Rücksicht auf die Constitution des Subjekts in Anwendung zu ziehen. In dieser Weise empfehlen es noch *Warren*, *Marsh* und *Hufeland*. *Patterley* und *Bedingfeld* haben ebenfalls die antiphlogistische Behandlungsweise gerühmt. Die Resolventia, sowohl die Frigida als Calida, sind ebenfalls von verschiedenen Aerzten in der Harnruhr gerühmt worden. *Weitsch* lobt ganz besonders die gute Wirkung der frischen Rindsgalle. Die Aloë, der Helleborus niger, die auflösenden Pflanzensäfte, vorzüglich aber das Rheum sind von mehreren Aerzten anempfohlen worden. *Tissot*, *R. A. Vogel*, *Buchwald*, *Bang* gaben das Rheum in verschiedener Verbindung und rühmen die gute Wirkung desselben.' Aber auch diese Mittel kommen wohl vorzüglich in Betracht bei der Behandlung der entfernten Ursachen der Harnruhr; weniger vermögen sie wohl gegen die Krankheit selbst. Nur das Rheum wird sich in vielen Fällen als ein treffliches Adjuvans benutzen lassen.

Hier schliefsen sich dann auch die Abführungsmittel an, die von Einigen bei der Harnruhr gerühmt werden. *v. Stosch* erzählt den Fall, dafs bei einem seiner Kranken, nachdem er längere Zeit hindurch auflösende Mittel gebraucht hatte, ein Brechdurchfall entstand, wonach die Symptome der Harnruhr wenigstens auf 6 Wochen verschwanden. Wir bedürfen aber der Abführungsmittel vorzüglich zur Begegnung der hartnäckigen Verstopfung, besonders beim Gebrauche grofser Gaben des Opiums. Das Cuprum ammoniatum ist besonders von *P. Frank* gerühmt, der einen Kranken damit geheilt haben will. Ich habe dieses Mittel ebenfalls gebraucht, und ein Mal eine bedeutende Besserung des Krankheitszustandes darauf beobachtet. Man mufs aber mit demselben bis zu gröfsern Gaben steigen. Uebrigens ist es auch öfter ohne Erfolg von andern Aerzten angewendet worden. Die Quecksilbermittel. *Scott* (Mediz. Comment. von Edinburgh, übersetzt von *Diel*, Dec. III. Bd. 1. S. 190) behandelte zwei Harnruhrkranke, beide auf der Neige des Lebens, nachdem sie viele andere Mittel versucht hatten, mit Quecksilber, und zwar beide mit dem glücklichsten Erfolge. Einer dieser Kranken hatte einen Rückfall, den er mit Salpetersäure hob. *Joseph Frank* wandte Quecksilbereinreibungen mit gutem Erfolge an. Man darf in der That von der kräftigen umstimmenden Wirkung des Quecksilbers, wo die Anwendung desselben nur zulässig ist, wohl etwas erwarten.

Das Eisen ist von *Fahner* (Beiträge zur prakt. und gerichtl. Arznei. Nr. 4.), *Fraser* (Glückliche Heilung einer honigartigen Harnruhr in der Samml. auserles. Abh. z. Geb. f. p. Aerzte. Bd. 23. St. 4. S. 483) und *P. Frank*, und von *Venables* das phosphorsaure Eisen empfohlen worden. Ich habe das Eisen in verschiedenen Formen ohne allen Nutzen angewendet. *Schmid* (Miscell. natur. curios. Dec. II. ann. 2. obs. 122.), *Myers* (Dissertat. de Diabete. Edinb. 1779. aufgenommen in *Webster's* System der prakt. Arzneik. Bd. 2. S. 162) versichern, es mit Erfolg angewendet zu haben.

Der Camphor wurde von *Clifton*, *Wintringham* (Samml. auserl. Abhandl. u. s. w. Bd. 16.), *Fraser* (Ebendaselbst. B. 23.), *P. Frank* empfohlen. *v. Stosch* (a. a. O. S. 201) erzählt, dafs *Erhart* einen Kranken durch denselben geheilt habe. *Schel* (Edinburger Comment. übers. von *Diel*, Decad. III. Bd. 1. p. 70) fand den Camphor vorzüglich wirksam.

In einem Falle, wo die Harnruhr mit Lähmung und Convulsionen des rechten Schenkels verbunden war, heilte er den sehr gefährlichen Kranken mit folgender Mischung: *Rcp.* Gummi kino ℈jj. Camphor. ℈jß. Pulver. aromat. ℈j. Flor. Zinc. ℈ß. f. Massa in xx Pilul. divid. Dent, II. mane et nocte, in Verbindung mit einem Infusum Valerianae und Tinctur. Catechu zu einer Unze täglich 3 Mal gegeben.

Auch andere flüchtige Reizmittel sind empfohlen worden. *P. Frank* rühmt die Valeriana in Verbindung mit Asa foetida und Myrrhe. Den Essigäther mit Liq. ammon. succinicus und Tinctura Castorei rühmt *le Fils. Wolff* (*Horn's* Archiv. 1818. St. 3.) leitete die mit einem glücklichen Erfolge gekrönten Kuren ein mit Asa foetida, Fel tauri, Ammonium pyrooleosum, und Oleum Valerianae, und beendigte sie mit China. *Muhrbeck* (*Hufeland's* Journal, Bd. 50. St. 5.) schlug beim Diabetes insipidus eine gleiche Behandlungsweise mit glücklichem Erfolge ein.

Die Tinctura Cantharidum ist von *Wrisberg* (*von Hoven* Handbuch der prakt. Heilk. Bd. 2. S. 360), *Brisbane* (Select. cases of the practice of Med. und Samml. auserl. Abh. Bd. 1. St. 2.), *van der Haar* (Samml. auserl. Abh. Bd. 8. S. 41), *Morgan* (Mechanical practice of physik, Lond. 1715.) besonders empfohlen worden. *Herz* (Briefe an Aerzte. Nr. 7.) rühmt das Pulver. *Werner* wandte sie mit Opium, *Ställer* mit Opium und China an. *Frank, Wolff, Fischer* gaben sie abwechselnd mit China als Nachkur. Andere erklären sich gegen ihren Gebrauch. Ich habe sie ohne allen Nutzen brauchen lassen.

Die Säuren sind von mehreren Aerzten mit einem günstigen Erfolge angewendet worden. *Wright* (Samml. von Abhandl. Bd. 12.) mischte Seesalz mit Zitronensaft, *Scott* (bei *Rollo*, und mediz. Comm. von Edinb.), *Robert Evernest* (Samml. v. Abh. B. 24.), *Chavasse* (*Kühn's* physisch-mediz. Journal. Jahrg. 1801. S. 899), *Gilby* (Ebendaselbst.) wandten die Salpetersäure mit glücklichem Erfolge an. *Schäfer* (*Hufeland's* Journal, Bd. 37. St. 3.) berichtet, dafs sein Bruder die Phosphorsäure mit glänzendem Erfolge angewendet habe.

Der Alaun ist sehr häufig und nach dem Zeugnisse

mehrerer

mehrerer Aerzte mit Vortheil angewendet worden. *Mead* (Monita et praecepta med.), *Braclesby* (Medic. observ. and inquir. III. 26.), *Dover*, *R. A. Vogel*, *Thompson*, *Myers*, *Michaelis* (bei *Dreifsig*) gehören hierher. Letzterer heilte mit Alaunmolken und China einen studirenden Jüngling, der schon lange gelitten hatte. Andere Aerzte berichten dagegen über seine Unwirksamkeit und Schädlichkeit.

Catechu empfehlen *Baglio* und *Schmid*, die Myrrhe *Griffith* als ein specifisches Mittel. Seine Verordnung ist folgende: *Rcp.* Myrrh. ʒj. solve terendo c. aq. alexiter simpl. ℥vjß. adde Sal. absinth. ʒß. Sal. mart. gr. xjj. M. D. S. In 4 Theile zu theilen, und so zu nehmen, dafs das Ganze in einem Tage verbraucht wird. Dabei liefs er Stahlwein, Elix. acid. Whytt., einen weinigten Rhabarberaufgufs und die Tinct. cortic. peruvian. gebrauchen. *Abrahamson* (*Meckel's* neues Archiv. T. I. S. 142) heilte mit der Tinct. gummi kino. *Schel* und *Warren* wandten dasselbe Mittel an.

Die China ist vielfach angewendet und als ein Unterstützungsmittel der Kur gerühmt worden. Selbst Cortex quercus, mit Aqua calcis, tormentilla u. s. w. sind in Gebrauch gezogen und mit ihren Wirkungen gerühmt worden. Dies gilt auch insbesondere von der Quassia.

Einen sehr wichtigen Platz bei der Behandlung der Harnruhr nehmen endlich noch die äufsern Mittel ein.

Die Vesicatoria in der Nierengegend applicirt verdienen alle Beachtung. Ein Schüler *P. Frank's* legte sie auf das Heiligebein, und heilte dadurch einen Kranken (*Frank*, epitome de curand. homin. morb. T. V. p. 61). *Marryat* bestätigt diese guten Wirkungen.

Die warmen Bäder rechne ich mit zu den gröfsten Unterstützungsmitteln der Kur. Ich habe sie mit unbezweifeltem Nutzen angewendet, wenn gleich keine Heilung dadurch vollbracht. *Myers*, *Cullen*, *Werner*, *Gerard*, *Watt*, *Marsh*, *Lefevre*, *Wolff*, *Ritter* und viele Andere bestätigen diesen grofsen Nutzen. Besonders zu empfehlen dürften die Dampfbäder sein. *Ritter* (*Hufeland's* Journal. Bd. 20. St. 3.) heilte einen Knaben durch die Bäder in Wiesbaden.

Oeleinreibungen sind von *Tissot* empfohlen, von *Rollo* angewendet, von mehreren Andern auch von mir selbst verordnet worden, ohne daſs ich ihren Nutzen besonders rühmen könnte.

Aromatische trockene Reibungen der ganzen Oberfläche des Körpers sind besonders von *Wolff* gerühmt worden. Auch das Tragen von Wolle auf der bloſsen Haut verdient beachtet zu werden.

Ueberblickt man diese Reihe von gepriesenen Heilmitteln, die sich leicht noch vermehren lieſsen, und erwägt man zugleich die von sehr vielen Aerzten gegebenen Zeugnisse für Heilungen, die mit denselben erzielt sein sollen, so könnte man in der That zu dem Glauben verleitet werden, daſs es mit der Heilbarkeit der Harnruhr gar nicht so schlecht stehen könne; die eigene Erfahrung lehrt aber leider das Gegentheil, und man wird zweifelhaft, ob bei jenen Aerzten nicht Täuschungen in Rücksicht auf scheinbare Heilungen zum Grunde liegen, und es bestätigt sich in vollem Maaſse, was bereits *Reil* ausgesprochen hat, daſs gerade die groſse Zahl gepriesener Mittel die Unzulänglichkeit der Kunst bezeichne.

Litteratur.

Ein Verzeichniſs der zahlreichen über den Diabetes mellitus erschienenen Schriften hat *Dreyſsig* in seinem Handbuche der mediz. Clinik gegeben. Bd. 2. Erfurt, 1803. S. 249—251.

Ich will hier nur die wichtigeren Schriften aufführen:

W. Trnka de Krzowitz, de Diabete commentarius. Vindob. 1778. 8.

J. Rollo, cases of the Diabetes mellitus. London 1798.

Rollo's Abhandlungen des Diabetes mellitus mit *Cruikschank's* chemischen Versuchen über den Urin und Zucker, herausgegeben von *Heidemann*. Wien 1801.

J. G. Knebel, Materialien zur theoretischen Heilk. Bd 1. Breslau 1800.

Haase, Kur der chron. Krankheiten. Bd. 3.

Burserius de Kanilſeld, institut. medic. practic. Vol 10.

P. Frank, epitome de curandis homin. morb. Lib. V.

C. Reil, über die Erkenntniſs und Kur der Fieber. Bd. 3.

A. W. v. Stosch, Versuch einer Pathologie und Therapie des Diabetes mellitus. Berlin 1828.

Hufeland, vom Diabetes mellitus. S. Journal der praktischen Heilkunde. 1828.

B — dt.

DIABOTANUM, *Diabotanon*, von $\delta\iota\alpha$ und $\beta o\tau\alpha\nu\eta$, die Pflanze, ist bei *Galen* ein Pflaster, welches aus mehreren Kräutern zusammengesetzt ist und dem er eine zertheilende und schmelzende Eigenschaft zuschreibt. E. Gr — e.

DIABROSIS (von διά und βιβρώσκω, oder dem Aeltern: βρώσκω), Durchfressung, heifst im weitern Sinne jede durchdringende Aufhebung des Zusammenhanges fester Theile, die auf organisch-chemischem Wege erfolgte. Es wird also hierbei vorausgesetzt, dafs der auf solche Weise krankhaft veränderte Theil des Körpers sich dazu eignete, durchfressen zu werden, was nur geschehen konnte, wenn er eine mit irgend einer Aushöhlung (Kanal, Cavität) in Berührung stehende Wand bildete (weshalb auch *diabroma* im Griech. ein Loch, eine Lücke bedeutet). Sodann aber setzt jener Begriff zweitens voraus, dafs etwas Durchfressendes (d. h. die Lücke auf dem gedachten Wege zu bewirken Fähiges) vorhanden war. Als solches wurden in der ältern Theorie die sogenannten Schärfen (*acrimoniae*) angesehen, wovon die jauchigte und fauligte nur einzelne Beispiele sind, da auch saure, salzige und verschiedene andere im kranken Körper vorkommen, deren wahre Natur uns die organische Chemie noch zu wenig kennen gelehrt hat. Möge man nun immerhin den Ausdruck: Schärfe, als unangemessen verwerfen, so wird man doch zugeben müssen, dafs der krankhafte Vegetationsprocefs gewisse Fehlmischungen der Säfte hervorbringe, welche eine gleichsam zernagende Wirkung auf die festen Theile ausüben können. Ob hierbei immer Entzündung in diesen das Vermittelnde sein müsse? ist zum wenigsten noch streitig!

Entgegengesetzt ist dieser gewissermafsen chemischen Aufhebung des Zusammenhanges fester Theile (*solutio continui solidi, diaeresis*) die auf mechanischem Wege erfolgende, also nicht nur die von Verwundung, sondern namentlich auch die von Zerreifsung (*ruptura, rhexis*) herrührende.

Diabrosis vasorum sanguiferorum, Blutgefäfsdurchfressung, ist nun diejenige, worauf man jenen Begriff meistens vorzugsweise bezogen hat, indem er eine sehr wichtige Anwendung auf die Blutflüsse (*haemorrhagiae*)

22*

fand, wovon die schlimmsten und stärkten, wenn gleich nicht ausschliefslich, doch oft genug in Folge solcher Zernagung beträchtlicher Gefäfszweige vorkommen. — Ein sehr ähnlicher Vorgang kann indefs auch bei gewissen Herzfehlern statt finden, und namentlich beim Aneurysma verum cordis zuletzt vermittelst einer Durchlöcherung dem Leben des Kranken plötzlich ein Ziel setzen. Bekanntlich spielt überhaupt das Mürbewerden der Wände bei der Entstehung von Aneurysmen (Pulsadergeschwülsten) keine unbedeutende Rolle, ohne dafs deshalb gerade Eiterung oder Verjauchung erforderlich wäre.

Aufserdem läfst sich aber der Ausdruck: Diabrosis, noch auf manches Andere beziehen, wovon wir hier nur beispielsweise Einiges kurz anführen können, da es zudem meistens an seinem Orte ausführlicher erörtert wird.

Diabrosis cerebri, Hirndurchfressung, ist freilich keine angemessene, dem oben erklärten Begriffe entsprechende Bezeichnung, doch hat die Erweichung von Hirntheilen (*Emollitio cerebri*), auf welche man in den neuesten Zeiten aufmerksamer geworden ist, allerdings Analogie mit jenen andern Vorgängen.

Diabrosis corneae s. ceratobrosis, **Hornhautdurchfressung**, kann nach obigem Begriffe eher gerechtfertigt werden. Sie pflegt eine Durchschwärung (*diapyesis*) der Hornhaut des Auges zu sein, wobei diese vermöge innerer oder äufserer Ulceration durchlöchert wird.

Diabrosis ventriculi, Gastrobrosis, Magendurchfressung, kann theils vermöge ähnlicher Bedingungen als die eben angeführten sich bilden, ist aber aufserdem eine zuweilen eintretende Folge der Erweichung des Magens (*Emollitio ventriculi*), bei welchem in Hinsicht auf seine wahre Natur noch so problematischen und streitigen Uebel wie doch (nach unsern Beobachtungen) einer abnormen, und durch Vernachlässigung oder andere Ursachen sehr gesteigerten Säurebildung bei zarten Kindern den Hauptantheil einräumen möchten.

Zu erinnern ist noch, dafs die Durchfressung des Darmkanals von Würmern, falls sie (woran sich freilich überhaupt sehr zweifeln läfst) auf rein mechanische Weise geschähe, nicht *Diabrosis intestinorum* genannt werden dürfte, weil dies zwar dem blofsen Wortsinne, aber nicht dem eigentlichen Begriffe entsprechen würde, welchen die Pathologie mit Diabrosis von jeher verknüpft hat.

Synon. *Anabrosis. Exesio.* B — ls.

DIABROSIS VENTRICULI. Diese Benennung brauchen Einige für Extravasate in der Bauchhöhle. S. Bauchhöhlen-Extravasate. E. Gr — e.

DIACANTHUS, unter diesem Namen wollte Dr. *Stiebel* (*Meckel's* Archiv. III. S. 174) ein neues Geschlecht der Entozoen aufstellen; er gab dem von ihm beschriebenen Exemplare den Namen *Diacanthus polycephalus*, und erzählt, dafs dasselbe auf ein Wurmmittel von einem Knaben abgegangen sei. *Rudolphi*, welchem *Blumenbach* das fragliche Exemplar mittheilte, fand aber bei genauer Prüfung, dafs die vermeintliche Gruppe von Eingeweidewürmern nichts sei, als ein vegetabilischer (nicht verdauter) Ueberrest, wahrscheinlich der Kamm einer Weintraube oder ein Rosinenstengel (s. dessen Entozoorum synopsis. p. 184). — Denselben Namen hat *Bory de St. Vincent* auch für eine Untergattung von Fischen (aus der Gattung Balistes) in Vorschlag gebracht, im Dict. class. d'histoire nat. Fr — p.

DIACARYON. S. Dia.

DIACHALASIS, von δια und ἡ χαλασις, die Erschlaffung. Man versteht hierunter gewöhnlich das Auseinandergehen der Schädelknochen aus ihren Nahtverbindungen (s. Auseinanderweichen); auch wird diese Benennung wohl für das Auseinandergehen der Wundränder gebraucht.

E. Gr — e.

DIACHALASMA, von δια und χαλόω, ich lasse nach, der getrennte Zustand, Trennung der Continuität. E. Gr — e.

DIACHALEITEOS, von δια und χαλκῖτις, bei *Dioscor.* ein Vitriolerz, ist die Benennung eines Pflasters, welches aus Bleiglätte, Baumöl, Fett, rothem schwefelsaurem Eisen und weifsem Wachs besteht, und ähnliche Eigenschaft besitzt, wie das Diapalmenpflaster, von dem es sich nur dadurch unterscheidet, dafs es statt des schwefelsauren Zinks, schwefelsaures Eisen enthält. S. Diapalmenpflaster.

E. Gr — e.

DIACHOREMA. S. Diachoresis.

DIACHORESIS (von αναχωρεω, absondern). Auch *Diachorema*, Absonderung; am meisten von der Darmabsonderung gebräuchlich. H — d.

DIACHYLONPFLASTER. S. Bleipflaster.

DIACHYLOSIS. S. Abblätterung.

DIACINEMA, von διακινέω, heftig bewegen, erschüttern, in Unordnung bringen, bedeutet das Auseinanderweichen der Knochen. S. d. A. E. Gr — e.

DIACLYSMA (von διακλυζω, ausspülen) Mundwasser, Ausspülung des Mundes, bei Zahn- und Mundkrankheiten üblich. Dasselbe was Gangarismata, Apophlegmatisantia. H — d.

DIACODIUM. S. Dia.

DIACOPE auch *Diacope cranii*, von δια und κοπη, das Hauen, Zerschneiden, besonders eines Schädels, ward von *Galen* und wird noch jetzt von den neuern Wundärzten für schiefe Hiebwunde des Craniums gebraucht. Die griechischen Aerzte benannten hiermit einen Bruch der Schädelknochen überhaupt. E. Gr — e.

DIACRISIS (von διακρινω, unterscheiden), Unterscheidung der Krankheit.

DIACRYDIUM, *Diagrydium*. Mit diesem Namen (welchen man auch *Diagredium* und *Diagridium* geschrieben findet) bezeichnete *Caelius Aurelianus* das Scammonium selbst. Später wurde dieser Ausdruck nur für diejenigen Heilmittel gebraucht, in welchen das Scammonium mit irgend einem Corrigens verbunden war; so gab es ein *Diagrydium Cydoniatum*, *D. Liquiritia edulcoratum s. Glycyrhizatum*, *D. Rosatum*, *D. Sulphuratum*, u. s. w. Das *Diagr. praeparatum* Pharm. dan. enthielt Scammonium mit süfsen Mandeln gerieben. Aus δακρύδιον, eigentlich eine kleine Thräne, dann aber austropfende Pflanzensäfte bezeichnend, scheinen übrigens alle jene verderbten Namen entstanden zu sein.

v. Sch — l.

DIACYDONIUM. S. Dia.

DIADEMA, διαδημα, etwas um den Kopf Gebundenes, Kopfbinde. E. Gr — e.

DIADOCHE, von *διαδοχη*, der Uebergang, Umwandelung einer Krankheit in eine andere, also Metaschematismus. S. d. A. E. Gr — e.

DIADOSIS, von *διαδοσις*, Ver- oder Austheilung, bei *Hippokrates* das Nachlassen, Aufhören, die Remission einer Krankheit. E. Gr — e.

DIAERESIS (von *διαερεω*, trennen), Trennung des Zusammenhanges der Theile, welche sowohl durch äufsere als innere Ursache entstehen kann, zu welcher letztern Zerfressung durch Schärfen, Zerreifsung von zu grofser Anstrengung; und von den Gefäfsen von zu grofser Anhäufung oder Ausdehnung der Contentorum, gehören. H — d.

DIAERESIS, chirurgisch, von *δια* und *αιρεσις*, die Wegnahme, ist derjenige Theil der operativen Chirurgie, welcher durch Hebung abnormen Zusammenhangs, oder durch Trennung des normalen Zusammenhanges Heilung bewirkt. E Gr — e.

DIAERETICA (scill. remedia), darunter versteht man solche pharmaceutische Mittel, welche den Zusammenhang der Theile trennen. S. Caustica. E. Gr — e.

DIAETA. Dies Wort in seinem ursprünglichen wahren Sinn genommen, bezeichnet nur die Lebensordnung in Beziehung auf Speisen und Getränke. Doch wird es auch im weitern Sinne genommen, und bedeutet dann die Regulirung der Lebensordnung in allen ihren Beziehungen. Darüber s. Hygiene. Die Wissenschaft davon heifst Diaetetik.

Die Diät im engern Sinn bestimmt die Wirkungen der Nahrungsmittel auf den gesunden und kranken Zustand. Im ersten Sinne ist sie ein wichtiger Theil, ja die Hauptsache der Präservativkur; im letztern Sinne ist sie ein Haupttheil der Heilkur, und eine Menge Krankheiten können durch blofse Umänderung der Diät geheilt werden. Es wird hierbei sowohl auf das quantitative als qualitative Verhältnifs Rücksicht genommen. In erster Hinsicht kann die Vermehrung sowohl als die Verminderung und Entziehung der Nahrung Heilmittel werden. In letzter Hinsicht unterscheide man vorzüglich die animalische und vegetabilische Kost; erstere als mehr nährend, reizend, das Blut erhitzend; letztere als weniger nährend, kühlend, verdünnend, erschlaffend; bei der animalischen wieder der Unterschied der warmblütigen und kaltblütigen Thiere, erstere mehr erhitzend als letztere; — daher die Eintheilung in volle (starke) Diät, (Fleisch, besonders Rindfleisch und Wildpret, Wein, Bier); die mittlere Diät (nur Kalb- oder Hühnerfleisch, leicht verdauliche Fische, Zugemüse, Obst, Wasser) und schwache oder magere Diät (nur Vegetabilien, Gemüse, Obst, Wasser). — Das Studium und die Benutzung der Diät wurde von den ältern Aerzten sehr hochgeachtet, in den neuern Zeiten aber viel zu sehr vernachläfsigt.

H — d.

DIAETEMA, gleichbedeutend mit und von *Galen* gebraucht für Diät. S. d. A.

DIAETETIK. S. Diät.

DIAGNOSIS (von *δια* und *γνωςκω*, erkennen), Erkenntnifs der Krankheit; der erste und wichtigste Theil der Therapie, ja die Grundlage der ganzen Praxis. Sie ist zweifach: Erkenntnifs der Krankheitserscheinung, der äufseren Krankheit (*Diagnosis externa s. nominalis*). Wir erkennen z. B. aus den äufsern Symptomen das Dasein einer Angina, einer Phthisis pulmon. Zweitens Erkenntnifs der inneren Krankheit, des inneren abnormen Zustandes des Organismus, der der äufsern Erscheinung zum Grunde liegt (*Diagnosis interna s. causalis s. therapeutica*); z. B. wir erkennen, dafs jener Angina entweder eine wahre Entzündung, oder eine gastrische Anhäufung, oder eine specifische Krankheit zum Grunde liegt; oder bei der Phthisis entweder Eiterung oder Atonia pulm. oder Tuberkeln. Diese Diagnose ist für die Praxis die wichtigste, denn sie allein, nicht der Name, giebt das Heilungsobjekt und die Indication. H — d.

DIAGNOSTICA SIGNA *s. pathognomonica s. essentialia.* Solche Zeichen, durch welche eine Krankheit von jeder andern unterschieden wird. Sie sind dasselbe, was die Characteres specifici der Naturkörper in dem Systema naturae sind. H — d.

DIAGRYDIUM. S. Diacrydium.

DIALEMMA, το διαλειμμα, die Unterbrechung, die Zwischenzeit, in welcher ein Krankheitsanfall eintritt. S. Apyrexie. E. Gr — e.

DIALYSIS. Ein solcher Grad von Schwächung eines Theils, dafs er die ihm zukommenden Funktionen nicht gehörig verrichten kann, der geringere Grad der Lähmung. H — d.

DIAMANT. S. Kohlenstoff.

DIANTHUS. Eine Gattung in der *Decandria Digynia* des *Linné*'schen Systems, zur Familie der *Caryophylleae Juss.* gehörend, welche sich durch einen röhrigen, 5zähnigen, am Grunde durch 2 — 4 gegenständige Deckblättchen unterstützten Kelch, durch 5 lang genagelte Blumenblätter, 10 Staubgefäfse, 2 Griffel, und eine einfächrige Kapsel auszeichnet, in welcher sich viele zusammengedrückte schild förmig angeheftete Saamen befinden. Von der schon seit längerer Zeit in unsern Gärten kultivirten Gartennelke

D. Caryophyllus L., einer in Südfrankreich wildwachsenden Pflanze mit ästigem Stengel, gerinnelten blaugrünen Blättern, endständigen einzelnen Blumen, mit vier sehr kurzen, eirunden, fast stachelspitzigen Bracteen und sehr breiten bartlosen Kronenblättern, benutzte man sonst die Blumen der dunkelrothen wohlriechenden Abänderung unter der Benennung Tunica, zu einem Syrup und einer Conserve; hielt auch die Abkochung der Blumen für ein herzstärkendes und fiebervertreibendes Mittel, das bald Schweifse, bald stärkere Urinabsonderung bewirkte, und benutzte ein Infusum der Blumen mit Weingeist und hinzugesetztem Zucker als ein vortreffliches Mittel bei Indigestionen und Blähungen (s. *Chomel* pl. us. I. 315). v. Sch — l.

DIAPALMENPFLASTER, *Emplastrum diapalmae s. diaphoenicon.* Dieses Pflaster führt seinen Namen von dem Palmöl, welches hierzu genommen ward, und war früherhin als ein adstringirend und zertheilend wirkendes Pflaster häufig angewandt, Behufs der Narbenbeförderung, Austrocknung u. s. w.

Die ursprüngliche Zusammensetzung dieses Pflasters ist folgende: *Rcp.* Cerussae, Olei palmae, Olei olivar. āā partes tres, Zinci sulphuric. in s. q. Aquae solut. partes quatuor, Cerae alb. partes duas. m. f. l. a. Emplastrum.

Aufser dieser Zusammensetzung finden wir in mehreren Pharmacopöen Pflaster, die den Namen Diapalmenpflaster führen. Die hauptsächlichsten davon sind folgende: *Rcp.* Olei palmae partes sex, Olei olivar. partes sexaginta sex, Folior. teneror. quercus partes octo, coque ad humidi consumpt. usque, cola exprimendo et colaturae adde Lithargyri pulverati partes quadraginta octo, coque ad consistent. Emplastri sensim addendo solutioni aquosae, Vitrioli alb. partes quatuor, Serva.

Wir finden diese Pflastermischung in den frühern Pharmacopöen Würtembergs, Spaniens, Sardiniens u. m. A.

Piderit setzte folgendes Pflaster zusammen, dem er ebenfalls den Namen Diapalmenpflaster gab: *Rcp.* Litharg. Libr. jj, Axungiae Libr. jjj, coque, sensim addendo Aquae, cuius unciae sedecim Aluminis drachm. unam in solutione tenent, quantum sufficit.

Van Mons Vorschrift zum Diapalmenpflaster ist: *Rcp.* Olei olivar. partes novem, Axungiae partes sex, Lithargyr. partes novem, Zinci sulphurici part. unam. m. f. l. a. Empl.

Soubeiran's Formel zur Anfertigung des fraglichen Pflasters unterscheidet sich von den bisherigen durch ihre Einfachheit; sie ist: *Rcp.* Emplastr. simplic. partes ter mille, Sulphat. zinci partes centum viginti octo, Liquefac. Emplastr., adde Sulphat. in aquam dissolut. et igni modico, continue agitando, relinque, donec omnis humor evanuerit.

Endlich gehört hieher noch die Formel, welche *Taddei* angiebt; sie ist: *Rcp.* Emplastr. simplic. Libr. jj, Axung. porci c. s. q. Olei olivar. in pultem redact. ℥jj. fiant magdaleones.

Zuweilen wurde einem dieser Pflaster so viel Oel zugesetzt, als es nöthig ist, ihm die Beschaffenheit eines Cerats zu geben, den man Diapalmencerat nannte.

In der neuern Zeit wird das Diapalmenpflaster fast gar nicht und nur noch zuweilen von italienischen, französischen und spanischen Aerzten in Gebrauch gezogen.

E. Gr — e.

DIAPASMA, von διαπασσω, ich bestreue. Bei *Plinius* ein Pulver aus verschiedenen Stoffen, welches entweder als Arzneimittel bei Geschwüren und Wunden gebraucht, oder des Wohlgeruchs wegen auf Kleidungsstücke gestreut und endlich unters Getränk gemischt wurde. Wir gebrauchen jetzt das Wort Diapasma für Streupulver oder auch Riechpulver. E. Gr — e.

DIAPEDESIS, durchschwitzen, durchsiekern, besonders des Blutes durch die Gefäſswandungen und überhaupt durch Membranen (von διαπηδαω, durchspringen, überspringen). Eine ältere Vorstellungsweise, welche von den Pathologen zum Unterschiede der Anastomosis angenommen wurde. In neuerer Zeit wäre man, besonders nach den Beobachtungen, welche *Dutrochet* über Endosmose und Exosmose vorgetragen, wieder geneigt, dergleichen Durchgänge der Flüssigkeiten durch organische Häute anzunehmen. Wenn in Leichen die Galle der Gallenblase die benachbarten Gedärme gelblich färbt, so scheint dieses gleichfalls durch eine Art von Durchschwitzung zu erfolgen, obgleich dergleichen bei noch bestehendem Leben kaum anzunehmen ist. Sonst aber giebt es im lebendigen Organismus eine Menge Secretionen, die sich ohne eine Art Durchschwitzung durch organische Membranen gar nicht füglich vorstellen lassen. Dahin gehören die Secretionen der serösen Häute, auch die Absonderungen des Magen- und Gedärmsaftes im Schleimhautsystem, und selbst in den drüsenartigen Secretionsorganen, läſst sich, sobald es ausgemacht ist, daſs die Enden ihrer Ausführungsgänge gegen die Höhlung des Gefäſssystems vollkommen abgeschlossen sind, die Sache kaum anders vorstellen. — Im engern Sinne bedeutet Diapedesis sanguinis, Blutschwitzen, eine besondere Krankheitsform, die von medizinischen Schriftstellern, als *Haller*, *Ruisch*, *Schneider*, *Vallisnieri* u. s. w., häufig beschrieben worden, wonach man eine active und passive, febrile und affebrile, unregelmäſsige und periodische Diapedese analog den Formen der Congestion und überhaupt der Blutflüsse, zu welchen letztern dergleichen Fälle füglich zu rechnen sind, unterscheiden könnte. P — c.

DIAPEDESIS, (chirurg.) διαπήδησις, *transitus*, *exsudatio*,

Durchschwitzung. Eine Art der Blutung, bei welcher das Blut, nach der Annahme der Nosologen, nicht aus einer Zerreifsung der Gefäfse (*Anabrosis*), sondern aus einer Erweiterung ihrer naturgemäfsen Poren, also aus einer Art von Durchschwitzung, hervordringt. Man erklärte sonst fast alle Blutungen aus innern Ursachen auf diese Art, unterschied aber davon nachher die Secretio sanguinea. Im engern Sinne braucht man auch den Namen Diapedesis für die seltene Krankheit des blutigen Schweifses. S. Haemidrosis. H — s jun.

DIAPEGMA, von πηνύω, zusammenfügen, auch Intercolumne, ein chirurgisches Instrument der Alten, mit einem Querbalken versehen, wodurch die Articulation und Musculatur der Schenkel gestärkt wurden. E. Gr — e.

DIAPENSIA. S. Sanicula.

DIAPHONESIS, auch *Diaphonia*, διαφώνησις, Verschiedenheit in der Meinung. *Galen* gebrauchte dieses Wort für Disharmonie zwischen Aerzten am Krankenbette, wofür er dieselben warnt. E. Gr — e.

DIAPHORESIS, Ausdünstung. Sie findet auf allen inneren und äufseren Flächen statt. Doch wird in der Medizin darunter die Hautausdünstung verstanden. Sie ist zweifach, entweder unsichtbar, gasförmig, und nur durch das Gefühl zu entdecken (weiche feuchte Haut), oder sichtbar tropfbare Flüssigkeit (Schweifs). S. Hautabsonderung. Sie ist die wichtigste und reichlichste aller Sekretionen, und für den Arzt besonders die erste von allen, da durch sie die meisten und besten Krisen geschehen, ja ohne ihr Zugleichvorhandensein alle andere Krisen unvollkommen sind. H — d.

DIAPHORETICA, diaphoretische Methode, die Beförderung der Hautausdünstung und die Mittel dazu. — Sie sind theils allgemeine, theils specifische. Zu den Allgemeinen gehört alles, was die Circulation befördert (so Muscularbewegung, Fieber), daher Wärme, sowohl äufserlich (durch Bedeckung, warme Stürzen, warme Bäder) als innerlich (durch warme Getränke) angebracht, das allgemeinste Diaphoreticum; auch Friktion, Hautreize. Zu den Specifischen gehören alle die Mittel, welche eine eigenthümliche Beziehung zur Haut und zur Beförderung ihrer Thätigkeit haben; unter diesen stehen Flor. Sambuci oben an, nächstdem Sulphur, Antimonium, Ammonium (besonders Spir. *Mindereri*), Camphora, vor allen Opium.

Was die Indication zu dieser Methode betrifft, so ist eine mäfsige Beförderung der unmerklichen Ausdünstung bei allen Krankheiten heilsam. Aber die Schweifs treibende Methode keineswegs. Sie wurde bei den ältern Aerzten häufig gemifsbraucht, und verwandelte die einfachsten Fieber in entzündliche oder in faulichte, besonders mit Friesel und Petechien. Jetzt ist ihre Anwendung beschränkt, auf Krankheiten, die entweder durch Unterdrükkung der Hautausdünstung entstanden sind (rheumatische catarrhalische Krankheiten), oder wo ein in dem Körper entstandenes Gift schnell daraus zu entfernen ist, oder wo von einem zurückgetretenen Hautausschlage Gefahr eintritt, oder wo bei mangelnder Kraft die Natur die Heilkrise nicht zu bewirken vermag. H — d.

DIAPHRAGMA, *Septum transversum*, das Zwerchfell. Das Zwerchfell ist ein dünner, platter, nach oben stark gewölbter Muskel, der die Brusthöhle von der Bauchhöhle trennt, indem er eine zwischen diesen beiden Höhlen befindliche querliegende Scheidewand bildet, welche ihre Befestigung an den obern Lendenwirbeln, der innern Fläche der vordern Enden der sechs untern Rippen jeder Seite und der hintern Fläche des schwertförmigen Fortsatzes des Brustbeins hat. Die Wölbung des Zwerchfells tritt auf der rechten Seite etwas höher in die Brusthöhle hinauf als auf der linken. Die untere, der Bauchhöhle zugekehrte Seite des Zwerchfells ist von dem Bauchfell (*Peritonaeum*) bekleidet. Es liegen unter ihr nach rechts und in der Mitte die Leber, nach links der Magen und die Milz, welche Organe durch Falten der Bauchhaut mit ihr verbunden werden. Die obere, der Brusthöhle zugekehrte gewölbte Seite des Zwerchfells ist zu beiden Seiten von dem Rippenfell (*Pleura*) überzogen, und trägt die Grundfläche der Lungen; in der Mitte verbindet sich mit ihr die Basis des Herzbeutels, worauf die platte Seite des Herzens ruht.

Das Zwerchfell besteht aus dem fleischigen Theile, der

den Umfang desselben ausmacht, und einem sehnigen Theile, der die Mitte desselben einnimmt.

1) Der fleischige Theil (*Pars carnea*) wird in den vordern oder Rippentheil (*Pars anterior s. costalis*) und den hintern oder Lendentheil (*Pars posterior s. lumbaris*) abgetheilt.

a) Der Rippentheil bildet den vordern gröſsten Umfang des Zwerchfells, und entspringt mit einem gewölbten vordern Rande, durch mehr oder weniger getrennte fleischige Zacken, von der hintern Fläche des schwertförmigen Fortsatzes des Brustbeins, von der innern Seite der Knorpel und den angrenzenden vordern Enden des knöchernen Theils der siebenten bis zwölften Rippe und von dem sehnigen Bogen (*Arcus tendineus*), der von der Spitze der zwölften Rippe sich zum Querfortsatze des ersten Lendenwirbels erstreckt. An den vier untern Rippen greiffen die Zacken dieses Theils mit den ihnen entgegenlaufenden des queren Bauchmuskels zusammen. In der Mittellinie, hinter dem schwertförmigen Fortsatze des Brustbeins, lassen die Fleischbündeln oft eine kleine vom Zellgewebe angefüllte Lücke zwischen sich, wodurch möglicher Weise Eiter oder andere hinter dem Brustbeine befindliche Flüssigkeiten aus der Brusthöhle in die Bauchhöhle gelangen können.

Die vordern Fleischbündeln des Rippentheils sind kürzer als die seitlichen und seitlich hintern. Nach der Lage des schwertförmigen Fortsatzes und der Rippen, welche Theile als die Ursprungspunkte des Rippentheils bezeichnet sind, laufen die Fasern desselben in verschiedenen Richtungen gegen den gewölbten vordern Rand der mittlern Sehne, wo sie sich endigen, so, daſs sie theils gerade von vorn nach hinten, theils von auſsen nach innen und von hinten schief einwärts und vorwärts gehen.

Der Lendentheil (*Pars lumbaris*) des Zwerchfells entspringt von den drei obersten Lendenwirbeln, geht zwischen den beiden seitlichen, abgerundeten Enden des Rippentheils aufwärts und vorwärts, und befestigt sich an den concaven hintern Rand der mittlern Sehne. Er besteht aus zwei, vor der Mitte der Wirbelkörper getheilten Hälften, einer linken etwas kleinern und einer rechten etwas gröfsern, deren jede gewöhnlich mit drei, zuweilen aber mit vier Schenkeln oder Köpfen (*Crura s. capita diaphragmatis*) von den oben bemerkten Lendenwirbeln ihren Anfang nehmen. Der Ursprung der Schenkel der rechten, etwas gröſsern Hälfte findet meistens um einen Wirbel niedriger Statt, als der Schenkel der linken Hälfte. Die einzelnen Schenkel jeder Hälfte liegen von innen nach auſsen neben und theils übereinander, und werden in dieser Reihefolge allmälich kürzer.

Der äuſsere Schenkel (*Crus externum*) ist ziemlich breit, aber kürzer als die andern. Er entspringt durch einen schmalen Sehnenstreifen von dem Querfortsatze und der Seite des Körpers des ersten oder zweiten Lendenwirbels und von dem Zwischenwirbelbande dieser beiden Wirbel, geht vorwärts und etwas aufwärts gegen den äuſsern Theil des hintern ausgehöhlten Randes der mittlern Sehne, wo er sich neben dem Ende des Rippentheils befestigt. Zuweilen ist dieser Schenkel getheilt, in welchem Falle dann jede Seite des Lendentheils vier Schenkel besitzt.

Der mittlere Schenkel (*Crus medium*) entspringt mit einer einfachen oder getheilten kurzen Sehne von der vordern Seite des zweiten oder dritten Lendenwirbels und dem Zwischenbande dieser Wirbel, steigt aufwärts und vorwärts, wird von dem innern Schenkel zum Theil bedeckt, mit dem er so wie mit dem äuſsern sich im Aufsteigen verbindet, und heftet sich, der Mitte näher als der vorige, an den hintern Rand der mittlern Sehne fest.

Der innere Schenkel (*Crus internum*) ist von allen der stärkste und längste, und entspringt mit einer langen, starken Sehne, auf der rechten Seite von dem Körper des dritten und dem Zwischenbande zwischen diesem und dem vierten Lendenwirbel; auf der linken Seite hingegen um einen Wirbel höher. Die Sehnen der innern Schenkel beider Seiten sind mit dem vordern gemeinschaftlichen Wirbelbande (*Ligamentum longitudinale vertebrarum anterius*), und mittelst desselben unter einander verbunden. Die vordere Seite der Sehne der mittlern Schenkel wird früher als die hintere von Fleischfasern bedeckt, welche davon ihren Ursprung nehmen, im Aufsteigen sich mit einander kreuzen und endlich mit dem mittlern Theile des hintern Randes der Pars tendinea sich verbinden. Zwischen den innern Schenkeln der Seitenhälften des Lendentheils befindet sich, dicht vor der Wirbelsäule, eine länglich rundliche, bogenförmige Spalte, der Aortenschlitz (*Hiatus aorticus*), welcher vorn und oben dadurch geschlossen wird, dafs die Faserbündeln dieser beiden innern Schenkel im Aufsteigen zum Theil sich mit einander kreuzen, wobei gewöhnlich ein kleineres Bündel von dem linken Schenkel vor einem gröfsern des rechten Schenkels durchgeht. Unter diesen Fleischbündeln befindet sich eine bogenförmige sehnige Commissur zwischen diesen innern Schenkeln, welche zunächst die runde Aorte hinter sich durchtreten läfst.

Vor und über dem Hiatus aorticus trennen sich die Fleischbündeln der innern Schenkel wieder von einander, wobei zugleich eine Kreuzung der Fasern erfolgt, und lassen im Aufsteigen gegen die mittlere Sehne zwischen sich einen ovalen Schlitz, die Speiseröhrenöffnung (*Foramen oesophageum*), welche vor dem Hiatus aorticus, doch zugleich etwas mehr auf der linken Seite sich befindet. Der vordere Rand dieser Oeffnung wird durch Wiedervereinigung der Fleischfasern dieser Schenkel gebildet, kurz vor ihrer Befestigung an dem hintern Rande der mittlern Sehne.

2) Die mittlere Sehne, oder die Flechsenhaut des Zwerchfells (*Centrum tendineum, Speculum Helmontii*) liegt höher als der muskulöse Theil, von dem sie nach allen Seiten hin umgeben ist. Ihre Gestalt ist im Allgemeinen bogenförmig, mit einem vordern gewölbten und hintern ausgehöhlten Rande; doch ragt der mittlere Theil derselben nach vorn stark hervor, hat eine abgerundete Spitze (*Mucro*), und man unterscheidet ihn von den beiden seitlichen Flügeln (*Alae*), die aus- und rückwärts gehen, und von denen meistens der rechte etwas breiter als der linke ist. Die ganze mittlere Sehne des Zwerchfells besteht aus einem schwer zu beschreibenden Gewebe von glänzenden, starken Sehnenfasern, die dadurch so verschiedene Richtungen erhalten, dafs von allen Seiten die Fleischfasern des muskulösen Theils in sie übergehen. Zuweilen findet man abgesonderte Fleischbündeln auf der untern Seite dieser mittlern Sehne.

Der

Der rechte Flügel derselben ist neben der Mitte durch ein vierseitiges, mit flach concaven Rändern versehenes Loch, das untere Hohlvenenloch (*Foramen quadrilaterum s. pro vena cava*) durchbrochen.

Das Zwerchfell läfst folgende Theile durch eigene Oeffnungen, oder zwischen seinen Schenkeln durchtreten.

1) Die untere Hohlvene (*Vena cava inferior*) geht über dem hintern Leberrande durch das Foramen quadrilaterum der mittlern Zwerchfellssehne aus der Bauchhöhle in die Brusthöhle.

2) Durch das Foramen oesophageum geht die Speiseröhre (*Oesophagus*) und die beiden Nervi vagi aus der Brust in den Unterleib.

3) Durch den Hiatus aorticus geht aus der Brust zum Unterleibe die Aorte und aus dem Unterleibe in die Brust der Milchbrustgang (*Ductus thoracicus*).

4) Zwischen dem innern und dem mittlern Schenkel zu jeder Seite tritt aus der Brust zum Unterleibe herab der grofse und kleine Eingeweidenerv (*Nervus splanchnicus major et minor*); zwischen dem mittlern und äufsern Schenkel der Nervus sympathicus und auf der rechten Seite die zu der Brust heraufsteigende Vena azygos, auf der linken die Vena hemiazygos. Zuweilen findet man Abweichungen von der gewöhnlichen Anordnung in dem Durchtreten der Theile zwischen den Schenkeln so, dafs der Nervus splanchnicus sinister mit durch den Hiatus aorticus, die Vena azygos zwischen dem mittlern und innern Schenkel durchgeht u. s. w.

Das Zwerchfell erhält auf seiner untern Seite zwei ansehnliche Pulsadern (*Arteriae phrenicae inferiores*), welche entweder aus der Arteria coeliaca, oder neben dieser unmittelbar aus der Aorta entspringen. Aufserdem treten zu der gewölbten Seite desselben Zweige aus den innern Brustpulsadern und den Zwischenrippenpulsadern. Die Blutadern (*Venae phrenicae*) senken sich meistens in die untere Hohlader ein; nur kleine Zweige derselben verbinden sich mit den innern Brust- und den Lendenvenen.

Zwei eigene Zwerchfellnerven (*Nervi phrenici*), einer auf jeder Seite, entspringen aus dem dritten und vierten, oder dem vierten und fünften Halsnervenpaare, stehen mit dem Sympathicus und dem N. vagus in Verbindung, gehen durch die Brust herab, um sich in die obere Seite des Zwerchfells einzusenken. Einige Zweige von ihnen verbinden sich auf der untern Seite des Zwerchfells mit den Nervengeflechten des Magens. Aufserdem erhält das Zwerchfell Zweige aus den Zwischenrippen und Lendennerven.

Wirkung des Zwerchfells. Das Zwerchfell wird bei seiner Zusammenziehung flacher, indem sein fleischiger, an dem Ende des Brustbeins, den untern Rippen und den obern Lendenwirbeln befestigter Umfang niedriger steht, als sein stark nach oben gewölbter Mittelpunkt. Es bewirkt daher bei seiner Zusammenziehung eine Verlängerung der Brusthöhle und eine Verkürzung der Bauchhöhle. Durch die Veränderung jener Höhle ist es Muskel des Einathmens, durch die Verkürzung der Bauchhöhle trägt es zur Bewegung und Forttreibung der im Darmkanal befindlichen Substanzen bei. In Rücksicht auf die Brusthöhle ist es daher Antagonist der Bauchmuskeln; in Hinsicht auf die Bauchhöhle dagegen kann es mit den Bauchmuskeln gemeinschaftlich und gleichzeitig wirken, wobei denn das Drängen (*Nixus*) entsteht, was die Darm- und Harnentleerung befördert und wodurch der Gebärmutter bei der Geburt Hülfe geleistet wird.

Litteratur.

Alb. de Haller, de musculis diaphragmatis. Bernae 1733. 4.

— Ejusd. nova icon septi transversi. Gottingae 1741. fol. Rec. in iconib. anat. Fasc. I. n. 1. et in operib. min. Vol. I. p. 263.

Petr. Guillebert, Dissert. sistens diaphragmatis sani et morbosi historiam. L. B. 1763. 4.

Mondat, essai physiologique et médical sur le diaphragme. Strasb. 1810.

A. Fr. Hempel, Tract. anat. pathol. de diaphragmate sano et morboso. Gotting. 1808. S — m.

DIAPHRAGMA, Wunden desselben. S. Brustwunden.

DIAPHRAGMAPOSTEMA, von διαφραγμα, das Zwerchfell und αποστημα, Abscefs, der Zwerchfellabscefs. S. Abscefs.

DIAPHRAGMATITIS, *Diaphragmitis*, Zwerchfellentzündung. Bei den Alten kommt sie unter dem Namen *Paraphrenitis* vor. Ihre Zeichen sind: heftiger Schmerz in der Brust, und zwar in dem untern Theile desselben bis in den Rücken, der sich beim Athmen, Husten, Ausdehnen der Brust, auch Bewegung derselben, vermehrt, und nur in der vorwärts zusammengekrümmten Stellung Erleichterung findet. Dabei Fieber, ein kleiner zusammengezogener harter schneller, zuweilen aussetzender, Puls, gewöhnlich auch Schluchzen, Zuckungen und Verzerrungen im Gesicht, auch zuweilen krampfhaftes Lachen (*Risus sardonicus*). Die Krankheit gehört zu den gefährlichsten Entzündungen, doch ist sie selten. Die Krise geschieht durch Schweifs und Urin. Die Behandlung ist ganz antiphlogistisch und ganz die der Pleuritis, mit welcher die Krankheit oft verwechselt wird. Besonders ist hier, nach gehörigem Aderlafs, die Anlegung von Blutegeln an dem Rande des Zwerchfells nothwendig. H — d.

DIAPHRAGMATOCELE, Zwerchfellbruch. S. Hernia.

DIAPHTHORA, *διαφϑορὰ*, *corruptio*, *abortus*. Die ursprüngliche Bedeutung dieses Wortes (Verderbnifs) ist von *Hippokrates* und *Galen* auf den Tod und unzeitigen Abgang des Foetus übertragen worden: es heifst also so viel wie Abortus. *Vogel* braucht es hingegen für die Verderbnifs der Nahrungsmittel im Magen. H — s jun.

DIAPHYSIS, *διάφυσις*, *interstitium inter artus*. Dieses heut zu Tage wenig gebräuchliche Wort bezeichnete 1) einen Theil, der den Zwischenraum zwischen zwei anderen ausfüllt, und diese dadurch mit einander verbindet, wie z. B. die Knorpelscheiben zwischen den Rückgrathswirbeln, oder den Schaambeinen. 2) Bei einem röhrenförmigen Knochen den Theil, der zwischen den beiden Enden desselben liegt, und den man sonst auch Corpus ossis nennt. 3) *Paraeus* hat es auch für ein Ligament des Kniegelenkes gebraucht. H — s jun.

DIAPLASIS, *Diaplasma*, *διάπλασις*, *formatio*, *restitutio membri in locum*. Die Einrichtung eines gebrochenen oder verrenkten Gliedes, das Zurückbringen eines eingeklemmten Bruches oder eines Prolapsus. H — s jun.

DIAPNOE (von *διαπνοεω*, ausdünsten), Ausdünstung. S. Diaphoresis.

DIAPNOICA scil. *remedia*, gleichbedeutend mit Diaphoretica. S. d. Art.

DIAPYEMA, *Diapyesis*, *Diapyon*, *διαπυημα*, *διαπυησις*, *διαπυον*, die Vereiterung, der Eiterungsprocefs, bei Manchen auch das Empyema. S. d. Art. E. Gr — e.

DIAPYETICA scil. *remedia*, die Eiterung befördernde Mittel. S. Maturantia.

DIARCATHAMUM ARNOLDI. S. Dia.

DIARRHOEA (*a διαῤῥέω*, *perfluo*), Durchfall, ist ein durch den After erfolgender, im Ganzen dünnerer und zu häufiger Abgang des gewöhnlichen Darminhaltes, welcher nun theils aus dem in dem Darmkanale befindlichen Unrathe (*faeces*), theils aber auch aus dahin abgesonderten Verdauungssäften (z. B. Schleim, Galle u. s. w.) besteht. — Durch diese genauere und allein richtige Bestimmung des Begriffes werden manche andere Bauchflüsse oder nach unten erfolgende abnorme Ausleerungen, ausgeschlossen, welche man bei schwankender und unrichtiger Gebrauchsweise jenes Ausdrucks oft ebenfalls als Diarrhoe oder Durchfall bezeichnet: wie z. B. die blutigen Abgänge bei Ruhr und beim blutigen Bauchflusse kleiner Kinder, die serös-lymphatischen bei der orient. Cholera, die sogenannte Milchruhr, Magenruhr u. s. w.

Indefs bleibt der Umfang des Begriffes: Diarrhoe, auch bei solcher schärferen Bestimmung noch immer weitschichtig genug, da nicht nur die Verschiedenheit der ausgeleerten Materien, selbst in so fern diese vom sonst angemessenen Inhalte des Darmkanals nicht ausgeschlossen sind, allerdings beträchtlich ist, sondern auch die verschiedene Beziehung der Diarrhoe zum Organismus gar sehr in Erwägung kommt.

Im Allgemeinen bemerken wir vorläufig, dafs bei Diarrhoeen das übrige Befinden der damit behafteten Individuen ein sehr verschiedenes sein könne. Bald leiden diese für ihr Gemeingefühl wenig dabei, bald hingegen werden sie von mehr oder weniger heftigen Schmerzen in den Gedärmen gequält, womit dann krampfhafte Zusammenziehungen, besonders in der Muskelhaut des Darmkanals sich verknüpfen (m. vergl. d. Art. Colica). Zuweilen leiden bei den Abgängen die Kräfte fast gar nicht, oder scheinen wohl gar sich mehr zu heben; oft hingegen werden oder sind sie bedeutend angegriffen. Aufserdem können die Functionen der verschiedenen Eingeweide, des blutführenden Systems u. s. f., sich in sehr mannichfaltigen, bald abnormen bald mehr normalen, Zuständen sich befinden.

Unter wissenschaftlichem Gesichtspunkte (und selbst in praktischer Hinsicht!) ist für die richtige Beurtheilung der Durchfälle nichts wichtiger, als das Verhältnifs theils des Antagonismus und theils der organischen Sympathie, worin der Darmkanal und seine zur Verdauung mitwirkenden Hülfswerkzeuge (organischen Adnexe) zu andern Organen und deren Functionen stehen. — Was hier zunächst sich aufdringt, ist das Verhältnifs zur Hautthätigkeit und der durch die äufsern Hautgebilde geschehenden Secretion und Excretion, wobei als Regel gilt, dafs jemehr diese gesteigert sind, desto mehr die Darmexcretion sich vermindert, und umgekehrt; statt dafs hingegen, wenn bei anhaltend verstärkter Hautausdünstung der Darmkanal weniger Schleim und wässerigte Feuchtigkeit absondert, antagonistisch hiermit (und mehr sympathisch mit der Haut) die Gallenorgane ein reichlicheres Product liefern, welches dann wieder in Excretion (somit in entsprechenden Durchfall) übergehen kann.

Aber nicht blofs zur Hautausdünstung, sondern auch zur Aushauchung durch die Lungen — was am meisten bei langwierigen Störungen hierin sich bemerkbar macht — steht die Darmsecretion in ähnlichen Verhältnissen, ganz vorzüglich aber zur secernirenden Thätigkeit der Nieren, — worauf schon der Hippokratische Aphorismus (IV, 83.) hindeutet: „Viel Urin, über Nacht gelassen, zeigt spärlichen Stuhlgang an." — Lenkt sich die säftebereitende Blutgefäfsthätigkeit zu gewissen Organen in verstärktem Maafse hin, so pflegt sie andern verhältnifsmäfsig entzogen zu werden. Andererseits können bei Hemmung der Secretion an den sonst dafür geeigneten Stellen andere, dazu weniger taugliche Gebilde, gleichsam gezwungen sein, sie dennoch zu übernehmen, wie bei Nierenharnverhaltung *(ischuria venalis)* nicht nur der Schweifs einen harnähnlichen Geruch annehmen kann, sondern zuweilen selbst urinöses Erbrechen oder dergleichen Stuhlgang erfolgt.

Die Verbindung, worin der Darmkanal mit dem Magen steht, könnte man in so fern, als dieser gegen jenen hin sich öffnet und beide einen gewissermafsen fortlaufenden Kanal bilden, wie eine mechanische betrachten. Indefs dürften geradezu vom Magen aus, vermöge des Ueberganges der Materien, wohl am seltensten Durchfälle oder überhaupt Bauchflüsse entstehen; und wenn es der Fall ist (wie bei der Lienterie oder sogenannten Magenruhr), so geht es doch nicht ganz mechanisch damit zu. Ueberhaupt ist das Verhältnifs zwischen Darmkanal und Magen ein organisch-dynamisches, und als solches wiederum ein mannichfaltiges, sehr zusammengesetztes. Ihre natürliche Sympathie drückt, abgesehen vom Nervenconsens, sich schon durch die Uebereinstimmung der Secretionen aus (Magenschleim, Darmschleim; Magensaft, Darmsaft); und der Zug der Bewegung geht (als *motus peristalticus*) im normalen Zustande auf sanfte Weise in absteigender Richtung fort. Eine stürmische Beschleunigung dieser Action, verbunden mit vermehrter Secretion, kommt bei gewissen Durchfällen zur Aeufserung; eine gröfsere Unordnung aber, und ein antagonistischer Widerstreit ist es, wenn die Magenbewegung eine der Darmbewegung entgegengesetzte Richtung nimmt, während beide in ihrem abnormen Aufruhre die enthaltenen Stoffe hervortreiben, wie dies bei den Brechdurchfällen stattfindet. Ein Brechdurchfall ist daher *ceteris paribus* schon an sich wie eine viel gröfsere Abnormität anzusehen, als ein blofser Durchfall. — Ein und derselbe beleidigende Eindruck (wie z. B. kaltes Getränk, wässeriges Obst u. dgl.) kann übrigens vom Magen aus, je nach der individuellen Stimmung, bald das Eine und bald nur das Andere erregen, und zuweilen geschieht es vermöge der Sympathie dieser Organe mit aufserordentlicher Schnelligkeit, dafs der abnorm afficirte Magen im weiteren Verlaufe des Nahrungskanals die veränderte und übermäfsige Darmexcretion zuwege bringt.

Verglichen mit andern, unter der ganzen Sippschaft der Bauchflüsse mitbegriffenen, ähnlichen Uebeln haben nun freilich die Diarrhoeen im Ganzen nur die geringeren Alienationen der Materie aufzuweisen. Dafs aber solche bei ihnen gar nicht stattfände, ist hiermit nicht gesagt! — Wo das Quantitative so beträchtlich von der Norm abweicht, wird auch ohne Zweifel das Qualitative sich nicht lediglich normal verhalten. Selbst jener gewöhnliche Darminhalt (m. s. oben: Begriff der Diarrhoe), bestehend aus den Secretionsproducten der Gedärme und ihrer organischen Anhänge, nebst den veränderten Speiseüberresten, ist also bei Diarrhoeen allerdings auch in seiner Beschaffenheit verändert, und das Mehr oder Weniger dieser Qualitätsabnormität (welche nicht etwa nur die Consistenz und andere eigentlich physische Eigenschaften betrifft), richtet sich nicht blofs nach der Verschiedenartigkeit jener Uebel, sondern auch nach deren Dauer, Grade u. s. w.; — ähnlich wie bei einem sehr heftigen oder langedauernden Schnupfen der Nasenschleim mehr verändert wird, als bei einem leichteren oder weniger anhaltenden.

Gehen wir nach diesen Bevorwortungen nun zum Specielleren über, so ist es vor Allem nöthig, die schon erwähnte Unterscheidung wieder ins Auge zu fassen, wonach die Durchfälle entweder nur Aeufserungen anderer abnormer Zustände sind, oder selbst als solche auftreten:

A) Diarrhoe als Krankheitsäufserung (Symptom), und als kritischer Vorgang.

Die symptomatische und die kritische Diarrhoe gehören, wenn gleich sie an sich unterschieden werden müssen, doch deshalb unter einerlei Hauptrubrik, weil in den bestimmten Fällen so oft das Eine in das Andere übergeht, und es häufig schwer hält genau zu bestimmen, in wieweit dieselbe Diarrhoe den einen oder den anderen Namen verdiene? Ging sie auch einerseits aus krankhafter Affection der Organe und Störungen in deren Functionen allerdings hervor, so kann sie doch andererseits vermittelst ihres Effects vielleicht zuträglich sein und wohlthätig auf den Organismus zurückwirken. Es ist also hier zwischen dem Kritischen und dem Symptomatischen überhaupt genommen keine genaue Grenzlinie zu ziehen.

Symptomatische Diarrhoe ist, für sich genommen, diejenige, welche aus einem Krankheitsvorgange eigenthümlicher Art lediglich als eine seiner Aeufserungen, und ohne eine heilsame Rückwirkung auf ihn, hervorgeht. Dies kommt in mancherlei Krankheiten vor, und gehört wohl selbst zum Eigenthümlichen des Krankheitsprocesses überhaupt (wie z. B. der mit Verstopfung abwechselnde zu häufige Stuhlgang in der Hämorrhoidalkrankheit, der Hypochondrie u. s. w.), oder doch eines gewissen Zeitraumes desselben (wie die erschöpfenden Durchfälle in fauligten und andern schweren Fieberkrankheiten). Oft hingegen tritt Diarrhoe, ohne gerade der Art von Krankheit eigen zu sein, nur in gewissen Fällen (z. B. von rheumatischen Fiebern, allerlei Suchten u. s. w.) alsdann ein, wenn die organische Thätigkeit in ihren krankhaften Deflexen gerade eine solche Richtung nimmt. Dies ist dann in dem Sinne zufällig, als es in andern Fällen derselben Krankheit eben sowohl auch nicht eintreten könnte.

Eine zufällige Diarrhoe (*diarrhoea accidentalis* ist) aber in strengerem Verstande eine solche zu nennen, welche, ohne mit dem Krankheitsvorgange übrigens in Verbindung zu stehen, nur durch eine zufällige Einwirkung während desselben (z. B. eine Erkältung, einen Diätfehler) hervorgebracht wird. Sie ist also der symptomatischen, die immer durch die vorhandene Krankheit (wenn auch nur individuell) bedingt wird, entgegengesetzt, und könnte, falls das Individuum nicht ohnehin schon krank wäre, nach ähnlichen schädlichen Einflüssen selbst als Krankheit (obschon vielleicht nur als eine leichte und unbedeutende) auftreten (m. s. unten B).

Die Beschaffenheit der symptomatischen Durchfälle bietet ähnliche Unterschiede dar, wie die der selbstständigeren (ebend.). Die Entstehung (*genesis*) jener ist zwar gleichfalls eine verschiedene, im Allgemeinen läfst sich indefs annehmen, dafs dabei vielmehr Activität als das Gegentheil zum Grunde liege; denn bei Unthätigkeit der Organe wird in der Regel eher Verminderung als Vermehrung der Excretionen eintreten. Ausgenommen sind jedoch die Fälle, wo in Folge einer wahrhaft paralytischen Erschlaffung der Gefäfsnetze, Membranen und Sphinkteren eine Menge von Feuchtigkeiten gleichsam nur mechanisch nach aufsen ergossen wird. Von solchen Fällen abgesehen besteht nun die

Thätigkeit bei symptomatischem Durchfalle entweder in nutzlosen und zugleich oft mehr oder weniger krampfhaften und schmerzverursachenden Anstrengungen (wobei denn jedesmal auch nur Weniges ausgeleert zu werden pflegt); — oder sie geht wohl gar durch Menge oder Beschaffenheit des, zumal zur Unzeit, Ausgeleerten in wahrhaft schädliche Rückwirkungen auf das organische Ganze über, und bildet so den völligen Gegensatz gegen die heilsame Thätigkeit bei kritischen Ausleerungen.

Der Begriff einer nutzlosen Diarrhoe (*D. frustranea*), welche leicht und oft genug zur wirklich schädlichen wird, ist übrigens ein weitschichtiger, da er nicht auf symptomatische Durchfälle beschränkt ist, sondern auch auf eigenartige (m. s. unten B) sich erstreckt.

Die Bedeutung symptomatischer Diarrhoeen in prognostischer Hinsicht, welche bald sehr grofs bald weit geringer ist, richtet sich theils nach solchen Wirkungen derselben, theils aber auch nach der Entstehung, oder ihren Ursachen. Von besonders schlimmer Vorbedeutung sind die colliquativen Durchfälle, die gleichwie sie aus Schwäche schon hervorgehen, so auch eben diese durch den schwer zu ertragenden Stoffverlust beträchtlich vermehren. In gewissen Krankheiten mit langwierigem Verlaufe (wie in der Lungenschwindsucht), wird, wenn sie auch primär einen andern Sitz haben, durch den Eintritt eines solchen Durchfalles ein neues und schlimmeres Stadium bezeichnet, wobei der reproductive Procefs mehr und mehr zu Grunde geht. Indefs auch ohne gerade colliquativ (erschöpfend) zu sein, können Durchfälle um so mehr Bedenkliches haben, je mehr sie (wie im sogenannten Abdominaltyphus) auf eine beträchtliche organische Veränderung (gleichsam Läsion) in den Häuten des Darmkanales selbst (welche auch in der vorhin genannten Krankheit oft wirklich angegriffen sind) durch ihre Beschaffenheit, z. B. flockigte Beimischungen, Blutpünktchen u. s. w. zurückdeuten. Auf ähnliche Gründe stützt sich auch die Bemerkung des *Hippokrates* (Aph. IV, 21.): Je mehr schlechte (d. i. fremdartige und ungehörige) Farben die von selbst erfolgenden Abgänge haben, desto schlimmer!

Die richtige Art und Weise, eine symptomatische Diarrhoe zu behandeln, kann schon deshalb nicht in allgemeinen Vorschriften angegeben werden, weil es dabei hauptsächlich auf das Verhältnifs zum übrigen Krankheitsvorgange und den ganzen Zustand des Organismus ankommt. Bald sind krampfhafte Anstrengungen der Gebilde zu mäfsigen, bald Säftecongestionen abzulenken, bald die Wirkungen innerer oder äufserer Erkältung wieder aufzuheben u. s. w. Allerdings aber behaupten im Verlaufe gewisser Krankheiten die eintretenden Durchfälle einen solchen Grad der nachtheiligen Wirksamkeit und bilden so sehr sich gewissermafsen ihre eigene pathologische Sphäre, dafs es alsdann nöthig wird, gegen sie eine besondere symptomatische Cur zu richten. Die hierbei so häufig in den Weg tretenden grofsen, ja oft unüberwindlichen, Schwierigkeiten pflegen ihren Grund in eben jenem Angegriffensein der Organe zu haben, wovon vorhin die Rede war. Desorganisirte und namentlich exulcerirte Stellen des Darmkanals zur Heilung zu bringen, gelingt überhaupt nur ausnahmsweise, am wenigsten aber, wo längst schon die organische Vegetation zu sehr gelitten hatte.

Kritische Diarrhoe ist eine solche, welche mit der glücklichen Entscheidung einer Krankheit in wesentlicher Beziehung steht. Sie könnte alsdann in gewissen Fällen, ohne gerade die Entscheidung zu bewirken, mit dieser nur als ein sie charakterisirendes kritisches Zeichen verknüpft sein (was wohl von manchen sogenannten Krisen gilt); oder sie stände zu der Entscheidung in dem Verhältnisse wie Ursache zur Wirkung, in welchem Sinne man gewöhnlich jenen Ausdruck gebraucht. Es ist dann nicht gerade nöthig, dafs die ganze Krise blofs durch die Diarrhoe bewirkt werde (die ja in demselben Krankheitsfalle, z. B. eines galligten Fiebers, auch durch Schweifs, durch Urin zugleich erfolgen könnte); aber vorausgesetzt wird wenigstens, dafs zu solcher Krise die eingetretene Diarrhoe wirklich beitrage.

Es ist jetzt nicht der Ort, die Krisenlehre abzuhandeln, und die Frage: ob es insbesondere materielle Krisen gebe? weitläuftig zu untersuchen; nur einige kurze Bemerkungen darüber mögen, der Unentbehrlichkeit wegen, uns erlaubt sein. Niemandem ist es eingefallen, den blofsen Abgang von Materie aus dem Körper als die ganze Krise anzusehen; — redeten ja doch schon die alten Aerzte von kritischen Bestrebungen, somit von dynamischen bei Krisen! Hingegen haben die Neueren sich dieses oft zu rein gedacht, die wahre Natur des (nicht rein-dynamischen, sondern vielmehr materiell-dynamischen) Organismus verkennend. Noch jetzt treten besonders Franzosen und Italiener öfters mit Ansichten auf, die den so wichtigen und fundamentalen Reproductionsprocefs überhüpfen und sich gebärden, als schwebten die Irritabilität u. s. w. nur so zu sagen in der Luft. Bedarf denn nicht der ganze Lebensprocefs der beständigen materiellen Ausscheidungen? und hätte man so ganz Unrecht zu behaupten: dafs der Organismus gewissermafsen nur durch eine fortwährende Krise sich erhält! Gilt nun dies schon von seinem übrigens ungestörten Fortgange, wie weit mehr mufs es im Ganzen bei Krankheiten und bei den so grofsen, mit der Störung der Functionen verknüpften, Anhäufungen und Alienationen von Stoffen sich bewähren. — Wenn wochenlang in einem schweren soporösen Fieber mit continentem Verlaufe fast nichts genossen wird als Arznei und einiges Getränk, und dann endlich nach einigen sehr abnormen (pechähnlichen) Stuhlabgängen die Krankheit auffallend schnell sich hebt (wie in unserer Beobachtung vorgekommen ist), soll da die Ausmerzung jener Stoffe nichts, und die dynamische Veränderung alles gelten?

Stellt sich nun auf materiell-dynamische Weise bei solchen Krisen das relative organische Gleichgewicht plötzlicher und gleichsam mit einem Anlaufe wieder her, so wird hingegen in vielen andern Fällen dasselbe, und auf im Wesentlichen ähnliche Weise, allmälig und unmerklicher zuwege gebracht. Auch bei Lysis der Krankheiten kommt viel Materielles ins Spiel, und nicht immer ist zu ihrer Hebung, auch auf diesem Wege, gerade eine Diarrhoe erforderlich; oft reicht es hin, wenn nur im Laufe der Krankheit der Stuhlgang nicht unterbleibt.

Der heilsame Erfolg kritischer Darmausleerungen hängt

aber nicht nur von ihrer Qualität ab (z. B. dafs da, wo Galligtes ausgeschieden werden sollte, nicht etwa nur Wässerigtes abgehe), sondern zugleich auch von ihrer Quantität, und der im Allgemeinen richtige Satz: *nil paucum criticum!* läfst sich vorzüglich auch hierauf anwenden.

Dafs den mit abdominellen Anhäufungen und Stockungen verknüpften Krankheiten (also gastrischen, atrabilarischen u. dgl.) kritische Diarrhoeen vorzugsweise eignen, ist zwar richtig; sie darauf aber beschränken zu wollen, wäre ein grofser Irrthum. Da das blutführende und lymphatische System die allgemeinen Vermittler für den Stoffverkehr im lebenden Körper sind, so können von den verschiedensten Seiten und entlegensten Orten her auf jenem Umwege bis zu dem Darmkanale Materien hingeleitet werden, deren Ausscheidung dann den Lebensprocefs von einer lästigen Hemmung befreit: — wie uns denn sogar ein Fall bekannt ist, wo eine innere Kopfwassersucht bei einer erwachsenen Person durch einen freiwilligen wässerigen Durchfall gehoben wurde. — In der Regel aber wird es freilich nicht gerade diese (sehr dünne) Consistenz, sondern vielmehr eine mittlere sein, was die kritischen Stuhlgänge charakterisirt, durch welche dann nicht allein die sogenannten ersten und zweiten Wege des Digestionsapparats, sondern auch die Blutmasse selbst, vorzüglich in allerlei fieberhaften Krankheiten sich von abnormen Anhäufungen und Mischungsfehlern befreien können.

Ein in Consistenz und übriger Beschaffenheit abweichender, sich auch wohl mehrmals bald wiederholender Stuhlgang kann aber, selbst ohne eine eigentliche Krise auszumachen oder bilden zu helfen, doch oft genug relativ erleichternd für einen Krankheitszustand sein. Und hierin eben trifft die symptomatische Diarrhoe (m. s. oben) mit der kritischen so sehr zusammen, dafs beides nicht genau zu sondern ist. Bei einem habituellen Hämorrhoidalleiden z. B. gehen die von Zeit zu Zeit erfolgenden dünneren oder doch weicheren Stuhlgänge freilich aus dem Kranksein hervor; aber eben dieses wird durch sie, auch wenn sie nicht blutig sind, doch wenigstens temporär vermindert. Mit andern Excretionen verhält es sich oft ähnlich, wie man z. B. den gleichmäfsig trüben Urin im rheumatischen Fieber zwar noch nicht für kritisch halten, aber doch als günstiger ansehen wird, wie den zu klaren.

Das Verhalten der Kunst endlich bei kritischen Diarrhoeen richtet sich nach den allgemeinen Grundsätzen: sie nicht zu stören wo sie das gehörige Maafs haben, die übermäfsigen vorsichtig zu beschränken, die zu schwachen zu fördern u. s. w. Von den Mitteln reden wir auch hier noch nicht, weil dafür bei der folgenden Abtheilung der schicklichere Ort sein wird.

B) Diarrhoe als Krankheit eigener Art.

Nachdem wir von der Diarrhoe als symptomatischer und als kritischer gehandelt, bleibt das Wichtigste noch übrig: zu untersuchen, was unter Diarrhoe als eigenartiger Krankheit (*morbus sui generis*) zu verstehen sei? welche Verschiedenheiten sie darbiete? und wie dabei ärztlich verfahren werden müsse?

Es versteht sich von selbst, dafs der blofse Abgang von Materien durch den After nur ein Symptom, ja eigentlich nur eine Erscheinung (*phaenomenon morbi*), und nicht selbst Krankheit ist. Dadurch wird indefs die Existenz von Krankheiten, welche sich vorzugsweise durch eine solche Erscheinung charakterisiren und deshalb danach benannt werden, nicht aufgehoben. Sie bilden aber zusammen genommen eine Gattung (*genus morbi*), die mehrere Arten (*species*) unter sich begreift. Diesen kann dann wieder ein verschiedener Grad des Eigenthümlichen (Idionosematischen — oder wie man gewöhnlich sagt: Idiopathischen) zukommen, je nachdem die Ausleerung durch den After sich entweder auf einen (auch sonst wohl unter anderer Form vorkommenden) abnormen Zustand (z. B. Gastrose) gründet, oder auf eine, eigends in jene Ausleerung übergehende, selbstständigere Alienation der secernirenden Thätigkeit, besonders des Darmkanals. — Hierdurch erläutert sich auch die von *Vignes* aufgestellte Eintheilung, welcher nicht nur von der symptomatischen und kritischen Diarrhoe (m. s. oben A) die idiopathische oder essentielle unterscheidet, sondern von dieser wieder die aus Indigestion, und zudem sogar noch die humorale (schleimige, galligte), wogegen jedoch u. A. sich einwenden läſst, daſs ja gerade schleimige Diarrhoe oft genug zu den vorzugsweise eigenthümlichen und selbstständigen gehört!

Die Eintheilung nach der Verschiedenheit der ausgeleerten Materie ist zwar für's Praktische nicht unnütz; theoretisch genommen aber hat sie groſse Mängel, indem das Wesentliche des Leidens bei Gleichheit jener Beschaffenheit dennoch sehr verschieden sein kann. Auch kommt es öfters vor, daſs bei einem und demselben Durchfalle, z. B. Galligtes und Schleim, oder wässerige Säfte und Unverdautes, kurz verschiedenartige Stoffe mit einander abgehen.

Die Eintheilung nach der Dauer ist, obschon diese viel Zufälliges zu haben scheinen dürfte, doch von groſser Wichtigkeit. Acute Diarrhoe darf man nicht mit fieberhafter verwechseln, vielmehr kann es uns manchmal als diagnostisches Hülfsmittel dienen, wenn der Kranke bei einem Durchfalle, da dieser an sich fieberlos zu sein pflegt (m. s. oben), zu febricitiren anfängt, indem dadurch Verdacht des Ueberganges in einen andern Bauchfluſs (z. B. Ruhr) entsteht. Verlängert sich die Dauer einer Diarrhoe über ein paar Wochen hinaus, dem Langwierigen sich annähernd, so kann sie eine subacute heiſsen. — Chronische Diarrhoe bewährt solche Langwierigkeit entweder auf die Weise, daſs sie Tag für Tag lange Zeit hindurch, in gewissem Grade wenigstens fortdauert, oder daſs sie, unbestimmte Pausen machend, bei geringen Veranlassungen stets wiederkehrt, weil bei einer solchen, gleichsam zur Gewohnheit gewordenen, habituellen Diarrhoe das Individuum fortwährend eine stärkere Disposition, einen Hang (*proclivitas*) dazu behält.

Die Anlage zu Diarrhoe überhaupt richtet sich zunächst nach den individuellen Constitutionen, indem vollsaftige und schlaffe am meisten dazu geneigt sind; — ferner nach dem Lebensalter, worauf zum Theil dasselbe anwendbar ist, so jedoch daſs Jüngere zu acuter und hingegen Aeltere zu chronischer mehr Disposition haben; — sodann nach dem Geschlechte, wobei die Erfahrung lehrt, daſs das weibliche (nur zum Theil wegen sitzender

Lebensweise) bei weitem mehr an Hartleibigkeit und Verstopfung als an Durchfällen leidet. Endlich haben auf jene Anlage, welche dabei zudem specifisch modificirt wird, auch das Klima und die ganze Lebensweise, insbesondere die Diät im engeren Sinne einen grofsen Einflufs, so dafs sie einerseits viel Disponirendes in sich begreifen können, und doch auch andererseits wieder durch ihre Einwirkungen als erregende Ursachen (*causae excitantes*), oder sogenannte Gelegenheitsursachen auftreten, wodurch Diarrhoeen zum wirklichen Ausbruche kommen. Einen ganz vorzüglichen Antheil hieran haben epidemische Einflüsse, namentlich die der Jahreszeit und Witterung, zumal rauher und sehr veränderlicher, oder sehr abspannender und erschlaffender, wovon die Erklärungen aus der oben vorausgeschickten allgemeineren Exposition ohne Schwierigkeit zu entnehmen sind. Mifsverhältnisse der Secretionen, vor Allem aber Störungen der Hautthätigkeit, sind die wesentlichsten Momente.

Um nun die hauptsächlichsten Arten der Diarrhoeen kurz besonders zu betrachten, ist es zweckdienlich, auf jene Eintheilung nach der Dauer zunächst Rücksicht zu nehmen, jedoch mit ihr sodann auch die nach der Beschaffenheit des Ausgeleerten zu verknüpfen.

I. Acute Diarrhoeen.

1) Der Indigestionsdurchfall (*Diarrhoea saburralis*) mag wegen seiner nahen Beziehung zum Symptomatischen und Kritischen in dieser Art von Vorgängen hier zuerst in Erwähnung kommen. Er entsteht nämlich aus vorhandener Ueberladung und Anhäufung, die er durch sich selbst zu vermindern, ja zuweilen völlig zu heben im Stande ist. Die zu grofse Menge, vorzüglich aber Mannichfaltigkeit des Genossenen, so wie die (individuell-verschiedene) Schwerverdaulichkeit desselben, bringt ihn zuwege, und zu ihm gehört auch der Völlereidurchfall (*D. crapulosa*). — Die Abgänge selbst sind sonach von sehr gemischter Consistenz, indem sie nebst Dünnerem und Flüssigem auch Festes, Zähes und ganz Unverdautes mit enthalten können (statt dafs bei der sogenannten Magenruhr nur solches, und zwar sehr schnell, wieder abgeht).

Es ist unrichtig, jenen Durchfall mit dem Kothdurchfall (*D. stercoracea*) zu indentificiren, wenn gleich wie bei diesem so auch bei jenem Darmkoth (*faeces*) in gröſserer oder geringerer Menge mit abgehen kann, die am beträchtlichsten sein wird, wo Faeculentes sich in Folge vorausgegangener wiederholter Ueberladungen bereits gebildet und angehäuft hatte.

Ein geradezu aus Indigestion entstehender Durchfall pflegt nur von kurzer Dauer zu sein, ist oft schon mit einem halben Tage beendigt, kann sich aber auch durch mehrere Tage verlängern, sich mit heftigen kolikartigen Schmerzen verknüpfen (m. s. oben), dabei groſse Hemmungen erleiden, und durch seine Folgen (zumal bei unrichtiger Behandlung) selbst bedenklich werden.

Cur. In je besserem Gange dieser Durchfall ist, desto weniger störe man ihn! — Sehr nachtheilig wirken reizende Dinge, wie geistiges Getränk, womit Unkundige oft die Schmerzen zu dämpfen meinen. Besser pflegt dagegen ein lindernder Thee (von Chamillen, Melisse u. dgl.) zu dienen; — auch das mäſsig kalte Wasser, reichlich getrunken, thut oft wohl, zumal wenn viel Reizendes genossen worden. — Ist das kolikartige Drängen heftig, so wird es durch öligte Einreibungen und nöthigenfalls selbst durch ganz einfache schleimigte Klystire gemäſsigt, die nebst dünnen schleimigten Getränken besonders alsdann nützen, wenn etwa die Schärfe der enthaltenen und abgehenden Materien sehr irritirend einwirkt.

Das Uebrige der Behandlung besteht hauptsächlich darin, den Durchfall, wo er für den erwähnten Zweck zu gering ist, vorsichtig zu fördern, was am Besten in der Regel durch Rheum geschieht; nur seltner ist es nöthig auch Salze, und unter diesen dann die mildesten zu Hülfe zu nehmen. — Schnell gestopft werden, darf dieser Durchfall selbst dann nicht, wenn er etwa übermäſsig würde und fortdauerte. Nur mäſsigen darf man ihn alsdann, durch schleimigte Mittel, durch Brechwurzel oder Rhabarber in kleinen Gaben u. s. w.

Hingegen kann man zuweilen ihm zuvorkommen, wenn die schädlichen Ingesta noch groſsentheils im Magen verwei-

verweilen, und durch ein schnell gereichtes Brechmittel (aus Ipecac.) nach oben rasch ausgeleert werden.

2) Der galligte Durchfall (*Diarrhoea biliosa*), wobei die Abgänge grünlich oder gelblich und meistens sehr scharf sind, so dafs sie Tenesmus erregen, verräth sich übrigens durch gelbliche Hautfarbe des Kranken, safrangelben Urin, bittern Geschmack und die übrigen Zeichen galligter Krankheiten. Er wird auch um so leichter mit einer Ruhr von eben diesem Charakter verwechselt, da er nicht ohne Fieber und Tenesmus zu sein pflegt (doch sind die Abgänge bei der Ruhr wenigstens gemischterer Beschaffenheit, wenn auch nicht immer blutig).

Dieser an sich nicht leicht gefährliche, zuweilen aber in schlimmere Uebel übergehende Durchfall, entsteht vorzugsweise bei reizbaren und gallenreichen (polycholischen) Individuen durch Affecte, namentlich Zorn, und ist dann sporadisch; häufiger aber wird er durch allgemeinere Ursachen (m. vergl. oben), z. B. anhaltend heifse Witterung hervorgebracht.

Cur. Auch hier hüte man sich vor dem unvorsichtigen Sistiren der Ausleerungen, und suche die Reizung und krampfhafte Zusammenziehung des Darmkanals zu vermindern (m. vergl. 1). Lindernde Umschläge und Einreibungen helfen oft aus; — nöthigenfalls Klystire (besser aus blofsem Haferschleime, als aus Stärkmehl); — innerlich dünne Schleime und Emulsionen; nach *A. G. Richter* auch Succ. Citr., Ol. Lini rec. und Syrup. papav. zu gleichen Theilen, Efslöffelweise alle halbe Stunden. Aeufsern sich nur erst die galligt-gastrischen Vorboten, so kann der weiteren Entwickelung des Uebels ein Brechmittel (m. s. 1) vorbeugen, welches, wo jene Reizung vom Magen aus fortdauert, auch nach mehreren Tagen zuweilen noch nöthig ist.

Das zweideutige aber doch sehr nützliche Rheum kann sowohl zur Mäfsigung des zu starken Durchfalls (dann in Verbindung mit Salmiak, arab. Gummi) als zur Förderung des Zögernden dienen (alsdann Tinct. aquos. mit Glaubersalz u. dgl., oder als sicherer abführend das Infus., etwa ʒjj auf ℥jv — vj). Man ist indefs an jenes Mittel nicht gebunden; bei zu aufgeregtem Zustande sind vielmehr kühlendere Abführungen, z. B. aus Tamarinden, Cremor tartar. u. s. w. vorzuziehen.

Eine heilsame specifisch umstimmende Wirkung auf das Gallensystem (die auch der Rhabarber nicht abzusprechen ist) haben überhaupt die milderen, insbesondere vegetabilischen, Säuren nebst den säuerlichen Salzen; es kann also ihre geschickte Anwendung, so wie die der Ipecacuanha in kleinen Dosen, auch bei galligter Diarrhoe oft gut thun, und zwar nicht blofs zum Dämpfen einzelner Symptome!

3) Der acute schleimigt-wässerige Durchfall (*Diarrhoea ac. serosa mucosa*) darf nicht mit chronischem schleimigten (m. s. unten) verwechselt werden, und ist derselbe, welchen man oft auch als katarrhalisch-rheumatischen bezeichnet. Schon *Lambsma* (l. infr. c. Cap. III. IV.) vergleicht den mehr schleimigten mit dem Schnupfen u. s. w., ja selbst mit der Pneumonia notha, und nennt den wässerigen einen Intestinalschweifs. Die Abgänge selbst haben im Ganzen mehr die letztere, also eine sehr dünne Consistenz, und sind meistens milde, zuweilen hingegen scharf. Als ihre Quelle ist im Allgemeinen die drüsigte und zottige Haut des Darmkanals (*tunica mucosa et villosa*) anzusehen, so dafs theils deren Schleimdrüschen, theils ihre aushauchenden Gefäfsnetze, hier die übermäfsige Secretion vollbringen, — wobei von selbst einleuchtet, wie schwer es sein müsse, Beides genau zu sondern, und wie das Produkt in gewissen Fällen mehr ein mucöses, in andern hingegen mehr ein seröses sein müsse. Wenn man will, so kann man das Erste als vorzugsweise katarrhalischen, das Letzte als mehr rheumatischen betrachten. — Fieber kann zwar vorhanden sein, gehört aber gar nicht zur Regel dieses Durchfalls, bei welchem auch die Leibschmerzen bald nur mäfsig und bald hingegen sehr heftig sind. Ist die Schleimhaut bei ihm entzündet? und besteht hierin das Wesentliche? Dies kann man verneinen, auch wenn man Jenes, mit einiger Beschränkung jedoch, zugiebt. Die Aerzte aus der *Broussais*schen Schule pflegen zwar noch jetzt, mit Hülfe des bekannten Ineinanderschleifens von *irritation* und *inflammation*, nur hierauf Rücksicht zu nehmen; für uns aber be-

darf es keiner besonderen Erörterung, dafs hier noch Mehreres und ganz Anderes in Betracht komme.

Die allgemeinste Entstehung dieses Leidens ist die aus Störungen der Function der äufsern Haut, vorzüglich den rascher eintretenden Hemmungen und Ungleichmäfsigkeiten der Transpiration; bei schnellem Temperaturwechsel, Einwirkung von Zugluft, von kalter Nässe, besonders auf die Füfse u. s. w. Daher geben das erste Frühjahr und der Herbst bei uns die meisten Gelegenheiten. Indefs kann ganz ähnlicher Durchfall doch auch durch innere Erkältung, namentlich den Genufs kühlender Getränke u. s. w. nach Erhitzung, entstehen (wobei er aber dennoch sympathisch angeregt zu werden pflegt, nämlich vom Magen aus (m. s. weiter oben).

Die Gefahr ist bei diesem oft so unerheblichen, ja halbkritischen Durchfalle (m. vergl. A) doch zuweilen beträchtlich, wenn er mit Erschöpfung droht, oder in Schlimmeres, namentlich Ruhr, sich verwandelt.

Cur. Die Hautfunction herzustellen, die Irritation des Darmkanals zu heben, und den Durchfall selbst zu mäfsigen oder nöthigenfalls zu stopfen, dies sind die drei Hauptindicationen.

Der ersten entsprechen Vermeidung des Erkältens beim Zustuhlgehen, warme Bekleidung und Bedeckung, Reibungen der Haut und andere äufsere Erwärmungsmittel; in geeigneten Fällen auch ein warmes Fufsbad oder ganzes Bad. Zudem wähle man die inneren Mittel so aus, oder gebe ihnen solche Zusätze, dafs dadurch die Diaphorese begünstigt werde. Das Zweite erfordert laue schleimigte Getränke, beruhigende Umschläge und Klystire; im Nothfalle ein Blasenpflaster auf den Unterleib, und innerlich beruhigende Mittel, wobei jedoch zugleich die dritte Indication zu berücksichtigen ist (sowie sie denn sämmtlich sehr in einander greifen). Am gewöhnlichsten wendet man das Opium in Emulsionen oder mit Zusatz von Schleimen (besonders Gummi arab.) an; es sind aber sehr die Fälle zu unterscheiden, wo kleine Dosen ($\frac{1}{8}$ — $\frac{1}{4}$ Gran) oder mittelmäfsige ($\frac{1}{2}$ bis 1 Gran und dann seltner) den Vorzug verdienen. Manchmal können auch andere Anodyna nützen. Auch gelingt es nicht immer, den hartnäckiger werdenden Durchfall durch Opium zu bezwingen, und dann half uns das Extr. Nuc. vomic. in geringer Dose (gr. j — jj in 6 bis 8 Unzen Flüssigkeit) fast unfehlbar aus. Um die Wirkung auf die Haut zu vermehren, können kleine Dosen Ipecac. (im Aufguſs oder Pulver) oder Kampher, auch die milderen Formen von Ammonium zugesetzt werden. Zu Klystiren paſst bei dieser Diarrhoe in der Regel am Besten Amylum und ein Zusatz von Tinct. Opii crocat. Scheut man diesen, so kann Schleim mit Eidotter aushelfen. (Wachs-Emulsionen passen mehr für hartnäckige Ruhrfälle).

Fiebert der Kranke, so meide man Opium, Kampher, und gebe Emulsionen (auch wohl mit Zusatz von arab. Gummi), gelinde Diaphoretica (z. B. Spirit. *Minderer.*) u. s. w. Complicirt sich gastrische Affection (im engern Sinne) mit diesem Durchfalle, so verknüpfe man mit seiner Stillung die Anwendung eines Brechmittels, oder fördere die Ausmerzung nach unten durch ein Infus. Ipecac. mit gelinden Salzen, durch Rheum mit Salmiak (m. s. 2) u. s. w.

Muſs man den zu gefährlichen Durchfall schnell hemmen, so geschieht dies meistens am sichersten durch Emulsionen mit arab. Gummi und durch Opium, innerlich, in Einreibungen und Klystiren.

Der epidemische Durchfall macht keine bestimmte Art aus, sondern kann von verschiedener Beschaffenheit sein, welcher gemäſs er alsdann auch zu behandeln ist. Bald hat er den galligten Charakter und bald hingegen den sogenannten katarrhalisch-rheumatischen; diesen hauptsächlich im Frühjahre, jenen häufiger im hohen Sommer, und namentlich zur Erndtezeit. Denn die eigentlichen Herbstdurchfälle stimmen in unsern Gegenden sehr gewöhnlich mit den gleichzeitigen Ruhren überein und pflegen den rheumatischen Charakter zu haben. Ueberhaupt aber weicht die eigenthümliche Beschaffenheit epidemischer Durchfälle sehr nach Maaſsgabe der verschiedenen Klimate ab (und es nimmt sich gar wunderlich aus, wenn auf das unsrige mitunter geradezu das übertragen wird, was auf Unteritalien allerdings paſst!).

II. Chronische Diarrhoeen.

Auch chronischer Durchfall ist mannichfaltig, wenn gleich unsere Kompendien sich meistens begnügen nur eine Art (den langwierigen schleimigten Durchfall nämlich) aufzuführen. Freilich ist er sehr oft nur ein symptomatisches Leiden, welchem ein anderes selbstständigeres und in eigenthümlicher Form sich aussprechendes zum Grunde liegt (m. s. oben A), wie z. B. Lungenschwindsuchten, Unterleibverstopfungen, Wassersuchten u. s. w. als begleitende oder hinzutretende Symptome Durchfälle mit sich führen können. Solche sind auch wohl unrichtig den eigenen Arten von Diarrhoe beigezählt worden, wie denn *Lambsma* (Cap. IV.) unter der wässrigen auch eine graue (*Diarrhoea cinerea; graauwe loop* Holländ.) mit aufführt, welche sehr erschöpfe und hektisches Fieber herbeiführe, in den Niederlanden häufig und sehr gefürchtet sei, und in einer aus den Darmgefäfsen oder dem Pancreas geschehenden Ergiefsung von Blutserum (?) bestehe.

Verschiedene Dyskrasieen (sonst sogenannte specifische Schärfen) können einen Durchfall unterhalten oder öfters erneuern, z. B. gichtische, herpetische, venerische, worauf alsdann die Behandlung bestimmte Rücksicht nehmen mufs, wie z. B. *Richter* einen aus syphilitischer Ursache entstandenen durch Quecksilber heilte.

Zuweilen treten die abnormen Stuhlgänge nur zur Nachtzeit ein (*Diarrhoea nocturna*) und wohl selbst unbewufst im Schlafe (statt dafs andere Durchfälle während dessen zu unterbleiben pflegen). Es läfst sich bei dieser seltneren Anomalie voraussetzen, dafs die vermehrte Blutcongestion zu jener Zeit, und zwar nicht ohne veränderte Mischung des Blutes, einen grofsen Antheil habe. Das neueste uns vorgekommene Beispiel hängt mit Flechten bei skrofulöser Anlage zusammen.

Immer ist es bei chronischer Diarrhoe, deren Ursächliches auch übrigens sehr mannichfaltig ist (m. s. unten), von grofser Wichtigkeit, ihren ganzen Zusammenhang auszumitteln. Insbesondere versäume man nicht, den Unterleib genau zu untersuchen, ob nicht etwa Verhärtungen, ausgezeichnet empfindliche Stellen u. s. w. sich antreffen lassen?

Die Vorhersagung ist theils in diesen Beziehungen und theils auch wegen der zu befürchtenden Folgen langwieriger Durchfälle fast immer sehr bedenklich; grofse Abmagerung, Zehrfieber, wassersüchtige Ansammlungen sind die gewöhnlichsten. Zuweilen wurde eine chronische Diarrhoe gehoben durch von selbst eingetretenes Erbrechen.

Die verschiedene Beschaffenheit der ausgeleerten Materie ist auch hier (m. vergl. A) nicht so unerheblich, dafs sie auf die Betrachtung keinen Einflufs haben dürfte, obwohl andererseits damit die Wichtigkeit des verschiedenen materiellen und dynamischen Zustandes des Darmkanals keinesweges geleugnet werden soll. — Wir stellen nun die bekannteste Art bei der specielleren Betrachtung voran.

1) Der langwierige schleimigte Durchfall (*Diarrhoea chronica mucosa sive pituitosa*) kann Jahre lang dauern, pflegt aber endlich doch den Kranken aufzureiben. Das Ausgeleerte hat eine deutlich schleimigte Beschaffenheit, wie denn auch dieser Durchfall mit Nasen- und Brust-Katarrh, Leucorrhoe und andern Schleimflüssen zuweilen abwechselt. Die Materie ist mehr oder weniger zähe, zuweilen in beträchtlichem Grade, dabei dann einer klaren, farb- und geruchlosen Gallerte ähnlich (sogenannter gläserner Schleim, *pituita vitrea*), was *Lambsma* (Cap. V.) als *Dejectiones glutinosae* gesondert aufführt. So milde aber auch den in die Sinne fallenden Eigenschaften nach die Abgänge bei dieser Diarrhoe oft sind, so verknüpft sich doch ganz in der Regel mit den Nöthigungen zum Stuhlgange der heftigste Schmerz, weil die schleichend-entzündete Darmwand so reizbar ist. Nach geschehener Ausleerung pflegt eine vorübergehende Erleichterung einzutreten.

Das Wesentliche dieses Leidens besteht in einer krankhaften Verstimmung der secernirenden Darmhaut, insofern sie Schleimhaut ist, wobei also ihre verschiedenartigen Schleimdrüschen vorzugsweise afficirt sind, und wobei sie mehr oder weniger gereizt und entzündet, aber auch andererseits in verschiedenen Graden erschlafft (mit atonischer Schwäche behaftet) sein kann.

Gar mancherlei ursächliche Bedingungen können einen solchen Zustand herbeiführen. Zu den vorzüglichsten physischen gehören fade und schlechte, erkältende und erschlaffende Nahrung, nebst feuchtem und dunstigem Aufenthalte (wodurch dies sonst sporadische Uebel bei Armen manchmal als Gesammtkrankheit herrscht); ferner ungeregelte Lebensweise, ungewohnte Getränke (Wasser, Bier, an fremden Orten), anhaltender Mifsbrauch des Spirituösen, so wie andererseits häufige Erkältungen, und grofse körperliche Anstrengungen. Doch hat auch das Psychische keinen geringen Einflufs, besonders können Kummer und Sorgen viel beitragen.

Cur. Die Beseitigung jener Ursachen, insoweit sie thunlich ist, versteht sich von selbst. Das übrige Verfahren richtet sich im Allgemeinen hauptsächlich nach den vorhin angedeuteten Modificationen des Wesentlichen dieses Zustandes. Jedoch hat derselbe, ähnlich wie andere sehr hartnäckige Uebel, so zu sagen viel Eigensinniges, was die dem individuellen Falle angemessenste Auswahl der Heilmittel oft aufserordentlich erschwert.

Für die so wichtige angemessene Ernährung des Kranken suche man von leichtverdaulichen Speisen (Gallerten, zartem Fleisch u. s. w.) und stärkenden Getränken das individuell Passendste zu treffen und auszuwählen.

Deuten die Zufälle auf mehr Inflammatorisches, so kann Ansetzung von Blutegeln oder Schröpfköpfen nützen, sodann Einreiben von Quecksilbersalbe, nebst den übrigen für einen solchen Zustand geeigneten Mitteln, wobei auch beruhigende Umschläge und laue Bäder nicht zu vergessen sind.

Aus der grofsen Menge innerer Arzneien sind auszuwählen: bei sehr erhöhter Reizbarkeit krampfstillende und narkotische, insbesondere Ipecac. (manchmal auch bis zu ekelerregenden Gaben), und Nux vomic. (gr. j — jj u. s. w. einigemal täglich, oder auch das Extr. in gröfseren Gaben als die oben benannten (s. I, 3); hingegen ist vom Opium bei diesem Durchfalle kein bleibender Erfolg zu hoffen; — ferner bei gewissen mittleren Zuständen gewürzhafte Mittel, besonders Ingwer und Pomeranzen, Rheum in kleinen Dosen, mit solchen und mit bittern Mitteln verbunden, Angusturarinde, Quassia in kalten und weinigten Aufgüssen, und selbst auch wohl der (halb abstumpfend, halb tonisch-wirkende) Bleizucker (*Plumbum aceticum*, zu gr. $\frac{1}{4}$ — j); bei mehrerer Erschlaffung aber, nach deren Gradationen, Flor. und Cort. Granat., Cort. Cascarill., Rad. Columbo (ein oft helfendes Hauptmittel) im Decoct oder in Substanz (gr. xv — ʒß pr. d.); Extr. Nuc. jugland. ($\frac{1}{2}$ — 1 Dr. täglich), die China, so wie nöthigenfalls Catechu, Extr. lign. Campech. ($\frac{1}{2}$ bis 1 Dr. in 2 Unzen Zimmtwasser aufgelöst, Theelöffelweise); Decoct. Rad. oder Extr. Ratanhiae, endlich auch Ferrum sulphuric. (gr. ß — jj), Alaun u. s. w.

Von äufsern Hülfsmitteln sind hierbei vorzüglich zu erwähnen balsamische Einreibungen und Pflaster; stärkende Bäder (aromatische und konische); dahingegen Vesicatorien hier nur für Zwischenzustände oder complicirtere Fälle (m. s. oben). —

Nach Umständen sehr unterstützen (ja zuweilen ganz bewirken) läfst sich solche Stärkungscur durch Sago mit Rothwein, Eigelb mit Rum, alte Lagerbiere, Porterbier; oder Madeira, Portwein u. s. w. — Nur sei man auf der Hut, ja nicht zu viel zu thun; ein stürmisches und zu heroisches Verfahren ist höchst schädlich.

2) Der langwierige Kothdurchfall (*Diarrhoea chronica stercoracea;* — m. vergl. oben I, 1.) — Dieses noch zu wenig beachtete Leiden ist noch weit seltener als das vorhin erörterte, kann aber gleichfalls Jahre lang dauern und ist nicht minder lebensgefährlich. — Die Abgänge pflegen ungefähr drei bis sechs Mal in 24 Stunden zu erfolgen; sind braun gefärbt und von dünner Consistenz, nicht geruchlos doch auch nicht auffallend stinkend. — Der Kranke hat wenige oder gar keine Schmerzen; aber sein Allgemeinbefinden leidet allmählig immer mehr, so dafs er ein kachektisches Aussehen, auch wohl ödematöse Anschwellungen bekommt, und durch Abzehrung endlich darauf geht.

Worin besteht das Wesentliche dieses Krankheitszustandes? — Die leichteste Antwort wäre: in Schwäche des Darmkanals! Aber solche Schwäche findet sich auch bei colliquativen Diarrhoeen (m. s. weiter oben) mit wässerigen, albuminösen, zum Theil öligten, oder auch fauligten und sehr stinkenden Ausleerungen. — Worin also bestände das Eigenthümliche der Schwäche bei diesen Fällen? Dies wäre zu beantworten und ist noch im Dunkeln. An Galle fehlt es nicht; die Schleimsecretion ist nicht übermäfsig noch auffallend abnorm; auch sind die Abgänge nicht milchsaftartig (chylös; wie man sie in den seltensten Fällen des sogenannten Fluxus coeliacus zuweilen beobachtet hat); — es scheint also nicht sowohl die Resorption des Chylus zu fehlen, als vielmehr dieser in gehöriger Menge und Beschaffenheit gar nicht bereitet zu werden. Mit wenigen Worten wäre also unsere Ansicht des Wesentlichen: Relatives Ueberwiegen der Magenverdauung (Chymification); mittelmäfsig thätiges Gallensystem, aber Schwäche der dünnen Gedärme und vorzüglich des Duodenum und Dejunum; daher sehr unvollkommene und geringe Speisesaftsbereitung (Chylification), und relativ übermäfsige, aber doch abnorme und unkräftige Kothbereitung (Verdauung im Dickdarme und schon vom Ileum an), — wobei also das Individuum, wenngleich nur sehr allmählig, entkräftet und ausgemergelt werden mufs.

Die entfernteren Ursachen jener, eben nicht torpiden, doch auch nicht sonderlich erethistischen Schwäche in den nächsten Organen der Chylification können verschiedene sein, sind aber noch nicht genauer ausgemittelt. In einem der uns vorgekommenen Fälle gab der Kranke an, das Uebel sei nach einem Brechmittel zurückgeblieben, welches er vor einem Jahre genommen. Das Geniefsen zu roher und vorzüglich auch zu vieler Nahrungsmittel dürfte einen grofsen Antheil haben, zumal wenn noch andere schwächende Einwirkungen auf den Organismus hinzukommen.

Die Behandlung hat, wenn gleich organische Veränderungen diese Diarrhoe weniger begleiten, dennoch bei derselben mit grofsen Schwierigkeiten zu kämpfen, wegen der vorhin angedeuteten Mifsverhältnisse zwischen den verschiedenen Partieen des Assimilationsapparats.

Das nothwendigste (aber nicht immer zu erfüllende) Erfordernifs besteht in völlig angemessenen Nahrungsmitteln, sowohl hinsichtlich der nur mäfsigen, von den geschwächten Organen genugsam zu bezwingenden Quantität, als auch hinsichtlich der Qualität. — Schon bei noch relativ Gesunden und mit solchem Durchfalle nicht Behafteten kommt es vor, dafs bei vorübergehenden Beeinträchtigungen ihrer Digestionskräfte, bei Bewegungsmangel und doch gutem Appetite, zu wenig Chylus und zu viele Faeces bereitet werden, und dafs dies durch vermindertes Quantum der Speisen u. s. w. wieder gehoben wird. — In Ansehung der Qualität pafst für jene Kranke weder das zu Reizende, wodurch die Gallenbereitung zu sehr gesteigert und der Verdauungsprocefs ungebührlich beschleunigt würde, noch das Fade und zu Schwere. Man wähle also leicht verdauliche Speisen (hauptsächlich, doch nicht ausschliefslich, animalische) aus, welche bei mäfsiger Quantität einen genügenden guten Chylus liefern können.

Die pharmaceutischen Mittel müssen freilich dem Charakter des Uebels gemäfs in gewissem Maafse stärkende sein; doch ist hierbei mit grofser Moderation und Umsicht zu verfahren. Selbst China z. B. pflegen solche Kranke nicht zu vertragen; besser hingegen bekommt ihnen die Columbowurzel (besonders im allmählig verstärkten Decoct). — Auch gelinde bittere Extracte kann man versuchen. — Von Aromatischem und Geistigem wende man nicht mehreres an, als gerade die Stimmung der Organe zur Beihülfe zu erfordern scheint.

Durch Bewegung, Genufs reiner Luft, stärkende Einreibungen und Bäder ist die Cur zweckmäfsig zu unterstützen.

Es giebt nun chronische und habituelle Durchfälle, selbst bei Erwachsenen, auch noch von andern Beschaffenheiten. Auf solche, wobei insbesondere die galligte sich auszeichnet, wobei aber die gestörte Digestion sich abwechselnd auch mit Verstopfung verknüpft, macht *W. Philip* in seiner so interessanten Schrift aufmerksam (A Treatise on Indigestion and its consequences. 3. edit. London 1823. p. 12 sq.). — Der wässerige habituelle Durchfall ist für lymphatische Constitutionen manchmal relativ zuträglich; hört aber die Natur auf diese Ableitung zu bewirken, so treten andere Uebel, am leichtesten Wassersuchten, an die Stelle. — Die meisten sind nur symptomatische und als solche mit andern langwierigen Krankheiten verknüpft (m. vergl. A.); wie unter andern auch die Durchfälle von schleimigter oder anderer abnormer Beschaffenheit, welche bei Eingeweidewürmern, Skrofeln u. dergl. vorkommen.

Die endemischen Durchfälle pflegen, statt dafs die epidemischen meistens acut sind (m. s. oben I.), zu den chronischen und habituellen zu gehören, wozu das Klima und der Boden, die Nahrungsweise der Einwohner u. s. w. beitragen. — Eine besondere Erwähnung verdient der unter den Einwohnern in Ostindien von *J. Tytler* beobachtete complicirte Durchfall, bei welchem theils pulpöse graue, theils aber auch hellgelbe Massen abgehen, und welchen er *Diarrhoe hectica* nennt (Transactions of the med. and phys. Soc. of Calcutta, Vol. III.).

Zum Schlusse ist noch Einiges beizufügen, betreffend die

Durchfälle der Kinder (*Diarrhoeae infantiles*), welche bei vieler Verschiedenartigkeit oft nur symptomatisch, manchmal hingegen mehr kritisch sind, und übrigens manches Eigenthümliche, auch in praktischer Rücksicht, haben. — Der Darmkanal selbst befindet sich dabei keinesweges immer in einerlei Zustande. Statt dafs noch jetzt in Pariser Kinderhospitälern fast jeder Durchfall aus Entzündung hergeleitet wird, bemerkt mit richtigerer Unterscheidung *Billard* (Traité des maladies des enfans etc. Paris 1828. p. 413.): der gelbe, dünne und schaumigte Durchfall sei sehr oft von Entzündung begleitet, hingegen nicht so der weifse und schleimigte, und der grünflockige.

Was die verschiedenen Quellen des Abgesonderten betrifft, so können wir auf das Obige verweisen. Unter den solche Durchfälle erregenden ursächlichen Bedingungen zeichnen sich aus: unpassende Nahrung, z. B. zu fette, massenreiche, oder sonst fehlerhafte Milch, Füttern mit zu schweren, der Lebensstufe und dem individuellen Zustande nicht zusagenden Nahrungsmitteln, Erkältung und Nässe, consensuelle Reizung durch schweres Zahnen und idiopathische von Würmern im Darmkanale. — Indefs kommt auch die ursprünglichere Anlage der Kinder und ihre individuelle Constitution sehr in Betracht. Manche sind von Natur, bei schwächlicherem Körper, zu solchen Uebeln schon vorzüglich geneigt, was sich am meisten auf die habituellen Durchfälle kleiner Kinder anwenden läfst, wodurch diese so häufig unter völliger Abzehrung langsamer, oder auch, bei Hinzutreten von Entzündung und Fieber, rascher getödtet werden.

Der Durchfall aus Säure im Magen (*Diarrhoea acida s. d.*) zeichnet sich durch die grüne Farbe, das gehackte Ansehen und den säuerlichen Geruch der Abgänge aus, und ist mit starkem Leibweh verknüpft. (In einigen Fällen schien uns jene Säure in den ersten Wegen auch auf die Erweichung der Schleimhaut eine nahe Beziehung zu haben).

Die Cur mufs theils palliativ sein, durch demulcirende und säuretilgende Mittel, theils aber auch radicaler, durch stärkende. Das gebräuchlichste (aber als zu beschwerend nicht immer passendste) gegen die Säure ist Magnes. carb. oder dergl.; vorzüglicher sind in der Regel Aq. Calc. rec. (mit einem aromat. Wasser zu gleichen Theilen, Theelöffelweise), oder Liq. kali carbonic. (sehr vorsichtig und in kleiner Gabe). — Zur Stärkung reichen sehr gelinde Mittel (z. B. Aq. oder Inf. Foenic.; Syrup. Rhei mit Syrup. Cort. aurant.) zuweilen schon hin; nöthigenfalls nimmt man Cascarill. (in Tinctur), Columbo u. s. w. zu Hülfe. — Den Schmerzen und Krampfbeschwerden ist durch passende Einreibungen, Umschläge und Klystire abzuhelfen.

Der Zahndurchfall (*Diarrhoea a dentitione*) darf zwar nicht gerade kritisch genannt werden, dient aber doch bei mäfsigem Grade oft als heilsame Ableitung der Säfte von Kopf und Brust. Zuweilen bei einer dazu günstigen epidemischen Constitution ist er mehr von entzündlicher Art (m. vergl. oben).

Die Behandlung mufs sich hiernach begreiflicher Weise sehr modificiren. Im Allgemeinen aber trachte sie dahin, die zu häufigen und angreifenden flüssigen Stuhlgänge zu mäfsigen: durch Reisdecoct, schleimigte Getränke, Emulsionen, ein schwaches Infus. Ipecac., nebst schleimigten

Klystiren u. s. w. — Gegen zu heftigen Schmerz gebe man Extr. Hyoscyam. (gr. $\frac{1}{8}$ — $\frac{1}{4}$ pr. d.) oder das (Duncan'sche) Lactucarium (zu gr. $\frac{1}{4}$ — 1); aber **nicht** Opium (man s. unten).

Der **atonische Durchfall der Kinder** ist langwierig und macht leicht Rückfälle. Er entsteht, abgesehen von etwa vorhandenen specifischen Complicationen, aus Schwäche und Erschlaffung der Darmhäute, und führt leicht gänzlichen Mangel an Digestionsvermögen und Abzehrung herbei.

Bei der **Behandlung**, die nicht wenige Schwierigkeiten hat, kommt es auf **gehörige Ernährung**, hauptsächlich durch **gute Milch** (wobei auch auf den Zustand der Säugenden sehr zu achten ist), und bei sehr geschwächtem Magen selbst durch **nährende Klystire** und **Bäder**, so wie andererseits auf **konische Arzneien** an; (die in manchen Fällen auch am besten durch das Medium der säugenden Person angewandt werden). — Besonders gerühmt hat man Extr. Cascarillae, Chinae frig. parat. und Chamom. roman., ein Infus. Gnaphal. montan.; Tinct. Rhei; Catechu. Doch wird hier die Kunst zu individualisiren gar sehr in Anspruch genommen, wobei man aus jenem mannichfaltigen Apparate von Mitteln (oben II, 1. 2.) passend auswählen mufs.

(Die *Diarrhoea sanguinea s. cruenta recens natorum* ist eigentlich kein Durchfall, sondern ein dem Flux. hepatic. ähnliches Uebel).

Ueberhaupt genommen hüte man sich nun bei dem Verfahren gegen die Durchfälle sowohl der Erwachsenen als der Kinder vor einem zu symptomatischen Zuwerkegehen, und suche mit Vermeidung alles Schlendrians die Maafsregeln der Kunst dem Wesentlichen und dem verschiedenen Charakter der Zustände anzupassen.

Für die Cur der Kinderdurchfälle erinnern wir insbesondere, dafs es allerdings Fälle davon gebe, wobei Ansetzung von ein paar oder etlichen **Blutegeln** an den Unterleib sehr nöthig ist, wo Quecksilber äufserlich und selbst innerlich nützen kann, u. s. w. — In eben diesen Fällen pflegt hingegen das **Opium** am allermeisten zu **schaden**.

Seinen Gebrauch bei Durchfällen der Kinder verwerfen wir nach unsern Erfahrungen nicht durchaus, wenden es aber nur in sehr geringen Dosen und zunächst immer in den schwächsten Formen an, und geben zu, dafs es bei einiger Unvorsichtigkeit leicht die übelsten Congestionen, heftiges Fieber u. s. w. verursache. Man ist ja nicht daran gebunden, und kann andere schon genannte narcotica oder Aq. Ceras. und Lauroces. ebenfalls anwenden. Als Beruhigungsmittel dienen zudem aufser dem Lactucarium (s. oben) die Aufgüsse von Melisse, gewöhnlichen Chamillen; sowie denn in vielen Fällen bei solchen Leiden des zarteren Alters der Liq. c. c. succinat. (nach der ältern Bereitungsart) in kleinen Dosen sich uns sehr hülfreich bewies.

Synon. Lat.: *Fluxus ventris. Defluxio* (*Cael. Aurel.*) *Alvus fusa, cita. Profluvium alvi.* Griech.: *Διαῤῥοή* st. *διάῤῥοια*, simpl. oder mit dem Zusatze τῆς γαστρός. Deutsch: Abweichen; Durchlauf; Durchbruch (Mitteldeutsch). Franz.: *Diarrée*; *Devoyement*; *Flux de ventre*; *Cours de ventre.* Engl.: *Diarroea*; *Looseness*; *Lax*; *Flux of the belly.* Holl.: *Loop.*

Litteratur.

Arctaei Cappad. de causis et sign. acut. morb. lib. II. cap. 7. 9.

Celsi de medicina lib. IV. cap. 19.

Alexandri Trall. de arte medica lib. VIII. cap. 7 sq.

Will. Cockburne, Profluvia ventris, or account on Loosenesses. Lond. 1710. 1754. 8.

Nicol. Lambsma, Ventris fluxus multiplex, ex antiquis et recentiorum monumentis propositus. Amstelod. 1756. 8. Francof. et Lips. 1792. 8.

Röschlaub über den Durchfall (in *Weikard's* Samml. med. prakt. Beob. Nr. 3).

Fischer über den langwier. Durchfall bei Kindern; in *Hufeland's* Journal d. prakt. Arzneik. Bd. 16 St. 1.

S. G. Vogel's Handbuch d. prakt. Arzneiw. Thl. 6 Kap. 1.

J. Mason Good, The study of medecine, Vol. I. (London 1822) pag. 225 sqq.

Vignes, Traité complet de la dysenterie et de la diarrée. Paris 1825. 8.

B — ls.

DIARRHOEISCHESIS, auch *Diarrhoïschesis. Kraus* (Etymol. medic. Lexicon) versteht hierunter die Stopfung der Diarrhoe.

DIARTHROSIS (*διαρθρωσις*), *Articulatio mobilis*, eine bewegliche Verbindung oder Einknickung der Knochen durch

Bänder, im Gegensatze zu der engen unbeweglichen Zusammenfügung derselben (Enarthrosis). S. Articulus.

S — m.

DIARTHROSIS (chirurg.). S. Diaplasis.

DIASATYRINUS. S. Dia.

DIASCHIS, *Diaschisma* auch *Diaschisis*, von *διασχίζω*, ich zertrenne, spalte, abnorme Trennung der Theile, z. B. der Lippen, des Gaumens. Gr — e.

DIASCORDIUM. S. Dia und Opium

DIASTASIS, *διάστασις*, *distractio in duas partes;* das Ausweichen der Knochen; Franz. *Ecartement des os.* Mit diesem Namen bezeichnet man die widernatürliche Trennung zweier Knochen, die durch ein unbewegliches Gelenk mit einander verbunden sind, also z. B. der Suturen des Schädels, der Nasenbeine, Jochbeine, der Beckenknochen u. s. w. Sie steht also gleichsam zwischen der Verrenkung und dem Knochenbruch in der Mitte. Die Veranlassung dazu ist zuweilen eine äufsere, mechanische Gewalt, und dann entsteht sie plötzlich; manchmal entsteht sie aber auch schleichend, durch langsam wirkende Schädlichkeiten; so kann z. B. ein Nasenpolyp nach und nach die Nasenbeine, Kopfwassersucht die Schädelknochen auseinander treiben. Man erkennt die Diastasis äufserlich durch Unebenheit der Oberfläche und leichte Verschiebbarkeit der betreffenden Knochen. Die übrigen Folgen hängen theils von der Beschaffenheit des leidenden Theiles, theils von der Verschiedenheit der Ursachen ab. Zuweilen findet dabei auch ein complicirter Zustand statt, theils wenn die Ursache der Diastasis für sich schon eine Krankheit darstellt, theils aber auch, wenn eine plötzlich einwirkende Schädlichkeit zugleich Störungen in der Nachbarschaft hervor brachte. So kann die Diastasis mit Zerreifsung der Ligamente, Kontusionen, Extravasaten, Entzündung, Eiterung u. s. w. verbunden sein.

Die Heilung wird im Allgemeinen dadurch bewerkstelligt, dafs man die getrennten Knochen einander nähert, und durch einen schicklichen Verband vereinigt. Sind innere trennende Körper da, z. B. Nasenpolypen, so müssen diese vorher entfernt werden. Finden andere gleichzeitige Leiden statt, so müssen diese den Indikationen gemäfs behandelt werden, und wenn diese Behandlung sich mit der Anlegung des Verbandes nicht verträgt, z. B. bei Entzündung, Extravasat u. s. w., so mufs der Verband so lange aufgeschoben werden, bis diese Hindernisse beseitigt sind, wobei man nur sorgen mufs, dafs sich nicht innere Theile zwischen die getrennten Knochen drängen. Wenn die inneren, trennenden Gegenstände nicht zu entfernen sind, so mufs man die Trennung für unheilbar halten. Dieses ist der Fall bei der Trennung der Schädelknochen durch Kopfwassersucht. II — s jun.

DIASTEMA, von *διαστημα*, Zwischenraum, Abstand. Man versteht hierunter das Auseinanderstehen getrennter Knochen. S. Diastasis. E. Gr — e.

DIASTOLE (von *διαστελλω*, ausdehnen), Ausdehnung des Herzens und der Arterien, ist das Gegentheil von *Systole*, der Zusammenziehung derselben. Beim Herzen beruht die Diastole blofs auf der Erschlaffung der Muskelsubstanz und der passiven Erweiterung seiner Höhlen, durch das aus den Gefäfsstämmen eindringende Blut in dessen Vorhöfe und mittelst dieser in die Ventrikel. Schon frühzeitig wurde die Behauptung aufgestellt, dafs das Herz bei der Diastole in einem activen Zustande sich befinde, indem nach *Pechlin* auch das aus dem Leibe genommene und vom Blute entleerte Fischherz sich erweitere, und nach *Langrish* die Erweiterung noch früher erfolge, ehe das Blut in die Herzhöhlen eindringen und sie durch seinen Andrang erweitern könne. *Perrault* und *Hamberger* nahmen sogar antagonistische Muskelfasern an, durch deren entgegengesetzte Action die Systole und Diastole erfolgen sollte. *Haller* hat diese Behauptungen (Elem. physiol. Bd. I. p. 386—8) gründlich widerlegt. Wenn es eine solche positive Ausdehnung der Herzhöhle geben sollte, so müfsten die sie bewirkenden Muskelfasern an umliegenden unverrückbaren Theilen, etwa an den Thoraxwänden, befestigt sein, so wie dergleichen Mechanismus beim Insektenherzen wirklich Statt findet. Auch hat die Fleischsubstanz des Herzens nicht den Grad physicalischer Elasticität, der eine solche Ausdehnung erklären könnte. *Burdach* (Physiologie. 4. Bd. p. 208) behauptet

hauptet zwar auch, dafs die Diastole des Herzens ein lebenskräftiger Akt sei, giebt jedoch zu, dafs er in Vergleichung mit der Systole ein Zustand relativer Ruhe sei, also relativer Erschlaffung, und wenn eine äufsere Kraft darauf wirkte, der Passivität. Durch die Rückkehr des Herzens aus dem höchst contrahirten Zustande während der Systole in die blofs durch die vegetative Plastik gegebene Gestalt desselben, erweitern sich nothwendig seine Höhlen und es ist wohl anzunehmen, dafs dadurch auf die zunächst damit im Zusammenhange stehende Blutmasse ein geringer Grad von Saugkraft ausgeübt wird (vergl. *J. H. Oesterreicher* Versuch einer Darstellung der Lehre vom Kreislauf des Blutes. Nürnb. 1826. p. 155.). Dies würde jedoch nicht hinreichend sein, um die Rückkehr des Blutes allein zu erklären; es ist vielmehr nicht zu zweifeln, dafs in diesem selbst ein kräftiger Impuls von der Peripherie aus Statt finde, wodurch vorzüglich die Herzhöhlen weit über den Durchmesser erweitert werden, auf den sie etwa durch den blofsen Nachlafs der Contraction zurückgekommen sein würden. Und somit ist an dem lebendigen Herzen die Diastole nicht blofs durch den Nachlafs der Contraction, sondern eben so sehr durch das active Einströmen des Blutes von der Peripherie aus in dessen Höhlen bedingt.

Die Diastole der Arterien ist eben so wenig activ als die des Herzens. Neuere Experimentatoren, namentlich *Parry* (*Caleb Hillier Parry* An experimental Inquiry into the nature, cause et varieties of the arterial pulse. Lond. 1816.) haben sie sogar mit Recht für den Augenschein ganz geläugnet, wie man sich davon sehr leicht überzeugen kann, und es ist das, was wir Puls nennen, wohl als ein Stofs des Blutes vom Herzen aus gegen den Druck des tastenden Fingers zu betrachten; dafs jedoch die Arterie im unberührten Zustande durch den Antrieb des Blutes sich gerader strecken oder zur Seite bewegen sollte ohne im geringsten in ihrem Durchmesser erweitert zu werden, läfst sich nach mechanischen Grundsätzen nicht wohl vorstellen; wenigstens wird es an allen solchen Stellen der Fall sein, wo die Propulsion des Blutes durch umliegende Theile etwas gehindert wird. (Vergl. *Rudolphi's* Physiologie. II. Bd. 2. Abth. pag. 305.) P — e.

DIASTOLEUS, διαστολευς. *Hippokrates* gebrauchte diesen Namen für chirurgische Ausdehnungswerkzeuge; jetzt verstehen wir hierunter Specula. S. d. Art. E. Gr — e.

DIASTOMOTRIS, διαστομοωτρις. Die Alten verstanden hierunter solche Werkzeuge, womit geschlossene Theile geöffnet wurden. Jetzt gebrauchen Einige diese Benennung für Speculum oris. E. Gr — e.

DIASTREMMA, *Diastrophe*, διαστρεμμα, διαστροφη, das Verdrehte, die Verzerrung, Verziehung der Muskeln durch Krämpfe, Verrenkung der Gliedmaſsen. E. Gr — e.

DIATASIS, διατασις, Anspannung. Bei *Hippokrates* Extension und Contraextension. S. Fractur. E. Gr — e.

DIATERMIATRIA, *Dermatria*, von δερμα, die Haut und ιατρεια, das Heilgeschäft, derjenige Theil der Heilkunde, welcher sich mit der Behandlung der Hautkrankheiten abgiebt. E. Gr — e.

DIATESTERON. Ein aus vier Ingredienzien, Myrrhe, Bacc. Laur., Rad. Aristoloch. und Gentian. mit Honig zusammengesetztes Arzneimittel. H — d

DIATHESIS (von διατιθημι, veranlassen). Eine Beschaffenheit des Organismus, wodurch er die Anlage zu gewissen Störungen der Funktionen oder zu gewissen Krankheiten erhält. In so fern ist es gleich mit Dispositio. Aber gewöhnlich wird das Wort nur zur Bezeichnung solcher Anlagen gebraucht, die ihren Grund in einer fehlerhaften Beschaffenheit des Bluts und der Säfte haben; z. B. *Diathesis phlogistica s. inflammatoria, D. scorbutica, biliosa, mucosa, serosa, lymphatica.* — So wird es auch von epidemischen und endemischen Anlagen des Organismus gebraucht, wo bei den epidemischen und endemischen Einflüssen Veränderung und Verderbniſs der materiellen Verhältnisse des Organismus angenommen werden kann. H — d.

DIATRESIS, von διατρησις, die Durchbohrung, das Durchstechen, wird vorzüglich für die Durchbohrung des Mastdarms bei der Cur der Afterfisteln gebraucht. E. Gr — e.

DIATRIMMA. S. Afterfratt.

DIATRITARII. So wurden ehedem die Aerzte (aus der Schule der Methodiker) benannt, welche alle Krankheiten durch Entziehung der Nahrung (Hungerkur) zu heilen glaubten; sie pflegten nur alle drei Tage Speise zu erlauben; daher der Name. H — d.

DICERAS - *rude* (*Rudolphi*) oder *Dytrachyceras rudis* (*Sulzer*), das rauhe Doppelhorn, wurde von *Sulzer* als ein neuer Eingeweidewurm aufgeführt, aber, aufser von den französischen Naturforschern und von *Brera* unter dem Namen *Ditrachicerosoma*, von keinem späteren Helminthologen als solcher anerkannt; es ist um so mehr an der Richtigkeit der Beobachtung *Sulzer's* zu zweifeln, als dieser das angebliche von ihm zu den Blasenwürmern gestellte Thierchen (?) keinem andern Naturforscher zur Untersuchung vorlegte. — Diese Thierchen giengen in *Sauvage's* Behandlung nach einem Abführmittel einem 26jährigen Mädchen in grofser Menge ab, und werden in einer eigenen Schrift von *K. Sulzer* genau beschrieben und abgebildet als oblonge, rundliche Körperchen, an deren einem Ende 2 dünne gebogene Hörner (daher der Name von δὶς, doppelt und κέρας, Horn) hervorragten. *Bremser* meint nach der Beschreibung, es seien wohl Saamenkörner, bei denen die Keimung begonnen habe. Fr — p.

DICHOPHYIA (von δι und φυω, wachsen), die Haarspaltung, eine Haarkrankheit, wo sich die Haarenden in zwei und mehrere Theile trennen. H — d.

DICHOTOMIA, Dichotomie. Zertheilung in zwei Theile, von διχοτομέω, in zwei Theile spalten. Dieses Wort wird sowohl in der Anatomie als in der Botanik gebraucht, um eine bestimmte Art der Vertheilung eines Theiles zu bezeichnen, und man sagt der Theil vertheile sich „nach dem Gesetz der Dichotomie" oder „dichotomisch" wenn er sich in zwei Theile spaltet, die einander gleich sind, aber keineswegs, wenn blofs ein Theil einen Ast an der Seite abgiebt, aber doch eigentlich als selbstständiger Theil noch weiter fortgeht, z. B. die Carotis communis vertheilt sich dichotomisch, nämlich in die Carotis externa und interna, aber die Carotis externa vertheilt sich keineswegs nach dem Gesetze der Dichotomie, wenn sie die Art. thyreoidea sup. abgiebt; so theilt sich ferner nach dem Gesetz der Dichotomie: die Trachea, die Aorta abdominalis in die Arteriae iliacae, und jede dieser in die A. cruralis und A. hypogastrica, u. dergl. m. — Bisweilen, aber unrichtig, wird dieses Wort auch gebraucht, um zu bezeichnen, dafs sich zwei Theile in dem Verhältnisse des Gegensatzes gegen einander befinden.

In der Botanik ist dichotomisch und gabelständig gleichbedeutend.

Die französischen Astronomen bezeichnen ferner den für uns halbbeleuchteten Zustand des Mondes, sogenannten Halbmondes mit dem Ausdruck Dichotomie. Fr — p.

DICKDARM. S. Darmkanal.

DICKENMESSER. S. Beckenmesser.

DICOTYLEDONEN (*Dicotyledoneae scil. plantae*). Kürzer und gleich gut nach *Buttmann's* Vorschlag Dicotylen. Man bezeichnet mit diesem Worte diejenigen Gewächse, welche sich durch die Anwesenheit zweier Saamenblätter (Cotyledonen) am Embryo, aufserdem aber noch dadurch auszeichnen, dafs das Holz bei ihnen concentrische Ringe bildet, dafs der Ansatz neuer Holzschichten zwischen der Rinde und dem alten Holze erfolgt, und dafs in ihren Blumentheilen die Zahl fünf vorherrschend ist. Sie haben überdies gewöhnlich eine Pfahlwurzel und fiedernervige Blätter. v. Sch — l.

DICROTUS (von δις, zweimal und κρουω, pulsiren), *Pulsus*, der Doppelpuls, wenn jeder Pulsschlag, oder wenigstens oft, in zwei Schläge getheilt ist. Eine merkwürdige und semiotisch wichtige Pulsart, welche eine bei der Zusammenziehung zuckende oder unterbrochene Bewegung des Herzens zum Grunde hat, und am häufigsten eine kritische Bewegung, vorzüglich ein bevorstehendes Nasenbluten, anzeigt. Doch kann sie auch von Hemmungen des Blutumlaufs, sowohl im Herzen als in den Lungen und im Unterleibe, entstehen. H — d.

DICTAMNUS. Diese Pflanzengattung gehört in *Linné's Decandria Monogynia* und in die natürliche Familie der *Rutaceen*. Die Charactere des Diptam sind: ein 5theiliger abfallender Kelch; 5 fast ungleiche Blumenblätter; 10 herabgebogene Staubgefäfse mit an der Spitze drüsigen Staubfäden, eine einfache Narbe und eine 5theilige Kapsel, deren Fächer 2saamige sind und an den innern Nähten aufspringen. *Linné* nannte die einzige Art der Gattung *D. albus* (wegen der weifsen Wurzel?), *Persoon* aber gab ihr den Namen *Fraxinella*, welchen die Pflanze bei *Tournefort* führt. *Link* stellte die beiden Abänderungen der Pflanze als eigene Arten auf und nannte die rothblüthige *D. Fraxinella*, und die weifsblüthige *D. albus*. Es ist eine ausdauernde im mittlern und südlichen Europa wild wachsende, nicht selten in Gärten gezogene Pflanze von 2—4 F. Höhe mit fast einfachem Stengel, wechselnden unpaar gefiederten Blättern und endständiger Blüthentraube, deren Stiele so wie der obere Theil des Stengels, die Staubfäden und der Fruchtknoten mit umgekehrt-eiförmigen braun-purpurrothen Drüsen besetzt sind. Das hieraus sich, besonders an ruhigen und warmen Sommerabenden stärker verflüchtigende, ätherische Oel läfst sich durch Annäherung eines Lichts entzünden, wobei auch wohl die Drüsen selbst verbrennen mögen. Die ganze Pflanze besitzt einen starken eigenthümlichen citronenartigen Geruch, der sich jedoch beim Trocknen verliert und bittern Geschmack. Man sammelte sonst die Wurzel der Pflanze besonders im Languedoc und in der Provence; sie ist senkrecht, ästig, holzig mit weifslicher kreuzweis-feinrissiger Rinde, und benutzte von ihr die äufsern Rindentheile gegen Würmer, als Schweifs- und Urin-treibend, so wie zur Beförderung des Monatsflusses und hielt sie überhaupt für herzstärkend und giftwidrig. *Störk* empfahl die Wurzel in der Dosis von 1 Scrup. zweimal täglich bei Nervenfiebern und veraltetem weifsen Flufs, so wie eine Tinctura Dict. simplex gegen Epilepsie. Auch die Blumen und Blätter rühmte man in Theeform gegen hysterische Beschwerden. v. Sch — l.

DICTAMNUS CRETICUS. S. Origanum.

DICTYITIS. S. Retinitis.

DIDYMIS. S. Hode.

DIDYMUS. S. Zwillinge.

DIERVILLA. Diese von *Tournefort* gegründete Pflanzengattung wurde von *Linné* zur Gattung *Lonicera* (*Pen-*

tandria Monogynia) gerechnet, ist aber von Neuern wieder hergestellt und gehört zur Familie der *Caprifoliaceae*. Sie zeichnet sich aus: durch einen 5theiligen oberständigen von zwei Deckblättchen unterstützten Kelch, trichterige 5theilige Krone, 5 Staubgefäfse, eine kopfförmige Narbe und durch eine lange geschnabelte vom Kelch gekrönte 2fächerige Kapsel, in deren Fächer die Saamen in zwei Reihen an dem in der Mitte der Scheidewand stehenden Saamenträger liegen. Die nordamerikanische Art dieser Gattung:

D. canadensis W. (trifida *Moench*, Tournefortii *Michx.*, lutea *Pursh*, humilis *Pers.*, Lonicera Diervilla *L.*) ist ein niedriger und ästiger 2—3 F. hoher Strauch, dessen jüngere Aeste vierseitig und dunkel purpurroth, die ältern aber rundlich und braun sind. Die Blätter stehen sich gegenüber, sind eiförmig, zugespitzt, gesägt und kahl. Die gelben Blumen stehen in kleinen endständigen wenigblumigen Doldentrauben. Man benutzt von dieser Pflanze die ekelhaft und etwas adstringirend schmeckenden jungen Zweige oder deren Rinde (Diervillae stipites) in Abkochungen gegen Syphilis, Dysurie und Gonorrhöe. v. Sch — l.

DIGASTRICUS *i. q. biventer*. S. Biventer maxillae inferioris.

DIGERIREN das *(digestio)*, ist eine Art des Ausziehens (*extractio*); man digerirt einen Körper, wenn man ihn der Einwirkung einer Flüssigkeit bei einer Temperatur unter dem Siedpunkte derselben eine Zeitlang aussetzt. Bald wendet man dazu nur die Wärme der Sonnenstrahlen, bald die eines Ofens auf verschiedene Weise an, je nachdem man einer stärkeren oder geringeren Einwirkung bedarf, und bedient sich dazu verschiedener mehr oder weniger verschlossener Geräthschaften. v. Sch — l.

DIGESTIO, Verdauung, Digestion, πεψις, ist diejenige lebendige assimilative Einwirkung des Speisekanals und der darin secernirten Säfte, auf die in dessen Höhle gebrachten flüssigen und festen Nahrungsstoffe, wodurch diese ihre ihnen sonst zukommende Qualität ablegen, und einerseits sich in Stoffe verwandeln, die dem Organismus homolog und alle Stufen der Assimilation durchzugehen fähig sind, andererseits einen Theil ihres Gehalts mit Secretionsstoffen vermischt durch eine eigene schnelle Fäulnifs, in ein todtes dem Organismus schädliches Residuum, welches im letzten Theile des Darmkanals als zu baldiger Excretion bestimmt, sich sammelt, umändert. Man sagt von dem Nahrungsstoffe, dafs er vollkommen verdaut sei, wenn der Inhalt des Darmkanals in jeder seiner Abtheilungen den Chymus und endlich den Koth einzig in der ihm generisch-zukommenden Beschaffenheit enthält, ohne dafs von den Qualitäten der Nahrungsstoffe eine Spur mehr angetroffen werde. Es kann also eine Speise als vollkommen verdaut betrachtet werden, ohne defshalb schon assimilirt zu sein, wenn nur die Nahrungsstoffe in vollkommenen Magen- und Darmchymus und Koth verwandelt worden sind. Und so bildet die Verdautheit der Materien die Vermittelungsstufe zwischen der Rohheit und der organischen Beschaffenheit derselben, wenn sie schon als wirkliche Bestandtheile in den Körper aufgenommen sind.

Die wesentlichen Bedingungen der Verdauung sind nur auf Seite des Organismus I. die Verdauungskräfte, die man in *a*) mechanische, *b*) chemische, *c*) vitale und *d*) psychische eintheilen kann, davon zunächst der gesammte Darmkanal mit seinen Anhängen und organischen Nexus der Apparat ist. Die von Seite der Aussenwelt gegebenen Bedingungen sind die II. Verdauungsstoffe mit der zur Bewirkung und Erhöhung der Verdaulichkeit derselben mehr oder weniger nöthigen Mischung und Vorbereitung, welches Geschäft theils die Natur selbst theils die Kunst übernimmt.

I. *a*) Die mechanischen Vorrichtungen des Speisekanals sind unter die Herrschaft des Bewegungslebens gegeben. Sie bestehen: in der Aufnahme des Nahrungsstoffes von Aufsen, in der Mastication, der Bissenbildung, der Deglutition, den pressenden und fortbewegenden Contractionen der Muskelhäute des Magens und der Därme, und der Entleerung durch den After. (Vergl. Mastication, Deglutition, Darmkanal, Excretion.)

b) Die chemischen Vorrichtungen der Verdauungsfunktion bestehen in der Diluirung der Nahrungsstoffe durch den Speichel und überhaupt durch die Darmsäfte, in der Auflösung und Entmischung der Nahrung durch die sauren, alkalischen und sonstigen chemischen Bestandtheile der Verdauungssäfte des Speichels, des Schleims, des Magen- und Gedärmesafts, der pankreatischen Flüssigkeit und der Galle. (Vergl. Insalivation, Chymification, Chylification, Magensaft, Galle.)

c) Die vitalen Verrichtungen sind hier die wesentlichsten, aber auch die dunkelsten. Der Verdauungsprocefs gehört dem reproductiven Leben an, und ist am meisten mit dem Zeugungsprocefs zu vergleichen. Ein äufserer, jedoch organischer Stoff, der früher ein integrirender Theil eines lebendigen Organismus gewesen war, wird empfangen in die Höhle des Darmkanals, wird mit Wollustgefühl von den darin abgesonderten Säften befruchtet; in dem nun gemischten Nahrungs- und Dauungsstoffe beginnt eine neue organische Entwickelung, die, wie aller Organisirungsprocefs einerseits mit einem höher organisirten Produkt dem Chylus, andererseits mit einem Desorganisirten den Faeces endet.

d) Endlich ist auch das psychische Leben durch die den Nahrungstrieb begleitenden Empfindungen und die daraus hervorgehenden Vorstellungen und Bewegungen zum Theil in den Dienst der Verdauung gegeben.

II. Die zunächst für den Menschen bestimmten Verdauungsstoffe sind elementare (Luft, Wasser-), mineralische (Kochsalz-), pflanzliche und thierische. Man kann sagen, dafs die materielle Natur schon für die lebenden Wesen die Bereitung der Nahrungsstoffe übernommen hat, indem sie einerseits das Elementenreich allen zunächst aber den Pflanzen bestimmt hat, indem sie ferner die Pflanzen dem Thierreiche als Nahrung vorgebildet, und endlich im Thierreiche selbst einen Theil dem andern zur Nahrung unterworfen hat. Man unterscheidet nach diesen von der Natur gegebenen Bestimmungen der Nahrung in Pflanzenfressende, Fleischfressende und Allesfressende *(omnivora)*, zu welchen letzteren auch der Mensch gerechnet wird. Der Mensch nimmt im Stande der Civilisation noch die Kochkunst zu

Hülfe, um theils die Nahrung seiner durch die Cultur modificirten Verdauungskraft anzupassen, theils um diesem ursprünglich thierischen Geschäft ein mehr humanes Gepräge zu geben. Siehe Verdauung. P — e.

DIGESTIVA. Wird im doppelten Sinne gebraucht. Einmal für Arzneimittel, welche die im Magen und ersten Wege befindlichen Materien auflösen und zur Ausleerung geschickt machen. Dahin gehören alle Mittelsalze in so gemäfsigten Gaben angewendet, dafs sie nicht purgiren, vorzüglich Sal ammoniac., Tart. tartarisatus und vitriolatus. Zweitens für äufsere Mittel, welche die Kraft besitzen, Eiterung der Wunden und Geschwüre zu befördern.

H — d.

DIGESTIVMITTEL (chirurgisch). Hierunter versteht man solche in der Chirurgie, namentlich bei der Behandlung der Wunden und Geschwüre, gebräuchliche Mittel, wodurch ein Zustand der Reizung unterhalten und durch diesen die Vernarbung befördert werden soll. Meistentheils bestehen solche Mittel aus Terpenthin, der in Salbenform, Digestivsalbe (s. d. Art.), oder mit Eigelb vermischt und mit Wasser verdünnt, als Digestivum externum gebraucht wird. Digestivsalben werden bei solchen Wunden und Geschwüren angewendet, bei welchen ein torpider Zustand obwaltet, wo die zur Heilung benöthigte Entzündung zu schwach ist; die flüssigen Digestiva dagegen bei schlaffen Hohlgeschwüren. Zu diesen letzteren gehört unter andern das *Digestivum liquefactum Plenckii*, dessen Zusammensetzung folgende ist: *Rcp.* Terebinthinae clarae ℥jj. Vitelli ovi ℥j. tere, sensim addendo Mellis ʒjj. Aquae fontanae ℥jv. Alcoholis ℥vj. M.

Plenck empfiehlt dieses Mittel als Injection bei Fisteln. Vergl. Fisteln. Wunden.

Synon. *Diapyetica. Digerentia. Digestiva.* E. Gr — e.

DIGESTIVSALBEN. Den Hauptbestandtheil einer Digestivsalbe bildet der Terpenthin, der entweder blos mit Eigelb oder Oel vermischt zu einer Salbe gestaltet oder noch mit verschiedenen anderen Mitteln versetzt wird. Zu der erstern Mischung gehört:

Das *Unguentum digestivum*, s. Digestivum simplex s. luteum, s. Unguent. terebinthinae, s. Balsamum terebinthinatum. Hier ist der Terpenthin nach den verschiedenen Vorschriften bald, blos mit Eigelb oder Oel, oder mit einem dieser letztern Mittel und mit Honig oder Oleum hyperici, auch mit Cerat vermischt. S. den Artikel Balsam.

Zu den letztern gehören folgende Zusammensetzungen:

1) *Unguentum digestivum aloëticum*, s. myrrhatum s. digestivum animatum, s. compositum.

Dies Unguent ist ebenfalls sehr verschiedentlich zusammengesetzt, bald mit bald ohne Aloe, wie z. B. *Rcp.* Terebinth. venet. ℥vj. Mellis crudi ℥jv. Tinctur. aloes ʒjjj. Vitell. ovor. Nr. IV. M. exact. — oder: *Rcp.* Terebinthin. venet. ℥vj. Vitell. ovor. Nr. IV. tritura simul et adde Pulver. myrrhae ʒvj. Olei olivar. ʒjj. M. exactiss.

Aufserdem ist dem Unguent noch in einigen Vorschriften das Oleum Hyperici, oder das Pulvis Olibani, Camphor, u. dergl. m. zugesetzt.

2) *Unguentum digestivum opiaceum*, dessen Zusammensetzung folgende ist: *Rcp.* Unguenti digestiv. simplic. ℥jv. Laudan. liquid. Sydenham. ℥j. M.

Aufser diesen Mitteln gehören hieher noch, der Balsam. Frahmii, Arcaei, Locatelli, Chironis, das Unguent. leniens et balsamicum nach *St. Marie*, *Rcp.* Aquae vitae, Amyli tritic., Sacch. alb., Albumin. ovi recent., Terebinth., Olei olivar., Mell. āā ℥j. Melli et terebinthinae mixtis adde deinde sensim, continue agitando, reliquas substantias. D.

Ferner das Unguent. terebinthinae camphorat. s. Balsamum Genovevae, Balsamum viride Dispens. Palatinat., welches aus nicht weniger als 23 Mitteln zusammengesetzt ist, u. m. A. Vergl. übrigens den Artikel Wunden und Geschwüre. Heutigen Tages, wo man allgemein die schlechte Wirkung der Salben bei der Behandlung der Wunden und Geschwüre anerkannt hat, werden die Digestivsalben sehr wenig angewandt. E. Gr — e.

DIGESTIVSALZ (sylvisches). S. Kalium.

DIGESTIVUM LIQUEFACTUM *Plenck*. S. Digestivmittel.

DIGITALIN. S. Digitalis.

DIGITALIS. In *Linné's* System steht diese Pflanzengattung in der *Didynamia Angiospermia*, im natürlichen System in der Familie der *Scrofularineae*. Ihre Kennzeichen bestehen in einem tief 5theiligen etwas ungleichen Kelch, in einer röhrigen nach oben bauchig erweiterten Krone, deren Rand ungleich vierlappig ist, in 4 Staubgefäfsen, von denen zwei gröfsere durch ein Knie unten am Staubfaden nach oben und innen gebogen sind, an denen allen die Staubbeutelfächer nur mit den Spitzen verbunden sind; ferner in einer 2spaltigen Narbe und einer 2fächerigen vielsamigen Kapsel, welche nur an der Spitze durch die nach innen gebogenen, die Scheidewand bildenden Klappenränder aufspringt, indem die beiden in der Mitte der Scheidewand stehenden Saamenträger an der Spitze frei werden.

1) *D. purpurea L.*, der gemeine oder rothe Fingerhuth, eine in bergigen Gegenden durch einen grofsen Theil des mittleren, westlichen und südlichen Europa vorkommende, zweijährige Pflanze, erreicht eine Höhe von 2 — 4 Fufs; ihr aufrechter fast runder weichhaariger und anfangs stets einfacher Stengel ist unten mit wechselnden eirunden oder länglich-eirunden an dem Blattstiel herablaufenden, gekerbten, auf beiden Seiten, jedoch besonders unten weichhaarigen, runzligen, unten hervortretend adernetzigen Blättern besetzt, deren untere gröfser, deutlicher gestielt, die obern kleiner, kürzer gestielt, endlich sitzend sind. Den oberen Theil des Stengels nimmt eine lange einseitswendige, deckblätterige Traube mit hängenden rothen (seltner weifsen) Blumen ein, deren Blumenstiele gerade, von der Länge des Kelchs sind. Die Kelchtheile sind eiförmig spitz, und der unten stärker vorgezogene Rand der auf ihrer untern innern Seite mit augenähnlichen Flecken gezeichneten und mit einzelnen Haaren besetzten Krone, ist in vier ganze Lappen getheilt. Die Kapsel ist kaum länger als der Kelch. Man sammelt die Blätter dieser Pflanze (vorzugsweise der wilden) beim Beginn der Blüthe und trocknet sie mit Vorsicht, damit sie ihre grüne Farbe behalten, und giebt sie in Pul-

verform; man bereitet ferner aus den frischen Blättern ein Extract, so wie von den trocknen auf sehr verschiedene Weise Aufgüsse und Tincturen. In der neuen preufsischen Pharmacopöe ist die Bereitung einer Tinctura Digitalis aetherea mit Spiritus sulphurico-aethereus und einer Tinct. Dig. simplex mit Weingeist vorgeschrieben. Auch zum äufserlichen Gebrauche hat man die frischen zerstofsenen Blätter (einen Theil) mit (2 Theilen) Schweinefett und bis zur Entfernung des Wässerigen bei gelinder Wärme digerirt benutzt (Unguentum Dig. purp. Ph. paup. Ber.). Dr. *Knight* giebt auf eigene Erfahrung gestützt den Rath, nur die Blätter kräftiger Pflanzen, welche noch nicht geblüht hätten, Ende Augusts zu sammeln, da sie die beruhigende Eigenschaft in grofser Vollkommenheit besäfsen.

Verwechselungen und Verfälschungen der Digitalisblätter sind vorgekommen: 1) mit den Blättern verschiedener Verbascum-Arten, die aber durch ihren auf der untern Seite dichtern Filz, welcher aus Sternhaaren besteht, leicht erkennbar sind. 2) Mit den Blättern von Symphytum officinale, welche aber ganzrandig und rauhhaarig, auch von dünnerer Textur sind. 3) Mit den Blättern der Conyza squarrosa, einer an ähnlichen Orten wie die Digitalis wachsenden Pflanze, deren Blätter allerdings grofse Aehnlichkeit haben, sich aber durch einen kaum merklich gezahnten Rand, rauhere Behaarung der obern Seite, aromatischen Geruch und bittern und herben Geschmack unterscheiden lassen; überdies ein Infusum geben, welches nach *Geiger* durch Gallustinctur nicht getrübt wird, während der kalte wässerige Aufgufs des Fingerhuths durch Gallustinktur stark getrübt wird.

Le Royer in Genf glaubte in den Blättern des Fingerhuths ein Alcaloid, von ihm *Digitalin* genannt, entdeckt zu haben, welches sich als saures Salz mit einer noch unbestimmten Säure darin finde. Es war eine braune schmierige Substanz, welche aufserordentlich zerfliefslich war und das geröthete Lackmuspapier langsam wieder blau färbte. Ein Gran dieser Substanz in Wasser gelöst und Kaninchen, Hunden und Katzen in den Unterleib gespritzt, machte, dafs die Respiration sich verminderte, der Puls bis auf 60 Schläge sank und unregelmäfsig wurde, alle Lebensfunktionen allmählig abnahmen und der Tod ohne Unruhe und Beklemmung erfolgte (s. Biblioth. univers. XXVI. 1824.). *Pauquy*, ein junger Chemiker in Paris, machte in demselben Jahre 1824 in der Dissertation des Dr. *Nicolle* sur la Digitale pourprée eine durch eine verschiedene Behandlung der Fingerhuthblätter erhaltene vegetabilische krystallisirbare Salzbase eigener Natur bekannt, welche von jener *Le Royer's* verschieden war, aber auch von Andern nicht aufgefunden wurde. *Dulong d'Astafort* führte dagegen im Journal de pharmacie von 1827 seine Versuche mit der Digitalis an, woraus hervorgeht, dafs der wirksame Stoff derselben ein eigenthümlicher Bitterstoff sei, eine röthlichgelbe Substanz von stark bitterm Geschmack, welche an der Luft nach Verlauf einer bestimmten Zeit Feuchtigkeit anzieht und sich erweicht, in der Wärme ebenfalls weich wird und sich wie Harze zu Fäden zieht, beim Erkalten aber trocken und spröde wird, sich sehr leicht in Wasser und Alcohol aber nicht in Schwefeläther auflöst, dafs es aber gewifs keine vegetabilische Salzbase sei, sondern ein dem Cytisin, Cathartin und andern ähnlichen nahe verwandter Stoff, und dafs gar kein Alcaloid in der Digitalis enthalten sein könne. Uebrigens meint *Dulong*, man könne diesen Stoff, wenn man wolle, *Digitalin* nennen. — Eine vollständige Analyse der getrockneten Blätter der Digitalis haben wir nur von *Haase* (Dissert. de Digitali purpurea. Lips. 1812.), welcher darin fand: ein weiches klebriges grünes Harz, dafs sich in Aether, Alcohol und flüchtigen Oelen auflöst 5,5; Extractivstoff 15,0; Gummi mit wenig Kali und Weinstein 15,0; sauerkleesaures Kali 2,0; Faserstoff mit etwas verhärtetem Eiweifs 52,0; bei 5,0 Verlust. Derselbe hält das weiche Harz für den wirksamen Stoff der Pflanze und dieser Ansicht pflichtet *Berzelius* bei, indem er sagt, dafs man in Stockholm die Erfahrung gemacht habe, dafs das Satzmehl aus dem von frischen Blättern ausgeprefsten Safte, worin sich eine grofse Menge des Harzes befindet, die Wirksamkeit der Pflanze in bedeutendem Grade besitze.

2) *D. lutea L.* Diese im südlicheren Europa vorkom-

mende Art, welche sich durch ganz kahle, lanzettliche entfernt-gesägte Blätter und eine einseitswendige Traube von gelben Blumen mit spitzen Randzipfeln auszeichnet, hat *Peter Frank* mit gleichem Erfolg wie den rothen Fingerhuth benutzt, doch mufste er ihn in doppelt so starker Dosis geben.

3) *D. ferruginea L.* Im südöstlichen Europa ist dieser Fingerhuth einheimisch, kenntlich durch die lanzettlichen oder länglichen kahlen und gewimperten Blätter, durch die sehr langen und sehr dichtblüthigen Trauben; durch die länglichen stumpfen, kahlen und weifsgerandeten Kelchtheile so wie durch die bauchigen rostfarbenen genetzten weichhaarigen Blumenkronen. Er soll an Heftigkeit der Wirkung den rothen Fingerhuth weit übertreffen und wurde deswegen von *Sibthorp* für den weifsen Helleborus der Alten angesehen. Aber bis jetzt ist weder über die Wirkungen desselben auf den thierischen Organismus, noch über seine chemische Zusammensetzung irgend etwas Vollständiges oder Sicheres bekannt. v. Sch — l.

Wirkung der Digitalis. Die durch *Withering* und *Schiemann* empfohlene und durch sie zuerst als Heilmittel bekannte Herba Digitalis, gehört ihren Wirkungen zufolge zu der Klasse der scharf-narkotischen Mittel, zeichnet sich aus durch eine beruhigende, krampfstillende Wirkung auf das Nervensystem und eine eigenthümliche auf das Gefäfs-, Lymph- und Drüsensystem. So allgemein hierin die Mehrzahl der Aerzte auch übereinstimmen, so abweichend und verschieden sind ihre Ansichten hinsichtlich der in der Herb. Digit. vorzugsweise wirksamen Bestandtheile, so wie hinsichtlich der Art der Wirkung der Digit. auf die einzelnen Systeme des Organismus. Einige wollen die Heilkraft dieses Mittels von einem, demselben eigenthümlichen scharfen Stoff, andere von einem flüchtigen Prinzip, *Le Royer* von dem von ihm entdeckten Digitalin ableiten. — Nach *Kreyfsig* wirkt die Digitalis die Energie des Herzens und Blutsystems erhöhend, nach *A. Schmidt*, *Harlefs* und *Steimmig* schwächend, aber in gleichem Grade die Thätigkeit der resorbirenden Gefäfse vermehrend. Wenn bei den eigenthümlichen Wirkungen der D. diejenigen, welche das vegetative und animalische Leben vorzugsweise in Anspruch nehmen, allerdings zu unterscheiden sind, so ist doch andererseits nicht unbeachtet zu lassen, wie beide sich gegenseitig bedingen. — Zunächst hängt die Art ihrer Wirkung von der gröfseren oder geringeren Gabe der D. ab.

1) Wird die D. innerlich in mäfsigen Gaben zu einem halben bis zwei Gran täglich mehrere Male gereicht, so wirkt sie:

a) beruhigend, krampfstillend auf das Nerven- und Gefäfssystem, besonders auf den krampfhaften Erethismus des Herzens und der Gefäfse, die krankhaft erhöhte Sensibilität derselben mindernd, ihre Reaktion erhöhend, den Pulsschlag kräftigend, retardirend, in gleichem Verhältnifs die Thätigkeit der Venen, besonders ihrer feinen Gefäfsendigungen belebend und dadurch die Resorption befördernd.

Baildon bemerkte, dafs bei dem innern Gebrauche der D. die Langsamkeit des Pulses sehr differire, je nachdem der Patient aufrecht, oder in einer horizontalen Lage sich befinde, liefs aber dabei unbeachtet, dafs die hier obwaltende Differenz nicht der D., sondern der verschiedenen Haltung und Lage des Kranken zuzuschreiben ist.

b) Reizend auf das Drüsen- und Lymphsystem, die einsaugenden und aushauchenden Gefäfse, die Resorption vermehrend, auflösend.

c) Die Absonderungen aller wässerigen und serösen Flüssigkeiten vermehrend, besonders aber die des Harns. Wenn *Dupuy* behauptet, sie wirke nur dann harntreibend, wenn sie lange Zeit genommen würde, so spricht die Erfahrung dagegen.

Gremler will mehreremale nach dem innern Gebrauch der D. Speichelflufs, *Kurz* in zwei Fällen wassersüchtige Anschwellung der Extremitäten beobachtet haben.

2) Gröfsere Gaben der D. bewirken nach den Beobachtungen von *Schiemann*, *Orfila*, *Brodie*, *Pearson* u. A. starke Blutcongestionen nach dem Kopfe, Schwere und Schmerzen des Kopfs, vorzüglich dumpfen Schmerz in der Stirn, Funken und Flimmern vor den Augen, Schwindel, Betäubung, Erweiterung der Pupille, Uebelkeit, grünliches Erbrechen, Durchfall, schwachen aussetzenden Puls, Kälte

der Extremitäten, vermehrte Urinabsonderung, Speichelfluſs, kalten Schweiſs. Auch wenn die genannten Symptome längst verschwunden, pflegt oft noch lange Zeit ein Gefühl von groſser Abspannung und Zerschlagenheit der Glieder zurück zu bleiben.

Clarus beobachtete Erscheinungen ähnlicher Art einigemal schon nach der Anwendung keinesweges zu groſser Gaben der Abkochung, des geistigen Extraktes und der Tinktur der D.

3) Bei noch gröſseren Gaben der D. steigern sich die geschilderten Erscheinungen. Zu dem quälenden grünlichen Erbrechen gesellen sich Brennen im Schlunde und Magen, Durchfall, Convulsionen, Delirien, groſse Kleinheit und Unregelmäſsigkeit des Pulses, Unempfindlichkeit, Lähmungen, Tod.

Die Obduktionen zeigen die Schleimhaut des Magens und Darmkanals nicht selten geröthet, die Gefäſse des Kopfes mit Blut überfüllt. — *Evans* sah nach Anwendung eines starken Dekoktes der D. den Tod nach 22 Stunden erfolgen, und fand bei der Sektion die Gefäſse des Gehirns stark mit Blut angefüllt, mehrere Stellen des Magens geröthet.

Als Antidota bei Vergiftungen durch D. empfahlen *Withering* eine Abkochung der Milch mit den Semin. Foenu Graeci, gelinde Opiate, Blasenpflaster, — *Guibert* und *Maulin* eine Abkochung der Milch mit Rad. Gramin. und Gerste — *Haase* Pflanzensäuren, — *Sachs* Camphor und Aether.

Aeuſserlich angewendet wirkt der frisch ausgepreſste Saft auf empfindliche oder offene Hautflächen applicirt reizend, oberflächliche Entzündungen veranlassend, — in Form von Salben oder Abkochung eingerieben die Resorption bethätigend, auflösend, die Harnabsonderung befördernd. —

In ihren Wirkungen scheint die D. innerlich angewendet allerdings Aehnlichkeit mit der Herb. Nicotianae, Cicutae und Aconiti zu besitzen, unterscheidet sich jedoch wesentlich von ihnen dadurch, daſs die Herb. Nicotian. ungleich reizender auf die Organe der Verdauung wirkt, die Herb. Cicut. mehr das Drüsensystem, die Herb. Aconiti dagegen mehr die äuſsere Haut und die fibrösen Häute

in

in Anspruch nehmen, und dafs alle die der D. so eigenthümliche Wirkung auf den Pulsschlag entbehren.

Aufser der Digitalis purpurea wurden auch die D. lutea und andere Species von *P. Frank*, *Careno* und andern, namentlich von italienischen Aerzten, wegen ihrer diuretischen Wirkung gerühmt. —

Die Formen und Gaben, in welchen die D. als Heilmittel benutzt wird, sind folgende:

1) Als *Pulvis Herb. Digitalis*, zu einen halben bis zwei Gran täglich zwei- bis viermal.

2) In Form des *Infus. Herb. Digit.* (ein bis zwei Skrupel Herb. Digit. auf sechs Unzen Colatur gerechnet, um davon täglich vier- bis sechsmal einen Efslöffel voll zu nehmen).

Weniger im Gebrauch ist das *Decoct. Herb. Digitalis. Harlefs* empfahl es in Verbindung mit Cascarilla, Quassia und essigsaurem Ammonium.

3) *Extr. Digitalis*, zu einem halben bis zwei Gran täglich zwei- bis viermal.

4) *Tinct. Digitalis simplex* (nach der Pharm. Boruss. bereitet durch viertägige Digestion von zwei Unzen Herb. Digitalis mit acht Unzen Spir. vini rectificatiss. und vier Unzen Aq. destill.), zu zehn bis zwanzig Tropfen täglich drei- bis viermal.

5) *Tinct. Digitalis aetherea* (nach der Pharm. Boruss. bereitet durch dreitägige Digestion von vier Unzen Herb. Digital. mit acht Unzen Spir. sulph. aether.), — gegeben in derselben Gabe, wie die vorige.

6) *Unguent. Digitalis*, nach der Pharm. Boruss. bereitet durch Kochen von einem Pfund frischer zerstofsener Blätter und zwei Pfund Schweineschmalz. —

An diese Präparate schliefsen sich folgende weniger benutzte:

7) *Acetum Digitalis*, gleich dem Aceto squillitico bereitet, von *Nasse* namentlich gegen Bluthusten krampfhafter Art empfohlen.

8) *Oxysaccharum liquid. Digital.* nach *Martius*. Bereitet wird dasselbe dadurch, dafs man eine Unze Herb. Di-

gitalis mit acht Unzen Weinessig bei gelinder Wärme digerirt und hierzu zehn Unzen Zucker setzt.

9) Sehr wirksam bei krampfhaftem Husten fand *Remer* eine Tinktur der Digit., welche durch vier und zwanzigstündige Digestion von einer Drachme Digit. mit Liq. Ammonii acetici zur Colatur von einer Unze bereitet, und zu zwanzig Tropfen pro dosi gereicht wird.

10) Gegen Wassersucht empfiehlt *Hufeland* die Herb. Digit. in Verbindung anderer kräftiger Diuretica unter den Namen *Pulvis diureticus.* Es besteht aus *Rcp.* Rad. Squill., Herb. Digital. āā gr. j. Ol. Juniperi gutt. jj. Crem. Tart. boraxat., Rad. Liquir. āā scrup. Cort. Cinnam. gr. jj. (*Hufeland's* Armenpharmacopöe. Siebente Aufl. 1832. S. 56.)

Hinsichtlich der Gabe und der Verbindungen der Digit. mit andern Mitteln verdient folgendes bemerkt zu werden:

a) Da die Digitalis langsam wirkt, giebt man sie zwar in der Regel nur in seltnen Gaben, täglich zwei- bis höchstens viermal, indefs fehlt es auch nicht an Ausnahmen, — *Jahn* reichte das Infus. Digit. zweistündlich, *Neumann* stündlich zu einem Efslöffel.

b) Bei Schwäche der Verdauungswerkzeuge, und wenn sonst keine Contraindikation vorhanden ist, verbindet man die Digit. gern mit ätherischen oder aromatischen Substanzen, namentlich Rad. Calam. aromat., Pulv. aromat. Cinnamom., Spir. nitr. dulcis und ähnlichen.

Anwendung der D. Benutzt hat man die D. als Heilmittel innerlich und äufserlich.

1) Der innere Gebrauch der D. ist contraindicirt oder nur bedingt zu gestatten nach vorausgeschickten Blutentziehungen oder in Verbindung mit corrigirenden Arzneimitteln, bei grofser Vollblütigkeit, Hypersthenie und Schwäche der Verdauungswerkzeuge, dagegen besonders zu empfehlen bei vorwaltendem Erethismus des Gefäfssystems, rein krampfhafter Art, oder mit entzündlichem Fieber oder entzündlichen Lokalleiden complicirt.

Angewendet wird sie innerlich vorzugsweise in folgenden Krankheiten:

a) als die Resorption bethätigendes, auflösendes Mittel

bei chronischen Leiden des Drüsen- und Lymphsystems, Stockungen, Verhärtungen, serösen Extravasaten, scrophulösen Brustleiden, Skropheln der Lungen, chronischen scrophulösen Entzündungen der Schleimmembranen, scrophulöser Disposition, Tabes mesenterica scrophulosa, Struma scrophulosa, — nach *Quarin*, *Hufeland*, *Kortum*, *Thilenius*, *Osiander*, *Uwins* u. A., in Verbindung mit Antimonial- und Merkurialpräparaten, Cicuta und salzsaurer Schwererde.

b) Einen grofsen Ruf erwarb sich die D. in der Wassersucht. Empfohlen wurde sie von *Withering*, *Hufeland*, *Warren*, *Blackall*, *Chrestien*, *Schlegel*, *Zungenbühler*, *Willan*, *Struve*, — von *Thilenius* in Verbindung mit Antimonial- und Merkurialpräparaten, von *Berndt* mit Vinum Antimonii, von *Caminotto* mit Tart. tartar. und Oxymel Squill., — von *Darwin*, *Comte* und *Lentin* gegen Brustwassersucht, — von *Gölis*, *Formey*, *Weavre*, *Mathey* u. A. gegen akute Gehirnwassersucht.

c) Krankheiten des Herzens und des Gefäfssystems, in so fern sie durch Erethismus krampfhafter Art, chronische Entzündung oder organische Fehler bedingt werden, — Blutflüsse und Herzklopfen krampfhafter Art, Herzkrampf, periodische Beänstigungen, Aneurysmen oder andere organische Veränderungen in der Struktur des Herzens oder seiner Gefäfse. *Kreyfsig* und *Hodgson* wollen nach der Anwendung der D. Rückbildung und Abnahme organischer Fehler des Herzens und seiner grofsen Gefäfse wahrgenommen haben. Wenn dieses auch nur selten gelingen dürfte, so läfst sich doch namentlich nach *Saunders*, *Burns*, *Hosak*, *Otto*, *d'Alquer* und Andern bei organischen Leiden des Herzens von der D. in Verbindung mit andern passenden Mitteln grofse Erleichterung der vorhandenen quälenden Leiden, und häufig Minderung der gleichzeitigen wassersüchtigen Beschwerden erwarten, — nach Verschiedenheit der Fälle in Verbindung von Aq. Lauro-Cerasi, Nitrum, Extr. Lactucae viros., Hyoscyami, Opium, Tart. emetic., Squillae und ähnlichen Mitteln. Gegen Asthma convulsivum rühmt *Wolff* eine Verbindung der D. mit Opium und Extr. Lactucae virosae, *Fago* sah nach dem zufälligen Verschlucken einer Unze Digitalistinktur heftige Vergiftungszufälle entstehen, nach

Beseitigung derselben aber ein, nach einer Lungenentzündung zurückgebliebenes Asthma verschwinden.

Sehr hülfreich zeigte sich die D. bei Bluthusten krampfhafter Art, nach *Jones*, *Goelis*, *Nasse*, *Wesener*, *Richter*, — bei andern krampfhaften Blutflüssen nach *Carus*, *Hecker* und *Carson*; — *Burns* rühmt D. mit Campher zur Verhütung von Abortus.

d) Chronische und acute Leiden der Respirationsorgane, namentlich Lungensucht entzündlich-florider Art mit Neigung zu Bluthusten und Phthisis pulmonum scrophulosa.

Zu allgemein gegen Phthisis wurde sie wohl gepriesen von *Drake*, *Moſsmann*, *Beddoes*, *Ferriar*, *Maclean*, *Fowler*, *Douglas*, *Stafford*, *Magennis*, *Hosak*, *Jahn*. Mit dem glücklichsten Erfolg wendeten sie an *Wansborough*, *Kinglake*; *Sundelin* empfiehlt sie nur sehr bedingt, *Storr* rühmt sie bei Phthisis katarrhalisch-rheumatischer Art, *Neumann* bei Phthisis mit erethisch-floridem Karakter (stündlich einen Eſslöffel voll des Infus. Dig.), *Günther* mit Chinin sulphuric. und Saccharum Lactis.

Wenn auch *Custance* von der D. in der Angina membranacea gute Wirkungen beobachtet haben will, so wird sie doch wohl mit Recht schon wegen ihrer zu langsamen Wirkung von *Albers* und *Sachse* widerrathen.

Gegen Lungenentzündungen wurde die D. sehr gerühmt von italienischen, englischen und teutschen Aerzten, namentlich *Rasori*, *Brera*, *Manzoni*, *Currie*, *Maclean*, *Caming*, *Hufeland* u. A. — nach zuvor angestelltem Aderlaſs und in Verbindung mit herabstimmenden Mitteln, mit Aqua Lauro-Cerasi, Nitrum, Tart. emetic. und ähnlichen.

Auch bei hartnäckigem Husten zeigt sich D. oft sehr wirksam. *Heim* rühmt zu diesem Ende folgende Pillen: *Rcp.* Pulv. Herb. Digital., Rad. Ipecacuanh. āā drachm. dimid. Opii gr. quinque, Extr. Inul. drachm. M. F. pill. pond. gr. jj D. S. Alle drei Stunden eine Pille zu nehmen.

Gegen Stickhusten empfehlen sie *Fielding* und *Voigtel*.

e) Chronische Nervenkrankheiten, in so fern sie durch einen krampfhaften Erethismus des Nerven- oder Gefäſssystems, oder durch Stockungen und Extravasate bedingt werden, — Manie, Melancholie, Epilepsie. *Cox* und *Fan-*

zago rühmen sie gegen Manie, letzterer besonders bei erhöhter Thätigkeit des Gefässsystems, *Haase* gegen, durch seröse Ansammlungen im Gehirn veranlafste Melancholie, *Peirson* und *Webster* in Verbindung mit Tart. emetic. gegen Delirium tremens, *Parkinson* gegen periodische Nervenkrankheiten, *Maclean* will durch D. einen, mit sehr aufgeregtem Gefässsystem verbundenen halbseitigen Kopfschmerz geheilt haben.

f) Entzündliche Fieber und akute Hautausschläge verbunden mit grofsem Erethismus des Gefässsystems, namentlich Scharlachfieber. *P. Frank* rühmt sie in den Fällen, in welchen Säuren indicirt sind zur Herabstimmung des Gefässsystems, *Niemann* in Scharlachfieber in Verbindung mit Calomel, *Sundelin* in rheumatischen Fiebern zur Minderung profuser Schweifse, *Kopp* wendete sie gegen Erysipelas, *Gapper* gegen akute Rheumatismen an, *Schlegel* in der Pest.

2) **Aeufserlich** wurde die Herba Digitalis empfohlen:

a) in Form des Unguent. Digitalis als Einreibung zur Bethätigung der Resorption bei Geschwülsten, Anschwellungen, Extravasaten, — nach *Müller* mit Unguent. ciner. zu gleichen Theilen bei Drüsengeschwülsten der Kinder, — nach Andern gegen Kropf, selbst scirrhösen Verhärtungen.

b) Zur Beförderung der Diuresis in Wassersuchten rühmt *Richter* die Einreibung eines Infus. Digital. mit Oleum Terebinth. in den Unterleib. (Infus. Digital. unciam e drachm. duab. parat. Ol. Terebinthinae unciam. Extr. Scillae drachm. Vitell. ovorum Nr. II.) — *Raisin* heilte zwei Fälle von Ascites durch Einreibung der Tinct. Digitalis in den Unterleib.

c) Den frisch ausgeprefsten Saft der Blätter rühmen *Richter* und *Cloquet* gegen scrophulöse Geschwüre, *Arnemann* das Infus. Digital. als Umschlag bei rheumatischen, gichtischen und scrophulösen Augenentzündungen, eine Auflösung des Extr. Digit. in Aqua Rosar. bei Flecken der Hornhaut.

d) *Kopp* und *Korseck* haben das Unguent. Dig. mit Mercur. praecipat. alb. (Unguent. Dig. unciam. Mercur. praecip. alb. drachm. usque scrupul. quatuor) empfohlen um dadurch einen künstlichen Hautausschlag hervorzurufen, wobei jedoch die Hauptwirkung wohl dem weifsen Präcipitat beisumessen ist.

e) *Hennig* und *Weavre* wendeten eine concentrirte Abkochung der D. als Waschwasser bei veralteter Krätze und ähnlichen chronischen Hautausschlägen an.

f) *Hasse* versuchte auch die Digitalis endermatisch anzuwenden, mufste aber bald davon abstehen, wegen der heftigen Entzündung und Schmerzen, welche sie veranlafste, beobachtete gleichwohl eine entschieden günstige Wirkung auf die Diuresis.

Litteratur.

W. Withering's Abhandlung der Digitalis purp. in der Heilkunde. A. d. Engl. von *Michaelis*. Leipzig 1785.

C. Schiemann, Dissert. de Digitali purpurea. Gottingae 1786.

J. J. Merz, Diss. de Digitali purp. Jenae 1790.

J. Ferriar, on the medical properties of Digital. purp. Lond. 1799.

Darwin, in Sammlung auserles. Abhandl. f. prakt. Aerzte. Bd. VI. S. 303.

Willan und *Warren*, in Samml. auserl. Abhandl. Bd. XI. S. 123. — Bd. XII. S. 23.

Drake, in London med. and phys. Journ. Vol II. S. 268.

Magennis, in London. med. Journ. Vol. V. S. 204.

Cox, practical observations on insanity. p. 285. — Samml. auserles. Abh. Bd. XIII. S. 578.

Custance, in Lond. med. Journ. 1801. S. 766.

Gapper, in Lond. med. Journ. 1802. S. 433.

Jones, in Samml. auserles. Abh. Bd. XIII S. 33.

Thilenius, med. u. chirurg. Bemerk. Th. I. S. 170. — Th. II. S. 87.

Hendy, Diss. de Digitali. Edinburg 1802.

A. J. G. Geyser, de Digitali purpur. usu. Kiloniae 1804.

W. Hamilton, observ. on the preparations, utility and administration of the Digitalis purp. London 1807.

Baildon, in Edinburgh med. and surg. Journal. 1807. Jul.

Saunders, inquiry concerning Digitalis or Fox-glove. 1808.

Fanzago, sulle virtute della Digitali. Padova 1810.

Haase, de Digitali purp. Lipsiae 1812.

Kreyfsig's Krankheiten des Herzens. Bd. II. S. 715. — Bd. III. S. 61. 65.

Horn's Archiv d. med. Erfahrung. 1807. S. 286. — 1811. S. 7. — 1815. S. 78.

Nasse, in *Horn's* Archiv. 1824. S. 122.

Winter, in *Horn's* Archiv. 1825. S. 139.

d'Alquer, in *Horn's* Archiv. 1829. S. 133.

Formey, in *Horn's* Archiv. 1810. S. 219.

Heusinger, in *Horn's* Archiv. 1817. S. 242.

Sundelin, in *Horn's* Archiv. 1824. S. 416. — 1825. S. 139. 165.

Currie und *Caming*, in Samml. auserles. Abhandl. Bd. XXII. S. 373. — Bd. XXIII. S. 551.
Weavre, in Samml. auserles Abhandl. Bd. XXIII. S. 584.
Comte, in Samml. auserles. Abhandl. Bd. XXXI S. 320.
Struve, in *Hufeland's* Journ. d. prakt. Heilk. Bd. IV. S. 595.
Hofmann, in *Hufeland's* Journ. Bd. V. S. 249.
Lentin, in *Hufeland's* Journ. Bd. XIII. S. 5.
Hufeland's Journ. Bd. XV. St. 3. S. 161. — Bd. XVI. St. 1. S. 183. Bd. XVIII St. 3. S. 136.
Storr und *Zungenbühler*, in *Hufeland's* Journ. Bd. XXV. St. 3. S. 46. — St. 4. S. 106.
Hufeland's Journ. Bd. XXXV. St. 5. S. 114.
Rasori, in *Hufeland's* Journ. Bd. XLII. St. 2. S. 32.
Harlefs, in *Hufeland's* Journ. Bd. XLIII. St. 1. S. 3.
Guibert und *Maulin*, in *Hufeland's* Journ. Bd. XLVII. St. 3. S. 127.
Wesener, in *Hufeland's* Journ. Bd. LIII. St. 1. S. 91.
Neumann, in *Hufeland's* Journ. Bd. LIII. St. 1. S. 91.
Gölis, in *Hufeland's* Journ. Bd. LX. St. 3. S. 68.
Müller, in *Hufeland's* Journ. Suppl. 1825, S. 38,
Hodgson's Krankh. der Arterien und Venen, übers. von *Koberwein*. S. 117.
Jörg's Materialien zu einer künftigen Arzneimittellehre. S. 444.
Martius, in Abhandl. der phys. mediz. Societät zu Erlangen. Bd. 1. S. 313.
Sibergundi, in *Harlefs* n. Jahrbücher. Bd. X. St. 1. S. 114.
Korseck, in *Rust's* Magazin. Bd. XVIII. S. 186.
Purkinje, in *Rust's* Magazin. Bd. XX. S. 236.
Remmler, in *Rust's* Magazin. Bd. XXV. S. 578.
Hasse, in *Rust's* Magazin. Bd. XXXII. S. 446.
Scott, in Edinb. med. and surg. Journ. 1827. Jan.
Dupuy, in Journ. de médic. pratique de Bourdeaux. 1829. Fevrier.
Orfila, Toxikolog. übers. Bd. III. S. 290.
Jessen, introductio in comment. de Digitalis purpur. viribus usuque medico. Kiloniae 1820.
J. J. Kaplinski, de Digitali purpurea. Berolini 1821.
Kopp's Beobachtungen im Gebiete der ausübenden Heilkunde. 1821. 1. Th. S. 72.
Duval, de Digitali purp. Leodii 1824.
G. F. Donath, Diss. de Digitali purp. Berolini 1826.
Schlegel, in *Hecker's* Annal. Bd. XIX. S. 162. O — n.

DIGITIUM. S. Panaritium.

DIGITUS, Finger. S. Hand.

DILACERATION. S. Dilatation.

DILATATION, *Dilaceration*, Erweiterung. Man versteht hierunter dasjenige chirurgische Mittel, wodurch der natürliche Caliber eines Kanals, einer Oeffnung, einer

Höhle, oder auch eine Wunde Behufs der Heilung verschiedener chirurgischer Krankheiten vergröfsert wird, oder wodurch auch widernatürlich verschlossene Kanäle geöffnet und zur normalen Beschaffenheit zurückgeführt werden. Die Erweiterungsmittel selbst sind nur verschieden nach Verschiedenheit der gegebenen Krankheitsfälle. So besitzt man Behufs der Eröffnung der Fistelgänge verschiedene **Fistelmesser**, zur Erweiterung der Wunden Bistouri's, dann bewirkt man die Erweiterung durch **Charpie**, **Wicken**, **Prefsschwamm**, **Bougie's**, **Catheter**, **Dilatatorien** und **Specula**. S. diese Artikel. — Aufserdem gebraucht man die Benennung Dilatation für widernatürliche Vergröfserung eines Kanals u. s. w., wie z. B. Erweiterung einer Arterie u. s. w. E. Gr — e.

DILATATORIUM ist ein solches Werkzeug, wodurch man auf unblutigem Wege die Erweiterung einer Oeffnung bewerkstelligt. Dilatatoria sind hinsichts ihrer Gestalt sehr verschieden; so sind es bald Canulen, bald Pinzetten, deren Schenkel sich auseinanderspreitzen, bald Hacken, womit man Wunden erweitert, wie z. B. die *Arnaud*'schen Hacken. Man bedient sich der Dilatoria vorzüglich bei Bruch- und Steinoperationen, wo von ihnen ausführlich die Rede sein wird. Auch gehören hieher die Specula (s. d. Art.), so wie diejenigen Verbandstücke, wodurch ein Kanal u. s. w. offen erhalten oder erweitert wird, wie Charpie, Wicken, Prefsschwamm, Bougie's und Catheter. S. d. Art.

E. Gr — e.

DILATATORIUM ORIFICII UTERINI. Das Ausdehnungswerkzeug des Muttermundes unterscheidet sich von dem Mutterspiegel (*speculum uteri*) dadurch, dafs dieser gar nicht für den eigentlichen Muttermund, sondern nur für die Mutterscheide und deren Eingang, von den alten Schriftstellern gemeiniglich auch Muttermund genannt, bestimmt ist, das Dilatatorium aber die Bestimmung hat, den Muttermund selbst zu erweitern.

Der Zweck der Anwendung des Erweiterungswerkzeuges des Muttermundes ist die Eröffnung oder Erweiterung des noch gar oder nicht hinreichend geöffneten Muttermundes, um mittelst derselben die Möglichkeit der Ausführung einer geburtshülflichen Operation, das Accouchement forcé, zu bewirken, oder die künstliche Frühgeburt dadurch zu veranlassen, oder in der Höhle des Uterus verschlossenen Polypen den Ausweg zu eröffnen.

Es sind als Ausdehnungswerkzeuge des Muttermundes sehr verschiedene Vorrichtungen in Vorschlag und Anwendung gebracht worden, von welchen die vorzüglichsten folgende sind.

1) *Titsingh* schlug vor, ein Fischbeinstäbchen mit den Spitzen zusammengebogen in den Muttermund zu führen und dort loszulassen, so dafs durch das Auseinandertreten der beiden Spitzen der Muttermund ausgedehnt wird. Dieses Verfahren ist aber durchaus unpassend und wird leicht Nachtheil verursachen.

2) *Walbaum* will durch eine in den Muttermund gebrachte angefüllte Blase denselben erweitern: ein unausführbarer Vorschlag.

3) Der Prefsschwamm ist in der neueren Zeit, Behufs der künstlichen Frühgeburt, zur Erweiterung des Muttermundes angewendet worden (vergleiche d. Art. Frühgeburt, künstliche).

4) Das erste Dilatatorium, von welchem man mit Sicherheit sagen kann, dafs dasselbe zur Erweiterung des Muttermundes selbst angewendet wurde, ist von *Levret*. Es besteht aus drei starken abgerundeten Blättern, welche in ihrem scheerenartigen Handgriffe so durch Federn gesperrt sind, dafs sie durch Zusammendrücken desselben fest geschlossen werden und dann einen ziemlich dicken abgerundeten Keil bilden. Nachdem das Instrument in den Muttermund eingeführt worden ist, hört man auf den Handgriff zusammenzudrücken, worauf die Blätter durch die Kraft der Federn auseinanderspringen und den Muttermund ausdehnen. Die Zusammensetzung des Instrumentes ist sinnreich, allein es kann durchaus nicht zum Gebrauche empfohlen werden. (Abgebildet in *Pallas* Chirurgie.)

5) *Osiander* gab ein Dilatatorium an, welches aus zwei starken halbrunden Blättern besteht, die scheerenartig gekreuzt und mit scheerenartigen Handgriffen versehen, so wie auch nach der Directionslinie des Beckens gebogen sind.

Durch Entfernen der scheerenartigen Handgriffe wird das Instrument geöffnet und wirkt dann nach Maafsgabe der Kraft, mit welcher es gebraucht wird. Bei sehr wenig geöffnetem oder ganz geschlossenem Muttermunde kann es wegen der Stärke seiner Blätter nicht gebraucht werden: es ist daher für die künstliche Frühgeburt ganz unpassend. Wenn man indessen, was jedoch wohl nur höchst selten vorkommen dürfte, bei der Ausführung des Accouchement forcé mit der Hand zur Eröffnung des Muttermundes nicht ausreicht, so kann *Osiander's* Instrument mit Nutzen gebraucht werden; doch glaubt der Verf., dafs in diesem Falle, welcher ihm jedoch in einer vieljährigen Praxis nicht vorgekommen ist, sein zwar für einen andern Zweck berechnetes Instrument (vergl. No. 7) mit weit gröfserer Sicherheit auch angewendet werden kann. *W. A. Rosenmeyer* Diss. de artificiosa orificii uteri dilatatione in arte obstetricia etc. Gotting. 1802.

6) *Mende* gab ein Dilatatorium an, welche die Bestimmung hatte, den Muttermund zu eröffnen, um den Prefsschwamm, Behufs der Bewirkung der künstlichen Frühgeburt, einführen zu können. Es besteht aus drei kurzen, dünnen und geraden Blättern, mit rechtwinklig daran stofsendem Handgriffe, an welchem die Schraube befindlich ist, durch deren Umdrehen die drei Blätter geöffnet und der Muttermund so ausgedehnt wird, dafs zwischen den Blättern der mit Opiumpulver bestreute Prefsschwamm eingeführt werden kann. Das Instrument ist in einem Falle zu diesem Zwecke mit Nutzen angewendet worden, zu jedem andern Zwecke kann es jedoch keine hinreichende Erweiterung des Muttermundes bewirken. Vergl. Gemeins. deutsche Zeitschrift für Geburtskunde von *Busch*, *Mende* und *Ritgen*. B. VI. H. 4. S. 519.

7) Des Verf. Dilatatorium hatte derselbe bereits mehrere Jahre vor *Mende* zu dem nämlichen Zwecke machen lassen. Bei dem Versuche nämlich, die künstliche Frühgeburt durch Einführung von Prefsschwamm in den Muttermund zu bewirken, scheiterte er nicht selten daran, dafs der nicht verstrichene und durch keinen schwer aufliegenden Kindeskopf fixirte Mutterhals der Erstgebärenden

das Einführen des Prefsschwamms nicht zuliefs. Der Verf. dachte daher darauf ein Instrument zu erhalten, wodurch der verschlossene Muttermund etwas eröffnet und für die Einführung des Prefsschwamms fixirt werden könnte, und zu demselben Zwecke, wie *Mende* ausgehend, kam er zu einem weit günstigeren Resultate. Er liefs ein Dilatatorium anfertigen, welches, geschlossen, aus einer nach der Bekkenachse gekrümmten, langen und mäfsig starken Sonde von Stahl besteht, mit scheerenartigem durch Federn gesperrten Handgriffe; wohl beölt und erwärmt wird diese Sonde in den geschlossenen Muttermund, unter Leitung eines Fingers eingeführt, worauf sich dieselbe durch sanftes Zusammendrücken des Handgriffes in drei Blätter theilt und den Muttermund sehr allmählig, aber bis zu einer grofsen Ausdehnung eröffnen und erweitern kann. Zwischen den ausgedehnten Blättern sollte, wie bei *Mende's* Instrument, der Prefsschwamm eingeführt werden, welches auch in einigen Fällen geschah. Bald aber machte der Verf. die Entdeckung, dafs die allmählige und wiederholte Ausdehnung des Muttermundes durch dieses Werkzeug, mit gänzlicher Weglassung des Prefsschwamms, besser und sicherer auf die Erregung der künstlichen Frühgeburt wirkte, als der Gebrauch des letzteren, und dafs die Frühgeburt stets und auf eine durchaus für die Mutter nicht angreifende Weise erfolgte, wenn dieses Verfahren angewendet wurde. Daher hat er in der neuern Zeit den Prefsschwamm ganz aufser Gebrauch gesetzt und bewirkt die künstliche Frühgeburt nur mittelst dieses Dilatatorii. — Die Construction dieses Instrumentes hat dasselbe auch bei Gebärmutterpolypen, Molengeburten und zurückgebliebenen Placentenresten nach der Frühgeburt, welche Zufälle veranlafsten, sehr nützlich werden lassen, und der Verf. zweifelt nicht, dafs dasselbe auch bei Accouchement forcé, wenn dabei jemals ein Dilatatorium orificii uteri nöthig werden sollte, mit grofsem Nutzen gebraucht werden wird. (Gemeins. deutsche Zeitschrift für Geburtskunde von *Busch*, *Mende* und *Ritgen*. B. VI. H. 3. S. 369.)

Vergl. d. Art. Entbindung, gewaltsame und Frühgeburt, künstliche. B — h.

DILL. S. Anethum.

DILUENTIA, verdünnende, verflüssigende Mittel. Solche, welche die Säfte entweder durch Zusatz von Wasser oder durch auflösende Kraft dünner und flüssiger machen. Das Hauptmittel dieser Klasse ist also das Wasser selbst, entweder durch häufiges Trinken oder durch Bäder dem Organismus beigebracht. In erster Absicht dienen besonders erweichende sanft auflösende Ptisanen, z. B. mit Hordeum, Rad. Gram. u. dgl. abgekocht. H — d.

DINCKEL. S. Triticum.

DINKHOLD. Die Mineralquelle zu D. entspringt im Herzogthum Nassau, unfern Braubach, in einer anmuthigen Gegend. Obgleich sie schon *Tabernämontanus* beschreibt, wurde sie doch erst in neuerer Zeit von *Schmidt* und *Klipstein* analysirt. Diesen Untersuchungen zufolge enthalten sechszehn Unzen:

	nach *Schmidt*:	nach *Klipstein*:
Schwefelsaures Natron	0,300 Gr.	1,800 Gr.
Salzsaures Natron	6,700 »	1,320 »
Kohlensaures Natron	5,400 »	2,240 »
Schwefelsaure Kalkerde		0,770 »
Kohlensaure Kalkerde	2,400 »	4,170 »
Schwefelsaure Talkerde		0,930 »
Kohlensaures Eisenoxydul	1,300 »	
Extraktivstoff	0,100 »	0,820 »
Kieselerde		0,100 »
	16,000 Gr.	12,250 Gr.
Kohlensaures Gas	32,000 K. Zoll.	31,120 K. Zoll.

Empfohlen hat dieselbe *Thilenius* bei Verschleimungen des Darmkanals und der Harnwerkzeuge, hämorrhoidalischen Stockungen, Fluor albus, Bleichsucht und andern Anomalien der Menstruation von Schwäche.

Litt. *Thilenius*, Beschreibung vom Dinkholder Mineralwasser. Wetzlar 1802.

Das Dinkholder Mineralwasser bei Braubach, von *J. W. Kolb*. 1820.

E. Osann's Darstellung der bekannten Heilquellen. Bd. II. 1832. S. 712.

O — n.

DIONCOSIS, von διογκοω, aufschwellen, Anschwellung. S. Intumescentia.

DIOPHTHALMICA. S. Augenbinde.

DIOPTRA, *Dioptrion*, *Dioptron*, Synonim für Speculum. S. d. A.

DIORTHOSIS, *Diorthota*, *Diorthrosis* (ἡ διόρθωσις, von διορθοῦν, gerade machen, ebenen, verbessern) ist von den alten nicht ärztlichen Schriftstellern in seiner eigentlichen Bedeutung als Verbesserung, Wiederherstellung eines Dinges in seinen alten, unversehrten Zustand gebraucht worden. *Hippokrates* bedient sich dieses Wortes, um die chirurgische Zurückbringung verrenkter, gebrochener und von ihrer normalen Richtung abweichender Gliedmaafsen in die richtige Lage damit zu bezeichnen. In diesem Sinne haben es nun auch später einige ältere chirurgische Schriftsteller, z. B. *Bernstein*, *Cooper* u. A. genommen. Ersterer, der *Diorthosis* durch Gestaltverbesserung und Einrichtung übersetzt, definirt es noch ferner als „dasjenige Geschäft eines Wundarztes, wenn er verrenkte Glieder, gekrümmte Körper oder Glieder wieder in ihren natürlichen Zustand bringt, und die Gestalt dadurch verbessert, oder verschobene und in Unordnung gerathene Theile wieder zurückbringt." Derselbe giebt *Diorthrosis* als Synonymum an; aber fälschlicherweise. Denn dieses Wort kommt bei den Alten gar nicht vor. Letzterer, nämlich *Cooper*, stimmt in seiner Angabe mit *Bernstein* überein und bemerkt, dafs es eine der älteren Eintheilungen der Chirurgie, die sich mit Herstellung der Theile in ihre gehörige Lage beschäftigt, gewesen sei. Man sehe also ein Mehreres hierüber unter den gebräuchlicheren und bekannteren Terminis Einrenkung (*Repositio*), Einrichtung (*Taxis*) und Orthopädie. Si — r.

DIORTHOTA (ὁ διορθωτής), der Verbesserer, Gliedereinrenker; ein Chirurg, der sich besonders mit der Wiedereinrenkung luxirter, oder Einrichtung gebrochener und verbogener Gliedmaafsen beschäftigt. Auch die Orthopädiker, wenn sie ihre ganze Kunst blofs in Anwendung mechanischer Mittel bestehen lassen, können *Diorthotae* genannt werden. Si — r.

DIOSCOREA. Diese Pflanzengattung, welche der Repräsentant einer nach ihr genannten Familie der *Dioscorinae R. Br.* ist und zu *Dioecia Hexandria* des *Linné*'schen Systems gehört, umfafst tropische Pflanzen mit meist knolligen Wurzeln, windendem Stengel, fingernervigen, herz-eiförmigen Blättern und achselständigen Aehren oder Trauben, 6theiligen Blumenhüllen, 6 Staubgefäfsen und dreifächriger dreiflügliger Kapsel, welche mit drei Klappen aufspringt und in jedem Fach zwei geflügelte Saamen trägt. Alle Arten sind scharf und erregen Entzündung und Jucken auf der Haut, aber diese Schärfe läfst sich durch Einwirkung eines höhern Wärmegrades zerstören und dann bieten viele in ihren Knollen eine höchst schmackhafte Speise und überall in den Tropen verbreitetes Nahrungsmittel. Vor allen ist in dieser Hinsicht bekannt:

1) *D. alata L.* mit gegenständigen, herzförmig-pfeilförmigen, siebennervigen und gespitzten Blättern, einem geflügelten Stengel, der in den Blattachseln Knöllchen trägt. Diese Art wird in Ostindien und den Inseln des grofsen Oceans bis nach Neuseeland wild gefunden und häufig kultivirt, ist aber ebenso im tropischen Afrika und Amerika bis zu einer Höhe von 500 Klafter über dem Meere gebaut und unter den Namen Yams, Igname oder Iñame de Guinea hier bekannt, während sie in Ostindien und den Inseln des grofsen Oceans den malayischen Namen Ubi oder Ufi führt. Es giebt von dieser Pflanze mehrere Spielarten in Rücksicht auf die Form und die Farbe ihrer Knollen, welche bis zu 3 Fufs lang und 30 Pfund schwer werden, dabei von der Dicke eines Schenkels sind. Ihre Rinde ist schwarz, das Fleisch weifs oder ins Purpurne gehend, klebrig und scharf, wird aber durch das Kochen mehlig und sehr wohlschmeckend. Man geniefst sie geröstet oder gekocht, und wendet sie frisch auch äufserlich bei bösartigen Geschwüren und den Saft der Blätter gegen den Bifs der Scorpionen an. Aufser dieser Art werden, jedoch viel seltener, auch andere Arten, wie D. bulbifera und D. sativa L. genossen. Andere wie D. triphylla L. erfordern wegen gröfserer Schärfe eine sorgfältigere Behandlung, um sie geniefsbar zu machen, man wendet sie als Decoct und in Bädern gegen Hämorrhoiden an und eine Abkochung der

Blätter der D. hirsuta-Blume mit Coriander gegen intermittirende Fieber. Die Untersuchung der frischen Wurzel, angeblich von Dioscorea sativa von Westindien, lieferte *Süersen*, er fand: 0,03 Harz; 0,26 Schleimzucker; 2,94 Schleim; 22,66 Stärkemehl; 6,51 Holzfaser und 67,58 Wasser.

v. Sch — l.

DIOSCURI, *διοςκουροι*, bei *Galen* Ohrendrüsengeschwülste, welche bei Fiebern erscheinen, Begleiter dieser sind und selbige in der Regel beendigen. E. Gr — e.

DIOSMA. S. Barosma.

DIOSPYROS. Eine Pflanzengattung aus der Familie der *Ebenaceae*, im *Linné*'schen Systeme in der *Dioecia Octandria* stehend; sie umfafst Bäume und Sträucher mit wechselnden ganzen und ganzrandigen Blättern, fest sitzenden achselständigen Blumen, von denen die männlichen einen 4 — 6spaltigen Kelch, eine eben so vieltheilige kurzröhrige Krone und 8 — 16 Staubgefäfse haben, deren Staubfäden oft 2 Beutel tragen, die weiblichen gleiche Bildung zeigen, aber nur unfruchtbare Staubgefäfse und einen Fruchtknoten mit 4 — 5 Narben enthalten; die Frucht ist eine 8 — 12samige Beere. Die meisten Arten sind in Indien.

1) *D. virginiana L.*, die Persimone, Pitchoumon-, Pischamin- oder Dattelpflaume Virginiens und Carolina's ist ein strauchartiger Baum von 15 — 25 F. Höhe mit dunkel glänzend grünen, kahlen, netzadrigen, ovalen oder länglichen stumpflichen Blättern, weichhaarigen Blattstielen, kurzgestielten braunen Blumen und dunkeln Früchten von der Gröfse einer mäfsigen Pflaume, welche aber wie die Mispeln liegen, oder vom Froste getroffen werden müssen, ehe sie efsbar sind. Sie sollen nach *Barton* abführend wirken und die Würmer austreiben, weshalb sie auch in der amerikanischen Pharmacopöe aufgenommen sind.

2) *D. Lotus L.*, der vorigen Art ähnlich, in Südeuropa und Nordafrika, wird ein gröfserer ansehnlicher Baum mit länger gestielten und lang zugespitzten Blättern, deren Unterseite weichhaarig ist, die Knospen sind innen haarig und die braunen Blumen stehen meist zu zweien in den Blattachseln. Die Früchte, welche an Gestalt und Farbe der

Schlehe gleichen, werden gegessen und geben eine sehr angenehme Speise.

3) *D. Ebenum L.* Der Ebenholzbaum wächst in den Wäldern von Zeylon, seine Blätter sind ungefähr 3 Zoll lang, ei-lanzettlich, zugespitzt, dünn, ganz kahl und dunkelgrün, die Knospen aber rauhhaarig. Nur das innere ältere Holz seines Stammes ist tief schwarz, das jüngere und der Splint ist von gelblicher oder weifslicher Farbe. Früher wurden diesem schwarzen Holze (*Ebenum lignum Pharm.*), welches einen etwas scharfen Geschmack hat, die Kräfte des Guajakholzes zugeschrieben. Es giebt übrigens mehrere Arten dieser Gattung, welche Ebenholz liefern.

v. Sch — l.

DIPHROS, von *διφρος*, ein Stuhl. *Hippokrates* versteht hierunter einen Stuhl, der zum Klystieren eingerichtet ist, oder worauf der Kranke sich räuchern läfst. E. Gr — e.

DIPHTHERITIS, von *διφθερα*, die Membran, Entzündung einer Membran, auch von Manchen für Entzündung des Larynx, der Trachea gebraucht. E. Gr — e.

DIPLECOIA, das Doppelhören. S. Paracusis duplicata.

DIPLOCOPIS, von *διπλόος*, doppelt und *κόπις*, das Messer, ein Doppelmesser. S. Doppelmesser. E. Gr — e.

DIPLOE (*διπλόη*), Verdoppelung, doppelt zusammengelegter Körper, eine Falte. In der Anatomie die Höhlung zwischen den Knochenblättern der Hirnschale und die darin befindliche zellige oder netzförmige Zwischensubstanz, welche im frischen Zustande von der Markhaut bekleidet und vom öligen, röthlichen Knochenmark angefüllt ist. S — m.

DIPLOMA (chirurg.), so viel als Compresse. S. d. A.

DIPLOPIA. S. Dysopsia.

DIPPEL'S AETHERISCHES OEL, oder Dippelsches Oel. S. Oel.

DIPSACUS. Diese Pflanzengattung hat der Familie der *Dipsaceen Juss.* den Namen gegeben, sie gehört im *Linné*'schen System in die *Tetrandria Monogynia.* Die Blüthen stehn gehäuft auf einem gemeinschaftlichen mit Spreublättchen besetzten Blütenboden, der von vielen Blättchen umgeben ist. Jede Blume hat einen doppelten Kelch, von denen der äufsere sich in einen schwachen zahnlosen Rand endigt,

endigt, der innere aber beckenförmig ganz oder ausgeschweift ist. Die viertheilige trichterige Krone steht auf den Fruchtknoten und die trockene einsamige Frucht ist von dem bleibenden Kelche umschlossen. Häufig wird sie zum technischen Gebrauch der Weberkarden gebaut.

D. Fullonum Miller (Labrum s. Carduus Veneris d. ältern Bot.), eine 5 — 6 F. hohe Pflanze mit sitzenden breit verwachsenen, ungetheilten, eingeschnitten-gesägten mittlern Stengelblättern, endständigen, stumpf-konischen Blüthenköpfchen und bleichröthlichen Blumen. Das Hauptkennzeichen dieser Art sind die steifen grannig-gespitzten und hakig-gebogenen Spreublättchen, welche nur die Länge der Blumen haben. Das in den verwachsenen Stengelblättern sich sammelnde Wasser wurde sonst für ein treffliches Mittel bei Entzündungen der Augen gehalten, und galt für ein die Schönheit der Haut beförderndes Waschwasser. Eine Abkochung des Krauts aber hielt man für ein äufseres stärkendes Mittel und die weifse faserige und bittere Wurzel für ein Magen stärkendes. v. Sch — l.

DIPSACUS (mediz.). S. Diabetes.

DIPSOMANIA, von διψα, der Durst und μανια, Raserei, Tollheit, eine von *Hufeland* gebrauchte Benennung für Trunksucht. E. Gr — e.

DIPTAM, deutscher Name von Dictamnus. S. d. Art.

DIPTERIX. Mit diesem Namen bezeichnete *Schreber* die von *Aublet* zuerst unter dem Namen *Coumarouna* aufgestellte Gattung, welcher *Gärtner* den Namen *Baryosma* gab. Indem *De Candolle* die *Aublet*'schen Gattungen *Coumarouna* und *Taralea* vereinigte, fafste er sie unter dem *Schreber*'schen Namen zusammen. Es sind Bäume Südamerika's mit ledrigen gefiederten Blättern, in Rispen stehenden 5blättrigen Schmetterlingsblumen mit 8 — 10 Staubgefäfsen, welche in eine oben gespaltene Röhre verwachsen sind und mit einem aufsteigenden Griffel. Die Frucht ist eine dicke trockene, steinfruchtartige, einfächerige und einsaamige Hülse, in welcher der Saame hängend ist, ohne Eiweifs mit geradem Embryo.

D. odorata Willd. (Coumarouna odorata *Aubl.*, Baryosma Tongo *Gärtn.*). Ein stark belaubter Baum mit

60 F. hohem Stamm in den Wäldern von Guiana. Die wechselnd stehenden Blätter haben einen gerandeten in eine blattartige Spitze auslaufenden Blattstiel, an welchem 5 — 6 wechselnde Blättchen von 6 — 7 Z. Länge und 3 Z. Breite stehen. Die Blumen sind klein, purpurröthlich. Die über 2 Z. lange Frucht ist aufsen gelblich glatt und glänzend mit faserigem Fleisch und einem frisch weifsen von röthlicher Haut umgebenen Kern, der trocken schwarz, fettglänzend, etwas runzlig und unter dem Namen Tonko- oder Tongobohne bekannt ist. Die Eingebornen ziehen diese Kerne auf Fäden und machen sich wohlriechende Halsbänder davon, legen sie auch zu ihren Sachen, um die Insekten abzuhalten. In Europa pulverisirt man die fast wie Meliloten riechenden Kerne und thut sie unter den Schnupftaback, um diesem ihren eigenthümlichen Geruch mitzutheilen. Nicht selten findet man auf der Oberfläche des Embryo und zwischen seinen Samenlappen einen krystallinischen Ueberzug, welchen *Vogel* für Benzoesäure hielt, welcher aber nach *Boullay's* und *Bontron Charlard's* Untersuchungen ein eigenthümlicher neutraler vegetabilischer Stoff ist, der in mehreren Eigenschaften mit den flüchtigen Oelen übereinkommt und sich diesen zunächst anschliefst, von ihnen nach dem Vorgange *Guibourt's* Coumarin oder Coumarine (Tonkakampher) benannt ist. Die übrigen Bestandtheile der Tonkakohnen sind ein fetter verseifbarer Stoff, eine zuckerige gährungsfähige Materie, freie Apfelsäure, apfelsaurer Kalk, Gummi, Stärkemehl, ein Salz mit ammoniakalischer Basis und vegetabilische Faser. Die Rinde und das innere Holz des Coumarou-Baums brauchen die Eingebornen wie das Guajakholz und nennen es Gajac. v. Sch — l.

DIRCA. Eine Pflanzengattung aus der natürlichen Familie der *Thymelaeen Juss.* und im *Linné*'schen System in der *Octandria Monogynia* befindlich. Sie besteht nur aus einer Art, einem fast durch ganz Nordamerika an den Flüssen und sumpfigen Orten vorkommenden kleinen Strauch, welcher vor dem Erscheinen der Blätter blüht und sich durch eine einfache blumenkronenartige röhrige undeutlich gezähnte Blumenhülle auszeichnet, an welcher die sie überragenden Staubgefäfse befestigt sind und einsaamige Beeren trägt. Dieser durch die grofse Zähigkeit seiner Aeste ausgezeichnete und von den Eingebornen vielfach benutzte Strauch:

D. palustris L. (Lederholz, Bleiholz) hat horizontal sich streckende Zweige, wechselnde, eiförmige, ganze, an beiden Enden etwas spitzige Blätter, welche kurz gestielt sind und jung weichhaarig, alt aber kahl, häutig und blasser auf der Unterseite sind. Die Blumen erscheinen frühzeitig, zu dreien gewöhnlich beisammen, unter den Endknospen der Zweige und sind von gelber Farbe, die kleine ovale und spitze Beere ist roth. Man hat in Nordamerika Versuche über die Wirksamkeit dieses Strauchs angestellt. Dr. *Locke* fand, dafs die Rinde einen eigenthümlichen und unangenehmen Geschmack habe und herabgeschluckt ein Gefühl von Schärfe im Schlunde erregte, welches einige Zeit anhielt. In einer Dosis von 6 — 8 Gran brachte sie das Gefühl von Wärme im Magen und endlich Erbrechen hervor. Auch die frisch getrocknete Wurzel erregte in Gaben von 5 — 10 Gran Erbrechen und zuweilen auch Durchfall. Mit Weinessig angefeuchtete Rinde auf den Arm gelegt, bewirkte in 30 Stunden eine vollkommene Entzündung und Blasenbildung. Die Beeren wirken dem Strauchapfel ähnlich narcotisch. Nach Prof. *Bigelow* würde die Rinde, in kleiner Menge in Substanz genommen, die Senega ersetzen können. v. Sch — l.

DIRECTOR (chirurg.). Hierunter versteht man ein solches chirurgisches Werkzeug, welches zur Führung, Leitung eines andern dient, wie z. B. Hohlsonden. — In der medizinischen Electrizität heifsen Directoren metallene, mit einem gläsernen Griff versehene, Stäbe, um die Electricität auf bestimmte Stellen leiten zu können. E. Gr — e.

DIRUPTIO TENDINIS ACHILLIS. S. Achillessehne.

DISCESSIO OSSIUM. S. Decessio.

DISCRIMEN CAPITIS. Die Unterschiedsbinde des Kopfs ist eine einköpfige, 4 — 5 Ellen lange und 2 Querfinger breite Binde, die in zweierlei Touren angelegt wird. Die einen gehn mitten über den Kopf, von der Stirn bis zum Genick, die andern dagegen rings um den Kopf herum (die Mitteltour), so dafs sie den Kopf gleichsam in zwei Theile unterscheiden, daher der Name Unterschiedsbinde. Diese Binde legt man folgendermafsen an: Man fafst sie in die rechte Hand und rollt von der Stirn bis zum Genick ein Stück ab, welches man von der Stirn herunterhängen läfst; von dessen Endpunkte, an der Stirn, führt man darauf dieselbe Tour über die Mitte des Kopfs hinweg bis zum Genick ab, hier macht man mit der Binde einen Umschlag und führt sie rechts oberhalb des Ohrs um den Kopf herum nach der andern Seite zu, indem man durch sie auf der Stirn die Mitteltour befestigt. Bevor man mit der Binde wiederum ins Genick kommt, führt man den von der Stirn herabhängenden Anfang der Binde genau über der schon gelegten Mitteltour hinweg bis zum Genick, wo das Ende dieser Tour von der den Kopf mit Zirkeltouren umkreisenden Binde befestigt wird, diese wird dann bis zu ihrem Ende um den Kopf, mit genauer Deckung der früheren Zirkeltouren, herumgeführt und das Ende mit Stecknadeln befestigt.

Man wendete früher die Unterschiedsbinde des Kopfes beim Aderlafs an der Stirn, jetzt aber nur bei Verletzungen am Kopfe an. H — g.

DISCRIMEN NASI. Die Unterschiedsbinde der Nase, ist eine einköpfige, 6 — 7 Ellen lange und Daumenbreite, zum Verbande bei Verletzungen der Nase bestimmte Binde.

Man legt diese Binde so an, dafs man erst ein Stück, welches von der Nasenspitze bis ins Genick reicht, abrollt, dasselbe von der Nasenspitze herabhangen läfst, von dieser aber über die Mitte der Nase und des Kopfs bis ins Genick eine zweite Tour führt, so dafs sie jedoch etwas neben der Mittellinie auf der einen Seite verläuft. Im Genick macht man mit der Binde einen Umschlag und geht rechts unter dem Ohr hinweg, nach der Oberlippe zu, befestigt daselbst die Mitteltour, geht dann nach links, unter dem Ohre hinweg, nach dem Genicke zu. Indem man mit der Binde hier verweilt, führt die rechte Hand den von der Nasenspitze herabhangenden Theil der Binde über die Nase und über den Kopf weg, so dafs diese Tour auf der andern Seite neben der Mittellinie verläuft und im Genick wird das Ende durch die Binde befestigt, welche wiederum nach rechts unter dem Ohre tief hinweggeht und von dem rechten Winkel des Unterkiefers nach der Nasenwurzel sich erstreckt, von hier um die linke Schläfe, um den Nacken und um die rechte Schläfe herum verläuft, von dieser aber wieder zwischen die Augen herab über die Nasenwurzel, die daselbst schon gelegte Tour kreuzend, sich erstreckt, dann über den linken Winkel des Unterkiefers unter dem linken Ohre weg nach dem Genicke zu geht, aus dem Genicke endlich nach der rechten Schläfe wieder aufwärts steigt und in Zirkeltouren um den Kopf beendigt wird. H — g.

DISCUSSIO, so viel als Resolutio. S. Auflösung.

DISCUTIENTIA, *Resolventia.* In allen denjenigen Krankheitszuständen, welche auf eine absolute oder relative Verminderung der Secretionen gegründet sind, die bei dem Geschäfte der Digestion, Chylification und Sanguification nothwendig sind, wendet man gewöhnlich die auflösenden Mittel an. Im Allgemeinen befördern und steigern diese Mittel alle Secretionen und Excretionen, und bethätigen gleichzeitig das ganze System der Resorbtion. In der Beförderung der Se- und Excretionen, so wie in der Bethätigung der Resorbtion, zeigen die Resolventia eine grofse Verschiedenheit. Einige beschränken ihre Wirksamkeit zunächst auf die ganze innere Fläche des Darmkanals, indem sie den Motus peristalticus mäfsig reizen, oder die Vis secretionis der Schleimhaut des Darmkanals steigern, so dafs sie, in gröfseren Gaben angewendet, selbst abführen.

Setzt man ihre Anwendung eine längere Zeit fort, so erstreckt sich ihre reizende Wirkung allmählig auch auf die Leber und das Pancreas. Indem sie aber die venöse und lymphatische Thätigkeit erhöhen, vermindern sie gewöhnlich die arterielle Kraft, und so gehören sie auch zu den mehr schwächenden und temperirenden Mitteln.

Man rechnet zu dieser Art der auflösenden Mittel alle Neutral- und Mittelsalze, die in ihren Wirkungen darin übereinkommen, dafs ihre erregend reizende Kraft zunächst nur auf die Schleim- und Muskelhaut des Darmkanals, und höchstens noch auf einige nahe liegende, dem Geschäfte der Verdauung angehörige Organe (Leber und Pankreas) sich erstrecken. Wendet man sie daher in gröfseren Gaben an, so wird die Muskelhaut des Darmkanals zur gröfseren Thätigkeit angeregt, die Stuhlgänge vermehrt, und selbst Durchfälle hervorgebracht. Aber eben durch diese Ausleerungen wird die Säftemasse vermindert, die Lebenskraft geschwächt, und daher zählt man auch die Salze zu den schwächenden Mitteln. In einem zweiten Punkt kommen diese Mittel darin überein, dafs sie die Secretionen und Resorbtionen befördern. Dadurch aber, dafs die Salze vermittelst der Nieren wieder aus der Säftemasse und aus dem Organismus entfernt werden, erregen und reizen sie auch die Thätigkeit dieser Organe, und können daher auch als Diuretica gebraucht werden. Diejenigen Salze daher, welche die Thätigkeit des arteriellen Systems herabstimmen, die thierische Wärme und den Turgor vitalis vermindern, nennt man kühlende oder auch schwächende Salze.

Die Indikation zu ihrer Anwendung geben besonders alle hypersthenische, allgemeine und Lokal-Entzündungen, so wie alle activen Congestionen und jede hypersthenische Gefäfsreizung. Diese Wirkung besitzen vorzüglich das Kali nitricum und das Kali sulphuricum, weniger das Kali citricum und die Magnesia citrica. Andere Salze, z. B. das Glaubersalz, das Bittersalz, das Seignettsalz, der Weinstein, Tartarus boraxatus, u. s. w. wirken so reizend auf den Darmkanal und die benachbarten Organe, dafs sie, in gehöriger Gabe gereicht, reichliche, flüssige Stuhlgänge bewirken. In allen denjenigen hypersthenischen Krankheiten, wo es besonders darauf ankommt, die Säftemasse zu vermindern, oder eine Ableitung vom Kopfe und der Brust zu bewirken, oder gastrische, gallichte Cruditäten auszuführen, da finden sie vorzüglich ihre Anwendung. Reicht man sie in kleineren Gaben, so befördern sie krankhafte Absonderungen im Darmkanal, und sind daher bei gastrischen und gallichten Fiebern von grofsem Nutzen.

Die eigentlichen auflösenden Salze vermindern vorzüglich die Thätigkeit des Gefässsystems, besonders die des Darmkanals; da sie aber ihre Wirkung nicht blofs auf den Darmkanal beschränken, sondern das ganze reproduktive System und die Secretionsorgane mehr oder weniger erregen, so finden sie auch eine viel gröfsere und häufigere Anwendung. Wo es daher darauf ankommt, die Beförderung der Secretion des Darmkanals herbeizuführen, Stockungen in dem Pfortadersystem zu heben, da werden diese Mittel, wenn die Hypersthenie, das Fieber und die Gefäfsreizung nur in einem gelinden Grade vorhanden sind, vorzüglich angewendet. Man nennt diese Salze die auflösenden im engern Sinne, und rechnet vorzüglich dahin: den Salmiak, das Kali tartaricum, und zum Theil auch die gelind schwächenden Salze. Das Kali aceticum und Ammonium nitricum sind weit erregender, wirken vorzüglich diuretisch und besonders diaphoretisch. Die Baryta muriatica und Calcaria muriatica besitzen eine auflösende, zugleich aber auch eine reizende Kraft, und indem sie sich den Metallen nähern, und ihnen analog wirken, vermindern sie die Vegetativkraft, und äufsern eigenthümliche, heftige Einwirkung auf das Nervensystem. Einige benennen sämmtliche Mittelsalze mit dem besondern Namen: lösende Mittel.

Einige Resolventia haben die merkwürdige Eigenschaft, dafs sie jede in den flüssigen, oder in den festen Theilen frei gewordene Säure neutralisiren, und selbst jede Neigung zur Säuerung mehr oder weniger vernichten; man nennt diese Absorbentia. Es gehören vorzüglich dahin: die Magnesia carbonica und das Kali carbonicum.

Eine andere Art der auflösenden Mittel äufsern ihre Wirksamkeit vorzüglich auf das resorbirende System, auf alle lymphatischen Gefäfse und Drüsen. Sie vermindern daher jede Neigung zur Gerinnung und Bildung parasytischer Metamorphosen; sie setzen im Allgemeinen die Vis vegetativa bedeutend herab, und werden daher in allen denjenigen Krankheiten angewendet, wo die Vegetativkraft widernatürlich vermehrt ist, und eine eigenthümliche Neigung zu Wucherungen und Parasytenbildung zeigt (z. B. Syphilis, Scrophulosis, Rhachitis u. s. w.). Einige nennen diese Mittel, wegen ihrer eigenthümlichen Kraft, die fest gewordenen Theile wieder aufzulösen und flüssig zu machen, verdünnende oder verflüssigende Mittel. Es gehören dahin die Alkalien, der Schwefel und die aus beiden zusammengesetzten Hepata, und vorzüglich der Merkur und seine Präparate. Auch aus dem Pflanzenreiche haben sich einige Mittel bewährt, als die Digitalis, das Conium, die Belladonna u. s. w. Es wäre wohl zu weitläufig, und wir würden die

Grenzen eines encyclopädischen Wörterbuches überschreiten, wenn wir hier ausführlich und speciell alle die Krankheitsformen aufzählen wollten, in welchen diese wichtigen Mittel ihre Anwendung finden. Im Allgemeinen merke man, dafs wahre Lebensschwäche, Neigung zur Zersetzung und Entmischungen, dringende Gegenanzeigen sind, dafs dagegen lymphatische, vollsaftige Constitutionen, weibliche Personen und das kindliche Alter, bei welchen Letzteren fast alle Krankheiten in eine abnorm vermehrte Vis vegetativa zu setzen sind, die Alkalien, Hepata, der Merkur, und von diesem besonders das Calomel vorzüglich gut vertragen werden.

Unter den auflösenden Mitteln befinden sich aber auch mehrere, welche die Resorbtionsthätigkeit vermehren, auf sämmtliche Secretionsorgane reizend einwirken, sie gleichsam erwecken, und zu neuen Thätigkeiten veranlassen. Die so erregte Thätigkeit der Secretionsorgane und des Resorbtionssystems vermindert allmählig das Uebermaafs der materiellen Substanz, und daher rechnet man die so wirkenden Mittel zu den auflösenden, nennt sie aber reizend-auflösende Mittel. Man rechnet dahin die Antimonialia und die Jodine. Sie sind vorzüglich indicirt, wo Stockungen, Drüsenverhärtungen, aus Mangel an Energie, oder wegen einer zu grofsen Ueberfüllung mit materieller Substanz vorhanden sind. Ein Theil der auflösenden Mittel endlich soll, besonders nach Neueren, mehr stärkend wirken, und die Vitalität steigern, jedoch so, dafs die eine Art derselben mehr die Thätigkeit des arteriellen Systems und die Sensibilität, die andere dagegen mehr den Reproduktions- und Assimilationsprozefs erregen und bethätigen. Die erstere Eigenschaft will man besonders in den Gummiferulaceen finden, letztere Kraft dagegen schreibt man den übrigen Resolventien aus dem Pflanzenreiche zu. Mit Recht zählt man aber beide Arten zu den Resolventien, da ihre Hauptkraft vorzüglich in Bethätigung der Resorbtion und Secretion sich thätig zeigt; da sie aber gleichzeitig die Vitalität des arteriellen Systems mehr oder weniger erhöhen, so nennt man sie stärkend-auflösende Mittel. In allen denjenigen Fällen also, wo Stockungen zu heben sind, und eine gleichzeitige Bethätigung des arteriellen Systems und eine höhere Wärmeerzeugung im Organismus beabsichtigt wird, da finden sie vorzüglich ihre Anwendung. Wo es also darauf ankommt, entstandene Stockungen des Hämorrhoidalflusses und der Catamenien zu heben, da werden mit Recht die reizend-auflösenden Mittel, und namentlich die Gummiferulaceen angewendet. Aufserdem zeigen aber diese Gummiarten eine eigenthümliche, umstimmende Kraft auf das Nervensystem, die man allerdings äufserst schwer zu erklären im Stande sein wird.

Fassen wir alles dies zusammen, so kann man alle diejenigen Mittel Resolventia, Discutientia nennen, die dadurch auf die krankhafte Vitalität einwirken, dafs sie in der abnormen Quantität der Materie, als nächste Ursache jener krankhaften Vitalität, eine Veränderung hervorbringen.

Diejenigen äufseren Mittel, die man in der Chirurgie Discutientia oder Resolventia nennt, kommen in ihrer Wirkungsart mit den innern beinahe ganz überein, denn eben dadurch, dafs sie die kleinen Gefäfse reizen, vermehren sie die Absorbtion der stockenden Säfte, und da sie zwischen den adstringirenden und reizenden Mitteln in der Mitte stehen, so reizen und stärken sie auch durch ihre zusammenziehende Kraft das ganze Gefäfssystem. In offene Geschwüre gebracht, vermehren sie als reizende Mittel die Eiterung, und befördern dadurch in fauligen Geschwüren die Absonderung der abgestorbenen oder verdorbenen Theile von den gesunden. Sie besitzen fast alle einen bittern, scharfen, mehr oder weniger zusammenziehenden Geschmack. Nach den verschiedenen Principien theilt man sie auch in verschiedene Arten. So z. B. nennt man diejenige aromatische Discutientia, die ein ätherisches Oel enthalten, wohin auch die natürlichen Balsame, das Opium u. s. w. zu rechnen sind, ferner die Gummiferulaceen (Ammoniakum, Galbanum, Opoponax, Colophonium, Pix burgundica u. s. w.). Dann die vegetabilischen Säuren, die aber freilich für sich sehr schwache Resolventia sind, und nur in Verbindung mit aromatischen Kräutern und spirituösen Mitteln zertheilend wirken. Unter die kräftigsten, äufserlich zertheilenden Mittel gehört die Kälte und die Neutral-, sogenannten Mittelsalze (Salmiak, Nitrum, Borax, Ammonium aceticum u.s.w.);

die Alkalien (Ammonium carbonicum, Kali carbonicum, Sapo domesticus u. s. w.), ferner die Merkurialmittel, besonders das Unguentum mercuriale cin., und zum Theil auch die Bleimittel, die aber nur als örtliche antiphlogistische Mittel zertheilend wirken, wegen ihrer Haupteigenschaft aber zu den austrocknenden Mitteln gerechnet werden müssen. H — g.

DISLOCATIO, eine Veränderung des Orts die einzelne Theile des menschlichen Körpers angenommen haben, wie z. B. bei Luxationen, wo der Gelenkkopf aus seiner Gelenkhöhle getreten ist. Daher die Alten die Benennung Dislocatio für Luxatio überhaupt gebrauchten. E. Gr — e.

DISPENSATIO. Man versteht jetzt darunter das Vertheilen und Ausgeben der Arzneien an die Kranken. Ehedem, wo die Aerzte viel auf eigene, oft geheim gehaltene Mittel hielten, war es gewöhnlich, dafs sie dieselben selbst an die Kranken abreichten (Selbstdispensiren) und es ist nicht zu leugnen, dafs dasselbe den doppelten Vortheil hat, einmal dafs der Arzt ein gröfseres Interesse für die Aechtheit und Zubereitung seines Arzneimittels hat als der Apotheker, und zweitens dafs der Kranke es mit mehr Zutrauen aus den Händen des Arztes als des Apothekers annimmt. Aber leider zeigten sich auch hier in der Folge grofse Schwierigkeiten. Die Menge der Kranken, besonders in grofsen Städten, machte es den Aerzten ganz unmöglich, sich mit der Dispensation der Arzneien selbst zu beschäftigen; manche Aerzte liefsen sich dabei Vernachläfsigungen und Fehler zu Schulden kommen; die neue Einrichtung einer Medizinalpolizei verlor dadurch alle Controlle über die angewendeten Heilmittel, und das einzige, oft in legalen Fällen so wichtige, Dokument, das Rezept; endlich verlangte noch die Aufrechterhaltung eines gehörigen Zustandes der Apotheken diesen Theil ihres Erwerbes, und sicherte, durch strenge Aufsicht und Visitation, das Publikum auch für Nachtheil. — Daher ist es gekommen, dafs man das Selbstdispensiren der Aerzte fast in allen Staaten gesetzlich verboten, und den Apotheken allein überlassen hat. Nur auf dem Lande, wo keine Apotheken in der Nähe sind, ist es den Aerzten erlaubt selbst zu dispensiren, und Hausapotheken zu halten, wobei sie sich jedoch ebenfalls der gesetzlichen Visitation unterwerfen müssen. H — d.

DISPENSATORIUM (von *dispensare*, auszahlen, verwalten, eintheilen). Mit diesem Ausdrucke werden Abhandlungen bezeichnet, welche zur Bereitung und Zusammensetzung der verschiedenen Mittel Anleitung und Vorschriften gaben. Sie erhielten auch die Benennungen Luminaria, Antidotaria oder der jetzt gewöhnlichern Pharmacopoeae (s. diesen Art.). v. Sch — l.

DISPOSITIO. S. Anlage.

DISSECTIO CRANII. S. Diacope cranii.

DISSOLUTIO HUMORIS AQUEI. S. Synchysis.

DISSOLUTIO MEMBRANARUM VESICAE URINARIAE. S. Blasenerweichung.

DISSOLVENTIA. S. Discutientia.

DISTEL, deutsche Benennung für die stachligen Gewächse aus der Familie der *Compositae* (s. d. Art.) Abtheilung *Cynarocephalae* oder *Carduacae*. v. Sch — l.

DISTENSIO. S. Extensio.

DISTICHIA. S. Distichiasis.

DISTICHIASIS nennt man denjenigen Zustand, wo eine doppelte Reihe der Augenwimpern vorhanden ist, wovon die eine an der äufsern Kante des Cilienrandes vorhanden und regelmäfsig beschaffen, die andere Reihe sich aber an der innern Kante befindet und gegen den Bulbus gerichtet ist.

Die Ursache dieser Krankheit besteht in einer erhöhten Vegetation der Conjunctiva, daher ist sie eine häufige Folge von Augenlidentzündung, von Entzündungen des Tarsus und von scrophulöser Ophthalmie, vorzüglich dann, wenn diese Entzündungen vernachläfsigt werden. *Schoen* glaubt, dafs die Pseudocilien aus kleinen Schleimbälgen entstehen, welche sich um die *Meibom*'schen Drüsen befinden; statt dafs sich in jenen Bälgen Schleim bildet, sollen hier die Bulbi zu den Pseudocilien entstehen. Uebrigens sind die Ansichten hierüber sehr verschieden, worüber in dem Artikel Trichiasis ein Mehreres gesagt und wo auch über die Folgen, die Prognose und Cur der Distichiasis gesprochen werden soll.

Synon. *Districhiasis, Districhia, Distichiosis, Districhiosis, Districhosis*, von δὶς, zwei Mal und στίχος, die Reihe, oder auch von δὶς und θρὶξ, das Haar. Holl. *Dubbele Hairtjes der Oogschelen.*

E. Gr — e.

DISTOECHIA. S. Distichiasis.

DISTOMA (von δὶς, getrennt und στομα, Mund), Egelwurm, Doppelloch, eine Gattung der Eingeweidewürmer aus der Ordnung *Trematoda Rudolphi's.* Die Anzahl der einzelnen Species ist sehr groſs, und wird sich wohl durch fernere Untersuchungen noch sehr vermehren lassen; *Rudolphi* führt deren allein schon 166 auf. Uns beschäftigt hier hauptsächlich die eine Species, welche beim Menschen vorkömmt, nämlich das *Distoma hepaticum*, der Leberegel.

Die allgemeinen Kennzeichen der Gattung Distoma bestehen in einem weichen, platten oder etwas walzigen Körper und zwei einzelnen Sauglöchern, einem vorderen und einem am Bauche befindlichen. Dieses letztere Kennzeichen unterscheidet diese Gattung von allen übrigen der Ordnung Trematoda. Die Würmer dieser Gattung im Allgemeinen sind sehr klein, höchstens einen Zoll lang, mehr oder weniger gestreckt und von bunter Farbe; sie können sich, fast nach Art der Blutegel, ganz oder zum Theil ausdehnen und zusammenziehen. Ihr innerer Bau ist sehr einfach; der Körper besteht aus einem parenchymatösen Gewebe von mäſsiger Derbheit, welcher zwar in allen seinen Theilen zusammenziehbar ist, aber keine deutlichen Muskelfasern bemerken läſst. Unmittelbar an dem die Mundöffnung bezeichnenden Loche fängt der Nahrungskanal an, dessen Aeste sich an den Rändern verzweigen. Auch bemerkt man Gefäſse, welche von Manchen als Eierstöcke und Samengefäſse betrachtet worden sind. Das an der untern Seite des Körpers gelegene Loch, einem Saugnapf ähnlich, dient dem Thiere zur Befestigung. Vor demselben sieht man einen einziehbaren, warzenförmigen übrigens aber verschieden gestalteten Theil, welcher für das Zeugungsorgan gehalten wird. Auſserdem hat der Körper selbst eine mehr oder weniger veränderliche Form und Beschaffenheit; zuweilen bemerkt man an einzelnen Stellen, manchmal auch überall, kleine Stacheln mit hinterwärts gerichteten Spitzen zu drei beisammen; bei einigen finden sich Zirkelstreifen. Bei manchen Arten liegt das vordere Saugloch ganz am Ende, oft aber mehr gegen die untere Seite hin; es besteht aus einer Art von fleischigem Trichter, dessen dünneres Ende mit dem Ernährungsgefäfse in Verbindung steht, und dessen dickeres Ende frei nach aufsen hervortritt. Die Ernährungsgefäfse sind meist unsichtbar und nur dann zu bemerken, wenn der Wurm von gefärbten Säften lebt. Sie laufen in zwei Hauptzweigen von vorn nach hinten, welche wieder eine unzählige Menge untereinander anastomosirender Aestchen nach den Seiten abschicken. Diese kleinen Aeste münden in ein der Länge nach auf der Mittellinie liegendes mit dem Loche am Bauche in gleicher Höhe entspringendes Gefäfs, welches unter der Haut fortlaufend immer dicker wird und am hintern Körperende mit einer klaffenden Oeffnung endigt. Die Art, wie die Verdauung vor sich geht, ist hiernach leicht zu begreifen. Der Mund nimmt die Flüssigkeiten auf und läfst sie in die beiden Hauptzweige treten; das gröbere wird wieder ausgeworfen, das dünnere von den kleinern Aestchen aufgenommen und weiter geführt, bis es endlich aus der hintern Oeffnung wieder herauskömmt. Die Zeugungsorgane sind von beträchtlicher Gröfse und männliche und weibliche in einem Individuum vereinigt; die Eierstöcke haben je nach den verschiedenen Arten eine verschiedene Form und Lage, immer findet man ganz unvollkommene und vollkommen ausgebildete Eier zu gleicher Zeit. Das männliche Zeugungsorgan ist nicht so allgemein bekannt. Die meisten Helminthologen nehmen mit *Göze* eine gegenseitige Befruchtung an, indefs ist die Meinung, dafs diese Würmer wahre Zwitter sind und sich selbst befruchten, sehr wahrscheinlich. Man glaubt, dafs ihre Entwickelung und ihr Wachsthum sehr schnell vor sich gehe. Die gröfste Anzahl der Arten dieser Gattung lebt im Innern der Verdauungswege, man findet deren aber auch in den Luftwegen, in der Brusthöhle, in der Bauchhöhle, im Innern der Leber, Blase, und zufällig entstandener Säcke und selbst unter der weifsen Augenhaut. *Rudolphi* führt drei Hauptabtheilungen dieser Gattung an, in welche er die Arten ordnet; 1) ganz glatte oder unbewehrte, 2) mit Knötchen,

Würzchen oder Spitzen am Munde bewaffnete, und 3) zweifelhafter Art. Zur ersten Hauptabtheilung gehört die Art, welche allein auch beim Menschen vorkömmt und uns hier zunächst angeht.

Distoma hepaticum (Fasciola hepatica *Linn.*), der Leberwurm, Egelschnecke, Schafegel ist eiförmig, glatt, gelblich braun gefleckt, mit etwas kegelförmigem, sehr kurzem Halse und kreisrunden Sauglöchern, wovon das am Bauche gröfser ist. Er findet sich bei sehr vielen Pflanzenfressenden Thieren, scheint aber bei Fleischfressenden gar nicht vorzukommen. Der Leberegel ist die einzige beim Menschen vorkommende Art der Gattung Distoma. Er findet sich indefs auch bei ihm nur selten und immer in der Leber, in den Gallengefäfsen und besonders in der Gallenblase. Bei weitem häufiger findet er sich in den Gallengängen des Schaafes, Rindes, Hirsches, Kameeles, der Ziegen, des Schweines, Pferdes, Esels, Hasen und Kängurubs u. v. A.

Die in der Gallenblase des Menschen vorkommenden Leberegel sind eine bis vier Linien lang und ½ bis 1 Linie breit; sie sind lanzettförmig, an beiden Enden etwas abgestumpft; die vordere Saugmündung ist gewöhnlich schief nach innen gekehrt, der Hals rundlich, weifsgelb; die Bauchmündung steht etwas hervor; tiefer hinab bemerkt man ein Paar weifse, trübe Flecken; dann folgt ein Convolut von gelb oder braun gefärbten Gefäfsen oder Schläuchen, welche wahrscheinlich die Eierbehälter sind; die an beiden Seiten herablaufenden Gefäfse scheinen den Nahrungskanal zu bilden. Der in den Lebern der Thiere vorkommende Egelwurm ist gewöhnlich bedeutend gröfser, ungefähr einen Zoll lang und vier bis sechs Linien breit. Da aber die bis jetzt im Menschen gefundenen kleinern Würmer ganz gleich sind den kleinern in den Lebern der Schaafe und anderer Thiere, so kann man sie wohl nicht mit Unrecht für junge Thiere derselben Art halten. Sie kommen in Vergleich zu den Thieren bei Menschen nur sehr selten vor. Doch wäre es allerdings, wie *Bremser* meint, möglich, dafs sie öfters nicht erkannt werden, und dafs wenigstens die krankhaften Veränderungen übersehen werden, welche sie in der Leber hervorbringen. Bei Thieren sind diese Veränderungen oft sehr bedeutend. Hier ist ihr Sitz gewöhnlich in den Galle bereitenden Gefäfsen der Leber. Diese Gefäfse werden zuerst, und zwar manchmal auf eine aufserordentliche Weise erweitert und von innen mit einem zähen, schwarzbraunen Schleim überzogen, wobei sich die Häute dieser Gefäfse selbst sehr verdicken. Mit der Zeit erhärtet dieser Schleim zu einer förmlichen Knochenrinde und wenn man alsdann eine solche unebene Leber drückt, so hört man ein Knistern, welches von dem Zerbrechen dieser knöchernen Lamellen herrührt. Manchmal ist diese Incrustation so stark, dafs man ganze knöcherne Röhrchen herauspräpariren kann. Bei so bedeutender Entartung der Gallengänge aber sterben die Leberegel nach und nach ab, und es ist daher wohl möglich, dafs man zuweilen dergleichen krankhafte Veränderungen in der Leber finden kann, die ursprünglich von diesem Distoma herstammen, ohne dafs der Wurm noch aufzufinden wäre. Dies ist auch für die Untersuchung beim Menschen im Auge zu behalten, denn obwohl bei diesem der Leberegel meistens blofs in der Gallenblase vorkömmt, so hat man ihn doch auch schon in der Leber bei ihm gefunden. Ueber die Entstehung und Erkennung dieser Thiere bei dem Menschen hat man bis jetzt noch keine Erfahrungen, welche zu einer sichern Diagnose leiten. Man kann blofs sagen, dafs sie einige Mal beobachtet worden sind bei Personen mit schwächlicher Konstitution und unter den Erscheinungen einer sogenannten allgemeinen Asthenie.

Bei den Schaafen findet sich dieser Wurm oft in ungeheurer Anzahl, so dafs *Dupuy* in den Gallengängen einer einzigen Leber über 1000 Stück fand. So lange sie nur noch in geringer Anzahl vorhanden sind, scheinen sie dem Thiere weiter nicht zu schaden; allein wenn sie die Gallengänge anfüllen, so reizen, erweitern und verdicken sie dieselben und werden die Ursache mehrerer Krankheiten, namentlich der sogenannten Faulkrankheit oder Leberfäule, welche an manchen Orten und in gewissen Jahren, besonders bei grofser Nässe, eine grofse Sterblichkeit unter den Heerden verursacht. Diese Krankheit ist in England wegen des Klima's und der sumpfigen Weiden endemisch.

Sie mag epidemisch oder endemisch unter den Schaafheerden grassiren, so endigt sie gewöhnlich mit Wassersucht und dem Tod.

Synon. *Fasciola humana* (*Gmelin* Syst. nat. p. 3085), der Leberblattwurm. *fasciola hepatica* (*Jördens* Helminth. 64.), *Planaria* (*Göze*), *Distoma hepaticum* (*Rudolphi* Entoz. II. I. p. 352. — Synops. 92.), *Fasciola epatica* (*Brera* Memorie. p. 92), *la douve du foie* (*Cuvier* le regne animal. IV. 41) und noch folgende populäre Ausdrücke. Deutsch. das Leberdoppelloch, der Leberwurm, Schaafegel, die Egelschnecke. Holländ. *Leverworm, Botten.* Dän. *Faareflynder, Ikte, Igler, Iilcr, Souaegler, Souigler.* Schwed. *Levermask.* Engl. *the liverfluke.* Franz. *Douve.* Ital. *Bisciuola.* Span. *Caracolillos, Serillas, Pajarillos.*

Litteratur.

Aufser den bereits genannten systematischen Werken finden sich Beobachtungenn, welche hieher gehören, bei

Bremser, über lebende Würmer im lebenden Menschen. S. 229,
Nau, neue Entdeckungen. S. 40.
Bidloo, in Clerici histor. lati lumbr. S. 119.
Wepfer, in Eph. Nat. Cur.
Pallas, de intest. vivent. S. 252 et 270.
Rudolphi, Bemerk. auf einer Reise. II. S. 37. Fr — p.

DISTOMA HEPATICA. S. Afterbildung.

DISTORSIO auch *Contorsio*, die Verstauchung, Verbiegung; eine durch übermäfsige, oder in unnatürlicher Richtung erfolgte, Beugung eines Gelenkes entstandene, heftige Ausdehnung oder gar Zerreifsung der Gelenkbänder, ohne bleibende Lagenveränderung der korrespondirenden Knochen, welcher vorzüglich die Ginglymoidal-Gelenke,' deren Befestigung meistentheils von vielen und starken Bändern abhängig ist, vor allen Hand-, Fufs-, Finger- und Knie-Gelenke ausgesetzt sind.

Gewaltsame Ausdehnung über ihren geringen Elastizitäts-Grad ist aber für die übrigens sehr empfindlichen Bänder die feindseligste Verletzung, augenblicklich entsteht danach ein sehr empfindlicher Schmerz, bald gefolgt von Geschwulst, Hitze, von ödematösen, in bösen Fällen von echymotischen Ergiefsungen in das umliegende Zellgewebe, Symptome einer Entzündung, welche, wenn auch in der grofsen Mehrzahl der Fälle Zertheilung und gänzliche Heilung zulassend, nicht selten durch Auflockerung und Verdickung

dickung auf längere Zeit die Bänder ihrer Elastizität beraubt, mithin Schwäche und Geneigtheit zu Recidiven zurückläfst und welche man auch bei Individuen, die an Cachexia arthritica und scrophulosa litten, respektive zur Anchylosis und Fungus articuli Gelegenheitsursache werden sah.

Rhachitische und skrophulöse Anschwellung der Gelenkköpfe, eben so der Plattfufs, prädisponiren zur Distorsion; sehr leicht erwirbt man dieselbe bei dem Aufspringen mit dem eingeschlafenen Fufse, durch Tragen zu engen Schuhwerkes, wodurch ebenfalls der, den Mechanismus des Gelenkes unterstützende, Muskelapparat unthätig gemacht ist.

Nur unerfahrene Chirurgen können die Distorsion mit Luxation oder anderweitigen Gelenk-Entzündungen verwechseln; vor dem ersten Irrthum, welcher wegen der Extensions- und Repositions-Versuche für den Kranken sehr nachtheilig sein mufs, schützt die Berücksichtigung des ungestörten Verhältnisses der Knochen zu einander, vor dem zweiten das zu plötzliche Auftreten der Schmerzen nach der Verletzung der Bänder.

In der Behandlung der Distorsion ist Beobachtung einer strengen Ruhe von Seiten des Kranken ein eben so natürliches als unerläfsliches Bedingnifs; sodann spielen kalte Umschläge eine Hauptrolle, sie müssen jedoch schon vor dem Beginn der Entzündung und dann so lange anhaltend fortgesetzt werden, bis der entstandene Entzündungsprozefs nicht nur zurückgeschreckt, sondern nachdrücklich herabgestimmt ist. Blutentziehungen durch Egel; am rathsamsten ist es diese immer nur im Umfang der Geschwulst anzulegen; auch Venaesection, wenn ein in richtiger traumatischer Beziehung stehendes Gelenk leidet, dürfen, sobald die Entzündung phlegmonös wird, nicht versäumt werden. Hat jedoch die Intensität derselben nachgelassen, so passen mehr die zertheilenden adstringirenden Mittel, so das *Goulard*'sche Wasser, dem, wo die Schmerzen noch lebhaft sind, mit Vortheil Narcotica, als Opium, Belladonna, so wie auch Saffran zugesetzt werden, noch später aromatische weinigte Fomentationen, Einreibungen von Spirituosis mit Liquor ammonii causticus und ätherischen Oelen; bei zurückgebliebenen Verdickungen und Ausschwitzungen die Einreibung des Unguenti hydrarg. ciner. mit Liniment. volatile oder Oleum petrae, die Einwickelung, Douche, das Balneum animale. Selten erlangt jedoch das Gelenk unter 3 bis 4 Wochen seine frühere Festigkeit wieder und ist es darum rathsam, in allen bedeutenderen Fällen den Wiedergebrauch des Gliedes etwas lange hin auszustellen und auch dann noch durch elastische Binden das Gelenk in etwas zu unterstützen. Nimmt aber die Entzündung der Bänder einen bösartigeren Charakter an, so wird die Behandlung derselben in nichts von der des Gelenkschwammes abweichen.

Die Distorsion der Wirbelverbindungen, welche selten ohne gleichzeitige Quetschung der Wirbelkörper vorkommen wird, erfordert ein noch strengeres antiphlogistisches Verfahren und mufs, wenn sie in eine chronische Entzündung der Bänder ausartet, ganz so energisch behandelt werden, wie die *Pott*'sche Krankheit.

Gewaltsame Ausdehnung der unbeweglichen Knochenverbindungen unterscheidet man als Diastasis, (s. d. Artik.) Ausdehnung. Bezüglich auf die Verbindungen der Schädelknochen handelt hievon der Artikel Kopfverletzung; doch sind der Diastasis auch die Synchondrosen der Beckenknochen ausgesetzt und mufs man, nach forzirten Zangen-Entbindungen wegen Einkeilung des Kopfes, ein um so aufmerksameres Auge auf diesen Gegenstand haben, da diese Verbindungen in der Schwangerschaft naturgemäfs durch Vollblütigkeit der Beckengegend aufgelockert und zur Diastasis disponirt werden. Der watschelnde Gang entbundener Frauen ist häufig Folge einer erlittenen Distorsion der Beckenknochen-Verbindungen; auch diese kann, wie die Distorsion der Ginglymoidal-Gelenke in Gliedschwamm und Caries, bei unterdrückten Wochenflüssen und bei dem Einflusse einer allgemein abnormen Vegetation, in chronische Entzündung, Arthrocace, Spina ventosa und Caries der Beckenknochen ausarten. Topische Blutentziehungen durch Egel und Schröpfköpfe, gehörige Unterhaltung des Wochenflusses, vor allen ein langes Wochenlager, eine feste, die Bänder des Beckens im und nach dem Wochenbette unterstützende Umwickelung, der Gebrauch stärkender Bäder, beugen den Folgen der erlittenen Diastasis der Synchondrosen vor.

Synon. Griech. *Diastrophe*, *diastremma*, von *Διαστρεφω*, ich verdrehe. Engl. *Distortion*, *sprain*. Franz. *Entorse*, *foulure*.

Litt. *Dagorcau*, Dissertation sur l'entorse. Paris 1802.
Boyer, les maladies chirurgicales. Paris 1822. Tom. III.
M. Pelletier, über Diastasis ligamentorum, im Auszuge aus der Revue médicale française in *Froriep's* Notizen der Natur- und Heilkunde. No. 442. B — w.

DISTORTIO ARTUUM. S. Distorsio.

DISTRACTIO. S. Extensio.

DISTRICHIA.
DISTRICHIASIS. } S. Distichiasis.

DITRACHYCERAS (von *δις*, doppelt, *τραχις*, hart, stachlich, *κερας*, Horn). S. Diceras.

DITTOPIA. S. Diplopia.

DITTORRHAPHIS, von *διττος*, doppelt sein und *ραφις*, die Nadel, eine doppelte Staarnadel. S. Staarnadel.

E. Gr — e.

DIURESIS (von *δια*, durch, *ουρον*, Urin und *ρεω*, fliefsen), Urinabsonderung. Das Anatomische und Physiologische s. bei Harnabsonderung.

Diuretica, Diuretische Methode, die künstliche Beförderung der Harnabsonderung und die Mittel dazu. Sie sind theils allgemeine, theils specifische. Zu den Allgemeinen gehört vieles Trinken überhaupt und der Antagonismus der Haut; durch äufsere Kälte und unterdrückte Hautthätigkeit wird immer die Urinabsonderung vermehrt, daher im Winter mehr Urin als im Sommer. Unter den Spezifischen, eine besondere Beziehung und Reizkraft für die Nieren besitzenden zeichnen sich besonders aus: *Rad. Squill.*, *Levistic.*, *Bryon.*, *Fol. Digital. purp.*, *Onon. spinos.*, *Petroselin.*, *Therebinthin.*, *Nicotian.*, *Lign. et Bacc. Juniper.*, *Alcali fixum* (sowohl *Kali* als *Natron*), *Nitrum*, *Acid. Tart. Nitr.*, *Spir. Nitr. aether.* — Ihre Anwendung ist indizirt zunächst in allen Krankheiten der Urinwege mit verminderter Thätigkeit, Verschleimung, Anhäufung von Gries und Stein, ferner bei Wasseranhäufung im Organismus, wo die Entleerung durch den

Urin immer die sicherste und wirksamste von allen bleibt; sodann bei allen asthmatischen und andern Lungenbeschwerden, wo vermöge des Antagonismus der Nieren zu den Lungen die erhöhte Thätigkeit der ersten einer der wirksamsten Gegenreize und Ableiter für die letzten ist; endlich bei einer Menge Beschwerden und Krankheiten des Alters, die sehr häufig, und oft unerkannt, eine verminderte Urinabsonderung zum Grunde haben. H — d.

DIVERTICULA INTESTINORUM, Darmanhänge, Darmfortsätze. Man bezeichnet mit dieser Benennung blind sich endigende Anhänge oder Fortsätze des Darmkanals, deren Höhle mit der Höhle des Darmkanals communicirt.

Fr. Meckel (Archiv für die Physiologie von *Reil* und *Autenrieth.* Bd. 9. S. 419) theilt die Darmanhänge, hinsichtlich ihrer Structur und Entstehungsweise, in zwei Arten ein:

1) Darmanhänge, die am ganzen Speisekanale vorkommen können, eine rundliche Gestalt haben, oder an ihrer Grundfläche etwas zusammengezogen sind. Es liegt ihnen als Ursache eine Erschlaffung, oder ein Auseinanderweichen der Fasern der Muskelhaut des Darmkanals zum Grunde, weshalb sie eigentlich als Brüche der innern Häute durch die Muskelhaut zu betrachten sind. Sie bestehen aus der Schleim- und Zellhaut und werden noch von dem Bauchfell überzogen, wenn sie in der Bauchhöhle vorkommen. Unter dem Schlundkopfe, am Anfange der Speiseröhre finden sie sich zuweilen, und können eine ansehnliche Gröfse erreichen. Das hiesige Königl. anatomische Museum besitzt einen Fall der Art von einem Manne, bei dem ein solches Divertikel unter dem Schlundkopfe in einem Zeitraume von einigen Jahren eine Länge von 4 Zollen und eine beträchtliche Weite erreicht hatte. Anfänglich hatte es das Verschlucken der Speisen erschwert, zuletzt aber fast gänzlich verhindert, wodurch Abzehrung und der Tod herbeigeführt wurde.

2) Die Divertikel der zweiten Art sind Fehler der ersten Bildung, bestehen aus allen Häuten des Darmkanals und haben gewöhnlich eine cylindrische, oder kegelförmige Gestalt. Ihre Länge variirt; ebenso ihre Weite. Sie be-

finden sich an der freien Seite des Darms, dem Gekröse gewöhnlich gerade gegenüber, selten etwas seitlich. Ihr Ende ist abgerundet, selten in Höckerchen (wie *Meckel* richtig bemerkt und ich auch zweimal beobachtete) getheilt. Gewöhnlich hat ein Darmkanal nur ein Divertikel dieser Art und dann fast immer am Krummdarm (*Ileum*). *K. A. Rudolphi* (Physiologie. Bd. 2. Th. 2. S. 227) hat ein Paar Divertikel an einem Darm gefunden, auch in einem Falle ein solches am Zwölffingerdarm. *Meckel* betrachtet aus mehreren Gründen diese Divertikel als Ueberbleibsel des Verbindungsganges, der zwischen Darmkanal und Nabelbläschen zu einer Zeit des Fötusleben vorhanden ist.

S — m.

DIVERTICULA MECKELII. S. Aquaeductus Cotunnii.

DIVERTICULUM OESOPHAGI. S. Pharyngocele.

DIVIDENTES FASCIAE. Als solche bezeichnet die Bandagenlehre diejenigen Binden, welche den Zweck haben, organische Gebilde getrennt von einander zu erhalten; z. B. die Ränder einer Wunde, eines Geschwürs, deren längeres Offenbleiben aus Rücksichten nothwendig erscheint; geschwürige, verwundete Zehen und Finger, damit sie nicht zusammenheilen u. s. w. Die heutigen Wundärzte bedienen sich ihrer viel seltener als die älteren, und wohl nicht mit Unrecht, da der obengenannte Zweck, nach welchem überhaupt diese Binden bald länger, bald kürzer, bald breiter oder schmäler sein müssen, und verschieden anzulegen sind, sich leichter und besser durch andere Mittel erreichen läfst. Eine noch jetzt gebräuchliche Binde dieser Art ist die Fascia dividens colli (s. diese).

Synon. *Fasciae divisae.* — *Bandages divisifs.* — Theilende, auseinandertreibende Binden. L — u.

DIVULSIO, dasselbe, was Convulsio. Wird auch von einem zerrissenen Bodensatz des Urins gebraucht, Urina divulsa. H — d.

DOBBELBAD. Das Dobbel- oder Tobelbad im Grätzer Kreise des Herzogthums Steiermark, eine halbe Stunde südwestlich von Grätz gelegen, erhielt seinen Namen von dem Dorfe Dobbel, und dieses wahrscheinlich von dem Worte Tepl (warm, — wonach auch die warmen Mineralquellen zu Teplitz in Böhmen und Ungarn benannt wurden), — nach Andern von dem Worte Tobel, eine enge Gebirgsschlucht.

Des Dorfes Dobbel geschicht schon im dreizehnten Jahrhundert Erwähnung. Wenn auch die nach demselben benannte Mineralquelle lange schon benutzt worden ist, namentlich im siebzehnten Jahrhunderte, so hat man doch erst in neuern Zeiten sie mit zweckmäſsigen Einrichtungen auszustatten versucht, und seit dieser Zeit erfreut sich auch das Bad eines zahlreicheren Zuspruchs von Kurgästen. Die vorhandenen Wasserbäder wurden verbessert, mit einem Apparat zu Dampfbädern versehen, durch welchen man die natürliche Wärme des Mineralwassers von 22° R. zu 28° R. erhöht.

Man unterscheidet zwei Hauptquellen, von 21—23° R., welche beide zur Klasse der erdig-alkalischen Thermalquellen gehören. Nach der Analyse von *Vest* enthalten sechszehn Unzen dieses Thermalwassers:

Kohlensaure Kalkerde	2,400	Gr.
Schwefelsaures Natron	0,933	»
Kohlensaures Natron	0,400	»
Kohlensaures Eisen	0,266	»
	3,999	Gr.

Kohlensaures Gas.....eine unbestimmte Menge.

Gleich den erdig-alkalischen Thermalquellen wirkt das Thermalwasser als Bad und Getränk angewendet krampfstillend, beruhigend auf das Nervensystem, gelinde reizend die äuſsere Haut, die Schleimhäute, das Drüsen- und Lymphsystem, die Harn- und Geschlechtswerkzeuge, die Resorption bethätigend.

Man empfahl dasselbe vorzüglich bei chronischen Nervenleiden mit dem Karakter des Erethismus, ferner bei Gries- und Steinbeschwerden, krampfhaften Stockungen im Unterleib, besonders krankhaften Störungen im Uterinsystem, rheumatischen und gichtischen Nevralgien, und chronischen Hautausschlägen.

E. Osann's Darstellung der bekannten Heilquellen. Bd. II. 1832. S. 169.

O — n.

DOBERAN. Das älteste und berühmteste aller teutschen Seebäder, liegt auf ehemaligem Seegrunde, eine halbe Stunde von der See entfernt, zwei Meilen von Rostock im Grofsherzogthum Mecklenburg-Schwerin.

Auf Anrathen des um dieses Etablissement so hoch verdienten Hrn. Geheimen Rathes *Vogel* wurde dieses Seebad im Jahre 1794 zuerst gegründet; anfänglich führte man nur auf dem heiligen Damm an der Küste der Ostsee ein Badehaus auf mit mehreren andern Gebäuden, vermehrte ihre Zahl aber bald bei zunehmendem Rufe und wachsender Frequenz der Kurgäste mit andern zu Wohnungen, so wie zu geselligen Vereinen der Kurgäste bestimmten. — Gegenwärtig erfreut sich Doberan jährlich eines sehr zahlreichen und glänzenden Besuchs von Kurgästen.

D. besitzt sehr gute Vorrichtungen zu Wannenbädern, und Apparate zu Douche-, Tropf- und Regenbädern, Dampfdouchen und Schwefelräucherungen. Zu Bädern in der See bedient man sich gut eingerichteter Badewagen. Für Armenkranke besteht seit 1811 ein Armenhaus.

Nach *Link* hat das Ostseewasser bei D. die spec. Schwere von 1,0128 und enthält in sechszehn Unzen:

Salzsaures Natron	87,60	Gr.
Salzsaure Kalkerde	37,00	»
Schwefelsaure Kalkerde	4,00	»
Schwefelsaure Talkerde	0,60	»
Harz	0,30	»
	129,50	Gr.

In Bezug auf die Wirkung, die Art des Gebrauchs, die Indikationen und Contraindikationen, und die Anwendung der Seebäder zu D. gilt alles, was bereits schon früher über Seebäder erinnert worden. (Vergl. Bd. IV. S. 512.)

Vorzüglich hülfreich und zu empfehlen ist das Seebad zu Doberan: 1) bei chronischen Nervenkrankheiten durch Schwäche des Nervensystems bedingt, namentlich in Form von nevralgischen und spasmodischen Affektionen und Lähmungen; 2) chronischen Krankheiten der Haut von örtlicher Schwäche oder fehlerhafter Absonderung, chronischen Hautausschlägen, krankhaft erhöhter Reizbarkeit der Haut, Neigung zu profusen Schweifsen, Disposition zu rheumatischen und gichtischen Leiden. 3) Profluvien passiver Art, oder Neigung hiezu. 4) Gichtischen und rheumatischen Leiden, in so fern sie durch örtliche oder allgemeine Schwäche bedingt werden. 5) Chronischen Leiden des Drüsen- und Lymphsystems, namentlich Skropheln. 6) Allgemeine Schwäche mit Neigung zu Blennorrhöen, Cachexien, und Disposition zu psorischen und lymphatischen Ablagerungen. —

Aufser den Seebädern zu D. verdienen noch eine besondere Erwähnung mehrere, unweit des heiligen Dammes am Ufer des Meeres entspringende Mineralquellen, welche im Jahr 1819 entdeckt und von *Grischow*, *Mahl*, *Krüger* und *Hermbstädt* analysirt wurden: die Schwefelquelle, die muriatische Bittersalzquelle und die Eisenquelle.

1) Die Schwefelquelle, von 4 — 5,0° R. Temperatur bei 3,25° R. der Atmosphäre, 1,021,993 spec. Gewicht, giebt in einer Minute 1,66 K. F. Wasser nach *Hermbstädt*, und enthält in sechszehn Unzen Wasser:

	nach *Mahl*:	nach *Hermbstädt*:
Salzsaures Natron	49,400 Gr.	42,496 Gr.
Salzsaure Talkerde	7,733 »	13,384 »
Salzsaure Kalkerde	Spuren	1,066 »
Salzsaures Kali		0,121 »
Schwefelsaures Natron	9,866 »	1,777 »
Schwefelsaure Talkerde		6,137 »
Schwefelsaure Kalkerde	3,133 »	5,670 »
Kohlensaure Talkerde	1,033 »	1,572 »
Kohlensaure Kalkerde	1,066 »	2,921 »
Kohlensaures Eisen	Spuren	0,202 »
Schwefel		0,140 »
Extraktivstoff	0,400 »	0,258 »
Kieselerde		0,400 »
	72,631 Gr.	76,144 Gr.
Schwefelwasserstoffgas		5,301 K. Z.
Kohlensaures Gas		5,810 » »
Stickstoffgas und Kohlenwasserstoffgas		0,829 » »
		11,940 K. Z.

2) Die muriatische Bittersalzquelle, westlich von der vorigen, von 4,5° R. Temperatur bei 3,25° R. der At-

mosphäre, von 1,050,438 spec. Gew., giebt in einer Minute 3,168 K. Zoll Wasser nach *Hermbstädt* und enthält in sechszehn Unzen:

	nach *Grischow:*	nach *Hermbstädt:*
Salzsaures Natron	109,568 Gr.	109,502 Gr.
Salzsaures Kali	0,055 »	0,100 »
Salzsaure Talkerde	20,825 »	16,208 »
Salzsaure Kalkerde		5,075 »
Schwefelsaure Kalkerde	16,076 »	10,600 »
Schwefelsaure Talkerde	5,382 »	9,213 »
Kohlensaure Kalkerde	2,104 »	1,470 »
Kohlensaure Talkerde	0,675 »	2,736 »
Schwefelsaures Natron		3,782 »
Kohlensaures Eisenhydrat	0,162 »	0,350 »
Harz	Spuren	
Kieselerde	Spuren	0,200 »
Leichtlöslicher Extraktivstoff	0,325 »	0,880 » (for both Extraktivstoff rows together)
Schwerlöslicher Extraktivstoff	0,375 »	
	155,547 Gr.	160,116 Gr.
Kohlensaures Gas	3,070 K. Z.	3,572 K. Z.
Stickstoffgas	0,310 » »	0,832 » »
	3,380 K. Z.	4,404 K. Z.

3) Die Eisenquellen, der Zahl nach eigentlich drei, von welchen die erste vorzugsweise untersucht wurde; sie ist von 5,5° R. Temperatur bei 6,5° R. der Atmosphäre, von 1,007,000 spec. Gewicht, giebt in einer Minute 1,70 K. Zoll Wasser, und enthält in sechszehn Unzen:

	nach *Grischow:*	nach *Hermbstädt:*
Salzsaures Natron	0,720 Gr.	0,784 Gr.
Schwefelsaures Natron		0,551 »
Salzsaure Talkerde		0,075 » (for both Salzsaure rows together)
Salzsaure Kalkerde	0,125 »	
Schwefelsaure Talkerde		0,050 »
Schwefelsaures Natron, Schwefelsaure Kalkerde	0,036 »	
Extraktivstoffsaures Kali	0,847 »	
Kohlensaure Kalkerde	2,115 »	2,000 »
Kohlensaure Talkerde	0,241 »	1,011 »
	4,084 Gr.	4,471 Gr.

Transport	4,084 Gr.	4,471 Gr.
Kohlensaures Eisenoxyd	0,440 »	0,813 »
Harz	0,028 »	
Extraktivstoff		0,125 »
Kieselerde		0,650 »
	4,552 Gr.	6,059 Gr.
Kohlensaures Gas	2,52 K. Z.	4,516 K. Z.
Stickstoffgas		0,594 » »
	2,52 K. Z.	5,110 K. Z.

Litteratur.

S. G. Vogel, über den Nutzen und Gebrauch der Seebäder. Stendal 1794.

S. G. Vogel, Annalen des Seebades zu Doberan. Rostock 1796—1803. Neue Annalen. 1803—1812.

S. G. Vogel, allgemeine Baderegeln für Badelustige und solche, welche sich des Seebades zu Doberan bedienen wollen. Stendal 1817.

S. G. Vogel, Handbuch zur richtigen Kenntnifs und Benutzung der Seebadeanstalt zu Doberan. Stendal 1819.

S. F. Hermbstädt's Beschreibung und Zergliederung der neu entdeckten Schwefel-, Eisen- und muriatischen Bittersalzquelle zu Doberan. Berlin 1823.

E. Osann's Darstell. der bekannten Heilquellen. Th. II. 1832. S. 838.

O — n.

DOCIMASIA, von *δοκιμαζω*, prüfen, untersuchen, daher *ἡ δοκιμασια*, die Prüfung, Untersuchung. Man gebraucht dieses Wort 1) zur Bezeichnung der Versuche, die man mit rohen Erzen macht, um dadurch ihre physische Beschaffenheit kennen zu lernen; 2) in der gerichtlichen Medizin bezeichnet man damit die sogenannte Lungenprobe (s. d. Art.) bei neugebornen Kindern, *Docimasia pulmonum;* 3) endlich versteht man unter *Docimasia medicamentorum* die Prüfung der Arzneien, wodurch sich ergiebt, ob selbige gut beschaffen sind u. s. w. E. Gr — e.

DOCIMASIOLOGIA, *Docimastice*, Dokimastik, von *δσκιμασια*, die Untersuchung und *λογος*, die Lehre. Hierunter versteht man die Lehre, welche zu Untersuchungen, wie z. B. zu chemischen, chirurgischen, geburtshülflichen, gerichtlich-medizinischen, Anweisung giebt. S. Exploratio.

E. Gr — e.

DODECADACTYLITIS, von *δωδεκαδακτυλον*, der

Zwölffingerdarm, Entzündung des Zwölffingerdarms. S. Enteritis. E. Gr — e.

DODECYDACTYLUM. S. Duodenum.

DÖRRSUCHT DES AUGES. S. Augenschwinden.

DOGMATICA MEDICINA, dogmatische, theoretisirende Medicin, diejenige Medicin, welche analytisch zu Werke gehend, die Erscheinungen des gesunden und kranken Organismus gewissen theoretischen Lehrsätzen oder Dogmen, Axiomen unterordnet. In so verschiedenartiger Gestalt diese Lehrsätze im Verlaufe der Jahrhunderte hervorgetreten sind, so lassen sie sich doch ganz passend unter drei Hauptklassen bringen; nämlich 1) die chemiatrischen (die ältere und neuere Humoralpathologie, die Lehre des *Sylvius*, die neuere chemische Medicin); 2) die mechanischen (die alte und neue Corpusculartheorie, die iatromathematischen Lehren, die neuere Solidarpathologie) und 3) die dynamischen (die *Brown*'sche und die Erregungstheorie, zum Theil auch die antike pneumatische Medicin, *Stahl's* Animismus u. s. w.) — welche sich in streng geordneten Systemen von sehr verschiedener Beimischung und Erfahrungsgrundlage von jeher geltend gemacht haben. Die ganze Geschichte der Medicin giebt hierüber deutliche Auskunft. H — r.

DOGMATICI MEDICI, dogmatische, theoretisirende Aerzte; Aerzte, welche die Richtschnur ihres Denkens und Handelns von Dogmen, oder theoretischen Lehrsätzen der Medicin hernehmen, und die Erfahrung diesen unterordnen. Ihren Ueberzeugungen liegt eine zu hohe Meinung von dem Vermögen des menschlichen Geistes, und eine einseitige Auffassung der Erfahrungsgegenstände zum Grunde, vermöge welcher sie an die Möglichkeit glauben, daſs die Naturgesetze a priori deducirt, oder wie die neueren Naturphilosophen sagten, die Natur construirt werden könne. In der Regel haben ihre Lehrgebäude irgend eine wahre, der Erfahrung entsprechende Seite, sind aber darin verfehlt, daſs sie dieselbe auf die ganze Natur übertragen wollen. Dogmatiker (δογματικοὶ, auch λογικοὶ) im engeren Sinne nennt man die Schule der Nachkommen des *Hippokrates* und ihre sehr verschiedenartigen Anhänger im vierten Jahrhunderte v. Chr. bis zum Entstehen der Alexandrinischen Schulen — nicht mit vollem Rechte, denn diese Männer waren keinesweges ohne Verdienste für die Erfahrungsheilkunde, wiewohl bei den meisten von ihnen das damals zeitgemäfse theoretische Bestreben im Gebiete der Humoralpathologie auffallend ist. In diesem Bestreben haben sie zu allen Zeiten viele Nachahmer gefunden, deren Bemühungen, wenn auch im Einzelnen einseitig, und dem Geiste einer Naturwissenschaft, welche im Gebiete der Thatsachen fufsen soll, zuwider, dennoch als ein grofses Ganze betrachtet, nicht wenig zur Begründung der Heilwissenschaft beigetragen, und den Erfahrungskenntnissen Ordnung und Halt gegeben haben. H — r.

DOLABRA. S. Ascia.

DOLABRA ADSCENDENS. S. Aufsteigende Binde.

DOLICHOS. Diese Pflanzengattung aus der Familie der *Hülsengewächse*, wurde von *Linné*, bei welchem sie in der *Diadelphia Decandria* stand, durch zwei an der Basis der Fahne befindliche parallele, längliche, schwielenartige Fortsätze charakterisirt, welche die Flügel unterhalb zusammendrücken. In neuern botanischen Werken hat man diese zahlreichen, den wärmern Himmelsstrichen unserer Erde eigenthümlichen und unsern Gartenbohnen höchst ähnlichen Gewächse in mehrere Gattungen getheilt. Viele der hieher gehörigen Arten werden als Nahrungspflanzen, aber kaum nördlicher als in Italien, kultivirt, und ihre unreife Hülse, oder ihre reifen Saamen werden gegessen, von andern auch die knolligen Wurzeln. Die in medizinischer Hinsicht bekannten Arten gehören jetzt zu andern Gattungen, nämlich:

DOLICHOS LABLAB. S. Lablab.

DOLICHOS PRURIENS. S. Mucuna. v. Sch — l.

Die feinen Härchen der Fruchthülsen dieser Pflanze, bekannt unter dem Namen Setae siliquae hirsutae, welche auf die Haut gebracht, ein heftiges Jucken und Brennen erregen, sind zum innern Gebrauch gegen Spulwürmer von *Wright* bei Kindern empfohlen worden. Man verordnet sie zu drei bis fünf Gran in Form eines Bolus, oder einer Lattwerge.

Litt. *Wright*, in Samml. auserles. Abhandl. zum Gebrauch für prakt. Aerzte. Bd. XIV. S. 394. O — n.

DOLICHOS PRURIENS, äufsere Anwendung der Lanugo der Fruchthülse desselben. *C. v. Graefe* (in seinem Jahresbericht über das clinische chirurgisch-augenärztl. Institut der Universität zu Berlin 1829 — 1830. Nr. 17. und in dessen u. *v. Walther's* Journ. für Chirurgie u. Augenheilkunde. Bd. XV. S. 381) empfiehlt die von der Hülse getrennte Lanugo der Fruchthülsen von Dolichos pruriens äufserlich gegen paralytische Zustände, und sah hiervon, beim Mitgebrauch der passenden innern Mittel, nicht allein Besserung sondern auch vollkommene Herstellung. Die fragliche Lanugo wirkte nach *v. Graefe* mittelst den, durch sie bewirkten eigenthümlichen im Nervensystem weit umherstrahlenden Reiz, weit kräftiger als die andern bekannten äufsern Mittel. — Da die Härchen der juckenden Faser äufserst leicht sind und vom Luftzug leicht weggeweht werden, so erfordert ihre äufsere Anwendung einige Vorsicht. Man streut sie auf den gelähmten Theil, bedeckt diesen mit Goldschlägerpapier und befestigt dieses mit einer passenden Binde. Sehr bald darauf spürt der Kranke erst ein mäfsiges, dann aber ein sehr heftiges Jucken, welches in Brennen übergeht, einige Tage andauert und eine oberflächliche Entzündung hervorbringt, welches man mittelst Oeleinreibungen besänftigen kann. Sollte nach der ersten Anwendung des fraglichen Mittels keine Besserung erfolgen, dann kann man es, nachdem die Entzündung ganz gehoben ist, wiederholentlich gebrauchen. E. Gr — e.

DOLICHOS SOJA. S. Soja.

DONAX. S. Arundo Donax.

DOPPELAUSWUCHS DER AUGENLIDER UND WIMPERN. S. Distichiasis.

DOPPELGEBURT. S. Mifsgeburt.

DOPPELMESSER, das *Jaeger*'sche. S. Staarmesser.

DOPPELMISSGEBURT. S. Monstrum.

DOPPELREIHE DER AUGENLIDHAARE. S. Distichiasis.

DOPPELTSEHEN ist diejenige krankhafte Beschaffenheit der Sehkraft, wobei der Kranke einen Gegenstand doppelt (auch wohl dreifach) sieht. Das Doppeltsehen kommt vorzüglich dann vor, wenn der Kranke nach dem Gegenstande mit beiden Augen blickt; schliefst er das eine Auge, dann erscheint ihm der Gegenstand blofs einfach; allein es giebt auch Fälle, wo die Diplopie blofs an einem Auge vorkömmt. Das doppelte Bild des Gegenstandes erscheint dem Kranken bald nebeneinander, oder übereinander, bald sehr nahe beisammen, so dafs sich beide Bilder berühren oder theilweise decken, oder sie stehen in einer geringen Entfernung von einander, erscheinen entweder beide dem Kranken ganz deutlich, oder er erblickt blofs das eine Bild deutlich und klar und das andere undeutlich, verzerrt, verschoben, wie in einem Nebel gehüllt. Die Diplopie ist entweder vorübergehend, periodisch oder anhaltend, je nachdem die Ursachen gegeben sind, welche sie hervorbringen.

Aetiologie. Es gehören hieher:

1) Eine Ungleichheit im Baue des Auges, ursprünglich fehlerhafter Bau der Augenmuskeln, solche Ursachen, wodurch die Sehachsen der Augen verändert werden, wie z. B. Geschwülste in der Orbita, Paralysen der Augenmuskeln; ferner Rheumatismus, der die Augenmuskeln afficirt, Krampf, Lähmung derselben. So erzählt *Villerme* (Journ. génér. de médec. Mai 1827) einen Fall, wo ein Kranker auf dem linken Zitzenfortsatz fiel, unmittelbar darauf auf dem linken Auge schielte und doppeltsichtig wurde, indem der Musculus rectus internus gelähmt war. Durch alle diese Ursachen wird eine Verschiedenheit der Lichtstrahlenbrechung herbeigeführt.

2) Ungleichheit der Energie beider Augen.

3) Verstimmter Zustand des Nervensystems, wodurch eine fehlerhafte Empfindung des Sehnerven begründet wird; daher sehen wir nicht selten die Diplopie bei Hypochondristen, Hysterischen, Apoplectischen.

4) Hirnerschütterungen, Contusionen der Orbita.

5) Berauschung, anhaltende Anstrengungen der Augen, wie z. B. andauerndes Lesen einer kleinen Schrift, ferner chronische Unterleibsbeschwerden, Gastricitäten, Würmer, heftige Kopf- und Zahnschmerzen.

6) Narben, Flecken der Hornhaut, Unebenheit derselben (*Haller* Elem. physiol. T. V. p. 85).

7) Narben und Flecken der vordern Linsenkapsel, der Linse.

8) Doppelte Pupillen. So erzählt *Larrey* einen Fall (Clinique chirurg. Bd. I. pag. 416), wo bei einem Kranken durch Contusion die Ciliarligamente zerrissen wurden, in Gefolge dessen eine zweite Pupille nach oben entstand. Blickte nun der Kranke durch beide Pupillen, so sah er die Gegenstände doppelt.

9) Verletzungen des Auges, oder dessen Umgegend, wie z. B. eine Verwundung der weichen Theile an der Nasenwurzel und Supraorbitalgegend, ein Hieb in den innern Augenwinkel. (S. *v. Graefe's* und *v. Walther's* Journ. f. Chir. u. Augenh. Bd. V. p. 558.)

10) Schielen.

11) Entsteht die Diplopie bei gewissen Richtungen des Auges, oder sie kömmt auch dann vor, wenn der Kranke in einer gewissen Entfernung nach einem Gegenstand sieht, oder wenn er diesen stark beleuchtet erblickt. Sobald nun den Augen obgedachte Richtung genommen, der Gegenstand in einer andern Entfernung, nicht beleuchtet sondern im Dunkeln gesehen wird, geht auch die Diplopie vorüber.

12) Endlich ist die Diplopie häufig eine Begleiterin der Amblyopie und Amaurose.

Prognose. Sie richtet sich ganz nach den Ursachen; sind diese vorübergehend, können sie entfernt werden, dann ist auch die Diplopie vorübergehend; im entgegengesetzten Falle aber bleibt sie permanent.

Cur. Die Hauptindication ist hier Berücksichtigung der Ursachen. Entstand die Diplopie nach Hirnerschütterung, nach Verletzungen der Augenumgegend, dann thun ein Blasenpflaster am Nacken, kalte Umschläge, abführende Salze gute Dienste; rührt das Doppeltsehen von einer Nervenverstimmung her, so berücksichtige man diese, und behandele die Krankheit wie die Amaurose.

Synon. *Diplopie*, von διπλόος, *duplex* und ὄψις, *visus*. *Visus duplicatus s. duplex*. Franz. *Bevue*. E. Gr — e.

DORANT, deutscher Name für Antirrhinum. — Weifser Dorant, deutscher Name für Achillea Ptarmica. — S. d. Art. v. Sch — l.

DOREMA. Mit diesem Namen bezeichnet *Don* eine neue Gattung aus der Familie der *Umbellaten*, welche er aus dem Gewächs bildet, das der Lieut.-Colonel *Wright* von den Königlichen Ingenieurs auf seiner Reise von Indien durch Persien als die das Gummi Ammoniacum liefernde Pflanze in den Gegenden, wo jenes Gummi gesammelt wird, erhielt. Die Gattung gehört zur Abtheilung der *Peucedaneen* und ist zunächst mit Ferula und Opopanax verwandt; ihr wesentlicher Character besteht in einer becherförmigen drüsigen Scheibe auf dem Fruchtknoten, in zusammengedrückten gerandeten Früchten, deren drei mittlere Riefen deutlich und fadenförmig sind, deren Thälchen einen Oelstriemen haben und deren Berührungsfläche vier Striemen hat. Ein getrocknetes Exemplar ward nebst andern Pflanzen der *Linné*'schen Gesellschaft übergeben. Jeder Theil desselben war mit Tropfen eines Gummi bedeckt, welches alle Charactere des Ammoniakgummi zeigte; überdies waren die in dem verkäuflichen Gummi sich vorfindenden Früchte und Bruchstücke des Blüthenstandes ganz gleich mit denselben Theilen des Exemplars, so dafs wohl kein Zweifel darüber mehr obwalten kann. Die Pflanze nannte *Don: Dorema Ammoniacum;* es ist ein stämmiges Kraut, fast vom Ansehn des Opopanax. Die Blätter sind weit ausgebreitet, fast zweimal gefiedert; die Dolde ist sprossend, fast traubig; die Döldchen kurz gestielt und kugelig; sie enthalten sitzende in Wolle eingesenkte Blumen. Der Name Ammoniacum ward von *Dioscorides* vom Ammon oder Hammon, dem libyschen Zeus, hergeleitet, da die Pflanze auch in der Gegend von Cyrene wachsen sollte. Da sie sich aber jetzt als eine Bewohnerin Nord-Persiens erwiesen hat, so glaubt *Don*, dafs Ammoniacum oder Armoniacum, wie es auch von den Alten geschrieben wird, durch Verderbung aus Armeniacum entstanden sei (s. auch d. Art. Ammoniacum). v. Sch — l.

DORFGEISMAR. Die Mineralquelle zu D., nicht zu verwechseln mit denen zu Hofgeismar, entspringen in dem Churfürstl. Hessischen Amte Gudensberg, westlich von Kassel,

sel, hat nach *Mönch* die Temperatur von 9° R. und enthält in sechszehn Unzen:

Schwefelsaures Natron	1,040 Gr.
Salzsaures Natron	1,100 »
Schwefelsaure Kalkerde	1,040 »
Kohlensaure Kalkerde	3,140 »
Kohlensaure Talkerde	3,600 »
Kieselerde	3,000 »
Eisenoxyd	0,500 »
Extraktivstoff	0,125 »
	14,145 Gr.
Kohlensaures Gas	8,00 K. Zoll.

Litt. *E. Osann's* phys. med. Darstellung der bekannten Heilq. der vorzügl. Länder Europa's. Th. II. S. 655. O — n.

DORN. S. Spina.

DORNA-WATRA und DORNA-KANDRENY. Die Mineralquellen dieses Namens entspringen in dem Bukowiner Kreise in Galizien. Das ganze Thal der Dorna, besonders das rechte Ufer derselben ist sehr reich an eisenhaltigen Mineralquellen, von welchen die zwei genannten als die vorzüglicheren zu betrachten sind. Sie liefern in 24 Stunden 166 Niederösterr. Maafs. Nach der Analyse von *Pluschk* enthalten in sechszehn Unzen:

	1) Die Mineralq. von D. Kandreny.	2) Die Mineralq. von D. Watra.
Kohlensaures Natron	5, 4 Gr.	
Schwefelsaure Kalkerde		0,090 Gr.
Salzsaure Kalkerde	0,05 »	
Salzsaure Talkerde		0,110 »
Salzsaures Natron	0,38 »	0,330 »
Schwefelsaures Natron		0,150 »
Kohlensaure Kalkerde	6, 8 »	0,430 »
Kohlensaure Talkerde		0,460 »
Salzsaures Eisen		0,138 »
Kohlensaures Eisen	0, 4 »	0,538 »
Extraktivstoff		0,070 »
Kieselerde	1, 0 »	
	12,59 Gr.	2,316 Gr.
Kohlensaures Gas	49,8 K. Z.	6,00 K. Z.

Benutzt hat man die Mineralquellen als Getränk und als Wasserbad; auch versendet man sie in gläsernen Flaschen. Anfänglich läfst man die leichtere Mineralquelle von D. Kandreny, später die schwerere von D. Watra trinken und empfiehlt sie namentlich bei allgemeiner Schwäche, Hysterie, nervöser Hypochondrie und Gicht, Nevralgien und Skropheln.

Litt. *E. Osann's* phys. med. Darstellung der bekannten Heilq. Th. II. S. 291. O — n.

DORNFORTSATZ, *Processus spinosus*. S. Columna spinalis.

DORONICUM. Diese Pflanzengattung, welche zu der grofsen natürlichen Familie der *Compositae* und im *Linné'*schen System in die *Syngenesia Superflua* gehört, wird characterisirt: durch die in doppelter Reihe stehenden, unter sich gleichen Hüllblättchen; durch einen etwas haarigen Blüthenboden, durch die am Rande fehlende, in der Scheibe aber vorhandene haarige Samenkrone, und durch die mit fehlschlagenden Staubgefäfsen versehenen Randblumen. Von diesen Alpen- und Bergpflanzen mit gelben Blumen war sonst die Wurzel der im mittlern Europa vorkommenden Art, des

D. Pardalianches L. mit ästigem, vielblüthigem Stengel, gestielten herzförmigen Wurzelblättern, breit-stengelumfassenden, spatelförmig-länglichen Stengelblättern, von denen die obersten sitzend-herzförmig, alle aber etwas gezähnt und feinrauh sind, als ein besonders gegen den Schwindel nützliches Mittel bekannt. Die dickliche, länglich-rundliche, schiefe, geringelte, sprossende, unten in eine sehr lange, runde, einer Wurzelsprosse ähnliche Faser sich endigende und mit vielen starken Wurzelfasern versehene Wurzel war als Radix Doronici, Gems- oder Schwindelwurzel, besonders als Hausmittel in Gebrauch und soll von Seiltänzern oft genossen werden, um sich das Gehirn zu stärken und sich gegen Schwindel zu sichern. *Matthiolus* hielt die Pflanze mit andern für das Aconitum der Alten und für giftig. *Conrad Gesner* widerlegte diese Meinung durch eigene an seinem Körper sowohl mit der süfslichen etwas gewürzhaften Wurzel, als auch mit dem gewürzhaft und etwas scharf schmeckenden Krauto angestellte Versuche. Die Jäger sollen damit Wölfe tödten, und Hunde so wie andere vierfüſsige Thiere es nicht ohne Gefahr genieſsen können. Die Wurzel macht einen Bestandtheil vieler alten Heilmittel, z. B. des Electuar. Diambra *Mesue*, das Diamargaritum frigidum, des Diamoschus dulcis u. s. w. aus.

v. Sch — l.

DORONICUM GERMANICUM. S. Arnica.

DORSTENIA. Eine Pflanzengattung, welche im *Linné*'schen System zur *Tetrandria Monogynia* oder zur *Monoecia Tetrandria* gerechnet wird, und in die natürliche Familie der *Urticeae Juss.* (*Sycoideae Lk.*) gehört. Sie begreift tropische meist stengellose Gewächse, mit ausdauernden dicklichen Wurzeln und ganzen oder zerschlitzten, gestielten Blättern. Ihre Blumen bestehn aus Staubgefäſsen, welche mit Stempeln ohne besondere Blumenhülle auf einem gemeinschaftlichen, flachen, rundlichen, eckigen oder zerschlitzten und gestielten Blüthenboden sitzen. Die Stempel haben zweitheilige seitenständige Griffel und bringen kleine trockne und einsaamige Früchte. Die mehr oder weniger gewürzhafte oder bitterliche Wurzel mehrerer Arten, wurde besonders in früherer Zeit als ein jedes Gift zerstörendes Mittel (*Radix Contrayerva s. Contrajerva*, Gift- oder Bezoarwurzel) besonders gegen faulichte und bösartige Fieber, gegen unterdrückte Exantheme, dann auch gegen Würmer, Durchfälle und Ruhren empfohlen. In neuerer Zeit hat sich ihr Gebrauch fast ganz verloren, da die Wurzeln bald zu alt und unwirksam, bald unächt von andern Sorten oder Pflanzen waren. Folgendes sind aber die Arten, deren Wurzeln in Gebrauch gekommen waren:

1) *D. Contrayerva L.* In Westindien und dem naheliegenden Festlande Amerika's. Stengellos, die Blätter herzförmig, fiederspaltig, scharf, mit länglich-lanzettlichen etwas gezähnten Zipfeln und viereckigem, wellig-zerschlitztem Blüthenboden. Die Wurzel dieser am längsten bekannten Art ist fast horizontal, 2—3 Lin. bis einen Finger dick, nach dem beblätterten Ende etwas dicker, auf der untern Seite mit zahlreichen starken Wurzelfasern versehn, auf der obern aber durch zitzenförmige Erhabenheiten gezähnt, am vor-

dern Ende zugespitzte Schuppen und die jüngsten sich entwickelnden Blätter tragend, am hintern aber in eine starke umgebogene sonst aber den andern gleiche Faser auslaufend und daher mit einem Skorpionsschwanze verglichen. Diese Contrayerva vera ist von dunklem selbst schwärzlichem Rostbraun mit helleren Faserspitzen, von schwach gewürzhaftem Geruch und etwas bitterlichem aber scharf aromatischem den Speichel erregenden Geschmack.

2) *D. Drakena L.* Von Veracruz, der vorigen auch in der Wurzel sehr ähnlich, aber mit ganzrandigen Blattzipfeln und ovalem Blüthenboden. Mit dieser haben die Neuern mit Unrecht vereinigt die von *Hernandez* als Tuzpatlis beschriebene Pflanze, welche sich schon durch die rundliche knollige Wurzel auszeichnet, und D. Tuzpatlis zu nennen sein möchte.

3) *D. Houstoni L.* Auf felsigen Feldern bei Campeche. Stengellos, Wurzeln ähnlich denen der vorigen, die Blätter herzförmig, eckig, spitz; der Blüthenboden viereckig *Nees v. Esenbeck* d. Jüngere vermuthet, diese Art sei nur die jüngere D. Contrayerva.

4) *D. tubicina Ruiz* et *Pav.* In den peruanischen Wäldern von Chinchao. Stengellos, Wurzeln knollig eiförmig; Blätter herzförmig-länglich, gezähnelt, unten fast zottig; Blüthenboden oval, am Grunde etwas zusammengedrückt. Die Wurzel dieser Pflanze befand sich nach *Kunze* (s. *Goebel's* pharm. Waarenkunde. 2. S. 42) im Jahre 1820 in einer Leipziger Droguenhandlung; sie besteht aus einer kleinen Knolle, welche nach oben mit Schuppen, Blatt- und Blüthenstielen besetzt ist; sie theilt sich in mehrere theils spindelförmige, theils knollig-verdickte bis 3 Z. lange Aeste mit wenigen starken Wurzelfasern. Ihre Farbe ist fahl-rostbraun, die Oberhaut nur dünn, aber dicht anliegend, und das Innere mehlartig-weifs, dicht, in der Mitte mit wenigen dunkeln Flocken. Von Geruch schwach gewürzhaft, hat sie einen mehlartigen etwas widerlichen und merkbar scharfen Geschmack. Sie wird in ihrem Vaterlande der ächten Contrayerva substituirt.

5) *D. brasiliensis Lam.* Stengellos. Wurzel knollig, herabsteigend; Blätter herzförmig-oval, stumpf, fein gekerbt

unten fein-behaart-graulich; Blüthenboden kreisrund. Sie wächst auf starkem Thonboden in den gebirgigen Gegenden von S. Paul und Minas in Brasilien. Die Wurzel dieser Pflanze (*Caiapiá*, verdorben *Carapiá*, der Brasilianer (von Caá folium und Capyá testiculus wegen der testikelartigen Knollen), *Contrayerva* portugiesisch) und besonders der aus den Gebirgen stammenden soll nach *von Martius* viel kräftiger sein, als die mexicanische und westindische, durch das Trocknen aber verlieren. Sie wird gegen Nervenfieber und allgemeine Schwäche, so wie gegen Schlangenbiſs, auch bisweilen als gelindes Brechmittel angewendet. Dieser Art stehn zwei andere aus Brasilien stammende Species, welche nur unvollständig bekannt sind, sehr nahe; nämlich:

6) *D. Faria* (*Paiva* in Mem. Lisb. 1790.) mit vierseitigen Blüthenstielen, herzförmigen, eckig-gezähnten Blättern und viereckigem Blüthenboden. Ihre Wurzel soll in Brasilien *Caapiá* genannt werden.

7) *D. Vitella* (*Paiva* in Mem. Lisb. 1790.) mit herz-eiförmigen Blättern, vierseitigen Blattstielen und rundem Blüthenboden. *Sprengel* vereinigt diese Art mit D. brasiliensis. Sie wird *Figueirinha* in Brasilien genannt.

Von welcher dieser Arten die im Handel vorkommende brasilische Contrayerva stammt, ist ungewiſs. Es ist ein eiförmiger länglicher oder kurz cylindrischer Wurzelknollen, der 2—6 Linien dick ist, am obern Ende abgestutzt und schuppig, am untern mehrere, bis 2 Lin. dicke, schnell verdünnte, stark gebogene, etwas verschlungene, feinzaserige, höchstens bis 2 Z. lange Wurzelfasern ausschickend. Ihre Farbe ist schmutzig-gelblich oder von anhängender Erde röthlich-grau. Im Durchschnitte zeigt sich eine dünne, dicht anliegende, etwas harzige Oberhaut, eine bräunlich-gelbe, ziemlich dicke Rindenschicht und eine etwas ungleich aber deutlich abgegränzte, heller gelbe Mittelsubstanz; sie ist innen fest und dicht, ziemlich eben im Bruch und feinkörnig. Der Geruch ist eigenthümlich aromatisch und widerlich dumpfig, der Geschmack etwas ekelhaft, scharf und bitter.

8) *D. opifera Mart.* Im Innern der Provinz Bahia in Brasilien (dort *Contrayerva* genannt), stengellos, mit knol-

liger kuchen- oder rübenförmiger Wurzel, welche endlich genarbt und nach oben schuppig ist; mit länglich-eiförmigen gezähnten, am Grunde tief-ausgebuchtet-herzförmigen, fein und kurz behaarten Blättern; mit kreisförmigem gezähneltem Blüthenboden, der oben flach, unten convex ist. Sie empfiehlt sich wegen ihrer reizenden und schweifstreibenden Eigenschaften.

Unter der Bezeichnung *Erva da contra* ist von *Nees von Esenbeck* erwähnt und von *Kunze* beschrieben und abgebildet eine aus Brasilien stammende verkäufliche Giftwurzel, deren Abstammung ungewifs ist. Sie ist eine mehr senk- als wagerecht stehende oft stark S-förmig gebogene, bis 6 Z. lange und $\frac{1}{4}$—$\frac{1}{2}$ Z. dicke Wurzel. Von allen Seiten ist sie mit eckigen, fast becherförmigen, oben runden und eingesenkten Fortsätzen (Blattbasen) mit umgeschlagenem Rande dicht besetzt und dadurch gezähnt. Zwischen den obern jüngern Fortsätzen befinden sich grofse gebogene zugespitzte Schuppen und am Ende kantige, gefurchte und gestreifte Ueberbleibsel der Blüthen- und Blattstiele. Die etwas runzliche Oberfläche ist schmutzig-grau-braun, bei jüngern Exemplaren ins Gelbliche ziehend. Vom Grunde der Fortsätze gehen viele starke 4—5 Z. lange fein ausgehende und zaserige Wurzelfasern. Im Innern ist diese Wurzel dicht und holzig, unter den graubraunen, harzigglänzenden Ansätzen befindet sich eine hellgelbe Rindensubstanz und die unregelmäfsig runde gezähnte Mittelsubstanz ist von röthlich-gelber Färbung. Der Geruch ist schwach gewürzhaft und dumpfig; der Geschmack süfslich, widerlich, nicht sehr hervorstechend.

Eine chemische Untersuchung so wie eine genaue Würdigung der angeführten Sorten von Contrayerva in Bezug auf ihre Wirksamkeit, würde sehr erwünscht sein und vielleicht der einen oder der andern wieder eine Stelle unter unsern Arzeneimitteln verschaffen können. Die zweckmäfsigsten Formen für dies Mittel sind das Pulver und die Tinctur, und die Dosis war von einem Scrupel bis zu einer Drachme. In England benutzte man noch in neuerer Zeit ein Pulvis Contrayervae compositus (Pharm. Lond. et Edinb.). v. Sch — l.

In ihren Wirkungen der Rad. Serpentariae sehr ähnlich, wurde die Rad. Contrajervae früher gleich jener empfohlen bei typhösen Fiebern, fauligen Exanthemen, brandiger Bräune, so wie auch bei Durchfällen. In ihrem Vaterlande bedient man sich ihrer gegen Schlangenbifs und zur Beförderung der Menstruation. Gegenwärtig ist das Mittel nur noch wenig im Gebrauch und auch entbehrlich, da sie vollkommen durch die Rad. Serpentariae ersetzt wird. Wenn man sie anwendet, so giebt man sie gleich jener, am besten täglich zwei bis drei Drachmen in der Form des Infusum.

O — n.

DOSIS der Arzneimittel. S. Arzneimittel, Gabe derselben. Bd. III. S. 451.

DOSTEN. S. Origanum.

DOTHIEN, ὁ δοθιήν, Blutschwär. S. Furunkel.

DOTHIENENTERITIS, eine fieberhafte Krankheit, wobei sich Geschwüre in der innern Wand der Därme bilden. S. Darmgeschwüre.

Synon. *Dothinenteria, Dithienoenteritis, Enteritis furunculosa, folliculosa.* Franz. *Gastroenterie folliculeuse, boutoneuse.*

E. Gr — e.

DOTTER. S. Ei.

DOTTERHAUT. S. Ei.

DOUCHE. S. Bad.

DOUGLASISCHE FALTEN (*Douglas*, of the peritonaeum, p. 38), *Plicae semilunares Douglasii*, zwei aufwärts gerichtete Falten der Bauchhaut zwischen dem Mastdarme und der Harnblase im männlichen, und zwischen jenem und dem Uterus im weiblichen Körper. S. Peritonaeum.

S — m.

DOWERSCHES PULVER. S. Cephaëlis Ipecacuanha und Papaver somniferum.

DRACAENA. Eine Pflanzengattung zur *Hexandria Monogynia* des *Linné*'schen Systems und zur natürlichen Familie der *Asparagi Juss.* gehörend, und von den Spargeln (*Asparagus*) nur durch ihren baumartigen Wuchs, ihre am Grunde scheidigen Blätter, durch die in der Mitte erweiterten Staubfäden, die beweglichen Staubbeutel, die einfache Narbe und die einsamigen Fächer des Fruchtknoten unterschieden.

D. Draco L., der Drachenbaum; ein Baum, welcher indischen Ursprungs sein soll, der aber seit alten Zeiten auf den Canarischen Inseln kultivirt wird, wo sich bedeutend alte Stämme desselben befinden. Der Stamm geringelt, erst einfach, dann gabelästig; die Blätter linealisch (2 F. lang, 1 Z. breit) mit scharfem Rand, in eine stehende Spitze ausgehend, am Grunde erweitert scheidenartig umfassend, nur an der Spitze des Stamms und seiner Zweige gehäuft-stehend. Die kleinen weifslichen Blumen stehen in endständigen Rispen auf gegliederten Blumenstielen, immer einige büschelig zusammen; die gewöhnlich einsamige Beere ist roth. Freiwillig, stärker aber durch Einschnitte, fliefst ein gefärbter Saft aus dem Baume, der an der Luft erhärtet und eine Sorte von Drachenblut (*Sanguis draconis*) liefert. Man glaubt, dafs es eine jetzt seltnere Sorte sei, welche in kuchenförmigen Stücken vorkommt und sich, wenn sie ächt ist, durch eine sehr schöne rothe Farbe auszeichnet; diese Sorte soll nach *Melandri's* Untersuchungen gröfstentheils aus einem eigenthümlichen Stoff Draconin bestehn. Nach andern besteht das Drachenblut dieses Baumes in glatten, harten und rothbraunen Bruchstücken, von etwas glänzendem Bruch und umwickelt von den Blättern der Pflanze. Soviel ist gewifs, dafs es früher von den canarischen Inseln ausgeführt wurde, jetzt aber nicht mehr im Gebrauch ist, sondern durch das ostindische Drachenblut verdrängt ward.

v. Sch — l.

Früher schrieb man dem Drachenblute sehr adstringirende Wirkungen zu, benutzte es nicht blofs äufserlich, sondern auch innerlich zu einem halben bis ganzen Skrupel pro dosi bei Schleim- und Blutflüssen; gegenwärtig bedient man desselben sich nur äufserlich und zwar nur selten als Zusatz zu Zahnpulvern, Zahnlattwergen und Zahntinkturen.

O — n.

DRACHENBAUM, Drachenblut. S. Dracaena.

DRACHME. *Δραχμή* bei den Griechen theils eine Münze, theils ein Gewicht. Die attische Drachme oder der

Denarius argenteus wog nach den *Biester*'schen Tabellen 1 Quentchen $11\frac{1}{2}$ holl. Asse, oder nach Pariser Gewicht 1 Drachme 11 Gran. Eigentlich bedeutet δραχμή soviel als man mit den Fingern fassen kann (von δράσσω). Die Drachme unseres deutschen Apotheker- oder Medizinalgewichts enthält 3 Scrupel oder 60 Gran; 8 Drachmen bilden eine Unze und 96 Drachmen ein Pfund, von denen dreifsig sechsundvierzig köllnischen Mark gleich kommen, oder eine Drachme Medizinalgewicht hat $1046\frac{5}{64}$ Richtpfennigstheilchen des Cöllnischen Markgewichts und ist $22\frac{5}{64}$ Rchtpfth. schwerer als das Quentchen dieses Cölln. Markgewichts. Das für die Drachme jetzt gewöhnliche Zeichen ist ʒ. v. Sch — l.

DRACOCEPHALUM. Eine Pflanzengattung aus der natürlichen Familie der *Lippenblumen* (*Labiatae Juss.*), zur *Didynamia Gymnospermia* in *Linné's* System gehörig; sie characterisirt sich durch einen röhrigen, 15-nervigen, innen nackten Kelch, dessen Oberlippe 3-zähnig (mit häufig breiterm Mittelzahn), die Unterlippe aber 2-spaltig ist; durch die am Schlunde aufgetriebene Kronenröhre, eine gewölbte ausgerandete Oberlippe und dreitheilige Unterlippe, deren Mittellappen eben ist. Die im südöstlichen Europa von Podolien bis nach der Türkei wild wachsende, häufig in Gärten gezogene und zuweilen verwilderte Art:

D. Moldavica L. (fremde, türkische Melisse, Citronenkraut) ist eine jährige Pflanze mit aufrechtem, ästigem, vierkantigem Stengel, länglichen und lanzettförmigen, grob-sägezähnigen, unten punctirten kahlen Blättern, deren Sägezähne ungleich, die untersten meist borstentragend sind, mit falsch quirlständigen blauen Blumen und lanzettförmigen, borstigsägezähnigen Deckblättern. Das Kraut dieser Pflanze, welches einen der Melisse ähnlichen Geruch besitzt, war sonst unter der Benennung Herba Melissae turcicae officinell. *Heyer* erhielt aus drei Pfunden des frisch getrockneten Krauts drei Quentchen eines dem Citronenöl sehr nahe kommenden ätherischen Oels. Die Pflanze wurde in Rücksicht ihrer Heilkräfte von *Friedrich Hoffmann* für ganz gleich mit der Melisse gehalten. v. Sch — l.

DRACONIN. S. Sanguis Draconis.

DRACONTIUM. S. Afterbildung.

DRACONTIUM FOETIDUM. S. Symplocarpus.

DRACONTIUM MINUS. S. Arum.

DRACUNCULUS. S. Artemisia Dracunculus.

DRACUNCULUS, die von *Aëtius* und später von vielen gebrauchte Benennung einer Filaria. Man sehe daher Filaria. Fr — p.

DRAGETA. S. Tragea.

DRASTICA (von δϱαω, machen). Darunter werden alle heftig wirkende, erhitzende, resinöse und scharfe Purgirmittel verstanden; z. B. *Aloe*, *Colocymthis*, *Elaterium*, *Scammonium*, *Gumm. Gutt.* und die Metallsalze. Sie müssen immer mit grofser Vorsicht angewendet werden, weil sie leicht *Hypercatharsis* und *Enteritis* erzeugen. S. Abführungsmittel. H — d.

DREHKRANKHEIT DER SCHAFE. Mit diesem Namen wird eine chronische Krankheit der Schafe bezeichnet, welche in ihrem ausgebildeten Zustande in einer, durch das Vorhandensein von belebten Hydatiden (Blasenwürmern, *Coenurus cerebralis*) im Gehirn, modifizirten Gehirnwassersucht besteht und hauptsächlich durch Betäubung, durch Wanken und Taumeln nach einer Seite, und durch von Zeit zu Zeit verstärkte drehende und andere unregelmäfsige Bewegungen sich äufsert. — Sie ist unter allen Schafkrankheiten eine der häufigsten, befällt aber fast nur die Lämmer im ersten Lebensjahre (die sogenannten Jährlinge); seltener findet man sie im zweiten Jahre, höchst selten bei völlig zweijährigen oder bei noch ältern Schafen, und in den, bei solchen ausgebildeten Subjekten bisher beobachteten einzelnen Fällen bestand sie mehrentheils nur der äufsern Form (den Symptomen) nach; denn belebte Hydatiden hat man bei diesen alten Schafen, selbst wenn sie stark dreheten, noch nicht gefunden. Dagegen sahe man, obgleich nur in einzelnen Fällen, die Krankheit und zugleich die Hydatiden bald mehr bald weniger vollkommen entwickelt, bei ganz jungen Sauglämmern, und *Peters* (*Sturm*, Beiträge zur teutsch. Landwirthschaft, Bd. 2. S. 137 u. f.) führt z. B. solche Fälle an, wo er Lämmer in

3 Stunden bis zu 5 Tagen nach der Geburt als vollkommen drehkrank fand.

Die Drehkrankheit zeigt nach dem Grade ihrer Ausbildung und nach ihrer Dauer sehr abweichende Krankheitserscheinungen. In ihrer ersten Entwickelung sind dieselben meistens nur sehr gering, oft kaum bemerkbar, zuweilen aber auch etwas stürmisch, jedoch stets nur von kurzer Dauer und mehrentheils für einige Zeit mit scheinbarer Gesundheit abwechselnd. Sie werden daher häufig ganz übersehen und sind bis zur neuern Zeit wenig oder gar nicht als zur Drehkrankheit gehörig, betrachtet worden. Diese Zufälle bestehen bei vielen Lämmern blos darin, dafs dieselben plötzlich traurig werden, mit gesenktem Kopfe langsamer umhergehen, sich nicht mehr so lebhaft wie früher zum Futter drängen und langsamer fressen; andere scheinen ohne Bewufstsein mit der Heerde zu gehen, oder sie bleiben hinter derselben zurück; manche verlaufen sich im Freien von der Heerde, und wenn die letztere in der Nähe von Flüssen, Seen oder von Abhängen sich befindet, so stürzen sie zuweilen bewufstlos ins Wasser oder in den Abgrund; noch andere bleiben plötzlich wie verstarrt auf einer Stelle stehen und scheinen auf etwas zu horchen; manche haben im Stehen und Gehen zuweilen den Kopf gerade oder zur Seite in die Höhe und senken ihn dann langsam nieder; andere fallen um, sind dabei bewufstlos, drehen den Hals nach einer Seite, knirschen mit den Zähnen, oder stofsen meckernde Töne aus, als ob sie Schmerzen hätten; einzelne Lämmer springen auch plötzlich wie toll herum, selbst über andere Schafe und über Krippen weg, und laufen mit dem Kopfe heftig gegen andere Gegenstände, so dafs sie sich zuweilen bedeutend verletzen, dann etwas betäubt sind und hierauf wieder munter werden. Bei allen diesen Zufällen zeigen die Lämmer einen stieren Blick, erweiterte und unregelmäfsig verzogene Pupille, bläuliche Färbung der weifsen Haut des Augapfels und eine, Gleichgültigkeit verrathende Miene. Diese Symptome werden im warmen Stalle, bei heifsem Wetter und bei nahen Gewittern deutlicher und unter entgegengesetzten Umständen weniger deutlich bemerkbar. Die Dauer dieser ersten wechselnden Krankheitserscheinungen ist sehr ungleich, zuweilen nur auf einen Tag, zuweilen auch auf mehrere Wochen ausgedehnt. Mehrentheils sieht man dann früher oder später (nach *Prinz* u. A.) „die Erscheinungen des entzündlichen Fiebers mit Blutandrang nach dem Kopfe eintreten. Der Körper solcher Thiere fühlt sich wärmer als gewöhnlich an, besonders am Kopfe, in der Maulhöhle und an andern natürlichen Eingängen des Körpers; das Auge wird glänzender, die Bindehaut stark geröthet und die weifse Haut des Augapfels mit rothen Adern überzogen, was oft nur an einem oft an beiden Augen bemerkt wird. Die Zunge ist trockener, die Maulschleimhaut geröthet, hinter den Lippen und unter der Zunge mit angefüllten Blutadern durchzogen; der Puls ist voll, stark und schnell, das Herz schlägt kräftig, das Athmen ist beschleunigt und die ausgeathmete Luft wärmer als gewöhnlich; der Durst ist vermehrt, die Frefslust aber auffallend vermindert, und des seltenen oder unterbrochenen Wiederkäuens wegen ist der Hinterleib gewöhnlich etwas aufgetrieben; der Absatz des Mistes erfolgt seltener und der letztere ist sehr hart; beim Harnen machen die Thiere gröfsere Anstrengungen und der Harn ist heifs, hell und gelb; die Lämmer geben dem Zurufen der Menschen und dem Anlocken der Schafe wenig Gehör, sie liegen viel, und gewöhnlich in den Winkeln des Stalles oder unter den Krippen versteckt; ihr Gang ist steif und träge, zuweilen taumeln sie und fallen nach einigen Schritten wieder nieder." Aufserdem bemerkt man bei manchen Lämmern noch ein von Zeit zu Zeit stärkeres Zittern am ganzen Körper, besonders aber an den Ohren und Lippen. — Auch diese Zufälle sind in ihrer Stärke und Dauer sehr verschieden. In manchen Fällen erscheinen sie mit grofser Heftigkeit und führen zuweilen schon am 2ten oder 3ten Tage unter Krämpfen oder durch Schlagflufs den Tod herbei; meistens aber sind sie nur in einem geringen Grade zugegen und nehmen einen mehr langsamen Verlauf, wobei die entzündlich fieberhaften Zufälle allmählig ganz verschwinden und mehrentheils ein scheinbar guter Gesundheitszustand wieder eintritt. Zuweilen bleibt aber unmittelbar nach jenen Zufällen etwas Betäubung, Taumeln oder Wanken nach einer Seite, und in seltenen Fällen auch Drehen im Kreise zurück, jedoch fast niemals gleichmäfsig andauernd, sondern nur für einzelne Momente, welche nach längeren oder kürzeren Zwischenzeiten eintreten. Bei den meisten Thieren bemerkt man aber hiervon wenig oder gar nichts, bis die Drehkrankheit deutlich ausgebildet eintritt, was zuweilen schon nach 3 Tagen (*Prinz*), häufiger nach 8 Tagen bis 4 Wochen (*Brosche*), und sehr oft auch erst nach 12 bis 16 Wochen und noch später (*Zenker* u. A.) geschieht. — Die Thiere zeigen sich dann von neuem wieder sehr matt und schwerfällig, gehen schwankend mit gesenktem Kopfe und mit langsamen, gleichsam abgemessenen Schritten schief nach einer Seite oder in einem Kreise herum, oder sie laufen, und zwar bald im Schritt bald mehr oder weniger trabend oder springend, mit in die Höhe gehobener Nase beständig in einer Richtung nach vorwärts, stofsen mit dem Kopfe an alle Gegenstände, fallen auf die Knie und auf das Maul, und können sich dann nur mühsam nach einiger Zeit wieder aufrichten; zuweilen bleiben sie mit dem Kopfe auf dem Boden liegen, während sie mit den Beinen schon aufgestanden sind. Manche scheinen selbst im Liegen noch drehende Bewegungen zu machen, oder überschlagen sich hierbei noch von einer Seite zur andern. Das Drehen findet mehrentheils nur nach einer Seite, zuweilen aber auch nach beiden Seiten und nach ruhigen Zwischenzeiten statt; es geschieht in der ersten Zeit seltener und in grofsen Kreisen, gewöhnlich 3 bis 6mal, bei manchen Lämmern aber auch 10 bis 20mal, nach einander, wobei zuletzt die Kreise immer enger gemacht werden; später kehren die Anfälle häufiger zurück, dauern länger und enden mit grofser Betäubung und mit einem schlafsüchtigen Zustande. Dabei wird der Blick der Kranken immer düsterer, das Fressen geschieht immer unregelmäfsiger und die Thiere vergessen selbst das Hinabschlucken des schon ins Maul genommenen Futters; sie magern sichtbar ab, die Wolle wird bleich und weniger fettig und endlich erfolgt, gewöhnlich unter lange dauernden Krämpfen, der Tod aus gänzlicher Entkräftung. — Bestimmte Veränderungen am Pulse und Herzschlage, am Athmen, an den

Se- und Exkretionen findet man in dieser Periode der Krankheit nicht; aber als eine Eigenthümlichkeit ist hierbei noch zu erwähnen, dafs bei ungehörnten Schafen fast immer an verschiedenen Stellen des Schädels bald eine bald mehrere sehr weiche Stellen, die dem Drucke des Fingers nachgeben, durch die Haut zu fühlen sind.

Nach jenen Verschiedenheiten im Gehen und in den übrigen Bewegungen sind die mit der Krankheit behafteten Thiere von den Schafzüchtern verschieden benennt worden, und zwar: Dreher oder Drehköpfe, wenn sie im Kreise herumtaumeln, Schwindler oder Segler, wenn sie im Gehen hin- und herwanken und dabei immer die Nase in die Höhe halten, und — Traber oder Würfler, wenn sie eine Strecke weit schnell fortlaufen und dann mit dem Kopfe vorn überstürzen, oder sich auch im Liegen noch überschlagen.

Die Sektionsdata sind, wie die übrigen Symptome, nach dem angedeuteten verschiedenen Grade der Ausbildung der Krankheit sehr verschieden. Bei denjenigen Thieren, die nach dem Eintritt der ersten Zufälle getödtet wurden, fand *Zink*, dafs die Blutgefäfse während der Anfälle sämmtlich überfüllt, und die Gehirnhöhlen von zu vielem Dunst ausgedehnt, gleichsam aufgeblasen waren; auch der Plexus choroideus war immer auffallend ausgedehnt und meistens mehr als die Hälfte stärker als bei gesunden Lämmern. An andern Theilen bemerkt man nichts Krankhaftes. Wo aber die Krankheit schon länger und mit Entzündungssymptomen bestand, findet man (nach *Prinz*), die Thiere mögen durch die Krankheit zu Grunde gegangen oder absichtlich geschlachtet worden sein, im ganzen Körper die Spuren der Vollblütigkeit und des entzündlichen Zustandes, übrigens aber nur im Kopfe Veränderungen der Textur. Die Schädelknochen sind ungleich geröthet, ihr schwammiges Gewebe ist, so wie die Blutleiter der harten Hirnhaut, blutreich; unter der letztern ist oft helles Wasser ergossen, und sie selbst ist an andern Stellen mit der darunter liegenden Haut und durch diese mit dem Hirn verklebt, indem auf und unter der Spinnwebenhaut des Gehirns einzelne gelbe geronnene, oder weifsgraue hautartige Massen liegen. Die weiche Hirnhaut zeigt vorzüglich um diese Stellen herum dichte rothe Gefäfsnetze; das Gehirn selbst ist aber unverändert, selten etwas weicher als gewöhnlich. — Hatte das Thier schon kreisende Bewegungen gemacht, so fand *Prinz*, selbst unmittelbar nach der Entzündungsperiode der Krankheit, wenn er die gröfsern der geronnenen gelben Massen behutsam aus einander schlug, den geselligen Blasenwurm (*Coenurus cerebralis R.*, — *Taenia vesicularis Goetze*, — *Hydatula cerebralis Batsch*, — *Vesicaria socialis Schrk*, — *Polycephalus ovinus Zeder*) auf seiner ersten Entwickelungsstufe als eine kleine helle Wasserblase. Dieselbe liegt mehrentheils unter der Spinnwebenhaut und über der weichen Hirnhaut, häufig in der Nähe der Sinus, zuweilen aber auch in der grauen Substanz oder selbst in den Hirnhöhlen; im Anfange ist sie gewöhnlich ohne Würmer, welche sich jedoch deutlich erkennbar zeigen, wenn wirkliches Drehen durch 15 bis 20 Tage stattgefunden hatte. — *Peters* fand auch (wie bereits oben erwähnt) bei mehrern drehkranken Lämmern einige Tage nach der Geburt die vollkommen ausgebildeten Hydatiden mit ihren Wurmkörperchen. Die Blasen sind jedoch in dieser ersten Zeit oft nur von der Gröfse eines Hanfkorns oder einer Erbse, selten von der Gröfse einer Haselnufs. — Bei Thieren, die an der ausgebildeten Drehkrankheit durch längere Zeit litten, ist in der Regel der Körper abgemagert und blutarm; dennoch aber finden sich bei jungen Thieren nicht selten am Gehirn Blutunterlaufungen und in den Blutleitern viel Blut, als Spuren von Congestionen; oft ist aber das Gehirn auch ganz blafs und blutleer. Die Hydatiden sind hier oft von der Gröfse eines Taubeneis, häufig aber auch weit gröfser, selbst vom Umfange eines Hühnereis, und stets mit Wurmkörperchen mehr oder weniger reichlich versehen. Die letztern sitzen mit ihren Köpfen mehrentheils im Innern der Blase; zuweilen haben sie sich aber auch nach aufsen umgestülpt. Die Lage und Anzahl der Hydatiden ist sehr verschieden; mehrentheils findet man in einem Kopfe nur eine, zuweilen aber 2, 3 bis 5, und in einem Falle fand ich sogar 7 Blasen von verschiedener Gröfse und an verschiedenen Orten. Wo nur eine Blase vorhanden ist, liegt dieselbe am häufigsten im grofsen Gehirn, und zwar seltener in dessen Höhlen als in der Mark- oder Rindensubstanz. *Kuers* fand sie bei 21 Sektionen fünfmal in der linken Hirnkammer, in keinem Falle in der rechten, einmal in beiden, einmal über beiden, einmal hinter denselben in der Quere liegend, zweimal im Marke über der linken, zweimal unter und vor der rechten, einmal unter und vor der linken, einmal hinter der rechten, einmal vor der linken Höhle zur Seite links, einmal zwischen der harten und weichen Hirnhaut, einmal zwischen dem grofsen und kleinen Gehirn, und einmal im Marke des kleinen Gehirns auf der linken Seite. — Das Gehirn ist immer im nächsten Umfange der Wurmblase und besonders da, wo die meisten Wurmkörper sitzen, desorganisirt und 1 bis 3 Linien tief in einen schmutzig-gelben Brei verwandelt, welcher oft ziemlich derb und durch den fortwährenden Druck der Blase hautähnlich geworden ist. An der Stelle, wo die letztere liegt, ist die Substanz des Gehirns verhältnifsmäfsig resorbirt, so dafs es bei grofser Ausdehnung der Blasen oft an der Oberfläche und an den Wänden membranenartig verdünnt erscheint. Eben so sind auch die tiefer liegenden Theile, z. B. die Sehehügel, die Markschenkel u. s. w. oft sehr verkleinert oder ganz geschwunden. Häufig ist auch ein Theil des Gehirns durch die Blase nach der andern Seite hin gedrängt und dann die Masse an dieser Seite verkleinert, so dafs sie für sich allein nicht ihre Hälfte des Schädels ausfüllt. Die Schädelknochen findet man bei solchen ausgebildeten Drehkranken fast immer sehr verdünnt, an einzelnen Stellen so dünn wie Papier, besonders in der Mitte der Knochen und vorzüglich am Stirnbein, an den Scheitelbeinen und am Hinterhauptbein. Oft fehlt sogar die Knochenmasse an einzelnen Stellen ganz, und der Schädel ist daselbst blos mit dem Pericranium bekleidet. Diese offenen und ebenso die verdünnten Stellen sind mehrentheils rundlich, und in der Gröfse variiren sie von der eines Nadelkopfes bis zu der eines Zolls. Sie sind in der Regel um so bemerkbarer, je gröfser die Blase ist. Zuweilen befinden sie sich in der Gegend der Wurmblase, oft aber auch an andern Stellen und sehr häufig sogar an einer der Blase entgegengesetzten Seite des

des Schädels. In einzelnen Fällen sind auch die Nähte der Knochen etwas auseinander gedrängt. Bei hörnertragenden Schafen ist die Verdünnung des Schädels immer viel geringer, und ganz durchlöcherte Stellen desselben sieht man bei ihnen höchst selten. — In den Nasenhöhlen und in den Stirnhöhlen, im Anfange der Hornfortsätze und selbst in den Siebbeinszellen findet man zuweilen die Larve der Schafbremse (*Oestrus ovis*). — Bei einzelnen Schafen, welche während des Lebens die Symptome der Drehkrankheit zeigten, und besonders bei solchen, die über 2 Jahr alt sind, fand sich keine Hydatide, wohl aber viel Wasser (oft gegen 3 bis 4 Unzen), zuweilen auch eine eiterähnliche Flüssigkeit in den Hirnhöhlen oder zwischen den Hirnhäuten. — Aufser den pathologischen Veränderungen am und im Kopfe kommen bei ausgebildeten Drehern auch in der Brust- und Bauchhöhle mehrerlei Abnormitäten vor, namentlich aber solche, die einen cachektischen Zustand andeuten, wie Wasseransammlungen in der Brust- und Bauchhöhle, oder im Herzbeutel, Blässe und Schlaffheit des Herzens, leberartige Verhärtungen und Knoten an mehreren Stellen der Lungen, Hydatiden ohne Würmer und mit Würmern (*Cisticercus tenuicollis* und *Echinococcus veterinorum*) an der Lunge, am Netz und Bauchfell, Fadenwürmer, bei andern Egelwürmer, blasse, wässerige, oder auch sehr dunkle Färbung der Leber, bald mit grofser Mürbigkeit, bald mit Verhärtung und mit Knoten derselben verbunden, blasse, wässerige Beschaffenheit der Galle, Indurationen und Tuberkeln in den lymphatischen Drüsen des Gekröses, der Achselhöhlen und der Weichen. Diese Abnormitäten sind nicht in jedem Falle sämmtlich und in gleichem Grade vorhanden, sondern sie entsprechen gewöhnlich der Dauer der Krankheit und dem Grade der stattgefundenen Betäubung, und zuweilen scheinen sie auch von der vorausgegangenen Witterung und von der Ernährung der Thiere, so wie von der Lokalität einigermafsen abhängig zu sein; denn man findet einen Theil dieser krankhaften Bildungen (namentlich Würmer und Hydatiden) in manchen Jahren und in manchen Gegenden bei drehkranken und bei nicht drehkranken Schafen weit häufiger als unter andern Umständen und als an andern Orten.

Die Diagnosis der ausgebildeten Drehkrankheit ist sowohl nach dem angegebenen Sektionsbefunde, als auch nach den Symptomen an lebenden Thieren sehr leicht zu machen; weit schwerer ist es aber, die Krankheit in ihrer ersten Entwickelung zu erkennen, theils weil die in dieser Periode vorhandenen Symptome oft nur sehr unvollständig, in geringem Grade und von kurzer Dauer sind, theils auch weil sie bei manchen andern Krankheiten, besonders bei Congestionen und bei Entzündungsfiebern, fast ganz in derselben Art vorkommen. Ebenso ist es bei der ausgebildeten Krankheit oft schwerer als Manche glauben, den speziellen Sitz der Blase in dem einen oder dem andern Theile des Gehirns genau zu erkennen. Ehemals betrachtete man zwar fast allgemein die weichen Stellen an den Schädelknochen als ganz sichere Merkmale der, unter diesen Stellen liegenden Hydatiden; allein es ist bereits oben (bei dem Sektionsbefunde, S. 462) gezeigt, dafs die letztern bei weiten nicht immer unter diesen Stellen, sondern oft an der entgegengesetzten Seite des Gehirns sich befinden, daher also diese Merkmale auch nur von geringem Werthe sind. Etwas mehr Sicherheit gewährt die Untersuchung der drehkranken Schafe in der Art, dafs man entweder mit einem harten Körper, z. B. mit einem Schlüssel, überall an den Schädel anklopft, oder ihn Stelle für Stelle mit dem Daumen stark drückt. Auf erstere Weise kann man häufig bei harten Schädeln den Sitz der Blase aus dem dumpfen Ton, den eine angeklopfte Stelle giebt, erkennen, und auf die zweite Weise dadurch, dafs die Thiere auffallend zucken und die Augen verdrehen, wenn man die rechte Stelle getroffen hat. Doch tritt auch hierbei zuweilen eine grofse Täuschung ein. Am sichersten scheint noch die Beachtung der unregelmäfsigen Bewegungen zu leiten, indem die Erfahrung lehrt: dafs in der Mehrzahl der Fälle bei den Drehern die Blase in derjenigen Hälfte des grofsen Gehirns liegt, nach deren Seite die Thiere hin drehen, und dafs sie bei den sogenannten Seglern häufig im kleinen Gehirn, oder in der vierten Hirnhöhle, oder zwischen dem grofsen und kleinen Gehirn, oder auch in den hintern Theilen des grofsen Gehirns sich befindet. Aber auch hieraus kann man eine ganz sichere Regel für alle Fälle nicht entnehmen; denn ziemlich oft findet man auch, dafs ein Schaf nach der, der Blase entgegengesetzten Seite hin drehet, oder, dafs es die drehende Bewegung abwechselnd nach beiden Seiten hin macht, während die Blase nur in einer Hemisphäre liegt, oder dafs es nicht segelt und trabt, sondern blos schief nach einer Seite hin wankt, obgleich die Blase ihren Sitz im kleinen Gehirn hat. Diese Ausnahmen von der Regel können einen verschiedenen Grund haben, hauptsächlich aber 1) den, dafs die Hydatiden, wenn sie auch in manchen Fällen eine übereinstimmende, gleichartige Lage haben, doch bei der Verschiedenheit ihrer Gröfse nicht immer dieselbe Störung im Gehirn und in dessen Verrichtungen zu erzeugen im Stande sind; denn kleine Blasen wirken fast immer nur allein auf den Theil des Gehirns, an oder in welchem sie liegen, während dagegen sehr grofse Blasen durch ihren starken Druck, den sie nach allen Seiten hin in gleichem Grade ausüben, auch auf entferntere Theile und besonders auf die entgegengesetzte Hälfte des Gehirns sehr störend einwirken. 2) Häufig ist auch das Gehirnleiden complicirt, und zwar dadurch, dafs theils mehrere Blasen in verschiedenen Orten zugegen sind, theils, dafs in einzelnen Hirntheilen bald ein atrophischer, bald ein apoplektischer Zustand neben der an einem andern Orte liegenden Blase, besteht. Hierdurch werden immer in den Gehirnfunktionen mehrfache Störungen verursacht, somit auch die Symptome verwickelt und in Beziehung auf den Sitz der Blase undeutlich. Aufserdem wird auch 3) die genaue Erkennung des letztern in manchen Fällen durch die, in den Stirn- und Nasenhöhlen u. s. w. befindlichen Oestruslarven erschwert, indem diese Larven, besonders wenn sie in einiger Menge vorhanden sind, häufig den sogenannten Bremsenschwindel, der in einigen seiner Erscheinungen der Drehkrankheit sehr ähnlich ist, verursachen. Die Thiere taumeln oder springen nämlich dabei nach einer Seite, drehen sich sogar im Kreise herum, heben die Nasenspitze dann und wann rasch in die Höhe, tragen den Kopf durch einige Minuten hinten übergebogen oder nach einer Seite gerichtet, und beim Gehen heben sie die Vorderfüſse ungewöhnlich hoch auf, als ob sie im Wasser gingen; sie reiben sich zuweilen die Nase an Gegenständen, streifen mit den Beinen nach dem Kopfe, als ob sie Fliegen wegjagen wollten, und öfters niesen sie, wobei zuweilen Schleim oder Oestruslarven aus der Nase ausgeworfen werden. Durch die letztern Symptome unterscheidet sich dieser Bremsenschwindel von der wirklichen Drehkrankheit, mit welcher er oft gleichzeitig, noch häufiger aber für sich allein vorkommt.

Ueber die Natur der Drehkrankheit bestehen zwei ganz verschiedene Ansichten. Nach der einen hielt man sie früher allgemein für ein verminöses Leiden, dessen wesentlicher Zustand, ganz ähnlich wie bei den übrigen Wurmkrankheiten, am meisten den Cachexien sich nähert; nach der zweiten betrachtet man dagegen die Drehkrankheit ursprünglich als eine exsudative Entzündung des Gehirns und seiner Häute, die Hydatiden aber als mittelbare Produkte dieser Entzündung, und somit den gröſsten Theil der Krankheit als ein sekundäres Leiden, bei welchem erst in Folge des Drucks und der Betäubung, und der hierdurch bedingten unvollständigen Ernährung, ein cachektischer Zustand nach und nach sich ausbildet. Diese letztere Ansicht ist in der neuern Zeit die vorherrschende geworden, obgleich gegen ihre Richtigkeit einige, nicht unwichtig scheinende Gründe sich aufstellen lassen; namentlich aber: 1) daſs die Erzeugung von Eingeweidewürmern durch Entzündung und deren Ausgänge oder Uebergänge bisher noch nirgends anderswo, weder bei Menschen noch bei Thieren beobachtet worden ist, sondern daſs im Gegentheil diese Erzeugung fast nur da stattfindet, wo verminderte Lebensthätigkeit besteht; und 2) daſs auch viele drehkranke Schafe selbst bei aufmerksamer Beobachtung keine Zufälle einer primären Hirnentzündung an sich wahrnehmen lieſsen, sondern gleich vom Anfange an die Symptome der ausgebildeten Drehkrankheit zeigten, ja daſs manche Lämmer gleich nach der Geburt drehkrank sind und Hydatiden im Gehirn enthalten. Der erste Einwand wird aber beseitiget, wenn man annimmt, daſs auch bei der Drehkrankheit die Hydatiden als solche nicht unmittelbar durch die Entzündung erzeugt werden, sondern dafs sie erst aus den, bei dem Uebergange derselben in Exsudation frei ergossenen plastischen Stoffen durch Generatio spontanea sich bilden. Da die Blasenwürmer auf einer sehr niedrigen Stufe der Organisation stehen und namentlich die Blase nur eine, aus Zellstoff ganz einfach gebildete Haut ist, so können sie auf die bezeichnete Weise wohl eben so gut entstehen, wie der Balg einer Balggeschwulst, dessen ähnlichen Ursprung niemand bezweifelt. Gegen den zweiten Einwand läfst sich dagegen anführen: dafs doch in vielen Fällen (wie z. B. von *Zenker*, *Rüder*, *Prinz*) die, der ausgebildeten Drehkrankheit vorausgehende Hirnentzündung sehr deutlich beobachtet worden ist, und dafs auch der Zusammenhang zwischen beiden nicht selten durch unmittelbaren Uebergang der letztern in die erstere, bei langsamerem Verlaufe aber dadurch nachgewiesen ist, dafs in einer Heerde die Lämmer, welche früher einmal an entzündlichen Zufällen litten und defshalb gezeichnet wurden, in späterer Zeit sämmtlich, und aus der ganzen Heerde nur sie allein, in die Drehkrankheit verfielen. — Diese Gehirnentzündung hat jedoch nur selten, und stets nur für sehr kurze Zeit einen aktiven, sondern mehrentheils einen passiven und schleichenden Charakter, und sie erhält höchst wahrscheinlich durch physiologische Eigenthümlichkeiten des Schaforganismus ihre spezifische Richtung auf Ausschwitzung solcher Stoffe, welche die Blasenbildung vorzüglich begünstigen. Denn obgleich auch bei den übrigen Thieren exsudative Entzündungen häufig vorkommen, und die Ausschwitzungen nach ihnen durch längere Zeit bestehen, so findet man doch die Hydatiden nirgends so häufig wie beim Schafe, namentlich im Gehirn. Und entgegengesetzt findet sich bei diesem Thiere im Schädel nur sehr selten eine Wasserergiefsung ohne Hydatiden. In wie weit nun die Bildung der Wasserblasen gleich nach entstandenem Exsudat durch einen gewissen Grad von Asthenie oder selbst von Lähmung, oder auch blofs durch perverse Reproduktion in den betreffenden Hirntheilen mit bedingt wird, — läfst sich nicht näher nachweisen. — Im Foetus kann übrigens eine passive Hirnentzündung wohl auch entstehen und der Bildung der Wurmblase vorausgehen; ich glaube dies wenigstens aus dem Grunde, weil ich in einigen neugebornen Lämmern auch deutliche Spuren von vorausgegangener Entzündung an anderen Theilen, und bei einem zwei Tage alten Lamme, welches von einem pockenkranken Schafe gefallen war, selbst vollständig entwickelte Schafpocken gesehen habe.

Bei den Ursachen der Drehkrankheit ist zunächst die, bei dem Schafe vorherrschende Anlage zu derselben zu nennen. Manche behaupten zwar, dafs diese Anlage nicht der ganzen Gattung, sondern nur den verzärtelten, mehr reizbaren Merino's eigenthümlich sei, und dafs die Krankheit sich bei dem gemeinen Landschafe nicht finde; dies ist jedoch nicht richtig; denn sie kommt bei dem letzteren ebenfalls vor (obgleich nicht so häufig), und ist auch vor der Einführung der Merino's in Deutschland immer schon beobachtet worden, wie dies ältere Schriftsteller (z. B. *Hirsch*) beweisen. Sicher ist es jedoch, dafs die Ausbreitung der Drehkrankheit mit der Veredelung der Schäfereien fast gleichmäfsig vorwärts geschritten ist, und dafs die Krankheit in mancher Schäferei einen stabilen Charakter anzunehmen drohet, indem sie seit mehreren Jahren stets wiederkehrt und sich hiernach selbst eine sehr ausgebildete Disposition auf die Nachkommen forterbt. — Die Gelegenheitsursachen sind noch nicht sämmtlich erforscht; gewifs aber beruhen sie am meisten in der unnatürlichen Pflege, durch welche die Landwirthe die reichliche Erzeugung einer möglichst feinen Wolle erzwingen wollen und dabei das Schaf auf Kosten seiner Gesundheit einer Treibhauszucht unterwerfen. Denn ganz abgesehen von der Lebensweise des wilden Schafes, und von der der Merinos in Spanien, kann man aus der Betrachtung der Zähne und des Verdauungsapparates und der stark bewollten Haut dieses Thieres entnehmen, dafs dasselbe von der Natur auf weiche Pflanzennahrung und zum Aufenthalt in freier Luft angewiesen ist. Dem entgegen wird es aber jetzt im Allgemeinen zu reichlich mit stark nährenden und reizenden Nahrungsmitteln gefüttert, zu wenig getränkt, und in zu heifsen, dunstigen Ställen gehalten. Während bei allen Thieren im Naturzustande die Jungen zu der Zeit geboren werden, wo für dieselben die entsprechendste Nahrung vorhanden ist, sehen wir diese Zeit bei den meisten Hausthieren bedeutend verrückt, und besonders bei dem Schafe fast mitten in den Winter hinein verlegt. Das Lamm, in früher Jugend bestimmt, von der milden Muttermilch und dann erst von grünen Pflanzen zu leben, erhält nun im Stalle neben der ersteren das beste aromatische Heu in nicht abgemessenen Portionen, und häufig auch noch Hafer, Erbsen u. dgl. stark nährende Substanzen. Selbst die Muttermilch hat, da die Mütter eine gleiche Diät führen müssen und dabei in manchen Schäfereien wöchentlich kaum ein- oder zweimal getränkt werden, mehrentheils weit stärker nährende und reizende Eigenschaften, als sie naturgemäfs bei frischer Pflanzennahrung haben sollte; und da die rauhe Jahreszeit das Austreiben der Lämmer nicht gestattet, so bleiben dieselben oft durch ein paar Monate ziemlich anhaltend in den, meistens mit Mist mehrere Fufs hoch angefüllten, sehr heifsen und dunstigen Ställen eingeschlossen, zuweilen in einem zu engen Raume dicht zusammengedrängt und daher fast beständig in vermehrter Ausdünstung. Starke Vollblütigkeit und Dickblütigkeit, und krankhafte Reizbarkeit sind hiervon die unvermeidlichen Folgen. — In manchen andern Schäfereien bestehen gröfstentheils dieselben Verhältnisse, jedoch mit dem Unterschiede, dafs die Mutterschafe aus Mangel an Futter zu wenig ernährt werden, daher zu wenig Milch geben und in Folge dessen die Lämmer durch einige Zeit mager und arm an Säften bleiben, bis sie im Frühjahre plötzlich auf üppige Weiden oder späterhin gar auf Stoppelfelder gebracht, sehr bald vollblütig werden. Unter solchen Umständen ist die Entstehung von gastrischen und von Entzündungskrankheiten leicht möglich, und da zugleich im ersten Lebensjahre die Entwickelung und der Ausbruch der Backenzähne stattfindet, so mögen hierbei häufig Congestionen nach dem Kopfe entstehen und die Entzündung des Gehirns vorbereiten oder selbst hervorrufen. In diesem Sinne kann auch die Drehkrankheit nach *Veith* u. A. als eine Entwickelungskrankheit betrachtet werden. Aus dem Vorstehenden ist wohl die vielfach bestätigte Beobachtung erklärlich, daſs die Krankheit in sogenannten sehr gut gehaltenen Schäfereien eben so oft vorkommt, als in schlecht gehaltenen, und daſs sie häufig gerade die besten und kräftigsten Lämmer befällt. Doch scheinen auſser jenen wichtigern Ursachen auch noch einige andere Einflüsse, namentlich die Jahreswitterung und die Temperatur und Spannung der Luft, u. dgl. hierbei wirksam zu sein; denn man hat oft bemerkt, daſs das Uebel in und nach sehr heiſsen oder auch in und nach sehr nassen Jahren häufiger herrschend war als in andern, auch daſs sie bei Gewittern, nach starken Regengüssen und nach unvorsichtigem Schwemmen in kaltem Wasser oft ganz plötzlich bei mehreren Thieren ausbrach. — Manche Schafzüchter haben auch das gegenseitige Stoſsen der Lämmer gegen den Kopf, andere, die beim Weiden auf den Kopf scheinenden Sonnenstrahlen, und noch andere, einzelne Pflanzen (z. B. *Juncus pilosus L.*) als Ursachen der Drehkrankheit angesehen; die Erfahrung hat dies jedoch nicht bestätiget. Richtiger ist dagegen bei vielen Schafen die Annahme einer angeerbten Disposition zu dieser Krankheit begründet.

Die Prognosis ist bei der Drehkrankheit im Allgemeinen sehr ungünstig, da durch Kunsthülfe bisher immer nur wenige von den ergriffenen Thieren gerettet werden konnten, durch die Heilkraft der Natur aber höchst selten ein Stück genesen ist. Nach *Tessier's* Angabe sollen in Frankreich gegen 5 pro Cent von den sämmtlichen Schafen an der Drehkrankheit jährlich zu Grunde gehen; in manchen Jahren und in manchen Gegenden ist aber gewiſs der Verlust weit gröſser, da zuweilen mehr als die Hälfte der Lämmer nach und nach an derselben stirbt. In concreten Fällen wird die Prognosis von dem Stadium der Krankheit und, in deren ausgebildetem Zustande von dem Sitze und der Zahl der vorhandenen Hydatiden, so wie von der übrigen Körperbeschaffenheit sehr verschieden bedingt. Wenn bei dem Eintritt der Gehirnentzündung zeitig eine zweckmäſsige Behandlung stattfindet, so ist groſse Hoffnung zur vollständigen Genesung der meisten Thiere; in späterer Zeit ist zwar die Rettung einzelner Schafe noch möglich, aber in keinem Falle mit Sicherheit zu versprechen, am wenigsten aber dann, wenn mehrere Blasen an verschiedenen Stellen sich befinden, oder auch wenn eine Blase sehr tief in der Hirnsubstanz, oder auf der Basis des Schädels, im kleinen Gehirn oder im verlängerten Marke liegt, und wenn die Thiere durch ihre Abmagerung eine allgemeine Störung der Reproduktion verrathen. Unter solchen Umständen ist es in ökonomischer Hinsicht in den meisten Fällen weit besser, die kranken Schafe bei Zeiten zu schlachten, als sie durch Wochen und Monate vergeblich zu futtern, bis sie ganz abgemagert und cachektisch geworden sind. Ist das letztere nicht der Fall, so kann das Fleisch der drehkranken Schafe ganz unbedenklich von Menschen genossen werden.

Die Therapie der Drehkrankheit war bis zur neuern Zeit, und ist es häufig auch jetzt noch, fast ganz allein gegen den vollkommen ausgebildeten Grad des Uebels gerichtet und darauf beschränkt, das im Gehirn enthaltene Wasser mit oder ohne Wurmblase zu entfernen. Seitdem man aber den ursprünglichen Zustand der Krankheit als in Gehirnentzündung begründet, kennen gelernt hat, ist auch die therapeutische Behandlung der drehkranken Schafe durch Anwendung der antiphlogistischen Heilmethode sehr erweitert und vervollständiget worden. — Bei so sehr verschiedenen pathologischen Zuständen, wie sie sich bei der in Rede stehenden Krankheit zeigen, müssen auch verschiedene Heilindikationen bestehen, und manche (wie z. B. *Zink*) haben in dieser Hinsicht 5 Perioden der Krankheit angenommen, jedoch wohl mehrentheils nur in der Idee; denn in der Natur, am lebenden Schafe lassen sich dieselben nicht genügend unterscheiden. Auch scheint es hinreichend für die Therapie, wenn man 2 Perioden, nämlich die der Gehirnentzündung, und die der ausgebildeten Drehkrankheit mit vorhandenen Hydatiden, unterscheidet.

A) Bei der Gehirnentzündung gelten die, auch bei der Encephalitis des Menschen aufgestellten Heilanzeigen, jedoch mit dem Bemerken: dafs bei dem Schafe ein aktiver, arterieller Entzündungscharakter nur selten besteht, auch der antiphlogistische Heilapparat in seiner ganzen Ausdehnung nur wenig Anwendung findet, und dafs das bei Menschen so nützliche Calomel bei dem Schafe wenig leistet und sogar nicht gut von ihm vertragen wird. — Die Kur beginnt gleich nach dem Eintritt der Entzündungszufälle mit einem allgemeinen Aderlafs, den man am besten aus der Drosselvene und in einer, dem Alter und der Constitution der Thiere, so wie dem Grade der Zufälle entsprechende Gröfse von etwa 3 bis 6 Unzen macht. (Das von den Schäfern gebräuchliche Aderlassen durch 2 bis 3 Querschnitte an der untern Seite des Schwanzes oder durch Oeffnen der Gesichtsvene ist nicht ganz zweckmäfsig, weil auf erstere Weise in der Regel zu wenig Blut entleert wird, auf letztere aber die Thiere am Kopfe zu sehr gereizt werden.) Nach dem Aderlafs bringt man das kranke Schaf in einen abgesonderten, kühlen Stall, theils weil die gewöhnlichen Schafställe zu heifs sind, theils weil es in diesen durch die übrigen Schafe zu sehr beunruhiget wird. Deutet die Heftigkeit der Zufälle auf einen aktiven Charakter der Entzündung, so giebt man innerlich eine Auflösung von Glaubersalz oder Doppelsalz ℥ß bis ℥j, und Salpeter ℈j bis ʒj, in Wasser ℥jj, täglich ein- bis zweimal. Oefteres Eingeben mufs man vermeiden, weil bei demselben die Thiere zu sehr irritirt werden. Daher ist es zweckmäfsig, wenn letztere viel Durst zeigen, ihnen die Arzneien im Getränk zu geben. Diese kühlenden Mittel können durch 2, 3 bis 5 Tage, oder so lange fortgesetzt werden, bis die Darmexkremente weicher abgehen oder bis die Entzündungszufälle vorüber sind. Deuten die letztern aber mehr auf einen asthenischen, passiven Zustand, so ist die Digitalis, in Verbindung mit Salmiak nützlicher als jene Salze. Man giebt die erstere zu 2 bis 5 Gran und den letztern zu 6 bis 15 Gran pro dosi, entweder mit etwas arabischem Gummi als Pulver zusammengemengt, in einem Löffel voll Wasser, oder in einer gelinden Abkochung. Auch hiervon reicht man täglich nur 2 Gaben. — Wo die Krankheit schon durch mehrere Tage ohne Hülfe bestand, und die Ausschwitzung wahrscheinlich schon eingetreten war, hat in mehrern Fällen die Rad. Belladonnae in Verbindung mit Rad. Ipecacuanhae und Scillae āā Gr. j — Gr. jj, und Calami Gr. vj, als Pulver täglich 2 mal gegeben, gute Dienste geleistet. Da fast immer Verstopfung zugegen ist, so ist die Applikation von Klystiren aus Seifenwasser, oder von einer schwachen Salzauflösung mit Zusatz von etwas Oel oder Butter sehr zweckmäfsig. — Kalte Umschläge auf den Kopf sind, in gehöriger Ordnung angewendet, zuweilen recht nützlich gewesen, in andern Fällen aber ohne Erfolg geblieben. Dagegen ist aber in jedem Falle und ohne Rücksicht auf den Entzündungscharakter, die Anwendung äufserlicher, ableitender Reizmittel in allen Fällen sehr nützlich, jedoch erst 12 bis 16 Stunden nach dem Aderlafs. Man applicirt für diesen Zweck zwei 4 Zoll lange Haarseile am Genick oder am Halse, oder man legt auf den vorher rein abgeschornen Schädel ein Zugpflaster von Canthariden und Pech, oder man streuet (nach Graf *Howerden's* Empfehlung) auf die Haut des Schädels eine Schicht von Zincum muriaticum in der Gröfse eines Thalers und in der Dicke eines Messerrückens gleichmäfsig auf und bedeckt sie sogleich mit einem Klebpflaster. Das letztere Mittel wirkt am schnellsten und eingreifendsten, indem die Haut gewöhnlich bis auf die darunter liegende Knochen zerstört wird, eine heftige Geschwulst und sehr reichliche Sekretion von lymphatisch-eiteriger Flüssigkeit bald eintritt. Die Narben von diesem Mittel bleiben oft für immer sichtbar. Die Haarseile läfst man durch 8 bis 14 Tage in Eiterung. Die Diät mufs streng sein. Zum Futter giebt man nur, wenn es sein kann, etwas Gras, im Winter blofs wenig Heu, aber dabei so viel Getränk als die Thiere zu sich nehmen. Wenigstens in den ersten 8 Tagen läfst man sie im Stalle, und werden sie später ausgetrieben, so darf dies nur ganz ruhig, nicht bei starker Sonnenhitze und nicht auf üppige Weiden, namentlich nicht auf Klee- oder Stoppelfelder geschehen. Durch solche Behandlung sind in der neuern Zeit die meisten Schafe von der Hirnentzündung geheilt worden und später von der ausgebildeten Drehkrankheit befreit geblieben. Die letztere wird aber noch oft genug eintreten, weil die Ursachen dazu so häufig sind, und weil das entzündliche Leiden des Gehirns entweder ganz übersehen oder nicht früh genug beachtet wird.

B) Die Kur der ausgebildeten Drehkrankheit verlangt: 1) die Entfernung oder Tödtung der Hydatiden und deren

Wurmkörper, und 2) die Herstellung einer normalen Reproduktion im Gehirn oder im ganzen Organismus. In manchen Fällen war die geschickte Erfüllung der ersten Indikation zur Heilung allein ausreichend, weit häufiger aber fruchteten beide nichts. — Die erste Indikation kann nur auf operative Weise vermittelt werden, und zwar *a*) durch die Trepanation, *b*) durch Applikation eines Troikarts und *c*) durch Einschnitte in den Schädel. — Die Trepanation, wahrscheinlich von *Chabert* zuerst vorgeschlagen, gestattet durch die im Schädel entstehende weite Oeffnung eine leichte und vollständige Entfernung der Blase und scheint daher vor den andern Methoden den Vorzug zu verdienen; allein sie ist an den oft sehr dünnen, biegsamen Schädelknochen weit schwerer auszuführen, verursacht eine gröfsere Verletzung als jene, und hat fast immer in kurzer Zeit einen tödlichen Ausgang herbeigeführt. Die Applikation des Trepans geschieht (und ebenso die des Troikarts und des Messers) stets an der Stelle des Schädels, unter welcher man nach der vorausgegangenen Untersuchung (siehe Diagnosis) den Sitz der Hydatide mit Sicherheit vermuthet, übrigens aber nach denselben Regeln wie in der Menschenheilkunde; nach Entfernung des Knochenstückes werden aber die harte Hirnhaut und die, die Blase etwa noch bedeckenden Theile des Hirns durchschnitten und dann die Blase mit einem Häkchen oder mit einer Pinzette herausgezogen. Der Verband besteht in einem, die Wunde vollständig bedeckenden Klebpflaster. — Das Durchbohren des Schädels und das Anzapfen der Wurmblase mittelst eines Troikarts ist zuerst in Deutschland von *Riem*, *Reuter* und *Gerike* in Ausübung gebracht und beschrieben worden, nachdem aber einige Schäfer hiermit vorausgegangen waren. In der Schweiz haben (nach *Wepfer's* Angabe) die Landleute diese Operation, jedoch mit einem Pfriemen, schon vor langer Zeit bei drehkrankem Rindvieh angewendet, und nach *Tscheulin* soll dies von den Bauern auf dem Schwarzwalde auch jetzt noch geschehen. Man bedient sich zur Operation gewöhnlich eines $1\frac{1}{2}$ bis 2 Linien dicken Troikarts, und stöfst denselben an der Stelle über der Blase $\frac{1}{2}$ bis $\frac{3}{4}$ Zoll tief durch die Haut in den Kopf hinein, zieht dann das Stilet aus der

Röhre, läfst aber letztere bis zur Beendigung der Operation sitzen. Hat man die Blase getroffen, so dringt sogleich ein Theil des in ihr enthaltenen Wassers aus der Troikartröhre heraus, selbst wenn die operirte Stelle des Kopfes nach oben zu liegt; um jedoch die Ausleerung möglichst vollständig zu machen, kann man diese Stelle und den ganzen Kopf nach abwärts richten und durch die Röhre mit dem Munde, oder auch mit einer von *Riem* und *Reuter* hierzu empfohlenen Saugspritze die Flüssigkeit aus der Blase aussaugen. Dieses Aussaugen trägt nicht allein zur vollständigern Zusammenschrumpfung und zum möglichen Absterben der Blase bei, sondern die letztere wird dadurch zuweilen theilweis in die Röhre oder in die Schädelöffnung gezogen, so dafs sie mit der Pinzette, mit einem Häkchen oder mit einer Nadel gefafst und ganz entfernt werden kann, wodurch die gründliche Heilung immer sehr befördert wird. Von manchen Thierärzten wird das Aussaugen aber auch als nachtheilig und verletzend für das Gehirn betrachtet, jedoch ohne hinreichenden Grund. Nach vollständiger Entleerung wird die Troikartröhre vorsichtig wieder entfernt und hierauf die verletzte Stelle mit etwas Theer oder Pech bestrichen. Zur Beförderung der Heilung empfehlen Manche das Eintröpfeln von Myrrhentinktur durch die Röhre, namentlich wenn die Blase nicht entfernt werden konnte; Andere lassen nach der Operation den Kopf mit Infusionen von aromatischen Kräutern bähen; — am zweckmäfsigsten ist es jedoch, kalte Umschläge auf den Kopf durch 2 bis 3 Tage zu machen. Im Ganzen ist aber die Operation sehr wenig eingreifend und höchst selten mit gefährlichen Folgen begleitet, — was auch nicht auffallend ist, da nach unzähligen Beobachtungen und nach den Versuchen von *Haller*, *Arnemann*, *Flourens* u. A. das Gehirn (wenigstens das grofse an den Halbkugeln) weit gröfsere Verletzungen ohne Lebensgefahr vertragen kann; dennoch aber hat sie nur bei einer geringen Zahl (nach einigen Beobachtungen etwa bei dem 4ten bis 6ten Theile) der operirten Lämmer eine wirkliche Heilung zur Folge, und manche Thierärzte bestreiten dieselbe gänzlich, da sie selbst diejenigen Schafe, die durch einige Zeit nach der Operation geheilt zu sein schienen, im Verlaufe von 6 bis 8 Monaten entweder von neuem drehkrank werden, oder auf andere Weise kränkeln und zu Grunde gehen sahen. Dies ist allerdings häufig der Fall; aber es giebt auch Beispiele (wie *Ranftler* und *Goetze* dergl. anführen), dafs Thiere nach der Operation noch mehrere Jahre gelebt, und dafs Mutterschafe noch 2 bis 3 Junge gebracht haben. — Auf eine dritte Weise soll, nach der von *Geutebrück* zuerst gemachten Angabe, die Entfernung der Hydatide so geschehen, dafs man an der betreffenden Stelle des Kopfes durch die, vorher rein abgeschorne Haut und zugleich durch den darunter liegenden Knochen mit einem etwas starken, aber schmalen und scharfen Messer einen halbrunden Schnitt in der Gröfse von $\frac{1}{2}$ bis $\frac{3}{4}$ Zoll macht, das hierdurch halb getrennte Knochenstück mit der Haut ohne es abzubrechen nach aufsen in die Höhe beugt, dann die harte Hirnhaut und die etwa noch auf der Blase liegende Hirnmasse vorsichtig durchschneidet und zuletzt die Blase ganz, oder geöffnet und entleert hervorzieht. Hierauf werden, nach geschehener Reinigung, die in die Höhe gebogenen Theile wieder in ihre Lage zurück gedrückt und mit einem Klebpflaster bedeckt, welches bis zur Heilung liegen bleibt. Dieses Verfahren war in mehreren Fällen mit einem sehr guten Erfolge begleitet, ist aber ohne grofse Schwierigkeit nur an ganz jungen Lämmern oder bei solchen, deren Schädel durch die Krankheit schon sehr verdünnt ist, auszuführen. (Eine vierte, von dem Schäfer *James Hogg* in England empfohlene Methode, nach welcher ein spitziger Eisendraht von der Dicke einer Stricknadel durch ein Nasenloch (oder im Nothfalle durch beide) und durch das Siebbein in die Schädelhöhle eingeführt wird, um die Wurmblase zu öffnen und zu entleeren, darf blos ihrer Unsicherheit und ihrer Gefahr wegen erwähnt werden; ebenso das von *v. Willburg* empfohlene Verfahren: die Wurmblase durch eine, den drehkranken Schafen gegebene derbe Maulschelle zum Zerplatzen zu bringen.)

Die zweite, oben genannte Indikation ist noch weit weniger mit Sicherheit und mit Erfolg zu erfüllen als die erste, und selbst die kräftigsten für diesen Zweck angewendeten innerlichen und äufserlichen Heilmittel, wie namentlich das stinkende Thieröl, das Terpentinöl, die Digitalis, die Spiefsglanzpräparate, das Calomel, aromatische, bittere und adstringirende Mittel, Haarseile, das Brennen des Kopfes mit dem glühenden Eisen (nach *Nairac's* Empfehlung) u. dergl., waren bisher fast immer fruchtlos.

Zur Heilung des sogenannten Bremsenschwindels benutzt man entweder blofs Niesemittel, um die Oestruslarven durch das Niesen zu entfernen, oder solche Mittel, die denselben spezifisch schädlich sind und sie tödten. Die Mittel der ersten Art können Schnupftaback, fein pulverisirtes Majorankraut, Eberwurzel, weifse Nieswurz u. dergl. sein; man hält sie den Schafen so unter die Nase, dafs sie von denselben eingeathmet werden können, oder man streuet sie für denselben Zweck auf das Futter. Als Mittel der zweiten Art betrachtet man besonders das Hirschhornöl, Terpentinöl, Hirschhornsalz und den Sublimat. Man sucht dieselben (und zwar die beiden letztern in schwachen Auflösungen von 2 bis 3 Gran auf 1 Unze Wasser) mit einer Wundspritze täglich oder jeden zweiten Tag einmal durch die Nasenlöcher in die Nasen- und Stirnhöhlen zu spritzen, oder man bringt sie in die letzteren durch eine von aufsen her mit dem Troikart gemachte Oeffnung. Sehr leicht und tief eindringend und daher sehr wirksam ist auch der empyrevmatische Rauch, der sich beim Verbrennen von Hornspänen auf glühenden Kohlen entwickelt. Die Anwendung desselben geschieht am besten auf die Art, dafs man zur Vermeidung von Feuersgefahr das Gefäfs mit den Kohlen in einen tiefen Eimer stellt, dann das Schaf durch etwa 5—8 Minuten mit der Nase in dem aufsteigenden Rauch hält und es dabei von oben her mit einer Decke bedeckt.

Die Prophylaxis bei der Drehkrankheit kann nach rationellen Grundsätzen nur in der Vermeidung aller Einflüsse, welche oben als Ursachen betrachtet wurden, und überhaupt in einem, der Natur des Schafes entsprechenden diätetischen Verhalten beruhen, — was freilich nicht die Zustimmung der Schafzüchter erhält. Denn diese lassen sich stets nur ungern von dem, vielleicht durch einige Jahre (jedoch unter andern Verhältnissen der Witterung u. s. w.) mit Glück verfolgten, aber physiologisch unzweckmäfsigen,

Veredlungswege ihrer Heerden abwendig machen, und noch weniger gern sich eines wirklich begangenen Fehlers zeihen; auch ist es ja stets bequemer irgend ein angebotenes Verwahrungsmittel zu kennen, als den Krankheitsursachen nachzuforschen und sie zu beseitigen, besonders wenn sie, wie es häufig der Fall ist, in das ganze Wirthschaftssystem eingreifen. — Nach dieser Andeutung ergiebt sich von selbst, dafs z. B. die von Zeit zu Zeit gegebenen sogenannten Lecken aus verschiedenen Arzneimitteln, das Abscheeren oder Sitzenbleiben der Wolle auf dem Scheitel und an der Stirn, das Auflegen eines Pechpflasters, das Bestreichen des Kopfes mit Theer, das Haarseilziehen im Genick oder zwischen den Ohren, das Absägen der Hörner, das Bedecken des Rückens mit einem Stück Leder oder Tuch, und dergl. empfohlene Mittel wenig oder nichts nutzen können (was auch die Erfahrung durchaus bestätiget hat); — dafs aber dagegen die Beobachtung folgender diätetischer Regeln zur Verhütung des in Rede stehenden Uebels und der ihm verwandten Krankheiten sehr viel beitragen mufs. 1) Alle drehkrank gewesenen oder von drehkranken Eltern abstammende Schafe müssen von der Fortpflanzung ausgeschlossen bleiben. 2) Die Begattung der Schafe darf nicht zu früh, wenigstens nicht vor vollendetem zweiten Jahre, und bei Zuchtböcken nicht zu reichlich stattfinden. 3) Die Mutterthiere dürfen während der Trag- und Saugezeit zwar reichlich, jedoch nur mit gutem Höhenheu und mit Knollen- oder Wurzelgewächsen, aber nicht mit schwerem Kleeheu, mit Körnern, Wicken oder Erbsen übermäfsig gefuttert werden. Nur schwache Mütter erhalten eine Unterstützung durch Hafer, Hafer- oder Gerstenschrot u. dergl. nahrhaftes Futter. 4) Die Lämmer dürfen, so lange sie im Stalle bleiben, aufser der Muttermilch ebenfalls nur gutes, gesundes Wiesenheu oder etwas Strohhäcksel erhalten, — mit Ausnahme derer, welche in der Ausbildung zurückbleiben und schwächlich sind, und denen man in abgesonderten Ständen etwas Hafer oder Haferschrot reichen kann. 5) Lämmer und Jährlinge müssen auf das sorgfältigste von jeder sogenannten geilen Weide, und besonders von Klee- und Stoppelfeldern und von üppiger Saat abgehalten werden. 6) Mutterschafe

schafe und Lämmer, und von den letztern namentlich die Absetzlämmer müssen täglich ein- bis zweimal satt getränkt werden. 7) Die Schafställe müssen für die vorhandene Zahl der Schafe hinlänglichen Raum und eine Höhe von mindestens 12 Fufs haben, auch so eingerichtet sein, dafs sie durch Thüren, Fenster oder durch besondere Dunströhren mit frischer Luft versehen und von der zu grofsen Hitze und dem scharfen Dunst befreiet werden können. Letzteres mufs jedoch ohne dafs Zugluft entsteht, geschehen. 8) Der Mist darf sich im Stalle nicht durch halbe Jahre und länger anhäufen, sondern mufs immer, so bald er über einen Fufs hoch liegt, ausgefahren werden. 9) Wenn es die Witterung gestattet, müssen die Schafe und mit ihnen die Lämmer auch während des Winters täglich aus dem Stalle gelassen und durch eine halbe bis ganze Stunde auf dem Hofe in mäfsiger Bewegung erhalten werden. 10) Das Hüten und Treiben der Schafe und Lämmer darf an heifsen Tagen während der Mittagszeit nicht geschehen, sondern die Thiere müssen zu dieser Zeit an einem kühlen, schattigen Orte ausruhen. 11) Eben so ist zu jeder andern Zeit das starke Hetzen der jungen Schafe durch zu hitzige oder nicht gut abgerichtete Hirtenhunde, und das unvernünftige Schlagen der Lämmer mit dem Hirtenstabe zu vermeiden. 12) Bei dem Eintritt der warmen Sommerwitterung müssen die Lämmer geschoren, gleich nach dem Scheeren aber, so wie auch nach der auf dem Körper etwa unternommenen Wollwäsche möglichst gegen Zugluft und rauhen Wind geschützt werden.

Für die gerichtliche Thierheilkunde hatte bisher die Drehkrankheit wenig Interesse; allein bei der jetzt gültigen Ansicht über die Entwickelung des letzten Grades dieser Krankheit aus einer früher bestandenen Hirnentzündung, könnte wohl der Fall vorkommen, dafs, wenn einige Zeit nach dem Ankauf von Lämmern oder Jährlingen das Uebel in dem letzten Grade deutlich ausgebildet eintritt, der Käufer die Wiedererstattung des Kaufgeldes verlangt, in der Voraussetzung, dafs die Krankheit schon vor dem Verkaufe begründet war. Die sachkundige Entscheidung hierüber wird in den meisten Fällen sehr schwer werden und mehrentheils nicht mit Gewifsheit, sondern nur mit Wahrscheinlichkeit auszusprechen sein, weil die wenigen Umstände, auf welche sie sich stützen kann, namentlich die Zeit der vorausgegangenen Hirnentzüundung, das Benehmen der Thiere nach dem Kauf und bis zum Ausbruch des Drehens, und die Gröfse der Hydatide theils nicht immer gründlich zu ermitteln, theils nicht klar beweisend sind. Denn *a*) ob jene Entzündung vor oder nach dem Verkauf bestanden hat, werden oft der Käufer wie der Verkäufer und deren Schäfer, wegen Mangel an sorgfältiger Beobachtung, nicht wissen, oft auch nicht wissen wollen, und andere Personen werden es höchst selten beweisen können. *b*) Wenn bald nach dem Ankauf die betreffenden Thiere nicht gehörig munter sind, so kann dies eben so viel durch die veränderten Verhältnisse des Futters, des Aufenthaltes u. s. w. bedingt, wie von einer vorausgegangenen Hirnentzündung abhängig sein. *c*) Grofse Hydatiden, welche sich bei der Untersuchung des Schädels finden, setzen wohl stets ein längeres Vorhandensein voraus; da man aber diese Parasiten in einzelnen Köpfen bei gleicher Dauer der Zufälle nicht immer in gleichem Umfange entwickelt findet, und dies von verschiedenen, noch unbekannten Umständen abhängig zu sein scheint, so läfst sich aus der Gröfse einer Hydatide niemals die Zeit ihres ersten Entstehens mit Sicherheit speziell angeben.

Für die Medizinalpolizei können die drehkranken Schafe nur dann ein Gegenstand der Aufmerksamkeit werden, wenn sie im sehr abgemagerten, cachektischen Zustande zum Verspeisen für Menschen geschlachtet werden. Ist dieser Zustand aber nicht vorhanden, so ist auch (wie bereits bei der Prognosis gesagt) der Genufs des Fleisches dieser Thiere von keinem Nachtheil.

Für die comparative Pathologie ist die Drehkrankheit der Schafe von grofsem Interesse, da ihr ganz analoge Krankheitszustände auch bei andern Hausthieren und eben so bei Menschen vorkommen. Bei dem Letztern sind Hydatiden von der Gröfse eines Traubenkorns bis zu der von mehrern Zollen im Durchmesser, an verschiedenen Stellen des grofsen und kleinen Gehirns und des verlängerten Markes ziemlich häufig gefunden worden, wie dies die aufgezeichneten Beobachtungen von *Rolfink*, *Valsalva*, *Scultetus*, *Borellus*, *Lieutaud*, *Portal*, *Morgagni*, *Schwenke*, *Loschge*, *Fischer*, *Baille*, *P. Frank*, *Soemmering*, *J. F. Meckel*, *Brera*, *Rendtorf*, *Romberg*, *Carère*, *Calmeil* u. A. beweisen. In den meisten Fällen fanden sich mehrere Wasserblasen, bald einzeln an verschiedenen Punkten, bald zusammengehäuft und mit einer gemeinschaftlichen Hülle umkleidet, häufiger ohne in ihnen enthaltene Wurmkörper als mit solchen. Im letztern Falle waren die Würmer gewöhnlich von derselben Gattung und Spezies, wie bei den drehkranken Schafen (*Coenurus cerebralis*), zuweilen aber von der Gattung *Echinococcus* oder auch *Cysticercus*. Die meisten der betreffenden Personen litten während des Lebens an Zufällen, die wohl ein Gehirnleiden erkennen liefsen, aber die spezielle Art desselben nur selten deutlich bezeichneten; es waren: anhaltender Kopfschmerz, Abgestumpftheit und Täuschung der Sinne, allgemeine Apathie, Schwindel, Schlafsucht, Lähmung einzelner Organe, oft wiederkehrendes Erbrechen ohne gastrische Ursachen, Convulsionen u. a. Diese Zufälle bestanden mehrentheils durch längere Zeit einzeln und in einem geringen Grade, und erreichten erst nach und nach einen gröfsern Umfang oder einen gefährlichen Charakter; zuweilen waren sie dagegen plötzlich und erst kurze Zeit vor dem Tode eingetreten. Als wahrscheinliche Ursachen konnte man in einzelnen Fällen mechanische Verletzungen des Kopfes, übermäfsige Geistesanstrengungen, ausschweifendes Leben (besonders im Genufs der Liebe und spirituöser Getränke), und plötzliche Unterdrükkung von Hautausschlägen, Metastasen u. dergl. beschuldigen; in andern Fällen war aber die Entstehung völlig unbekannt. — An Pferden sind bei dem sogenannten Dummkoller häufig mehrere Erscheinungen zu bemerken, welche denen bei der Drehkrankheit sehr gleichen, wie namentlich: Wanken, Drängen und selbst Drehen nach einer Seite, Stumpfsinnigkeit in verschiedenen Graden, bewufstloses Gegenlaufen mit dem Kopfe an Gegenstände, Convulsionen, Lähmungen u. dergl.; allein, Hydatiden im Gehirn hat man hierbei (und überhaupt bei Pferden) nur höchst selten gefunden, sondern fast immer eine gröfsere als gewöhnliche

Menge von klarer seröser Flüssigkeit in den Hirnhöhlen. — Bei dem Rindvieh kommt die Drehkrankheit nächst dem Schafe am häufigsten unter den Hausthieren vor, und wird gewöhnlich als Wurmschwindel, Umläufischsein oder Tüppelichsein bezeichnet. Die wichtigsten Symptome bestehen in Stumpfsinnigkeit, Schiefhalten des Kopfes, Schwanken beim Gange, Drehen und Laufen nach einer Seite. Im Gehirn fanden sich (wie *Wepfer*, *Bonnet*, *Tscheulin*, *Dupuy* u. A. und ich selbst es beobachtet), häutige Blasen, die gewöhnlich klares Serum und Wurmkörper (*Coenurus*), zuweilen aber außer dem Serum ein kreideähnliches Sediment, oder eine eiterähnliche Flüssigkeit, oder geronnenes Blut enthielten. — Auch bei Schweinen will man nach der sogenannten Dummkrankheit mehrmals Hydatiden gefunden haben; bei Hunden und Katzen sind dieselben aber wieder eine höchst seltene Erscheinung, obgleich an den erstern bei und nach der sogenannten Staupe bald ein anhaltendes, bald ein bloſs periodisch eintretendes Drehen und Laufen im Kreise, verbunden mit Zuckungen, Lähmungen u. dergl. nervösen Zufällen, sehr häufig eintritt.

(Ueber die mit der Drehkrankheit verwandte Gnubber- oder Traberkrankheit siehe unter Gnubberkrankheit.)

Synon. Die Drehsucht, das Drehen, die Dummheit, das Ringelichtwerden, Quesichtwerden, Irrgehen, Segeln, Traben, Würfeln u. m. a. Franz. *Tournis*. Engl. *Turning*. Dän. *Ringesygen*, *Horesygen*.

Litteratur.

C. A. Geutebrück, gesammelter Unterricht von Schafen u. Schäfereien. 2 Thle. Erfurt 1765. Frankfurt 1766. Leipz. 1767.

N. G. Leske, vom Drehen der Schafe und dem Blasenbandwurm im Gehirn derselben. Leipz. 1780. 2te Aufl. 1799.

Chabert, Abhandl. v. d. Wurmkrankheiten der europäischen Hausthiere, u. s. w. Aus d. Franz. v. *Meyer*. Götting. 1789.

J. *Riem* und *G. S. Reuter*, ausführliche Praktik des Trokarirens irregehender Schafe. Dresden u. Leipz. 1791.

F. C. S. Gerike, Anweisung, wie man die schädliche Drehkrankheit leicht und sicher heilen kann. Berl. 1806.

J. E. J. Stoerig, Beschreibung sieben verwandter oder sich ähnelnder Krankheiten der Schafe, näml. u. s. w. Berl. 1825.

A. Orcony, Darstellung der Ursachen der Drehkrankheit, u. s. w. Wien 1824.

J. *N. Brosche*, über d. Drehkrankh. d. Schafe, hinsichtl. der dagegen angestellten Versuche des Brennens mit dem Glüheisen. Wien 1824.

Derselbe, über d. Drehkrankheit. Eine Preisschrift. Wien 1827.
v. Ampach, über d. Drehkrankheit. Wien 1827. (Preisschrift.)
A. Zink, über d Erkenntnifs u. Kur d. Drehkrankheit. Wien 1827. (Preisschrift.)
Schnee, Landwirthsch. Zeitung. Jahrg. 1816. S. 129.
Zenker, im Leipz. Intelligenzblatt. 1823. Nr. 10. und in *Pohl's* Archiv d. teutsch. Landwirthsch. 1824.
Moeglin'sche Annalen d. Landwirthschaft in mehrern Bänden, besonders Bd. V. XI. XVI. XVIII. XX.
C. G. Prinz, üb. d. Entstehung d. Drehkrankheit bei Schafen und die darauf gegründete Behandlung derselben; (in d. Schriften und Verhandlungen der ökonom. Gesellsch. im Königreich Sachsen. Dresden 1829).
Rolfink, Dissert. anatom. L. I. c. 13.
Scultetus, Armament. chirurg. Observ. X. XI.
Borellus, Histor. et observat. medic. physic. Cent. I. Observ. XXXVIII.
Bonnet, Sepulchret. p. 219.
Fischer, Histor. Taeniae hydatigenos. §. 21.
Goetze, Naturgeschichte d. Eingeweidewürmer. Blankenb. 1782. und *Zeder*, Nachtrag zur Nat. Gesch. d. Eingeweidewürmer von *Goetze*. Leipz. 1800.
Rendtorf, de Hydatidibus in corpore humano praesertim in cerebro repert. Berol. 1822.
Romberg, in *Nasse's* Zeitschrift. 1823. 3tes Vierteljahrheft.
Wepfer, Histor. apopl. Amstelod. 1724.
Tscheulin, Kunst, die Nervenkrankh. d. Hausthiere zu erkennen und zu heilen. Karlsruhe 1815. S. 140.
Journal de médec. vétér. et comparée. Cahier 34.
Dupuy, de l'affection tuberculeuse. Paris 1817. p. 396. He—g.

DREHSTOCK. S. Tourniket.

DRIBURG. Der berühmte Kurort dieses Namens liegt in einem angenehmen Thale in der Preufs. Provinz Westphalen, von Paderborn nur einige Meilen entfernt, nordöstlich von der Stadt Driburg, 300 Fufs über dem Spiegel der Weser.

Erwähnung der Mineralquellen zu Dr. thut schon *L. Thurneyfser*; chemisch wurden sie bereits im Anfange des achtzehnten Jahrhunderts untersucht. Das schöne Etablissement, welches die Mineralquellen jetzt umgiebt, wurde erst gegen das Ende des vorigen Jahrhunderts durch den Freiherrn *von Siersdorpf* begründet, welcher, seit 1782 Besitzer der Anstalt, bequeme und geschmackvolle Wohnungen der Kurgäste aufführte und für musterhafte Einrichtungen zum zweckmäfsigen Gebrauch der Mineralquellen sorgte.

Die Zahl der Kurgäste betrug in den Jahren 1826—29 nicht über 400, hat sich aber in den letzten Jahren vermehrt.

Die nächsten Umgebungen der Mineralquellen bestehen aus einem mächtigen Lager von Torf- und Moorerde mit tuffsteinartigen Bildungen, welches auf einem grofsen mit Kalk gemengten Thonlager ruht. — Die ganze Umgegend ist reich an Mineralquellen und starken Ausströmungen von kohlensaurem Gase.

Nach *Du Mesnil's* Analyse enthalten 100,00 Th. dieser Moorerde folgende Bestandtheile:

Schwefelsaure Kalkerde	0,30	Gr.
Kohlensaure Kalkerde	4,42	»
Kohlensaure Talkerde	2,66	»
Salzsaure Kalkerde	0,50	»
Salzsaures Kali	Spuren	
Thonerde	0,62	»
Kieselerde	7,25	»
Extraktivstoff	1,25	»
Faserstoff	8,50	»
Alaun, Schwefel und Wasser	74,50	»
Erdharz	Spuren	
	100,00	Gr.

Die zu Dr. vorzugsweise benutzten Mineralquellen gehören zu der Klasse der erdig-salinischen Eisenquellen, und sind folgende: 1) die Trinkquelle, ihre Temperatur beträgt 8° R., ihr spec. Gewicht 1,00401. Sie wird nicht blofs in Driburg als Getränk benutzt, sondern auch unter dem Namen des Dr. Wassers versendet; im Jahr 1830 wurden 28,744 Flaschen verschickt. 2) Die Badequelle des alten Badehauses, von der vorigen 60 Schritte entfernt, und 3) die seit 1824 gefafste, sehr ergiebige Badequelle des Armenbades.

An diese schliefsen sich folgende nur zum Theil benutzte Mineralquellen: 4) der Mühlbrunnen, tausend Schritte von der Trinkquelle entfernt. 5) Der Wiesenbrunnen; er hat die Temperatur von 12° R., enthält viel kohlensaures Gas, an festen Bestandtheilen kohlensaure Talk- und Kalkerde, salzsaures Natron, aber kein Eisen. 6) Der Luisenbrunnen, 1200 Schritte von der Trinkquelle entfernt, von ihr sich wesentlich unterscheidend durch seinen geringern Gehalt von kohlensaurem Gas und kohlensaurem Eisen, und durch seine Beimischung von Schwefelwasserstoffgas. 7) Die Herster Mineralquelle, unfern des Dorfes H., eine Stunde von Dr. entfernt, von 10° R. Temperatur, scheint weniger kohlensaures Gas und kohlensaures Eisen als die Trinkquelle zu enthalten und beides nicht so fest gebunden, als letztere. 8) Die Schmechtener Mineralquelle, früher bekannt unter dem Namen des „Methbrunnens", unfern dem Dorfe S., den vorigen Mineralquellen sehr ähnlich, gerühmt gegen Nierensteine. 9) Der Bullerborn, zwischen den beiden vorigen. Sehr bemerkenswerth ist der Reichthum an kohlensaurem Gase in der Umgegend. — 10) Die Saatzer Schwefelquelle, eine Viertelstunde von Dr.

Chemisch untersucht wurden die Mineralquellen von *Westrumb* und *Du Mesnil;* diesen zufolge enthalten in sechszehn Unzen:

1) Die Trinkquelle:

	nach *Westrumb:*	nach *Du Mesnil:*
Schwefelsaures Natron	11,68 Gr.	3,888 Gr.
Schwefelsaure Talkerde	2,85 »	4,250 »
Schwefelsaure Kalkerde	10,68 »	8,425 »
Salzsaures Natron	0,23 »	
Salzsaure Kalkerde	0,06 »	
Salzsaure Talkerde	0,93 »	0,535 »
Kohlensaures Aluminiumoxyd	6,89 »	
Kohlensaure Talkerde	0,21 »	
Kohlensaure Kalkerde		9,123 »
Kohlensaures Eisen	1,33 »	
Kohlensaures Eisenprotoxyd		0,512 »
Harzstoff	0,13 »	
Kohlensaures Manganprotoxyd		0,072 »
	35,02 Gr.	26,805 Gr.
Kohlensaures Gas	28,00 K. Z.	41,65 K. Z.

2) Der Luisenbrunnen.	3) Die Herster M.quelle.
	nach *Du Mesnil:*	
Salzsaure Talkerde	0,06 Gr.	1,02 Gr.
Salzsaures Natron	0,22 »	0,39 »
Schwefelsaure Talkerde	4,46 »	6,33 »
Schwefelsaure Kalkerde	5,57 »	12,17 »
Schwefelsaures Natron	4,48 »	4,94 »
Kohlensaure Kalkerde	6,48 »	5,65 »
Kohlensaure Talkerde	0,37 »	1,49 »
Kohlensaures Eisenoxydul	0,24 »	0,18 »
Kieselerde	0,06 »	
Harzige Materie		0,03 »
	21,94 Gr.	32,20 Gr.
Kohlensaures Gas	26,66 K. Zoll.	

4) Die Saatzer Schwefelquelle.

	nach *Ficker:*
Kohlensaure Talkerde	0,526 Gr.
Kohlensaure Kalkerde	2,500 »
Salzsaure Talkerde	1,157 »
Salzsaures Natron	0,315 »
Schwefelsaure Talkerde	2,157 »
Schwefelsaure Kalkerde	4,315 »
Schwefelsaures Natron	5,315 «
Hydrothionsaure Kalkerde	0,368 »
Thonerde	0,157 »
Schwefelharz	0,197 »
Extraktivstoff	0,210 »
	17,217 Gr.

Die Mineralquellen zu Dr. gehören hinsichtlich ihrer Mischungsverhältnisse und Wirkungen zu den kräftigsten erdig-salinischen Eisenquellen Teutschlands, und streiten in dieser Hinsicht mit denen von Pyrmont um den Vorzug.

Innerlich und äufserlich angewendet wirken sie reizend, belebend, stärkend, vorzugsweise auf das Nerven- und Gefäfssystem, und sind von besonderer Wirkung auf die Organe des Sexualsystems, der Digestion und Assimilation; befördern getrunken namentlich mehr die Se- und Exkretionen des Darmkanals und des Uterinsystems, und wirken in dieser Hinsicht auflösender, eröffnender als die Eisenquellen zu Pyrmont.

Benutzt hat man sie als Getränk, Wasserbad, als Gasbad, Dampf- und Wasserdouche, und in der Form des Mineralschlammes, als örtlicher Umschlag und als ganzes Bad.

Zu widerrathen in allen den Fällen, in welchen Eisenwasser überhaupt contraindicirt sind, hat man die erdig-salinischen Eisenquellen zu Dr. als Getränk und Bad besonders gerühmt:

1) Gegen chronische Leiden der Digestion und Assimilation von Schwäche, krampfhaften Erethismus des Magens und Darmkanals, vorwaltende Venosität, Verschleimungen, Stokkungen, schlechte Verdauung mit Trägheit des Stuhlgangs, Hämorrhoidalbeschwerden.

2) Krankheiten des Sexualsystems von Schwäche und dadurch bedingte Stockungen, — passive Blutflüsse, Fluor albus, Neigung zu Abortus, Unfruchtbarkeit, Anomalien der Menstruation.

3) Cachexien im Allgemeinen, — namentlich Skorbut, Bleichsucht, gichtische Dyskrasie, Skropheln, Rhachitis.

4) Chronische Nervenkrankheiten, — Nervenschwäche, Hysterie, nervöse Hypochondrie, Nevralgien, Zittern der Glieder, Lähmungen.

Besonders empfohlen wird der Mineralschlamm von *Ficker* bei grofser Schwäche und Erschlaffung der äufsern Haut, profusen Schweifsen, grofser Empfindlichkeit, — hartnäckigen rheumatischen und gichtischen Lokalleiden, Nevralgien, Contrakturen, Anchylosen, — chronischen Hautausschlägen, — Lähmungen von rheumatischen, gichtischen oder psorischen Metastasen, — Geschwülsten und Verhärtungen.

Sehr gerühmt wird die Dampf- und Wasserdouche von *Brück* bei Lähmungen, örtlicher Schwäche der Gelenke, torpider Schwäche des Darmkanals, des Sphincter der Harnblase, häufigen Pollutionen, heftigen hysterischen oder hypochondrischen Lokalleiden.

Die Herster Mineralquelle mit den andern Mineralquellen zu Dr. verglichen, wirkt weit weniger erregend, erhitzend, aber alle Se- und Exkretionen mehr befördernd, besonders die der Nieren, auflösender, eröffnender, wird noch leichter vertragen, als die andern, und ist als auflösend-eröffnendes Getränk mit vielem Erfolg benutzt worden: bei Verschleimungen, Flatulenz, Obstruktionen, Anlage zu Hämorrhoidalbeschwerden, — Krankheiten der Harnwerkzeuge, Blasenhämorrhoiden, Nieren- und Blasensteine, und endlich als Vorbereitungskur zum Gebrauch eines stärkern Mineralwassers.

Litteratur.

J. A. E. von Beroldingen, phys. chemische Beschreibung des Mineralwassers zu Driburg. Hildesheim 1783.

J. F. Westrumb's Beschreibung des Mineralwassers zu Driburg. Erfurt 1788.

W. A. Ficker, Driburger Taschenbuch. Paderborn 1811.

Brandis, Anleitung zum Gebrauch des Dr. Bades und Brunnens. Münster 1792.

L. W. Ficker, über die Wirkungen der eisenhaltigen Mineralquellen, insbesondere der Driburger und Herster. 1828.

E. Osann's phys. medic. Darstellung der bekannten Heilq. d. vorz. Länder Europa's. Th. II. S. 442.

Brück, in *Hufeland's* u. *Osann's* Journ. d. prakt. Heilk. Bd. LXXVI. St. 2. S. 67.

O — n.

DRILLINGE (*Trigemini* oder *Tergemini*), drei zu gleicher Zeit sich entwickelnde Embryonen, kommen im Ganzen selten vor; denn nach *Burdach's* Physiologie. 1. Bd. p. 406 kommt auf 6000 bis 7000 einfache Geburten nur eine Drillingsgeburt. Sie gelangen selten zur vollständigen Ausbildung: denn entweder werden sie zu frühe, ehe sie eine solche erreichen können, von der Gebärmutter getrennt, oder sie bleiben, wenn gleich sie ausgetragen sind, mehr unentwickelt. Bisweilen sind alle drei Embryonen in der Ausbildung zurück geblieben, und daher nach der Geburt nicht lebensfähig; bisweilen ist einer oder es sind zwei so entwickelt, dafs sie nach der Geburt selbstständig leben können, während der andere oder die beiden andern wegen Mangel an gehöriger Ausbildung entweder nur für kurze Zeit oder gar nicht zum selbstständigen Leben gelangen. Doch sind die Fälle nicht sehr selten, dafs die drei Kinder, wenn gleich sie als lebensschwach geboren werden, am Leben erhalten werden, und sich später kräftig entwickeln. Nicht immer wird das lebenskräftigere Kind zuerst geboren.

Die Lage der Drillinge in der Gebärmutter ist gewöhnlich verschieden, indem entweder von einem oder von zwei Kindern das untere oder obere Rumpfende gegen das Becken gerichtet ist, während das andere oder die beiden andern die entgegengesetzte Lage beobachten. Selten ist die Lage aller drei Kinder übereinstimmend, so dafs bei allen das obere oder untere Rumpfende den vorliegenden Theil bildet. Die ursprüngliche Lage der Kinder kann während des Geburtsverlaufes abgeändert werden. Dieses kann besonders nach der Geburt des ersten Kindes mit dem zweiten oder dritten geschehen.

Die Bildung der Drillinge ist zwar in den meisten Fällen regelmäfsig; doch kommen bisweilen auch Mifsbildungen vor, und zwar nicht immer an allen Kindern zugleich und auf entsprechende, sondern auch wohl auf eine verschiedene Weise, und wohl auch nur an einem einzigen Kinde.

Der Mutterkuchen ist in den meisten Fällen gemeinschaftlich; doch sind die Eihüllen für jedes Kind abgesondert. In seltenen Fällen ist aber der Mutterkuchen in drei Theile, so dafs jedes Kind einen solchen bekommt, oder in zwei Theile getrennt, so dafs zwei Kinder einen gemeinschaftlichen Mutterkuchen besitzen. Bisweilen zeigt sich auch eine regelwidrige Beschaffenheit desselben, so wie der Nabelstränge. Oft mögen Fehler dieser Theile die Ursache des frühen Absterbens der Drillinge, und dieses wiederum die Ursache der frühzeitigen Austreibung derselben sein.

Hü — r.

DRILLINGSGEBURT (*Partus trigeminorum*). Die Austreibung dreier Kinder in einem Geburtsacte kann zwar ganz nach der Regel und ohne besondere Störung für das Befinden der Mutter erfolgen, so dafs eine solche Geburt zu den regelmäfsigen gezählt werden mufs; indessen leidet doch die Gebärende bei ihr mehr als bei einer einfachen Geburt, es kann die Lage eines oder mehrerer Kinder regelwidrig sein oder werden. Daher erfordert eine Drillingsgeburt gewöhnlich viel mehr Aufmerksamkeit von Seiten der Hebamme und des Geburtshelfers, als eine einfache Geburt; sie ist daher nur zu den bedingt regelmäfsigen Geburten zu zählen.

So wie die Erkenntnifs der Zwillingsschwangerschaft vor und selbst während der erwachten Geburtsthätigkeit schwierig ist, und die Kennzeichen derselben äufserst trüglich sind, so ist auch die Drillingsschwangerschaft vor und selbst während der erwachten Geburtsthätigkeit gewöhnlich nur mit Mühe zu erforschen. *Wendelstadt* (*Hufeland's* Journ. d. prakt. Heilk. XXXIII. Bd. II. St. p. 109) bemerkte zwar bei einer Frau, welche mit Drillingen niederkam, in dem weitgeöffneten Muttermunde eine eigenthümliche, vielfache, wimmelnde Bewegung, welche aber in andern Fällen nicht beobachtet wurde, und schwerlich als ein Kennzeichen der Drillingsgeburt angesehen werden kann. Weder aus der übermäfsigen Ausdehnung des Bauches noch aus den lebhaften, an verschiedenen Stellen desselben wahrnehmbaren Bewegungen des Kindes wird man mit Sicherheit einen Schlufs ziehen können. Auch wird man selbst nach dem Abfliefsen des Fruchtwassers nicht im Stande sein, durch die äufsere Untersuchung die drei verschiedenen Kinder zu unterscheiden. Eher wäre es denkbar, durch die Auscultation den Herzschlag der drei Kinder an verschiedenen Stellen der Gebärmutter zu erkennen. Indessen ist hier Irrthum nur zu leicht möglich. Gewifsheit in der Diagnose erlangt man daher auch nur durch den Geburtsverlauf selbst, indem nach der Geburt des ersten Kindes der Uterus noch ziemlich ausgedehnt bleibt, und in demselben von aufsen und bei der innern Untersuchung durch eine zweite Fruchtblase noch Kindestheile zu erkennen sind; wenn aber diese Zeichen überhaupt nur das Vorhandensein der Zwillinge andeuten, so könnten jedoch die für diese sprechenden, z. B. das Durchfühlen der zu zwei Kindern gehörenden Theile durch die Bauchdecken hindurch, u. s. w. nach der Geburt des ersten Kindes deutlicher hervortreten und der Diagnose schon ziemliche Gewifsheit geben, welche aber erst mit der Geburt des zweiten Kindes, nach welcher der Uterus noch eine ziemliche Ausdehnung behält, und deutlich das Vorhandensein des dritten Kindes erkennen läfst, vollkommen wird.

Man mufs hier den Geburtsverlauf im Ganzen von dem eines jeden einzelnen Kindes wohl unterscheiden. Wenn jener regelmäfsig ist, so folgt von selbst, dafs die Geburt eines jeden einzelnen Kindes der Norm entsprechen mufste; wenn er aber regelwidrig ist, so kann doch die Geburt eines oder zweier Kinder der Regel entsprechen, die des einen oder andern aber von derselben abweichen. Selten erfolgt aber jede einzelne Geburt ohne irgend eine Störung.

Die Lage der Kinder während der Geburt ist meistens von einander verschieden, wohl nur höchst selten einander entsprechend. Das erste Kind beobachtet häufig eine Kopflage; die beiden andern stellen sich alsdann meistens mit dem untern Rumpfende, entweder mit dem Steifse, oder mit den Füfsen zur Geburt; nicht gar selten liegt auch wohl beim ersten Kinde schon das untere Rumpfende, und bei einem der folgenden das obere vor. Ueberhaupt scheint jenes bei der Drillingsgeburt der Zahl nach häufiger den vorliegenden Theil zu bilden als dieses. Wenn die Längenachse der Kinder in diesen Lagen der Beckenachse entspricht und im Verlaufe der Geburt nicht von derselben abweicht, so kann die Ausschliefsung aller Kinder, wenn sonst kein dynamisches oder mechanisches Hindernifs gegeben ist, durch die Kräfte der Natur vollendet werden. Aber wenn auch die Geburt des ersten oder auch des zweiten Kindes regelmäfsig erfolgte, so wird nicht selten die Lage des dritten Kindes im Verlaufe der Geburt regelwidrig, wozu die ungleichmäfsigen Zusammenziehungen der Gebärmutter, die Schlaffheit derselben häufig die Veranlassung geben mögen. Indessen kommen auch Fälle der Drillingsgeburt vor, in welchen schon das erste Kind eine regelwidrige Lage beobachtet, und die Kunst daher Hülfe leisten mufs, während die folgenden Kinder eine regelmäfsige Lage beobachten, und allein durch die Contractionen des Uterus ausgetrieben werden.

Die Dauer der Geburtszeit im Ganzen übersteigt oft die der einfachen Geburt nicht; denn meistens werden die

Drillinge, zumal wenn sie nicht vollkommen ausgebildet sind, sehr rasch hinter einander geboren. So beobachtete *Carus* (gemeins. deutsche Zeitschr. f. Geburtsk. II. Bd. 2. H. p. 410), dafs eine sechs und dreifsig Jahre alte, sehr abgemagerte Person, welche sich im sechsten Monate ihrer dritten Schwangerschaft befand, binnen zehn Minuten von Drillingen entbunden wurde; und *Schneider* (*v. Siebold's* Journ. f. Geburtsh. u. s. w. 7. Bd. 2. St. p. 467) beobachtete bei einer drei und zwanzigjährigen Person eine Drillingsgeburt, bei welcher binnen drei Viertelstunden drei ausgetragene, lebende, wohlgebildete Kinder geboren wurden. Ihren Grund hat die schnelle Beendigung der Drillingsgeburt in der kräftig entwickelten Thätigkeit der Gebärmutter und in der gewöhnlich nicht bedeutenden Ausbildung der Kinder, welche bei regelmäfsiger Lage der ergiebigen Geburtsthätigkeit kein mechanisches Hindernifs entgegensetzen. — Indessen wird auch die Drillingsgeburt nicht immer so schnell beendigt. Oft erfolgt schon die Geburt des ersten Kindes unter mannigfaltigen Beschwerden, indem die Geburtsthätigkeit sich nicht recht thätig erweist, die Geburtswege nur langsam eröffnet werden, krampfhafte Affectionen hinzutreten u. s. w. Je langsamer die Geburt des ersten Kindes beendigt wird, desto schneller werden oft die beiden andern ausgetrieben. Doch tritt meistens bei ganz regelmäfsigem Verlaufe nach der Ausschliefsung eines Kindes einige Ruhe der Gebärmutter von bald kürzerer bald längerer Dauer ein. Diese scheint aber niemals so lange zu sein, als bei manchen Zwillingsgeburten der Fall war, bei welchen das zweite Kind bisweilen erst nach mehreren Tagen geboren wurde; denn Fälle von Drillingsgeburten, bei welchen die beiden folgenden Kinder erst nach Ablauf mehrerer Tage geboren worden wären, werden selten erzählt. Wenn gleich die Geburt jedes einzelnen Kindes bei regelmäfsiger Thätigkeit der Gebärmutter und regelmäfsiger Lage desselben ziemlich rasch beendigt zu werden pflegt, so kann doch in Folge dynamischer und mechanischer Hindernisse bei der Geburt eines oder aller Kinder eine Störung eintreten.

Die Nachgeburt geht immer erst nach der Geburt des dritten Kindes ab. Die Austreibung der bisweilen regelwidrig beschaffenen Placenta unterliegt oft manchen Schwierigkeiten, wie dieses in der Lehre von den Nachgeburtsstörungen gezeigt wird.

Die Vorhersage der Drillingsgeburt ist, wenn gleich dieselbe nach der Regel beendigt wird, von der der einfachen Geburt abweichend: denn die Geburtsthätigkeit mufs, wenn die Drillinge vollkommen entwickelt sind, in höherem Grade wirksam und also für die Kräfte der Kreisenden anstrengender sein, als bei einer einfachen Geburt; wegen der dreimaligen Wiederholung des Geburtsactes ist eine gröfsere Möglichkeit der Abweichung von der Regel gegeben; findet bei kräftigen Wehen und geringer Entwickelung der Früchte eine überaus schnelle Austreibung derselben statt, so entstehen die Nachtheile der übereilten Geburt in noch viel höherem Grade, als bei der einfachen Geburt, weil die Gebärmutter einen viel gröfsern Umfang als gewöhnlich zu haben pflegt, und mehr Zeit bedarf, um sich bis zu dem gehörigen Grade zusammen zuziehen. — Ueberhaupt geben Abweichungen von der Regel, wenn sie bei der Drillingsgeburt vorkommen, eine viel ungünstigere Vorhersage, als bei der einfachen Geburt. Dies gilt z. B. von der Geburt des ersten Kindes, bei dessen etwa nöthig werdender Wendung oft die Vorhersage sehr ungünstig wird, weil dieselbe nur mit grofser Mühe zu bewerkstelligen ist, während dagegen die Wendung des zweiten oder dritten Kindes viel leichter zu vollbringen ist, weil der nach der Geburt des ersten Kindes noch nicht gehörig zusammen gezogene Uterus der eindringenden Hand des Geburtshelfers hinlänglichen Raum gestattet. Bei unvollkommener Ausbildung der Früchte, bei geräumigem Becken und kräftigen Wehen wird, wenn eine fehlerhafte Fruchtlage statt findet, die Wendung nicht immer von der Kunst verlangt; denn unter solchen Umständen werden die Kinder auch wohl in der regelwidrigen Lage geboren. Ueberdies unterliegt der Durchgang der Drillinge durch das Becken, weil dieselben gewöhnlich eine geringere Gröfse und Schwere haben, als einfach geborene Kinder, selten einigen Schwierigkeiten, etwa nur bei wirklich fehlerhaftem und mifsgestaltetem Becken, welches der Geburt eines regelmäfsig entwickelten Kindes unübersteigbare Hindernisse entgegensetzt. Wenn in Beziehung auf die angegebenen Verhältnisse die Prognose oft günstiger ist, als bei der einfachen Geburt, so wird sie doch meistens sehr ungünstig, wenn dynamische Störungen eintreten, z. B. wenn der Uterus sich zu wenig thätig zeigt, um die Kinder oder die Nachgeburt auszutreiben. Wird die Geburt des zweiten oder dritten Kindes zu sehr verzögert, so kann die Prognose für dieses wie für die Mutter ungünstig werden; denn das Kind verliert unter solchen Umständen leicht sein Leben, so wie die Mutter nicht selten von dem unangenehmen Affecte der Furcht und Angst wegen der langen Dauer der Geburtszeit ergriffen wird. Eine übele Vorhersage gewähren auch krampfhafte Affectionen der Gebärmutter oder anderer Organe; denn sie hemmen nicht allein die Geburt, sondern wirken auch nachtheilig auf das Kind oder die Kinder und das Befinden der Mutter. Je länger die Geburtsthätigkeit im Ganzen dauert, desto mehr leidet diese mit; und je mehr dieses geschieht, desto mehr wird auch der Geburtsverlauf gestört. — Wenn das Nachgeburtsgeschäft von der Regel abweicht, so wird dadurch die Prognose sehr ungünstig; denn der Abgang und die Entfernung des Mutterkuchens unterliegt wegen dessen Gröfse bisweilen einigen Schwierigkeiten. Gebricht es der Gebärmutter alsdann an der gehörigen Kraft, um die gehörigen Zusammenziehungen zu vollbringen, so entstehen wohl nicht leicht zu stillende Gebärmutterflüsse, die das Leben der Gebärenden in die gröfste Gefahr setzen.

Die Behandlung der Drillingsgeburt weicht im Allgemeinen von der der einfachen wenig ab; nur müssen die für den Empfang des Kindes zu leistenden Hülfen dreimal statt finden. Nur in Beziehung auf die Nachgeburt tritt einige Abweichung ein. Nach der Geburt des ersten und zweiten Kindes mufs man sich hüten, am Nabelstrange anzuziehen; denn die sämmtliche Nachgeburt darf erst nach der Geburt des dritten Kindes entfernt werden. Nach der Geburt des ersten Kindes unterbindet man den Nabelstrang, nachdem das in ihm enthaltene Blut ausgeflossen ist, entweder mit einem Faden oder knüpft in denselben einen Knoten;

Knoten; auch verfährt man auf die eine oder andere der vorigen aber entgegengesetzte Art mit dem Nabelstrange des zweiten, eben geborenen Kindes, oder man bindet in den Nabelstrang des ersten Kindes einen und in den des zweiten zwei Knoten, nicht sowohl darum, um eine Verblutung des im Uterus noch befindlichen Kindes zu verhüten (denn diese erfolgt auf diesem Wege der Erfahrung gemäfs nicht), als vielmehr darum, um nach der Geburt aller Kinder die einzelnen Nabelschnüre derselben von einander unterscheiden zu können. Darum hat man auch nicht nöthig, die Pars placentalis der zum dritten Kinde gehörenden Nabelschnur zu unterbinden. Wenn nun die bekannten Erscheinungen eintreten, welche die erfolgte Lösung der Placenta ankündigen, so ergreift man die bezeichnete Nabelschnur des ersten Kindes, und leitet an dieser mittelst der bekannten Handgriffe die Placenta hervor, die in den meisten Fällen gemeinschaftlich ist. Gelangt aber blofs die dem ersten Kinde angehörende Nachgeburt zum Vorschein, so verfährt man auf dieselbe Weise mit der Nabelschnur des zweiten Kindes, wenn die Zeichen der Lösung des Mutterkuchens eingetreten sind. Geht auch dieser getrennt vom dritten ab, so bedarf die Entfernung desselben noch derselben Handgriffe am dritten Nabelstrange. Doch darf man die Entfernung des Mutterkuchens nach der Drillingsgeburt niemals übereilen, am wenigsten, wenn die Kinder sehr rasch hinter einander geboren wurden. Alsdann mufs man gegentheils der Gebärmutter Zeit gönnen, um sich gehörig zusammen ziehen, und den Mutterkuchen vollständig trennen zu können.

Dafs man bei der Drillingsgeburt mehr als bei einer einfachen Geburt auf Erhaltung und Unterstützung der Kräfte der Gebärenden Rücksicht nehmen müsse, geht aus der oben gemachten Bemerkung hervor, dafs dieselben bei stärkerer Anstrengung zur Ausschliefsung der Früchte mehr als gewöhnlich erschöpft würden. Daher darf man die Geburt des zweiten oder dritten Kindes nach der des ersten oder zweiten nie zu sehr zu beschleunigen suchen; es müfsten denn dringende Umstände die Beschleunigung der Geburt verlangen. Einige Ruhe, welche nach der Ausschliefsung des ersten oder zweiten Kindes eintritt, dient zur Erholung der Kräfte der Kreisenden, wenn dieselben durch die vorausgegangene Anstrengung der Gebärmutter erschöpft worden waren. Sie verhütet überdies am sichersten die übeln Folgen einer übereilten Geburt, und ist daher im Allgemeinen, wenn sie nicht zu lange dauert, als eine günstige Erscheinung anzusehen. — Je gröfser die körperliche Abspannung der Kreisenden nach der Geburt des ersten oder zweiten Kindes ist, und je mehr dieselbe sich nach Ruhe sehnt, desto mehr Vorsicht mufs der Geburtshelfer bei dem Ausspruche anwenden, dafs die Geburt eines zweiten und dritten Kindes zu erwarten sei; denn nicht selten wirkt der hierdurch erzeugte Schrecken äufserst störend auf den Geburtsverlauf, so wie auf das Befinden der Kreisenden. Es ist daher wohl im Allgemeinen zu rathen, derselben das Vorhandensein des zweiten und dritten Kindes so lange zu verhehlen, bis die deutlichsten Zeichen der wiederholten Geburt eintreten, und die Gebärende selbst sich schon mit dem Gedanken, dafs sie mehrere Kinder gebären werde, vertraut gemacht hat.

So wie eine zu schnelle Ausschliefsung der drei Kinder in Folge der zu raschen Entleerung der Gebärmutter grofse Nachtheile zu bringen pflegt, und daher niemals von Seiten der Kunst begünstigt werden darf, sondern im Gegentheile eher gehindert werden mufs, so ist doch gewöhnlich auch eine in zu grofsen Zwischenräumen von einander erfolgende Austreibung der Drillingskinder von übeln Folgen für das Leben dieser, wie für die Gebärende, welche nicht selten von grofser Unruhe und Angst gefesselt, ernstlich erkrankt, wenn die Geburt des zweiten oder dritten Kindes um mehrere Tage verzögert wird. Da durch die etwa hinzutretende fieberhafte oder entzündliche Krankheit der Gebärenden die Vollendung der Geburt noch mehr verzögert wird, so wird man wohl zur Verhütung solcher Nachtheile aufgefordert, auf die Erweckung der Geburtsthätigkeit zu wirken. Hierzu dient der künstlich veranlafste Wassersprung, nach welchem die Geburtsthätigkeit von Neuem zu erwachen, und die Ausschliefsung des folgenden Kindes zu erfolgen pflegt. Zögern aber dennoch die Wehen, sind sie nicht gehörig wirksam, so mufs man den Grund hiervon zu erforschen und auf eine zweckmäfsige Weise zu entfernen suchen; denn wenn nach dem Abflusse des Fruchtwassers die Geburt des Kindes zu lange sich verzögert, so stirbt dasselbe nicht selten. Abgesehen von den dynamischen Hindernissen, welche entweder durch eine Verminderung oder Verstimmung der Thätigkeit des Uterus bedingt sind, und durch den zweckmäfsigen Gebrauch der bestimmten Mittel entfernt werden müssen, mufs man hauptsächlich auf die Lage der Frucht die sorgfältigste Rücksicht nehmen.

Ist nämlich die Lage regelmäfsig, so kann man den Wassersprung länger aufschieben, und nach demselben hat man auch nicht so sehr die lange Dauer der Geburtsthätigkeit zu fürchten, als bei regelwidriger Fruchtlage. Bei dieser oder bei fehlendem vorliegenden Kindestheile ist es nach der Geburt des ersten oder zweiten Kindes am gerathensten, wenn sich die Gebärende hinlänglich erholt hat, die Blase zu sprengen, und je nach der Individualität des Falles die Wendung auf den Kopf oder auf die Füfse zu machen. Erwacht nun die regelmäfsige Geburtsthätigkeit, so überläfst man die Vollendung der Geburt der Natur, bei welcher nur die gewöhnliche Hülfe zu leisten ist. Erfolgen aber nach der vollbrachten Wendung oder nach der Einleitung des obern oder untern Rumpfendes in den Muttermund keine regelmäfsigen Wehen, so mufs man auch hier die zu Grunde liegenden Ursachen zu entdecken und zu entfernen suchen. Liegt aber in dem Verzuge Gefahr, oder treten plötzlich sehr gefährliche Zufälle ein, welche nur durch die Beendigung der Geburt entfernt werden können, so verzögere man die künstliche Entbindung durch die Zange bei vorliegendem Kopfe oder durch die Extraction bei vorliegenden unteren Extremitäten nicht länger. — Bei der Wendung und der Extraction des ersten oder zweiten Kindes hat man besondere Vorsicht darauf zu verwenden, dafs nicht etwa, wenn die Scheidewand des Eies zu früh durchbrochen worden war, die Gliedmafsen des andern Kindes mit gefafst und angezogen werden. Die zur Wendung eingeführte Hand mufs sich daher sorgfältig an den

Rumpf des vorliegenden Kindes halten, um die von ihm abgehenden Glieder von den vorgedrängten des andern Kindes zu unterscheiden. Bei der Extraction mufs man ebenfalls die Glieder des zu extrahirenden Kindes von den etwa vorgedrängten des andern mit grofser Sorgfalt sondern.

Finden sich in der fünften Geburtsperiode, welche für die Ausscheidung des gemeinschaftlichen Mutterkuchens bestimmt, also nur einzeln ist, während die vier ersten Geburtsperioden dreimal erscheinen, Abweichungen von der Regel ein, so verdienen sie eine sorgfältige Berücksichtigung, und verlangen eine zweckmäfsige Behandlung. Hauptsächlich mufs man auf den Blutflufs achten, der, wenn er übermäfsig wird, hier entweder durch einen Mangel an Zusammenziehungen bedingt wird, oder von regelwidrigen Contractionen des Uterus abhängig ist. Die Behandlung wird alsdann hiernach eingerichtet werden müssen. Wenn aber zur Stillung des Blutflusses oder wegen Verwachsung und anderer Ursachen die Lösung des Mutterkuchens von der Gebärmutter vorgenommen werden soll, so mufs man diese Operation an der zum ersten Kinde gehörenden Placenta beginnen, und zu diesem Behufe die Hand an dem ersten Nabelstrange in die Gebärmutter einführen. Sollte man jedoch eine andere Placenta schon zum Theil gelöst finden, so könnte man auch von dieser an die Operation fortsetzen, oder diese, wenn sie getrennt bestände, auch erst entfernen, ehe man zur Lösung der andern Placenta fortschreitet.

Nach vollendeter Geburt mufs das Wochenbett noch gehörig berücksichtigt werden. Man mufs anfangs hauptsächlich auf das Verhalten der Kräfte der Wöchnerin sehen, und diese nöthigenfalls auf eine vorsichtige Weise unterstützen; dann aber vorzugsweise auf die Milchsecretion achten; denn davon, dafs diese in dem gehörigen Grade eintritt, hängt die Bestimmung ab, ob die Mutter die drei Kinder ernähren kann oder nicht. Diese bedürfen gewöhnlich einer besondern Pflege, wenn sie bei einer bedeutenden Schwächlichkeit am Leben erhalten werden sollen. Da sie anfangs wegen ihrer zarten Entwickelung wenig Nahrung nöthig zu haben scheinen, so reicht oft die Muttermilch für alle drei Kinder aus, wenn die Mutter übrigens gesund ist, während sie später bei der zunehmenden Entwickelung der Kinder nicht mehr zur Nahrung hinreicht. Alsdann mufs das Fehlende durch zweckmäfsige Nahrungsmittel ergänzt, oder es mufs eine Amme zur Hülfe genommen werden.

Hü — r.

DRIMYS (von δριμυς, scharf; *Drymis*, wie man nicht selten findet, ist unrichtig). Eine Pflanzengattung aus der natürlichen Familie der *Magnoliaceae*, in *Linné's* System zur *Polyandria Tetragynia* gezählt. Amerikanische Bäume mit wechselnden ganzrandigen, lederigen Blättern, achselständigen, zuweilen doldenartig an den Zweigspitzen gehäuften Blumen, mit einem in der Knospe ganzen, beim Blühen aber 2 und 3spaltigem Kelch, mit 6 oder mehr Blumenblättern, einer grofsen Menge von Staubgefäfsen mit getrennt stehenden Staubbeutelfächern und 4—6 Pistillen, welche zu eben so vielen einzelnen fleischigen, mehrsaamigen Beeren erwachsen. Zwei Arten sind medicinisch wichtig geworden:

1) *Dr. granatensis Lin.* Ein Baum oder Strauch, welcher von Mexico bis nach Brasilien wächst, woselbst er *Casca d'Anta* (Tapir-Rinde), in Neu-Granada aber *Agi* und in Quito und Popayan *Canela de Paramo* genannt wird. Er ist ganz kahl, die jüngern Zweige rothbraun, zuweilen blaulich bereift; die Blätter länglich, unten verschmälert mit spitzer Basis, auf der untern Seite mehr oder weniger weifs, überhaupt in Bezug auf Gröfse und Form sehr veränderlich, die Blumenstiele einfach oder 3—5spaltig, häufig an den Spitzen der Zweige zusammengehäuft, die Blume weifs und die Beere schwarz glänzend. In Brasilien wird die Rinde dieses Baums, welche so wie die Blätter, von einem aromatischen und stark reizenden Geschmack ist, ganz allgemein bei Kolik und Magenleiden angewendet und hoch gepriesen. Dr. *Martius* vermuthet, dafs eine aus Brasilien stammende sehr bittere sogenannte Paratodo-Rinde von dieser Drimys herkomme; doch ist dies sehr zweifelhaft (vergl. Cortex Paratodo).

2) *Dr. Winteri Forster* (Wintera aromatica *Murray*), ein bald gröfserer, bald kleinerer Baum, welcher in der Südspitze Amerika's in sonnigen Thälern an der Magellans-

Strafse vorkommt, wo er durch *Joh. Winter,* welcher den berühmten *Drake* begleitete, 1577 entdeckt und seine Rinde gegen den Scorbut der Mannschaft mit Glück angewendet wurde. Die Blätter des Baumes sind kurz gestielt, länglich-oval, stumpf-zugespitzt, lederig, kahl, unten blaugrün, seine Blumen sind klein, weifs und stehn gehäuft, einzeln auf Stielen, oder zu 3—4, gestielt auf einem gemeinschaftlichen kurzen Stiele. Die Staubfäden sind in der Mitte verdickt. Die Früchte sind schwarz und umgekehrt eiförmig. Die Rinde dieses Baumes, *Cortex Winteranus verus s. Magellanicus, Cinnamomum Magellanicum,* kommt in gerollten oder rinnenförmigen Stücken von 4 Zoll bis 2 Fufs Länge und 1½ bis 3 Lin. Dicke. Deren Oberfläche ist gewöhnlich abgeschabt, gelblich-grau, mit vielen rothbraunen oder rostfarbenen Flecken und Punkten, und wird befeuchtet höher gelb. Die innere Seite ist ganz glatt, schwach faserig, und von einem hellern oder dunkleren Röthlichbraun, zuweilen noch mit einer graulich-schwarzen Bastlage. Auf dem festen, ziemlich glatten, etwas körnigen Querbruch bemerkt man eine äufsere gelbe Schicht mit röthlichen Punkten und eine innere rothgraue und braunrothe, die durch kleine weifsliche Streifen etwas marmorirt erscheint. Der Geschmack dieser ziemlich harten und schweren Rinde ist feurig-gewürzig, einem Gemisch von Zimmt, Nelken und Pfeffer vergleichbar; der Geruch, welcher erst beim Zerbrechen oder Reiben stark hervortritt, ist dem Geschmack ähnlich, angenehm gewürzhaft. Sie giebt ein hellbraunes Pulver. Nach *Henry* enthält die Rinde 12 pCt. ätherischen Oels, 10 pCt. scharfes Harz, eisenbläuenden Gerbstoff, Extractivstoff und Stärkemehl. Häufig ist diese Wintersrinde mit dem Cortex Canellae albae oder dem Cortex Winteranus spurius des Cartheuser verwechselt worden; doch ist diese durch ihre aufsen röthlich-weifse, innen gelblich-weifse Farbe sogleich zu unterscheiden, so wie durch den Mangel des Gerbstoffs, welcher in dem Aufgufs der Wintersrinde mit schwefelsaurem Eisenoxydul eine blauschwarze Färbung hervorbringt. v. Sch — l.

Früher wurde der Cortex Winteranus gegen Skorbut, Schwäche der Verdauungswerkzeuge, Verschleimungen, Magenkrampf und Wechselfieber mit Nutzen gebraucht. Gegenwärtig benutzt man sie nur als aromatischen Zusatz zu andern Mitteln, theils um ihre Wirkung zu verstärken, sie leichter verträglich zu machen, theils um ihnen einen angenehmen Geschmack zu ertheilen. Man giebt den Cortex Wint. pro dosi zu fünf bis funfzehn Gran täglich mehrere Male. O — n.

DROGUE. Die französische Benennung für Apothekerwaare, Spezereiwaare, Species, Arzneimittel, welche sich bei uns eingebürgert hat. Man theilt die Droguen wohl in einfache oder rohe (*Medicamenta simplicia s. Simplicia*), zubereitete (*Praeparata*) und zusammengesetzte (*Composita*); gewöhnlich aber versteht man nur die einfachen unter diesem Namen, oder die rohen Naturkörper und deren Produkte, wie sie in dem Handel vorkommen. v. Sch — l.

DROPACISMUS, *ὁ δροπακισμος*, von *δρωπακιζω*, eine Pechhaube auflegen. Die Alten bedienten sich zur Ausziehung der Haare eines Pechpflasters, dem sie, sofern Haare vom Scheitel ausgezogen werden sollten, die Gestalt einer Haube gaben, daher Pechhaube, diese Methode aber Dropacismus nannten. — Auch gebrauchte man ehedem diese Benennung für das Rothmachen der Haut mittelst eines Pechpflasters. E. Gr — e.

DROPAX, eine Benennung für Pechpflaster und auch für Pechhaube. E. Gr — e.

DROSERA. Diese Pflanzengattung ist der Typus einer kleinen nach ihr benannten natürlichen Familie der *Droseraceae DC.* Sie enthält kleine krautartige Gewächse mit einfachen ganzen Blättern, welche am Rande mit langen Wimpern besetzt sind, die an ihrer Spitze aus einer Drüse eine wasserhelle Feuchtigkeit absondern. Ihre Blumen bestehen aus einem 5spaltigen Kelch, einer 5blättrigen Blumenkrone, fünf Staubgefäſsen und drei 2spaltigen Griffeln. Ihre Frucht ist eine 3—5klappige einfächrige Kapsel. Die bei uns in Europa, gewöhnlich auf torfigem Boden vorkommenden Arten *Dr. longifolia, anglica*, vorzüglich aber die sehr gemeine:

Dr. rotundifolia Linn. mit runden lang gestielten, eine Rosette bildenden Wurzelblättern und geraden wurzelständigen, eine einfache einseitswendige Blumentraube tragenden blattlosen Blüthenstielen und weifsen Blumen, war unter der Benennung Sonnenthau, Ros solis, Solsirora oder Sponsa solis gegen Asthma, veralteten Husten und Lungengeschwüre in Gebrauch. Man verordnete sie im Aufgufs oder in Pulverform, und machte von ihr einen sehr geschätzten Syrup. Die Pflanze schmeckt scharf und bitterlich, soll frisch die Haut entzünden und Pusteln hervorbringen, auch Warzen vertreiben, durch's Trocknen aber die Schärfe verlieren; den Schafen soll sie schädlich sein. v. Sch — l.

DRUCKINSTRUMENT. S. Compressorium.

DRUCKPAPIER. Das reine ungeleimte Druckpapier wird sehr häufig angewendet als Filtrum oder Colatorium zum Durchseihen weder scharfer und fressender, noch dickflüssiger oder schleimiger Flüssigkeiten. Man legt es in dieser Absicht einfach oder doppelt trichterförmig zusammen, und stellt diese Papiertrichter in gläserne oder in den Filtrirkorb. Ein zum Filtriren gutes Papier mufs die Flüssigkeit schnell und ganz klar hindurchlassen; am besten ist es, wenn man sich dasselbe eigends aus einer sogenannten langfaserigen Masse im Winter bereiten läfst, damit es, noch feucht, stark friere, und sich so durch das zwischen den Fasern zu Eis erstarrende Wasser gleichmäfsig auflockere.

v. Sch — l.

DRUCKREGULATOR ist eine Vorrichtung an dem Handgriffe der Geburtszange, welche von einigen Geburtshelfern empfohlen wird, um mittelst derselben das zu starke Zusammendrücken des Instruments und den dadurch für den Kindeskopf zu befürchtenden Nachtheil zu verhüten. Vergl. d. Art. Geburtszange. B — h.

DRÜSEN in der weitesten Bedeutung des Worts sind weiche rundliche Organe, die aus einem besonderen Gewebe, aus einer sehr grofsen Anzahl von Gefäfsen und aus Nerven bestehen, in denen die Säfte entweder nur eine Mischungsveränderung erleiden, oder die eine eigenthümliche Flüssigkeit aus dem Blute absondern, welche erst aufserhalb des absondernden Organs ihre Wirkungen äufsert. Indem man bei dieser Bestimmung den physiologischen Character, die Function dieser Theile, hauptsächlich berücksichtigt, rechnet man mehrere Organe zu den Drüsen, welche hinsichtlich ihres Baues durchaus von einander abweichen, und namentlich gilt dies von den hierher gehörigen sogenannten Eingeweiden.

Die Absonderung in den Drüsen kann nur als die Wirkung einer organischen Kraft angesehen werden, und weder auf rein mechanischem noch chemischem Wege erklärt werden. Die Drüsen entziehen unter einer beständigen Einwirkung der Nerven dem Blute gewisse Bestandtheile, die sie nach ihrer Form wie nach ihren vitalen Eigenschaften auf eigenthümliche Weise in ihrer Mischung und Zusammensetzung verändern.

Ueber den innersten Bau der Drüsen ist von jeher viel gestritten worden, und es sind darüber besonders zwei Meinungen aufgestellt, deren eine dem *Malpighi*, deren andere dem *Ruysch* ihr Dafein verdankt. *Malpighi* behauptete, dafs die Drüsen aus Körnchen (*acini*) beständen, welche kleine hohle Zellen oder Säckchen darstellten, auf deren Wänden sich die feinsten Blutgefäfse zahlreich verzweigten, und dafs jene Säckchen von den Gefäfsen eine Flüssigkeit erhielten, welche durch die ausführenden Gefäfse ausgeleert würde. *Ruysch* dagegen läugnete die Existenz jener kleinen Höhlen oder Bälge, und schlofs aus seinen glücklichen Injectionen, dafs eine directe Verbindung zwischen den Blutgefäfsen und den ausführenden Gefäfsen Statt fände. Nach ihm bestanden die Drüsenkörner des *Malpighi* einzig aus den Verzweigungen und Verwickelungen der kleinsten Gefäfse. Wenn gleich die innerste Structur der Drüsen auch jetzt noch nicht aufser allem Zweifel gesetzt ist, so haben doch spätere Untersuchungen die *Malpighi*'sche Ansicht als die richtigere erscheinen lassen, indem es wahrscheinlich ist, dafs die ausführenden Gefäfse mit geschlossenen und etwas angeschwollenen Enden anfangen, und gewifs kein directer Uebergang zwischen ihnen und den Blutgefäfsen Statt findet, sondern letztere sich an den Wänden der ausführenden Gefäfse verbreiten, und so die abzusondernde Flüssigkeit durch die Wände jener blinden Enden und höchst wahrscheinlich auch durch die übrigen Theile der ausführenden Gefäfse durchschwitzt. Nicht nur der Bau der einfachen Drüsen, welche allein aus kleinen hohlen Bälgen bestehen, so wie der Uebergang derselben zu den zusammengesetzten, sondern auch der Bau der Leber bei den niederen, und beim Embryo der höheren Thiere sind wichtige Gründe für die Richtigkeit dieser Ansicht.

Da der Begriff der Drüsen Organe von so mannigfaltigem Baue umfafst, so lassen sich auch nur wenig allgemeine Charactere derselben angeben. Sie besitzen sämmtlich eine grofse Anzahl von Blut- und Lymphgefäfsen, welche sich vielfach zerästeln und die feinsten Netze darstellen. Da durch die verschiedene Anordnung der Gefäfse das Blut langsamer oder schneller an die Theile hingeführt wird, welche aus demselben gewisse Bestandtheile aufnehmen sollen, so scheint es nicht ohne Bedeutung, dafs die Arterien sich in einigen Drüsen strahlenförmig oder sternartig, in andern büschelförmig oder vielfach geschlängelt ausbreiten. Die Menge der Nerven ist in den Drüsen verhältnifsmäfsig gering, indem nur wenige in der Drüsensubstanz selbst bleiben, obgleich man auch dies bei den mehrsten nicht mit Bestimmtheit nachweisen kann, die meisten dagegen zu andern Theilen verlaufen. Die Drüsen zeigen deshalb auch im Ganzen eine geringe Sensibilität, und reagiren nur wenig auf Verletzungen. Anders verhält es sich dagegen mit dem Einflusse der Nerven auf die Function der Drüsen, indem sowohl mechanischer Reiz, als auch Gemüthsbewegungen auf die Qualität und Quantität des abgesonderten Saftes einen wesentlichen Einflufs äufsern. Sind Drüsen der Sitz von Entzündung, so geht diese häufig in Ausschwitzung und Verhärtung oder auch in Eiterung über. Die Drüsensubstanz besitzt endlich einen so zusammengesetzten Bau, dafs eine Regeneration oder auch auch eine zufällige Erzeugung derselben nicht beobachtet wird.

Die Drüsen sind entweder mit Ausführungsgängen versehen, durch welche die in ihnen bereitete Flüssigkeit auf die innere Fläche der Schleimhäute oder auf die äufsere Haut ausgeschieden wird, und diese heifsen Vollkommene Drüsen, oder es sind Drüsen ohne Ausführungsgänge, die allein aus einem Geflecht von Blut- und Lymphgefäfsen bestehen, und in denen die Säfte nur eine eigenthümliche Mischungsveränderung zu erleiden scheinen, diese heifsen Unvollkommene Drüsen.

I. Vollkommene Drüsen oder Drüsen im engeren Sinne.

1) Die einfachen Drüsen (*Glandulae simplices, cryptae, folliculi*), die kleinsten unter allen Drüsen. Diese bestehen in kleinen Grübchen, Höhlen oder häutigen Säckchen von rundlicher oder länglicher Gestalt, die entweder nur mit einer Oeffnung versehen sind, oder auch einen Ausführungsgang von einiger Länge besitzen, der sich entweder auf der Oberfläche der äufsern Haut oder an der innern Fläche der Schleimhaut öffnet. Die an ihren Wänden zahlreich verzweigten Gefäfse setzen einen Saft in dieselben ab, der einige Zeit in ihnen verweilt, und dann ausgeschieden wird. Zu diesen Drüsen gehören die Schleimdrüsen (*folliculi mucosi*), welche in den Schleimhäuten ihren Sitz haben, und auf der Zunge, am Gaumen, an den Lippen, im Schlunde, Darmkanale etc. in grofser Menge vorkommen. Die Drüsen in der Harnröhre, welche ebenfalls eine Abtheilung derselben darstellen, bestehen in dünnhäutigen Säckchen und heifsen lacunae. Andere einfache Drüsen kommen in der Haut vor, und sondern die Hautschmiere (*smegma*) ab, diese werden Talgdrüsen (*glandulae sebaceae, cryptae sebiferae*) genannt, und besitzen zum Theil einen kleinen Ausführungsgang, dessen Oeffnung frei auf der Haut erscheint. Hierher gehören ferner die Drüsen, welche das Ohrenschmalz absondern (*gl. ceruminosae*), die Augenliderdrüsen (*gl. Meibomianae*), welche letztere schon längliche Gänge darstellen, und an welche sich die drüsigten Organe einiger Säugethiere anschliefsen, wie die des Bibers, des Bisamthiers u. s. w., wo die einzelnen Drüsen in einen einzigen grofsen Ausführungsgang übergehen, und die, wie schon oben erwähnt wurde, sehr wohl auf den Bau der zusammengesetzten Drüsen schliefsen lassen.

2) Die zusammengehäuften Drüsen (*gland. ex simplicibus compositae, gl. aggregatae*). Sie bestehen aus einer Anzahl von einfachen Drüsen, welche durch Zellgewebe mit

einander verbunden sind, und deren jede ihre besondere Mündung hat. Hierher sind die zusammengehäuften Drüsen des Darmkanals zu rechnen (*gl. Peyerianae s. agminatae*), welche eigentlich nur aus Haufen von einfachen Schleimdrüsen bestehen; ferner die Mandeln (*tonsillae s. amygdalae*), welche sich indefs bei den Thieren öfters nur mit einer oder zwei Oeffnungen münden.

3) Zusammengesetzte Drüsen (*gland. conglomeratae*). Diese Drüsen sind deutlich aus Lappen zusammengesetzt, die durch Zellgewebe verbunden sind, und welche sich immer wieder in kleinere Läppchen theilen lassen, bis endlich die kleinsten wahrnehmbaren Körner (*acini*) zum Vorschein kommen. Diese Drüsenkörner werden aus den feinsten Verzweigungen der Arterien und Venen zusammengesetzt, welche durch ihre Verflechtungen Knäuel bilden, aus welchen die Wurzeln der Ausführungsgänge entspringen. Sie besitzen nämlich sämmtlich Ausführungsgänge (*ductus excretorii*), welche mit kleinen geschlossenen und erweiterten Enden oder Säckchen anfangen, sich dann mit andern ihnen ähnlichen zu immer gröfseren Aesten verbinden, bis allmählig sämmtliche Aeste vereinigt in einen oder mehrere Kanäle zusammenfliefsen, durch welche die in der Drüse bereitete Flüssigkeit an den bestimmten Ort geführt wird. Die ausführenden Kanäle bestehen aus zwei Häuten, einer äufsern festeren, aus Zellgewebe gebildeten, und einer innern Schleimmembran. Sämmtliche Ausführungsgänge der conglomerirten Drüsen vereinigen sich entweder zu einem einzigen Ausführungsgang, wie bei der Ohr- und Bauchspeicheldrüse, oder es sind mehrere Ausführungsgänge vorhanden, die sich nach aufsen öffnen, wie bei der Thränendrüse, der Brust- und Unterkieferdrüse. Die zahlreichen Blutgefäfse, welche sich um die ausführenden Gefäfse und deren Enden in dichten Netzen verbreiten, treten von verschiedenen Seiten in die Drüse ein; auch besitzen diese Drüsen endlich keine feste Hülle. Zu ihnen gehören: die Thränendrüse (*gland. lacrymalis*), aus welcher 6—7 freie Gänge entspringen; die Milch- oder Brustdrüsen (*mammae*), welche eine noch gröfsere Anzahl von Ausführungsgängen besitzen, die sich neben einander öffnen; ferner die drei

Speicheldrüsen (*gl. salivales*), nämlich die Ohrspeicheldrüse (*gl. Parotis*), welche sich durch die gröfsten Körnchen auszeichnet, die Unterkieferdrüse (*gl. submaxillaris*) und die Unterzungendrüse (*gl. sublingualis*), welche sich gewöhnlich mit mehreren Ausführungsgängen (*ductus Riviniani*), häufig aber auch mit einem gemeinschaftlichen (*ductus Bartholinianus*) endigt; endlich die Bauchspeicheldrüse (*Pancreas*) und die *Cowper*'schen Drüsen, deren jede einen Ausführungsgang besitzt.

4) Die drüsigten Eingeweide oder sogenannten Viscera, welche eigentlich nur eine Unterabtheilung der conglomerirten Drüsen bilden und sich namentlich durch folgende Punkte von ihnen unterscheiden.

Sie sind nicht so deutlich zum Theil auch gar nicht in Lappen getheilt, werden von einer eigenen serösen oder auch von mehreren Häuten umgeben, und bei mehreren von ihnen treten die sämmtlichen Gefäfse an derselben Stelle aus und ein, bei andern nur an einigen Stellen. Die Ausführungsgänge münden sich hier zum Theil in blinde Anhänge oder gröfsere Säcke, in welchen die in der Drüse bereitete Flüssigkeit eine Zeit lang verweilt, theils um durch Abgabe von wässerigen Bestandtheilen noch eine Veränderung zu erleiden, theils nur um hier aufbewahrt zu werden; dergleichen Behälter finden sich bei den Hoden, der Leber und den Nieren. Das Parenchym dieser Organe ist so verschieden, dafs sie in dieser Hinsicht nicht in eine Klasse zu bringen sind.

Bei der Leber, der gröfsten unter allen Drüsen, findet sich eine doppelte Substanz, eine äufsere rothbraune, weichere und eine innere gelbliche festere, welche beide durch das ganze Organ überall mit einander abwechseln, so dafs man überall kleine festere Kerne von einer weicheren Substanz umgeben findet. Jedes Körnchen stellt gleichsam einen Gefäfsknäuel dar, das aus den feinsten Zweigen der Leberarterie, der Lebervenen, der Pfortader und der Gallengänge zusammengesetzt ist. Die aus den einzelnen Gefäfsknäueln entspringenden Gallengänge vereinigen sich zu immer gröfseren Aesten, und bilden endlich den zum Zwölffingerdarm gehenden Lebergang (*ductus hepaticus*).

Die Pfortader verzweigt sich nach Art einer Arterie und führt der Leber das Blut zu, aus welchem die Bestandtheile der Galle in die Gallengefäfse abgesetzt werden. Die Leberarterie dagegen scheint ausschliefslich für die Ernährung dieses Organs bestimmt. — In den Nieren unterscheidet man ebenfalls eine nach aufsen liegende weiche röthliche Rindensubstanz und eine innere weifsgestreifte härtere Marksubstanz; doch befindet die erstere sich hier überall im Umfange der Drüse. Die Rindensubstanz besteht aus den feinsten Verzweigungen der Arterien und den vielfach gewundenen Anfängen der Harngefäfse, und in ihr scheint die Harnabsonderung vorzugsweise vor sich zu gehen. In der Marksubstanz verlaufen die Harngefäfse in grader Richtung, treten unter spitzen Winkeln zu gröfseren Stämmen zusammen, welche eine Anzahl von pyramidenförmigen Massen darstellen, deren Grundfläche nach aufsen gerichtet ist und deren nach innen gekehrte Spitze warzenförmige mit vielen kleinen Oeffnungen versehene Hervorragungen bildet. Diese Warzen werden von den sogenannten Nierenkelchen umfafst, welche den Harn aufnehmen und die sich zu einem gröfseren häutigen Behälter, dem Nierenbecken, vereinigen, das in den Harnleiter übergeht. — Das Parenchym der Hoden erscheint in kleine Lappen getheilt und besteht aus den Samenröhrchen (*ductus seminiferi*), die äufserst zarte, einfache und vielfach gewundene Gefäfse darstellen. Endlich mufs noch die Vorsteherdrüse (*prostata*) zu dieser Abtheilung gebracht werden, weil sie von einer festen, faserigen Haut umhüllt ist. Die in ihrer Substanz sich verbreitenden Ausführungsgänge münden sich mit einer Menge von Oeffnungen, und die zu ihr gehörigen Gefäfse treten von mehreren Seiten in sie ein.

II. Unvollkommene Drüsen.

1) Die Blutgefäfsdrüsen, welche sich durch eine sehr beträchtliche Menge von Blutgefäfsen auszeichnen, aufserdem aus Lymphgefäfsen und Zellgewebe bestehen und keine Ausführungsgänge besitzen, oder bei denen wenigstens alle Versuche dergleichen zu entdecken bisher vergeblich waren. Bei der unzulänglichen Kenntnifs, welche wir bis jetzt über die Funktion dieser Theile haben, scheint noch die

Ansicht, dafs das Blut, welches die zahlreichen Gefäfse ihnen zuführen, eine eigenthümliche Mischungsveränderung in ihnen erleide, das Meiste für sich zu haben. Die hierher gehörigen Drüsen sind die Schilddrüse (*gl. thyreoidea*), die Thymusdrüse (*gl. thymus*), die Nebennieren (*gl. suprarenales*) und die Milz (*lien*).

Die Milz ist von einer doppelten Haut umgeben und besteht zum gröfsten Theil aus Verzweigungen von Blutgefäfsen, indem die Saugadern, welche sie erhält, nicht zahlreich sind. In der Milz von Thieren findet man zum Theil eine sehr grofse Menge von Zellen oder Bläschen: beim Menschen dagegen zeigen sich diese im natürlichen Zustande nicht. Die grofse Menge Blut, welche dieses Organ erhält, macht es wahrscheinlich, dafs dasselbe hauptsächlich einen Blutbehälter für das Gefäfssystem der Verdauungsorgane abgebe, doch ist die Meinung verbreiteter, dafs dasselbe zur Vervollkommnung der Blutbereitung beitrage.

Die Schilddrüse, die Thymus und die Nebennieren gelangen schon in den ersten Lebensjahren zur gröfsten Ausbildung und nehmen zum Theil nach der Geburt wieder an Umfang ab. Sie enthalten sämmtlich eine ansehnliche Menge von Blut- und Lymphgefäfsen und scheinen eine eigenthümliche Flüssigkeit abzusondern. Man hat in ihnen wie in der Milz Zellen oder kleine Höhlen entdecken wollen; doch scheint wenigstens die Schilddrüse dergleichen im regelmäfsigen Zustande nicht zu enthalten.

2) Die lymphatischen Drüsen (*gl. conglobatae*) stellen länglich runde meist platte Körper vor, welche ein röthliches Ansehn haben, und die aus vielfach verzweigten und verschlungenen Saugadern bestehen, aufserdem aber auch ansehnliche Arterien und Venen erhalten. Die Saugadern, welche in die Drüse eintreten oder sie vielmehr bilden und die man Vasa inferentia nennt, theilen sich vielfältig in immer kleinere Aeste, die sich gegen das andere Ende der Drüse wieder zu gröfseren und immer gröfseren Zweigen sammeln, und als sogenannte Vasa efferentia die Drüse verlassen. Im Ganzen sind die ersteren dünner und zahlreicher als die letzteren. Nach mehreren Schriftstellern bestehen

einige dieser Drüsen indeſs nicht nur aus einem Netz von Saugadern, sondern enthalten auch kleine Zellen oder Höhlen. Diese von den meisten Anatomen beobachteten Zellen scheinen aber nur etwas erweiterte Zwischenräume zwischen den Lymphgefäſsen darzustellen, die oft zufällig durch Injectionen, Lufteinblasen u. s. w. noch vergröſsert wurden. Nichts spricht nämlich dafür, daſs dieselben abgeschlossene und mit der Function der Drüse in Verbindung stehende Höhlen ausmachen. Die durch die absorbirenden Gefäſse aufgenommene Lymphe, so wie der in sie geführte Chylus, scheinen in den Lymphdrüsen eine Veränderung zu erleiden, wodurch beide dem Blute an Farbe, gröſserer Gerinnbarkeit und hinsichtlich ihrer Bestandtheile ähnlicher gemacht werden. Indem die Blutgefäſse die Lymphgefäſse mit einem feinen Gewebe umgeben und so Blut und Lymphe in ununterbrochenem Strome an einander vorüberflieſsen, kann letztere sehr wohl aus dem Blute gewisse Bestandtheile aufnehmen, wodurch sie dem Blute immer ähnlicher wird. Die lymphatischen Drüsen besitzen nur einen sehr niedern Grad von Sensibilität, wie sich aus ihrer schmerzlosen Entzündung und Eiterung ergiebt; auch ist es nicht entschieden, ob die Nerven, welche man durch sie verlaufen sieht, ihnen Zweige abgeben.

Litteratur.

Marcelli Malpighii, Opera omnia. Ed. Lugd. Batav. 1687. 4.

Idem, Opp. posth. 1697.

Lossius resp. *Pielow*, Diss. de glandulis in genere. Viteb. 1683.

Ant. Nuck, Adenographia curiosa. L. B. 1691.

G. Mylius, de glandulis. L. B. 1698.

Fried. Ruyschii, Opusc. anat. de fabrica glandularum in corpore humano, continens binas epistolas, quarum prior est *H. Boerhaave* super hac re ad *F. Ruyschium*, altera *F. Ruyschii* ad *H. Boerhaave* qua priori respondetur. L. B. 1722.

Th. Bordeu, Recherches anatomiques sur la position des glandes et sur leur action. Paris 1751. 8.

Ernst Heinr. Weber, Beobachtungen über die Structur einiger conglomerirten und einfachen Drüsen. In *Meckel's* Archiv für Anat. und Physiol. 1827.

J. Müller, de glandularum secernentium structura penitiori. Cum tabb. Lipsiae 1830. fol.

Rud — i.

DRÜSEN-

DRÜSENABSCESS. Derselbe verdankt seine Entstehung, wenn eine acute oder chronische Drüsenentzündung, oder eine entzündete Drüsengeschwulst oder Verhärtung in Eiterung übergeht. Er wird in einen acuten, entzündeten, hitzigen, oder in den sogenannten kalten und chronischen eingetheilt.

Der acute hitzige Drüsenabscefs, welcher in den gewöhnlichen Fällen durch eine idiopathische acute Drüsenentzündung veranlafst wird, äufsert sich durch folgende Symptome. Nachdem sich die Entzündungszufälle sehr vermehrt und gesteigert haben, werden bei grofser Unruhe des Kranken die Schmerzen gewöhnlich auf einmal mehr drükkend, spannend, oder klopfend, die lebhaftere Entzündungsröthe geht in eine schwächere, braune oder dunkelrothe, zuweilen gelbliche Farbe über, und die zuvor gespannte unbegrenzte, festsitzende, härtliche Drüsengeschwulst wird begrenzter, etwas weicher, nimmt an seitlichem Umfange gewöhnlich ab, indem sie dagegen sich mehr empor hebt und hervorragt. Der Kranke fühlt jetzt eine Schwere zuweilen Kälte in der Geschwulst; dieselbe hat an Temperatur abgenommen, und ist nicht mehr so empfindlich gegen äufsere Berührung. Allmählig fühlt man, meistens in der Mitte der Geschwulst oder an einem abhängigen Theile derselben, eine weiche, elastische, schwappende, fluctuirende Stelle, welche sich hierdurch, und durch ein glänzendes, weifses oder braungelbliches Ansehen von dem noch härtlichen und entzündeten Umkreis leicht unterscheiden läfst. Nachdem endlich auch der härtliche entzündete Umkreis sich mehr oder weniger erweicht und vermindert hat, spitzt sich die nun vergröfserte fluctuirende Stelle an mehreren oder an einem einzigen Punkte zu, verliert daselbst durch Abblätterung das Oberhäutchen, bricht, nachdem sich die äufseren Wandungen des Abscesses sehr verdünnt haben, auf, und entleert eine geringere oder gröfsere Menge eines gutartigen Eiters. Bei reizbaren Subjecten, Kindern und Weibern, bei grofsem Umfange des Abscesses, und besonders, wenn derselbe in der Nähe empfindlicher Theile sich befindet, entwickeln sich beim Eintritt der Eiterbildung fieberhafte Symptome, und andere entzündliche oder krampfhafte

Zufälle, welche häufig bis zur Entleerung des Eiters, jedoch in geringerem Grade, fortdauern. Hat sich der Eiter entleert, so lassen alle beunruhigenden und lästigen Symptome nach, die Geschwulst fällt zusammen, die allenfalls noch vorhandene Härte und Röthung im Umkreis des Abscesses verschwinden, und derselbe geht nach den bekannten Regeln zur Heilung über.

Die sogenannten kalten, chronischen, torpiden Drüsenabscesse unterscheiden sich von den hitzigen nur durch eine geringere, oft kaum bemerkbare Vitalitätssteigerung zur Producirung des Eiters. Sie entwickeln sich gewöhnlich aus torpiden kalten Drüsengeschwülsten, oder gutartigen Drüsenverhärtungen, welche unter dumpfen, gelind brennenden, zuweilen flüchtig stechenden, oft nur bei Berührung, oder nur kurz vor dem Aufbruche bemerkbaren Schmerzen, theilweise oder gänzlich mehr anschwellen, und, nachdem bei geringer Temperaturerhöhung die die Drüse bedeckende Haut rothlaufartig, purpurfarbig, blaulichroth oder livid geworden ist, langsam und allmählig in Eiterung übergehen. Die kalten Drüsenabscesse, welche nicht gespannt und schmerzhaft, sondern schwappend und teigig anzufühlen sind, und neben und um sich gewöhnlich verhärtete Stellen haben, verlaufen langsam, kommen erst spät zur Reife oder zum Aufbruche, und liefern, weil meistens die allgemeine Vitalitätsstimmung depotenzirt ist, oder gleichzeitige Dyscrasieen und Contagien zugegen sind, gröfstentheils ein dünnes, wässeriges, trüben Molken ähnliches, unverarbeitetes, schlecht beschaffenes Eiter.

In den gewöhnlichen Fällen findet die Eiterbildung in dem das Drüsengebilde verbindenden oder umgebenden Zellgewebe statt. Allein auch der Drüsenkörper kann der Heerd der Eiterbildung werden, wobei man zuweilen durch die Ausführungsgänge der Drüse Eiter, und aus Abscefsöffnungen die Secretions-Produkte derselben, z. B. Speichel, sich ergiefsen sieht.

Die Behandlung des Drüsenabscesses hat zur Aufgabe, die Reifung des Abscesses zu befördern, den Eiter zu entleeren, die Heilung und Schliefsung der Abscefsöffnung zu bewirken, und vorhandene Complicationen zu beseitigen.

Kann die bereits entstandene Eiterung nicht mehr rückgängig gemacht werden, oder wäre ein solches Verfahren sogar contraindicirt, so mufs die Reifung des Drüsenabscesses durch jene Mittel bewirkt werden, welche einen mäfsigen, mittleren, sthenischen Entzündungsgrad erzeugen, indem nur dieser die Bedingnisse zu einer vollkommenen gutartigen Eiterbildung ist. Es werden daher, je nachdem die zur gehörigen Reifung des Drüsenabscesses nöthige Vitalitätsstimmung entweder zu sehr erhöht ist, bald allgemein oder örtlich antiphlogistische, reizmildernde, besänftigende und erweichende, oder bei Verminderung derselben, bald stärkende, reizende und säfteverbessernde Mittel in Anwendung zu bringen sein. Ist der Abscefs zur Reife gelangt, so kann man dessen Aufbruch und Entleerung entweder der Natur überlassen, oder denselben mittelst des Messers, der Haarschnur oder des Aetzmittels künstlich eröffnen.

Die Anwendung des Messers oder der Lanzette, verdient in den meisten Fällen den Vorzug, und ist fast durchgängig indicirt bei vollkommener Reife eines idiopathischen acuten Drüsenabscesses, besonders wenn derselbe durch wesenlose oder membranöse Ausbreitungen bedeckt wird, durch seine Nähe und Gröfse benachbarte Organe und dessen Functionen gefährdet, oder Senkungen des Eiters, Fistelbildung, Aufsaugung eines contagiösen Eiters u. s. w. befürchten läfst.

Das Haarseil ist seltener zur Eröffnung der Drüsenabscesse erforderlich; doch empfiehlt sich dessen Anwendung bei torpiden reizlosen Drüsenabscessen, welche in fortwährender Reizung und Eiterung versetzt werden sollen oder eine zu grofse Menge Eiter enthalten, dessen plötzliche Entleerung einen schwächlichen Kranken zu sehr entkräften würden.

Das Aetzmittel ist nur dann anwendbar, wenn der Drüsenabscefs sich nur langsam entwickelt, von einer zu geringen chronischen Entzündung begleitet wird, und eine metastatische und critische Bedeutung hat.

Hingegen kann das freiwillige Aufbrechen und die durch Naturhülfe vollzogene Entleerung des Drüsenabscesses bei oberflächlicher Lage und geringer Gröfse desselben beab-

33*

sichtigt werden, besonders wenn zugleich, wie gewöhnlich bei scrophulösen Drüsenabscessen, die zur Reifung und Schmelzung des Abscesses nothwendige Energie der Lebensthätigkeit örtlich und allgemein träge sich zeigt.

Nachdem der Eiter aus dem Drüsenabscesse entleert ist, mufs durch ein geeignetes Heilverfahren die Heilung der Secretionsflächen, und die Schliefsung der Abscefsöffnung eingeleitet werden. Bei gutartigen rein entzündlichen Drüsenabscessen bringt die Natur nach Entleerung des Eiters die Heilung von selbst zu Stande, und der Arzt hat nur für einen einfachen trockenen Verband, für Reinhalten der Secretionsfläche, und für eine den Ausflufs des Eiters geeignete Lage zu sorgen, hingegen das Ausfüllen der Abscefshöhlen mit Charpie, das Einlegen von Bourdonets und der geölten Leinwandläppchen zu vermindern. Ist hierbei der Umkreis des Abscesses noch entzündlich angeschwollen, so wird er durch die einige Tage lang noch fortdauernde Eitersecretion, und durch die nach der Eröffnung des Abscesses erfolgte Relaxation der Geschwulst von selbst, oder durch den fortgesetzten Gebrauch entzündungswidriger, erweichender oder auflösender Mittel bald sich zertheilen. Füllt sich die Abscefsöffnung von Neuem mit Eiter an, so mufs die zusammengeklebte Abscefsöffnung durch die Lanzette oder Sonde wieder geöffnet und erweitert, und die Wiederanfüllung durch die Compression, oder durch andere dem Vitalitätszustande des Abscesses angepafste Mittel verhütet werden. Bekommen nach Eröffnung des Drüsenabscesses die Ränder und Bedeckungen desselben ein blasses, schlaffes, mifsfarbiges, livides Ansehen, schwellen dieselben an, werden sie reizlos und unempfindlich, befinden sich im Umkreise des Abscesses noch verhärtete und unempfindliche Stellen, und wird ein dünnes mifsfarbiges Eiter abgesondert, so müssen, um den Torpor und die Tendenz zur Geschwürbildung zu beseitigen, stärkende und reizende Mittel angewendet werden. Unter diesen Umständen kann die Höhle des Abscesses mit Charpie ausgestopft werden, welche man dem Grade des Torpors angemessen mit Unguentum basilicum, digestivum, therebinthinae, Balsamus Frahmii oder Arcaei bestrichen, oder mit einer Solution des Lapis infernalis, des Sublimates mit Campherwein oder anderen Reizmitteln befeuchten kann.

Nebst diesen kann man warme Fomentationen von aromatischen oder reizenden Kräutern, Einreibungen von flüchtigen, stärkenden, reizenden Salben und Linimenten in die Umgegend des Abscesses anordnen, und bei allgemeinem Schwächezustande innerlich China, Valeriana, Calamus aromaticus, Lichen islandicum, Wein, nahrhafte Diät beihülflich in Anwendung bringen. Ist die Eiterung eines torpiden Drüsenabscesses zu profus geworden, und hört diese nach Anwendung reizend stärkender Mittel nicht auf, so wird dieselbe durch Einspritzungen von Spiritus camphoratus, durch das Einlegen der mit Aqua calcariae chlorinicae, Aqua phagadenica, oder mit einer Auflösung des Zinks, Kupfers oder Lapis divinus befeuchteten Leinwandläppchen oder Charpie, durch das Einstreuen aromatischer oder stiptischer Mittel zu beschränken sein. Zuweilen erhebt sich nach Oeffnung der Drüsenabscesse, besonders, wenn sie zur völligen Reife noch nicht gelangt oder metastasischen und critischen Ursprunges waren, von Neuem im Umkreise oder in den Secretionsflächen eine bedeutende Reaction, wobei die Abscefswandungen dunkelroth, glatt, glänzend, schmerzhaft werden, härtlich anzufühlen sind, und sich entweder gar kein Eiter oder nur wenig wässerige Feuchtigkeit absondert. Dieser entzündliche Zustand, welcher leicht für das Entgegengesetzte genommen, und als Torpor mit Reizmitteln behandelt werden kann, geht leicht in Sphacelus über, und erfordert eine örtliche zuweilen selbst allgemeine antiphlogistische und zugleich ableitende und besänftigende Behandlung. Kritische und metastatische Drüsenabscesse müssen lange durch geeignete Mittel in Entzündungs- und Eiterungszustand versetzt werden, um dieselben zu fixiren, und damit die von der Natur beabsichtigte Ausscheidung vollständig durchgeführt werden kann. Innere Causalmomente, z. B. Scropheln, Syphilis, erfordern bei Behandlung der Drüsenabscesse eine besondere Berücksichtigung, und zur Beseitigung oder Milderung die geeigneten Mittel. Vergl. Abscefs. St — b.

DRÜSENGESCHWULST. Eine jede durch Anhäufung und Stockung der thierischen Säfte veranlafste Volumensvergröfserung einer Drüse oder des umgebenden oder verbindenden Zellgewebes derselben, wird im weiteren Sinne Drüsengeschwulst genannt. Insbesondere versteht man unter Drüsengeschwulst die unter dieser Bedingnifs erfolgte Anschwellung und Vergröfserung der zunächst unter der allgemeinen Hautbedeckung liegenden lymphatischen oder conglomerirten Drüsengebilde. Diese Anhäufung und Stockung der thierischen Säfte ist entweder durch abnorm gewordene Mischungsverhältnisse, oder durch eine auf allgemeine oder locale Schwäche beruhende träge Circulation derselben, durch Reizung, Entzündung, oder durch eine eigenthümliche Nutritionsverstimmung der Drüse bedingt. Je nachdem die Drüsengeschwülste als ein örtliches Leiden bestehen, oder als Symptom, Folge oder Uebergang gleichzeitig vorhandener, oder schon beendigter anderweitiger, besonders dyscrasischer oder contagiöser Krankheiten betrachtet werden müssen, werden sie in einfache und complicirte, oder je nachdem die Sensibilitäts- und Irritabilitäts-Aeufserungen hierbei vermindert oder vermehrt sind, in kalte, torpide oder in erethische hitzige eingetheilt. Zu den einfachen Drüsengeschwülsten werden die Scrophula fugax, der Bubo crescens, die idiopathisch-entzündlichen, rheumatischen Drüsengeschwülste, zu den complicirten die Drüsenscropheln, die syphilitischen und Pestbubonen, die secundären sympathischen, erysipelatösen, die metastatischen, symptomatischen und die critischen Drüsengeschwülste gerechnet. Die Symptome der verschiedenen Drüsengeschwülste einzeln anzugeben, könnte einerseits, da dieselben der äufsern Form nach nicht immer beständige, eigenthümliche, differente Merkmale besitzen, zu Wiederholungen, andererseits, indem mehrere Drüsengeschwülste als Symptome, Folgen anderweitiger Krankheiten oder als Krankheitsformen bestimmter Krankheitsfamilien betrachtet, und zur besseren Uebersicht bei diesen abgehandelt werden müssen, zu verwirrender Zerstückelung führen (man sehe b. d. hierher gehörigen Art. nach), daher es genügen möge, die allgemeinen Symptome der torpiden, kalten, und der erethischen, hitzigen Drüsengeschwülste hier angegeben zu finden.

Bei den kalten, torpiden Drüsengeschwülsten, welche meistens chronisch verlaufen, findet man eine gleichmäſsige, an einzelnen Stellen zuweilen mehr hervorspringende und erhabene, rundliche, meistens umschriebene, bewegliche, mehr weiche, elastische, ödematöse, zuweilen aber eine mehr oder minder härtliche Anschwellung und Vergröſserung einer Drüse, welche entweder gar nicht, oder nur bei starker Berührung und Druck empfindlich, selten besonders schmerzhaft ist. Die die Drüse bedeckende Haut zeigt keine Temperaturerhöhung, ist verschiebbar, selten dunkel oder braun geröthet.

Bei den hitzigen oder erethischen Drüsengeschwülsten hingegen ist der Verlauf derselben acut, die Geschwulst gröſser, heiſser anzufühlen, gewöhnlich hellgeröthet, gespannt, hart, schmerzhaft, selten umschrieben und beweglich, indem häufig auch das benachbarte Zellgewebe im gereizten oder entzündlichen Zustand sich befindet. Nicht selten sind zugleich allgemeine Fiebersymptome vorhanden, welche der Bildung der Drüsengeschwülste lange vorausgehen und selbst bis zur Abnahme oder Beseitigung derselben fortdauern können.

Bei den hitzigen Drüsengeschwülsten ist vorzüglich das Drüsenzellgewebe befallen, da hingegen bei den torpiden meistens auch der Drüsenkörper in Mitleidenschaft gezogen, oder allein der Sitz der Krankheit ist.

Die Diagnose der verschiedenen Drüsengeschwülste unter sich ist im Allgemeinen nicht schwierig, indem die veranlassende Ursache, die Entstehungsweise, der Sitz, das Locale, das gewöhnliche Vorkommen gewisser Drüsengeschwülste in bestimmten Lebensperioden, die Individualität und die Constitution des Kranken das vorzüglich Bestimmende derselben ist.

Die Scrophula fugax, der Bubo crescens, die scrophulösen Drüsengeschwülste, die syphilitischen und Pestbubonen kommen gewöhnlich in den Lymphdrüsen vor, hingegen erscheinen die entzündlichen, rheumatischen, erysipelatösen, impetiginösen, critischen, metastatischen und die wandernden Drüsengeschwülste am häufigsten in den conglomerirten Drüsengebilden. Manche Drüsengeschwülste sind auf ein bestimmtes Locale oder auf eine bestimmte Lebensperiode beschränkt und beobachten gewöhnlich, wenn sie einer Weiterverbreitung fähig sind, in ihrem Fortschreiten eine bestimmte Richtung. So erscheint nur die Scrophula fugax während der Dentitionsperiode an dem Hals, der Bubo crescens in den Inguinaldrüsen zur Zeit der Geschlechtsentwickelung. Die gewöhnlichen Drüsenscropheln entstehen meistens vor den Pubertätsjahren, befallen die Halsdrüsen, verbreiten sich von diesen herab zur Achsel und ergreifen am spätesten die Inguinaldrüsen; hingegen beginnt gewöhnlich die Involutions-Drüsenscrophel in den Inguinaldrüsen, wandert durch das poupartische Band zu den meseraischen und zuweilen auch sodann zu den Achsel- und Halsdrüsen. Die Drüsengeschwülste sind gewöhnlich fixer Natur, doch sinken die symptomatischen, critischen und metastatischen leicht auf innere und edlere Organe zurück und erzeugen daselbst sehr gefährliche Zufälle. Einer besondern Erwähnung verdienen die auf consensuelle Verhältnisse beruhenden Versetzungen und Uebertragungen mancher Drüsengeschwülste auf andere Drüsengebilde. Eine Geschwulst der Parotis sinkt zuweilen plötzlich zusammen und es bildet sich unter Fieber- und Frostanfällen eine entzündliche Geschwulst der Hoden, Brüste oder Eierstöcke. Diese kann wieder verschwinden und wieder zur Parotis sich übertragen, auf welche Weise diese Uebertragungen und Versetzungen sich öfters wiederholen können. Die einfachen hitzigen und acuten Drüsengeschwülste haben einen continuirenden Verlauf, sie schreiten ununterbrochen ihrer Acme entgegen, und endigen meistens durch Zertheilung oder Abscefsbildung; bei den chronischen torpiden hingegen, beobachtet man gewöhnlich eine langsame Entwickelung, Stillstand, Verschlimmerung, Besserung, einen remittirenden oder acerbirenden Typus, wobei dieselben zuweilen ihren Charakter verändern und somit die kalten Drüsengeschwülste in hitzige und diese wieder in kalte sich umgestalten können. Auch können die Drüsengeschwülste einen rein periodischen Typus annehmen; *Le Clerk*, der die Pest in Syrien überstanden hatte, bekam jährlich um dieselbe Zeit Bubonen. Die Function der befallenen Drüse erleidet gewöhnlich bedeutende Störungen, die Se- und Excretionen sind vermehrt, vermindert, gänzlich unterdrückt, und die Produkte dieser findet man nicht selten von ihrer normalen Mischung abweichend. Hat die Drüsengeschwulst eine bedeutende Gröfse erreicht, so können auch die Functionen nahe gelegener Organe und Gebilde auf mechanische und dynamische Weise gestört, unterdrückt, und hierdurch selbst lebensgefährliche Zustände erzeugt werden.

Die einfachen, idiopathischen, entzündlichen, rheumatischen, erysipelatösen Drüsengeschwülste, der Bubo crescens, die Scrophula fugax, der Bubo syphiliticus kommen sporadisch vor. Epidemisch treten die Drüsengeschwülste auf, als Symptom, Metastase oder Crise, im Gefolge endemischer Krankheiten, besonders allgemein verbreiteter, asthenischer, nervöser, fauligter, galligter, exanthematischer und Pestfieber, wobei sie sogar nach *Hildanus* und *Kirkland's* Beobachtung diesen herrschenden Fiebern vorhergehen, selbst die Stelle derselben vertreten können. Als vorzügliches Beispiel kann der Pestbubo ohne Pestfieber angeführt werden. Endemisch erscheinen die Drüsengeschwülste in tiefliegenden Gegenden, engen Thälern, engen ungesunden Städten, an Meeresküsten, Seen, Flüssen und Sümpfen, und sind gewöhnlich rheumatischer am häufigsten scrophulöser Natur. Im Allgemeinen haben auch die Drüsengeschwülste eine geographische Verbreitung; sie sind das Eigenthum des Nordens und nehmen im Süden und bei einer gewissen Elevation an Häufigkeit ab. Die Blüthezeit derselben ist im nafskalten Herbste, Winter und Frühjahre.

Als disponirende Ursachen können im Allgemeinen eine erbliche Anlage, eine venöse, galligte, lymphatische Constitution, Strömungen der Säfte nach gewissen Organen, besonders während ihrer Ausbildungsperiode, Vernachläfsigung der Hautkultur, der Genufs schwerverdaulicher und grober Nahrungsmittel, ungesunde, feuchte, dumpfige Wohnungen, nafskalte, sumpfige mit schädlichen Ausdünstungen geschwängerte Gegenden, und verschiedenartige andere climatische Verhältnisse angeführt werden. Zu den entfernten und äufseren Ursachen müssen alle mechanisch, chemisch oder dynamisch feindliche Einwirkungen, Reibung, Quetschung,

Verstopfung der Ausführungsgänge der Drüse, Reizung, Entzündung, Abscesse, Geschwüre, Wunden entfernter Theile, besonders wenn durch letztere schädliche Stoffe, Gifte einverleibt werden, ferner Verkühlung und Durchnässung gerechnet werden. Als innere, besonders die complicirten Drüsengeschwülste erzeugenden Momente, zeichnen sich besonders aus: unterdrückte Se- und Excretionen, gestörte Exantheme und Impetigines, vorausgegangene Fieber mit unvollständiger Entscheidung, Scorbut, Rheumatismus, Scrophulosis, verschiedenartige Dyscrasieen und Contagien, und unter diesen letzteren besonders das Tripper-, Blatter-, Pest- und das syphilitische Contagium.

Die Prognose richtet sich vorzüglich nach dem Charakter, der Gröfse, Ausbreitung und Dauer der Drüsengeschwülste, nach den, durch dieselben veranlafsten Functionsstörungen anderer Organe, und nach der Möglichkeit die erzeugenden Ursachen und Complicationen zu beseitigen. Eine günstige Prognose kann bei einfachen, hitzigen Drüsengeschwülsten, bei Bubo crescens, Scrophula fugax u. s. w. gestellt werden; weniger günstig ist dieselbe bei den Drüsenscropheln, dem Bubo syphiliticus und bei den secundären oder sympathischen Drüsengeschwülsten. Gefahrbringend sind die symptomatischen, metastatischen, selbst die critischen Drüsengeschwülste, wenn sie schnell wachsen, sehr schmerzhaft sind, eine weiche ödematöse Beschaffenheit besitzen, und die bedeckende Haut blau oder schwärzlich wird, indem sie bei vorausgegangenen Fiebern die allgemeinen Crisen häufig beschränken, fast immer torpider Natur sind, eine grofse Neigung zum Zurücksinken oder zu Versetzung besitzen, und als Zeichen einer grofsen Erschöpfung, öfters des herannahenden Todes sich darstellen.

Die Behandlung der Drüsengeschwülste erfordert im Allgemeinen, mit Berücksichtigung der Vitalitätszustände, der veranlassenden Momente, und der vorhandenen Complicationen, solche Mittel, welche die Zertheilung oder Eiterung bewirken, und die Uebergänge in Verhärtung u. s. w. oder das Zurücksinken und die Versetzungen verhüten. Bei den einfachen gelinderen Formen reichen Warmhalten der Geschwulst durch Flanell, Kleien, Chamomillen oder

Hollundersäckchen, eine mehr wässerige vegetabilische Kost, eine gelinde Antiphlogose oder Diaphorese gewöhnlich zur Beseitigung hin. Schmerzhafte, entzündliche, mit Fieber verbundene Geschwülste der Drüsen, bedürfen nach Umständen allgemeine oder örtliche Blutentziehungen, kalte oder bleihaltige Ueberschläge, und nach Minderung der entzündlichen Spannung, zertheilende und erweichende Mittel, unter denen lauwarme Bähungen, milde, schleimigte Breiumschläge von erweichenden Kräutern, Leinsaamen, Malven, Hafergrütze, Brod oder Semmel in Milch oder Wasser gekocht, Apfelbrei, Einreibungen öligter und fetter Substanzen, das Unguentum Neapolitanum mit Oleum Hyoscyami u. s. w. die Gebräuchlichsten sind. Ist die Sensibilität der befallenen Drüse sehr erhöht, sind bedeutende Schmerzen vorhanden, so kann man benannten noch besänftigende oder narcotische Mittel hinzusetzen. Den torpiden chronischen Drüsengeschwülsten fehlt gewöhnlich die zur Zertheilung oder Eiterbildung nöthige Vitalitätserhöhung; es müssen daher zur Bezweckung derselben in Form von Bähungen, trockenen Ueberschlägen, Cataplasmen, Linimenten, heifsen oder warmen Dämpfen, Salben, Pflastern, Mittel in Anwendung gebracht werden, welche einzeln für sich, oder in Verbindung, erregende, reizende, resolvirende oder mischungsändernde Wirkungen besitzen. Zu den Gebräuchlicheren gehören hierher: Aromatische und reizende Ueberschläge von Raute, Scordium, Radix Mezerei, warmer heifser Asche, heifsen Weingeist, gebratenen Zwiebeln; Bähungen von Spiritus Mindereri, einer Auflösung Salmiaks in Essig, Bryonien und Meerzwiebelessig; Einreibungen mit venetianischem Seifenspiritus, Oleum animale Dippelii, Terpenthinöl, flüchtigen Salben, Unguentum Neapolitanum mit Zusatz von Campher, Terra ponderosa salita und anderen Reizmitteln, Jodsalbe; dick aufgestrichene Pflaster von Gummi amoniacum, Asa foetida, Galbanum, Bdelium, Sagapenum, Cicuta, Merkurialpflaster einzeln oder in Verbindung mit andern reizenden oder erweichenden Mitteln u. s. w. Haben die Drüsengeschwülste einen langsamen hartnäckigen Verlauf, sind dieselben sehr reizlos, so kann man die Compression, heifse Douche, die Elektrizität auf die erkrankte

Drüse anwenden, von welchen beiden letzteren behauptet wird, dafs öfters erst nach Vorausanwendung derselben, die fernere Anwendung geeigneter Mittel günstige Wirkungen hervorbringen Bei den einfachen acuten Drüsengeschwülsten ist gewöhnlich die Anwendung innerer Mittel nicht nothwendig; hingegen bei den torpiden und complicirten können selten zur Beförderung der Zertheilung die verschiedenen auflösenden seifenartigen Kräutersäfte, die Gummiharze, Schwefelmittel, Mercurialia, Antimonialia, Cicuta, Aconitum, Belladonna, der gebrannte Meerschwamm, die Jodine, das Kirschlorbeerwasser, grofse Gaben von Salmiak, zuweilen wiederholte Brechmittel, oder nach Erfordernifs des allgemeinen Vitalitätszustandes stärkende, reizende, an entfernten Theilen Secretionen erregende Mittel entbehrt werden. Sind Complicationen mit Dyscrasieen, Contagien, Fiebern u. s. w. oder die veranlassenden Ursachen noch fortwirkend vorhanden, so müssen diese besonders berücksichtigt und zur Beseitigung oder Unwirksammachung derselben die geeigneten Mittel zugleich in Anwendung gebracht werden. Die metastatischen, symptomatischen, critischen und wandernden Drüsengeschwülste müssen ebenfalls nach dem Grade ihrer Vitalität behandelt werden; jedoch müssen die anzuwendenden Reizmittel von stärkerer, die Schwächungsmittel von geringerer Wirkung, als bei den übrigen Drüsengeschwülsten sein, so dafs dieselben immer die Geschwulst zur Fixirung oder Beförderung einer erwünschten Eiterung in einem passenden Reizzustande erhalten. Eine passende Diät, gehörige Hautkultur, dem Vitalitätszustande und den veranlassenden Ursachen entsprechende einfache, künstliche oder mineralische Bäder, thätige Körperbewegungen, Entfernung des Patienten aus niedrigen, nafskalten, sumpfigen Gegenden u. s. w. sind unerlässige Bedingungen, ohne welchen selten die Heilung der Drüsengeschwülste, besonders der chronischen und torpiden, gelingt. St — b.

DRÜSENKRANKHEIT. S. Scrophulosis.

DRÜSENVERHÄRTUNG im Allgemeinen. Das grofse Heer von Drüsenverhärtung läfst sich im Allgemeinen auf vier Grundformen, auf die einfache Induration, auf die scrophulöse, strumöse und scirrhöse Verhärtung reduciren.

Die einfache Induration als die niedrigste und einfachste Form der Drüsenverhärtung ist gewöhnlich das Product einer einfachen, niemals einer dyscrasischen Drüsenentzündung, welche bis zu einer gewissen Höhe und Modification gelangt, durch Ausschwitzung plastischer Lymphe in das Drüsenzellgewebe sich endigte. Das Exsudat wird einer eigenthümlichen Nutritionsverstimmung unterworfen, und geht, indem sich von den umgebenden Wandungen Gefäfse einsenken, mit diesen organische Verbindungen ein, wodurch endlich die die Drüse constituirenden Gebilde mit dem Exsudate und unter sich, verkleben, verwachsen, oder zuweilen in eine ununterscheidbare Masse zusammen schmelzen. Sobald die veranlassende Entzündung beendigt und die Verhärtung vollendet ist, bleibt das krankhafte Bildungsstreben auf dieser Stufe stehen, indem die Verhärtung gleichsam unthätig, stationär wird, und durch sich selbst aller höheren abnormen Entwickelung unfähig ist.

Dieser einfachen Form gegenüber steht, als die höchste Entwickelung und Vollendung die scirrhöse Drüsenverhärtung. Sie beruht nicht allein auf einen local abnorm gewordenen Bildungsprozefs, sondern dieselbe mufs als die früheste Andeutung, als gewöhnlicher Concentrationspunkt für die ersten Symptome einer noch im Keime liegenden Kachexie, nämlich des carcinomatösen Prozesses angesehen werden. So wie bei der einfachen Form mit ihrer Vollendung der krankhafte Bildungsprozefs gleichsam beendigt ist, zeigt sich vielmehr bei der scirrhösen Verhärtung im Verhältnifs zur Dauer ein zunehmendes Bestreben zu einer höheren Degeneration, und zur Weiterverbreitung der krankhaften Metamorphose auf nähere oder entferntere Gebilde. Die zur Bildung der scirrhösen Verhärtung verwendeten Säfte scheinen schon während ihrer Zuführung eine krankhafte Tendenz zu besitzen, oder doch wenigstens mit dem Acte der Ablagerung, sogleich eine solche Umänderung zu erleiden, dafs sie ohne weitere Vorgänge, wie bei der einfachen Induration zur Bildung des Scirrhus verwendet werden können.

Die scrophulösen und strumösen Verhärtungen der Drüsen stehen zwischen beiden Vorhergegangenen in der Mitte, indem sie durch das Nichtbeschränktsein ihrer Fortbildung auf eine höhere Stufe, als die einfache Induration sich befinden, allein auch durch sich selbst nicht zu der höheren Ausbildung des Scirrhus gelangen können.

Die scrophulöse Drüsenverhärtung bildet sich fast immer aus scrophulösen Drüsengeschwülsten, in welchen die zwischen dem Zellgewebe abgesonderte oder angehäufte albuminöse Scrophelmaterie eigenthümliche Veränderungen erleidet, fester wird, und mit den umgebenden Gebilden verwächst oder zusammenschmilzt. Sie sind gleichsam die höchste Gestaltung der Drüsenscrophel, und nähern sich einerseits, indem sie durch innere Krankheitsmomente veranlafst werden und ein Bestreben zu Weiterverbreitung besitzen, den scirrhösen Verhärtungen. Andererseits zeigen sie eine träge Entwickelung und Fortbildung, liefern nicht die vielseitigen Productionen und Entartungen der strumösen Drüsen, und geben hierdurch ihre Verwandschaftsverhältnisse mit der einfachen Induration zu erkennen.

Der krankhafte Bildungsprozefs beschränkt sich bei den strumösen Drüsenverhärtungen gewöhnlich nur auf eine Drüse und auf deren Zellgewebe. Allein derselbe beobachtet eine rasche und fortdauernde Entwickelung, liefert die verschiedenartigsten und mannichfaltigsten Productionen, und ist deswegen ausgezeichneter und vielseitiger thätig als bei allen übrigen Drüsenverhärtungen. Ihre Entstehung und Bildung scheinen sie sowohl der Umbildung schon abgelagerter, als auch für die krankhaften Productionen sogleich mit dem Acte der Ablagerung qualificirter Stoffe zu verdanken.

Die einfache gutartige Drüsenverhärtung entwickelt sich immer nach einer gewöhnlich acut verlaufenden Drüsenentzündung, und giebt sich durch eine gleichmäfsige, härtliche, unschmerzhafte nach der Form der entzündeten Drüse gestaltete Anschwellung zu erkennen. Dieselbe ist begränzt, unter der normal beschaffenen Haut verschiebbar, gleichmäfsig eben, selten klein höckerig anzufühlen und besteht bei sehr geringer Vitalitätsäufserung, einmal gebildet, als ruhige Masse oft während des ganzen Lebens ohne weitere Volumensvergröfserung, fort.

Zuweilen vermifst man bei der einfachen Induration, wenn während der Entzündungsperiode die Wandung an den Drüsenzellen und Kanälen, und diese unter sich, ohne Exsudatbildung verwachsen und Veränderungen erleiden, jede Volumensvergröfserung; die erkrankte Drüse ist vielmehr verkleinert, zusammengeschrumpft, gewöhnlich aber auch härter und fester. Bei der anatomischen Untersuchung findet man die, die Drüse constituirenden Gebilde verkümmert, geschwunden, unter sich oder mit dem Exsudate verschmolzen und verwachsen, oder zuweilen das Ganze in eine compacte harte gelatinöse Masse verwandelt, in welcher man keine früheren Eigenthümlichkeiten der Drüse mehr entdecken kann. Die veranlassende Ursache ist gewöhnlich eine Vernachläfsigung oder schlechte Behandlung einer Drüsenentzündung.

Die scrophulösen Drüsenverhärtungen haben hinsichtlich der äufseren Form und Beschaffenheit mit der einfachen Induration gewöhnlich grofse Aehnlichkeit, kommen jedoch den strumösen Verhärtungen zuweilen sehr nahe. Sie unterscheiden sich von denselben durch gleichzeitige oder schon stattgefundene scrophulöse Erscheinungen in anderen Organen, und durch das Vorhandensein eines torpid scrophulösen Habitus, der sich während allen Lebensperioden nie gänzlich verliert. Die scrophulösen Verhärtungen befallen gewöhnlich die lymphatischen, besonders die Hals- und Achsel-, seltener die conglomerirten Drüsen, und erreichen die Gröfse von einer kleinen Bohne bis zu der einer Faust. Sie zeigen während ihres Bestehens eine geringe Vitalität, gehen jedoch, wenn sie durch innere oder äufsere Momente empfindlich, schmerzhaft oder entzündet werden, sehr leicht in Abscefs oder langdauernde Geschwürbildung über. Als Gelegenheitsursache können alle jene schädlichen Momente, welche die Scrophulosis in ihrem Bestehen begünstigen, unterhalten oder steigern, und eine schlechte Behandlung der scrophulösen Drüsengeschwülste betrachtet werden. Die scrophulöse Drüsenverhärtung besteht gewöhnlich aus compacten, keine eigenthümliche Struktur zeigende, dem verhärteten Albumen ähnliche Massen, welchen eine körnigte, bröcklige, talgartige oder kreidenartige Substanz beigemischt ist. Ein eigenthümliches Nutritionsorgan dieser Massen mangelt, denn die Bildung derselben geht vom Zellgewebe aus, und nur irriger Weise könnte die zwischen dem Drüsenkörper und dem umgebenden Zellgewebe, zuweilen nach vorausgegangener Reizung oder chronischen Entzündung, vorkommende Schichte geronnener Lymphe, als solches angesehen werden. Sind die scrophulösen Drüsenverhärtungen während einiger Zeit rasch, allein schmerzlos, in ihrem Wachsthume vorgeschritten, so findet man häufig in der Mitte der Verhärtung eine Vereiterung.

Die strumöse Drüsenverhärtung wird nach einem chronischen Reiz, Congestions- oder Entzündungszustande zuweilen ohne alle Veranlassung erzeugt. Es bildet sich eine anfangs mäfsig harte, gewöhnlich ungleiche Geschwulst, welche allmählig öfters sehr schnell, ungleicher, höckeriger, knollig und unbeweglich wird, an einzelnen Stellen weich, elastisch, selbst fluctuirend, an anderen hingegen hart, knorpelich, selbst knöchern anzufühlen ist, und im steten Wachsen begriffen, öfters eine bedeutende Gröfse erreicht. Gewöhnlich sind die strumösen Drüsenverhärtungen schmerzlos oder erregen nur zeitweise eine drückende, kalte, pulsirende oder klopfende Empfindung, bleiben, bis zu einer gewissen Gröfse gediehen, im Wachsthume stehen, brechen zuweilen auf, und entleeren verschiedenartige Massen und Flüssigkeiten, oder sie gehen in fungöse oder ulceröse Degenerationen über. Die die Verhärtung bedeckende Haut ist bei grofser Ausdehnung derselben verdünnt, braun oder bläulich geröthet, zuweilen mit der Verhärtung verwachsen und mit varicösen Gefäfsen durchzogen. Die strumösen Verhärtungen der Drüsen können auf endemische noch nicht genau bestimmte Verhältnisse, auf erbliche Anlage begründet, zuweilen angeboren sein. Gerne gehen Geschwülste, Reizungen und chronische Entzündungen einer conglomerirten Drüse bei gichtischen, scrophulösen, syphilitischen, mit habituellen Rheumatismen oder Rothlauf behafteten Individuen,

dividuen, besonders wenn bei ihnen constitutionell gewordene Se- und Excretionen in Stockung gerathen, in strumöse Verhärtungen über. Sie kommen selten in den lymphatischen, am häufigsten in den conglomerirten Drüsen, besonders in der Thyreoidea, Parotis und in den Achseldrüsen vor. So wie der abnorm gewordene Nutritionsprozefs und die krankhafte Productivität bei strumösen Verhärtungen sich selten über die erkrankte Drüse hinaus erstrecken, um so mehr zeigt sich in dieser Beschränktheit eine gröfsere und vielseitigere Thätigkeit; daher sich auch bei der anatomischen Untersuchung selten gleichförmige und gleichhaltige Massen vorfinden. Oefters liegen speckige, sulzige, fettartige, bröckliche, sarcomatöse, knorpeliche Massen in und neben einander, gewöhnlich von dem krankhaft erweiterten und entarteten Zellgewebe umschlossen, wobei der Drüsenkörper entweder verkümmert oder auch in die krankhafte Degeneration hinein gezogen ist. Diese erweiterte Zellen bilden häufig auch faserige, sehnige, knorpeliche selbst knöcherne Höhlen und Kisten, in welchen sulzige, fettige, breiige Massen, oder eiterartige, molkige verschieden gefärbte, gewöhnlich scharfe Flüssigkeiten enthalten sind. Zuweilen findet man in strumösen Verhärtungen steinige Concremente, Hydatiden, Balggeschwülste, Abscesse u. s. w.

Die scirrhöse Drüsenverhärtung erscheint gleich anfangs als eine begränzte, gewöhnlich völlig unschmerzhafte, nur selten empfindliche Geschwulst, welche gleich bei ihrem Entstehen sehr hart, kalt, ungleich, schwer, höckerig, selten gleichmäfsig, und zuweilen an einzelnen Stellen etwas weicher ist. Allmählig und langsam vergröfsert sich die Geschwulst nach allen Richtungen, sie wird höckeriger, knotiger, erlangt eine dem Knorpel gleiche Härte, und verwächst mit den nahen Theilen, besonders mit der Haut, die allmählig gespannt, runzlich, hart, knotig, braun oder blaulich roth wird, und im Umkreise oder über der Geschwulst varicös gewordene, wie gedrehten oder verknoteten Stricken ähnliche Stammvenen durchscheinen läfst. Endlich wird die Verhärtung öfters ohne alle Veranlassung, oder nach irgend einer schädlichen Einwirkung empfindlich, es stellen sich in derselben durchfahrende, heftig schmerzende Stiche oder anhaltend brennende Schmerzen ein, wobei die Geschwulst zu wachsen aufhört, öfters mehr zusammen schrumpft, bis endlich dieselbe aufbricht und in krebshafte Degeneration übergeht.

Die scirrhöse Drüsenverhärtung ist gewöhnlich das Anfangssymptom einer eigenthümlichen specifischen Krankheit, des carcinomatösen Prozesses, dessen Wesen uns noch wenig bekannt ist, welcher sich aber, wie es scheint, aus Dupel- oder Tripelverbindungen innerer Krankheitsmomente, z. B. der Gicht, der Scropheln u. s. w. als eine selbstständige Krankheit herausbildet. Das Aufhören der Geschlechtsfunctionen scheint mit der Bildung der scirrhösen Drüsenverhärtung in wirksamer Verbindung zu stehen, indem das häufige Vorkommen derselben in den Jahren der Geschlechtabnahme hineinfällt. Die prädisponirenden Momente sind: eine erbliche Anlage, das weibliche Geschlecht, das sanguinisch-cholerische Temperament, die venöse atrabilarische Constitution, und eine vorherrschende Sensibilität. Zu den Gelegenheitsursachen gehören vorzüglich alle äufseren Schädlichkeiten, welche eine wiederholte, jedoch nicht zu intensive oder bis zur Entzündung sich steigernde Reizung der Drüse veranlassen, auf welche eine unzureichende, gestörte oder unterbrochene Reaction erfolgt. Die scirrhösen Verhärtungen kommen fast immer primär nur in den äufseren conglomerirten Drüsen, besonders in den Brüsten, der Parotis, den Hoden und den Thränendrüsen, und secundär gewöhnlich in den lymphatischen Drüsen vor. Die anatomische Untersuchung zeigt bei scirrhösen Drüsenverhärtungen zweierlei Materien von verschiedener Consistenz, eine harte faserige, und eine weichere, dem Ansehen nach unorganische Masse. Der faserige zuweilen knorpeliche Theil bildet entweder ohne Ordnung grofse Scheidewände und Höhlen, oder den Kern der Verhärtung, von welchen nach allen Richtungen strahlenförmig Scheidewände auslaufen. Zwischen diesen Höhlen und Scheidewänden liegt die weichere, dem verhärteten Albumen ähnliche Masse, in der Regel von einer hellbräunlichen, bisweilen blaulichen, grünlichen, weifslichen oder röthlichen Farbe. Manchmal findet man jedoch auch eine gleichförmige harte Masse ohne bestimmtes Gewebe. Zu den Seltenheiten gehört es, wenn neben der scirrhösen Substanz die pulpöse des Markschwammes oder Hydatiden und Abscesse sich vorfinden, welche letztere sodann sehr leicht zur irrigen Annahme des Ueberganges in krebshafte Degeneration führen können.

Bei allen Drüsenverhärtungen wird entweder die ganze Drüse mit dem sie umgebenden Zellgewebe in dem Verhärtungsprozesse verwickelt, oder derselbe beschränkt sich nur auf einen Theil des Drüsengebildes für immer, oder nur auf einige Zeit.

Im Wesentlichen unterscheiden sich die Geschwülste der Drüsen von der Verhärtung darin, dafs jene auf Anhäufung und Ablagerung abnormer oder normaler Säfte beruhen; diese hingegen durch einen abnorm gewordenen Nutritionsprozefs bedingt werden, welcher das beständige Bestreben zeigt, die zugeführten, abgelagerten und angehäuften Säfte der Drüse umzubilden, fremdartig zu machen, und aus diesen und dem Drüsenkörper selbstständige Productionen zu liefern. Dessen ungeachtet ist es fast immer schwierig im gegebenen Falle die Grenze der Drüsengeschwulst und der Verhärtung, wenn erstere in letztere übergeht, bestimmt anzugeben. Auch die Diagnose der Drüsenverhärtungen unter sich ist nicht selten durch folgende Umstände erschwert. Nicht immer finden wir bei den einzelnen Formen alle ihnen zukommende Charaktere genau ausgeprägt, häufig durch intercurrirende Momente modificirt und umgestaltet, oder mit fremdartigen Symptomen so vermischt, dafs es unmöglich ist, der Verhärtung ihren bestimmten Platz anzuweisen. In diesen Fällen führen sodann die veranlassenden Ursachen, der Charakter und die Verbindung der gleichzeitig stattfindenden oder vorausgegangenen Dyscrasieen, Contagien und anderweitiger Krankheiten, die Entstehungsweise, die Dauer, der Uebergang, der Sitz der Verhärtung, der Erfolg angewandter Mittel, häufig aber erst nur die anatomische Untersuchung zur diagnostischen Bestimmtheit. Nach der Gröfse, Lage und dem Charakter der Drüsenverhärtung, können Reiz und Entzündungszustände der benachbarten Organe, Störungen ihrer Function, und selbst lebensgefährliche Erscheinungen veranlafst werden.

Jede Form der Drüsenverhärtung kann sich unter gewissen Bedignissen zu einer höheren ausbilden; die einfache Induration kann Scirrhus werden und die diesem zukommenden Symptome allmählig entwickeln, allein nicht immer sind bei einzelnen oder mehreren den Scirrhus zukommenden Erscheinungen die Verhärtungen der Drüse wirklich scirrhös.

Die Prognose ist im Allgemeinen nicht günstig, und richtet sich vorzüglich nach der Dauer, Ursache, Lage und Gröſse der Verhärtung, nach der Körperbeschaffenheit, dem Alter und der erblichen Anlage des Kranken, nach den durch die Verhärtung verursachten krankhaften Zuständen benachbarter Organe oder des Gesammtorganismus, und nach der Möglichkeit die Verhärtung und die dieselben veranlassenden inneren Momente für immer zu entfernen.

Die Behandlung der Drüsenverhärtungen ist nach den verschiedenen Formen verschieden.

Die einfache Induration als locales Leiden der Drüsen verlangt nur solche Mittel, welche das träge und unthätige Leben derselben umstimmen, erhöhen und anreizen, wodurch entweder die Zertheilung der neuen noch nicht sehr festen Verhärtung erlangt, oder der Consumtionsprozeſs derselben durch Eiterung umgeleitet wird. Es sind daher gewöhnlich dieselben Mittel, wie bei den torpiden chronischen Drüsengeschwülsten in Anwendung zu bringen, welche durch eine sparsame Kost, gelind wirkende Ableitungsmittel unterstützt werden. Gelingt dieses Kurverfahren nicht, und wünscht der Kranke wegen Entstellung die Entfernung der Verhärtung, oder ist dieselbe sogar wegen erregter Störungen in anderen Organen nothwendig, so kann sie mittelst des Messers vollzogen werden.

Die scrophulösen Drüsenverhärtungen erfordern bei noch vorhandener Scrophulosis, Beseitigung oder Verminderung derselben und eine Verbesserung der Constitution. Nebst einer guten diätetischen Pflege sind hierzu entweder stärkende, reizende, oder vorzüglich auf das Lymphsystem wirkende Mittel erforderlich, unter denen China, Calamus aromaticus, Weiden- und Kastanienrinden, Eichelkaffe, Belladonna, Aconit, Cicuta, Alcalien, Saponaria, Ononis spinosa, Terra ponderosa salita, Spongia marina, Jodine, salzsaures

Gold, Mercurial, Eisen- und Antimonialpräparate, Schwefel, Stahl, Wein, Soolenbäder die vorzüglicheren sind, und nach dem Zustande des Kranken einzeln oder in Zusammensetzung gebraucht werden müssen. Als Localmittel verdienen flüchtige Salben, Opodeldoc, Linimentum ammoniatum, Petroleum, frische Ochsengalle mit Seifenliniment vermischt, resinös-gummose Mittel, Asa foetida, Ammoniacum, Galbanum in Meerzwiebelessig aufgelöst oder in Pflasterform, Einreibungen mit Terpenthinöl, Balsamus Locatelli, Unguentum herbae digitalis purpureae, Unguentum mercuriale mit Zusatz von Schirling, Campher, Ammonium und andern reizenden Mitteln, Jodsalbe, Fomentationen von aromatischen Aufgüssen, Salmiak, Kochsalz, Schwererden und Ammoniumauflösung, die Compression u. s. w. empfohlen zu werden. Die Indication zur Exstirpation der scrophulösen Drüsenverhärtung ist dieselbe, wie bei der einfachen Form.

Bei den strumösen Drüsenverhärtungen ist von der Anwendung des gebrannten Meerschwammes, der Jodine, und der übrigen reizenden, auflösenden, die Lebensthätigkeit der Verhärtung umstimmenden Mitteln, Salben, Pflastern, Linimenten und Ueberschlägen nur dann Nutzen zu erwarten, wenn die strumöse Verhärtung noch neu ist, keine zu bedeutende Veränderungen, knorpeliche oder knöcherne Entartungen eingegangen hat, und die gewöhnlich längere Zeit erforderliche Anwendung dieser Mittel ohne Gefahr für den übrigen Gesundheitszustand versucht werden darf. Zeigen sich diese Mittel fruchtlos oder erzeugt die oft enorme Vergröfserung gefährliche Zustände, so kann man die Verhärtung durch Unterbindung der Ernährungsgefäfse im Wachsthum aufhalten oder reduciren, ihren Umfang und Gröfse mittelst Durchziehung einer Haarschnur, Einschneiden der Geschwulst, Oeffnen der fluctuirenden Stellen oder Kisten und hierauf durch Einlegen von Charpie längere Zeit hindurch bewirkter Eiterung verringern, oder wo möglich durch die Exstirpation gänzlich entfernen.

Die scirrhösen Drüsenverhärtungen sind gewöhnlich unheilbar. Die Zertheilungsversuche schlagen fast jedesmal fehl und sind gewöhnlich auch schädlich, indem sie die Constitution des Kranken gefährden oder den Uebergang in

Krebs begünstigen. Die Compression und Exstirpation gewähren zuweilen bei noch gutem Vitalitätszustande und bei Nichtexistenz desselben Uebels in anderen Drüsen, gleich im Anfange Hülfe; verhüten jedoch äufserst selten die Recidive und den tragischen Ausgang, wenn das innere bedingende Moment zu einem Allgemeinleiden sich ausgebildet hat. Ist die Compression und Exstirpation contraindicirt oder die Verhärtung eine Recidive, so schlage man, zur Verhütung einer raschen oder weiteren Ausbildung ein prophylactisches Kurverfahren ein, entferne alle möglichen inneren und äufseren Reize, sorge für ein passendes Regimen und Erheiterung des Gemüthes, suche die krankhafte Disposition der Säfte zu erforschen, diese und die vorhandenen Dyscrasieen zu verbessern, und besonders durch seifenartige, auflösende Kräutersäfte und andere Mittel gegen die atrabilische Constitution zu wirken. St — b.

DRUPACEAE. Eine Abtheilung der *Rosaceae Juss.*, welche sich durch den nicht mit der Frucht verwachsenen Kelch, so wie durch die einzelne freie Steinfrucht (*drupa*) auszeichnet, wird mit dem Namen der *Drupaceae* bezeichnet, von Einigen auch als eine besondere Familie betrachtet. Unser Steinobst (Pflaumen, Aprikosen, Pfirsich u. s. w.) gehört in diese Abtheilung, welche sich auch durch das Vorkommen der Blausäure in fast allen Arten, jedoch in verschiedener Menge so wie in verschiedenen Organen (Kirschlorbeer-, Pfirsichblätter, Kirschkerne, Schlehenblumen), als eine eigenthümliche Gruppe characterisirt. v. Sch — l.

DRUSE, Drüse, Drusenkrankheit, Kropf der Pferde. Unter diesen gleichbedeutenden, in ganz Deutschland gebräuchlichen Trivialnamen versteht man im Allgemeinen den Catarrh der Pferde und der ihnen verwandten Thiere (des Esels, Maulesels und des Maulthieres); manche Schriftsteller bezeichnen aber mit ihnen eine spezifische catarrhalische Krankheit dieser Thiere, welche sie die wahre oder ächte Druse nennen und die sich hauptsächlich dadurch charakterisiren soll: dafs *a*) aufser der catarrhalischen Reizung der Schleimhaut in der Nasenhöhle, im Rachen u. s. w., bei ihr ein vorherrschendes Leiden des Lymphgefäfssystems besteht und dieses durch Anschwellung und Abscesse der

Lymphdrüsen im Kehlgange u. s. w. sich äufsert: *b*) dafs sie ansteckend ist, — und *c*) dafs sie die Thiere in der Regel nur einmal während des ganzen Lebens, und vorzüglich nur im jugendlichen Alter befällt. — Die Erfahrung zeigt jedoch, dafs diese Charaktere theils nicht constant, theils nicht einer besondern Krankheitsform allein eigen sind, sondern dafs sie bei jedem Catarrh der Pferde (und der ihnen in der Organisation verwandten Thiere) sich entwikkeln können und auch wirklich sich oft entwickeln; dafs namentlich das Mitleiden des Lymphgefässsystems bei fast allen catarrhalischen Krankheiten dieser Thiere etwas sehr Gewöhnliches ist, dafs zuweilen der Nasenausflufs bei diesen Krankheiten in jedem Alter der ergriffenen Thiere ansteckend wird (wie dies auch bei dem Schnupfen des Menschen nicht selten der Fall ist), dafs er aber dagegen diese Eigenschaft bei jungen Thieren nicht immer besitzt, und dafs Pferde sehr häufig in der Jugend an den bezeichneten Zufällen der wahren Druse leiden, und dann im spätern Alter unter ganz gleichen Zufällen noch mehrmals erkranken. Die selbstständige Existenz jener spezifischen, von dem Catarrh verschiedenen Krankheit ist daher vielfältig bezweifelt worden, und namentlich haben in neuerer Zeit die meisten französischen Thierärzte (z. B. *Rodet*, *Hurtrel d'Arboval*, *Vatel*) dieselbe ganz geläugnet und, nach den Prinzipien des Broussaismus, die Druse für eine blofse Entzündung der Nasenschleimhaut (*Rhinite*) erklärt. Das Letztere beruhet jedoch offenbar auf einer zu einseitigen Ansicht; denn obgleich die Druse im Wesentlichen dem Catarrh der übrigen Thiere entspricht, so ist doch wohl zwischen Catarrh, catarrhalischer Entzündung und zwischen gewöhnlicher Entzündung einer Schleimhaut noch einiger Unterschied; und die Druse erhält aufserdem noch durch das oben schon angedeutete Mitleiden des Lymphgefässsystems in den meisten Fällen sowohl in den Symptomen, wie im Verlaufe und in den Folgen einen so eigenthümlichen Charakter, dafs sie mit einer gewöhnlichen Entzündung der Nasenschleimhaut gar nicht zusammen zu stellen ist.

Die Druse erscheint in mehrerlei Formen und in sehr

verschiedenen Graden und Complikationen, von denen man die ersteren theils mit den oben angegebenen, theils mit noch andern Namen bezeichnet. Die wichtigsten davon sind folgende:

1) Der Strengel (Nasencatarrh, *Rhinitis, Coryza*). Er ist eine catarrhalische Reizung der Nasenschleimhaut, im höheren Grade wohl auch eine catarrhalische Entzündung derselben, übrigens aber die einfachste Form des Catarrhs, da das Lymphgefäfssystem hierbei weniger mitleidet als bei den übrigen Formen. Er befällt Pferde häufiger als Esel und Maulthiere, herrscht im Frühjahre und Herbst am häufigsten, und hat mehrentheils einen sehr milden Verlauf. Die Thiere bekommen zuerst einen Frostschauder, der auch einigemale, und besonders gegen Abend wiederzukommen pflegt; dann tritt erhöhete Wärme ein, die Bindehaut der Augen, und noch mehr die Schleimhaut der Nase wird sehr geröthet, letztere auch trocken und mehr warm, das Haar gesträubt, die Haut trocken und gespannt; alle Exkretionen sind vermindert, der Koth trockener als sonst, der Harn durchsichtig und dunkel bräunlich gefärbt; das Athmen geschieht etwas schneller und kürzer, oft mit trockenem kurzem und selbst etwas schmerzhaftem Husten; der Puls ist um 5 bis 20 Schläge (also auf circa 45 bis 60) pro Minute vermehrt; die Thiere stehen mehr oder weniger traurig, zuweilen mit gesenktem Kopfe, sind etwas matter in der Bewegung, und fressen nicht mit dem gewöhnlichen Appetit. Gegen den 3ten oder 4ten Tag beginnen die Augen zu thränen, und aus der Nase tropft eine anfangs dünne und klare Feuchtigkeit, welche allmälig häufiger und schleimiger wird, und zuletzt einen dickflüssigen, weifsen oder gelblich weifsen geruchlosen Schleim darstellt. Derselbe wird dann durch Husten und Niesen reichlicher, zuweilen in ganzen Klumpen entleert. Der Husten wird dabei immer lockerer und leichter, das Fieber verschwindet mit dem Beginn dieser Periode gänzlich, die dunkle Röthung der Schleimhäute aber nur nach und nach; die Munterkeit und der gute Appetit des Thieres kehren wieder, und gewöhnlich ist in 10 bis 14 Tagen die Krankheit vollkommen beendet. Zuweilen verlieren sich aber nur die Zufälle der

entzündlichen Reizung und das Fieber, der Ausflufs von Schleim aus der Nase bleibt dagegen für längere Zeit zurück und wird chronisch.

2) Die Kehlsucht. Sie ist eine wahre catarrhalische Bräune, bei welcher sich das catarrhalische Leiden der Schleimhaut ganz wie bei dem Strengel verhält, aber sich tiefer hinab, über den Rachen und Kehlkopf verbreitet. Mehrentheils ist der Strengel zugleich vorhanden; zuweilen fehlt aber die Affektion der Nasenschleimhaut fast gänzlich. Das Fieber, und ebenso die örtlichen Zufälle sind in der Regel heftiger als bei dem Strengel; namentlich geschieht das Athmen mehr angestrengt, in kürzeren Zügen und zuweilen röchelnd; das Hinabschlingen des Futters, und noch mehr des Getränkes ist etwas beschwerlich, in höhern Graden des Uebels auch wohl ganz gehemmt, so dafs Nahrungsmittel und Getränk mehr oder weniger reichlich durch die Choanen und durch die Nasenlöcher wieder zurückfliefsen. In der Umgegend des Kehlkopfes ist äufserlich am Halse keine Geschwulst wahrzunehmen, fast immer zeigen aber die Thiere daselbst grofse Empfindlichkeit; sie husten oft von selbst oder können durch gelinden Druck mit der Hand gegen den Kehlkopf und gegen den obern Theil der Luftröhre leicht hierzu gereizt werden; manche suchen aber auch aus Schmerz das Husten zu unterdrücken, indem sie den Athem anhalten, mit dem Kopfe schütteln und dabei stöhnen. Der Husten selbst ist in der ersten Zeit kurz, trocken und dem Anscheine nach für das Thier schmerzhaft; nach und nach wird er jedoch lockerer und zuletzt mit Auswurf von vielem Schleim begleitet. Auch im Maule und in der Rachenhöhle ist zuweilen, besonders um den 2ten oder 3ten Tag, die Schleimsekretion sehr vermehrt. Der Appetit ist bei manchen Pferden selbst bei einem hohen Grade der übrigen Symptome sehr wenig gestört, in andern Fällen aber fast ganz unterdrückt. Der Verlauf der Krankheit ist übrigens sehr ähnlich wie bei dem Strengel, und die Dauer erstreckt sich auf 6, 8 bis 14 Tage.

3) Die gutartige Druse, auch blos Druse, Drüsen oder Kropf genannt (*Adenitis, Scrophula equina* (?).

Franz. *Gourme.* Ital. *Moccio, Ciamorro.* (In früherer Zeit, wo man den Unterschied zwischen Druse und Rotz nicht gehörig kannte, wurden diese beiden Krankheiten häufig mit einem und demselben Namen belegt. So wird auch mit Ciamorro von ältern italienischen Schriftstellern, z. B. von *Bonsi* (Instituzioni di Mascalcia, Tom. 2.) der Rotz bezeichnet, die neuern verstehen hierunter aber nur die Druse. Auch in Spanien wird der Rotz gewöhnlich Ciamorro genannt.) Span. *Muermo.* Engl. *Strangles.* Dän. *Qvaerke, Qvaersild, Krop, Snue*) ist die häufigste und die Hauptform der Drusenkrankheit. Sie beginnt gewöhnlich wie der Strengel, und zeigt auch im weitern Verlaufe dieselben Zufälle wie dieser, oder auch die Symptome der Kehlsucht. Aufserdem tritt aber noch jedesmal als unterscheidendes Symptom eine Anschwellung der Lymphdrüsen im Kehlgange (in den sogenannten Ganaschen) hinzu. Diese Anschwellung findet sich um den 2ten bis 5ten Tag der Krankheit, selten nach dieser Zeit, zuweilen aber gleich bei dem Eintritte des Fiebers oder sogar noch vor demselben. Sie erfolgt in der Regel an beiden Seiten des Kiefers, zuweilen aber auch nur an einer; sie ist etwas vermehrt warm, mehr oder weniger schmerzhaft und besteht bald hauptsächlich aus einer Auftreibung der einzelnen Drüsenkörner, die man im Anfange als rundliche Knötchen von der Gröfse einer Erbse sehr deutlich fühlen kann, bald hauptsächlich in einer Auftreibung des Zellgewebes. Oft scheint sie blos in einer consensuellen, entzündungsartigen Reizung der Drüsen, oft aber in einer wirklichen Entzündung derselben begründet zu sein; denn in vielen Fällen sind die vorhin angeführten Entzündungssymptome nur äusserst wenig an der Geschwulst zu bemerken und dieselbe nimmt in einem ähnlichen Verhältnifs zu und ab, wie die Reizung an den Schleimhäuten stärker oder geringer wird: in andern Fällen sind dagegen die Zufälle der Entzündung sehr deutlich ausgebildet, ohne Verhältnifs zum Grade der übrigen Erscheinungen, und die Geschwulst geht zuletzt in Vereiterung über. Zuweilen bleibt sie während der ganzen Krankheit auf einen mäfsigen Grad im Kehlgange beschränkt, mehrentheils nimmt sie aber nach und nach den letztern ganz ein, erstreckt sich bis an und um den Kehlkopf, selbst bis auf die Ohrdrüsen und wird immer härter, gespannter und schmerzhafter. Einzelne Drüsen sind dann nicht mehr in ihr zu fühlen. Durch den grofsen Umfang verursacht sie bisweilen auf den Kehlkopf, gegen die Zunge und die Rachenhöhle einen sehr bedeutenden Druck, so dafs die Thiere nur mit grofser Beschwerde athmen, kauen und schlucken können. — Wenn bei den gelinderen Graden der Krankheit gegen den 5ten bis 8ten Tag das Fieber verschwindet, die Schleimhaut der Nase und des Mauls blässer und feuchter, und der reichlich abgesonderte Schleim consistenter wird, so pflegt auch die mäfsige Anschwellung der Drüsen sich zu mindern und nach und nach, zuweilen erst nach 3 Wochen, ganz zu verschwinden; wo aber die Geschwulst in dem vorhin angedeuteten hohen Grade sich entwickelt hat, da verliert sie gewöhnlich mit 6 bis 8 Tagen an einzelnen Stellen blos ihre bisherige Härte, zeigt aber daselbst eine fast elastische Spannung und später, als Zeichen der eingetretenen Eiterung, auch Fluktuation und Weichheit. Liegt der Eiter nahe unter der Haut, so wird letztere an der betreffenden Stelle sehr weich, dünn und bleich, die Haare fallen aus und bald darauf, etwa mit 8, 10 bis 14 Tagen, bahnt sich der Eiter durch eine oder durch mehrere kleine Oeffnungen einen Ausgang; liegt er aber tief in der Geschwulst, so entstehen oft, ehe die Oeffnung des Abszesses erfolgt, an dem Unterkiefer gegen das Kinn zu, oder am Halse unter dem Kehlkopfe ödematöse Anschwellungen, die sich nach und nach immer tiefer senken. Wird in solchen Fällen der Eiter nicht durch einen Einstich bei Zeiten entleert, so bildet er zuweilen bis in die Gegend des Kehlkopfes, des Zungenbeins oder des Zungenbändchens Gänge, und entleert sich besonders neben dem letztern nach innen in die Maulhöhle. Die Eiterung der Drüsengeschwülste hat mehrentheils die Bedeutung einer guten Krisis; denn mit dem Oeffnen der reifen Abszesse tritt fast immer eine Besserung des ganzen Krankheitszustandes ein; das Thier wird viel munterer, das Athmen freier, der Appetit lebhafter, der vorher schon seit einigen Tagen zwar ziemlich consistente aber zähe Schleimausflufs aus der Nase wird in der Menge vermindert, und in der Consistenz noch dickflüssiger, oft gleichsam wie mit weifsen Körnern oder Flocken gemengt, etwas gelblich-weifs, und beim Husten und Niesen zuweilen in dicken Klumpen oder Stücken ausgeworfen; er hängt sich wenig an die Ränder der Nase an, und wenn dies auch einmal geschieht, so klebt er doch nicht fest an denselben; zuletzt, d. i. mit etwa 14 Tagen bis 3 Wochen wird, wenn nicht störende Einwirkungen stattfinden, der Ausflufs wieder klar und dünnflüssig und überhaupt von normaler Beschaffenheit. Die Abszesse heilen in 6 bis 8 Tagen mehrentheils sehr leicht und vollständig; zuweilen aber bildet sich vor oder gleich nach erfolgter Heilung noch eine zweite oder selbst eine dritte Oeffnung, besonders wenn der Abszefs künstlich zu früh geöffnet worden oder zu schnell wieder zugeheilt ist. — Die Krankheit entscheidet sich jedoch sehr oft nicht blos durch solche Drüsenabszesse, sondern zugleich oder auch allein durch kritischen Urin oder durch Schweifs, selten durch Diarrhöe. — Fast alle an Druse leidende Pferde sind während der Krankheit träge und matt, sie schwitzen sehr leicht, und selbst bei geringer Arbeit fangen sie bald an beschwerlicher und schneller zu athmen; einzelne magern bedeutend ab und bei manchen bleibt auch nach gänzlicher Heilung die Mattigkeit durch einige Zeit deutlich bemerkbar; die meisten aber erholen sich sehr schnell.

In manchen Fällen ist die Druse (und ebenso der Strengel und die Kehlsucht) mit einer catarrhalischen Entzündung der Bindehaut der Augen, oder mit Entzündung der sogenannten Luftsäcke (des einen oder beider) und in Folge dessen mit chronischer Absonderung und Anhäufung von Schleim in ihnen, und zuweilen auch mit dem Ausbruch oder Wechsel von Zähnen begleitet. (In einzelnen Fällen hat man nach vorausgegangener Druse in den Luftsäcken nicht blos Schleim, sondern auch feste, knorpelartig harte Körper (sogenannte Chondroiden) gefunden. Dieselben sind Produkte des verdickten Schleims, von der Gröfse einer Erbse bis zu der einer Wallnufs, äufserlich graugelb oder gelbbraun, glatt, rundlich oder mit Flächen versehen und im Innern zeigen sie mehrere Schichten übereinander.

Ihre Zahl ist unbestimmt, 1 bis 12 und noch mehr. Sie scheinen den Thieren keine Beschwerden zu verursachen.) *a*) Die Entzündung der Bindehaut giebt sich durch ähnliche Symptome zu erkennen wie bei dem Menschen, namentlich aber durch Anschwellung und dunklere Röthung, wobei in der Conjunktiva des Augapfels viele ausgedehnte Gefäſse sich zweigartig von dem Umfange des Augapfels nach dem Rande der durchsichtigen Hornhaut zu verbreiten, ohne daſs sie über denselben sich erstrecken; die Thränen flieſsen zuerst wasserhell und sehr reichlich, später mit vielem weiſslichen, nicht sehr gerinnbarem Schleim gemengt zwischen den Augenlidern hervor; letztere sind zuweilen stark, zuweilen sehr wenig angeschwollen, und ebenso sind die krankhaft erhöhete Wärme, der Schmerz und die Lichtscheu bei einzelnen Pferden in sehr verschiedenen Graden zu bemerken. Gewöhnlich sind diese Symptome nur in der ersten Zeit etwas auffallend und selten mit dem Grade der Röthung und der Schleimabsonderung in einem gleichen Verhältniſs. — *b*) Die Entzündung der Luftsäcke und die hierdurch zuweilen erzeugte Verdickung ihrer Häute ist aus keinem einzigen Symptom mit Sicherheit zu erkennen, aber die Ansammlung von Schleim in ihnen ergiebt sich, wenn sie einen hohen Grad erreicht hat, daraus: daſs die Ohrdrüsen durch die im Innern unter ihnen liegenden, jetzt ausgedehnten Luftsäcke stark nach auſsen gedrängt sind, daſs überhaupt der Kopf und Hals in dieser Gegend bald mehr bald weniger angeschwollen aber nicht schmerzhaft ist, daſs das Athmen beschwerlich, zuweilen etwas röchelnd oder schnarchend geschieht, und daſs aus einem oder aus beiden Nasenlöchern ein geruchloser Schleim flieſst, welcher meistens beim Niederfallen runde Klümpchen bildet und in solchen vor dem Pferde auf dem Fuſsboden oder in der Krippe gefunden wird. Dieser Ausfluſs erfolgt stärker, wenn das Pferd mit gesenktem Kopfe steht, wenn man ihm den, vorher in die Höhe gehobenen Kopf schnell gegen den Hals herunter drückt, wenn man in der Gegend der Ohrdrüsen von auſsen nach innen zu einen Druck mit den Fingern gegen die Luftsäcke anbringt, und wenn man das Pferd mit kurzen Zügeln und mit tiefgehaltenem Kopfe reiten läfst. Bei diesen Experimenten streckt das Pferd zuweilen gewaltsam den Kopf, öffnet das Maul und krächzet, als ob es einen fremden Körper herausstofsen wollte, und unter husten oder niesen entleert sich dann der Schleim durch die Nase oder auch durch das Maul zugleich. Ist aber die Ansammlung des Schleims in den Luftsäcken nur gering, so ist in der Regel keine Geschwulst an der bezeichneten Stelle zu bemerken, sondern es sind nur die übrigen Symptome, und zwar in einem geringen Grade wahrzunehmen. Fast in jedem Falle besteht der Ausflufs durch lange Zeit (mitunter durch 4 bis 8 Monate), wodurch er bei Unkundigen zuweilen den Verdacht erregt, dafs Rotz vorhanden sei. Von dem letztern unterscheidet sich aber der in Rede stehende Zustand aufser seinen eigenen, eben angeführten Kennzeichen vorzüglich dadurch: dafs der Ausflufs stets schleimig und mild ist, dafs die Schleimhaut der Nase gesund, ohne Pusteln und Geschwüre erscheint, und dafs die harten, unschmerzhaften und unbeweglichen Drüsengeschwülste, welche bei dem Rotz gewöhnlich vorhanden sind, hier fehlen. — *c*) Das Zahnen kann natürlich nur bei Pferden bis zum 5ten oder 6ten Jahre ein Begleiter der Druse sein, da es bis zu diesem Alter vollständig beendigt ist. Ebenso wie dasselbe bei gesunden Pferden meistens ohne auffallende Erscheinungen vorübergeht, in einzelnen Fällen aber mit allgemeiner Abgestumpftheit, mit Traurigkeit, Hitze im Maule, Geifern aus demselben, Appetitlosigkeit, Zähneknirschen u. dergl. verbunden ist, ebenso verhält es sich auch hier; sehr oft hat es auf die Krankheit gar keinen Einflufs, zuweilen aber macht es die allgemeinen Zufälle derselben weit schwerer und den Verlauf langsamer. Es ist aus den jetzt angeführten Symptomen, vorzüglich aber aus den Veränderungen an denjenigen Zähnen, deren Ausbruchs- oder Wechselzeit eben eingetreten ist, zu erkennen.

Aufser den Modifikationen in der Form der Druse unterscheidet man dieselbe noch hinsichtlich ihres Charakters: *A*) in gutartige Druse, *B*) in ausartende, verschlagene, unterdrückte oder herumziehende Druse, und *C*) in bösartige oder verdächtige Druse.

A) Die gutartige Druse zeigt die im Vorhergehenden (S. 536 bis 542) angeführten Symptome und macht einen Verlauf von 6 Tagen bis zu einigen 20 Tagen. Der Grad der Zufälle entscheidet hierbei nichts.

B) Bei der ausartenden, verschlagenen u. dergl. Druse entstehen, vorzüglich im Anfange der Krankheit zuweilen aber auch später, verschiedenartige Abweichungen in den Symptomen und im Verlaufe derselben. Wenn nämlich die Druse bei Pferden eintritt, welche abgemagert und abgetrieben, durch verdorbenes Futter u. dergl. Getränk ernährt, in dumpfiger, stinkender Stallluft gehalten, oder auf irgend eine andere Weise vorher schon kränklich sind, oder wenn die Thiere nach dem Ausbruch der Krankheit noch erkältet, durch anstrengende Arbeiten abgemattet, einer zu reizenden oder einer kräftig ableitenden Heilmethode, oder auch grofsen äufsern Verletzungen unterworfen sind, so geschieht es häufig, dafs entweder die Symptome der Druse verschwinden und dafs dafür die Symptome anderer Krankheiten, namentlich der Lungenentzündung, der Bräune, Augenentzündung, der Kolik (die ehemals sogenannte Fibel- oder Feifelkolik), des akuten Rheumatismus u. dergl. plötzlich eintreten, — oder dafs die Zufälle der Druse bald schwächer bald stärker werden und langsamer verlaufen, dafs das Fieber länger als gewöhnlich andauert und zuweilen einen asthenischen, gastrischen, nervösen oder fauligen Charakter annimmt, und dafs keine vollständige kritische Entscheidung auf gewöhnliche Weise eintritt. Statt der letztern bilden sich dagegen bald ödematöse Anschwellungen unter dem Bauche, an der Vorhaut (am sogenannten Schlauche) und Hodensacke, unter der Brust, an den Beinen oder auch, obgleich selten, am Kopfe, bald auch Entzündungsgeschwülste an verschiedenen Theilen des Körpers. Diese letztern Geschwülste entstehen fast immer sehr schnell, oft an Stellen, wo Druck, Quetschung oder Verwundung stattgefunden, oft aber auch an ganz gesund scheinenden Theilen, und sie gehen meistens bald in Eiterung über, worauf häufig noch die Krankheit mit völliger Genesung zu enden pflegt. — Als eine bemerkenswerthe, im Ganzen aber seltene Erscheinung sind bei der ausartenden Druse noch Geschwüre an der Nasenschleimhaut zu erwähnen, weil dieselben mehr als irgend ein anderes Symptom den Verdacht erregen können, dafs die Druse in Rotz übergegangen sei. Denn von allen Sachverständigen wird angenommen, dafs die sichere Diagnosis der letztern Krankheit aufser den übrigen Kennzeichen derselben hauptsächlich durch Geschwüre an der Schleimhaut der Nase, begründet wird. Obgleich dies wahr ist, so sind doch nicht alle Geschwüre an dieser Haut Symptom des Rotzes allein, sondern sie kommen (abgesehen davon, dafs durch scharfe, in die Nasenhöhle eingedrungene Stoffe Ulcerationen erzeugt werden können,) in einzelnen Fällen auch bei allen Formen der Druse vor, besonders wenn dieselbe durch ungünstige Aufsenverhältnisse von ihrem regelmäfsigen Verlaufe abweichend gemacht wird. Leider ist jedoch ein bestimmter Unterschied in der Form und Beschaffenheit zwischen den Rotzgeschwüren und zwischen den wenig bedeutenden Geschwüren der letztern Art bisher noch nicht zu ermitteln gewesen; denn die von Einigen und von mir selbst gemachte Beobachtung, dafs die letztern sehr schnell, nicht aus vorausgegangenen Knötchen oder aus kleinen weisgelblichen Bläschen, sondern entweder aus der glatten Schleimhaut oder aus grofsen gelben oder röthlichen Blasen entstehen, dafs sie von grofsem Umfange (zuweilen 1 Zoll grofs nach allen Richtungen) und über die Schleimhaut erhaben sind, und sich schnell mit einem braunen, dichten Schorf bedecken, — ist nicht entscheidend, da ich ganz dieselbe Entstehung und dieselben Eigenschaften in mehreren Fällen auch bei wahren Rotzgeschwüren gesehen habe. (Von denjenigen Rotzgeschwüren, welche am häufigsten vorkommen, und sich durch speckigten Grund und aufgeworfene Ränder charakterisiren, kann hier die Rede nicht sein, weil sie mit den Drusengeschwüren keine Aehnlichkeit haben). Es bleiben aber zur Unterscheidung dieser beiden Arten von Geschwüren zwei andere Anhaltspunkte übrig, nämlich *a*) ihr Verlauf, und *b*) die Beschaffenheit der übrigen Symptome. Denn die Rotzgeschwüre sind, mit seltenen Ausnahmen, stets chronisch, gewöhnlich bis zum Tode des Thieres dauernd, und wenn auch zuweilen eins heilt, so brechen andere neben ihm von Neuem

wieder

wieder auf. Nach geheilten Rotzgeschwüren bleiben weifse, zackigte, mitunter sternförmige Narben stets deutlich erkennbar zurück. Die Geschwüre bei der Druse dagegen heilen in 8 bis 12 Tagen vollkommen und so, dafs gewöhnlich keine andere mehr entstehen und dafs keine Narben zurückbleiben. Aufserdem sind bei dem ausgebildeten Rotz die Drüsen im Kehlgange als ein harter, unschmerzhafter und am Kinnbacken festsitzender Knoten, meistens nur an einer Seite des letztern zu fühlen, der Ausflufs erfolgt ebenso meistens nur aus einem Nasenloche, und ist stark anklebend, grünlich, schmutzig, zuweilen blutig und stinkend; — bei der gutartigen, und selbst bei der ausartenden Druse verhält sich dies alles (wie bereits oben angegeben) anders.

C) Die bösartige, verdächtige Druse, auch Steinkropf genannt, besteht darin, dafs, ähnlich wie bei dem Rotz, die angeschwollenen Drüsen im Kehlgange nach und nach ganz hart und gröfstentheils oder ganz unempfindlich werden, dafs sie eine rundliche oder längliche, im Zellgewebe deutlich begränzte Form annehmen, gewöhnlich nur an einer Seite vorhanden sind und daselbst fest am Kinnbacken sitzen; dafs der Ausflufs aus der Nase auch in der Regel nur an derselben Seite stattfindet, wo die Drüsengeschwulst besteht, dafs er klebrig, schmierig, nicht recht consistent und weifs, sondern eiweisartig, klar, ins Bläuliche spielend, und der Menge nach sehr wechselnd ist, und dafs diese Zufälle ohne Fieber, und überhaupt bei anscheinender Munterkeit des Thieres, durch lange Zeit fortbestehen, selbst den zweckmäfsigsten Heilmitteln hartnäckig widerstehen. Nicht selten findet sich bei längerer Dauer des Uebels noch Abmagerung des ganzen Körpers, anhaltende Struppigkeit der Haare, unvollständiges Abhaaren, so dafs einzelne Striche von Haaren am Unterkiefer, am Halse und unter dem Bauche aus einem halben Jahre ins andere stehen bleiben, und übermäfsig lang werden, — ebenso ödematöse Anschwellung an der untern Seite des Bauchs und an den Beinen, wechselnder, schlechter Appetit u. dergl. Symptome eines allgemeinen kachektischen Leidens.

Der Ausgang der gutartigen Druse, des Strengels und

der Kehlsucht erfolgt unter günstigen äufsern Einflüssen, und wenn die Krankheit in einem mäfsigen Grade besteht, bei den allermeisten Thieren auf die bereits oben angegebene Weise unmittelbar in Genesung; unter ungünstigen Verhältnissen und bei sehr alten oder sehr jungen, oder bei abgetriebenen, kränklichen Thieren kann aber auch jede, im Anfange ganz gutartige Druse ausarten, zurücktreten, in Lungenentzündung u. dergl. Krankheiten (S. 513), oder auch in die bösartige Druse übergehen, und auf diese Weise bald schneller bald langsamer den Tod herbeiführen. Der letztere wird entweder durch einen zu hohen Grad oder durch einen bösartigen Charakter der verschiedenen Entzündungskrankheiten und durch die Ausgänge derselben, oder, am häufigsten durch ein nervöses, fauliges Fieber, durch Abzehrung, durch ulcerirende Lungenschwindsucht, und durch Rotz oder Wurm herbeigeführt. Bei der verschlagenen oder ausartenden Druse sind solche Ausgänge nicht ganz selten, und bei der bösartigen Druse erfolgen sie sehr häufig. — In manchen Fällen entstehen auch örtliche üble Ausgänge, namentlich chronische Auflockerung und Verdickung der Schleimhaut in der Nase, in der Rachenhöhle und im Kehlkopfe, hierdurch schnarchendes Athmen und Kurzathmigkeit (das sogenannte **Hartschnaufen** oder **Lungenpfeifen**); bleibende Verhärtung der Drüsen, Fisteln in denselben, Fisteln unter den Ohrdrüsen und in der Gegend des Kehlkopfes (nach Schleimansammlungen in den Luftsäcken), Verhärtung und Ulzeration in verschiedenen andern Theilen, und dergl. mehr.

Die Gelegenheitsursachen der Druse sind im Allgemeinen von zweierlei Art, nämlich Erkältungen und die Ansteckung. Die erstern sind die häufigsten und können auf mehrfache Weise veranlafst werden, wie z. B. durch Anstrengungen bis zur vermehrten Hautausdünstung und gleich darauf erfolgendes unvorsichtiges Waschen oder Schwemmen der Thiere, — durch Stehenbleiben in der Zugluft oder durch kaltes Tränken nach vorausgegangener Erhitzung, durch sehr kalte und feuchte, oder entgegengesetzt sehr heifse und dunstige Ställe, durch zu warmes Bedecken der Thiere im Stalle, durch sehr kaltes Brunnen- oder Quellwasser, durch schnellen Wechsel der Temperatur und der Winde u. dergl. Die letztgenannten Umstände bedingen nicht selten ein epizootisches Herrschen der Druse, besonders im Frühjahre und Herbst, oder auch im Sommer, wenn sehr heifse Tage mit sehr kalten Nächten wechseln, oder wenn Hagelwetter häufig erscheinen, und ganz vorzüglich, wenn Süd- oder Westwinde in rauhen Nord- oder Ostwind übergehen. — Ebenso wird die Druse zuweilen eine enzootische Krankheit, wenn ähnliche Verhältnisse in einer Gegend durch längere Zeit oder anhaltend wirksam sind, wie dies z. B. an manchen Seeküsten, an grofsen Flüssen, in offenen Gebirgsthälern, auf hohen Ebenen u. s. w. der Fall ist. — Manche thierärztliche Schriftsteller rechnen auch hartes, übermäfsig stark nährendes Körnerfutter, hartes, schilfiges Heu, verdorbenes Futter, plötzlichen Wechsel in der Fütterung, besonders den raschen Uebergang von der Weide zur Stallfütterung und umgekehrt, ebenso unreine, stinkende, durch in der Nähe befindliche Schweineställe oder durch Abtrittsgruben verdorbene Stallluft, das Zahnen und dergl. zu den Gelegenheitsursachen der Druse; allein, solche Einflüsse können nur die Disposition zu dieser Krankheit wecken oder vermehren, indem sie Kränklichkeit überhaupt erzeugen; und ebenso können sie, wenn die Druse bereits vorhanden ist, dieselbe im Grade steigern und im Charakter verschlimmern, so dafs sie ausartet oder bösartig wird.

In der Ansteckung ist weit seltener als in jenen äufserlichen Verhältnissen die Entstehung der Druse begründet, obgleich die Pferdebesitzer ziemlich allgemein, und ebenso viele Thierärzte an eine unbedingte Contagiosität der Krankheit glauben und dieselbe fast überall annehmen, wo die letztere bei mehreren Thieren in einem Stalle, oder bei vielen Thieren in einer Gegend vorkommt. Allein, abgesehen davon, dafs eine solche Verbreitung einer catarrhalischen Krankheit auch ohne Mitwirkung der Ansteckung, blos aus den oben angedeuteten Ursachen aus der Atmosphäre u. s. w. sehr genügend zu erklären ist, so findet auch die Ansteckung selbst nicht immer so leicht und so sicher statt, wie man gewöhnlich glaubt. Ich habe öfters einzelne Pferde, und besonders Fohlen, die mit einem hohen Grade der gutartigen Druse behaftet waren, bis zur Genesung zwischen andern Pferden, von denen die meisten an der Krankheit vorher noch niemals gelitten, stehen lassen und nur in den wenigsten Fällen erfolgte die Ansteckung. Ebenso hatte auch, selbst das wiederholte Einimpfen des Nasenschleims und des Eiters aus den Abszessen von drüsenkranken Pferden in die Nasenschleimhaut gesunder Pferde und Fohlen, nur in einzelnen Fällen die Entstehung der Krankheit zur Folge, obgleich hierzu auch solche Pferde benutzt wurden, die vorher die Krankheit noch nicht überstanden hatten. Ganz ähnliche Erfolge sind auch in unzähligen Fällen von Andern beobachtet worden. *Viborg* dagegen, und in neuerer Zeit *Toggia* hat durch das Einimpfen jener Flüssigkeiten nicht allein die Druse (wie es scheint in den meisten Fällen) erzeugt, sondern angeblich die geimpften Thiere auch für das übrige Leben gegen die Wiederkehr dieser Krankheit geschützt. Diese letztere Behauptung beruhet aber sicherlich ebenso viel auf einem blofs zufälligen Erfolge wie auf Irrthum; denn es ist einerseits schon an und für sich gegen alle Wahrscheinlichkeit, dafs eine catarrhalische Krankheit, welche aus vielfältigen äufsern Einwirkungen entstehen kann, durch ihr einmaliges Vorhandensein die Empfänglichkeit des Organismus so umstimmen sollte, dafs in Zukunft alle jene Einwirkungen ganz ohne die gewöhnlichen Folgen bleiben; und andererseits lehrt auch die Erfahrung täglich, dafs die allermeisten Pferde eben so oft an der Druse erkranken, als sie dem Einflusse der sie erzeugenden Gelegenheitsursachen in einem gehörig starken Grade unterworfen sind, wenn sie auch früher schon ein- oder mehrmal die Krankheit sehr vollständig überstanden hatten. Gegen diese Erfahrung erwiedern zwar die Vertheidiger der vollkommenen Contagiosität der Druse: dafs die Krankheit, wo sie mehrmals vorhanden war, entweder in den frühern oder auch in den spätern Anfällen nicht die wahre, sondern die falsche, unächte Druse, eine gewöhnliche catarrhalische Krankheit gewesen sei. Der Beweis hierzu wird aber nirgends gegeben und dürfte auch schwer zu führen sein, da sehr häufig sowohl bei dem ersten wie bei jedem spätern Anfalle die sämmtlichen, der wahren Druse zugeschriebenen Symptome vorhanden sind, und da auch diejenigen Schriftsteller, welche die Existenz einer spezifischen, wahren Druse annehmen, wie z. B. *Viborg* (Sammlung von Abhandl. f. Thierärzte. Bd. 3. S. 283) und *Dieterichs* (Handb. d. spez. Pathol. u. Therapie f. Thierärzte, S. 371) zwischen dieser ächten und der falschen Druse keinen andern Unterschied angeben, als dafs bei der letztern die Symptome in einem gelinderen Grade bestehen als bei der ersteren! — Bemerkenswerth möchte es noch scheinen, dafs nach *Viborg's* Angabe*(a. a. O. Bd. 2. S. 285. Anmerk. 32) das Einimpfen des Nasenschleims von Pferden die an gutartiger Druse litten, in einzelnen Fällen an der Nasenschleimhaut der geimpften Pferde Geschwüre (welche jedoch von selbst wieder heilten) und hartnäckige Anschwellung der Lymphdrüsen im Kehlgange verursacht hat. Dies ist jedoch nichts Auffallendes, da eine ähnliche Wirkung zuweilen nach blofsen mechanischen Verletzungen der Nase, z. B. bei Brüchen der Nasenbeine, oder auch bei Anätzungen durch Kalk und dergl. eintritt, und es geht daraus nur hervor: theils, dafs der Ausflufs bei der Druse entarten und eine scharfe Beschaffenheit annehmen kann, theils auch, dafs zwischen der Nasenschleimhaut und zwischen den Lymphdrüsen im Kehlgange ein sehr inniger, organischer Zusammenhang stattfindet. — — Bei der bösartigen oder verdächtigen Druse ist die Ansteckungsgefahr für gesunde Pferde immer weit gröfser als bei der gutartigen, da sich bei derselben nicht blos wie bei der letztern, ein milder Ansteckungsstoff sondern häufig auch aus der nach und nach überhand nehmenden Cachexie der Rotz und Wurm entwickelt, ohne dafs man in jedem Falle aus den vorhandenen Symptomen mit Bestimmtheit die Zeit angeben kann, wo das Contagium zuerst wirksam entwickelt wird.

Aufser den Gelegenheitsursachen ist auch die Disposition zum Entstehen der Druse zu beachten. Dieselbe ist bei den Thieren der Gattung *Equus* sehr ausgebildet, am stärksten jedoch bei dem Hauspferde, bei welchem die Druse in ihren verschiedenen Nuançen als eine der allerhäufigsten Krankheiten erscheint; weit weniger ist dies bei dem Esel und bei dessen Bastarden der Fall. Bei Pferden, welche weichlich in warmen Ställen erzogen sind und die stets warm gehalten werden, ist die Anlage stärker entwickelt als bei solchen, die den gröfsten Theil des Jahres im Freien zubringen und die gegen den Wechsel der Temperatur und der Witterung gleichsam abgehärtet sind. Ebenso ist die Anlage bei jungen Pferden viel gröfser als bei alten, und man sieht defshalb die Druse bei den erstern sehr häufig, bei den letztern aber seltener. *Viborg* nahm in dieser Hinsicht an, dafs von 100 Pferden 70 Stück vor Erreichung des 5ten Jahres die Krankheit bekommen, 20 zwischen dem 5ten und 12ten Jahre, und die übrigen 10 nach dem 12ten Jahre. Dies Verhältnifs ist einigermafsen richtig, wird aber in verschiedenen Jahren nach Art der herrschenden Witterung und durch andere Umstände häufig geändert, z. B. wenn die Krankheit in einer Gegend seuchenartig auftritt, wo dann nicht selten alte und junge Pferde zugleich ergriffen werden.

Ueber das Wesen der Druse findet man bei den thierärztlichen Schriftstellern sehr verschiedenartige Hypothesen. Zur Zeit der Humoralpathologie hielt man sie bald für eine blofse Ausleerung der überflüssigen Säfte, bald für eine Ausleerung schädlicher, verdorbener Säfte oder eines Giftes von unbekannter Art, und hiernach betrachtete man sie allgemein für eine heilsame und bei jedem Pferde nothwendige Erscheinung. (Diese Ansichten sind auch jetzt noch sehr gangbar.) Später erklärten einige (gröfstentheils theoretische) Thierärzte die Druse für eine, dem Pferdegeschlecht eigenthümliche Krankheit, bald ohne nähere Bezeichnung, bald aber als den Kinderblattern oder dem Keuchhusten, dem Croup, den Masern oder den Skropheln der Menschen ähnlich, — und Andere betrachteten sie (besonders in neuerer Zeit, wie bereits im Eingange dieses Artikels angedeutet,) blos als eine Entzündung der Lymphdrüsen im Kehlgange, oder als eine Entzündung der Nasenschleimhaut, oder als eine catarrhalische Reizung der Schleimhaut in den Respirationsorganen, verbunden mit Affektion des Lymphgefässsystems und zunächst bedingt durch Zurückhaltung von Hautauswurfsstoffen. Die letzte Ansicht ist wohl am meisten der Natur der Krankheit entsprechend, wie sich dies aus dem vorherrschenden Leiden der Schleimhaut in der Nase u. s. w., aus der Art und dem Verlauf der Zufälle, aus der Art und Wirkung der Gelegenheitsursachen, und aus der Vergleichung aller dieser Umstände mit den catarrhalischen Krankheiten und deren Ursachen bei andern Thieren und beim Menschen sehr genügend ergiebt. Dagegen stützen sich die Ansichten von einer Analogie der Druse mit den genannten Krankheiten des Menschen fast sämmtlich auf keinen haltbaren Grund; die Annahme einer Aehnlichkeit mit den Pocken z. B. ist nur allein darauf gegründet, daſs man beide Krankheiten irrigerweise als Entwickelungskrankheiten, oder als nothwendige und ausschlieſsliche Leiden des jugendlichen Alters, betrachtete, und daſs man von beiden ebenso irrthümlich glaubte, sie seien gleichmäſsig impfbar und entständen in einem Körper nur einmal! — Mit den übrigen Analogien verhält es sich ziemlich ebenso, und eine kritische Widerlegung derselben erscheint deſshalb überflüssig.

Die Prognosis bei der Druse ist nach den, bei den Ausgängen bereits gegebenen Hindeutungen einzurichten.

Die Behandlung ist nach dem Grade, nach dem Charakter, der Dauer und den Complikationen des Leidens verschieden, im Wesentlichen aber bei den verschiedenen Formen desselben nicht sehr abweichend. —

1) Bei dem Strengel ist, wenn derselbe bei übrigens gesunden Thieren frisch entstanden ist und in einem gelinden Grade besteht, stets ein der Krankheit entsprechendes diätetisches Verhalten allein ausreichend. Bei rauher, nasser oder kalter Witterung halte man die Patienten im Stalle, mäſsig warm zugedeckt und gegen Zugluft geschützt; bei milder Witterung ist ihnen eine mäſsige Bewegung nützlich, groſse Anstrengungen müssen aber vermieden werden, weil die Thiere bei dieser Krankheit sehr leicht schwitzen und sich ebenso leicht erkälten, wodurch der regelmäſsige Verlauf gestört und ein übler Ausgang verursacht werden kann. Das Futter muſs von gesunder Beschaffenheit sein und in etwas geringerer Menge gereicht werden; erscheint das Kauen des Körnerfutters erschwert oder ist der Appe-

tit vermindert, so kann man den Hafer mit etwas Kleie mengen und anfeuchten; übrigens aber läſst man die Thiere bei dem gewohnten Futter. Bei dem Getränk muſs vorzüglich darauf gesehen werden, daſs dasselbe nicht ganz kalt sei, sondern stets entweder durch längeres Stehenbleiben im Stalle oder durch Zusatz von etwas warmen Wasser eine laue Temperatur erhalten habe. Recht zweckmäſsig ist es auch, statt des bloſsen Wassers den Thieren lauwarme Kleientränke zu geben, welche man ganz einfach bereitet, indem man in jedem Eimer lauwarmen Wassers etwa 3 Hände voll Weizen- oder Roggenkleie einrührt. — Ist aber der Strengel im hohen Grade zugegen, ist z. B. die Schleimhaut in der Nase dunkelroth und ganz trocken, der Husten sehr kurz und schmerzhaft, die Zahl der Pulse über 50 in jeder Minute, so ist zwar dasselbe diätetische Verhalten nöthig, aber zur schnellen und gründlichen Heilung nicht immer ausreichend. Unter solchen Umständen giebt man innerlich den Salmiak, oder noch besser den Brechweinstein, und zwar den letztern für ausgewachsene kräftige Pferde zu ʒj bis ʒjj, für einjährige Füllen zu 8 Gr. bis 15 Gr. pro dosi, in Zwischenzeiten von 4 bis 6 Stunden, — den Salmiak aber in Gaben von ʒjj bis ℥ß für erwachsene Pferde, oder von ʒß bis ʒj für Füllen, in denselben Zwischenzeiten. Die Anwendung geschieht am besten in Latwergen- oder Pillenform, zu deren Bereitung man, als unterstützende und massegebende Mittel das Süſsholzwurzelpulver oder die Fliederblumen (zu 2 bis 3 Unzen für den ganzen Tag), und als Bindemittel die pulveris. Althaewurzel oder Mehl (etwa ℥j bis ℥jß) und Wasser q. s. zusetzt. (Bei dem Eingeben der Brechweinsteinlatwerge muſs man stets sehr genau darauf sehen, daſs die Thiere dieselbe vollständig verschlucken und nicht theilweis im Maule zurückbehalten, weil sonst, wenn letzteres geschieht, leicht Anätzungen der Maulschleimhaut erfolgen.) Auſserdem läſst man täglich 4 bis 6mal, jedesmal durch $\frac{1}{4}$ bis $\frac{1}{2}$ Stunde, lauwarme Dampf- oder Dunstbäder unter der Nase des kranken Pferdes machen, um die Schleimhaut zu erschlaffen, die entzündliche Reizung in ihr zu vermindern und die Absonderung zu befördern. Zu solchen Dunstbädern (hin und wieder auch Schwadenbäder genannt) ist ein Eimer voll warmen Wassers hinreichend; der gemeine Mann macht sie aber gewöhnlich von einigen Händevoll Gerste, welche er mit heifsem Wasser in einem Eimer brühet, und manche Thierärzte nehmen hierzu eine Abkochung von schleimigen Pflanzen. Allein weder von den letztern noch von der Gerste gehen besondere wirksame Bestandtheile in den Dampf über, sondern nur die Feuchtigkeit und die gelinde Wärme in demselben bleiben die Hauptsache. Bei der Application der Dämpfe dürfen dieselben nur einen solchen Grad der Wärme besitzen, dafs dieselbe der in sie gehaltenen Hand nicht lästig wird, — was die Kutscher und Pferdewärter sehr häufig nicht beachten und daher den Thieren Maul und Nase verbrühen. Während der Einwirkung der Dämpfe läfst man den Pferden eine leichte Decke über den Kopf hängen und nach Beendigung des Bades läfst man sie am Kopfe und Halse mit wollenen Lappen oder mit Strohwischen tüchtig frottiren, bis sie wieder ganz trocken sind. — Bei grofser Reizbarkeit am Kehlkopfe macht man in der Umgegend desselben Einreibungen von Oleum camphoratum, für sich allein oder mit Ol. terebinthinae versetzt, täglich ein- bis zweimal, und aufserdem bedeckt man diese Gegend mit einem wollenen Lappen oder mit einem Stück Pelz, dessen rauhe Seite nach der Haut des Pferdes zu gekehrt wird. Diese Behandlung führt in der Regel binnen 3 bis 6 Tagen eine sichtbare Erleichterung aller Zufälle herbei, so dafs man den übrigen Verlauf und die vollständige Genesung der Natur überlassen kann. Nur sehr selten ist man genöthiget, bei hartnäckiger Fortdauer des hohen Grades der entzündlichen Reizung einen Aderlafs zu machen, und wo dies der Fall ist, mufs stets beachtet werden, dafs man es nicht mit einer reinen aktiven Entzündung sehr irritabler Art zu thun hat, und dafs daher die Menge des abzulassenden Blutes, nach Verhältnifs der Constitution des Thieres nicht zu grofs sein darf. — Wird der Strengel chronisch, so ist die Anwendung solcher Mittel angezeigt, welche den Vegetationsprozefs in der Respirationsschleimhaut steigern und die Sekretion in derselben umstimmen. Man benutzt hierzu innerlich den Fenchel, oder den Wasserfenchel, oder den Anies, die Roſskastanie, den Kalmus, Alant, die Angelika, die Wachholderbeeren, und dergl. (indem man alten Pferden von einem dieser Mittel ʒj pr. dos. täglich 4—6 mal giebt), oder den Theer, das Fichtenharz, den Glanzruſs, den Schwefel und Schwefelspieſsglanz (von denen man einem alten Pferde ℥ß pr. d. in Verbindung mit dem einen oder dem andern von den erstgenannten Mitteln giebt). Bei sehr gesunkener Reizbarkeit ist auch das Terpenthinöl und der Campher (āā ʒß bis ʒj pr. d.) nützlich. Die Anwendung dieser Mittel geschieht wieder am zweckmäſsigsten in Latwergen oder Pillen, sehr häufig aber auch, in so weit sie hierzu geeignet sind, in Pulvern, gewöhnlich unter dem bekannten Namen von Drusen- oder Kropfpulvern, zu deren Composition es mannigfaltige und zum Theil sehr complizirte Vorschriften giebt, wie z. B. für das *Sind*'sche und für das *Wagfassauer*'sche (jedes aus 18 Ingredienzien bestehend). Als Beispiel einer wohlfeilen und dennoch sehr wirksamen Zusammensetzung ist dagegen das sogenannte Leipziger Drusenpulver zu nennen, welches aus: pulv. Roſskastanien 3 Th., pulv. Wachholderbeeren 2 Th., pulv. Schwefel und rohem Schwefelspieſsglanz von jedem 1 Theil besteht. Der gebildete Thierarzt bindet sich jedoch nicht an eine einzige Formel, sondern wählt nach dem Grade und Charakter der Zufälle die geeigneten Mittel; aber von dem gröſsten Theile der Pferdebesitzer wird auf solche zusammengesetzte Drusenpulver ein hohes Vertrauen gesetzt und eine viel zu allgemeine Anwendung derselben gemacht, auch da, wo sie gar nicht passend sind, wie z. B. im ersten Stadium des Strengels, der Kehlsucht u. s. w., und selbst bei Lungenentzündungen. — Bei der Anwendung aller Drusenpulver müssen die kranken Thiere noch ziemlich bei Appetit sein, weil sie das Pulver von selbst verzehren müssen, indem ihnen die betreffende Portion (etwa 2 Eſslöffel voll) auf das Futter gestreuet wird. Um das Wegblasen von dem Letztern zu verhindern, ist es zweckmäſsig, dasselbe etwas anzufeuchten. — Neben dem Gebrauch dieser innerlichen Mittel kann ich noch, wenn bei dem chronischen Strengel groſse Erschlaffung der Schleimhaut und sehr reichlicher Schleimflufs besteht, die Theerdämpfe als ein ganz ausgezeichnetes Heilmittel empfehlen; sie sind wohlfeil, leicht anzuwenden, und wegen ihrer unmittelbaren Einwirkung auf das kranke Organ von weit schnellerer und sicherer Wirkung als die innerliche Anwendung des Theers. Um aus dem letztern diese Dämpfe zu entwickeln, läfst man ihn entweder in einem flachen irdenen Gefäfs über einer Lampe erhitzen, oder man steckt ein erhitztes Eisen in ein mit Theer gefülltes Gefäfs, oder man tröpfelt ihn auf ein heifses Eisen oder auf einen heifsen Stein. Bei der ersten Methode sind die Dämpfe am wenigsten scharf empyreumatisch; sie ist aber wegen der mit ihr verbundenen Feuersgefahr in den Viehställen nicht gut anwendbar; diesen Nachtheil hat die zweite und dritte Methode nicht, aber die Dämpfe werden hierbei leicht sehr scharf reizend, wenn man zu ihrer Bereitung ein bis zum Rothglühen erhitztes Eisen benutzt. Dasselbe darf daher immer nur so mäfsig erhitzt werden, dafs es eine schwärzliche Farbe behält. Es ist zwar gut aber nicht gerade nöthig, dafs die Dämpfe unter der Nase des kranken Pferdes entwickelt werden; aber sehr zweckmäfsig ist es, dafs man ein krankes Pferd, für die ganze Zeit wo diese Dämpfe angewendet werden, in einem kleinen und gut verwahrten Stalle hält, weil dieselben in einem solchen Stalle mehr conzentrirt und länger wirksam bleiben, und weil zu ihrer Entwickelung auch weniger Theer erforderlich ist. Die Quantität des letztern für Einmal ist ʒjj bis ℥ß, und die Wiederholung findet täglich zwei- bis dreimal statt, bis die Absonderung an der Nasenschleimhaut regelmäfsig erscheint.

2) Bei der Kehlsucht ist die diätetische und therapeutische Behandlung der Thiere im Wesentlichen dieselbe, wie bei einem hohen Grade des Strengels; in den meisten Fällen ist aber, um eine Ableitung von den innern Theilen zu bewirken, das Einreiben des Kampheröls oder des Ammoniaklinimentes in Verbindung mit Terpenthinöl in die Haut am Kehlkopfe und so weit etwa die Geschwulst sich verbreitet, frühzeitig weit dringender, und wo das Uebel einen hohen Grad erreicht, kann selbst die Applikation von Haarseilen zweckmäfsig sein. Ebenso ist hierbei ein Aderlafs

eher und reichlicher als bei dem Strengel nöthig. Zum innerlichen Gebrauch bleibt der Brechweinstein das Hauptmittel, obgleich in manchen sehr akuten Fällen auch der Salpeter (ʒjjj bis ʒv pr. dos. alle 2 Stunden, für alte Pferde) in Verbindung mit kleinen Gaben des Camphers (℈j bis ʒj) und mit Süfsholz und Honig, sehr gute Dienste geleistet hat. Dampfbäder von warmen Wasser oder von gebrüheter Gerste und dergl. unter die Nase des kranken Pferdes, und das Umlegen eines wollenen Lappens um den Hals desselben, sind auch hier sehr hülfreiche Unterstützungsmittel der Kur. — Sollte in einem Falle die Geschwulst im Innern so überhand nehmen, dafs Erstickungsgefahr eintritt, so macht man ohne Zeitverlust die Tracheotomie auf die Weise, dafs ein Stück von wenigstens zwei Knorpelringen in der Höhe und in derselben Breite aus der Luftröhre herausgeschnitten wird. Die Operation ist am stehenden Pferde leicht ausführbar und wird stets sehr leicht, ohne den geringsten Nachtheil ertragen. — Wird der Zustand chronisch, so ist die Behandlung ganz wie bei dem chronischen Strengel, zugleich macht man aber noch Einreibungen von reizenden Mitteln, selbst von Cantharidentinktur und von Cantharidensalbe in der Gegend des Schlundkopfes und des Kehlkopfes, und wiederholt dieselben nach dem Grade der eingetretenen Wirkung in entsprechenden Zwischenzeiten. — Können die Thiere durch längere Zeit nicht gut schlucken, so mufs man ihre Ernährung durch kräftigere Nahrungsmittel als der Hafer, die Kleie und das Heu es sind, z. B. durch Gerstenschrot und durch Mehltränke befördern.

3) Auch bei der gutartigen Druse ist in diätetischer und in therapeutischer Hinsicht ein ganz gleiches Verfahren zu beobachten wie bei dem Strengel und wie bei der Kehlsucht, jedoch mit Berücksichtigung der Erfahrung, dafs hier, wenn die Druse rein für sich besteht, am seltensten stark eingreifende antiphlogistische Heilmittel nöthig sind, und dafs dieselben nur dann ihre Anwendung finden, wenn neben den Symptomen der Druse die der Halsentzündung im hohen Grade eintreten. Die bei dieser Form der Krankheit stets vorhandene Drüsenanschwellung verlangt in der

Regel eine besondere örtliche Behandlung, welche da, wo die Geschwulst blofs in Auftreibung der Lymphdrüsen und des Zellgewebes besteht, auf Zertheilung, bei wirklicher Entzündung aber am besten auf Beförderung der Eiterung gerichtet sein mufs. Man macht daher bei dem ersteren Zustande täglich ein- bis zweimal Einreibungen von dem Kampher- oder Ammoniakliniment, oder auch von der grauen Merkurialsalbe, von letzterer besonders dann, wenn die Drüsengeschwulst eine grofse Empfindlichkeit zeigt. In neuerer Zeit hat man auch das Jod zur Zertheilung der Drüsenanschwellung, und zwar das Kali hydrojodat. 1 Th. mit 8 Th. Fett zur Salbe gemacht, als Einreibung benutzt; obgleich das Mittel sich wirksam zeigte, so schien es bei meinen Versuchen gegen solche frisch entstandene Anschwellung doch nicht mehr zu leisten als die Merkurialsalbe; bei veralteten und harten Drüsenknoten ist es dagegen viel wirksamer als diese. Nach den Einreibungen ist es auch hier gut, die Geschwulst mit Fell oder mit wollenem Zeuge zu bedecken. — Wo aber die Eiterung zu erwarten ist oder beabsichtiget wird, da bestreicht man die Geschwulst mit irgend einem Fett oder mit einer gelind reizenden Salbe, z. B. mit Althaesalbe, oder mit einem Gemenge aus gleichen Theilen dieser Salbe und Lorbeeröls, und applizirt dann warme Breiumschläge von Hafergrütze, oder von pulv. Leinsaamen, von pulv. Leinkuchen, von Malvenkraut, und dergl., in Ermangelung dieser Mittel aber von Kleie, recht fleifsig bis der Abszefs reif ist. Gehen die Thiere während guter Witterung auf die Weide, so ist natürlich die Anwendung solcher Breiumschläge nicht gut ausführbar, und man mufs sich hierbei auf das Bestreichen der Geschwulst mit Fett und dergl. und auf das Bedecken derselben mit wollenen Lappen beschränken. Zeigt sich unter solchen Umständen in ihr zu geringe Thätigkeit, tritt die Eiterbildung sehr langsam und kaum bemerkbar ein, bleibt die Geschwulst auch an den erhabensten Stellen gleichmäfsig hart, so ist das einmalige oder zweimalige Bestreichen der letztern mit Ung. Cantharid. gewöhnlich hinreichend, diese Uebelstände zu beseitigen und den Abszefs zur Reife zu bringen. Liegt derselbe oberflächlich unter der Haut, so ist es am besten, seinen Aufbruch abzuwarten; liegt er aber tief (was man aus der grofsen, sehr gespannten und gewöhnlich auch sehr schmerzhaften Geschwulst an der Stelle des Abszesses und oft aus einer ödematösen Anschwellung der umliegenden Theile erkennt), so öffnet man ihn nach den Regeln der Chirurgie durch einen Einstich. Auch die von selbst entstandene Oeffnung mufs mehrentheils durch das Messer etwas erweitert werden, da sie gewöhnlich zu klein geräth. Nach geschehener Oeffnung entleert sich der Eiter zum Theil von selbst; den Ueberrest entfernt man durch gelindes Ausdrücken, worauf die äufsere Fläche des Abscesses mit lauwarmen Wasser gereiniget und dann mit warmen erweichenden Breiumschlägen anhaltend so lange bedeckt wird, bis alle Härte in der Geschwulst aufgelöst ist. Bei zu geringer Thätigkeit und bei jauchigter Eiterung wendet man durch einige Tage ein Ung. digestivum an, oder man spritzt bei grofsen Eiterhöhlen ein Digestivwasser (z. B. aus Terebinthin. comm. ℥ß. Aqu. calcar. ℥vj. Vitell. ovor. Nro. II. durch Zusammenreiben bereitet) täglich ein- bis zweimal ein, und bei sehr grofser Unthätigkeit streicht man das Ol. terebinthinae ein. Wo die Umschläge nicht anzubringen sind, mufs die ganze Umgegend des Abszesses wenigstens eine warme Bedeckung von wollenem Zeuge, von Werg oder Matte erhalten. — Nach eingetretener gutartiger Eiterung der Drüsengeschwulst ist bei kräftigen und, aufser dem Vorhandensein der Druse, übrigens gesunden Pferden die Anwendung innerlicher Arzneimittel nicht nöthig; bei schlaffen, schwachen (namentlich sehr jungen) Thieren ist es aber zweckmäfsig, um die Verdauung und Assimilation kräftiger zu machen, die normalen Absonderungen zu befördern und somit die Entwickelung einer krankhaften Mischung der Säfte entgegen zu wirken, bittere, gelind erregende, balsamische, empyrevmatische Mittel, in ähnlicher Art wie bei dem chronischen Strengel, zu geben, bis die vollständige Gesundheit wieder hergestellt ist.

Catarrhalische Augenentzündungen bei der Druse werden, mit Berücksichtigung ihres Charakters, durch lauwarme Bähungen von schleimigen, oder von gelind aromatischen Flüssigkeiten, durch dergleichen Augenwässer mit Zusatz von Tinct. opii simpl., oder Lapid. divin. und dergl., vorzüglich aber durch warme, trockene Kräuterkissen (von Flor. sambuci oder Flor. chamomillae) beseitiget. Ebenso werden auch Entzündungen anderer Organe, stets mit Berücksichtigung des Charakters, nach allgemeinen Grundsätzen behandelt. — Bei Ansammlung von Schleim oder Eiter in den Luftsäcken ist die Entleerung dieser Flüssigkeiten durch eine künstliche Oeffnung, am besten nach der von *Viborg* angegebenen Methode (*Viborg* Samml. Bd. 3. S. 231), angezeigt, besonders wenn die durch jene Ansammlung verursachte Geschwulst das Athmen so erschwert, dafs Erstickungsgefahr entsteht. Die genannte Operationsmethode ist einfacher, weniger mit Gefahr verbunden und leichter ausführbar als die Methoden von *Chabert*, *Henon* und *Dieterichs;* ihre Ausführung geschieht am stehenden Pferde eben so gut wie am liegenden, und zwar auf folgende Weise: Man sucht den Kopf so viel als möglich auszustrecken, um den Brustkiefermuskel zu spannen. Dieser wird mit dem Finger sehr leicht gefunden, da er bei dem Strecken wie eine gespannte Sehne gegen den hintern, runden Theil des Hinterkiefers anliegt. Hierauf drückt man an der Mitte des Halses auf die äufsere Drosselvene, um durch Ansammlung des Blutes in derselben den Verlauf der innern Kinnbackenvene deutlich zu sehen. Diese und der Brustkiefermuskel bilden mit dem krummen Rande des Hinterkiefers einen Triangel, in dessen Mitte man einen Einschnitt in die Haut längs der Sehne des erwähnten Muskels, ungefähr 2 bis 3 Zoll lang bis zum Rande des Hinterkiefers, macht. Ist die Haut durchschnitten, so stöfst man auf den Hautmuskel; diesen durchschneidet man auf gleiche Weise und führt dann durch die Oeffnung in denselben den Zeigefinger, welcher nun in gerader Linie bis zum Luftsacke hinauf nichts anders als Zellgewebe antrifft. Hat man so mit dem Finger zu den Luftsäcken sich einen Weg gebahnt, so fühlt man die in letztern enthaltene Materie deutlich. Um die Oeffnung zu machen, drückt man die an der äufsern Seite des gebildeten Ganges liegende Halsarterie mit dem Finger nach aufsen zur Seite, und bringt mit der andern Hand einen Troikart an der innern Fläche jenes

Fingers zum Luftsacke hinauf und durchsticht denselben. Ist somit erst eine kleine Oeffnung gebildet, so läfst sich diese mit dem Finger leicht gröfser machen (wenn die Häute des Luftsackes nicht krankhaft verdickt sind). Nachdem die Materie entleert ist, steckt man eine kleine Wergwicke in die Oeffnung und hält sie mit einem Kieferverband fest. In den ersten Tagen nach der Operation nimmt man die Wicke täglich 3 bis 4mal aus der Oeffnung, um die von Neuem angesammelte Flüssigkeit zu entleeren, was auch noch durch Einspritzungen von lauwarmen Wasser oder eines aromatischen Kräuterdekoktes geschehen kann. Später ist im Verhältnifs wie der Ausflufs sich mindert, ein ein- bis zweimaliges Verbinden hinreichend. Sollte der Ausflufs chronisch werden und sehr reichlich fortbestehen, so sind Injectionen von adstringirenden Mitteln zu benutzen.

4) Die Behandlung der ausartenden, zurückgetretenen oder wandelnden Druse verlangt, wegen der vielerlei hierbei vorkommenden Modifikationen im Charakter und in der Form des Leidens, stets eine grofse Aufmerksamkeit und viele Umsicht selbst des gebildeten Thierarztes. Vor allen Dingen mufs der Charakter des Fiebers, die Tendenz zur Bildung von Metastasen, die Art derselben und das Maafs der Kräfte des kranken Thieres beachtet werden. Nur selten entwickelt sich unter den ursächlichen Verhältnissen, welche der zurückgetretenen Druse zum Grunde liegen, ein reines aktives Entzündungsfieber und eine solche örtliche Entzündung in einzelnen Organen; doch ist dies zuweilen der Fall, und es mufs dann ein entzündungswidriges Heilverfahren eingeleitet werden, jedoch wieder nur mit vorsichtiger Benutzung der stark eingreifenden rein antiphlogistischen Mittel, des Aderlassens, des Salpeters und der übrigen kühlenden Salze, weil sonst hierdurch leicht ein asthenischer, und selbst ein typhöser Charakter herbeigeführt wird. Das Calomel und der Brechweinstein werden dagegen in der Regel sehr gut ertragen, und höchst nützlich sind die ableitenden Reizmittel, besonders Fontanelle und Haarseile, in der Nähe des leidenden Theils applizirt. Bei asthenischen Entzündungen und bei eben solchen Fiebern sind, nach dem Grade der Asthenie, der Salmiak, der

Schwe-

Schwefel, der Goldschwefel, die aromat. Mittel, z. B. Fenchel, Kalmus, Alant und dergl., — auch wohl Verbindungen dieser Mittel mit Calomel oder Brechweinstein zu benutzen, und bei eintretendem nervösen oder typhösen Charakter ist der Campher, das Terpenthinöl, das Hirschhornöl, der Baldrian, die Angelika und dergl. mit adstringirenden Substanzen angezeigt. — In jedem Falle, wo an der Nasenschleimhaut noch eine, wenn auch geringe Tendenz zu vermehrter Schleimabsonderung zu bemerken ist, sucht man dieselbe durch fleifsig wiederholte warme Dampfbäder zu befördern; und ebenso sucht man so viel als möglich die etwa vorhandenen Drüsengeschwülste durch Einreibungen von reizenden Mitteln und durch warme Breiumschläge zur Eiterung zu bringen. Wo kein Fieber, und überhaupt kein akutes Allgemeinleiden besteht, sondern nur Mangel und Störung der Verdauung und der lymphatischen Assimilation, da behandelt man die Thiere wie bei dem chronischen Strengel, mit bittern, aromatischen, ätherisch-öligen und ähnlichen, dem Zustande entsprechenden Arzneimitteln, und aufserdem applicirt man, wenn kein Ausflufs aus der Nase, und keine Eiterung der Drüsen zu bewirken ist, an der vordern und ebenso an der untern Seite der Brust Fontanelle, letzteres in der Absicht, um die Entwickelung von innerlichen Metastasen zu verhüten. Ebenso sind Fontanelle oder Haarseile sehr nützlich, wenn die an unregelmäfsiger Druse leidenden Pferde plötzlich, und ohne äufsere Veranlassung hierzu, auf einen oder den andern Fufs lahm werden. Dagegen mufs man jedoch überall, wo äufserlich bereits metastatische oder kritische Ablagerungen und Geschwülste entstehen, die ableitenden Reizmittel und ebenso alle zurücktreibenden Mittel vermeiden, und dafür, wenn die Geschwülste entzündet sind, den Eiterungsprozefs in ihnen befördern, z. B. durch warme Breiumschläge oder dergleichen Bähungen, durch das Einreiben des Lorbeeröls oder der Cantha
ridensalbe, oder durch das Auflegen harziger Pflaster. Ist Eiterung eingetreten, so werden die Abscesse weiter behandelt wie die Drüsenabscesse im Kehlgange. Sind aber die Anschwellungen ödematös, so sucht man sie durch urintreibende Mittel (Terpenthinöl, Terpenthin,

Fichtenharz, Wachholderbeeren und dergl.), durch trockene Reibungen der Geschwulst, durch von Zeit zu Zeit wiederholte Einreibungen des Campherspiritus oder des Campherliniments, und durch mäſsige Bewegungen der Thiere, zu beseitigen. — Die Diät muſs bei entzündlichem Charakter der Krankheit nur mager und mit Ruhe verbunden sein, unter allen andern Umständen aber müssen die Thiere gesundes und nahrhaftes Futter in solcher Menge erhalten, wie es ihre Gröſse und Constitution, und der Grad ihrer Verdauungsthätigkeit erträgt. Reine, trockene und mäſsig warme Luft und fleiſsiges Putzen tragen immer viel zur Genesung bei.

5) Bei der bösartigen oder verdächtigen Druse kommt es wesentlich darauf an: die Assimilation zu verbessern, die Thätigkeit der Blut- und Lymphgefäſse und der Lymphdrüsen zu erhöhen und der Neigung zur Diskrasie entgegen zu wirken. Diesen Indikationen entsprechen in der Hauptsache wieder die, bei dem chronischen Strengel bereits genannten innerlichen Mittel (Amara, Aromatica, Balsamica, Empyrevmatica, Antimonialia, Sulphur), in Verbindung mit Theerräucherungen, und mit einer sehr guten diätetischen Pflege. Die letztere muſs aber dem ganzen Umfange nach stattfinden. Erlaubt es die Jahreszeit, so kann man die Thiere mit gutem Gras, oder mit süſsen Wurzeln, z. B. Mohrrüben, oder auch mit Kartoffeln füttern. Die harten Drüsenknoten im Kehlgange sucht man durch Einreibungen von der grauen Merkurialsalbe in Verbindung mit Campher, Terpenthinöl und dergl. Reizmitteln zur Zertheilung, oder, wenn dies in längerer Zeit nicht gelingt, sie durch Cantharidensalbe oder durch tiefes Brennen mit einem weiſsglühenden, birnförmigen Brenneisen in Eiterung zu versetzen, und auf letztere Weise allmählig aufzulösen. Die Behandlung (besonders die innere) muſs in der Regel durch mehrere Wochen fortgesetzt werden, ehe man ein bestimmtes Urtheil über ihren Erfolg geben kann. Derselbe ist jedoch als günstig zu betrachten, wenn der Nasenausfluſs der Menge nach gemindert und der Qualität nach gebessert, d. i. weiſser, stückiger und zuletzt wässerigt wird, wenn die Drüsengeschwulst an Umfang und Härte immer mehr ab-

nimmt und zuletzt ganz verschwindet, und wenn die Thiere ein glattes, glänzendes Haar gleichmäfsig am ganzen Körper erhalten. Verändert sich aber bei einer 3 bis 4wöchentlichen Behandlung die Krankheit nicht, finden sich dagegen noch gespannte ödematöse Anschwellungen an verschiedenen Theilen des Körpers, wird das Haar immer struppiger, tritt Abmagerung, stinkender Athem ein, husten die Thiere, wenn man ihnen den Kehlkopf zusammendrückt, kurz, keuchend und kraftlos, so ist in der Mehrzahl der Fälle der Ausgang in Rotz, oder Wurm, oder in Abzehrung mit ziemlicher Sicherheit zu erwarten, und daher am besten, alle weitere Behandlung, der Kosten wegen zu vermeiden, wenn nicht etwa vom Besitzer ein hoher Werth auf das Thier gelegt wird; ist aber letzteres der Fall, so kann theils die obige Behandlung, theils die Behandlung des Rotzes und des Wurms noch ferner versucht werden.

Die Prophylaxis der Druse im Allgemeinen besteht zunächst in der Vermeidung der, dieselbe erzeugenden Gelegenheitsursachen, dann, um die Anlage zu vermindern, in einer so viel als möglich gleichmäfsigen Fütterung oder wenigstens in der Vermeidung eines schnellen Wechsels derselben, und in dem Gewöhnen an die äufsere Luft und an jede Witterung. Bei anhaltend nafskalter oder neblichter Witterung ist es recht zweckmäfsig, den Thieren bittere und aromatische Arzneimittel in Verbindung mit Kochsalz, in Form eines Drusenpulvers durch einige Zeit täglich ein- bis zweimal mit dem Futter zu geben. Auch können Räucherungen mit Theer oder mit Wachholderbeeren gemacht werden. Wenn auch hierdurch allein die Druse nicht abgehalten wird, so wird doch die Disposition für sie bedeutend gemindert und selbst wohl eine kleine Erkältung unschädlich gemacht. Räucherungen mit Chlor haben keine prophylaktische Wirksamkeit gezeigt. *Viborg* hatte auch das Einimpfen der Druse als ein Mittel zur Verminderung der gefährlichen Zufälle dieser Krankheit empfohlen, in der Voraussetzung, dafs dieselbe ein ächtes Contagium bilde und die Thiere nur einmal im Leben befalle. In Deutschland sind fast alle deshalb gemachten Versuche ohne ein ihm beistimmendes Resultat geblieben, obgleich die Infection in manchen Fällen erfolgte und die Krankheit hierbei meistens weniger heftige allgemeine Zufälle zeigte, als wenn sie durch Erkältung entsteht; allein Schutz gegen die Wiederkehr des Uebels gewährte die Impfung nicht. *Toggia* will jedoch in neuerer Zeit mit schützendem Erfolge geimpft haben. Das Impfen geschieht, indem man von den drusenkranken Pferden den Ausfluſs aus der Nase oder den Eiter aus den Drüsengeschwüren in die Nasenschleimhaut der gesunden Pferde einreibt. Man soll (nach *Viborg*) am besten die einjährigen Füllen, und zwar im April und Mai hierzu wählen, weil dann die Witterung keinen besonders nachtheiligen Einfluſs auf die Impflinge äuſsert, und weil letztere gleich nach überstandener Krankheit auf die Weide kommen können. Während der Krankheit sollen sie in einem kalten und luftigen Stalle, wo sie zugleich Bewegung haben können, gehalten und mit weichem Futter mäſsig gefüttert werden.

Ein wichtiges prophylaktisches Mittel bei jeder Form und Art der Druse, besonders aber bei der verschlagenen und bei der bösartigen, ist noch die Separation der kranken Thiere von den gesunden. Denn wenn auch nicht in jedem Falle ein specifisches Contagium sich wirklich entwickelt, so muſs dies doch, da es mitunter geschieht, immer als möglich betrachtet werden; auſserdem vermeidet man aber mit der Entfernung der Kranken wenigstens die, durch ihre krankhaften Effluvien im Stalle so leicht entstehende Luftverderbniſs, die wohl zum Entstehen eines Miasma und somit zum Erkranken der übrigen Pferde leicht Veranlassung geben kann. Die Separation muſs sich aber nicht allein auf den Stall, sondern auch auf Tränkeimer, Decken, Geschirr und Putzzeug, und selbst auf den Wärter ausdehnen.

L i t t e r a t u r.

M. v. Erdelyi, über die Drusenkrankheit der Pferde. Wien 1813.

Viborg, a. a. O.

Dieterichs, a. a. O.

Veith, Handb. d. Veter. Kunde. Bd. 2. S. 111.

Hurtrel d'Arboval, Wörterb. d. Thierheilk. übers. v. *Renner*. Bd. 1. Art. „D r u s e."

Vatel, Elémens de Patholog. vétérin. Tom. I. pag. 153.

Toggia, sul Cimurro et sull' utilitá dell' innestino di questa malattia. Torino 1828.

S. v. Tennecker, Beobachtungen üb. d. unter d. Pferden herrschende Druse. Leipz. 1820. He — g.

DRYAS. Eine Pflanzengattung aus der Abtheilung der *Potentillen* oder *Dryadeen*, in der natürlichen Familie der *Rosaceae Juss.* und bei *Linné* zur *Polyandria Polygynia* gehörend. Sie zeichnet sich aus: durch einen 8 — 9theiligen Kelch ohne Anhängsel, eine 8 — 9blättrige Blumenkrone, zahlreiche Staubfäden, welche auf dem Kelche und zahlreiche Pistille, welche auf einem ebenen Fruchtboden stehen und zu federig-geschwänzten einsaamigen trockenen Früchten werden. Die auf den Europäischen Hochgebirgen so wie in der ganzen arctischen Region wachsende:

Dr. octopetala L. ist ein kleines niederliegendes strauchartiges Gewächs mit eiförmigen, am Rande umgerollten und gekerbten, unten weifs-filzigen Blättern, langen einblumigen Blumenstielen und grofsen weifsen Blumen. Es wird das Kraut von den Alpenbewohnern als ein zusammenziehendes Mittel bei Diarrhöen angewendet. v. Sch — l.

DRYMIS falsch für *Drimys*. S. d. Art.

DRYOBALANOPS. Eine Pflanzengattung, welche, nach den ihr am nächsten verwandten Gattungsformen zu schliefsen, zur *Polyandria Monogynia* des *Linné*'schen Systems und zur natürlichen Familie der *Dipterocarpeen* gehört; man kennt nämlich nur die Frucht, sie besteht aus einer 3klappigen, 1fächerigen und 1saamigen Kapsel, welche mit ihrer Basis in der halbkugeligen Röhre des Kelchs eingesenkt ist, dessen 5 gleiche Zipfel die Kapsel weit überragen. Die einzige Art dieser Gattung:

Dr. Camphora Colebr. (Dr. aromatica *Gärtn.*, Pterygium teres Correa) ist ein mächtiger Baum, welcher auf den Inseln Sumatra und Borneo wächst, und Wälder bildet. Sein Stamm hält oft 6 — 7 F. im Durchmesser und erreicht eine Höhe von 100 F. bis zur Krone. Die gestielten Blätter stehen gegenüber oder wechselnd, sie sind oval, schmal- und fast abgesetzt-zugespitzt, kahl, parallel-adrig; die Nebenblätter gepaart, schmal, abfallend, die Blumen kurz gestielt. Die etwas holzige, stumpf stachelspitzige Kapsel wird vom Kelche unten umschlossen, dessen spatelförmig-linealische Zipfel aufrecht stehen, mit dem obern Ende nach aufsen gekrümmt sind. Man findet im Innern dieses Baumes krystallinischen Kampher, oft von der Dicke eines Armes, welcher als Kampher von Sumatra oder Baros bekannt und besonders früher in Japan sehr hoch geschätzt wurde. Nach *Geiger* gleicht er dem gewöhnlichen Kampher, ist aber aus mehr kleinkörnigen Theilen bestehend, von etwas röthlicher Farbe und einem etwas fremdartigen Geruch. Man gewinnt ferner Kampheröl von diesem Baume, welches theils freiwillig aus der Rinde fliefst, theils aber auch durch 14 — 18 F. über dem Boden angebrachte, bis ins Herz dringende Einschnitte gewonnen wird. Durch dies letztere Mittel sucht man auch die Kampher enthaltenden Bäume auf. Nach Europa kommt dieser Baroskampher nur als Seltenheit. v. Sch — l.

DUCTOR CAPITIS, auch *Capititraha*, *Tiretête*, Kopfzieher, ein Instrument, dessen sich die Geburtshelfer beim Ausziehen des Kindeskopfes bedienen und welches mannigfaltig gestaltet ist. S. Kopfzieher. E. Gr — e.

DUCTUS ARTERIOSUS. S. Botalli ductus.

DUCTUS BARTHOLINIANUS (*Casp. Bartholini* de ductu salivali hactenus non descripto observatio. Havn. 1684.), der gröfsere der Ausführungsgänge von der Unterzungendrüse, der sich zuweilen neben dem Zungenbändchen öffnet, meist indessen sich mit dem Gange der Unterkieferdrüse verbindet. S. Speicheldrüsen. S — m.

DUCTUS BELLINIANI s. *Tubuli uniniferi*, sehr enge, nur durch das Mikroskop einzeln erkennbare Harngänge, welche im ganzen Umfange der Nierenwärzchen von der Schleimhaut ihren Anfang nehmen und in die Niere eindringen, wobei sie in der Marksubstanz der Niere gedrängt aneinander liegen, in der Rindensubstanz dagegen büschelförmig auseinander weichen und blind sich endigen. Einzelne Bündeln solcher Gänge werden *Ferrein*'sche Pyramiden genannt. S. Harnwerkzeuge. S — m.

DUCTUS CHOLEDOCHUS, gemeinschaftlicher Gallengang, der durch eine Vereinigung des Leberganges (*Ductus hepaticus*) und des Blasenganges (*Ductus cysticus*) gebildet, sich in den absteigenden Theil des Zwölffingerdarms einsenkt, um in denselben die in der Leber neu abgesonderte Galle sowohl, als auch die eine Zeitlang in der Gallenblase aufbewahrte zu führen. S. Leber. S — m.

DUCTUS CYSTICUS, Blasengallengang, entsteht aus dem Halse der Gallenblase und verbindet sich mit dem Lebergallengange zu dem gemeinschaftlichen Gallengange (*Ductus choledochus*), in welchen er die Blasengalle leitet. S. Leber. S — m.

DUCTUS DEFERENS, Ausführungsgang des Hodens, oder Samenleiter, entsteht am untern Ende des Nebenhodens, aus dem Gange desselben, geht anfangs gewunden, darauf mehr gerade in dem Samenstrange zum Bauchringe hinauf, tritt durch denselben in die Bauchhöhle, wendet sich einwärts gegen die hintere Seite der Harnblase herab, vereinigt sich mit dem Ausführungsgange des Samenbläschens seiner Seite zu dem Ausspritzgange des Samens (*Ductus ejaculatorius*), der sich, die Prostata durchbohrend, in der Harnröhre endigt. Der Ductus deferens leitet den Samen von dem Hoden, aufser der Zeit der Ejaculation, in die Samenblase, und während derselben, in die Harnröhre. Siehe Geschlechtstheile des Mannes. S — m.

DUCTUS EXCRETORII, *Vasa efferentia*, Ausführungsgänge, Ausführungsgefäfse, die durch die Vereinigung von kleinen Röhrchen oder Zweigen in der Drüsensubstanz gebildeten Kanäle, wodurch die abgesonderte Feuchtigkeit an den Ort ihrer Bestimmung geleitet wird. S — m.

DUCTUS GALACTOPHORI *s. lactiferi*, Milchausführungsgänge der Brüste, die aus den Körnchen der Milchdrüse mit ihren äufsersten Enden, den Wurzeln der Milchgänge (*Radiculae ductuum lactiferorum*), welche wahrscheinlich die Gestalt von länglichen Bläschen haben, entspringen, von allen Theilen der Brust nach der Warze der Brust hin convergirend zusammenlaufen, sich unter der Warze erweitern (*Sinus ductuum lactiferorum*), darauf in der Warze sich wieder verengern und endlich sich so verengert auf der Spitze der Warze endigen. Nachdem die Wurzeln der Milchgänge aus einem Läppchen der Mamma zusammengetreten und einen Gang gebildet, verbindet sich dieser nicht mehr mit andern. Die Zahl der Gänge weicht von 15—23 ab. S. Brüste. S — m.

DUCTUS HEPATICO-CYSTICI, Leber-Gallenblasengänge, sind beim Menschen nicht vorhanden. Man kann die Gallenblase aus ihrer Grube lösen, ohne von solchen Gängen, die unmittelbar aus der Lebersubstanz sich in die Gallenblase einsenkten, auch nur eine Spur zu entdecken (vergl. *Haller*, Elem. phys. VI. p. 540); beim Rinde dagegen finden sich dergleichen Gänge, nach *Rudolphi* (Phys. Bd. 2. Abth. 2. S. 153) wenigstens acht bis zehn an der Zahl. S — m.

DUCTUS HEPATICUS, der Gallengang der Leber, welcher aus allen kleinen Gallengefäfsen oder Aesten der Leber in der Fossa transversa derselben zusammengesetzt wird und, im Herabsteigen gegen den Zwölffingerdarm, mit dem Gange der Gallenblase unter einem spitzen Winkel sich zum Ductus choledochus vereinigt. S. Leber. S — m.

DUCTUS JACOBSONIANUS (Annales du Mus. d'Hist. nat. T. XVIII. p. 412), der *Jacobson*'sche, dem *Stenonis* (Observ. anat. p. 107) aber schon bekannte, Kanal, der auf dem Grunde der Nasenhöhle nach vorn zu beiden Seiten des Kammes (*crista nasalis*) seinen Anfang nimmt, sich neben der Gaumennaht herunter senkt und entweder einfach oder mit doppelter Mündung sich hinter den Schneidezähnen, neben einer grofsen Warze der Gaumenhaut öffnet. Bei dem Menschen findet sich an dieser Stelle das vordere Gaumenloch (*Foramen palatinum anticum s. incisivum s. intermaxillare*), was aber beständig von den darin befindlichen Weichtheilen geschlossen wird; bei den Säugethieren, mit Ausnahme des Pferdes und der wallfischartigen Thiere, ist diese Oeffnung mit einer knorpeligen, von der Nasenschleimhaut ausgekleideten Röhre ausgelegt und offen, und verbindet das Geruchorgan mit den Geschmackorganen. Bei Menschen und Thieren tritt durch denselben der Nasengaumennerv (*N. nasopalatinus Scarpae*) aus der Nasenhöhle zum vordern Theile des Gaumens herab. S — m.

DUCTUS LACRYMALIS, der in dem knöchernen Thränenkanale liegende rundliche, häutige Thränengang, welcher als Fortsetzung des Thränensackes von der Augenhöhle in die Nase tritt und sich hier im untern Nasengange öffnet. Er leitet die Thränen in die Nase. S. Thränenorgane. S — m.

DUCTUS LACTIFERI i. q. galactophori.

DUCTUS PANCREATICUS s. *Wirsungianus*, der Ausführungsgang der Bauchspeicheldrüse, der überall von der Drüsensubstanz umgeben ist, von links nach rechts läuft und sich gewöhnlich, bei seiner Einsenkung in den absteigenden Theil des Zwölffingerdarms, mit dem gemeinschaftlichen Gallengange (*Ductus choledochus*) verbindet. In seltenen Fällen findet sich ein Nebengang der Bauchspeicheldrüse (*Ductus pancreaticus accessorius*). S. Pancreas. S — m.

DUCTUS RIVINIANI, *Rivin*'sche Gänge der Unterzungenspeicheldrüse, die in manchen Körpern sich mit dem Ausführungsgange der Unterkieferdrüse verbinden, auch zur Seite der Zunge in die Mundhöhle sich ergiefsen. S. Speicheldrüsen. S — m.

DUCTUS ROSENTHALIANUS (*Rosenthal* in *Froriep's* Notizen Bd. 2. 1822. S. 5 und *Rudolphi*, Physiologie Bd. 2. Abth. 2. S. 242), der Gang, welcher bei dem Seehunde die lymphatischen Gefäfse in dem sogenannten Pancreas Asellii vereinigt und sich in den Ductus thoracicus ergiefst. S — m.

DUCTUS SECRETORII, Absonderungsgänge, welche die ausgeschiedenen Flüssigkeiten eines secernirenden Organs aufnehmen und zu gröfsern Gängen leiten. S — m.

DUCTUS STENSONIANUS, der *Stenson*'sche Speichelgang der Ohrspeicheldrüse, welcher einen halben Zoll unter dem Jochbeinrande quer über den M. masseter geht, vor demselben den Backenmuskel (*M. buccinator*) durchbohrt und sich in die Mund- oder Backenhöhle, dem dritten obern Backzahne gegenüber, öffnet. S. Speicheldrüsen. S — m.

DUCTUS THORACICUS s. *chyliferus*, der Milchbrustgang, Speisesaftröhre, Hauptstamm des Saugadersystems. Er entsteht in der Gegend des ersten und zweiten Lendenwirbels in der Bauchhöhle, durch die Vereinigung der Lymphgefäfse der untern Gliedmafsen, des Beckens und des Darmkanals, steigt rechts und hinterwärts neben der Aorte, zwischen den innern Schenkeln des Zwerchfells in die Brusthöhle, gelangt so in das Cavum mediastini posticum und steigt vor den Brustwirbeln, zwischen der Aorte und der Vena azygos, im Ganzen parallel mit beiden, flach geschlängelt hinauf. Nachdem er in der Brust noch Lymphgefäfse aufgenommen hat, lenkt er sich im Aufsteigen, in der Gegend des sechsten Brustwirbels, oder höher, hinter der Speiseröhre und der Aorte durch nach links, steigt hier bis zum siebenten Halswirbel hinauf, beugt sich in einem kleinen Bogen vor- und abwärts, und ergiefst sich, meist einfach, oder auch in mehrere Zweige gespalten, in die Vereinigungsstelle der Vena jugularis interna und der Vena subclavia der linken Seite. Er nimmt bis zu seiner Einsenkung in die genannte Stelle noch Saugadern der Brust und des Halses auf.

Der Anfangstheil des Milchbrustganges in der Bauchhöhle ist gewöhnlich in einer kurzen Strecke weiter als der höher, in der Brusthöhle befindliche Theil, und wird Receptaculum chyli genannt. Bei manchen Thieren ist diese Stelle viel weiter, und heifst Cisterna chyli.

In manchen Körpern theilt und vereinigt sich der Brustgang wieder in seinem Verlaufe, wodurch Inseln gebildet werden. Seine Gestalt ist cylindrisch; doch weicht sein Durchmesser, der meist etwa eine Linie beträgt, an manchen Stellen ab. Er ist sehr dünnhäutig und, wie die andern lymphatischen Gefäfse, mit vielen Klappen versehen, von denen eine beständig an seiner Einmündung in die Blutader sich befindet. S. Lymphatica vasa. S — m.

DUCTUS THORACICUS, Wunden derselben. S. Bauchwunden.

DUCTUS URINIFERI i. q. Ductus Belliniani.

DUCTUS VENOSUS ARANTII, der Blutadergang des *Arantius* (wiewohl mit Unrecht, da *Vesal* und *Eustach* ihn schon kannten. Vergl. *Halleri* elem. phys. T. VI. Lib. 23. §. 11. not. 2.), beim Foetus der linke kleinere der beiden Aeste, worin sich unter der Leber die Nabelvene theilt, der einen Theil des Bluts, das der Foetus aus der Placenta empfängt, unmittelbar in die untere Hohlvene leitet, während der rechte gröfsere, der sich in den linken Ast der

Pfortader einmündet, das übrige Blut in die Leber führt. S. Foetus. S — m.

DUCTUS WHARTONIANUS (*Wharton*, Adenographia c. 21.), der Ausführungsgang der Unterkieferspeicheldrüse, welcher an der Wurzel des Zungenbändchens auf einer kleinen Warze in die Mundhöhle sich öffnet. S. Speicheldrüsen. S — m.

DÜNNDARM. S. Darm.

DÜRRMADEN, die deutsche Benennung für Comedones. S. Afterbildung. E. Gr — e.

DÜRRWURZ, deutsche Benennung der Conyza squarrosa (Conyza major pharm.). v. Sch — l.

DULCAMARA. S. Solanum.

DULCICHINUM. S. Cyperus.

DULCIFICARE. } S. Versüfsen, Versüfsung.
DULCIFICATIO. }

DULCINIA. S. Cyperus.

DUMMKOLLER. S. Koller.

DUNKELHEIT DER AUGEN. S. Augendunkelheit.

DUODENUM. S. Darm.

DUPLICITAS (anatomisch), die Zweifaltigkeit, das Doppeltsein gleicher Dinge, oder das Zerfallen einer Einheit in zwei sich völlig entsprechende Hälften.

Bei den meisten Thieren, besonders bei den mit einer Wirbelsäule versehenen, mit Ausnahme einiger Fischarten, ist schon die äufsere Körperform in eine rechte und linke symmetrisch übereinstimmend gebildete Körperhälfte theilbar. Alle Sinneswerkzeuge, die Centralorgane des Nervensystems, die Harn- und Geschlechtswerkzeuge und alle der willkürlichen Bewegung unterworfenen Organe sind entweder zweifach ausgebildet, oder sie liegen so, dafs eine mittlere, vom Kopfe durch den Rumpf hindurch abwärts laufend gedachte Linie, die man als Mittellinie (*Linea mediana*) bezeichnet, sie rechts und links in zwei ganz gleiche Hälften trennt. Die etwa bemerkbaren Eigenheiten eines oder des andern dieser Doppeltheile bestehen entweder in kleinen Abweichungen, die theils von dem mindern oder mehrern Gebrauche derselben herrühren, theils wirkliche Abnormitäten der ersten Bildung sind, oder im Zusammenhange mit dem auch in sie eingehenden vegetativen Bildungsprocesse, wie z. B. in der Vertheilung gröfserer und kleinerer Blutgefäfse. Dagegen weichen von dem Gesetz der Duplicität die Hauptorgane des bildenden Lebens, welche in den beiden grofsen Höhlen des Rumpfes, in der Brust- und Bauchhöhle ihre Lage haben, mehr oder weniger ab. So z. B. liegt das einmal vorhandene Herz nicht genau in der Mitte der Brust; auch entsprechen dessen seitliche Hälften, so wie die daraus hervorgehenden Gefäfse sich einander nicht, weder in der Form noch in der Lage. Die rechte Lunge hat ferner gewöhnlich drei, die linke zwei Lappen.

In der Bauchhöhle sind die Leber, die Milz, der Magen und noch andere Theile des Darmkanals nur einmal vorhanden und liegen nicht so, dafs die Mittellinie sie in eine rechte und linke gleiche Hälfte theilen würde; dasselbe gilt von den Gefäfsen und Nerven dieser Organe. S—m.

DUPLICITAS MONSTROSA. S. Monstrum.

DURCHBOHRUNG, Durchbohrung des Brustbeins. S. Perforation und Trepanation.

DURCHFRESSENDE MITTEL. S. Caustica.

DURCHLIEGEN. S. Decubitus.

DURCHLÖCHERUNGEN DES NAHRUNGSKANALS. Sie lassen sich zunächst in zwei grofse Abtheilungen bringen, von denen die eine: I) die durch mechanische, die andere: II) die durch organisch-dynamische Verletzungen bedingten Durchlöcherungen enthält. — Zu der ersten Abtheilung gehören alle perforirenden Trennungen der Wände des Nahrungskanals durch Verwundung, wie Schnitt, Hieb, Stich, Schufs, Einführung mechanisch verletzender fremder Körper, durch Stofs, Schlag, Quetschung, Zerreifsung von Zerrung und Ausspannung, beim Erbrechen oder beim Sprung oder Fall von einer Höhe, — endlich durch Berstung von gewaltsamer Ausdehnung durch enthaltene Stoffe. (S. darüber d. Art.: Bauchhöhlenextravasat, Bauchwunden u. a. m.)

Die zweite Abtheilung begreift alle übrigen Durchlöcherungen des Nahrungskanals, und namentlich die, welche aus gewissen krankhaften Processen entstehen, mit Einschlufs derer, die durch chemische Schädlichkeiten herbeigeführt werden, indem diese nur durch, wenigstens theilweises, Zustandekommen, eines jener Processe zu dem fraglichen Ausgang gelangen. Solche Durchlöcherungen heifsen im Allgemeinen spontane, und mit ihnen beschäftigen wir uns hier ausschliefslich. Uebrigens versteht es sich von selbst, und bestätigt sich in der Erfahrung vielfältig, dafs hier nicht blofs mechanische Verletzungen die Gelegenheitsursache vitales abgeben, sondern dafs auch das umgekehrte Verhältnifs nicht selten stattfindet.

Obwohl diese spontanen Durchlöcherungen, wie bemerkt, nur Ausgänge von krankhaften Processen sind, und als solche deren Abhandlung angehören, so rechtfertigt sich eine besondere Zusammenstellung jener Verletzungen doch dadurch, dafs sie für sich und in ihren Folgen von grofser Wichtigkeit sind, ihr wesentlicher Zusammenhang mit den Krankheitsprocessen einer weitern Aufklärung bedarf, ihre Diagnose und Prognose aber, mit allem dem, was daraus abgeleitet werden mag, nur auf eine vergleichende Uebersicht derselben gegründet werden kann. Diese beschränkt sich nun nicht blofs auf die anatomischen Verhältnisse, und auf die der Durchlöcherung folgenden eigenthümlichen Zufälle, sondern sie umfafst auch nothwendig die ihr vorausgehenden, sie bedingenden und gleichsam vorbereitenden Krankheitszustände, welche, in so weit sie bekannt, und in eigenen Artikeln bearbeitet sind, um Wiederholungen zu vermeiden, für unsern Zweck nur kurz angegeben zu werden brauchen, in so weit sie aber eines oder das andere mehr oder weniger nicht sind, näher beleuchtet werden sollen.

Spontane Durchlöcherungen des Nahrungskanals erfolgen:

1) durch Abscesse und Geschwüre;

2) durch Brand;

3) durch einfache Erweichung;

4) durch Erweichung und geschwürähnliche Zerstörung von krankhaften Produkten. —

Wenn auch jeder dieser Processe für sich allein eine besondere Art der Durchlöcherung begründen kann, so giebt es doch häufig Fälle, in denen sie sich combiniren und ein gemeinschaftliches Resultat liefern, wie sich im Verlaufe des Folgenden ergeben wird.

1) Durchlöcherung von Abscessen und Geschwüren. Abscesse und Geschwüre, als Ausgänge der Entzündung im Nahrungskanal finden wir da, wo dieselbe aus intensiver wirkenden Gelegenheitsursachen entstanden ist, oder längere Zeit hindurch angedauert hat.

Abscesse bilden sich vorzugsweise im und am Schlunde, am Magen, am Blinddarm und herabsteigenden Grimmdarm, und am Mastdarm. Sie haben ihren Sitz in dem die Häute des Kanals verbindenden Zellgewebe, beschränken sich jedoch selten auf ihre ursprüngliche Stelle, sondern verbreiten sich weiter, wie auch umgekehrt die in benachbarten Gegenden und Theilen, zwischen Larynx, Trachea und Oesophagus, im Mediastino, am Zwerchfell, in der Leber, Milz und den Nieren, im Mesenterio, in den Bauchdecken, besonders in der Gegend der Hüftbeinkämme, zwischen den *Douglas*'schen Falten, in den Eierstöcken, in der Gebärmutter und in der Blase vorkommenden Abscesse, — den Nahrungskanal in ihre Bildung mit hineinziehen.

Häufig geben eingebrachte fremde Körper zu denselben Veranlassung, wie verschluckte Knochen, Glas- und Metallstücke, — übermäfsige Anhäufung der Contenta, besonders bei vorhandenen Verengerungen des Kanals, ferner Verwundung oder Verletzung durch Druck, Schlag, Stofs u. s. w. So lange diese Abscesse noch geschlossen sind, kommen ihnen aufser den allgemeinen Zeichen tiefliegender Abscesse, — wie Fieberbewegungen, örtliche Temperaturveränderung, Gefühl von Schwere, Druck, Klopfen, äufserlich fühlbare Härte oder Fluctuation, — die Zufälle von Beeinträchtigung und Alienation der Functionen in den betroffenen Parthieen des Nahrungskanals zu, als da sind: gehindertes Hinabgleiten, Auswürgen des Genossenen, Erbrechen, — Schmerz, sobald die Ingesta und Contenta an die kranke Stelle gelangen, hartnäckige Stuhlverstopfung, und später wiederholt erfolgende blutige, eiterige Ausleerungen, wobei das etwa gleichzeitige Ergriffensein der Respirationsorgane, der Harnwerkzeuge u. s. w. durch die demselben eigenthümlichen Symptome sich zu erkennen giebt.

Die Durchlöcherung des Nahrungskanals mittelst der Eröffnung des Abscesses geschieht entweder von aufsen nach innen, gegen das Lumen des Kanals hin, oder von innen nach aufsen, vielmehr aber in dieser doppelten Richtung, wo dann der Inhalt des Abscesses nach Maafsgabe in den Kanal, in das Zellgewebe, und gegen die Aufsenfläche zu, in die durch Verwachsungen gebildeten, geschlossenen Ablagerungsstellen, in ein anderes (hohles) Organ, oder in die Brust-, Bauch- und Beckenhöhle ausgeleert wird. Nach geschehener Perforation sind die Zufälle dem gemäfs verschieden. Die bisher vorhandenen nehmen gewöhnlich an Heftigkeit ab, und durch Erbrechen oder Stuhlgang wird das Ergossene zum Theil ausgeworfen, wenn die Durchlöcherung nach dem Lumen des Kanals hin statt gefunden hat. Ist die Ergiefsung ins umgebende Zellgewebe geschehen, mit nachfolgendem Austritt von chymösen, fäculenten Contentis, so entstehen secundäre und Kothabscesse in der Hüftbeingegend, in den Weichen, an Bruchstellen, am After, und am Mittelfleisch, die sich zu Fisteln umzugestalten pflegen. Auf ähnliche Weise kommen nach aufsen sich öffnende Schlund- und Magenfisteln zum Vorschein. Durch diesen Vorgang werden auch krankhafte Einmündungen verschiedener Stellen des Nahrungskanals unter sich, und deren Folgen veranlafst, z. B. Einmündungen des Magens und Quergrimmdarms, eines Stückes des Dünndarms mit einem andern, oder mit einem Stücke des Dickdarms u. s. w., die sich im ersten Falle durch kothiges Erbrechen, in den folgenden durch schnellen Durchgang der Ingesta, überhaupt aber durch tiefe Störung der Verdauung und Assimilation kund geben. Communiciren auf diese Weise der Schlund und der Kehlkopf oder die Luftröhre, so folgt jedem Versuch zu schlucken Auswurf des Genossenen unter dem heftigsten Husten, und Erstickungsgefahr. Ist ein nahe gelegenes, etwa aneurysmatisch krankes gröfseres Blutgefäfs zugleich mit perforirt worden, so tritt fast immer unter dem stärksten Blutsturz plötzlicher Tod ein. Blasen-, Scheiden-, und Mastdarmfisteln werden nicht selten durch Abscesse in diesen Theilen erzeugt. — Ist endlich die Perforation in die Brust-, Bauch-, oder Beckenhöhle ausmündend, und hat sich Eiter und Inhalt des Kanals in diese ergossen, so erscheinen die Zufälle des Brust- und Bauchhöhlenextravasats. (S. d. Art., und weiter unten.)

Anatomische Untersuchung. Man findet gewöhnlich eine mehr oder weniger bedeutende Abscefshöhle, welche mit einer eigenen, glatten oder warzigen, oft sehr dikken, verschieden gefärbten Pseudomembran ausgekleidet ist, theils Eiter und blutiges Exsudat, theils den Inhalt des durchlöcherten Nahrungskanals, oder eines andern zugleich mit durchlöcherten Organs fafst, die widernatürliche Oeffnung, mit weichen, glatten, oder auch callösen, ziemlich regelmäfsig runden Rändern zeigt, und sich zuweilen in einen oder mehrere Fistelgänge verlängert. Wo die Durchlöcherung eines andern Organs zugleich mit erfolgt ist, da ist zwar eine eigentliche Abscefshöhle gewöhnlich nicht vorhanden, jedoch charakterisirt sich jene, als dem Abscefs zukommend, hinlänglich durch ihre eben angegebene Beschaffenheit und durch die ihrer nächsten Umgebung, welche durch plastisches Exsudat vielfach verwachsen, verdickt, und dabei entzündet ist. Beinahe ebenso verhält es sich, wenn der perforirende Abscefs sich in eine der Höhlen geöffnet hat, indem neben dem eiterigen, wässerigen und andern Ergüssen zugleich Ablagerungen plastischen Stoffs und anderweitige unzweideutige Spuren der stattgehabten Entzündung sich vorfinden.

Geschwüre kommen im Nahrungskanal häufig vor; es werden jedoch sehr oft diejenigen geschwürähnlichen Zerstörungen mit ihnen verwechselt, welche sich bei verschiedenen Entartungen der Gewebe ereignen, und vielen krankhaften Produkten anhängen. Solche geschwürähnliche Zerstörungen führen auch am öftersten zu Perforationen des Kanals, während bei der aus Entzündung hervorgegangenen Verschwärung dieser Ausgang der ungewöhnlichere ist.

Die Schleimhaut ist gemeiniglich der ursprüngliche Sitz einer solchen Entzündung und Verschwärung, und die Krankheit geht von ihr auf die übrigen Häute über. Sie wird begründet durch allgemeine catarrhalische und rheumatische Ursachen, durch Genufs von sehr heifsen oder

sehr

sehr kalten Speisen und Getränken, durch Einführung von reizenden, ranzigen, scharfen Stoffen, oder erst sich bildender Verderbnifs derselben und der abgesonderten Säfte, durch chemische (Gifte) oder mechanische Schädlichkeiten, durch exanthematische, impetiginöse und andere Metastasen, durch gleichzeitig bestehende andere Krankheiten oder Krankheiten anderer Organe, wie Entzündungen, aphtöser Procefs, typhöses Fieber u. s. w. Ob Würmer den Nahrungskanal durchbohren, oder durch ihre Angriffe auf die Wände desselben zu einer geschwürigen Perforation Veranlassung geben, ist noch unentschieden, aber sehr zu bezweifeln; es steht nur fest, dafs Würmer durch verschiedenartige Perforationen des Nahrungskanals nach aufsen gelangen. Es mag hier auch genügen nur daran zu erinnern, dafs syphilitische, lepröse und andere dyskrasische Geschwüre, welche im oder am obern Ende des Nahrungskanals bestehen, denselben durchbohren, und so eine Communikation nach aufsen, mit dem Wirbelkanal und den Luftwegen herstellen können.

Die Symptome jener exulcerativen Entzündung sind in der Regel ein mehr oder weniger heftiges, acutes oder lentescirendes Fieber, mit grofser Abmattung und Kraftlosigkeit, intensiver, meist trockener Hitze, welche besonders am Bauche auffallend ist, wobei die Zunge trocken oder feucht, und lebhaft, wie rohes Fleisch, geröthet, zuweilen auch mit der Rachenhöhle von Excoriationen besetzt erscheint. Das Schlucken ist beschwerlich oder freier, und ein Gefühl von Brennen und innerer Hitze, mit heftigem Durst, von Druck und Schmerz in der Magen- und Nabelgegend, und überhaupt im Unterleibe, besonders wenn etwas genossen worden, ist zugegen. Dieser Schmerz steigert sich dazwischen zu kolikähnlichen Paroxysmen, verschwindet aber dann gröfstentheils wieder. Der Leib ist zuletzt häufig aufgetrieben, nachdem er vorher bei der allgemeinen Abmagerung eingefallen und zurückgezogen war; Erbrechen, Durchfall, seltener Stuhlverstopfung, anhaltend oder mit dieser wechselnd sind begleitende Erscheinungen; Delirium und Sopor gesellen sich oft hinzu. Wenn durch die tiefer greifende Verschwärung die Häute in ihrer ganzen Dicke zerstört werden, Perforation und Ergufs der Contenta des Kanals erfolgt, so tritt die Reihe der diesen Vorgang bezeichnenden Symptome (s. unten) in dem Verhältnifs deutlich hervor, als der Ergufs in mehrfacher Hinsicht bedeutend ist, und die Intensität der übrigen vorhandenen Krankheitserscheinungen dieselben nicht gleichsam verdeckt.

Anatomische Untersuchung. Im Verhältnifs zur Häufigkeit des Vorkommens und oft zur Menge der Geschwüre, welche sich unter den angegebenen Umständen im Dünndarm, — in der Gegend der *Bauhin*'schen Klappe, — im Coecum, im Colon, im Magen, Zwölffingerdarm, Schlund und Rectum (Ruhr) vorfinden, ist die Zahl der Fälle, wo dieselben den Kanal durchbohrt haben, und die Zahl der Perforationsstellen selber, eine geringe. Dagegen sind zuweilen auch der Geschwüre nur wenige, oder es existirt sogar nur ein einzelnes (?), perforirendes, wie besonders in chronischen Fällen. Die meisten Geschwüre sind flach, auf die Dicke der Schleimhaut beschränkt, mehr oder weniger ausgebreitet, rund, oval, verschoben viereckig, streifenartig an den Falten der Schleimhaut sich hin erstreckend, mit deutlich entzündeten, weichen, sanft abgerundeten oder gefranzten Rändern, im Umkreis Gefäfsinjectionen und oft Auflockerung und Mafsezunahme der Schleimhaut zeigend. Im Dünndarm und Colon finden sich am ehesten die Perforationen. Sie charakterisiren sich wie die eben beschriebenen nicht durchdringenden Geschwüre, stellen einen höhern Grad des Leidens dar, und zeigen in der Regel eine ziemlich gleichmäfsige Zerstörung aller Häute, von wenigen Linien im Durchmesser. Dabei bemerkt man noch weiterhin Spuren der stattgehabten Entzündung, wie (Capillar-) Gefäfsinjectionen, Blutaustretungen, Auflockerung, Erweichung, leichte Trennbarkeit der Schleimhaut von der Muskelhaut, Verdickung der letztern und der Peritonealhaut, Verwachsung mit den nächstgelegenen Theilen, plastisches, eiteriges, seröses Exsudat, und Ergufs von Contentis, der entweder frei liegt, oder (zwischen dem Netz, dem Mesenterio, den Darmwindungen, den Bauchwänden,) durch plastischen Stoff eingekapselt ist, in welchem Falle die bestehende Höhle wie die oben beschriebene Abscefshöhle sich verhält. Eine einfache Verklebung der perforirten Stelle mit einem nahe gelegenen Theile wird nur selten gefunden.

2) Durchlöcherungen von Brand. Eine genauere Sichtung der hieher gezählten Fälle, macht es mehr als wahrscheinlich, dafs der Brand häufig mit der Erweichung verwechselt worden ist, und ersterer in der That, einige besondere Umstände ausgenommen, nicht oft jenen Ausgang nimmt. Unter den Ursachen desselben sind maligne, besonders contagiöse Krankheitsprocesse, und namentlich deren Metastasen, als des Rothlaufs, des Scharlachs, der Masern, der Pocken, des Typhus, der Pest u. s. w. angegeben worden, — dann die Wirkungen der heftig irritirenden, ätzenden und scharfen Gifte, — der concentrirten Mineralsäuren, des Nitrums in grofsen Gaben, des Sublimats, der Kupfersalze, des Arseniks, — und es können dafür überhaupt alle die Momente gelten, welche sehr intensive, schnell verlaufende, parenchymatöse Entzündungen im Nahrungskanal hervorrufen, wie z. B. innere oder äufsere Brucheinklemmungen desselben u. s. w.

Die vorangehenden Symptome sind im Allgemeinen die einer heftigen Entzündung der betroffenen Organe, meist als entzündlicher Ileus oder als entzündliche Cholera sich aussprechend. Eingetretener Brand kündigt sich an durch oft plötzlichen Nachlafs der Schmerzen, Verfallen der Gesichtszüge, zuweilen mit einer gewissen sich ausdrückenden Hilarität, dazwischen laufende Verwirrung der Sinne, kalte, klebrige Schweifse, Unfühlbarkeit des Pulses, Aufhören der gewaltsamen Ausleerungen, Zunahme der meteoristischen Auftreibung des Leibes, Matschheit und Mifsfarbigkeit einer etwa vorhandenen Bruchgeschwulst, Abtrennung der Oberhaut an dieser Stelle, und wohl auch Eröffnung der Bedeckungen durch Ausbreitung der brandigen Zerstörung. Mit den allgemeinen dieser Zeichen fallen aber die der brandigen Durchlöcherung des Nahrungskanals in Eins zusammen.

Anatomische Untersuchung. Die Spuren der stattgehabten heftigen Entzündung zeigen sich dabei aufs deutlichste, oft begleitet von Ausschwitzung und Ergufs verschiedener Art. Im Umkreis der Durchlöcherung, welche gewöhnlich im Dünndarm oder im obern Theil des Dickdarms, seltener im Magen und Mastdarm vorkommt, verdünnte, weiche, gezackte, unregelmäfsige Ränder zeigt, und zuweilen durch dazwischen stehen gebliebene Brücken mehrere Oeffnungen darbietet, so dafs die Durchlöcherung siebartig erscheint, sind die Häute, vornehmlich die Schleimhaut, in einen dunkelfarbigen, schwärzlichen, specifisch höchst übelriechenden Brei aufgelöst. Im Uebrigen finden sich starke Gefäfsinjectionen, blutige Extravasate, oder, wie bei der brandigen Perforation von Giften, Aufwulstungen und Verdickungen der Gewebe. Die Peritonealhaut ist an solchen Stellen in Flocken aufgelöst, und Verklebungen mit nahegelegenen Theilen sind durch sie vermittelt.

3) Durchlöcherung von Erweichung. Die Erweichung, welche die ursprünglichen Gewebe betrifft, ergreift häufig die Schleimhaut des Nahrungskanals, beschränkt sich aber in vielen Fällen nicht auf diese allein, sondern setzt sich auf die andern Häute fort, und zerstört auch diese mit Hinterlassung einer Durchlöcherung. Wir beobachten sie unter einem dreifachen Verhältnisse: als den Ausgang einer eigenthümlichen Krankheit des Magens und Darmkanals, welche sich durch besondere Erscheinungen ausspricht; — im Gefolge anderer Krankheiten dieser Theile, oder der Krankheiten anderer Organe, zu denen das Leiden jener sich hinzugesellt; — und endlich als einen Zersetzungs- und Auflösungsprocefs nach dem Tode, der übrigens mit der Fäulnifs nichts gemein hat.

Wir übergehen hier die Aetiologie und Symptomatologie der ersten Art des Vorkommens dieser Durchlöcherung, welche ein Resultat der Magenerweichung der Kinder, unter diesem Titel hinlänglich bekannt, und an ihrem Orte abzuhandeln ist. Unter der zweiten Modification werden aber nicht blofs Kinder, sondern auch Menschen in den Pubertäts- und Blüthenjahren, Erwachsene, und von diesen mehr Weiber, — ein Opfer jener merkwürdigen Zerstörung. Entzündungen, sowohl des Nahrungskanals selber, als auch des Bauchfells, der Gebärmutter, der Pleura, der Lungen, des Gehirns können dahin führen. Es sind dies jedoch da, wo es zu einer vollkommenen Erweichung aller Häute, folglich zu einer Perforation kommt, gewiſs nur unächte (Neurophlogosen) und combinirte Entzündungen, bei denen der Charakter der Lähmung herrscht, weshalb in ihrer Entwickelung gehemmte oder zurückgedrängte acute und chronische Ausschlagskrankheiten, besonders Friesel, Masern, Scharlach, — den Hydrocephalus, die tuberkulöse Phthisis, die verschiedenen Wochenbetts-Krankheiten, das Entstehen jenes Vorganges begründen oder begünstigen.

Die Symptome solcher Erweichungen des Nahrungskanals sind im Allgemeinen die der Magenerweichung der Kinder, und verlaufen neben denen einer der ebengenannten, schon vorher bestandenen Krankheiten, mit ihnen vermischt, oder von ihnen verdeckt, und in ihrer besondern Bedeutung nicht leicht erkennbar. Doch lassen Empfindlichkeit des Unterleibs, häufiges Erbrechen gelblicher Stoffe und dergleichen Durchfälle, Appetitlosigkeit, heftiges Verlangen nach Getränk, trockene, geröthete Zunge, frequenter, kleiner, härtlicher, oder schwacher und langsamer Puls, erschwertes und beklommenes Athmen, Husten, trockene, heiſse oder zu profusen Schweiſsen geneigte Haut, welche zuletzt kühl und welk wird, auffallende Abmagerung des Körpers und Verfallen der Gesichtszüge, Halbschlummer, Betäubung und Delirien, — auf den Vorgang dieser Erweichung schlieſsen. — Im dritten Falle endlich scheint der Befund von dem schnellen Eintritt des Todes bei dem im Gange gewesenen Proceſs der Verdauung, von der Beschaffenheit der dabei abgesonderten Säfte, und von anderweitigen, begünstigenden Momenten chemischer Gegenwirkungen abzuhängen.

Anatomische Untersuchung. Der Magen ist an seinem Blindsackende am häufigsten durch Erweichung zerstört; doch sehen wir die Perforation auch an seiner vordern und hintern Wand, und an seinen beiden Oeffnungen, im Schlunde, im Dünndarm (Duodenum) und im Dickdarm (Colon), oder an mehreren dieser Stellen zugleich. Die Zerstörung ist gewöhnlich auf eine Fläche von mehreren Zollen im Durchmesser ausgedehnt, ja sie erstreckt sich auf den gröſsten Theil des Eingeweides, oder es sind mehrere Oeffnungen vorhanden, zwischen denen einzelne Brücken der Häute sich erhalten haben. Die Ränder der Oeffnungen sind weich, breiig, bei der Berührung gleichsam zerfliefsend, zerrissen, mifsfarbig, und schwärzlich gesäumt, im Umfang da, wo Entzündung mit statt gefunden hat die Häute auf entsprechende Weise injicirt, — sonst aber nur die gröfsern Gefäfse (Venen) mit schwarzem Blute überfüllt, dasselbe in der Cavität und zwischen den Häuten extravasirt, letztere schmutzig-rothbraun oder schwärzlich gefärbt, selten von bleichgrauer Farbe, die Schleimhaut noch weiterhin aufgelöst, leicht wegzuwischen, und ein mifsfarbiger, theerartiger, meist stark nach Essigsäure riechender Brei ergossen. Die Theile, mit welchen derselbe aufserhalb des Canals länger in Berührung war, — die Leber, die Milz, die Darmwindungen, das Zwerchfell, die Pleurasäcke und die Lungen, — sind gleichfalls, nur oberflächlich, oder in ihrer ganzen Substanz, an der betroffenen Stelle auf ähnliche Weise, wie die ursprünglich ergriffene Parthie des Nahrungskanals erweicht, und dadurch secundäre Perforationen veranlafst. Aber auch ohne diese, durch Berührung mit jenem Extravasat vermittelte Auflösung der genannten Organe, finden sich in den Leichen ähnliche Erweichungen desselben; so sieht man Erweichung der Milz, der Leber, der Gebärmutter, der Lungen, des Herzens, des Gehirns. Zuweilen erscheinen auch frieselartige, pustulöse Exantheme auf der Schleimhaut und Peritonealhaut, Geschwüre, lymphatische, molkenartige, mit Flocken gemischte Ergüsse, und leichte plastische Exsudate mit Verklebungen der Flächen.

4) **Durchlöcherung von Zerstörung (Erweichung) krankhaft erzeugter Producte.** Es ist bekannt, dafs fast alle krankhaft erzeugten organischen und halborganischen Bildungen, aus dem Flüssigen entstehend, sich mehr und mehr consolidirend, zur Selbstständigkeit sich gestaltend, das normale Gewebe verdrängend, und sich an dessen Stelle setzend, — wenn sie in einer gewissen, verhältnifsmäfsig kurzen Zeit ihre Lebens- (Vegetations-) Höhe erreicht haben, — zerfallen, erweicht werden, zerfliefsen. An ihrem Entstehen und Vergehen nehmen zwar häufig

der Entzündungsprocefs und dessen Ausgänge Antheil, besonders insofern das begrenzende gesunde Gewebe gegen sie reagirt, sie zu isoliren, zu beschränken und auszustofsen sucht; die Thatsachen zeigen aber, dafs ihre Zerstörung bei weitem nicht immer durch gewöhnliche Verschwärung geschehe, sondern dafs gegentheils in der Regel eine eigenthümliche Erweichung und Verflüssigung ihrer Substanz, ein Zerfallen in sich selber vor sich gehe. Es ist demnach auch klar, dafs die Substanzverluste, die geschwürähnlichen Verzehrungen, die Excavationen und Perforationen endlich, die in ihrem Gefolge gefunden werden, grofsentheils auf diese ebengenannte Weise zu Stande kommen. Von dem Sitz und der Ausbreitung krankhaft erzeugter Produkte hängt es vornehmlich ab, welche Art der Verletzung ein Organ dadurch erfährt. Wenn sie im Nahrungskanal nur auf der äufsersten oder innersten Haut desselben wurzeln, so erscheinen dann geschwürähnliche, mehr oberflächliche Zerstörungen der letztern; wenn aber alle Häute von ihnen durchdrungen sind, so werden unter den angegebenen Umständen Perforationen herbeigeführt, oder diese werden doch wenigstens nur zufällig nicht bewirkt, indem an der Stelle kein weiterer Widerstand von Seiten des natürlichen Gewebes entgegensteht, und das Nichtzustandekommen der Durchlöcherung nur auf einer Hemmung in der durchdringenden Zerstörung des krankhaften Productes beruht.

Die Form, Ausdehnung und Art der Begrenzung dieser Durchlöcherungen wird daher auch vorzugsweise durch die gleichen Eigenschaften der krankhaften Gebilde bestimmt; wo diese z. B. rund, wenige Linien im Durchmesser grofs, scharf begrenzt und umschrieben waren, da finden wir auch die Durchlöcherungen entsprechend beschaffen; — wo sie hingegen unregelmäfsiger gestaltet gewesen sind, nach verschiedener Richtung hin ungleicher sich erstreckt, und einen bedeutendern Umfang gehabt hatten, da haben auch die Oeffnungen einen ähnlichen Charakter gewonnen, vorausgesetzt, dafs nicht eine nur theilweise Erweichung des krankhaften Products, oder eine damit combinirte Zerstörung durch Verschwärung, einfache Erweichung, vielleicht auch durch Brand, zu Modificationen Anlafs gegeben hatten.

Es lassen sich vier Hauptarten von krankhaft erzeugten Bildungen aufführen, deren Zerstörung (Erweichung) Durchlöcherungen des Nahrungskanals zur Folge haben kann und wirklich hat. Sie sind im Allgemeinen unter dem Namen von Tuberkeln zu begreifen, und nur eine Art scheint einer wahrhaften Schwammbildung anzugehören, nehmlich wie folgt:

a) der Darmschwamm,

b) der gemeine, gesellige Tuberkel,

c) der krebsartige Tuberkel,

d) der solitäre, scharf begrenzte Tuberkel.

a) Der Darmschwamm. Während früher bei den typhösen und eigentlichen Nervenfiebern die Aerzte als Anatomen ihre Aufmerksamkeit besonders auf die krankhaften Veränderungen in der Kopfhöhle richteten, und in derselben theils die Ursachen, theils die Wirkungen der Krankheit selber nachzuweisen bestrebt waren, haben bei jenen die ausgedehntern Untersuchungen der neuern pathologischen Anatomie zu eben so merkwürdigen als wichtigen Befunden in der Bauchhöhle geführt, unter denen die geschwürähnlichen, pustulösen, fungösen, von entzündungsartigen Spuren begleiteten Verletzungen und Entartungen in den Häuten des Nahrungskanals, zuvörderst in der Schleimhaut, eine ausgezeichnete Stelle einnehmen, und, insofern sie zu Perforationen des Kanals Veranlassung werden, hier vornämlich zu berücksichtigen sind.

Der sporadische Typhus, und insbesondere die Form desselben, welche als Typhus abdominalis bezeichnet wurde, zur Zeit der Pubertät und in den Blüthenjahren auftritt, eine specielle Krankheitsanlage nicht eben zu verlangen scheint, nach schwächenden Einflüssen verschiedener Art, wie Verkältung und Durchnässung, heftige Anstrengung durch Märsche, unmäfsigen Coitus, bei mangelnder und schlechter Nahrung, Einwirkung einer verdorbenen Atmosphäre u. s. w. sich ausbildet, hat die in Rede stehenden Veränderungen im Darmkanal am eigenthümlichsten und constantesten zur Begleitung und Folge. So wie es aber geschieht, dafs im Verlaufe anderer Krankheiten, namentlich der exanthematischen und entzündlichen Fieber, der erysipelatösen und gemischten Entzündungen, der Hydropsien, Dysenterien, Phthisen u. s. w. ein typhöses Leiden sich entwickelt, diese Krankheiten nervös werden, — so führen auch letztere dann jene Degenerationen, doch weniger deutlich ausgesprochen in den Erscheinungen während des Lebens, weniger rein ausgeprägt in den Befunden nach dem Tode, mit sich. Die Symptome sind: Eingenommenheit, Taumeligkeit, dumpfer Schmerz im Kopf, Ohrensausen, Trägheit, Gleichgültigkeit, Ausdruck von Stupidität in den Gesichtszügen, mussitirendes Delirium; Trockenheit, Rauhigkeit, lebhafte Röthung der Zunge, welche später, wie Lippen, Zähne, Nasenöffnungen, ein bräunlicher, schmieriger Ueberzug bedeckt; Ueblichkeit, Erbrechen, Schmerz in der Magengrube, der gewöhnlich nur bei tieferem Druck, und beim Aufwärtsstreichen vom Nabel aus, sich äufsert; Schmerz in der Gegend des rechten Hüftbeinkamms, und oberhalb des *Poupart*'schen Bandes derselben Seite. Diesen Schmerz auf tiefern Druck geben die Kranken, selbst wenn sie im Delirium dahin liegen, durch Verzerrung der Gesichtsmuskeln, und Anziehen der Füfse zu erkennen, während sie bei einem gleich starken Druck auf andere Stellen des Leibes unempfindlich sind. Der Leib ist weich, voll, oder gespannt und aufgetrieben, und immer besonders heifs. Es erscheinen Durchfälle, welche 8, 12 bis 40 Mal in 24 Stunden wiederkehren, eine bräunliche, stark riechende, schleimige, zuletzt blutig und schwärzlich gefärbte Flüssigkeit entleeren, und zum Theil unwillkürlich erfolgen. Der Tod, welcher vom 7ten bis zum 40sten Tage, — in der frühern Zeit am häufigsten durch Lähmung der Ganglien und des Gehirns, in der spätern durch Erschöpfung von den Durchfällen, von Blutungen u. s. w. herbeigeführt wird, tritt mitunter in Folge von Durchlöcherungen des Darmkanals ein, ohne dafs dieser Vorgang allemal durch die ihm sonst zukommenden Erscheinungen besonders bezeichnet wäre.

Anatomische Untersuchung. Die hier vorkommenden mannigfaltigen krankhaften Veränderungen des Darmkanals, haben vorzugsweise ihren Sitz im untern Theil des

Dünndarms, in der Gegend der Grimmdarmklappe, und im obern Theil des Dickdarms. Sie characterisiren sich theils als die Folgen einer modificirten Entzündung und ihrer Ausgänge, theils beruhen sie auf einer eigenthümlichen krankhaften Vegetation mit begleitender Congestion; — bei schon geschehener Metamorphose und Pseudomorphose entwickelte sich jedoch auch nicht selten jene Entzündung als secundäre Affection. Dem ersteren Vorgange gehören wohl unstreitig die Capillargefäfsinjectionen, die Erosionen und Geschwürbildungen auf der Schleimhaut und in den Schleimdrüsen an, welche ganz mit denselben Verletzungen bei der oben beschriebenen geschwürigen Schleimhautentzündung übereinstimmen; — sie finden sich in den Leichen der unter den aufgeführten Erscheinungen Verstorbenen in der Regel und zahlreich mit vor. Die eigenthümlichen und wichtigern, jenem zweiten Vorgang beizuzählenden Befunde sind: Ueberfüllung der Gefäfse, gleichmäfsige, oft weit verbreitete, schmutzig rothe, dunkle Färbung der Schleimhaut, Extravasate unter derselben, partielle Erweichung, länglichrunde, 2 bis 6 Linien grofse, über die Schleimhaut etwas erhabene, wie sammetartige rothe Flecke, welche bis in das Unterschleimhautzellgewebe gehen; — letzteres ist in dem untern Theil des Dünndarms und in der Gegend der Grimmdarmklappe stellenweise dicker, röther, gefäfsreicher und aufgelockerter, und stellt den ersten Anfang der Darmschwämme dar, die von hieraus sich entwickeln, emporsprossen, die Schleimhaut erheben, sie anfangs unverändert lassen, dann durch Druck und Absorbtion sie verdünnen, zuletzt sie durchbohren und als rothe, weiche, von Blutgefäfsen durchzogene, von Blutgerinnsel bedeckte, umgekehrt konische, fast gestielte, nabelförmig auf ihrer obern Fläche eingedrückte, Erbsen- bis Haselnufs-grofse Körper in das Lumen des Darmes hineinragen, und im allgemeinen Ansehen einige Aehnlichkeit mit vollen Blatterpusteln haben (*Ileitis pustulosa*). Um ihre Basis herum sind die Schichten besonders verdickt, aufgewulstet, und bilden einen erhabenen Ring von der Consistenz eines weichen Knorpels, welcher allerdings als das Product einer entzündlichen Reaction der natürlichen Gewebe gelten kann. Diese Darmschwämme werden wieder entfernt, indem sie eine geschwürähnliche Zerstörung erfahren, und ganz oder zum Theil von ihrem Mutterboden sich abtrennen. Sind einzelne derselben abgefallen, so lassen sie an ihrer Stelle eine geschwürähnliche Excavation zurück, mit härtlichem, körnigem, braunroth und gelb marmorirtem Grunde, auf dem sich noch eine eigene gelbe, faserige Masse findet; — auch diese Masse wird nach und nach abgestofsen, der Grund wird rein und weich, der Umfang der Excavation verkleinert sich, und es formirt sich eine glatte, nicht mit Zotten besetzte, Narbe. Dem Abfallen der Schwämme folgen aber auch Durchlöcherungen, entweder unmittelbar, indem der Schwamm die Darmhäute gänzlich durchdrungen hatte, oder mittelbar, wenn auf dem von ihm verlassenen Boden ein ulcerativer Procefs weitere Fortschritte gemacht hatte.

Neben diesen kommen indefs auch noch andere Perforationen vor, deren Entstehen aber noch nicht gehörig aufgeklärt ist; sie sind kaum über 2 Linien im Durchmesser, rundlich, oval, die Ränder vollkommen glatt, scharf abgeschnitten, schwärzlich gesäumt, die Gewebe in ihrer Umgebung durchaus unverändert, — und es ist die Frage, ob sie durch die Zerstörung eines noch unbekannten tuberkelähnlichen Gebildes, was wahrscheinlich ist, oder auf andere Weise bewirkt werden.

Alle die verschiedenen Evolutions- und Revolutionsstufen der Darmschwämme finden sich gleichzeitig in einem und demselben Subject; sie sind in zahlreichen, oft in sehr vielen Exemplaren vorhanden, besonders in der Nähe der Grimmdarmklappe, wo sie häufig zusammenstofsen, in einander wuchern, und bedeutende, carcinomähnliche, fungöse Auswüchse vorstellen. Unter diesen Umständen verlieren dann auch die durchlöcherten Stellen ihr eigenthümliches Ansehen, gleichen mehr denen bei der Zerstörung des gemeinen diffusen und Krebs-Tuberkel gefundenen, und da dann zugleich verhältnifsmäfsige Reactionen im Umkreis hervorgerufen werden, so sind auch Verwachsungen der nahe gelegenen Theile nicht selten, wobei die aus dem Darmkanal erfolgten Ergüsse eingekapselt sind; aus Perforationsstellen von einzelnen Schwämmen und aus den scharfbegrenzten Durchlöcherungen, haben jedoch auch freie Ergüsse statt.

Als Nebenbefund in der Unterleibshöhle zeigen sich die Mesenterialdrüsen geschwollen, blutreich, geröthet, erweicht, — die Gefäfse mit vielem, schwarzem, dünnflüssigem Blute überfüllt, die innern Gefäfswände kirschbraun gefärbt, — die Gangliengeflechte gleichfalls blutreich, geröthet, vergröfsert, erhärtet.

b) Der gemeine gesellige Tuberkel, der als innerer in den Blüthen- und männlichen Jahren, bei Menschen von vorwaltender Irritabilität und Sensibilität, mit gleichzeitiger Schwäche der Vegetation, — von sogenanntem phthisischem Habitus, — bei solchen, in denen die scrofulöse, scorische, syphilitische Dyskrasie vorliegt, nach wiederholten Reizungen, Entzündungen, Verletzungen in den Respirationsorganen am liebsten sich bildet, und deren gewöhnlichste Art phthisischer Verderbnifs bedingt, — findet sich auch häufig in den Unterleibsorganen, macht hier den ähnlichen Verlauf, und giebt demnach bei seinem Sitze in den Häuten des Nahrungskanals nach seiner Erweichung Veranlassung zu tuberkulösen, geschwürähnlichen Verletzungen derselben, — Darmphthisen, — zuweilen sogar zu Perforationen. In der Regel kommt also das tuberkulöse Leiden der Verdauungsorgane, und namentlich das in Rede stehende des Nahrungskanals mit allgemeiner Tuberkelbildung, oder doch wenigstens mit der in den Respirationsorganen verbunden vor, und erscheint in Begleitung der tuberkulösen Lungenphthisen; in ungewöhnlichen Fällen bildet es sich aber primär und vorzugsweise in den Abdominalorganen aus, von den Mesenterialdrüsen oder vom Bauchfell seinen Ursprung nehmend, wo dann die Krankheit das Bild einer chronischen Enteritis, Peritonitis, eines Hydrops ascites vorspiegeln kann.

Durch nachfolgend angegebene Symptome characterisirt sich, — abgesehen von den allgemeinen Zeichen der Anwesenheit der Tuberkeln, und deren etwa schon geschehener Erweichung, — die tuberkulöse Entartung im Nahrungs- und namentlich im Darmkanale: Unbehaglichkeit, Druck, Völle im Leibe, erhöhte Temperatur und vermehrte Empfindlichkeit desselben, Appetitlosigkeit, Uebrlichkeit, Aufstofsen, und Steigerung dieser Erscheinungen nach den Mahlzeiten, zuweilen Stuhlverstopfung, dann aber wässeriger, gehackter, bröckliger Durchfall, welchem leichte kneipende, stechende, schiefsende Schmerzen in den Gedärmen vorhergehen, — helle Röthung des Rachens, der Zunge, die wie geglättet erscheint, eigenthümliche Veränderung der Gesichtszüge (*Facies abdominalis*), Vermehrung des Durstes und des Fiebers, schnelles Sinken der Kräfte, und der Tod, nachdem zuweilen, jedoch nur selten, die Zeichen einer geschehenen freien Durchlöcherung des Nahrungskanals kurze Zeit vorher eingetreten waren.

Anatomische Untersuchung. Die Menge der vorhandenen Tuberkeln ist verschieden, so wie deren Form. Meist sind sie sehr zahlreich; das Bauchfell, die Ueberkleidungen und Duplicaturen desselben erscheinen von ihnen besäet. Sie stellen einzeln stehende rundliche, oder mehr platte, ovale, 2 bis 3 Linien grofse, blafsgelbe, von einem zarten Balg umschlossene Körper, — circumscripte gesellige Tuberkeln, — oder unregelmäfsig gestaltete, knollige, bedeutend gröfsere Massen, — diffuse Tuberkeln, — dar. Ihr eigentlicher Sitz ist das Zwischenhautzellgewebe, und das der Darm- und Mesenterialdrüsen. Sie werden im ganzen Verlauf des Darmkanals, am beständigsten und zahlreichsten im Jejuno und Ileo, in der Gegend der Grimmdarmklappe, und im Colon gefunden. Bei ihrem Wachsen erheben sie sich nach der respectiven Oberfläche, das normale Gewebe verdrängend, und wo sie zwischen Schleim- und Muskelhaut eingesenkt sind, da nehmen sie ihre Hauptrichtung nach ersterer hin, und ragen in das Lumen des Darms hinein. Erweichen sie zuletzt, und ist die verdünnte Decke zerstört, so gewinnen die Stellen ein geschwürähnliches Ansehen. Die Excavationen sind von mehr rundlicher, ovaler Gestalt, mit glatten Rändern und Grundflächen, wenn sie durch das Zerfliefsen eines einzelnen Tuberkels entstanden; — die Form ist unregelmäfsiger, eckiger, die Ränder sind gezackter, der Grund ist körniger, wenn die Darmdrüsen entartet waren; — ganz unbestimmt zerrissen, einer krebshaften Verschwärung gleichend, ist die

Zerstörung, wenn sie aus gröfsern diffusen Tuberkelmassen hervorging. Wenn die Tuberkelbildung die Darmwände durchdrungen hat, und hierauf die Erweichung erfolgt ist, so sieht man Perforationen zu Stande gebracht, welche im Uebrigen ganz den Character der zugleich vorhandenen, geschwürähnlichen Excavationen an sich tragen. Im Umkreis des Tuberkels und der von ihm eingenommen gewesenen Stelle zeigen sich die Spuren der statt gehabten Reaction von Seiten des natürlichen Gewebes durch Gefäfsinjection, vermehrte Dichtigkeit oder Gegentheils Weichheit desselben; und Spuren mit verlaufener Entzündung, welche bis zur Geschwürbildung und Verschwärung gediehen sein kann, werden wohl auch weiterhin im Darmkanal bemerkt, nebst Verwachsungen und Ergüssen in die Bauchhöhle. Zuweilen fehlen jedoch die ebengenannten Erscheinungen sogar in der Nähe der tuberkelkranken Stellen.

c) Der krebsartige Tuberkel. Deprimirende Leidenschaften, langdauernde Neurosen, zurückgetriebene oder sonst unregelmäfsig verlaufene acute und chronische Ausschläge, Unterdrückung natürlicher oder naturgewohnter Ausleerungen, die venöse Constitution, chronische Entzündungen, anhaltende Ueberreizungen durch den Mifsbrauch spirituöser, scharfer Dinge, örtliche Verletzungen durch Stofs, Schlag, Druck, welche die wichtigsten Veranlassungen scirrhöser Bildungen und Entartungen bei Menschen auf der Höhe des Lebens überhaupt abgeben, — veranlassen diese ganz besonders auch im Nahrungskanal. Ihr Sitz ist der Schlund, der Magen, vornämlich dessen Mündungen und die kleine Curvatur desselben, der Zwölffingerdarm, die Gegend der Grimmdarmklappe, das Colon (S. romanum), das Ende des Mastdarms.

Es vergehen gewöhnlich mehrere Jahre, bis dieser krebshafte Tuberkel zur Erweichung, und geschwürigen, fungösen Zerstörung gelangt. Die Symptome sind anfangs schwankend, trügerisch und dunkel, zuweilen bleiben sie es auch, und die meisten derselben, welche sonst dieses Uebel begleiten, fehlen. Die Verdauung leidet, der Geschmack ist sauer, pappig, bitter, die Zunge mit einem weifsen, dichten Beleg versehen, es entwickeln sich viele Blähungen, die, in

Menge angesammelt, wenn der Weg frei ist, nach oben sich entleeren. Es erfolgen Schmerz, flüchtige Stiche, Gefühl von Druck und Vollheit an der kranken Stelle, durch äufsere Betastung vermehrt, welche häufig eine gewisse Spannung und Derbheit der Bedeckungen, oft harte knollige Anschwellungen in der Tiefe entdeckt. Je nach dem Sitze des Uebels entstehen kürzere oder längere Zeit nach dem Genufs von Nahrungsmitteln neue Beschwerden, welche auf ein Hindernifs in der Fortbewegung der Stoffe hinweisen, und von Zunahme der Schmerzen begleitet sind; — endlich folgt Würgen, wenn der Schlund, der Magen, der obere Theil des Darmkanals leidet; — leidet hingegen der untere Theil, so wird die gleichzeitig bestehende Stuhlverstopfung immer hartnäckiger, und nur durch sparsame und seltene Ausleerung dunkler, trockener, brockiger, oder besonders geformter Mafsen unterbrochen. Das Erbrechen wirft oft blofs einen Theil der genossenen Nahrung aus, vermischt mit vielem zähen, saueren Schleim, später mit bräunlichen, chokoladefarbigen, blutigen, oder schwärzlichen Massen. Wenn nahe gelegene Theile zugleich der krebshaften, tuberkulösen Verwachsung, Entartung und Zerstörung unterliegen, so entstehen noch besondere und eigenthümliche Zufälle, z. B. Kothbrechen, wenn das Colon transv. mit dem Magen verwachsen ist, und mit ihm durch eine Perforation mündet; Mastdarmblasen-, Mastdarm-, Gebärmutter- und Scheidenfisteln äufsern sich durch ihre Symptome, wenn diese Theile auf ähnliche Weise gemeinschaftlich leiden. — Unter diesen Umständen wird das livide Aussehen des Kranken immer übler, die Abmagerung und Schwäche nimmt zu mit dem Unvermögen Nahrung zu geniefsen und zu assimiliren, es tritt der höchste Grad von Marasmus ein, und der Zod erfolgt durch Erschöpfung, nachdem zuweilen noch hydropische Erscheinungen hinzugetreten waren, — durch Verblutung aus einem gleichzeitig mit zerstörtem Gefäfse, — und endlich in seltenen Fällen durch Ergiefsung in die Bauchhöhle aus einer freien Perforation des Nahrungskanals, unter den bekannten Zufällen.

Anatomische Untersuchung. Das Unterschleimhautzellgewebe ist die gewöhnliche Ursprungsstelle des Krebstuberkels im Nahrungskanal; — zunächst verbreitet er sich auf die Muskelhaut, dann auf die Schleimhaut, auf die zweite Zellgewebsschichte und die seröse Haut. Er erscheint als eine blaulichweifse, halbdurchscheinende, harte, unter dem Messer knirschende Masse, welche von mattweifsen, faserigen Streifen, Fasern des Zellgewebes und der Muskelhaut, — durchzogen ist, mehrere Zoll grofse, rundliche oder platte, an ihren Grenzen in das relativ gesunde Gewebe allmählig übergehende Geschwülste bildet, und oft den ganzen Umfang eines Stückes des Nahrungskanals umschliefst. (Als Encephaloid oder hirnartiges Gebilde betrachtet man die Masse, wenn sie von weniger fester Textur, blafsröthlicher Farbe, und gelapptem Bau ist.) Das krankhafte Product hat nach der Schleimhautfläche zu gewöhnlich am stärksten sich entwickelt, und so das Lumen des Kanals oft bis auf ein Minimum verengert; doch wuchert es auch nach aufsen fort, und zieht dann zuweilen, wie schon oben bemerkt worden ist, nahe gelegene Theile in seinen Kreis hinein, oder wird im Gegentheil von diesen auf den Nahrungskanal übergetragen. Die geschwürähnliche Zerstörung ist im Allgemeinen von derselben Beschaffenheit wie bei andern Krebstuberkeln. Die in der Zerstörung begriffenen Stellen haben einen harten, ungleichen, körnigen, durchfurchten, mifsfarbigen, von Blutgerinnsel bedeckten Grund, und hervorragende, harte, gezackte, unregelmäfsige, von fungösen Auswüchsen besetzte Ränder. In den bezeichneten Fällen von Verwachsung der Eingeweide durch Vermittelung des Krebstuberkels, ergeben sich dann häufig wirkliche Perforationen des Nahrungskanals, seltener finden sie ohne Verwachsung statt. Sie sind nur ein zufälliger Ausgang der beschriebenen Zerstörung und bieten in Wesen und Form nichts Eigenthümliches dar. In der Nachbarschaft des Tuberkels sind die Häute mehr oder weniger verändert, — verdickt, entzündet, erweicht, — die Gefäfse überfüllt, corrodirt, Extravasate und Pigmentablagerungen (Melanosen) zwischen den Häuten oder auf der Schleimhautfläche, die demnach schwärzlich, kirschbraun, schiefergrau u. s. w. verfärbt ist; die Schleimdrüsen sind sehr entwickelt, warzig erhaben, und einzelne abgeplattete, gestielte Schleim-

Schleimhautwarzen ragen besonders in der Nähe der kranken Magenmündungen hervor. Oberhalb der Stelle, wo der Tuberkel seinen Sitz hat und den Kanal verengert, ist letzterer bedeutend ausgedehnt, und mit Contentis gefüllt; unterhalb dagegen zusammengezogen, und sonst, wie fast alle übrigen Unterleibsorgane, von merklicher Blässe. Die Leber, das Netz, das Mesenterium und seine Drüsen sind oft mit Tuberkelmassen besetzt, und Ergüsse verschiedener Art in der Bauchhöhle zugegen.

d) Der solitäre, scharf begrenzte Tuberkel. Höchst auffallende, plötzliche Todesfälle, welche nach dem Ergebnifs der Section von einer merkwürdigen Durchlöcherung des Magens veranlafst worden waren, und in der neuesten Zeit wirklich häufiger vorzukommen scheinen, haben die Untersuchung der Durchlöcherungen des Nahrungskanals überhaupt wieder aufnehmen lassen, ohne dafs man jedoch überall zu einem befriedigenden Abschlufs in der Feststellung ihrer Bedingungen und der Art ihres Entstehens, in der Geschichte ihres Verlaufes, und in der Erklärung ihres Ausgangs gelangt wäre. Dies gilt vorzugsweise von der vorliegenden Species der Durchlöcherung, welche sich schon allein anatomisch durch ihr einzelnes Bestehen, durch ihre regelmäfsige, scharfe, runde Form, und durch die Beschaffenheit ihrer Umgebung im Allgemeinen auszeichnet. Leicht läfst sich der Beweis führen, dafs weder Erosion und Verschwärung, oder Brand, oder einfache Erweichung, — noch mechanische Zerreifsung durch krampfhafte Zusammenziehung den wahren Grund derselben abgeben können; dagegen ist es mehr als wahrscheinlich, dafs sie der Bildung und Rückbildung, Erweichung, Abstofsung eines krankhaften Produktes, eines Tuberkels besonderer Art ihr Dasein verdanke. Diese Ansicht stützt sich theils auf vergleichende Berücksichtigung der im Vorhergehenden gegebenen Darstellung aus tuberkulösen Bildungen hervorgegangener Durchlöcherungen des Nahrungskanals, theils auf sorgfältige Untersuchung der bekannt gewordenen betreffenden Fälle, theils endlich auf eigene Beobachtung, wenn gleich es bisher noch nicht gelungen war, einen solchen Tuberkel selbst vorzufinden.

Man hat diese Durchlöcherung in fast gleichem Zahlenverhältnifs bei Personen beiderlei Geschlechts im Blüthen- und männlichen Alter vorkommen sehen. Eine besondere Anlage zu jener krankhaften Bildung ist nicht nachzuweisen; auch von den Gelegenheitsursachen des vorausgehenden oder begleitenden Magenleidens ist aufser Verkältung und Durchnässung, Unterdrückung der Fufsschweifse, der Fufsgeschwüre und des Monatsflusses wenig bekannt.

Die Symptome des (wohl ursprünglich blofs dynamischen) Magenleidens gehen lange, oft viele Jahre lang vorher, und äufsern sich in cardialgischen Beschwerden, — Magendrücken und Magenkrampf, — die zu jeder Zeit des Tages, im nüchternen Zustand und nach dem Genufs von Nahrungsmitteln eintreten, durch die gewöhnlichen Digestiv- und krampfwidrigen Mittel öfter beschwichtigt werden, und nicht selten Monate lang Intermissionen machen. Später gesellt sich Erbrechen hinzu, das gleichfalls zu unbestimmten Zeiten, doch meist einige Stunden nach der Mahlzeit erscheint, ziemlich leicht von statten geht, und aufser einem Theil des Genossenen meist nur etwas Schleim entleert. Der Appetit ist dabei fast überall unverändert gut, ja die Kranken geniefsen gerne eine derbe, substantiöse Kost, magern keineswegs ab, sondern behalten ihr natürliches, auch wohlgenährtes Aussehen; jedoch sind sie blafs und haben einen leidenden Ausdruck in ihren Zügen; manchmal sind sie niedergeschlagen, und äufsern Todesgedanken. Viele klagen über unverhältnifsmäfsige Ermüdung und Mattigkeit nach Arbeiten, während andere ziemliche Anstrengungen ohne besonderen Nachtheil ertragen. Der Stuhlgang ist eher träge und verstopft, der Monatsflufs, wie oben bemerkt, unterdrückt, oder ungeregelt und sparsam. In einigen Fällen erscheinen alle diese Symptome bald nach einander und dauern dann mit Intermissionen an; in andern entwickeln sie sich langsam nach und nach; in noch andern treten sie erst mit dem tödlichen Anfall ein, z. B. ein höherer Grad von Magenschmerz, das Erbrechen u. s. w., oder vermindern sich gar während desselben. Findet eine Complication des Leidens statt, — wie sie beobachtet worden ist, — durch das gleichzeitige Vorhandensein eines Krebstuberkels, eines Encephaloiden, — so werden die Symptome gleichfalls dadurch modificirt und complicirt. Dann ist z. B. der Magenschmerz heftiger, nagender, wird durch den Genuſs von Nahrung beständiger hervorgerufen, — der Geschmack im Munde, das häufige Aufstoſsen, das Erbrechen ist von sauerer Beschaffenheit; — durch letzteres so wie durch den Stuhlgang werden dunkle, Blutklumpen ähnliche Massen ausgeleert, und es stellt sich Abmagerung ein.

Ohne daſs besondere weitere Anzeigen vorhergingen, nachdem gewöhnlich nicht lange Nahrungsmittel genommen worden waren, im Gehen, beim Bücken, oder während einer andern, nicht sehr heftigen Bewegung, fühlen die Opfer dieser schrecklichen Krankheit plötzlich einen wüthenden Schmerz in der Magengegend, und stürzen wohl, von demselben überwältigt, hin, unvermögend sich wieder aufzurichten, indem sie mit beiden Händen den Unterleib zusammenpressen, sich über einen Gegenstand hinwerfen, und sich zusammenkrümmen, unter der Empfindung als wenn innerlich etwas zerrissen wäre, und ein kalter Körper vom Magen aus sich herabsenke. Jeder Versuch, die Lage zu verändern, steigert in der Regel den Schmerz noch höher, und preſst ein lautes Geschrei aus. Der Unterleib ist krampfhaft nach der Wirbelsäule zurückgezogen, hart und gespannt, oder natürlich und nicht empfindlich gegen Druck. Das Gesicht bedeckt sich mit Todesblässe und kaltem Schweiſs, die Züge werden ganz entstellt, und drücken die ungeheure Angst aus, welche die Kranken leiden, die Extremitäten erkalten, ein Schauder durchrieselt wiederholt den Körper, der Puls ist schnell, härtlich, klein, fast unfühlbar, das Bewuſstsein ist ungetrübt. Ein unlöschbarer Durst stellt sich ein, mit der Empfindung einer qualvollen innerlichen Hitze, bei feuchter, fast natürlicher Zunge; nach dem Trinken ist es den Kranken als ob eine Flüssigkeit im Unterleibe sich verbreite, und wenn es ihnen möglich ist ihre Lage zu verändern, so spüren sie eine Last nach der tiefer liegenden Seite sich hinneigen. Vom Unterleibe aus, der allmählig anfängt sich aufzutreiben und empfindlicher zu werden, mit flüchtig vorübergehender Rückkehr einiger Wärme, und Erhebung des Pulses, pflanzt sich ein heftiger

Schmerz nach dem Rückgrath bis zu den Schulterblättern fort, — Stuhl und Urin werden freiwillig oder unwillkürlich entleert, oder es ist ein vergeblicher Drang dazu vorhanden, aus den etwa künstlich geöffneten Venen fliefst kein Blut, alle Versuche zur Minderung des Leidens sind fruchtlos, und der Tod erfolgt bei vollem Bewufstsein, nachdem die Scene 6 bis 36 Stunden ohne Unterbrechung oder wesentliche Veränderung der Zufälle angedauert hatte.

Anatomische Untersuchung. Bei der Eröffnung der Bauchhöhle stürzt sogleich eine trübe, einen breiigen Bodensatz bildende Flüssigkeit in Menge entgegen, die als ein Gemisch des reichlich eingeschütteten Getränkes, der früher genossenen Speisen, und der genommenen Arzneien leicht erkannt wird. Das Bauchfell und der Bauchfellüberzug der Gedärme sind häufig leicht geröthet, letztere von Luft aufgetrieben, übrigens gröfstentheils leer. So wie man das zusammengerollte Netz und die Leber aufhebt um zur Ansicht des Magens zu gelangen, erblickt man die Durchlöcherung desselben, welche in der obern Hälfte, nach der kleinen Curvatur zu, in der Nähe des Pylorus oder der Cardia ihren Sitz hat, 3 bis 9 Linien im Durchmesser grofs, vollkommen rund oder etwas elliptisch ist, und ganz scharfe, glatte, wie von dem Ausschnitt eines Stemmeisens, oder von einer durchgegangenen Kugel geformte, schmal schwärzlich gesäumte Ränder zeigt. Auf 1 bis 2 Zoll im Umkreis des Loches bemerkt man, ohne die Spur einer Verwachsung mit der Nachbarschaft, eine röthliche, flockige Auflockerung des Peritonealüberzuges, und diese Flocken legen sich zum Theil über die Ränder des Loches hinüber. Um dieses lose zerstreut, und an seinen Seiten anhängend, so wie auf dem bedeckenden Leberlappen aufliegend, findet sich eine gröfsere oder geringere Anzahl Hirse- oder Hanfkorn-grofser, durchscheinender, bröckliger Körperchen, welche leicht zerdrückbar sind, weder Geruch noch Geschmack haben, halbgeronnenem Eiweifs, oder der Substanz der sogenannten Pacchionischen Drüsen gleichen und bei genauerer Untersuchung mit den Wänden der Durchlöcherung, namentlich mit den Rändern der getrennten Zellgewebs- und Muskellagen in wirklich organischer

Verbindung stehend sich erweisen (*Mihi*), so dafs es in der That die gröfste Wahrscheinlichkeit hat, dafs diese Körperchen die Reste eines zerfallenen Tuberkels sind.

Von der innern Magenfläche betrachtet, sieht man die durchlöcherte Stelle deutlich von einem festen, dichten, nach der Peripherie in das natürliche Gewebe allmählig sich verlierenden, 3 bis 10 Linien dicken, nicht überall gleich weit an die Oeffnung herantretenden, auf einen Umkreis von 1 bis $1\frac{1}{2}$ Zoll dieselbe wallartig einschliefsenden Ring von organischer Masse umgeben, welche durch hypertrophische Entwickelung des Unterschleimhaut- und interstitiellen Muskel-Zellgewebes, wie sie auch beim Krebstuberkel vorkommt, gesetzt ist. Von hieraus erscheint auch die Durchlöcherung selber von gröfserem Umfange und von weniger regelmäfsiger Form, trichterförmig, abgestuft nach den verschiedenen Schichten. Die Schleimhaut ist wohl bis auf 3 Linien weiter zerstört, ihre Ränder sind glatt, abgerundet und verdünnt. Die Ränder der Muskelhaut ragen in die Oeffnung etwas vor, sind wie abgebissen, fein zernagt, zeigen die einzelnen Muskelbündel deutlich, und haben zuweilen eine hochgelbe Färbung.

Das Peritonealzellgewebe und das aufgelockerte Peritoneum bilden in ihren flockigen Resten den offenen Grund des Trichters. Alle diese Schichten sind durch die verdickten Zwischenlagen von Bildungsgewebe fest mit einander verbunden, und zum Theil so innig verwebt, dafs ihre genaue Trennung nicht überall möglich ist.

Sehr selten ist eine zweite Durchlöcherung vorhanden; dagegen findet man öfter auf der gegenüber liegenden hintern Magenwand bohnengrofse, rundliche, erhabene, sammetartige, rothe, wie durch Infiltration des Gewebes bestehende Flecken auf der Schleimhaut, ähnlich den bei typhösen Fiebern im Darmkanal vorkommenden. An derselben Stelle sieht man dann in andern Fällen runde, mehrere Linien grofse, genau begrenzte Excavationen, Vertiefungen, deren Grund glatt und eben, und mit einem schleimhautartigen Ueberzug bedeckt ist. Sie scheinen durch einen vorausgegangenen theilweisen Zerstörungsprocefs der Häute, welcher möglichst wieder ausgeglichen worden, veranlafst, mit einem Worte, sie scheinen nicht etwa beginnende Zerstörungen, sondern Vernarbungen von solchen eines gleichen Tuberkels, wie der ist, welcher die Durchlöcherung bewirkte, mit dem einzigen Unterschied, dafs hier der Tuberkel mit seiner Masse nicht so tief in den Geweben gewurzelt hatte, eine Durchlöcherung seinem Zerfallen und Zerstörtwerden also nothwendig nicht folgen mufste.

Im Umfang dieser Stellen sowohl, als namentlich auch der Durchlöcherung, und überhaupt auf der ganzen innern Magenfläche ist in vielen Fällen keine Spur einer entzündlichen Röthung, einer Eiterung, Verschwärung, Verdickung oder Erweichung, kurz einer stattgehabten Entzündung zu bemerken; in andern Fällen ist die Schleimhaut nicht nur in jenem Umfang, sondern weiterhin in der grofsen und kleinen Curvatur und im Blindsacke in einer unbestimmten Ausdehnung schmutzig braunroth, schieferfarbig, gelb, gemischt gefärbt, — die Schleimhautwarzen sind entwickelt, die Schleimhaut ist flockig aufgelockert, erweicht, Blut unter und in derselben ergossen, die Venen sind überfüllt; — alles dieses natürlich ohne dafs man defshalb berechtigt wäre von der Anwesenheit einer Entzündung zu reden.

Eine Complication des Zustandes ist das gleichzeitige Vorkommen von scirrhösen (Krebstuberkeln) und encephaloidischen Geschwülsten, in deren Masse selbst, wie sonst in den natürlichen Geweben, unser Tuberkel seinen Sitz genommen, und seinen Verlauf mit Zurücklassung der Durchlöcherung gemacht hat.

Aufser einer von fast allen Beobachtern bemerkten höchst auffallenden Blässe der Organe, der Leber, der Milz, selbst des Magens und der Darmwindungen auf der Peritonealseite, — mit Ausnahme der, durch den Reiz des fremdartigen Ergusses secundär leicht entzündeten Stellen, — ergiebt sich in der Bauchhöhle nichts Merkwürdiges; in weiblichen Leichen wurden jedoch mehrmals die innern Genitalien hydatidös, zellig entartet, mit Blut überfüllt, zum Theil verkümmert angetroffen.

D i a g n o s e. Spontane Durchlöcherungen des Nahrungskanals kommen häufig vor; und wenn die Zahl der beobachteten Fälle diese Behauptung nicht vollkommen zu bestätigen scheint, so liegt der Grund davon theils in der Unbekanntschaft mit dieser Art des Ausgangs bei den sie vorbereitenden Krankheitsprocessen, in der Verwickelung derselben, in dem Vorhandensein von Symptomen, welche keinen directen Bezug zur Durchlöcherung haben oder zu haben scheinen, abgesehen von der Unbestimmtheit, Dunkelheit und Trüglichkeit der besondern Zeichen derselben, — theils in der Unterlassung oder unvollständigen Ausführung der Leichenuntersuchung, oder in der Menge und Bedeutung anderer dabei vorgefundener Verletzungen, — theils in der Besonderheit der Durchlöcherung selbst und in der Wirksamkeit der heilenden Natur, wodurch die Perforation in ihren Folgen gehemmt, geschwächt oder modificirt, und mehr oder weniger wieder ausgeglichen wird, — und endlich in zufälligen Umständen. Die genauere Kenntnifs der Entwickelung des Verlaufs und Ausgangs derjenigen krankhaften Zustände, welche den verschiedenen Arten spontaner Durchlöcherungen des Nahrungskanals zu Grunde liegen, zusammen mit der der Zufälle, und auf die eine oder andere Weise, früher oder später sich ergebenden Resultate dieser Verletzungen, bildet eben die Basis ihrer Diagnose. Recht sehr würde letztere in jeder Beziehung erschwert und verwirrt werden, wollte man eine Species der Durchlöcherung, dieselbe nach allen ihren Verhältnissen in Betracht gezogen, als Typus solcher Durchlöcherungen überhaupt aufstellen. Es würde dann häufig geradezu unmöglich sein, die unter solchen und ähnlichen Umständen sich ergebenden Erscheinungen und Befunde in ihrer wahren Bedeutung und in ihrem wesentlichen Zusammenhange zu erkennen und gehörig zu würdigen, da der Aehnlichkeiten aller dieser Zustände im Einzelnen zu wenige, im Ganzen zu viele sind. Dieses ist aber die doppelte Aufgabe: die spont. Perforat. des Nahrungskanals nicht nur unter sich, sondern auch von andern Verletzungen, krankhaften Zufällen, Krankheiten und deren Folgen zu unterscheiden, und zwar wieder:

a) in den vorbereitenden Krankheitsprocessen;
b) in den Zufällen der Durchlöcherung;
c) in den Ergebnissen des Leichenbefundes.

1) **Diagnose der spont. Durchlöcherungen unter sich.** Es würde überflüssig sein, zu diesem Behufe das bereits früher unter der Abhandlung jeder besondern Species von Durchlöcherung hinlänglich Erörterte nochmals nach diesen 3 Punkten besonders wiederholen zu wollen; nur Folgendes sei bemerkt. Jene Krankheitsprocesse treten entweder mit Fieber auf, oder dies gesellt sich unter der Form der F. hectica erst später hinzu, oder fehlt gänzlich. Ersteres ist bei der Abscefsbildung und Verschwärung, bei der dem Brand vorausgehenden und ihn zum Theil begleitenden Entzündung, bei der einen Art der Erweichung und bei dem typhösen Procefs der Fall; — der gemeine Tuberkel, der Krebstuberkel entwickeln ein secundäres Fieber, und bei dem solitären Tuberkel ist es kaum nachzuweisen. Dieser scheint ein Eigenthum des Blüthen- und mittlern Alters, der Krebstuberkel bildet sich nicht leicht vor dem 40sten Jahre; — die übrigen bezüglichen Krankheitsprocesse fallen nicht einer bestimmten Altersstufe zu. Die von einem idiopathischen Fieber begleiteten, lassen die Durchlöcherung in verhältnifsmäfsig kurzer Zeit sich bilden, zuweilen in wenigen Stunden (Brand), gewöhnlich in 8 bis 21 Tagen, seltener nach mehreren Wochen. Das Gegentheil findet bei den ursprünglich oder völlig fieberlosen statt, welche oft erst nach Jahr und Tag den Ausgang in Durchlöcherung nehmen. — Die Unterscheidung der eigentlich fieberhaften sie bedingenden Processe unter sich, ist nicht in jedem Falle leicht, wenigstens nicht, in so weit diese blofs an den Symptomen hält: es ist zugleich auf herrschende Constitution, Praedisposition, Gelegenheitsursachen, Oertlichkeit oder Allgemeinheit des Leidens u. s. w. die geeignete Rücksicht zu nehmen. Dafs eine Verwechselung mit den tuberkulösen Processen geschehe, ist nicht wohl möglich. Doch macht der gemeine Tuberkel eine Ausnahme, der in den seltenern Fällen, wo er von den Unterleibsorganen ausgeht, also bei fehlender Lungen- oder allgemeiner Tuberkelkrankheit, für einfache Verschwärung, ja unter gewissen Umständen sogar für Typhus genommen werden kann. — Ist man erst über das Dasein des organischen Leidens gewifs, so wird sich der solitäre

Tuberkel durch das jüngere Alter des Patienten, durch die geringere Schmerzhaftigkeit, durch das seltenere und ohne Beimischung eigenthümlicher Stoffe erfolgende Erbrechen, und durch die fehlende Abmagerung hinreichend gegen den Krebstuberkel characterisiren. Complicirte Fälle von beiden werden als solche kaum zu erkennen sein, sondern für die eine oder andere Art angesprochen werden.

Die Hauptzufälle der geschehenen Durchlöcherungen sind immer die nämlichen, wo die daraus hervorgehenden Resultate die gleichen sind, sei der zu Grunde liegende Procefs auch welcher er wolle. Bei jedem freien Ergufs in die Bauchhöhle wird das Erbrechen seltener oder hört ganz auf, der Durst wird sehr gesteigert, die Ausleerungen nach unten werden zurückgehalten oder erfolgen nur selten ein oder ein paar Mal willkürlich oder unwillkürlich, die Gesichtszüge verfallen, bekommen ein todtenähnliches Ansehen, die Extremitäten erkalten, der Puls sinkt und wird unfühlbar, der Bauch wird aufgetrieben und zuletzt empfindlich, wenn er es vorher nicht schon war, und der Tod erfolgt in 6 bis 36 Stunden. Das Gefühl einer tödlichen innern Verletzung und eigenthümlicher drückender, schraubender Schmerzen längs der Wirbelsäule kommt natürlich nur bei den fieberlosen oder von secundärem Fieber begleiteten Arten, wo das Gehirn wenig oder gar nicht mit ergriffen ist, zum Bewufstsein und zur Aeufserung. Bei den andern ist diese Catastrophe überhaupt für die Diagnose mehr verhüllt, und von den übrigen Erscheinungen gleichsam verdeckt. Beispiele sind die Durchlöcherung vom solitären Tuberkel und von Erweichung. Dort treten die Zeichen des Ergusses immer deutlich hervor, hier sind sie mehr oder weniger verborgen. — Bei den andern Arten kommen häufiger als ein so schnell entscheidender Ausgang Modificationen der Durchlöcherung und ihrer Folgen vor, welche theils vorbereitet sind, theils erst zu Stande kommen. Dieses sind die Verwachsungen, Einmündungen des Nahrungskanals in andere Organe, Fisteln und Einkapselungen des Extravasates. Sie zeigen in ihrem Verhalten, bei Verschiedenheit des Ursprungs, viele Uebereinstimmung.

Ein letztes wichtiges diagnostisches Auskunftsmittel ist

allerdings in der anatomischen Untersuchung der Leichen gegeben. Aber auch dieses reicht für sich allein keineswegs immer aus. So kann Durchlöcherung von Erweichung und von Brand im Cadaver wohl verwechselt werden, um so mehr als jene zuweilen mit Entzündung vergesellschaftet ist, und bei diesem die Entzündungsspuren höchst beschränkt sein können. Erweichung kann bei oberflächlicher Untersuchung für Verschwärung angesehen werden, und die Zerstörung durch den gemeinen Tuberkel oder durch typhösen Procefs für letztere; und übrigens gehen ja diese Processe zuweilen wirklich eine Tripelverbindung ein. Auffallend ist freilich der anatom. Character der Durchlöcherung vom solitären Tuberkel, und es ist kaum denkbar, dafs sie ferner dem Krebstuberkel oder irgend einem andern, Perforation bedingenden, krankhaften Vorgang zugeschrieben werde. Um indessen jeden einzelnen Fall von spontaner Perforation des Nahrungskanals richtig zu erkennen, ihn unter eine der aufgezählten Species reihen, und zunächst von den andern unterscheiden zu können, ist es in der Regel nothwendig, die Momente der Praedisposition, der Aetiologie, des Verlaufs, und des Ausgangs eben so umsichtig in ihren mannigfaltigen Beziehungen zu erforschen und zu würdigen, als die Untersuchung der anatomischen Verhältnisse mit aller Gewissenhaftigkeit und Sorgfalt anzustellen. Nur auf diese Weise wird es möglich sein, das über der vorliegenden Materie zum Theil noch verbreitete Dunkel immer mehr aufzuhellen, und aus der hie und da herrschenden chaotischen Verwirrung eine Ordnung herzustellen, welche für Pathologie nicht minder, wie für practische und gerichtliche Medicin ein wahres Bedürfnifs ist.

2) Diagnose der spont. Durchlöcherungen von andern Verletzungen, krankhaften Zufällen und Krankheiten, und deren Folgen. Die krankhaften Processe, welche den spont. Durchlöcherungen vorhergehen und deren Bedingungen in sich fassen, sind keine besondern, ausschliefslich diesen Ausgang setzenden, denn sie kommen wesentlich als dieselben sehr häufig vor, und nehmen viel öfter einen ganz andern Ausgang als den genannten. Insofern sie also allgemein bekannt sind, ist auch ihre

Diagnose füglich hier zu übergehen. Eine Ausnahme möchte vielleicht den Vorgang der Bildung und Rückbildung des solitären Tuberkels machen. So gewifs jener gleichfalls auf allgemeinen Gesetzen beruht, so gewifs ist auch, dafs derselbe im Einzelnen noch nicht nachgewiesen, und überhaupt von höchst zweideutiger Natur ist. Er gleicht hierin dem mehrerer anderer Pseudoproducte, namentlich der Krebs- und Encephaloidengebilde, wenn sie im Innern der Organe, z. B. im Magen ihren Sitz aufgeschlagen haben. Die Symptome scheinen aus denen der Reizung und des Krampfes zusammengesetzt, werden bald für das Eine, bald für das Andere gehalten, und es ist beinahe nur ein Zufall zu nennen, wenn man in der frühern Periode deren wahre Bedeutung erkennt. Chronische Reizung und Krampf sind auch wohl immer zugegen, theils als Ursache, theils als Folge solcher Producte. In welcher grofsen Zahl von Fällen finden dagegen chronische Reizung und Krampf statt, blofs allein für sich bestehend, und ohne irgend eine dergleichen Beziehung zu haben? In den höheren Graden ihrer Entwickelung und in dem Stadium der Zerstörung offenbaren sich Krebstuberkel und Encephaloid gewöhnlich durch Symptome, deren Verein weniger trügliche Zeugnisse ihrer Existenz abgiebt; diese Zeichen fehlen aber dem solit. Tuberkel ganz oder gröfstentheils, und bei der Beschränkheit seiner Ausbreitung, bei der Eigenthümlichkeit seiner Desorganisation, erreicht er in seinen Zufällen höchstens die Stufe, auf welcher Krebstuberkel und Encephaloid in der ersten Zeit stehen. Wir müssen uns daher vorläufig damit begnügen zu wissen, dafs ein solches Product unter den allgemeinen Symptomen von chronischer Reizung und Krampf existiren könne, bis es vielleicht gelingt bei fortgesetzter aufmerksamer Beobachtung dessen Diagnose bestimmter auszumitteln.

Wenn die Durchlöcherung des Nahrungskanals erfolgt ist, und die ihrer vollkommensten Form (mit Ergiefsung der Contenta in die Brust? und Bauchhöhle) anhängenden Zufälle in die Erscheinung treten, so ergiebt sich für die Diagnose die Aufgabe dieser neuen Symptomencomplex dem anderer Verletzungen, krankhafter Zufälle, und Krankheiten gegenüber, auf sein eigentliches Verhältnifs zurück zu führen, und durch die Untersuchung nach dem Tode das Resultat zu ergänzen, zu bestätigen oder zu widerlegen. Wir können es der Natur der Sache nach hier nur mit solchen Zuständen zu thun haben, welche sich auf ähnliche Weise plötzlich und heftig äufsern, wie die in Rede stehende Modification der spont. Perforation, — und durch die Entstellung der Gesichtszüge, das Erkalten der Haut, das Zurücksinken des Pulses, den mehr oder weniger heftigen Durst, die Todesangst, und den in verhältnifsmäfsig kurzer Zeit oft wirklich erfolgenden Tod, zu einer Verwechselung mit letzterer Veranlassung geben können. Aus dem gleichen Grunde fallen daher alle übrigen Modificationen, welche in Verklebungen, krankhaften Einmündungen u. s. w. bestehen, hier weg. Sie bilden wenigstens in jenem Sinne keinen Gegenstand der Diagnose, und gehören einem entfernteren Gebiete derselben an. Für die verlangte Diagnose sind aber folgende Zustände von Bedeutung:

1) Die mechanische perforirende Verletzung wichtiger Eingeweide durch Stofs, Schlag, Fall, Sturz, heftige Anstrengung, Ueberfüllung von Contentis, — ohne äufsere Verwundung. Nicht blofs der Nahrungskanal, sondern auch die Gallenblase, die Leber, die Milz, die innern weiblichen Geschlechtstheile, die Respirations- und Circulationsorgane sind derselben ausgesetzt. Die Erscheinungen sind gewöhnlich aus denen der innern Ergiefsung und der (innern) Blutung zusammengesetzt; doch sind die einen meist vor den andern überwiegend, je nach Verschiedenheit des betroffenen Theiles, nach Art und Ausdehnung der Verletzung, nach der Zeit, welche darnach verflossen ist, und nach andern begleitenden Umständen. Die kurz vorausgegangene Gewaltthätigkeit, die Symptome der innern Blutung, unter denen das Gefühl einer sich von einem Puncte aus verbreitenden Wärme, die Verdunkelung der Sinne, die immer häufiger wiederkehrenden und tiefern Ohnmachten, zuweilen blutige Ausleerungen durch den Urin, durch Mund und After besonders auszuzeichnen sind, müssen zur Diagnose verhelfen, welche durch die Untersuchung der Leichen aufser allem Zweifel gesetzt wird.

2) Die akute, heftige Entzündung der Unterleibseingeweide, besonders des Magens und Darmkanals, — durch allgemeine Gelegenheitsursachen, dann durch Verengerungen, Einschnürungen, und durch irritirende, scharfe, ätzende Gifte veranlafst.

Verengerungen müssen durch die vorausgegangenen, ihnen eigenthümlichen Zufälle unterschieden werden, wohin vorzüglich Gefühl von Druck, Schwere und Stockung an einer bestimmten Stelle, gestörte oder verkehrte Ausleerung des Inhalts, und langsame und allmählige Steigerung dieser Zufälle gehören.

Einschnürungen (durch innere Brücken, Volvuli, Invagination) entstehen oft plötzlich nach einer Gewaltthätigkeit, oder nach Ueberladungen, auch nach heftigen krampfhaften Affectionen, und nach dem Verlauf von Entzündungen mit plastischer Exsudation. — Sie rufen schnell die acute Entzündung hervor.

Vergiftungen der obengenannten Art geben sich noch durch folgende specielle Zeichen zu erkennen: Mund- und Rachenhöhle sind flammig geröthet, excoriirt, mit Geschwüren und Brandschorfen bedeckt, und diese Verletzungen pflanzen sich oft durch den ganzen Darmkanal fort. Zuweilen sind auch die Lippen und die Umgebungen des Mundes aufgeätzt und verschiedentlich verfärbt. Neben dem von Würgen begleiteten Erbrechen, sind meist sehr häufige Stuhlgänge mit starkem Tenesmus zugegen, durch welche übelriechende, blutige Stoffe ausgeleert werden. Es treten convulsivische, tetanische Zufälle hinzu, und das Bewufstsein wird mehr oder weniger getrübt. Aufser der Berücksichtigung des vorausgegangenen Gesundheitszustandes, des stattgehabten Genusses von Speisen oder Getränken und andern Substanzen, des Gebrauchs von Arzneien, auf welche bald solche Zufälle folgten, helfen das eigene Geständnifs des Kranken und das seiner Umgebung, das Vorfinden verdächtiger oder offenbar giftiger Dinge, die chemische Untersuchung des ausgeleerten Inhalts des Nahrungskanals und dieses selber, dessen anatomisch-pathologische Untersuchung — die dringende Vermuthung der Vergiftung zur Gewifsheit zu erheben, welche jedoch nur dann vollständig gegeben ist, wenn das gebrauchte specielle Gift wirklich als ein Ingestum aufgefunden und dargestellt werden konnte; — und hierauf mufs um so mehr bestanden werden, als von solchen Vergiftungen auch Perforationen durch Brand und Verschwärung veranlafst werden, die keineswegs einen besondern und speciell constanten Character zeigen.

Obgleich übrigens jenen acuten heftigen Entzündungen in vielen ihrer allgemeinen Symptome eine nicht abzuläugnende Aehnlichkeit mit denen der spont. Perforationen und den daraus hervorgehenden Ergiefsungen zukommt, so zeichnen sie sich doch durch eine aufserordentlich grofse Empfindlichkeit des Bauchs vom ersten Anfang an, durch tympanitische Auftreibung desselben, und durch gewaltsames, fortgesetztes und auf den Genufs selbst der blandesten Dinge stürmischer sich erneuerndes Erbrechen dergestalt aus, dafs hierauf vorläufig schon die Diagnose sich stützen kann.

3) Die krampfhafte Cardialgie, Colik und die Cholera. Die Art und Beschaffenheit des Schmerzes, welcher bei der Cardialgie drückend und schnürend, bei der Colik schneidend und reifsend, bei der Cholera zugleich brennend, — in allen diesen Fällen aber mehr oder weniger remittirend und intermittirend ist; die öftere Wiederholung oder längere Dauer des Anfalls; die wässerige Beschaffenheit der Ausleerungen durch Erbrechen im ersten Fall, durch Erbrechen und Stuhlgang in den beiden andern Fällen; die übrigen krampfhaften Schmerzen und Zusammenziehungen der Muskeln der Extremitäten; endlich die Natur der aetiologischen Momente, wie der Genufs unverdaulicher, sauerer, leicht gährender, kühlender Dinge, vorausgegangene äufsere Erkältung; die Beschaffenheit des Subjekts, die herrschende Jahres- und epidemische Constitution; zuletzt die auf ein passendes Heilverfahren oft eintretende Euphorie — sind als eben so viele Anhaltspunkte der Diagnose anzusehen, so dafs es kaum in einem Falle nöthig sein dürfte, durch die Leichenuntersuchung sie fest zu stellen.

4) Apoplexia abdominalis durch einen kalten Trunk

oder durch Ueberladung des Magens herbeigeführt, kann nicht leicht mit spont. Perforationen verwechselt werden. Sie ist diesen hauptsächlich nur durch den plötzlichen Eintritt des Zufalls, und durch den bald, aber hier noch schneller erfolgenden Tod ähnlich. Sie wird von den Symptomen der Apoplexie begleitet, deren Spuren sich in der Leiche finden.

Prognose. Der Ort, die Ausdehnung und Beschaffenheit der Durchlöcherung, die unmittelbaren Folgen derselben, die bereits wirksam gewesene oder in Wirksamkeit tretende Naturhülfe zu deren Beschränkung und Ausgleichung, das Obwalten zufälliger Umstände, und endlich die Natur, Ausbreitung, Intensität und Zeitdauer des zu Grunde liegenden Krankheitsprocesses, bilden die für die Prognose wichtigsten Momente. Wo es der Diagnose gelingt den vorliegenden Zustand in seinem innern Zusammenhange und in seiner ganzen Bedeutung zu erkennen, folgt die Prognose ihr Schritt vor Schritt; im Gegentheil ist auch sie schwankend, unsicher und trügerisch, die Fälle ausgenommen, wo aus allgemeinen Zeichen auf hohe Lebensgefahr geschlossen werden kann. Nach denselben allein schon erscheint daher eine freie Durchlöcherung mit einem plötzlichen und reichlichen Erguſs von Contentis und Ingestis in die (Brust- oder) Bauchhöhle als ein absolut lethaler Zufall, der den Tod in wenigen Stunden herbeiführt, und zwar am wahrscheinlichsten durch Druck des Ergossenen auf das Nervensystem, und dadurch veranlaſste Lähmung desselben, nicht aber in Folge einer durch die Reizung von Seiten des Ergossenen in den davon berührten Eingeweiden hervorgerufene, immer nur in schwachen Spuren nachweisbare Entzündung. So ist das Verhältniſs vorzugsweise bei der Durchlöcherung vom solitären Tuberkel, von Erweichung, — doch kann es mehr zufällig bei jeder andern Art vorkommen. Ist dagegen ein freier Erguſs durch die Perforationsstelle nur in geringer Menge und allmählig geschehen, so treten Reactionen unter der Form der Entzündung in verschiedenem Grade und mit verschiedenen Ausgängen hervor, welche theils durch das Reactionsvermögen des Organismus überhaupt, und an der betroffenen

Stelle insbesondere, theils durch die Beschaffenheit des Ergossenen bestimmt werden. Wenn die Kräfte des Organismus durch den vorausgehenden Krankheitsprocefs sehr herunter gebracht sind, wie bei der Erweichung, beim Brande und häufig beim typhösen Procefs, so ist die Reaction in der Regel zu schwach, um durch plastische Exsudation, welche Verklebung der Oeffnung mit den Nachbargebilden oder dieser unter sich veranlafst, dem weitern Ergufs Grenzen zu setzen, und das bereits Ergossene gleichsam einzukapseln; sondern die Menge desselben vermehrt sich nach und nach, und durch Ueberreizung und lähmenden Druck werden die Lebenskräfte nur so gewisser und eher erschöpft. Jener Vorgang findet aber oft bei der Durchlöcherung von Abscefsbildung und Verschwärung, vom gemeinen und Krebstuberkel statt; er wird begünstigt durch den Austritt von blofsem Magen- oder Darmschleim, und mildem Chymus, wogegen der von rohen Ingestis, oder von Fäcalmassen zu heftiger, in Eiterung und Brand übergehender Entzündung führt. Dabei sind denn auch die Leerheit oder Anfüllung des Nahrungskanals, die Ruhe oder Bewegung des Körpers, heftige Nisus, das diätetische Verhalten, die ärztliche Behandlung, als zufällige günstige oder ungünstige Momente zu berücksichtigen. Verklebungen werden indefs bei den obengenannten Processen noch öfter vor der wirklich erfolgten Durchlöcherung zu Stande gebracht, so dafs es nach dieser entweder zu gar keinem oder wenigstens nicht zu einem freien Ergufs kommt, derselbe vorläufig beschränkt, eingekapselt und isolirt bleibt, und zunächst bedeutende Zufälle nicht erregt.

Sind Verklebungen der durchlöcherten Stelle mit einem Nachbargebilde allein durch plastischen Stoff vermittelt, und ersetzt dieser durch sein Anlegen gleichsam das verloren gegangene Stück des Nahrungskanals, mit Erhaltung der Continuität und Permeabilität desselben, so ist das Verhältnifs noch das günstigste. Denn hier wird weder die Funktion des Nahrungskanals, obgleich sie in ihrer Integrität leidet, noch die des mitverwachsenen Organs auf eine das Leben gefährdende Weise beeinträchtigt, und diejenigen Fälle gehören zu den seltenen, wo in Folge einer äufsern

Gewalt

Gewalt (Schlag, Druck, Stofs) eine neue Trennung an der verwachsenen Stelle leichter, als an einer andern, gesunden, des Nahrungskanals sich ergäbe. Anders ist es aber, wo statt des plastischen Stoffes tuberkulöse Masse das Bindungsmittel ausmacht; diese kann in kürzerer oder längerer Zeit ihrer eigenthümlichen Zerstörung (Erweichung) unterliegen, und darauf secundär die verklebte Durchlöcherung wieder sich öffnen, abgesehen von den Verletzungen, welche die mitverklebt gewesenen Theile zugleich erfahren mögen.

Eingekapselte Ergüsse aus dem Nahrungskanal unterhalten eine dauernde Reizung, geben zu neuer Entzündung und Eiterung Veranlassung, und werfen den Kranken in ein hektisches Fieber, aus welchem die Rettung schwer oder unmöglich ist. Doch hat man auch Beispiele, dafs das Leben noch lange hernach fortbestand.

Fisteln endlich, Einmündungen des durchlöcherten Nahrungskanals in andere Organe, oder Ausmündungen nach der Oberfläche, sind der besondern Prognose solcher Zustände zu unterstellen. Führen sie in die Luftwege oder in Gefäfsstämme, so ist der Ausgang immer, und meist bald tödlich, und nicht vermieden wird dieser Erfolg, wenn die durchlöcherte Stelle in ein anderes Darmstück oder in die Blase mündet; öffnet sie sich aber nach aufsen, wie bei Magen- und Kothfisteln, so kann zuweilen die Natur, von der Kunst unterstützt, nach einem langen Siechthume noch theilweise Heilung bewirken.

Behandlung. Es möchte fast kühn und voreilig erscheinen von der ärztlichen Behandlung so bedeutender, in der Regel einer directen Kunsthülfe unzugänglicher, und so häufig lethaler Verletzungen, wie die spontanen Durchlöcherungen des Nahrungskanals sind, geradezu anders als in negativer Weise sprechen zu wollen. Die Ansicht ändert sich indessen, wenn man die Frage in einem allgemeineren Sinne stellt, sie nicht auf die bereits geschehenen Durchlöcherungen allein beschränkt, sondern weiter ausdehnt, und in der bezüglichen Rücksicht für die, die Möglichkeit solcher Vorgänge involvirenden, und sie zuletzt verwirklichenden Krankheitsprocesse gelten läfst. Vor Allem möchte hier an dem Erfahrungsgrundsatze festzuhalten sein, — welchem das eifrigere Studium der pathologischen Anatomie, des Nahrungskanals insbesondere, täglich eine umfassendere Bedeutung und eine sicherere Begründung giebt, — dafs eine grofse Zahl von krankhaften Erscheinungen auf einer materiellen Veränderung in dem Gewebe der Organe beruhe, oder von derselben wenigstens begleitet sei. Dieser Veränderung steht nach der Natur der Sache am häufigsten ein Zustand von Congestion, zuweilen von Entzündung zur Seite, wonach die Ansicht von einer vorliegenden blofsen Gleichgewichtsstörung und fehlerhaften Wirksamkeit der Kräfte, oder gar von Schwäche, — in die gehörigen engern Grenzen zurück zu weisen ist. Auf diese Weise verhält es sich bei vielen Gastro- und Enterodynien, bei Dyspepsien, Retentionen und Profluvien des Nahrungskanals, so, wie gezeigt worden ist, vornehmlich bei den in Rede stehenden Krankheitsprocessen, deren specielle Abhandlung, mit der fortschreitenden Erkenntnifs ihrer Natur und Heilung, zur Vervollständigung der Lösung des therapeutischen Problems auch die Möglichkeit der Ausführung und die Ausführung selbst, wie dem drohenden Ausgang in Durchlöcherung vorgebeugt, oder demselben abgeholfen werden könne, in bestimmter Absicht anzugeben hat, während jetzt schon nicht blofs dem Krankheitsprocefs überhaupt, sondern auch zugleich der ihn begleitenden örtlichen Entzündung, Verschwärung, Erweichung im Nahrungskanal eine ernstere und gewifs zum Theil bereits sehr erspriefslich sich zeigende Aufmerksamkeit geschenkt wird.

Unter Vermeidung aller Schädlichkeiten der Diät und des Regimens so wie der Anwendung heftig reizender, scharfer, erhitzender und auch wohl mancher sogenannter stärkender Medicamente, führt zur Erfüllung der Indicationen der Gebrauch auflösender, demulcirender, enthüllender, reizmindernder, ableitender und derjenigen wenigen Mittel, welche auf eine mehr directe und specifische Weise hier zu wirken scheinen, nach Angabe der folgenden skizzirten Uebersicht:

Aeufserlich: Blutentziehungen, durch Blutegel und blutige Schröpfköpfe, auf den Unterleib überhaupt (gem. Tuberkel, Verschwärung), oder der vorzüglich leidenden

Stelle gegenüber, im Epigastrio, (Krebs-Tuberkel, circumscripter T., Magenerweichung) — in der Hüftbeingegend, (Abscefs, Darmschwamm) — in der Weichengegend (brandig werdender Bruch).

Erweichende, zertheilende, narkotische Einreibungen, Salben und Pflaster (Ungt. Alth., Merc., Ol. Hyoscyami coct., Emplastrum Saponis, Cicutae, Belladonnae u. s. w.). Dergleichen Breiüberschläge, Bähungen, Bäder und Klystire, — (fast überall).

Hautreize, durch Liniment. volat., Blasenpflaster, reizende, laugenhafte Bäder (Erweichung, Darmschwamm), Brechweinsteinsalbe, Moxa? (Krebs- und solit. Tuberk., gem. T.).

Innerlich: Mucilaginosa und Oleosa (Abscefs, Verschwärung, Brand).

Gelinde Digestiv-Mittel, wie Kali und Ammon. acet., Magnes. carbon., Liq. Kali carbon.

Die auflösenden milden Extracte: Extr. Graminis, Taraxaci, Sapo (Krebs- und solit. Tuberk.).

Narcotica: Opium (Verschwärung, Erweichung, gem. Tuberk.), Cicuta, Belladonna (Krebs- und solit. T.).

Specifischer wirkende Mittel, durch Beschränkung der Zerstörung: Aq. Calcis mit Milch (Verschwärung, gem. und Krebs-(?) Tuberk.), versüfstes Quecksilber (Darmschwamm, Krebs- und solit. T.), Chlor, salzsaures und gallussaures Eisen (Erweichung, Darmschwamm), schwefelsaures Eisen (offener Krebs-T.).

Gelinde Tonica und Roborantia, mit vielem Schleim: Ratanha, Colombo, Quassia, Cascarilla (Verschwärung, Darmschwamm, gem. Tuberk.).

Zur Nahrung dienen: Pfeilwurzelmehl, Grützen- und Reisschleim, Sago; Gallert, Fleischbrühe, Milch, Eigelb und nährende Klystire; — zum Getränk: dünne Schleime, Brodwasser, Molken, kohlensäuerliche Wasser mit Milch, in kleinen Portionen gereicht.

Das Verhalten fordert mehr oder weniger strenge Ruhe, möglichste Vermeidung jedes Nisus, horizontale Lage.

Wenn nun aber eine Durchlöcherung bereits erfolgt ist, so richtet sich das Kunstverfahren ganz nach den Umständen, — ist selten eingreifend und entscheidend, zuweilen nur neue Schädlichkeiten möglichst abhaltend, und in Bezug auf die etwa sich vorbereitende Naturhülfe exspectativ, — oft blofs simulirend und völlig unnütz.

Der erste Fall findet statt, wo durch Abscefs, Verschwärung, Brand die Oeffnung nach aufsen geschehen ist, und Fisteln gebildet sind. Hier tritt deren specielle Behandlung ein.

Der zweite Fall ist dann vorhanden, wenn ein geringer, gutartiger Ergufs, welcher eingekapselt werden kann, und Verklebung der Oeffnung nach sich zieht, sich ereignet, wie bei Abscefs, Verschwärung, und vielleicht (?) bei dem Darmschwamm. Hier mufs, insofern die Diagnose darüber Aufschlufs giebt, das vorher eingeleitete Verfahren zum Theil fortgesetzt werden; doch ist der innere Arzneigebrauch wohl noch mehr zu beschränken, Speisen und Getränke sind zu entziehen, durch Anfeuchten der Mundhöhle, der äufsern Körperfläche mittelst Bähungen, durch passende Klystire, ist so viel als möglich dafür ein Ersatz zu gewähren, die entstehende entzündliche Reizung durch (äufsere) Mittel zu bekämpfen, und die strengste körperliche Ruhe in horizontaler Lage fortwährend zu beobachten.

Im dritten Falle endlich, wenn ein reichlicher freier Ergufs da ist, wie gewöhnlich bei der Erweichung und dem solit. Tuberk., ist leider selbst nur die Euthanasie durch nichts zu gewinnen. — Vergl. Darmgeschwüre.

Synon. Spontane freiwillige Durchlöcherung, Durchbohrung, Perforation des Magens und Darmkanals. Lat. *Perforatio ventriculi et intestinorum spontanea; Diabrosis etc., Gastrobrosis, Enterodiabrosis.*

L i t t e r a t u r.

Aufser den zahlreichen neuern Schriften und Aufsätzen über Geschwürbildung und Verschwärung im Magen und Darmkanal, über nervöse Fieber, tuberculöse Phthisis, Magenerweichung, Magenkrebs und über Krankheiten der Verdauungs- und Unterleibsorgane im Ganzen, sind folgende besonders zu berücksichtigen:

Gérard, des perforations spontanées de l'éstomac. Paris 1803.

Laisné, considérations medico-légales sur les érosions et perforations spontanées de l'éstomac. Paris 1819.

(Deutsch in: *Henke's* Zeitschr. für d. St. A. K. 5tes Ergänzungsheft 1826.)

Percy et *Laurent*, in Dict. d. Sc. méd. Tom. 40. article perforation.

Rehmann und *Rauch*, in vermischten Abhandl. aus d. Gebiete der Heilkunde, v. einer Gesellsch. prakt. Aerzte in St. Petersburg. 2te Samml. 1823.

Trinius, ebendas. 3te Samml. 1825.

Richter, über die aus innern Ursachen entstehenden Durchlöcherungen des Magens, in *Horn's* Archiv, Jahrg. 1824. Sept. Oct. p. 212 ff.

Louis, de la perforation de l'intestin grêle, in Mém. et recherches anatomico-patholog. sur diverses malad. Paris 1826.

Spitta, die Leichenöffnung in Bezug auf Pathologie u. Diagnostik. Stendal 1826.

Ebenders. das med. Clinikum zu Rostock, erster Bericht. Rostock u. Schwerin 1826.

Becker, schneller Tod durch sp. Durchlöcherung d. M. herbeigeführt, nebst Bemerk. üb. d. Gastrobrosis überhaupt u. ihre verschied. Arten, in *Hufeland's* Journ. 1827. März, St. III. p. 3 ff.

Ebermaier, üb. eine Krankh. des Magens, welche regelmäfsige Durchlöcherung u. s. w., in *Rust's* Magaz. 1828. Bd. XXVI. Hft. 1. S. 43 — 139.

Winter, üb. das Wesen d. sp. Perforat. d. Magens, in *Henke's* Zeitschrift für d. St. A. K. Jahrg. 1829, 2tes Vierteljahrsheft. S. 391 ff.

C. E. Hoffmann, Diss. sistens collectanea quaedam ad cognit. morbor. ventriculi organic. c. Tab. Lipsiae 1829. 4.

Abercrombie, patholog. u. pract. Untersuchungen üb. Krankheiten des Magens, des Darmkanals, der Leber u. s. w., a. d. Engl. von *G. van dem Busch*. Bremen 1830.

Christison, Abhandlung üb. d. Gifte, a. d. Engl. Weimar 1831.

Albers, die Durchbohrung des Darmkanals, in seiner Schrift: die Darmgeschwüre. Leipz. 1831. S. 467 — 506.

Ders. üb. durchbohr. Geschwüre d. Speiseröhre u. Luftwege, in *v. Graefe's* u. *v. Walther's* Journ. f. Chir. u. Augenh. 1833. Bd. 19. S. 1. D — z.

DURCHMESSER DES BECKENS. S. Becken.

DURCHMESSER DES KINDESKOPFES. Der Kopf des ausgetragenen Kindes, welches bei der Geburt achtzehn bis zwanzig Zoll lang, und im mittleren Gewichte sieben Pfund schwer ist, ist in seinen Knochen bereits ziemlich fest ausgebildet; doch sind die einzelnen Kopfknochen noch nicht fest mit einander verbunden, sondern noch in den Suturen beweglich. Die Fontanellen sind bereits sehr verkleinert, so dafs die Kopfknochen in der kleinen Fontanelle schon beinahe zusammenstofsen, und nur in der grofsen Fontanelle fehlt noch so viel Knochenmasse, dafs der gröfste Durchmesser derselben einen halben bis ganzen Zoll beträgt. Bei einem bereits so ausgebildeten Kopfe eines ausgetragenen, reifen Kindes haben die Durchmesser folgendes mittlere Verhältnifs: 1) der kleine Querdurchmesser des Kopfes, von dem einen vorderen unteren Winkel des Scheitelbeines, bis zu derselben Stelle der anderen Seite, $2\frac{3}{4}$—3 Zoll; 2) der grofse Querdurchmesser des Kopfes, von einem Scheitelbeinhöcker bis zu derselben Stelle der anderen Seite, $3\frac{1}{2}$ Zoll; 3) der senkrechte Durchmesser des Kopfes, von dem höchsten Punkte des Scheitels bis zu dem Hinterhauptsloche, $3\frac{1}{2}$ Zoll; 4) der gerade oder grofse Durchmesser, von der Nasenwurzel bis zur kleinen Fontanelle, $4\frac{1}{2}$—$4\frac{3}{4}$ Zoll; 5) der Diagonal- oder gröfste Durchmesser, von der Spitze des Kinnes bis zur kleinen Fontanelle, 5 Zoll. Der gröfste Umfang des Kopfes beträgt 14—15 Zoll, nach *Joseph Clarke* bei männlichen Kindern $\frac{1}{23}$—$\frac{1}{30}$ mehr als bei weiblichen. Die Verhältnisse der Durchmesser des Kopfes werden im Allgemeinen durch die gröfsere oder geringere Ausbildung des Kindes bedingt, indem bei dem Schwanken des gewöhnlichen Gewichtes des Kindes zwischen sechs und zehn Pfunden, auch die Durchmesser des Kopfes ungefähr hiermit übereinstimmen. Allein nicht immer stimmen die Durchmesser des Kopfes mit der Härte und Unbeweglichkeit der Kopfknochen überein, indem man wohl bei Kindern von mittlerem Gewichte die Kopfknochen ungewöhnlich fest verknöchert und die Fontanellen und Nähte geschlossen und unbeweglich findet. Durch den angeborenen Wasserkopf des Kindes findet man in seltenen Fällen die Durchmesser des Kopfes so aufserordentlich vergröfsert, dafs der Kopf nur nach vorheriger Entleerung des Wassers durch Eröffnung des Schädels durch das Becken gehen kann. B—h.

DURCHSEIHEN, filtriren (*filtrare, percolare*). Um eine Flüssigkeit von den in ihr schwebenden oder schwimmenden fremden Theilen oder Unreinigkeiten, welche sich schwer zu einem Niederschlag oder Bodensatz vereinigen möchten, zu reinigen, seihet man sie durch, d. h. man läfst sie durch einen Körper treten, welcher von der Beschaffenheit ist, dafs er die Flüssigkeit hindurchläfst, die in ihr befindlichen fremden Theile aber zurückhält. Der Körper, durch welchen man durchseihet, wird das Seihewerkzeug, Filtrum, Colatorium genannt und ist der Verschiedenheit derdurc hzuseihenden Flüssigkeit gemäfs von verschiedener

Natur. Druck- oder Löschpapier für dünnflüssige nicht schleimige, auch nicht scharfe Flüssigkeiten, in denen feine fremdartige Theile schwimmen; Leinwand oder Zwillich oder wollenes Zeug (wovon man spitze Säcke, Filtrirbeutel, Manicae *Hippocratis*, macht), für sie nicht angreifende Flüssigkeiten dickerer Consistenz oder mit gröbern fremdartigen Theilen; weiches Leder für Quecksilber; gleichmäfsig auf einem Netze ausgebreiteter Hanf für zähe harzige oder geschmolzene Stoffe: zerstofsenes Glas oder reiner Sand für scharfe, ätzende Flüssigkeiten u. s. w. Wichtig wird diese Operation auch zuweilen in diätetischer und gesundheitspolizeilicher Hinsicht, wo das Wasser, um es geniefsbar zu machen, durch Kohle oder andere Stoffe filtrirt werden mufs. Das Filtrirzeug mufs immer, wo es längere Zeit benutzt wird, höcht sauber und rein gehalten, und möglichst oft erneut, auch wenn es von Zeug ist, vor dem ersten Gebrauch recht rein ausgelaugt, gespült und getrocknet werden. v. Sch — l.

DURCHSICHTIGE SCHEIDEWAND zwischen den Seitenhirnhöhlen des grofsen Gehirns (*Septum pellucidum*). S. Gehirn. S — m.

DURCHWACHS, deutscher Name des Bupleurum rotundifolium (s. d. Art.). v. Sch — l.

DURST (*sitis*) ist ein unangenehmes Gefühl von Trokkenheit im Munde, auf der Zunge, am Gaumen und im Schlunde, welches von einem Verlangen nach Getränken begleitet ist, und das sich, wenn dies Bedürfnifs nicht befriedigt wird, bis zu einem unerträglichen Gefühle steigert. Selbst der gelindeste Grad des Durstes verursacht eine lästige Empfindung und nur wenn der Durst gestillt wird, entsteht ein Wohlbehagen. Wenn einestheils die Mundhöhle und der Schlund den Hauptsitz des Durstes ausmachen, da man eben hier das Gefühl des Durstes empfindet, da alles was diese Theile austrocknet oder reizt eine Vermehrung desselben herbeiführt, und da oft kleine Quantitäten von Flüssigkeiten, welche blofs diese Theile anfeuchten, den Durst zu stillen vermögen, so darf man doch andrerseits die innige Verbindung in der das Gefühl des Durstes mit dem Magen steht, nicht übersehen. Dieselbe geht nicht nur aus dem Einflusse hervor, den eine gestörte Funktion des Magens auf den Durst äufsert, sondern wird auch dadurch bewiesen, dafs meist erst ein reichlicher Genufs von Flüssigkeit den Durst zu stillen vermag. Der Mensch verliert fortwährend durch die Lungen- und Hautausdünstung, durch den Harn u. s. w. eine so bedeutende Menge von Flüssigkeiten, dafs das Blut, aus welchem dieselben abgesondert werden, beständig eines Ersatzes an Feuchtigkeiten bedarf, um circulationsfähig zu bleiben und hieraus ergiebt sich zugleich die Ursache wie das Bedürfnifs des Durstes. Nichts desto weniger bleibt es indessen hierbei unerklärt, wie die Verminderung der wässerigen Bestandtheile des Bluts, ein Umstand der den ganzen Organismus in allen seinen Theilen betrifft, sich durchaus nur örtlich in der Mundhöhle und im Schlunde als ein bestimmtes Gefühl zu erkennen giebt.

Alles was die Absonderung oder Ausscheidung einer gröfseren Quantität von Flüssigkeit aus dem Blute herbeiführt, daher alles was eine Beschleunigung der Circulation und eine Erhöhung des Lebensprocesses erzeugt, wodurch eine reichlichere Verwendung von Flüssigkeiten bedingt wird, ferner alles was die Urinabsonderung, die Hautausdünstung, die Stuhlentleerung u. s. w. vermehrt, bringt den Durst hervor. Eine trockene Atmosphäre, deren Temperatur sehr erhöht ist, erregt das Bedürfnifs des Durstes häufiger und steigert es schnell zu einem sehr lästigen Gefühle. Krankheiten, bei denen die Gefäfsthätigkeit erhöht, die Lungen- und Hautausdünstung vermehrt ist, haben den Durst zum beständigen Begleiter. Der krankhaft erhöhte Durst (*Polydipsia*) ist daher ein beständiges Symptom des Gefäfsfiebers, macht sich jedoch besonders in den sogenannten Gallenfiebern geltend; er zeigt sich bei allen Entzündungen wichtiger Organe, erreicht aber in der Entzündung des Magens den höchsten Grad. Eine bedeutende Höhe erreicht er in Krankheiten, deren Wesen in einer zu reichlichen Absonderung von seröser Flüssigkeit in die Höhlen des Körpers oder auch in übermäfsig vermehrter Excretion besteht, daher er ein Hauptsymptom in allen hydropischen Krankheiten und in der Harnruhr abgiebt.

Der Durst wird aber ferner auch durch Alles erregt, was einen örtlichen Einfluſs auf die Theile äuſsert, welche den Sitz desselben ausmachen; so erregen scharfe, salzige, gewürzhafte Speisen, lautes Sprechen, Schreien, Singen stets einen mehr oder minder heftigen Durst. Da endlich der Durst ein Gefühl ist, so wird derselbe auch bisweilen durch eine bloſse Affection des Nervensystems krankhaft gesteigert, ohne daſs eine anderweitige Ursache vorhanden wäre.

Der Durst findet sich andrerseits auch sehr vermindert und in seltenen Fällen selbst gänzlich fehlend, welchen Zustand man mit dem Namen *Adipsia* belegt. Die hieher gehörigen Fälle erklären sich zum Theil aus einer reichlicheren Absonderung im Munde und den ersten Wegen, oder aus einer stärkeren Resorbtion von Feuchtigkeit aus der Atmosphäre; meistens aber kommen sie bei Menschen vor, die in einem Zustande von Apathie befindlich sind, bei welchen sich eine krankhafte Gefühllosigkeit geltend macht und die ohne Bewuſstsein in einem soporösen Zustande liegen. Das Fehlen des Durstes bei trockener Zunge ist ein Symptom mancher Nervenfieber, dessen Wichtigkeit allgemein bekannt ist. Man findet ferner eine Menge von Beispielen von Personen aufgezeichnet, welche eine Reihe von Tagen und Wochen ohne Getränk zubrachten; doch erheben sich gegen die vielen Erzählungen von Individuen, welche mehrere Monate und selbst Jahre ohne Getränk lebten, billig die gröſsten Zweifel. Wie viel länger einzelne Thiere Hunger und Durst ertragen können, beweisen sowohl die bei mehreren Vögeln und Säugethieren angestellten Versuche, als auch die zahlreichen Beispiele von Amphibien und Insecten, welche man lebend in Holz oder Stein eingeschlossen gefunden hat.

Der Einfluſs der Gewohnheit vermag das Verlangen nach Getränken ebenso zu erhöhen wie zu vermindern und wie bei Personen, welche sich wiederholt den Genuſs geistiger Getränke erlauben, gleichsam ein künstlicher Durst erzeugt wird, der dieselben zu jeder Zeit zum Trinken geneigt macht, so erzeugt die Enthaltung von Getränken beinahe einen Widerwillen gegen dieselben, ein Umstand, der sich besonders häufig bei Hysterischen findet, wo indeſs eine besondere Stimmung des Nervensystems ebenfalls in Anschlag zu bringen ist.

Der Durst macht sich im Ganzen schneller fühlbar als der Hunger, erregt binnen kürzerer Zeit eine viel qualvollere Empfindung und führt schneller den Tod herbei. Der nicht gestillte Durst verwandelt sich bald in eins der unerträglichsten Gefühle, die Absonderung des Speichels wird vermindert und aufgehoben, und der wenige noch im Munde befindliche Speichel wird dick und zäh. Die Mundhöhle und der Schlund werden trocken, roth und heifs, das Sprechen wird erschwert oder unmöglich und die Zunge klebt am Gaumen. Das Athemholen wird beschleunigt, um durch die eingeathmete Luft die brennenden Theile zu erfrischen. Die Circulation wird beschleunigt, es tritt Fieber ein, der Kranke erscheint von grofser Unruhe bewegt und wird von der furchtbarsten Angst gequält. Sein Athem ist brennend, seine Haut heifs und trocken, sein Urin roth und sparsam, und indem das Fieber immer mehr zunimmt, der Geist sich verwirrt und Delirien eintreten, macht endlich der Tod unter den furchtbarsten Qualen binnen einigen Tagen, bald früher bald später, dem Leiden ein Ende. Rud — i.

DYACANTHUS. S. Diacanthus.

DYNAMIKER, Aerzte, welche ihre Ansichten vom Organismus von dem Princip der Kraft (*δύναμις*, *facultas*) herleiten, und die materiellen Verhältnisse desselben von diesem allein abhängig machen. Dynamische Principien sind zuerst von *Aristoteles* in die Naturwissenschaften eingeführt worden, nachdem keiner der früheren Naturphilosophen und Aerzte den Begriff einer rein körperlosen Kraft zur Erklärung der Erscheinungen aufzustellen versucht hatte. Seit dieser Zeit nahm man vereinzelte Kräfte im Organismus an, z. B. die Ernährungskraft, die Verdauungskraft, die anziehende, die begehrende Kraft u. s. w.; doch entwickelte man diese Begriffe noch nicht zu der Idee einer allgemeimeinen Lebenskraft. Nur erst bei den Alchymisten des Mittelalters ging der ursprüngliche naturphilosophische Begriff von Weltseele allmählig in den des *Archaeus* über, der von *Paracelsus* geistreich dargestellt, und auf den Organismus angewandt, von *Helmont* aber noch viel weiter als Lebenskraft ausgebildet wurde. Hierauf folgte der Animismus von *Stahl*, das System von *Haller*, dessen Grundlage die Begriffe von Sensibilität und Irritabilität ausmachen, und aus welchem sich die dynamische Theorie von *Cullen*, der Brownianismus und die Erregungstheorie hervorgebildet haben. Die ganze Geschichte der Medizin giebt über die Entwickelung der sehr verschiedenartigen dynamischen Prinzipien in der Medizin Auskunft, und gab oft Gelegenheit, ihre allzu einseitige Auffassung und die ihnen zu Gunsten geschehene Zurücksetzung der materiellen Verhältnisse des Organismus zu tadeln, wenn gleich nicht zu leugnen ist, dafs durch eben diese Einseitigkeit wichtige Seiten des Organismus gründlichen und erfolgreichen Untersuchungen unterworfen worden sind. H — r.

DYNAMOMETRUM (von δυναμις, Kraft und μετρον, Maafs), Kraftmesser ist ein Werkzeug, wodurch das Maafs bewegender Kräfte, und in specieller Anwendung thierischer und menschlicher Muskelkräfte bestimmt wird. Das beste von den bisher in Gebrauch gekommenen Dynamometern, ist das von *Regnier* construirte. Es besteht aus einem in die Länge gezogenen Ringe von Stahl, der so geformt ist, dafs er an beiden Seiten mit den Händen bequem umschlossen werden kann. An dessen Mitte ist eine gradirte einem Quadranten ähnliche Metallplatte mit zwei Zeigern und zweierlei Gradirungen so angebracht, dafs wenn die Bogen des Ringes durch ziehende oder zusammenziehende Gewalt einander genähert werden, die Zeiger in Bewegung kommen und an den Zahlen der Gradbogen das Maafs der angewendeten Kraft angeben, die bestimmten durch Versuche ausgemittelten Gewichten entspricht. Die doppelten Gradbogen und Cirkel sind zum Messen gröfserer und geringerer Kräfte bestimmt, indem auf den Stahlring entweder in die Breite oder in die Länge eingewirkt wird; ersteres blofs um die Kraft der Hände beim Umgreifen des Ringes zu bestimmen, letzteres um die Zugkraft der Lenden und des ganzen Körpers zu messen. Durch *Regnier's* Versuche ist ausgemittelt worden, dafs die Kraft der Hände des Mannes im reifen Alter (vom 25sten bis 50sten Jahre) im Durchschnitt 100 Pfunden gleichkömmt, und dafs er bis an 250 Pfunde erheben kann. Dem weiblichen Geschlecht kommt ⅔ dieser Kraft zu. Aehnliche Versuche hat der Schiffslieutenant *Ransonnet* angestellt, und die Kraft des Mannes zwischen 25 und 45 Jahren auf 46 Kilogramme (etwa 94 Pfund) für die Hände, und 14 Myriagramme (etwa 280 Pfund) für die Lenden angegeben. Nach den bisherigen sparsamen Versuchen über die Muskelkraft verschiedener Menschenracen, namentlich *Peron's*, hat sich die Kraft der Europäer gegen die der Eingebornen von Timor, Neuholland und Van Diemensland als höher bewiesen. P — e.

DYSAEMIA, von δυς, übel und αἱμα, das Blut, krankhafte Beschaffenheit des Blutes. S. Blut. E. Gr — e.

DYSAEMORRHOIDES, eine Benennung für Molimina haemorrhoidum suppressarum. S. Hämorrhoiden. E. Gr — e.

DYSAESTHESIA (von δυς, übel und αισθανωμαι, fühlen), Schwierigkeit oder Fehlerhaftigkeit der Empfindung. Dahin gehört die qualitative Abnormität des Sehens, des Hörens, des Tastens, des Schmeckens, des Riechens, auch die Idiosyncrasieen. H — d.

DYSARTHRITIS, gleichbedeutend mit Arthritis anomale. S. Arthritis.

DYSARTHROSIS, von δύς, schwer, übel, krankhaft, und ἀρθρώσις, die Einlenkung, das Gelenk; ein krankhaftes Gelenk überhaupt. S. Gelenkkrankheiten. F — t.

DYSCATABROSIS. S. Dysphagia.

DYSCATAPOSIA, *Dyscataposis*. S. Dysphagia.

DYSCATAPOTICA, von δυς und καταπινω, ich verschlucke. Nach *Mason Good* gleichbedeutend mit Hydrophobie. S. d. Art. E. Gr — e.

DYSCHOLIA, von δυς und χολος, die Galle, eine Benennung für krankhafte Beschaffenheit der Galle, für abnorme Absonderung derselben. E. Gr — e.

DYSCHROEA, von δυς und χροα, die Haut, hiermit bezeichnen mehrere Schriftsteller jede Abweichung der Hautfarbe von ihrem normalen Zustande. E. Gr — e.

DYSCINESIA, von δυς und κινησις, die Beweglichkeit, Schwerbeweglichkeit, z. B. der Gliedmafsen bei Lähmungen, gichtischen Affectionen u. s. w. E. Gr — e.

DYSCOELIA, von δυς und κοιλια, der Unterleib, auch *Dyschezia*, von Einigen für habituelles Unterleibsleiden gebraucht. E. Gr — e.

DYSCRASIA (von δυς und κρανυμι, mischen), Verderbnifs des Bluts, der Säfte, Schärfe. S. Cacochymia, Acrimonia. H — d.

DYSDACRYA, Δυσδακρύα, von δύς, fehlerhaft und Δακρύον, Thränenfeuchtigkeit, fehlerhafte Thränenfeuchtigkeit, *succus lacrymalis vitiosus*. Jene Augenfeuchtigkeit, welche gröfstentheils durch Absonderung in der eigenthümlichen, conglomerirten Drüse, unter dem Namen Thränen, erzeugt wird (die Conjunctiva und Cornea tragen auch zu ihrer Bildung bei), ist in gut beschaffenen Individuen und bei normalem Zustande aller Thränenorgane, serös, klar, salzig und geruchlos, mithin auch gut beschaffen, in gehöriger Quantität bereitet und zur fortwährenden Befeuchtung der vorderen Fläche des Bulbus, damit er schlüpfrig, leicht beweglich, glatt, glänzend erhalten und von äufserlichen Reizen möglichst geschützt werde, bestimmt; nachdem sie aber ihrem Zwecke entsprochen hat, wird sie in den inneren Augenwinkel, eigentlich in den sogenannten Thränensee geleitet, von da durch die Thränenpuncte vollkommen eingesaugt und durch die Thränenröhrchen, den Thränensack und Thränennasenschlauch frei in die Nasenhöhle abgeführt; diese nämliche Feuchtigkeit ist mannichfaltigen, sowohl quantitativen als qualitativen krankhaften Veränderungen um so mehr und leichter ausgesetzt, da die absondernde Thränendrüse ein sehr empfindliches, durch das 5te Nervenpaar mit vielen edlen Organen verbundenes, Gebilde sei.

Bei der quantitativen Veränderung wird die Thränenfeuchtigkeit normwidrig entweder vermehrt oder vermindert.

Die Vermehrung der Thränen geschieht entweder durch abnorm verstärkte Absonderung und Vollbildung dieser Feuchtigkeit, ist also eine wirkliche Thränenvermehrung, die man den Thränenflufs, Dacryorrhysis, Epiphora, nennt, oder sie beruhet in gehinderter oder aufgehobener Ableitung und Abführung der in normaler Quantität abgesonderten

Thränen, folglich nur in einer scheinbaren Vermehrung derselben, unter dem Namen das Thränenträufeln, Dacrystagia, Stillicidium lacrymarum. Der Thränenflufs ereignet sich gewöhnlich in beiden Augen, als idiopatisches oder als symptomatisches Uebel; idiopatisch kann er durch länger einwirkendes grelles Licht, ins Auge gerathene fremde Körper und durch anhaltende oder gar langwierige, niederdrükkende Gemüthsbewegungen entstehen, erscheint bei minderer Empfindlichkeit des Auges oft ohne alle Röthe, ohne schmerzhafte Empfindung, und ist, bei leicht möglicher Entfernung der reizenden Ursache, auch leicht vergänglich; bei gröfserer Empfindsamkeit des Auges aber entstehet bald ein entzündlicher Zustand, der auch nach gehobener Ursache mehr oder weniger andauernd wird, und eine antiphlogistische Behandlung nach dem Grade der Entzündung fordert. Als Symptom findet sich der Thränenflufs bei miasmatischen, acuten und chronischen Ausschlagskrankheiten, bei Cachexieen und Cacochymieen (wovon noch die Rede sein wird) gewöhnlich ein, auch fast bei allen heftigeren Ophthalmieen ist er, als ein Mitsymptom, erscheinend, verbleibt manchmal nach gehobener Entzündung chronisch zurück, sich verschlimmernd bei nasser, verbessernd hingegen bei trockener Witterung. Beim Thränenträufeln triefen die in normaler Quantität erzeugten Thränen aus dem innern Augenwinkel, gewöhnlich nur eines Auges, über die Wange beständig herab, da dieselben entweder wegen Verwachsung der Thränenpuncte, oder starker Anschwellung der Carunkel nicht eingesaugt, oder wegen Verstopfung und Verwachsung der Thränenröhrchen, oder des Nasenkanals nicht abgeführt werden können; diese daher nur scheinbare Thränenvermehrung ist blofs ein Symptom der Auswärtskehrung der Augenlider, des Ectropiums, der Blepharophtosis paralytica, eines Krampfes, der Verstopfung oder Verwachsung der Thränenpuncte und Thränenröhrchen, oder des Nasenkanals, der entzündlichen oder scirrhösen Anschwellung der Thränenkarunkel, oder ihres schwammigten Auswuchses, Encanthis, u. s. w. Hinsichtlich der Beschaffenheit dieser Augenfehler ist das Thränenträufeln bald vergehend, oder es wird chronisch, oder gar unheilbar, darnach denn die Vorhersage und Heilung gerichtet werden. Eine quantitative Verminderung der Thränenfeuchtigkeit ereignet sich überhaupt unter entgegengesetzten Verhältnissen, und hat als Folge eine unmittelbare Trockenheit des Auges, Scheroma, Xeroma. Sie gründet sich entweder auf gehinderte oder unterdrückte Secretion der Thränen, bei der Thränendrüsenentzündung unter dem Namen Xerophthalmos, bei erschöpften Körpern, bei Reisenden in sehr heifsen sandigen Gegenden oder Wüsteneien, und auch in vielem Schlafe; oder aber ihr Grund liegt in der Verwachsung einiger oder aller Ausführungsgänge der genannten Drüse, oder in der Desorganisation derselben, wodurch die abgesonderten Thränen zu ihrem Zweck nicht gehörig, oder gar nicht abgeleitet werden können. Nach diesen Umständen ist das Scherom vollkommen oder unvollkommen, und nur als ein Symptom der erwähnten Krankheitszustände zu betrachten, leicht und bald, oder schwer und langsam, gänzlich oder nur zum Theil vergänglich, oder unheilbar und giebt Gelegenheit zur Verwachsung der Augenlider unter einander, Anchyloblepharon, oder mit dem Augapfel, Symblepharon. Die Heilung dieser Augentrockenheit gründet sich auf die mögliche Hebung der sie veranlassenden Krankheitszustände; wo diese unthunlich ist, beruhet und beschränkt sich die Hülfleistung, um die lästige Trockenheit des Auges zu mildern, auf den fleifsigen Gebrauch lauer erweichender schleimigter Augenwässer und Augenbäder.

Unter qualitativer Veränderung der Thränenfeuchtigkeit wird jene fehlerhafte Beschaffenheit derselben verstanden, die sich in einer abnormen Mischung der Bestandtheile unter den Benennungen Thränendyscrasie, Thränencachexie gründet. Diese Mischungsveränderungen werden hauptsächlich an den thränenzuführenden, das ist, secernirenden und excernirenden Organen durch ihre als Symptom zu betrachtende Phänomene wahrgenommen und zwar *a*) bei miasmatischen acuten und chronischen contagiösen Ausschlagskrankheiten mit vermehrter Thränenabsonderung, Dysdacrya miasmoidea, nach dem Phänomenon aber, Dacryorrhysis miasmatica, miasmatischer Thränenflufs. Unter den mit Pyrexie verlaufenden Ausschlägen beobachtet man gewöhnlich die

Pocken, den Scharlach und Masern, in allen ihren Zeiträumen, bald im Ausbruch nämlich, bald in der vollen Blüthe, bald in und nach dem Verschwinden des Ausschlags entsteht ein Thränenflufs durch die miasmatische auf die Thränendrüse wirkende Thätigkeit, unter dem Namen Dacryorrhysis variolosa, scarlatinosa, morbilosa, der manchmal von solcher Schärfe ist, dafs er eine Röthe des Auges mit Lichtscheue, sogar eine Aufschärfung der thränenabführenden Organe verursacht; hinsichtlich der chronischen contagiösen Krankheiten aber nimmt man ihn vorzüglich bei der Psora und bei der Syphilis, wenn bei dieser das Hauptorgan zugleich in miasmatischer Thätigkeit ist, gewahr, der dann Dacryorrhysis psorica und syphilitica genannt wird; *b*) bei cacochymischen chronischen, unter verschiedenen Formen vorkommenden, Krankheiten, vorzüglich bei Scropheln, Flechten, Gicht und Scorbut, mit Erscheinung des blofsen Thränenflusses, des Thränenblutflusses oder Blutweinens, steinigter Concremente, Dacryolithen, des Beinfrafses und einer scirrhösen Verhärtung, Dysdacrya cacochymica, Thränencachexie und nach den Phänomenen Dacryorrhysis cacochymica, Dacryohaemorrhysis, Dacryolithyasis, Scirrhus, und cariöses Fistelgeschwür.

Sowohl der Thränenflufs als das Thränenträufeln finden sich bei der scrophulösen Cachexie periodenweise oder permanent nicht selten ein; auch beobachtet man diese Symptome bei der Gicht, aber häufiger bei arthritischen Weibern, die in ihrer Jugend scrophulös waren, als bei Männern, und der Anfall wird verschiedene Male zur Tag- und Nachtzeit durch einen stumpfen Kopf- und Wangenschmerz, durch ein Stechen in der Schläfegegend mit Jucken und Brennen des Auges gewöhnlich angekündigt. Das Blutweinen, der Thränenblutflufs, ereignet sich beim offenbaren Scorbut; zuweilen sind die Thränen nur röthlich, wie ein Fleischwasser, gefärbt, im hohen Grade aber des Scorbuts giebt die Thränendrüse ein hellrothes Blut von sich, oft in der Menge, dafs es über die Wange herabströmt; *Dodonaeus* hat dieses Augenübel auch bei unterdrückter Menstruation beobachtet; man will sogar Fälle gesehen haben, wo Frauenzimmer statt des Monatflusses einen Blutflufs aus den

den Augenwinkeln litten. Eine Erzeugung steinigter Concremente aus den Thränen, läfst schon das im *v. Graefe's* und *v. Walther's* Journal für Chirurgie und Augenheilkunde (ersten Bandes, 1. Hft. p. 165), vom Professor *v. Walther* angeführte Beispiel nicht bezweifeln, welches zugleich anzeiget, dafs sich Dacryolithen in der Zahl und Gröfse zu wiederholten Malen und in kurzer Zeit besonders mehren können. Genannter Professor nämlich hat zu Ende des Julius 1813 einem zu Landshut gebürtigen Mädchen, als dasselbe über ein brennendes und stechendes Gefühl im linken Auge klagte, ein weifses, eckiges, von der Gröfse einer Erbse zwischen dem Augapfel und dem untern Augenlide gegen den äufseren Winkel hin, in einer Falte der Bindehaut bemerktes Steinchen, mit Leichtigkeit weggenommen; das Nämliche that derselbe am dritten Tage, und beim sodann auch eingetretenen entzündlichen Zustande des Auges, wurden täglich zwei Mal und zuletzt drei Mal ähnliche Concremente heraus geschafft; auf eine innerlich gegebene Solution des Kali carbonici (1½ Drachme in 4 Unzen Aquae cinamom. simpl.) hatte sich diese Steinerzeugung zwar allmählig vermindert und endlich verloren, aber sie fing auf dem rechten Auge ähnlicher Weise an, und nachdem sich der ganze Krankheitsverlauf bis in die zehnte Woche erstreckte, verlor sie sich beim fortgesetzten Gebrauch des Kali carbonici auch an diesem Auge; allein nach einigen Jahren wurde das Mädchen von diesem Uebel, gleichfalls anfänglich am linken, dann am rechten Auge abermals befallen, jedoch in kürzerer Zeit gänzlich davon befreit; die Concretionen, welche sich nach und nach in beträchtlicher Menge in beiden Augen gebildet hatten, und welche der Professor *v. Walther* aufbewahrt hat, bestanden nach chemischer Untersuchung:

1) aus kohlensaurem Kalk, welcher den gröfsten Theil ihres Gewichts ausmacht, mit

2) einer Spur phosphorsauren Kalkes, und

3) aus geronnenem Eiweifs.

Dergleichen Dacryolithen fand auch *Bleny* in den Thränenröhrchen, und *Schmucker* in der Substanz der Thränencarunkel.

Ein wirklicher Scirrhus, keinesweges also eine zertheilbare, als Ausgang einer Dacryoadenitis zu betrachtende Verhärtung, ist selten vorkommend, und nie auf die bloſse Thränendrüse beschränkt; scrophulöse weibliche Individuen von phlegmatischer und torpider Beschaffenheit, die zugleich an scirrhösen Verhärtungen der Brüste, oder der Gebärmutter leiden, sind nach Erfahrungen am meisten diesem Augenübel unterworfen, welches früher oder später in den Krebs übergeht, und durch fernere Verbreitung auf die benachbarten Weichgebilde unheilbar wird. Was endlich das cariöse Fistelgeschwür der Thränendrüse anlangt, so ist dieses immer eine Folge der Dacryoadenitis, wenn dessen Eiterungsproceſs sich auf die benachbarte Orbitalbeinhaut erstreckt, oder wenn die Eröffnung des schon gebildeten Abscesses vernachläſsiget, und dadurch die Beinhaut vom Eiter angegriffen wird; in beiden Fällen wird bei scrophulösen Subjecten der benachbarte Theil des Stirnknochens angegriffen, wodurch ein Geschwür gesetzt wird, welches mit seinem weiten Grunde der cariösen Orbita, mit der engen Oeffnung aber dem Antlitz zugewandt ist, und sich gemeiniglich an der äuſsern Fläche des obern Augenlides mündet.

Alle erwähnten dyscrasischen Augenfehler sind aus der allgemeinen miasmatischen oder cacochymischen Leibesbeschaffenheit, somit aus der offenbaren Causalkrankheit, dann aus der deutlichen Form des Uebels, seinem Verlauf und durch die äuſserliche Untersuchung meistens leicht erkenntlich; hinsichtlich dieser Umstände und des Krankheitsgrades heilbar oder unheilbar, und die Heilbarkeit wird durch Befreiung von der allgemeinen Dyscrasie und bei manchen, besonders bei den Thränensteinen, beim Scirrhus und cariösem Fistelgeschwür nur durch operative Beihülfe möglich.

L i t t e r a t u r.

J. J. Plenk's Lehre von den Augenkrankheiten. Wien 1778.

J. Adam Schmidt, über Krankheiten des Thränenorgans. Wien 1803.

H. Weller, die Krankheiten des menschlichen Auges. Berlin 1819.

T. W. G. Benedict's Handbuch der practischen Augenheilkunde. 5 Bde. Leipzig 1825.

A. Rosa's Handbuch der theoretischen und practischen Augenheilkunde. 3 Bände. Wien 1830.
v. Graefe's und *v. Walther's* Journal für Chirurgie und Augenheilkunde. 1. Bd. 1. Heft, und X. Bd. 4. Heft. v. E — n.

DYSDACROSIS. S. Dysdacrya.

DYSDIACHORESIS, von δυς, δια und χώρησις, das Fassen, bei *v. Hagen* eine Form des Rheumatismus, wobei das Gehen erschwert wird. Nach Andern der erschwerte Durchgang der Nahrungsmittel durch den Darmkanal.

E. Gr — e.

DYSECOIA (von δυς und ακουω, hören). Schwaches Gehör, besonders die Art, wo die Schallvibrationen nicht zum Gehörnerven gelangen können. S. Cophosis.

H — d.

DYSELICA, von δυς und ἑλκος, das Geschwür, die bösartige Beschaffenheit des Geschwürs, auch die Schwierigkeit der Heilung der Geschwüre. E. Gr — e.

DYSENTERIA, Dysenterie, von δύς, *difficile* und ἐντέρον, *intestinum*, *difficultas intestinorum*, *fluxus dysentericus*, *flumen dysentericum*, *fluxus cruentus cum tenesmo*, *Rheumatismus intestinorum*, *tormina*, Ruhr, eine fieberhafte Krankheit, welche sich durch eigenthümliche Schmerzen im Unterleibe, Tenesmus und häufigen Abgang blutiger, schleimiger und seröser Flüssigkeiten durch den Stuhl auszeichnet. Sie gehört trotz ihres sehr häufigen Vorkommens zu denjenigen Krankheiten, über deren eigentliche Natur man noch nicht ganz einig ist, und der man deshalb in den nosologischen Systemen verschiedene Stellungen gegeben hat. Die meisten ärztlichen Schriftsteller brachten sie in die Klasse derjenigen Krankheiten, welche sie mit dem Namen der Profluvien belegen, andere aber stellten sie als eine Entzündungskrankheit unter die Entzündungen, noch andere als spasmodisches Leiden unter die Nervenkrankheiten. Sie tritt sehr häufig, vorzüglich in heifsen Climaten und gegen Ende des Sommers oder Anfang des Herbstes, als Epidemie auf, erscheint jedoch auch sporadisch und zu jeder andern Jahreszeit und befällt jedes Geschlecht, jedes Alter und jeden Stand. Sie verläuft oft mild, aber ist in der Mehrzahl der Fälle eine ernste Krankheit, welche als

Epidemie oft eben so grofse Verheerungen macht, als Pest, Cholera u. s. w. Je nach der Verschiedenheit der innern und äufsern Verhältnisse, unter denen sie erscheint, nimmt sie einen verschiedenen Charakter an, und auf diese Verschiedenheit gründet man gewöhnlich ihre Eintheilung in verschiedene Arten, wie weiter unten erwähnt werden soll. Ihre pathognomonischen Zeichen sind die schon genannten 4, die eigenthümlichen Unterleibsschmerzen, der Tenesmus, die Ausscheidung abnormer blutiger Flüssigkeiten durch den Stuhl und das Fieber.

Die Schmerzen bestehen in einem Schneiden oder kolikartigen Reifsen im Darmkanal, das vorzüglich in der Nabelgegend statt findet, aber von da sich auch weiter über den ganzen Unterleib verbreitet und nach dem Grade der Krankheit mehr oder weniger heftig und anhaltend ist. Besonders stark pflegen sie jedesmal den Ausleerungen vorauszugehen, während sie nach diesen letztern nachlassen oder auch wohl vorübergehend ganz aufhören. Der Tenesmus, Stuhlzwang, geht ebenfalls gewöhnlich den Ausleerungen voraus, die ihn momentan mildern oder verschwinden machen; er nöthigt aber auch sehr häufig die Kranken vergebliche Versuche zum Stuhlgange zu machen. Er erreicht sehr oft einen äufserst heftigen Grad und pflegt dann sich mit heftigem Harnzwang, Blasenkrampf und Prolapsus ani zu verbinden. Nicht selten leiden die von der Ruhr Genesenen noch längere Zeit an demselben, nachdem schon alle übrigen Krankheitserscheinungen geschwunden sind. Die Ausleerungen sind in der Dysenterie sowohl hinsichtlich ihrer Quantität, als Qualität wichtig. Sie kommen mehr oder weniger häufig, 10, 20, 40 Mal und häufiger binnen Tagesfrist vor, sind immer nur gering und zwar meist desto geringer je heftiger und anhaltender die Schmerzen und der Tenesmus sind, und bestehen in mehr oder weniger entarteten Flüssigkeiten, die anfangs noch excrementitielle Stoffe enthalten, später aber meist blofs blutiger, schleimiger und seröser Art sind, oder auch, besonders in den höhern Graden der Krankheit, faulige und aashaft riechende mit geronnenen, zähen, talgartigen Concrementen und häutigen Gebilden vermischte Massen darstellen. Das Fieber pflegt anfangs mild und remittirend zu sein, steigt jedoch oft auch sehr hoch und nimmt je nach der Beschaffenheit der Umstände den Charakter eines entzündlichen, oder catarrhalisch-rheumatischen, oder gastrischen, oder nervösen, oder fauligen Fiebers an, wie später genauer erläutert werden wird. In einzelnen Fällen, und zwar in den mildesten, so wie oft umgekehrt in den aller bösartigsten, scheint das Fieber zuweilen kaum vorhanden; doch sind dies nur seltene Ausnahmen; ganz fieberlos ist wohl keine wirkliche Dysenterie.

Die Dysenterie tritt oft sehr plötzlich und ohne Vorläufer auf; andere Male aber gehen ihr mehrfache andere Zufälle vorher, aus denen man, vorzüglich bei herrschenden Epidemieen auf ihr Erscheinen schliefsen kann. Hierher gehören Mattigkeit und Schwere der Glieder, Appetitlosigkeit, Uebelkeiten, Trockenheit und schmutziger Beleg der Zunge, Durst, Auftreibung des Leibes, Magendrücken, Unregelmäfsigkeit der Oeffnung, leichte Koliken, Fieberschauer u. s. w. Diese Vorläufer finden sich insbesondere in sporadischen Ruhren bei solchen Individuen, welche schon früher an Verdauungsschwäche litten und eine Prädisposition zu ähnlichen Krankheiten hatten, während sie bei heftigen Epidemieen oft ganz fehlen und die Krankheit hier zuweilen sogleich wie mit einem Schlage in ihrer völligen Ausbildung eintritt. Die Schmerzen, der Tenesmus und das Fieber pflegen anfangs mäfsig zu sein, steigern sich jedoch allmählig mehr oder weniger schnell unter der Fortdauer der ebengenannten oft schon als Vorläufer vorhanden gewesenen Zufälle, und die Ausleerungen bestehen zu Anfang der Krankheit gewöhnlich noch aus wirklichen nur mit Blut und Schleim vermischten Excrementen, später aber, wo sie sich auch immer häufiger einstellen, aus mifsfarbigen bald mehr schleimigen, eiterartigen, faulig riechenden Massen, bald mehr aus rein blutigen oder wenigstens mit Blut vermischten Flüssigkeiten. Im ersteren Falle nennt man gewöhnlich dann die Krankheit die weifse Ruhr, *D. alba*, im letztern die rothe, *D. cruenta*. Diese Zufälle dauern kürzere oder längere Zeit, 6, 8, 14 Tage und gehen dann, wenn die Krankheit einen milden gutartigen Charakter hat, sich allmählig mindernd in Genesung über oder nehmen nach und nach einen immer ernsteren Charakter an, bei welchem die Heilung viel schwieriger erreicht wird, oder sich Nachkrankheiten entwickeln, oder auch der Tod erfolgt. Bei der einfachen milden Form werden nach und nach die Schmerzen geringer und aussetzender, der Tenesmus weniger peinigend, die Sedes consistenter, natürlicher und seltener, und das Fieber unter gleichzeitigem Schwinden der andern Nebenzufälle immer unbedeutender, oft ohne auffallende kritische Erscheinungen und so tritt allmählig das harmonische Gleichgewicht der Funktionen wieder ein, ohne etwas mehr, als ein vorübergehendes Angegriffensein zurück zu lassen. Verläuft dagegen die Krankheit ernster, so werden in der Regel die ausgeleerten Stoffe immer widernatürlicher, die Schmerzen und der Tenesmus immer heftiger, das Fieber stärker und unregelmäſsig. Der Kranke leidet Tag und Nacht in gleichem Grade und wird sehr schnell entkräftet, es stellt sich wohl zugleich Erbrechen ein, der Stuhlzwang verbindet sich mit Blasenkrampf und andern krampfhaften Erscheinungen, Zittern und Kaltwerden der untern Extremitäten, es kommen wohl tympanische Auftreibung des Unterleibs, ein frieselartiger Ausschlag an verschiedenen Körpertheilen und andere unerwartete Zufälle hinzu und so bilden sich nun, wenn es nicht gelingt dem ferneren Wachsthume der Krankheit zuvor zu kommen, entweder andere Krankheiten aus, in welche sich die Ruhr gleichsam verliert, oder es unterliegt der Kranke, indem sich Brand oder eine allgemeine tödliche Erschöpfung und Colliquation einfindet, die sich durch allerhand nervöse Erscheinungen, wie unter andern ähnlichen Verhältnissen, durch plötzliches Verschwinden aller Schmerzen, durch Trommelsucht, Singultus, kalte Schweiſse, Ohnmachten, Delirien u. s. w. zu erkennen geben. Die Krankheiten, in welche die Dysenterie übergehen kann, sind sehr verschiedenartig und werden besonders von der Disposition bedingt, welche die Kranken vielleicht schon früher in sich trugen, oder von besondern Nebenumständen, welche diese oder jene Metastase, diesen oder jenen Metaschematismus begünstigten. So kann die Ruhr auſser dem schon genannten Brande der Därme, in Vereiterung und Scirrhus der letzteren und in Folge dessen in eine wahre Intestinalphthisis übergehen, oder es folgen Leberverhärtungen und andere organische Verbildungen der Verdauungswerkzeuge, allgemeine Cachexie, Wassersucht, chronische Diarrhöen, Vorfall des Afters, chronische Verstopfungen, chronische Magenkrämpfe, Koliken u. s. w. nach, welche der Kunst oft die gröfsten Schwierigkeiten entgegensetzen und nicht selten selbst erst spät noch sicher zum Tode führen.

Bei den Sectionen der an der Dysenterie verstorbenen Individuen, finden sich in der Mehrheit der Fälle die Spuren oder Folgen einer Entzündung der Schleimmembran der Dickdärme, seltener der Dünndärme vor. Diese Membran erscheint oft verdickt, roth oder braun gefärbt und mit einem zähen schleimigen oder eiterartigen oder jauchigen blutigen Ueberzuge bedeckt, der zuweilen die aufgelockerte degenerirte und in Ulceration begriffene Schleimhaut selbst zu sein scheint, sich aber leicht mit dem Scalpell wegstreichen läfst. In andern Fällen findet sich diese Haut ganz erweicht und zuweilen, doch nur selten, finden sich auch wirklich ulcerirte Stellen dieser Haut vor. Ueberdies zeigt sich diese Membran öfters mit brandigen Flecken, schwammigen Excrescenzen oder Blutunterlaufungen besäet. Aufser diesen Abnormitäten finden sich zwar auch oft andere pathologische Zustände theils im Darmkanale, theils in andern Organen, vorzüglich der Bauchhöhle; allein es sind diese nie so constant und nicht sowohl die Folgen der Ruhr an sich, als vielmehr die Wirkung anderer Krankheitsprozesse, mit denen die Dysenterie complicirt war. Hierher gehören z. B. die Callositäten, Scirrhen und Stricturen in höher gelegenen Theilen des Dünndarms und des Magens, die Spuren von Entzündung des Omenti, Mesenterii, der Leber, des Pancreas u. s. w.

Ueber die Natur und das eigentliche Wesen und den Sitz der Dysenterie sind verschiedene Ansichten aufgestellt worden. Es sei genug, nur die vorzüglichsten derselben anzuführen. Nach der Lehre der meisten älteren Aerzte wird sie durch eine Verschwärung der Därme bedingt. Zu dieser Ansicht hatte schon *Hippokrates* Veranlassung gegeben, wiewohl er auch sagt, dafs die Ruhr auch ohne solche Zerstörungen vorkomme. *Galen* folgte ihm, aber *Celsus* behauptete mit Bestimmtheit, dafs bei der Dysenterie immer die Därme innerlich zerrissen und ulcerirt seien, und in Folge dessen sich die blutigen, eiterartigen, flockigen Ausscheidungen bildeten, und diese Meinung blieb seitdem bis in das vorige Jahrhundert die herrschende. Erst nachdem *Willis*, *Morgagni* und Andere die Aufmerksamkeit mehr auf die pathologische Anatomie gelenkt und durch ihre wichtigen Entdeckungen diesen Zweig der Wissenschaft auf eine höhere Stufe der Ausbildung gebracht hatten, überzeugte man sich von der Unrichtigkeit jener *Celsi*'schen Ansicht. *Sydenham*, der beobachtet hatte, dafs zur Zeit der Ruhrepidemieen auch Fieber herrschten, welche mit Ausnahme der eigenthümlichen Ruhrausscheidungen und der heftigen Tenesmen der Ruhr sehr ähnlich wären, und dafs diejenigen, welche von dergleichen Fiebern ergriffen gewesen waren, nicht von der Ruhr befallen wurden, schlofs hieraus, dafs die Ruhr nichts anderes sei, als ein herrschendes Fieber der Jahreszeit, welches sich auf den Darmkanal geworfen hatte und nannte sie deshalb eine Febris in intestina versa, Febris dysenterica. In Bezug auf die epidemischen Ruhren hat diese Ansicht gewifs sehr viel für sich, indem sich daraus die eigene Verschiedenheit des Charakters erklärt, mit welchem die Ruhrepidemieen aufzutreten pflegen, z. B. als mehr entzündliche Krankheit im Frühjahr, als gastrische im heifsen Sommer, als putride mehr im Herbst, und es haben sich daher derselben mehrere angeschlossen, wie *Degener* und *Zimmermann*; allein in der sporadischen Ruhr und selbst bei vielen epidemischen, beweist die Erfahrung doch auch das Gegentheil.

Baker, *Stoll*, *P. Frank* und Andere haben die Meinung aufgestellt, dafs die Ruhr im Allgemeinen zu den entzündlichen Krankheiten gehöre und da sie ihren Sitz vorzugsweise in der Schleimhaut des Dickdarms habe, von dieser aber sich auch gewöhnlich auf die Muskelhaut desselben erstrecke, als eine katarrhalische oder als eine katarrhalisch-rheumatische Affection zu betrachten sei, eine Ansicht, welche schon *Alexander von Tralles*, der die Ruhr einen Catarrhus rheumaticus nannte, gehabt hatte und welche wenigstens für manche Epidemieen viel für sich zu haben scheint. Allein die Beobachtung, dafs die Ruhr nicht gerade in den Zeiten zu herrschen pflegt, wo Katarrhe vorherrschend sind, dafs sie sich sehr von wirklichen katarrhalischen Durchfällen unterscheidet und nur selten eine wahre Ruhr aus diesen sich entwickelt, und dafs es Ruhren giebt, die weder durch dieselben Ursachen, welche Katarrhe und Rheumatismen herbeiführen, entstehen, noch auch, wie diese, verlaufen oder gleiche Maasregeln für ihre Heilung erheischen, scheint derselben wenigstens nicht für alle Fälle günstig zu sein; oder es ist diese Ansicht nur als eine approximative zu nehmen.

Cullen, der den Tenesmus und die Kolikschmerzen als Hauptzufälle der Dysenterie ansah, erklärte dieselbe für eine Krampfkrankheit des Colons, und auf ähnliche Weise *Hufeland* für einen Krampf des Intestini recti, *Horn* für einen Krampf der Gedärme überhaupt, und es ist wohl nicht zu leugnen, dafs sich wirklich der Dysenterie Krampf beigeselle, der gerade den Tenesmus und die Schmerzen erzeugt; allein dieser Krampfzustand ist nicht als wesentliches Hauptmoment, sondern nur als eine nothwendige Wirkung des Hauptleidens anzusehen.

In der neuesten Zeit haben die meisten Aerzte, und unter diesen vorzüglich *Speyer* und *Wedekind*, das Wesen der Dysenterie in einer Entzündung des Mastdarms gesucht, die sich von hieraus mehr oder weniger weit nach den höheren Theilen des Darmkanals ausbreite, und für diese Ansicht sprechen in der That so viele Umstände, insbesondere die Ursachen, der Verlauf und die Ausgänge der Krankheit, so wie die Resultate der Sectionen, dafs man sie als die wahrhaft richtige anerkennen mufs. Tritt die Ruhr mit noch so verschiedenem Charakter auf und unter noch so verschiedenen Umständen, so wird man doch nie bei ihr die charakteristischen Zeichen der Entzündung verkennen können; auch selbst in ihren mildesten Formen ist ein Grad von entzündlicher Affection der Schleimhaut des Rectums vorhanden und je heftiger sie ist, desto deutlicher zeigt sich diese letztere. Diese entzündliche Affection verhält sich wie jede Entzündung, welche zunächst die Schleimmembranen ergreift; bei geringerem Grade bedingt sie, wie dies auch bei der Entzündung der Schleimhaut der Nase, der Luftwege und der Urethra, im Katarrh und der Gonorrhöe der Fall ist, eine vermehrte Ausscheidung schleimiger Feuchtigkeiten, bei gesteigerterem Grade aber oft Verminderung der Ausscheidungen, Degeneration der Structur der ergriffenen Membranen, Vereiterung und Brand. Ist die Entzündung auf die Schleimhaut beschränkt, und an sich rein und einfach, so pflegt sie nur sehr mäfsige Fiebererregung zu machen und wie eine einfache synochische Katarrhalkrankheit zu verlaufen; ist dieselbe dagegen durch irgend vorhandene Veranlassung ausgebreiteter, tiefer gehend und von der einfachen Form abgelenkt, so wird ihr auch ein anderes Gepräge aufgedrückt. Das Fieber steigert sich dann bis zum wahren Entzündungsfieber, oder bildet sich durch diese oder jene fremde Beimischung getrübt zur gastrischen, gallichten, nervösen oder faulichten Krankheit aus.

Die Dysenterie zeigt, wie schon oben bemerkt worden ist, sehr oft einen höchst verschiedenen Charakter, der in Rücksicht auf die Behandlung von der gröfsten Wichtigkeit ist, und man hat daher von jeher mehrere Arten derselben unterschieden. Am zweckmäfsigsten dürfte aber zunächst eine Eintheilung derselben in zwei Arten sein und zwar in die einfache, reine Dysenterie, und in die componirte oder contaminirte. Diese letztere aber würde wieder je nach der Verschiedenheit ihres Charakters in vier Unterarten zerfallen und als entzündliche, gastrische, nervöse und faulige Dysenterie betrachtet werden müssen. Andere Eintheilungen, wie z. B. in weifse und rothe Ruhr, in acute und chronische u. s. w. sind aufserwesentlich und ohne wahren praktischen Werth; was aber manche andere Krankheiten betrifft, die man ebenfalls mit dem Namen der Dysenterie belegt hat, wiewohl sie sich wesentlich von dieser unterscheiden, wie z. B. die sogenannte Dys. hepatica, callosa, intermittens u. s. w., so sind hier die dysenterischen Erscheinungen nur Nebensymptome ganz anderer Leiden und folglich auch nicht besonders zu betrachten.

Von der einfachen reinen Dysenterie, D. simplex, die man auch wohl die D. catarrhalis und rheumatica nennen kann, ist bereits oben das Hauptsächlichste erwähnt worden. Sie herrscht meist gegen Ende des Sommers oder im Herbste, bei feuchter veränderlicher Witterung, doch auch öfters im Frühjahr, besonders in feuchten Gegenden und nach Ueberschwemmungen. Sie erscheint sporadisch sowohl, als epidemisch und ist in der Mehrheit der Fälle die mildeste Form der Ruhr, weshalb man sie auch oft die D. benigna genannt hat. Sie ist gewöhnlich von einem einfachen synochischen Fieber, das dem katarrhalisch-rheumatischen gleicht, begleitet, ohne Vorwalten heftigerer gastrischer oder lokalentzündlicher Zufälle, und häufig schnell ohne Vorläufer auftretend, häufig aber auch durch dergleichen, besonders durch Ziehen und Reifsen in den Gliedern, Kollern im Darmkanal, leichten Durchfällen u. s. w. vorher verkündet. Die Kranken fühlen sich gewöhnlich nicht sehr krank, ihre Schmerzen sind mäfsig und mit den Stühlen, welche sich alle halbe bis ganze Stunden mit Tenesmus wiederholen, gehen anfangs verdünnte Excremente, später geringe Mengen schleimiger und blutiger Stoffe ab. Bei Steigerung der Krankheit treten alle diese Erscheinungen in erhöhetem Grade und zugleich unter Begleitung anderer besonders krampfhafter Zufälle ein. Oft erfolgt ein Prolapsus ani, Harnzwang, oder unwillkührlicher Abgang des Urins u. s. w. Nach 8 — 14 tägiger, selten noch längerer Dauer mildert sich alles, die Stühle werden seltener, reichlicher, consistenter und substanziöser, die Schmerzen und der Tenesmus geringer und das Fieber verschwindet oft unter dem Eintritt kritischer Schweifse und kritischen Urins, öfters ohne solche deutliche Krisen, worauf sich die Kranken bald wieder völlig erholen. Einen ungünstigen Ausgang nimmt die Krankheit selten, wiewohl Vernachläfsigung und schlechte Behandlung den Uebergang derselben in bösartigere Formen und in andere Krankheiten bewirken können, wodurch dann auch Gefahr entstehen kann. Eine nicht sehr ungewöhnliche Erscheinung ist dann der Uebergang derselben in eine chronische Ruhr, eben so, wie auch andere Schleimhautentzündungen leicht chronisch werden. Es entscheidet sich dann die Krankheit nicht vollständig; das Fieber verschwindet zwar, die Kräfte kehren bis auf einen gewissen Grad wieder, die Zufälle mildern sich, aber die Krankheit schwindet nicht ganz, dauert Monate lang fort, verbindet sich allmählig mit allerhand andern Krankheitserscheinungen secundärer Art, erschöpft allmählig mehr und mehr, dafs sie eine Art von Phthisis herbeiführt, die leicht mit dem Tode oder wenigstens mit dem Uebergang in Wassersucht, Gelbsucht, Cachexie und chronisches Reifsen endet.

Die Dysenterie mit wahrer, tiefer greifender, heftiger Entzündung, *D. inflammatoria*, ist im Ganzen selten und herrscht nicht leicht epidemisch. Sie kommt gewöhnlich nur bei jungen kräftigen vollblütigen Individuen vor und tritt am leichtesten unter Umständen auf, welche überhaupt zu Entzündungskrankheiten disponiren, bei schnellem Wechsel der Tageshitze mit kalten Nächten im Spätsommer, in hohen Gebirgsgegenden, nach unterdrückten gewohnten Blutungen u. s. w. Die örtliche Affection des Intestini recti besteht in wirklicher heftiger Entzündung nicht blofs der Schleimhaut, sondern der gesammten Häute desselben und erstreckt sich gewöhnlich weiter über die höher gelegenen Theile des Dickdarms. Auch diese Ruhr erscheint gewöhnlich plötzlich, ohne Vorboten unter den Zeichen einer heftigen Entzündung mit starkem Fieber, dem ein heftiger Frost vorausgeht, und bei welchem der Puls voll, hart, gespannt oder klein, unterdrückt und frequent ist, die Haut heifs und trocken, die Zunge ebenfalls sehr trocken, der Durst brennend, das Gesicht und die Augen roth, der Urin dunkel, braunroth und brennend ist. Die eigentlichen Ruhrsymptome treten dabei mit grofser Heftigkeit auf, die Stühle erfolgen zwar nicht immer sehr häufig, aber allemal mit den peinigendsten Schmerzen, wie bei der Darmentzündung und fehlen wohl bisweilen ganz; der Tenesmus ist äufserst marternd; die Ausleerungen enthalten nur kleine Quantitäten dunkler, blutiger (wie verbrannter) schaumiger Stoffe; die Unterleibsschmerzen sind anhaltend, brennend, auf bestimmte Stellen fixirt, der Leib gespannt und dabei stellt sich gewöhnlich ein Erbrechen alles dessen ein, was in den Magen gebracht wird. Diese Ruhr verläuft schnell binnen 6 bis höchstens 14 Tagen und entscheidet sich im günstigen Falle wie andere Entzündungskrankheiten durch kritische Blutungen, kritischen Urin und Schweifs, geht aber im ungünstigen Falle sehr leicht in Brand über oder wenigstens in Suppuration und endet dann sicher mit dem Tode.

Die gastrische Ruhr, *D. gastrica*, hat entweder biliöse oder pituitöse Erscheinungen in ihrem Gefolge, und wird deshalb in die D. biliosa und pituitosa eingetheilt. Der Hauptunterschied der biliösen Ruhr von den früher genannten, beruht auf dem gleichzeitigen und vorherrschenden Ergriffensein des Gallensystems, bei welchem sich mit den pathognomonischen Zeichen der Ruhr die einer sogenannten Polycholie und eines Gallenfiebers verbinden. Sie erscheint nur selten sporadisch, meist als epidemische Krankheit und ist, besonders in den heifsen Klimaten und zu Ende trockener und heifser Sommer, welche überhaupt zu Gallenaffectionen disponiren, eine der gewöhnlichsten Arten derselben. Sie herrscht oft an einzelnen Orten mit solcher Allgemeinheit, dafs ihr nur wenige Personen entgehen, wie dies z. B. öfters in Holland der Fall gewesen ist. Aufser den klimatischen Einflüssen wirken auf ihre Entstehung auch schlechte Nahrungsmittel, übermäfsige Anstrengungen unter der Einwirkung der brennenden Sonnenhitze, heftige anhaltende Gemüthsaffekte, besonders Aerger und Kummer. In der Mehrheit der Fälle gehen ihrem Ausbruche mehrere Tage Vorläufer voraus, welche den biliösen Charakter verrathen und die Krankheit hindurch fortdauern, gastrische Unreinigkeiten, Uebelkeit, selbst wohl gallichtes Erbrechen, oft auch gallichter Durchfall, bitterer Geschmack, bitteres Aufstofsen, icterische Gesichtsfarbe, Appetitlosigkeit, Ekel vor animalischer Kost, Verlangen nach sauerm Getränk, drückende Kopfschmerzen, grofse Abspannung und Verstimmung u. s. w. Hierzu gesellen sich dann die eigentlichen Ruhrzufälle selbst, Frost und Fieberschauer, die später in grofse Hitze übergehen, mit abendlichen Exacerbationen, heftiger Tenesmus, häufige Stühle und Ausleerungen, die in schlechten, stinkenden, gallichten mit Blut und

Schleim vermischten Stoffen bestehen und gewöhnlich eine wiewohl nur schnell vorübergehende Verminderung der Schmerzen nach sich ziehen. Bei dem mildern Grade der gallichten Ruhr verlieren sich die heftigeren Zufälle gewöhnlich bald; steigt sie aber sehr hoch, so verbinden sich mit denselben grofse Angst und Unruhe, sehr heftige brennende Schmerzen und Spannen in den Präcordien, Auftreibung des Unterleibs, Schlucken, heftiges Würgen und Brechen, krampfhaftes Ziehen und Kälte in den Extremitäten und in den Lumbargegenden, ungewöhnlich grofse Abspannung der Kräfte, oft wohl auch Störungen der geistigen Kräfte. Die Dauer der Krankheit ist unbestimmt, meist 8 bis 14 Tage bis 3 Wochen, oft noch länger und die Reconvalescenz erfordert zuweilen sehr lange Zeit. Bei ungünstigem Verlaufe tödtet sie oft unter völliger Prostration der Kräfte, oder indem sie sich in eine nervöse und putride Dysenterie umgestaltet, oder auch indem sie tödliche örtliche Entzündungen der Leber, des Magens und anderer Theile nach sich zieht.

Die schleimige Ruhr, *D. pituitosa, mucosa*, trägt die Zeichen eines sogenannten Status pituitosus und ist zuweilen ganz wie ein wirkliches Schleimfieber zu beurtheilen. Sie kommt sporadisch und epidemisch vor, macht im letzteren Falle nicht selten sehr grofse Verheerungen und wird vorzugsweise durch klimatische Einflüsse, durch feuchte nafskalte Herbstwitterung aber auch endemisch durch tiefliegende morastige Gegenden bedingt. Am meisten sind ihr Personen von schlaffer, lymphatischer Konstitution und solche ausgesetzt, welche an sich zu Verschleimungen disponirt sind. Ihr Verlauf pflegt im Allgemeinen etwas langsamer zu sein, als bei den andern Arten; sie entscheidet sich meist sehr allmählig, ohne auffallende kritische Erscheinungen, macht leicht Rückfälle und hinterläfst sehr grofse Erschöpfung. Im ungünstigen Falle geht sie in andere chronische Krankheiten, chronische Diarrhöen, Auszehrungen u. s. w. über, oder endet mit dem Tode durch allgemeine Entkräftung und Colliquation, oder durch Uebergang in nervösen und faulichten Zustand. In der Regel gehen ihr mehrere Tage lang gewisse Vorboten voraus, Zerschlagenheit, Mangel an Appetit, Aufstofsen, Uebelkeiten, schleimig belegte Zunge, bleiches cachectisches Ansehen u. s. w., worauf sich unter Frösteln und nachfolgender Hitze ein Fieber, das gegen Abend exacerbirt und die eigentlichen Ruhrzufälle entwickeln. Das Fieber ist gewöhnlich anfangs nur mäfsig, der Puls frequent, oft klein, unterdrückt und weich, die Leibschmerzen und der Tenesmus sind stark, aber mehr nachlassend und in Intervallen wiederkehrend, die Ausleerungen sehr häufig, gering, ohne grofse Erleichterung, häufiger des Nachts als am Tage und sehr angreifend. Die ausgeschiedenen Stoffe sind seltener mit Blut vermischt und bestehen mehr aus geringen stinkenden Schleimmassen. In den höhern Graden der Krankheit steigert sich das Fieber und unter anhaltenderem heftigen Tenesmus und Leibschmerzen werden dann die Stühle immer übler, jauchiger und verdorbener. Die Zeichen der Entzündung pflegen immer nur wenig bemerkbar zu sein. — Eine besondere mehr symptomatische, unächte schleimige Ruhr stellt sich öfters bei Kindern und solchen Personen ein, welche an Wurmkrankheiten und Verschleimung der Verdauungsorgane leiden; hier werden oft grofse Mengen von Spuhl- und Madenwürmern und grofse Schleimmassen ausgeschieden und dadurch wahrhaft heilbringende Krisen bewirkt.

Nervöse Ruhr, *D. nervosa*, nennt man diejenige Art von Ruhr, zu welcher sich wirkliche Zeichen eines sogenannten Status nervosus gesellen. Sie ist in der Mehrzahl der Fälle secundär und nur ein ungünstiger Ausgang einer andern mildern Ruhrkrankheit; allein es giebt auch Ruhrepidemieen, in welchen dieser nervöse Zustand sich als wesentliches Moment vorfindet und den Grundcharakter der Epidemie ausmacht. Der Status nervosus kann sich unter gewissen begünstigenden Umständen, die überhaupt der Entstehung nervöser Krankheiten günstig sind, zu jeder Ruhr gesellen, wie sich dies z. B. sehr oft in den Armeen, in Lazarethen, auf Schiffen und in belagerten Orten zuträgt, wo die Kranken durch übermäfsige Strapatzen, durch Mangel, schlechte Nahrung, schlechte Wohnungen, Sorgen und andere deprimirende Gemüthseinflüsse zu dergleichen Krankheiten disponirt werden. Bei sehr zarten, nervösen Personen erfolgt der Uebergang einer milderen Ruhr in die nervöse leichter, als bei andern, aber es stellen sich bei diesen auch leicht mancherlei Krämpfe und andere Nervenzufälle ein, ohne dafs man deshalb berechtigt ist, die Krankheit selbst als eine nervöse Ruhr zu betrachten. Die Erscheinungen, welche diese Dysenterie charakterisiren, sind ein anhaltendes Fieber, mit kleinem, schwachem, sehr frequentem ungleichem und aussetzendem Pulse, allgemeine Unempfindlichkeit, soporöser Zustand, Schwindel, Stumpfheit des Gehörs, Delirien, Zittern der Glieder, Schlucken, Flechsenspringen, unerträgliche Kopfschmerzen, grofse Empfindlichkeit der Augen gegen das Licht, starrer Blick, trockene oft ganz schwarze zitternde Zunge u. s. w. Die Leibschmerzen und der Tenesmus sind anfangs oft sehr heftig, verschwinden aber später mehr und mehr, die Ausleerungen häufig, unwillkürlich, sparsam, schwarzgrau, blutig und schleimig, sehr stinkend, der Urin dunkel, jauchig. Diese traurigen Zufälle dauern oft 4 — 5 Tage, worauf die Kräfte zusehends sinken, oft Friesel und Petechien auf der Brust, dem Halse und den Extremitäten eintreten und die Kranken meist mit dem 7ten bis 9ten Tage unterliegen. Nur selten sind die Fälle der Genesung, und in diesen die Reconvalescenz in der Regel sehr lang dauernd.

Die **faulige Ruhr**, *D. putrida*, erscheint ebenfalls häufig nur als ein Uebergang einer milderen vorzüglich der pituitösen Ruhr in eine bösartigere und bildet mit der nervösen die gewöhnlich von den Aerzten mit dem Namen der bösartigen belegte Ruhrform, D. maligna. Auch sie kommt indefs zuweilen epidemisch so vor, dafs sie vom ersten Anfang an den Charakter eines putriden Fiebers an sich trägt, und sie kann daher ebenfalls sowohl primär als secundär erscheinen. Durch klimatische Einflüsse begünstigt, tritt sie epidemisch am häufigsten im Herbste nach vorausgegangenen sehr heifsen und feuchten Sommern, besonders in heifsen Klimaten, wie z. B. auf den Antillen und in andern tropischen Ländern auf, in schlecht verpflegten Armeen, in belagerten Städten, in überfüllten Hospitälern, in schlechten Gefängnissen, in schlechten feuchten dumpfigen Wohnungen, und unter ungünstigen äufsern Verhältnissen

nissen überhaupt nehmen aber leicht alle Ruhren einen fauligten Charakter an. Entwickelt sich der putride Zustand secundär aus milderen Ruhrformen, so geschieht dies gewöhnlich langsam; schneller dagegen und ohne besondere Vorboten tritt die primäre faulige Ruhr ein. In dem ersteren Falle pflegt die mildere Ruhrform sich dadurch in die faulige überzuspielen, dafs sie sich in die Länge zieht, ungewöhnliche Kräfteabnahme mit sich bringt, und Ausleerungen bedingt, die immer abnormer, und ungewöhnlich faulig und stinkend werden. Dabei wird das Fieber immer unregelmäfsiger, der Puls kleiner und unbeständiger, die Zunge ungewöhnlich trocken und schwarzbraun. In dem letzteren Falle tritt die Krankheit sogleich wie ein putrides Fieber ein; doch hat sie oft in der ersten Zeit gleichzeitig etwas Entzündliches an sich. Der Puls ist sehr frequent, schwach und klein, die Haut brennend, heifs und trocken oder mit klebrigem Schweifse bedeckt, der Kopf sehr eingenommen und betäubt, es kommen Delirien, Friesel und Petechien, Decubitus u. s. w., der Kranke hat ein stieres, verfallenes Ansehen, ist für alle äufsere Eindrücke gleichgültig und liegt fast gefühllos wie in Stupor oft mit offenem Munde da. Dabei ist sein Athem faulig, der Leib aufgetrieben, oft wahrhaft tympanitisch. Die Leibschmerzen und der Tenesmus scheinen nicht so heftig, die ausgeschiedenen Stoffe aber, die sehr oft unwillkürlich abgehen, haben einen kadaverösen Geruch und bestehen in entarteten gelben, grauen, schwarzen mit klumpigem Blut und Schleimmassen verbundenen Feuchtigkeiten. Alle diese Erscheinungen treten nach und nach in immer höhern Grade ein, verbinden sich mit colliquativen Zufällen, Aphthen, Brand der Därme u. s. w. und so unterliegen die Kranken bald schon nach wenigen Tagen, bald erst nach 14tägiger oder noch längerer Dauer ihren schrecklichen Leiden. Ist der Verlauf günstig, so lindern sich die genannten Erscheinungen in der Regel nur sehr langsam und unter langdauernder Gefahr von Rückfällen, die dann fast mit Gewifsheit den Tod herbeiführen.

Die Dysenterie trägt indessen nicht immer einen der angegebenen Charaktere ganz rein an sich; vielmehr ist es, besonders in den Epidemieen, eine sehr gewöhnliche Erscheinung, dafs das Bild der Krankheit sehr getrübt wird, mehrere der genannten Charaktere sich combiniren und das Convolut der Krankheitszufälle nun so verwickelt und dunkel wird, dafs es selbst dem geübten Auge schwer wird, den wahren Werth derselben gegen einander abzuwägen und zu erkennen. So combinirt sich z. B. die entzündliche Ruhr mit der biliösen, diese mit der faulichten u. s. w. Nicht minder wird das reine Bild der Ruhr oft durch andere Krankheiten getrübt. So kann die Complication derselben mit Exanthemen, Nervenleiden, Drüsenkrankheiten und andern ihr ein sehr fremdartiges Gepräge mittheilen, und dadurch die Diagnose sehr erschwert werden.

Aetiologie. Die Entstehungsweise der Dysenterie kann sehr verschiedenartig sein. Man hat bestimmte prädisponirende Momente derselben öfters ganz ableugnen wollen, und ihre Entstehung unabhängig von diesen blofs den sogenannten Gelegenheitsursachen zugeschrieben; da jedoch häufig gewisse Ursachen bei Einzelnen die Ruhr erzeugen, welche an Andern ohne Folgen bleiben, und da selbst in den Epidemieen immer nur ein Theil der den epidemischen Einflüssen ausgesetzten Personen von der Krankheit ergriffen wird, so ergiebt sich daraus, dafs gewifs Einzelne vor Andern zu derselben disponirt sein müssen. Viele Momente aber, welche unter gewissen Bedingungen nur als prädisponirende wirken, geben oft auch wirkliche Gelegenheitsursachen ab.

Zu den prädisponirenden Ursachen der Ruhr gehören hauptsächlich alle die Umstände, welche eine Schwächung und Reizbarkeit der Verdauungswerkzeuge, vorzüglich des Darmkanals veranlassen, bei welcher der Organismus unfähig wird, sich den erregenden Ursachen mit solcher Kraft entgegen zu stellen, dafs sie ohne Wirkung bleiben oder diese schnell ausgeglichen wird. Zum Theil wird eine solche Schwächung schon durch gewisse Körperconstitutionen, durch das sogenannte lymphatische Temperament, durch das kindliche Alter, noch mehr aber durch angeerbte oder durch frühere Krankheiten erworbene krankhafte Anlage bedingt. Aufserdem ist es aber auch nicht zu verkennen, dafs ein längerer Aufenthalt in ungesunden, feuchten, dumpfen Wohnungen, anhaltende feuchte Witterung, sumpfige Gegenden, verdorbene Nahrungsmittel und Getränke, Ausschweifungen, Schwelgerei, anhaltender Kummer und andere niederdrückende Gemüthszustände nicht selten den Körper in eine Verfassung versetzen, bei welcher oft geringfügigere Einflüsse die Ruhr erzeugen werden, die aufserdem gewifs nicht diese Wirkung gehabt haben würden. Daher kommt es z. B., dafs bei herrschenden Ruhrepidemieen gerade diejenigen am leichtesten befallen werden, welche durch Furcht oder durch verkehrte Lebensweise sich für dieselbe empfänglich gemacht haben.

Die Gelegenheitsursachen der Dysenterie treffen häufig mit den genannten prädisponirenden zusammen. Ausschweifungen, Gemüthsaffekte, schädliche Nahrungsmittel u. s. w., so wie die genannten klimatischen Einflüsse, reichen oft allein aus, nicht nur die Disposition zur Ruhr, sondern diese selbst zu erzeugen. Die wichtigsten Veranlassungen zur Ruhr sind in der Luft und ihren Metamorphosen zu suchen, und bestehen hauptsächlich in eigenthümlichen miasmatischen Verhältnissen, in plötzlichem Temperaturwechsel, schneller Witterungsveränderung, in der Einwirkung feuchter Nebel, durch Sumpfluft und faulende Stoffe verpestete Luft. Ist grofse Disposition zur Krankheit vorhanden, so reicht oft eine scheinbar unbedeutende Ursache, eine leichte Erkältung oder Erhitzung, der Genufs blähender, gährender und erkältender Speisen und Getränke, eine heftige Gemüthsbewegung u. s. w. aus, dieselbe zum Ausbruch zu bringen. Als eine der häufigsten und besonders in den Epidemieen angenommene Veranlassung, wird ein eigenthümlicher Ansteckungsstoff aufgeführt.

Den grofsen Einflufs gewisser Luftconstitutionen auf Erzeugung der Ruhr, hat schon *Hippokrates* sehr richtig nachgewiesen; dasselbe ergeben die Beobachtungen *Sydenham's*, *Willis*, *Degener's*, *Zimmermann's* und vieler Anderer, so wie die tägliche Erfahrung. Worin nun aber eigentlich die besondere Modification der Luft bestehe, oder von welcher Natur das die Ruhr erzeugende Miasma sei, dies ist eine noch nicht hinreichend aufgeklärte Frage. Die Erfahrung beweist nur, dafs vorzüglich anhaltender Regen, schneller Wechsel der Luftconstitution, nächtliche Kälte auf vorausgegangene heifse Tage, feuchte Morgen- und Abendnebel sie leicht erzeugen. Eben deshalb ist sie auch häufiger in den heifsen zwischen den Wendekreisen gelegenen Erdstrichen, als in den gemäfsigten Zonen, häufiger in feuchten, sumpfigen Gegenden und in Thälern, als in trockenen, hochgelegenen Landstrichen, häufiger in den feuchten oder dem Temperaturwechsel mehr unterworfenen, als in den trockenen dem schnellen Witterungswechsel weniger ausgesetzten Jahreszeiten, und die Epidemieen sind in der Regel um so heftiger, allgemeiner und anhaltender, je gröfser und länger die genannten schädlichen Luftverhältnisse andauern. Die von *Sydenham* trefflich beschriebene Londner Ruhrepidemie des Jahres 1670 und die von *Zimmermann* eben so schön gezeichnete Epidemie des Jahres 1765 in der Schweiz, trat im Herbste auf, als nach heifsem trockenem Sommer sich nafskalte Witterung eingestellt hatte. Nicht immer ist es jedoch nöthig, die Entstehung der Dysenterie durch die Luft einem bestimmten Miasma derselben zuzuschreiben, vielmehr ist es wohl aufser allem Zweifel gesetzt, dafs dieselbe einzig und allein die Folge einer sogenannten Erkältung, einer plötzlichen Unterdrückung der Transpiration sein könne. Zu solchen Erkältungen geben nun allerdings auch die angeführten Luftverhältnisse am leichtesten Veranlassung; allein es können dieselben auch bei allen andern günstigeren Zuständen der Atmosphäre erfolgen und wir sehen deshalb oft Ruhren, vorzüglich sporadisch, unter Umständen entstehen, welche ihrer Erzeugung übrigens gar nicht günstig sind. Viele Erfahrungen sprechen auch dafür, dafs sie zuweilen durch gewisse schädliche, vorzüglich aus faulenden thierischen Substanzen sich entwickelnde und der Luft beigemischte Stoffe bei vorhandener Prädisposition herbeigeführt werde, wie dies z. B. bei Personen beobachtet worden ist, welche mit der Beerdigung der auf den Schlachtfeldern gebliebenen und schon in Fäulnifs übergegangenen Körper beschäftigt waren, oder überhaupt in solchen Orten, welche in der Nähe der Schlachtfelder gelegen von einer durch dergleichen Fäulnifs verpesteten Atmosphäre umgeben waren. Nicht minder ist zuweilen die Obduction schon in Fäulnifs übergegangener Leichname die Veranlassung zur Ruhr geworden, wobei jedoch vielleicht der Ekel eben so grofsen Antheil gehabt haben mag, als das Einathmen der verdorbenen Luft.

Sehr oft wird der Genufs gewisser schädlicher Nahrungsmittel und Getränke als erregende Ursache der Dysenterie angesehen, und wirklich mögen auch die sporadischen Ruhren öfters Folge davon sein; doch schreibt man diesem Umstande unstreitig häufig zu viel zu. Hierher gehört vorzüglich der Genufs des unreifen Obstes, besonders solcher Früchte, welche sehr herbe, blähend, erkältend und schwerverdaulich sind, der sauren, nicht ausgegohrenen Biere, des Mostes, des Cyders u. s. w. Diese Dinge machen sehr leicht heftige Diarrhöen und mit diesen wird sehr leicht wirkliche Ruhr bei gegebener Disposition dazu herbei geführt.

Contagium. Als eine der wichtigsten Ursachen der Dysenterie ward und wird von vielen ein besonderer Ansteckungsstoff angenommen. Diesen wollen jedoch andere völlig ableugnen. Es ist viel für und gegen das Contagium der Ruhr gestritten worden, aber sowohl die Vertheidiger als die Gegner desselben sind in ihren Behauptungen zu weit gegangen und die Wahrheit liegt wohl in der Mitte. Gegen die unbedingt ansteckende Kraft der Dysenterie sprechen die Beobachtungen und Versuche der besten Aerzte und doch giebt es auf der andern Seite auch unleugbare Erfahrungen, welche die Annahme des Contagii in gewissen Fällen nicht nur rechtfertigen, sondern selbst gebieten. Die Lehre von den Miasmen und Contagien ist noch höchst unsicher und ihre Mängel sind in der neuesten Zeit durch das eigenthümliche Verhalten der asiatischen Cholera wieder so sehr sichtbar geworden, dafs sie einer völligen Revision und Umgestaltung bedarf, wenn sie den Ansprüchen des gegenwärtigen Zustandes der Wissenschaft genügen soll. Trotz der eifrigsten Bestrebungen der Aerzte Licht über diesen Gegenstand zu verbreiten, bleibt uns das eigentliche Wesen dessen, was wir unter Contagium zu verstehen pflegen, noch ganz unbekannt und die Entstehung und Fortpflanzung desselben so räthselhaft, dafs unser Wissen davon im Ganzen höchst unbedeutend ist und sich fast nur darauf beschränkt, dafs wir empirisch die Existenz solcher Stoffe und ihrer Wirkungen auf den Menschen kennen und manche praktisch nützliche Belehrungen über den Verlauf, die Heilung und Verhütung solcher Krankheiten gewonnen haben, die durch dieselben erzeugt werden. Es würde hier zu weit führen, tiefer in diese Lehre einzugehen und es genüge daher, nur einige hierher gehörige Punkte zu berühren.

Die meisten älteren Aerzte sprachen sich bestimmt für die Contagiosität der Ruhr unter gewissen Bedingungen aus; aber in den letztverflossenen Decennien haben sich besonders nach dem Vorgange *Stoll's* so viele Stimmen in Deutschland, England und Frankreich dagegen erhoben, dafs die letztere Meinung fast die herrschende geworden ist. Die Beobachtung, dafs im Allgemeinen Aerzte, Krankenwärter und andere Personen, welche mit Ruhrkranken in engere Verbindung kamen, nur selten von der Krankheit befallen worden, dafs in den Hospitälern nicht selten durch Unvorsichtigkeit und Unordnung oder Leichtsinn Decken, Betten, Wäsche, Kleider und andere Utensilien von Ruhrkranken oder an der Ruhr Verstorbenen ohne vorgängige Reinigung Anderen zum Gebrauche übergeben werden, ohne dafs diese deshalb angesteckt werden, dafs man in den Ruhrepidemieen keine Verbreitung der Krankheit von einem Orte nach einem entlegenern andern wahrnehmen könne, obgleich man nicht an Absperrung denke, sondern dafs dabei in der Regel gleich von Anfang an eine gröfsere Menge von Menschen an einem oder mehreren Punkten ergriffen würden, dafs man also hier keine solche Reisen nachweisen könne, wie etwa bei der Pest, dem Typhus u. s. w., dafs die Epidemieen gewöhnlich im Herbste ausbrechen, während ansteckende Krankheiten sich ohne Unterschied in jede Jahreszeit und unter allen Luftbeschaffenheiten ausbreiten und die Möglichkeit, dafs alle Fälle von vermeintlicher Ansteckung nur getäuscht hätten, und sich eben so gut durch die blofse Einwirkung der miasmatischen Einflüsse erklären lassen, scheinen nebst mehreren andern minder wichtigen Momenten den Grund zu der Behauptung der Nichtcontagiosität der Ruhr gelegt zu haben, und haben auch dem ersten Blicke nach sehr viel für sich.

Die Vertheidiger der Contagiosität dagegen stützen ihre Ansicht nicht sowohl auf theoretische Gründe, als auf Thatsachen, und diese sind auch in der That oft von der Art, dafs sie kaum bestritten werden können. *Pringle*, *Degenettes*, *Zimmermann*, *Cullen*, *Sydenham*, *Pinel*, *Behrends* u. s. w. sprechen sich auf diese Erfahrungen gestützt unbedingt für die Annahme einer Ansteckung aus, und ihre Ansicht ist wohl auch als die richtigere anzuerkennen. Die Dysenterie entwickelt unter gewissen Bedingungen wirklich ein Contagium, welches auf andere für dessen Aufnahme empfängliche Personen übertragen, dieselbe Krankheit wieder erzeugt.

Wenn die Anticontagionisten in dem Verschontbleiben der Aerzte und anderer Personen, welche sich dem Contagio aussetzen, so wie in dem Nichtweiterverbreiten der Krankheit durch Betten, Kleider u. s. w. einen Beweis für sich finden, so wird dieser schon dadurch widerlegt, dafs selbst die anerkannt heftigsten Contagien, wie Scharlach, Masern, Syphilis, Krätzgift, ja selbst die Pest nicht immer jedem, der sich ihnen aussetzt, die Krankheit mittheilt, und wenn es auch wahr ist, dafs dies bei den genannten Contagien seltener der Fall ist, als bei der Ruhr, so würde doch dadurch nichts anderes bewiesen, als dafs das Ruhrcontagium nur nicht so heftig wirke und leichter von dem gesunden Organismus zurückgewiesen werde, als jene. Wenn es ferner wahr ist, dafs in den Ruhrepidemieen die Art ihrer Entstehung und Verbreitung sich in der Regel anders gestalte, als etwa in Scharlach, Pocken und Pestepidemieen, deren Wanderungen man oft von einem Individuo auf das andere, von Ort zu Ort durch bestimmtes Uebertragen nachweisen kann, und dafs sich die Ruhrepidemieen meist nur bei gewissen Luftmetamorphosen ausbilden, während sie wiederum bei andern günstigen Veränderungen derselben schnell sich mindern oder ganz aufhören, ja selbst die Erfahrung gemacht worden ist, dafs z. B. durch das Verlegen eines von der Ruhr heimgesuchten Armeecorps in eine andere Gegend die weitere Verbreitung der Krankheit aufhörte, so ist auch hier nichts weiter zu schliefsen, als dafs allerdings nicht jede Ruhrepidemie sich durch Ansteckung verbreite, dafs die Ruhr vielmehr in der Mehrheit der Fälle kein wirkliches Contagium entwickele und dafs sich das Ruhrcontagium anders verhalten müsse, als viele andere bestimmtere Contagien, wie etwa Scharlach und Pocken; aber es wird dadurch keineswegs widerlegt, dafs sich in gewissen Fällen doch auch ein Contagium entwickele.

Dafs die Beispiele, wo Ansteckung statt gefunden zu haben scheint, auf Täuschung beruhen und zu Erklärung derselben die Annahme eines allgemeinen miasmatisch-epidemischen Einflusses ausreiche, ist keineswegs erwiesen und läfst sich auch gar nicht nur mit Wahrscheinlichkeit vertheidigen. Die Fälle, dafs Personen, die vollkommen gesund und den epidemischen Einflüssen nicht ausgesetzt waren, nur durch das Zusammentreffen mit bösartigen Ruhrkranken von derselben Krankheit befallen worden, sind nicht selten. *Pringle* erzählt unter vielen andern einen merkwürdigen hierher gehörigen Fall. Als nämlich im Jahre 1743 eine englische Armee Flandern verlassen hatte um nach Deutschland aufzubrechen, hatte eine kleine Abtheilung derselben sich von ihr getrennt, um einen andern Weg zu verfolgen und erst später sich wieder mit ihr zu vereinigen. Während dieser Trennung hatte sich in der Hauptarmee, vorzüglich durch Regen und Kälte veranlafst, eine heftige lang dauernde Ruhrepidemie entwickelt, das abgesonderte kleine Corps aber kam in dem besten Gesundheitszustande an und ward um es zu schützen ganz von dem Hauptcorps getrennt gelegt, worauf es noch 6 volle Wochen völlig verschont blieb, obgleich es denselben atmosphärischen Einflüssen ausgesetzt und ganz wie die anderen Truppen verpflegt worden war, bis endlich wieder aufgebrochen und die gesonderte kleine Abtheilung mit dem Hauptcorps verbunden werden mufste, worauf schnell auch in ihm die Krankheit mit Heftigkeit ausbrach. Aehnliche Beispiele im Grofsen und Kleinen giebt es aber viele.

Die Bedingungen, unter denen die Dysenterie anstekkend wird, sind zwar nicht völlig bestimmt, doch ist so viel gewifs, dafs ihre Ansteckungsfähigkeit in dem Grade mehr hervortritt, in welchem sich die sogenannte Bösartigkeit derselben steigert und sich gewisse äufsere Momente vorfinden, welche die Gesunden zur Aufnahme desselben fähiger machen, worin sie mehreren andern Krankheiten gleicht, die an sich wohl auch nicht contagiös sind, unter obigen Bedingungen aber es werden, z. B. Nervenfieber, Wechselfieber.

Die Erfahrung lehrt, dafs fast alle fieberhaften Krankheiten durch gewisse innere oder äufsere Momente, vorzüglich durch vernachläfsigte Krankenpflege, einen bösartigen Charakter annehmen können, und sich dann aus ihnen ein Ansteckungsstoff entwickeln könne, und eben so verhält es sich auch mit der Ruhr. Gewöhnlich einfache, besonders sporadische Ruhren sind für ganz Gesunde gewifs nicht ansteckend; gehen dieselben aber, sei es durch welche Veranlassungen es wolle, in die sogenannte nervöse oder putride Ruhr über, so werden sie es und dies um so gewisser für diejenigen, welche bereits die Prädisposition dazu in sich tragen. Man könnte zwar glauben, dafs in diesen Fällen es nicht die Dysenterie sei, welche anstecke, sondern das, was diese zur nervösen und putriden Dysenterie mache; allein da sich in dem Angesteckten nicht sowohl ein nervöses oder putrides Fieber, sondern vielmehr dieses unter der charakteristischen Form der Dysenterie entwickelt, so ist man völlig berechtigt, hier die Ruhrkrankheit selbst als ansteckend anzusehen.

Ungesunde Luft, schlechte Nahrung, Unreinlichkeit, dumpfe Wohnung, Ueberfüllung der Krankensäle u. s. w., mit einem Worte alles, was die Entmischung oder Ausartung der thierischen Säfte, d. i. die sogenannte Putrescenz derselben begünstigt, begünstigt die Umgestaltung der milderen Ruhrkrankheiten in erstere, complicirtere und bösartigere und zugleich die Entwickelung eines Contagii. Vielleicht erzeugt sich dann wirklich ein eigenthümlicher Stoff, der die Kranken wie eine Atmosphäre umgiebt und der Sumpfluft ähnlich ist, die so leicht die Ruhr entwickelt. Eine andere durch vielfältige Beobachtung gemachte Erfahrung aber scheint zu beweisen, dafs die Dysenterie sich nicht sowohl durch unmittelbaren Contakt oder durch Schweifs und davon durchdrungene Kleider oder andere ähnliche Stoffe mittheile, als vielmehr durch das Einathmen der von den Ruhrkranken ausgeathmeten Luft und der aus den Auswurfsstoffen derselben, aus den Excrementen derselben, sich entwickelnden schädlichen Gasarten. Nichts scheint so sehr diese Mittheilung zu bewerkstelligen, als gemeinschaftliche Latrinen und überfüllte Krankenzimmer, in denen die wahrhaft kadaveröse Ausdünstung die ganze Luft verpestet. Hieraus erklärt sich, dafs sich in einzelnen Hospitälern und auf einzelnen Schiffen Ruhrepidemieen entwickeln können, ohne dafs sich dieselben weiter aufserhalb dieser verpesteten Räume verbreiten, was bei einem Miasma, das sich nicht auf einen einzigen so kleinen Punkt beschränken würde, doch der Fall sein müfste. Die Krankheit findet dort immer neues Material, durch welches sie weiter gehen kann, und erlischt, wo diese Bedingung nicht mehr Statt findet.

Die Erfahrung zeigt endlich auch, dafs das Ruhrcontagium sich nicht so leicht mittheilt, als die meisten anderen bekannten Ansteckungsstoffe. Es läfst sich von jedem Contagio behaupten, dafs es, um seine Wirkung zu aufsern, in dem anzusteckenden Individuo eine gewisse Perceptivität erfordere, denn es giebt nicht eins, von dem man sagen könnte, dafs es immer und in jedem Falle seine Ansteckungsfähigkeit äufsere. Selbst von der Pest ist dies hinreichend erwiesen. Es mufs daher ein Grund vorhanden sein, warum einzelne Körper inficirbar sind, andere nicht, wenn es auch unmöglich ist, diesen Grund anzugeben. Das Contagium verhält sich hierin ganz, wie die Miasmen und wie überhaupt die meisten krankheiterregenden Potenzen, die ebenfalls nicht immer dieselbe Wirkung haben, sondern als Saamen der Krankheiten nur dann diese hervorkommen lassen, wenn sie auf einen dazu geschickten Boden fallen. Bildet sich durch ein Contagium eine Krankheit aus, so geschieht dies gleichsam mittelst eines Zeugungsaktes, durch das Zusammentreffen zweier Momente, die man mit dem Namen des positiven und negativen Factors belegen könnte. Das Contagium, als positiver Factor, erzeugt nur dann die

Krankheit, wenn in dem anzusteckenden Körper die eigenthümliche Anlage als negativer Factor ihm entgegen kommt; fehlt die letztere, so bleibt das erstere ohne Wirkung; nur aus dem Conflicte beider kann es zu einem Producte kommen. Da nun die Prädisposition zur Ruhr nicht in jedem Individuo dieselbe ist, oft auch ganz fehlt, so ergiebt sich daraus, dafs die Ruhr nur bedingungsweise ansteckend sein könne.

Prognose. Die Dysenterie verläuft zwar sehr oft milde, doch ist sie im Allgemeinen als eine ernste Krankheit anzusehen und die Prognose bei ihr immer mit Behutsamkeit zu stellen, da sie sich sehr häufig selbst aus der scheinbar gelindesten Form in eine äufserst gefahrvolle umgestalten kann. Die gröfsere oder geringere Bedeutung und Gefahr richtet sich nach dem Charakter der Krankheit und des dieselbe begleitenden Fiebers, nach der Individualität der Kranken, nach der herrschenden Luftconstitution, nach dem Ursprung der Krankheit aus dieser oder jener erregenden Ursache und nach den besondern Verhältnissen, in welchen sich die Kranken befinden. Aus gewissen Erscheinungen aber läfst sich auf den wahrscheinlichen Verlauf und Ausgang der Ruhr schliefsen.

Im Allgemeinen ist unter übrigens gleichen Verhältnissen die einfache Dysenterie, oder die, welche nur von einem katarrhalisch-rheumatischen Fieber begleitet ist, die mildeste und gefahrloseste, die entzündliche, biliöse und pituitöse schon weit ernster und bedenklicher, die nervöse und putride aber die schlimmste und stets mit der allergröfsten Lebensgefahr verbunden. Je complicirter die Krankheit und je getrübter das Bild der einfachen Ruhr, desto gröfser die Gefahr. Die einfache Ruhr entscheidet sich meist günstig durch Crisen, welche sich zwischen den 7ten bis 14ten Tag einstellen und wird nur durch den Uebergang in andere ernstere Formen, oder durch Complication mit andern Krankheitszuständen gefahrbringend; die entzündliche endet unter ungünstigen Umständen leicht mit Vereiterung und Brand; die pituitöse verläuft gewöhnlich langsamer, als andere, bringt unter günstiger Pflege selten grofse Gefahr, hat aber viel Geneigtheit in eine faulichte überzugehen, ge-

gestattet meist nur sehr langsame Erholung und führt oft ernste Nachkrankheiten herbei; die biliöse bringt in Folge des gewöhnlich weiter verbreiteten Krankheitsprocesses und ihrer Complication mit Leiden der Leber und anderer wichtiger Theile sehr oft die gröfste Gefahr, und hat ebenfalls grofse Neigung unter begünstigenden Umständen in eine nervöse oder faulichte überzugehen; die beiden zuletzt genannten aber lassen immer nur die allerungünstigste Prognose zu.

Was die Constitution der Kranken betrifft, so sind im Allgemeinen kräftige und sonst gesunde Individuen weniger bei der Ruhr gefährdet, als solche, welche eine schwächliche, nervöse, lymphatische Natur haben oder durch frühere Krankheiten geschwächt sind. Bei den robusten vollblütigen Körpern ist nur die wahre entzündliche Ruhr mehr, als bei andern zu fürchten. Ueberdies sind Kinder und Hochbejahrte mehr dabei gefährdet, als Personen im mittleren Lebensalter, Frauen mehr als Männer.

Sehr wichtig ist die Luftconstitution. Ist diese, wie früher angegeben worden ist, von der Art, dafs sie überhaupt die Dysenterie begünstigt, findet häufiger Wetter- und Temperaturwechsel, grofse Nässe, schwüle Hitze u. s. w. Statt, so erhöht dies in der Regel die Gefahr der Krankheit. Eben deshalb sind die epidemischen Herbstruhren meist gefährlicher, als wenn die Krankheit zu anderen Jahreszeiten eintritt und die Krankheit weit ernster in heifsen Climaten, als in den milden gemäfsigteren Zonen.

Was die erregenden Krankheitsmomente angeht, so ist die Dysenterie gewöhnlich um so milder, aus je einfacherer Quelle sie entspringt. Je mehr Krankheitsursachen zu ihrer Erzeugung mitwirken, desto ernster ihr Auftreten. Ruhren aus einer leichten einfachen Erkältung entstanden, sind daher weniger zu fürchten, als wenn sie nach wiederholten heftigen Erkältungen und gleichzeitiger Einwirkung mehrfacher anderer schädlicher Potenzen entstehen. Sporadische Dysenterien pflegen weniger bedenklich zu seyn, als die aus epidemisch-miasmatischen Ursachen entsprungenen, und diese wieder weniger als die durch Contagien erzeugten, da dieses letztere immer nur Produkt der allerbösesten Arten zu sein pflegt.

Vor allem mufs bei Feststellung der Prognose auf die äufseren Verhältnisse der Kranken Rücksicht genommen werden. Von einer guten Krankenpflege hängt bei den Ruhrkranken sehr vieles ab. Je früher die passende Hülfe geleistet werden kann, desto sicherer der Erfolg. Deshalb ist in der Regel bei wohlhabenden, in gesunden Wohnungen sich befindlichen und bei solchen Personen, wo für die nöthige Reinlichkeit, Wärme und andere Bedürfnisse gesorgt werden kann, weniger zu fürchten, als bei armen, von den nothwendigsten Hülfsmitteln entblöfsten, in dumpfen, ungesunden, schmutzigen Räumen wohnenden Individuen. Eben deshalb ist die Gefahr für Ruhrkranke in überfüllten Hospitälern, in Bivouacs, auf Schiffen, in belagerten Orten u. s. w., wo es ihnen oft an den wichtigsten, zur Pflege nöthigen, Dingen fehlt, und sie häufig den schädlichsten Einflüssen von Aufsen ausgesetzt sind, immer so grofs und die Mortalität unverhältnifsmäfsig bedeutender, als unter günstigen äufseren Verhältnissen.

In Bezug auf die einzelnen Erscheinungen und Symptome, welche eine günstige oder ungünstige Prognose gestatten, ist nur weniges zu sagen, da sich dies schon hinreichend aus dem früher Bemerkten ergiebt. Zu den günstigen Zeichen gehören im Allgemeinen die allmählige Minderung des Fiebers und der pathognomonischen Zeichen der Ruhr, das Erscheinen eines guten kritischen Schweifses und reichlichen Urins, ein gleichmäfsiger, weicher, mäfsig accelerirter Puls, das allmählige Seltner- und Consistenterwerden der Ausleerungen durch den Stuhl, die Minderung der Leibschmerzen und des Tenesmus, der Abgang wirklicher excrementitieller Stoffe, die Rückkehr eines normalen Appetites und Geschmacks, des Schlafes und der Kräfte; zu den ungünstigen dagegen ein immer höher gesteigerter Fieberzustand, das Abweichen des Fiebers von dem Charakter eines einfachen catarrhalisch-rheumatischen, schnelle Zunahme der Schmerzen und des Tenesmus, sehr häufige, geringe und ohne alle Milderung der Leiden erfolgende Ausleerungen, aashafter Geruch der ausgeschiedenen Stoffe, Abgang roher unverdauter Nahrungsmittel, unwillkührlicher Abgang der Stühle, häufiges Erbrechen, besonders schlechter entarteter Stoffe, plötzliches Schwinden aller Schmerzen, als Folge eines eingetretenen Brandes, Nervenzufälle aller Art, wie Schlucken, Dysphagie, Delirien, kalte Schweiſse, innere Hitze, kleiner ungleicher Puls, convulsivische Bewegungen, plötzliches Sinken der Kräfte, das Auftreten colliquativer Zufälle u. s. w.

Cur. Die Dysenterie gehört zu den Krankheiten, bei welchen mit Ausnahme der einfachen mildesten Form in der Regel die Heilkraft der Natur allein zur Wiederherstellung der Gesundheit nicht ausreicht, und die Cur derselben ist um so wichtiger, da durch Versäumnisse und zweckwidriges Verfahren leicht Folgen herbeigeführt werden, die nur schwer oder gar nicht wieder ausgeglichen werden können. Oft ist schnelle Hülfe und kräftiges Einschreiten der Kunst nöthig, um die sicher drohende Gefahr abzuhalten. Die Behandlung muſs aber theils auf die Beseitigung oder möglichste Beschränkung der die Krankheit veranlaſst habenden und vielleicht noch fortwirkenden äuſseren und inneren Krankheitsmomente, theils auf Ausgleichung der durch diese Momente bedingten Störung der Gesundheit selbst gerichtet sein. Da nun die Dysenterie, wie oben gezeigt worden ist, sich unter höchst verschiedenen Umständen entwickeln und sie einen sehr verschiedenen Charakter haben kann, so erheischt sie nach diesen Verschiedenheiten eine sehr modificirte Behandlungsweise, und es leuchtet von selbst ein, daſs ein Verfahren, welches in dem einem Falle das zweckmäſsigste sein würde, in einem andern geradezu verderbenbringend werden kann. Im Allgemeinen verlangt die Dysenterie ein vorsichtiges, alle Erkältungen sorgfältig verhütendes, mehr warmes, als kühles Verhalten, eine sehr mäſsige und einfache, alle erhitzenden oder erkältenden, blähenden, schwer verdaulichen, ungesunden Speisen und Getränke ausschlieſsende Diät, Ruhe des Geistes und Körpers, gesunde, reine, oft erneuerte Zimmerluft und die gröſste Reinlichkeit in Bezug auf Wäsche, Betten und andere Utensilien. Manche Ruhrepidemieen, in denen die Krankheit meist bei allen Erkrankten mehr oder weniger denselben Charakter an sich trägt, zeichnen sich dadurch aus, daſs sich in ihnen nach vielfach gemachten Erfahrungen eine bestimmte Heilmethode oder gewisse einzelne Heilmittel bewähren, die vielleicht dem ersten Anscheine nach gerade weniger passend erscheinen könnten; in diesen Fällen ist es äufserst wichtig, dafs der Arzt die Natur derselben so genau als möglich prüfe und die Winke derselben benutzend nicht auf seiner vorgefafsten Meinung beharre, sondern sich in seinem Handeln von den gemachten Erfahrungen leiten lasse. Das wichtigste Antidysentericum ist das Opium; allein auch dieses ist nicht in jedem Falle, sondern nur, wie sich aus dem Folgenden ergeben wird, bedingungsweise anzuwenden.

Die einfache Dysenterie ist oft so mild, dafs sie nur wenige wirkliche Arzneimittel erheischt. Sie mufs in den meisten Fällen wie ein gewöhnliches catarrhalisch-rheumatisches Fieber, d. h. mit milden kühlenden und diaphoretischen schleimigen Mitteln behandelt werden, um dadurch theils günstige Krisen durch die Haut zu fördern, theils die locale entzündliche Affection des Coli und die davon bedingten Zufälle zu lindern. Man gebe schleimiges, laues oder mehr warmes Getränk von Hafergrütze, Reis, Leinsaamen, Altheewurzel, Arrowroot, Sago, Salep u. s. w. und lasse dieses oft, doch nur in kleinen Mengen, auf einmal trinken, oder wechseln mit Aufgüfsen von florib. tiliae, sambuci, verbasci, chamomillae vulg. und ähnlichen Dingen und verordne aufserdem etwas liq. Ammonii acetic. oder Emulsionen von Mandelöl, Gum. arabic. oder aus den seminib. lini, cannabis, papav. alb. etc. Ein kleiner Zusatz von Opium wird dabei immer nützen und bei sehr empfindlichen, reizbaren Individuen, so wie bei sehr trockner krampfhafter Haut kann selbst das pulvis Doweri passend sein. Ist das Fieber bedeutender und die Entzündungszufälle deutlicher ausgesprochen, so ist es rathsam, das Opium zu vermeiden. Zuweilen kann es wegen Vorhandenseins von sogenannter Saburra nöthig werden, für Entfernung derselben zu sorgen; dann bediene man sich zu diesem Zwecke nur der mildesten Mittel, der Manna, der Tamarinden oder auch des Hydrarg. muriat. mit. und vermeide alle drastischen, erhitzenden und adstringirenden Abführmittel, z. B. die fol. Sennae, rad. Jalapp., selbst den Rhabarber und kräftige Salina, da dieselben leicht eine Steigerung der örtlichen Entzündung bewirken. Als äufsere Mittel empfehlen sich lauwarme, schleimige Klystire, die jedoch, um die Reizung nicht zu erhöhen, nicht zu häufig genommen werden dürfen, und denen man bei heftigeren Zufällen etwas Gum. arabic., milde Oele und etwas Opium zusetzen kann; ferner warme Breiumschläge von Leinöl, Hafergrütze, Chamillen und den sogenannten erweichenden Kräutern auf den Unterleib, denen man bei sehr grofsen Schmerzen die herb. Cicutae und Hyoscyami beifügen kann. Weniger wohlthuend pflegen Einreibungen von Oelen und Salben, z. B. von Ol. Hyoscyam., Ol. Chamomil., zu sein. Können mäfsig warme Bäder, verbunden mit allgemeinen Frictionen der Haut ohne alle Furcht vor Erkältungen angewendet werden, und so, dafs die Kranken unmittelbar darnach ins Bett gehen, mit warmen Decken versehen werden und die nachfolgende Transpiration abwarten können, so sind sie unstreitig als höchst wohlthätige Heilmittel anzuempfehlen.

In dem gemeinen Leben wird von den Layen sehr häufig zum Gebrauche erhitzender, spirituöser, adstringirender Mittel die Zuflucht genommen, ein Gebrauch der meistentheils sehr nachtheilig ist. Zu diesen Mitteln gehört der Rhabarber, die Tormentille, die Galläpfel, der Alaun, das plumb. acetic., das lign. Campechian. und andere, von denen einige auch selbst von Aerzten empfohlen worden sind; allein ihre Anwendung wird in den gewöhnlichen einfachen Ruhrkrankheiten, wenn nicht geradezu nachtheilig, doch gewifs unnütz und nur für einzelne Fälle passend sein. Man hat auch Brechmittel und den anhaltenden Gebrauch von Purgirmitteln empfohlen; allein letztere sind in der einfachen Ruhr nachtheilig, erstere sehr unsicher und unnöthig. Bei sehr heftigen Schmerzen und in solchen Fällen, wo sich der rheumatische Charakter vorzüglich heftig zeigt, oder der Uebergang in heftigere örtliche Entzündung droht, können grofse Vesicatorien auf den Unterleib, oder örtlich irritirende Einreibungen von reizenden Salben daselbst von schneller und günstiger Wirkung sein. Mit der allmähligen Genesung gehe man nach und nach zu nahrhafteren, kräftigeren Nahrungsmitteln über, doch ohne dabei zu voreilig

zu

zu verfahren und unter steter Sorge für Vermeidung neuer schädlicher Eindrücke, die sehr leicht Rückfälle bewirken.

Sobald die Dysenterie als heftigere Entzündungskrankheit, als eine wirklich ausgesprochene Entzündung des Coli auftritt, so erfordert sie fast ganz die Behandlungsweise einer wahren Enteritis. Man scheute sich früher gewöhnlich vor den Aderlässen, allein die sichersten Erfahrungen der neueren Zeit, insbesondere die des trefflichen *P. Frank* haben sattsam erwiesen, dafs durch sie hier oft allein Rettung zu bewirken ist. Die Cur mufs mit ihnen beginnen und zwar je nach der Intensität der Entzündung und der Constitution der Kranken, oft mit wiederholten starken Aderlässen, oder unter gleichzeitiger Application von Blutegeln ad anum oder in das perinaeum. Nur unmäfsiges Blutlassen läfst eine unerwünschte Schwächung zurück, aber Unterlassung der Blutentziehungen begünstigt den traurigen Ausgang der Entzündung in Eiterung oder in Brand. Durch zweckmäfsig angestellte Blutentziehungen wird die Krankheit schnell in eine milde umgewandelt, welche zur völligen Heilung oft nur noch wenige Mittel nöthig macht, welche die einfache Ruhr zu erfordern pflegt. Auch hier lasse man vorzüglich schleimige Mittel, Emulsionen, kühlende schleimige Getränke wie bei der einfachen Ruhr brauchen. Zuweilen werden süfse Fruchtsäfte, Mandelmilch, Orgade und ähnliche erquickende Getränke gut vertragen. Doch sind diese Dinge immer in der Ruhr mehr zu fürchten. Mit der Anwendung anderer kräftigerer innerer Mittel sei man, da sie oft in der ersten Zeit ungünstig auf die entzündeten Theile wirken, vorsichtig, und greife erst zu denselben, nachdem die Entzündung bereits durch die Blutentziehung herabgestimmt worden ist. Dann reiche man die milderen Mittelsalze, das Brausepulver, Nitrum, Manna, Tamarinden, Cassienmark und vorzugsweise das Calomel, doch so, dafs dieselben so viel als möglich eingewickelt werden mit schleimigen Dingen in Verbindung, in Emulsionen u. s. w. Das Opium, welches im Allgemeinen das erste Antidysentericum ist, kann hier nur unter wenigen dringenden Umständen mit Vorsicht, oder nur erst nach Entfernung der Entzündung in Gebrauch kommen; alle aromatische, erhitzende und adstringirende Substanzen wirken nachtheilig und befördern den Uebergang der Entzündung in Eiterung und Brand; Brechmittel aber und drastische Abführmittel sind ebenfalls sehr zu widerrathen. In Bezug auf die äufseren Heilmittel gilt hier dasselbe, was oben bei der einfachen Ruhr erwähnt worden ist; als Einreibung ist das Unguent. hydrarg. cinerei vorzugsweise zu empfehlen, von dem Gebrauche der blasenziehenden und irritirenden Mittel aber abzurathen. In diätetischer Hinsicht ist das strengste antiphlogistische Verfahren zu beobachten, anfangs alle feste Nahrung und während des ganzen Verlaufs der Krankheit alle reizenden, blähenden, gährenden, schwerverdaulichen Dinge zu meiden. Kräftigere Nahrung ist nur erst dann wieder zu gestatten, wenn bereits die Reconvalescenz eingetreten ist. Als Getränke empfehle man aufser den früher genannten, Selterwasser mit etwas heifser Milch, keinen Wein.

Bei der Behandlung der gallichten Ruhr kommt es vor allem darauf an, durch Entfernung der gallichten Complication dieselbe in eine einfachere Ruhrform zu verwandeln, und hierzu dienen insonderheit die sogenannten Evacuantia. In den meisten Fällen ist es am zweckmäfsigstem die Cur mit einem Brechmittel zu beginnen, und diesem später lösende und abführende Mittel nachfolgen zu lassen. Das Brechmittel, welches sowohl aus dem tart. stibiat. als aus der rad. Ipecacuanh. bereitet sein kann, mufs, sobald sich von neuem Erscheinungen einstellen, die eine Turgescenz der Galle nach oben verrathen, nach 1 — 2 Tagen wiederholt werden, und zu den abführenden Mitteln, welche je nach den Umständen längere oder kürzere Zeit fortgesetzt werden müssen, eignen sich vorzüglich mildere, kühlende und säuerliche Substanzen, die pulp. tamarind., das Cassienmark, der tartar. depurat. und natronat., ganz vorzugsweise aber auch das Calomel. Mit den reizenderen drastischen Mitteln ist auch hier Vorsicht nöthig, da sie immer leicht zu einer Steigerung der Entzündung Gelegenheit geben, oder auch durch zu starkes Abführen zu grofse Schwächung oder eine Neigung zum Uebergang in einen putriden oder nervösen Zustand bedingen können. Die gleichzeitige Anwendung der Brech- und Purgirmittel, oder der sogenannte Emetocatharticorum, wie sie z. B. *Stoll* empfiehlt, kann in einzelnen Fällen nützlich sein; da es jedoch wichtig ist, die Gröfse der Wirkung der Mittel genau zu kennen, um nicht möglicher Weise den Organismus zu stark zu erschüttern, was bei der Anwendung der genannten Mittel nicht immer so genau abgewogen werden kann, so ist es im Allgemeinen immer angemessener, die abführenden Substanzen erst den Brechmitteln nachfolgen zu lassen. Die Meinung, dafs Abführmittel überhaupt nicht anwendbar seien, wie die *Brown*'sche Schule lehrte, welche dadurch einen asthenischen Zustand zu begünstigen glaubte, ist durch die vielfältigsten Erfahrungen als nichtig anerkannt worden; vielmehr wird durch die angegebene Heilmethode, wenn sie zu rechter Zeit und in rechtem Maafse angewendet wird, in der Regel sehr bald das Gefühl grofser Erleichterung, Milderung des Fiebers und aller drohenden Zufälle, vorzüglich der grofsen Angst und Unruhe bewirkt, welche eine der lästigsten Begleiterinn der gallichten Ruhr zu sein pflegt, und durch Versäumnifs derselben den Uebergang dieser Ruhr in einen putriden Zustand sicher vorbereitet.

Blutentziehungen macht die gallichte Dysenterie nur unter beschränkten Umständen, nämlich dann nöthig, wenn sich mit ihr die Zufälle wirklicher acuter Entzündung vergesellschaften. Nicht minder sind alle erhitzenden, reizenden, adstringirenden und auch die meisten narkotischen Mittel ihr zuwider, und selbst das Opium kann nur erst dann in Anwendung kommen, wenn die biliösen Erscheinungen gröfstentheils beseitigt sind, und zwar auch dann noch in Verbindung mit lösenden antibiliösen Dingen, insonderheit mit dem Hydrarg. muriat. mit. Sind die gallichten Zufälle geschwunden und somit die Krankheit auf den Punkt einer einfachen Ruhr zurückgeführt, was unbestimmt bald früher, bald erst später gelingt, so kehre man zu dem mildern oben angegebenen Verfahren zurück.

Von äufsern Mitteln verlangt die biliöse Ruhr dieselben, wie die andern bisher betrachteten; besonders sind auch hier die warmen Cataplasmen, die Einreibungen und die Klystire aus schleimigen Vehikeln, so wie von Molken, Milch und andern milden Substanzen vortheilhaft. Als Getränk empfehle man kühlendere, säuerliche Dinge: Fruchtsäfte mit abgekochtem Wasser, Selter- und Biliner-Brunnen, Molken, vorzüglich Tamarindenmolken und ähnliche Dinge; als Nahrungsmittel aber ebenfalls nur milde, leicht verdauliche, schleimige und mehr vegetabilische Substanzen, Gersten- und Reisschleim, Salep, Arrowroot, etwas gekochtes Obst u. s. w. Animalische Kost wird meist anfangs von den Kranken selbst verschmäht, und darf nur erst später mit Behutsamkeit gestattet werden, nachdem die Verdauungswerkzeuge schon einen höhern Grad von Kraft wiedererlangt haben, was sich gewöhnlich durch den langsam zurückkehrenden Appetit der Kranken selbst zu erkennen giebt.

Die schleimichte Dysenterie erfordert in ihren milderen Fällen häufig nur die Behandlungsweise der einfachen Ruhr. Ist sie symptomatisch blos die Folge einer gewöhnlichen Verschleimung, oder wie bei Kindern die Wirkung von Wurmleiden, so behandelt man dieselbe einfach mit solchen Mitteln, welche gewöhnlich diese Krankheitszustände zu beseitigen vermögen. Es vermag dann zuweilen ein pro send gereichtes kräftiges Wurmmittel schnell eine scheinbar äufserst heftige Ruhr zu heilen. Weit schwieriger ist die Heilung in den Fällen, wo dieselbe, wie dies oft in Epidemieen vorkommt, mit dem Charakter eines wirklichen Schleimfiebers auftritt. Sie erheischt dann öfters ihre ganz eigenthümliche Behandlungsweise; doch bewährt sich bei ihr in den meisten Fällen das Opium als das kräftigste und sicherste Heilmittel. Die Zufälle sind in der schleimigen Dysenterie oft im höchsten Grade beunruhigend und verlangen ein schnelles Einschreiten, wenn einem plötzlichen tödtlichen Sinken aller Kräfte vorgebeugt werden soll; dies kann nun in der Regel mit Sicherheit und ohne schädliche Nebenwirkungen befürchten zu müssen, einzig und allein durch das Opium erreicht werden, wie *Sydenhams* und vieler Anderer Erfahrungen hinreichend erwiesen haben. Man gebe Kindern dasselbe zu $\frac{1}{8}$ — $\frac{1}{2}$ gr., Erwachsenen zu 1 — 2 gr. alle 4 — 6 Stunden rein, oder als Tinktur in Verbindung mit Emulsionen oder schleimigen Flüssigkeiten und verbinde damit je nach den Umständen dessen äufsern Gebrauch als Einreibung oder in Lavements. Ist aber die Hauptgefahr beseitigt, so beschränke man auch dessen Anwendung, wiewohl es zuweilen selbst in der Reconvalescenz noch nöthig werden kann, um der Rückkehr ernsterer Zufälle zu begegnen, von Zeit zu Zeit etwas davon zu reichen, oder es mit mäfsig stärkenden, die Verdauungskräfte unterstützenden Substanzen, die im spätern Verlaufe der Krankheit gewöhnlich in Gebrauch gezogen werden müssen, mit Columbo, Cascarille, bittern Extracten u. s. w. zu verbinden.

Man hat aufserdem für diese Ruhrart das Extr. Hyoscyami und die Nux vomica empfohlen; allein beide ersetzen nicht das Opium. Das erstere wirkt weit unsicherer, ist aber doch abwechselnd mit dem Opium gegeben in den Fällen, wo dieses vielleicht in häufigerer Gabe schädliche Nebenwirkungen äufsert, mit Nutzen zu substituiren; die Krähenaugen aber, die stets ein bedenkliches Mittel sind, haben sich nach mehrfachen Erfahrungen als unzureichend erwiesen und sind zu narcotisch und betäubend, als dafs sie längere Zeit ohne Nachtheil ertragen werden könnten.

Aufser den genannten mit Opium versetzten Klystiren und Einreibungen lasse man als äufsere Mittel, vorzüglich in den spätern Perioden der Krankheit, Fomentationen und Umschläge von aromatischen Kräutern, aromatische Bäder, aromatische Pflaster und Kräutergürtel auf den Unterleib, so wie Einreibungen von flüchtigen, kräftigen, mit Kampher bereiteten Salben anwenden; was aber die Diät anlangt, so mufs diese in der Regel zwar eben so behutsam aber doch so eingerichtet werden, dafs man früher, als in den andern Ruhren zu etwas nährenderen und kräftigeren Dingen übergehe.

Die nervöse Dysenterie erheischt, sie mag nun secundär sich aus andern milderen Formen entwickelt haben, oder primär wie bei manchen Epidemieen gleich vom ersten Beginn den Charakter eines typhösen Fiebers an sich tragen, eine von den bisher angegebenen sehr verschiedene Behandlungsweise, indem die Beachtung des Nervenzustandes den Hauptpunkt derselben ausmachen mufs, und die eigentlichen dysenterischen Zufälle mehr das untergeordnetere Uebel sind. Blutentziehungen und eröffnende Mittel schaden; eher können aber, vorzüglich in der primären nervösen Ruhr, gleich zu Anfang der Krankheit gereichte Brechmittel zuweilen derselben eine schnelle günstige Wendung geben. Das Opium, welches leicht die Nervenaffection, besonders wenn sich diese durch Torpor auszeichnet, vermehrt, kann in der ersteren Zeit gar nicht und später erst dann in Gebrauch gezogen werden, wenn das Nervenleiden der Hauptsache nach bereits beseitigt ist. Zweckmäfsig sind vielmehr solche Mittel, welche auch beim eigentlichen Nervenfieber oder im Typhus indicirt sind, Valeriana, Serpentaria, Arnica, Angelica, Camphor, Moschus u. s. w., in Verbindung mit tonischen aromatischen Getränken; sind jedoch die Nervenzufälle beseitigt, so kehre man bald wieder zu milderen Mitteln zurück, und setze an die Stelle der mehr reizenden und imitirenden mehr tonische, stärkende, wie die Cascarille, Columbo, bittere Extracte, China u. s. w., je nachdem es die Individualität der Kranken erheischt.

Aeufserlich wende man Ableitungen, vorzüglich Sinapismen und Vesicatorien auf die Füfse, in den Nacken und auf den Unterleib an wobei jedoch die Vorsicht nöthig ist, sie nicht zu lange liegen zu lassen, um nicht Gelegenheit zu einer hier leicht eintretenden Eiterung oder Brand zu geben; ferner hautreizende Salben und Einreibungen aromatischer Oele auf den Unterleib, Umschläge und Fomentationen, so wie Bäder von aromatischen Kräutern bereitet, Waschungen und Einwickelung der Füfse mit flanellenen in einer Mischung von Essig und Wasser getränkten Tüchern, und Klystire von Baldrian, Chamillen mit Zusätzen von Moschus, Asa foetid., Campher etc.

In diätetischer Hinsicht dringe man den Kranken auf der Höhe der Krankheit keine Nahrungsmittel auf, und stellt sich später das Bedürfnifs darnach ein, so gestatte man Anfangs nur ganz milde und geringe Kost, etwas dünne Bouillon, schleimige Suppen von Sago, Salep, etwas Ey u. s. w.; nur erst später reiche man nahrhaftere Substanzen,

Gelees, Creems u. s. w., so wie etwas wenigen edlen Wein.

In der putriden Dysenterie ist das Heilverfahren, je nachdem dieselbe nur secundär aus anderen milderen Ruhrformen hervorgegangen ist, z. B. aus einer pituitösen oder biliösen, oder gleich vom ersten Beginn, primär, wie in manchen Epidemieen es der Fall ist, als faulichte Ruhr erscheint, verschieden einzurichten. In dem ersteren Falle sind zunächst die Mittel, welche die vorausgegangenen Umstände erheischt hatten, nicht sogleich ganz zu verlassen, sondern blos je nach dem Grade der drohenden oder schon entwickelten sogenannten Putrescenz mit tonischen, antiseptischen Mitteln zu verbinden. Es gelingt öfters auf diese Weise den Uebergang in diese bösartige Form noch abzuwenden. Das Opium mufs mit dem Eintritte des putriden Zustandes als schädlich mehr und mehr beschränkt und ganz bei Seite gelegt werden, dagegen mehr die Valeriana, Serpentaria, Arnica und Campher in Anwendung kommen und diesen zur Erkämpfung oder Abwehrung drohender Colliquationen bittere tonische Substanzen, wie China, Columbo, Calam. aromatic., Gum. Kino und ähnliche Mittel zugesellt oder interponirt werden. Den vorzüglichsten Ruf haben unter diesen Mitteln die Blätter, noch mehr die Wurzel der Arnica und der Kampher erhalten. Aeufserlich wende man dieselben Mittel an, wie sie bei der nervösen Ruhr empfohlen wurden, nur mit dem Unterschiede, dafs man die Klystire mehr mit tonischen antiseptischen Zusätzen von Chamillen, Millefolium und ähnlichen Kräutern, so wie von Campher bereiten lasse.

Die primäre faulichte Ruhr trägt sehr oft im Anfange etwas Entzündliches an sich und verlangt dann ein, wiewohl äufserst behutsames und beschränktes antiphlogistisches Heilverfahren. Wirkliche Aderlässe werden nur selten anzustellen sein, öfterer aber Blutentziehungen durch Blutegel, welche weniger leicht ein zu fürchtendes Sinken der Kräfte begünstigen, als erstere. Brechmittel bei Zeiten gegeben, insonderheit bei vorhandener sogenannter gastrischer Complication und Turgescenz nach oben, können oft der Krankheit einen schnellen günstigen Umschwung geben, und es ist daher mit ihnen bei vorhandener Indication nicht zu zaudern. Hierauf reiche man mit Vorsicht und ohne zu heftige Ausscheidungen zu bewirken, welche leicht schädlich werden, milde, kühlende, eröffnende Mittel, besonders säuerlicher Art, wie Tamarinden, Cassienmark oder wenn keine Anzeige zu dergleichen abführenden Dingen vorhanden ist, die mineralischen Säuren, das Acid. Halleri, das Acid. sulphur. dilut. u. s. w., und wenn es nöthig ist, kräftiger auf die Hautthätigkeit einzuwirken, den liq. Ammon. acetic., den liq. C. C. succin., den Salmiak u. s. w. Aeufserlich lasse man Umschläge und Fomentationen von aromatischen Kräutern, warme Bäder von denselben Substanzen, Einwickelung der Füfse in mit Essig und Wasser getränkte Tücher und Lavements anwenden, die man aus Tamarindenaufgüssen, Molken, auch wohl mit einem kleinen Zusatz von Essig in schleimigen Vehikeln bereiten lassen kann. — Sind alle entzündlichen Zufälle verschwunden und hat sich der putride Zustand bis auf seine Höhe entwickelt, so mufs auch hier die Behandlung eintreten, wie sie bei der secundären faulichten Ruhr angegeben worden ist, d. h. mehr tonische, antiseptische, spirituöse Mittel, entweder für sich oder in Verbindung mit andern durch die Umstände gefordenen, vor allen die Arnica und Campher. In der Reconvalescenz müssen längere oder kürzere Zeit bald schwächere bald stärkere tonische Mittel in Gebrauch kommen, und hier sind z. B. die stärkenden Magenelixire, die Quassia und China, so wie ein mäfsiger Genufs eines kräftigen edlen Weins von sehr wohlthätigem Einflufs auf die Erholung. Die Diät, welche auch in der faulichten Dysenterie vorzüglich in schleimigen Nahrungsmitteln bestehen mufs, verbietet alle blähenden, gährenden Dinge und fordert die gröfste Vorsicht. Obst, Gemüse, Bier und andere erkältende oder blähende Speisen und Getränke müssen vermieden werden; passend dagegen sind gute Fleischbrühen, mit Sago, Gries, Eiern und gewürzhaften Zusätzen von etwas Zimmt, Muskatnüssen u. s. w. Ein Hauptaugenmerk ist auf stete Reinlichkeit aller Art zu verwenden; nichts ist so nachtheilig als schmutzige Betten und Wäsche, unreine Zimmerluft u. s. w.

Dafs die Behandlung der Ruhrkranken, je nachdem die

Krankheit mehr oder weniger von einem der angegebenen bestimmten Charaktere abweicht, und, wie dies sehr häufig der Fall ist, aus einem Gemische verschiedenartiger Zustände zusammengesetzt erscheint oder auch mit zufällig zusammentreffenden anderweiten Krankheiten complicirt auftritt, besondern Modificationen unterworfen werden mufs, versteht sich von selbst; es ist jedoch oft äufserst schwer, bei der oft ganz ungewöhnlich grofsen Verwickelung der Krankheitserscheinungen sogleich den richtigen Punkt zu treffen, von welchem aus hauptsächlich das Uebel bekämpft werden müsse, und es bedarf dann eines grofsen und vielgeübten Scharfblickes, um durch das Convolut jener Zufälle hindurchzusehen.

Was die Behandlung der Nachkrankheiten der Dysenterie anbelangt, so gehört diese nicht eigentlich hierher, sondern ist in den denselben entsprechenden Artikeln nachzusehen. Vid. Wassersucht, Scirrh. des Afters, phthisis intestinalis etc. etc.

Die Dysenterie ist von den ältesten Zeiten an den Aerzten ein wichtiger Gegenstand ihrer Beobachtung und Forschung gewesen, und es finden sich daher auch schon in den ältesten medizinischen Schriften, namentlich in denen von Hippocrates, Celsus, Galen und Aretäus sehr wichtige Belehrungen darüber vor; in der spätern und vorzugsweise in der neuern Zeit aber ist sie ein vielbesprochenes Thema deutscher, englischer, französischer und anderer ärztlicher Schriftsteller gewesen, und die Zahl der Inauguraldissertationen, in welchen sie abgehandelt worden ist und unter denen es mehrere sehr werthvolle giebt, ist sehr bedeutend. Aufser den wichtigen Abschnitten, welche der Dysenterie in den gröfsern und allgemeinern Werken *Sydenham's*, *F. Hoffmann's*, *Willi's*, *S. G. Vogel's*, *P. Frank's*, *A. G. Richter's*, *A. Haase's*, so wie *Tissot's* und vieler Anderer gewidmet sind, sind folgende Schriften insbesondere von Werth:

Litteratur.

F. Hildanus, de dysenteria, h. e. cruento alvi fluore. Openheim 1616. 8.

C. Piso (*Lepois*), Discours de la nature, causes et remédes curatifs

des maladies populaires accompagnées de Dysenterie etc. Pont à Mouson. 1623. 12.
J. H. Degner, historia medica de Dysent. biliosa contagiosa, quae 1736 Neomagi grassata est. Traj. ad Rhen. 1738 u. 54.
J. G. Zimmermann, von der Ruhr unter dem Volke im Jahre 1765. Zürich 1767. u. 87.
G. Baker, de Catarrho et Dysent. Londinensi 1762. Lond. 1764.
R. A. Vogel, diss. de dysent. curat. antiq. Goett. 1765. 4.
Pringle, Beobachtungen über die Krankheiten einer Armee, a. d. Engl. von *Greding*. Altenb. 1772. 8.
M. Stoll, de natura et indole dysenter. Mat. med. T. III. Vien. 1780.
C. L. Mursinna, Beobacht. über d. Ruhr und d. Faulfieber. Berlin 1789.
J. C. Jacobs, tractatus politico medicus de Dysent. Roterd. 1785. 8.
F. H. Birnstiel, de dysenteria. Manh. 1786. 8.
J. Rollo, Neue Bemerk. über d. Ruhr, a. d. Engl. Lpzg. 1787. 8.
J. H. Javandt, Beobacht. einer Ruhrepid. 1791. Riga 1794.
J. P. Vogler, von der Ruhr und ihrer Heilart. Giefsen 1796. 8.
M. Geuns, über die epid. Ruhr, a. d. Holl. v. Krux. 1790.
Hennius, Abhandl. über d. Ursachen u. Heil. d. Ruhr. Jena 1797. 8.
K. Ch. Mathaei, über die epid. Ruhr. Hannover 1797. 8.
F. L. Kreysig, de pecul. in Dysent. epid. miasmat. Viteb. 1799. 4.
Harty, Observ. on the symple Dysent and its complic. Lond. 1805. 8.
E. Horn, Versuch über d. Natur u. Heil. d. Ruhr. Erf. 1806. 8.
J. Gf. Rademacher, de dysenteria. Colon. 1806. 8.
F. Speyer, über die Natur u. Behandlung d. Ruhr. Nürnb. 1809. 8.
G. v. Wedekind, über die Ruhr. Frankf. a. M. 1811.
F. Schumacher, Beiträge zur Nosogenie und Nosologie der Ruhr. Frkf. a. M. 1812 8
L. Frank, de pesta dysenterica et ophthalm. aegypt. Vien. 1820. 8.

K — g.

DYSENTERISCHESIS. S. Dysenteria.

DYSEPULOTICA, von δυς, schwer und επουλωτικος, die Vernarbung befördernd, daher *Remedia dysepulotica*, Mittel, welche die Vernarbung hindern, und *Ulcera dysepulotica*, schwer zu heilende Geschwüre. E. Gr—e.

DYSLOCHIA, Schwierigkeit, Hemmung der Wochenreinigung.

DYSMENIA. S. Dysmenorrhoea.

DYSMENORRHOEA (von δυς, μην, Monat und ῥεω, fliefsen). Beschwerliche Menstruentia, *Menstrua difficiles, doloritica*, entweder durch Schmerzen oder andere krampfhafte und congestive Symptome, welche die Menstrua

begleiten. Ein sehr lästiges Uebel, welches oft die Hälfte des Lebens einer Frau zur Krankheit macht. S. Menstrua.
H — d.

DYSMORPHIA, auch *Dysmorphoma*, η δυςμορφια, die Mifsgestaltung. S. Mifsgestalt.

DYSODES, Etwas, was einen abnormen üblen Geruch hat.

DYSODIA (von δυς und οζω, riechen). Uebler Geruch der Ausdünstung, sei es nun aus dem Munde, oder der Nase, oder dem Magen, oder der Lunge, oder der Haut, besonders der Achsel, der Füfse, der Schaamtheile. Er entsteht entweder durch örtliche Krankheiten dieser Organe, oder durch allgemeine Verderbnifs der Säfte und ihrer Sekretion, z. B. Skorbut. H — d.

DYSODONTIASIS. S. Dentitio difficilis.

DYSOCOEA. S. Cophosis.

DYSOPIA. S. Blindheit bei Nacht.

DYSOPIA LUMINIS. S. Blindheit bei Tag.

DYSOPSIAE, von δύς, fehlerhaft und Ὄψις, Gesicht, fehlerhaftes Gesicht, zu Krankheiten der äufsern Sinne, *Dysaestheterien*, gehörige Augenfehler, die in dem Sehnervengebilde (*Beer* verstehet unter diesem Worte nicht blofs jene Parthie des optischen Nervengebildes, welche sich aus den sogenannten Sehnervenhügeln oder Sehnervenkammern bis zur äufsersten Gränze der Markhaut erstreckt, sondern nach seinen vielfältig anatomisch-physiologisch-pathologischen Untersuchungen und Beobachtungen hält er diese sogenannten Sehnervenhügel blofs für Ganglien der Sehnerven, und glaubt, ihren wirklichen Ursprung im Gehirne schon bis an die olivenförmigen Erhabenheiten am verlängerten Rückenmark verfolgt zu haben) ihren Sitz nehmen und im Leiden dieses Organs, mit Alienation des Sehvermögens begründet, von jenen Augenfehlern ganz verschieden sind, wo wegen krankhafter Beschaffenheit anderer Augengebilde von dem bestehenden normalen Sehvermögen kein gehöriger Gebrauch gemacht werden kann. Hinsichtlich dessen ergiebt sich ein wesentlicher Unterschied in idiopathische und symptomatische Dysopsieen; die erstern sind wirkliche Sehvermögensfehler, ein im nervösen Leiden beruhendes, gewöhnlich beide Augen betreffendes Uebel; die letzteren aber sind nur wegen gehindertem Durchgang der Lichtstrahlen auf die Retina zufällig vorkommend, ein Symptom anderer Augenkrankheiten und mehrentheils der Verdunkelung sogenannter Medienorgane des Auges, des Leucom's, der Cataract, des Glaucom's u. s. w. Alle zahlreich und mannichfaltig vorkommenden wirklichen oder idiopatischen Dysopsieen werden in der Hinsicht, dafs jede Abweichung des Sehvermögens von der Normalität auf einer den schwarzen Staar begründenden Schwäche, oder Lähmung der Sehnervengebilde beruht, auch für amaurotische Erscheinungen gehalten. Nach *Schwediaur's* neuem methodischen System der Nosologie, werden alle Dysopsieen in 4 Gattungen füglich gebracht; diese sind:

1) Die Gesichtsschärfe, *Oxyopie.*
2) Die Gesichtsschwäche, oder Blödigkeit, *Amblyopie.*
3) Das aufgehobene Gesicht, Blindheit, *Typhlose,* und
4) Das falsche oder irrige Sehen, *Pseudopie.*

Da nach diesem Unterschied die Darstellung der vielfältigen dysopsischen Objecte erleichtert wird, folget darnach auch hiermit ein zwar nur synoptischer Vortrag derselben, denn die meisten werden in ihren eigenthümlichen Artikeln dieses encyclopädischen Werkes specialiter abgehandelt.

1) *Oxyopie* von Ὀξύς, scharf und ὄψις, Gesicht, das ungewöhnlich scharfe Gesicht, die Gesichtsschärfe, das Hellsehen, ein Augenfehler, wo der Kranke zuweilen auf einige Augenblicke, selten durch längere Zeit, auch die kleinsten Gegenstände bei einer schwachen Beleuchtung so deutlich erkennet, als man es mit den gesündesten Augen im Hellsten kaum zu sehen vermag; manche Individuen sind sogar im Stande beim Tageslicht die Sterne am Firmament wahrzunehmen; solche Scharfsichtige leiden an einer besonders vermehrten Empfindlichkeit der Augen gegen das Licht, welche man die Lichtscheue, *Photophobie,* nennt; ihre Augen ermatten durch das Scharfsehen sehr schnell, bleiben dann für eine Zeit geblendet, und die Kranken sind genöthigt, das Dunkel zu suchen, oder ihre Augen von allen Seiten zu beschirmen. Uebrigens ist die Oxyopie bald als angeborner, bald als idiopatisch, aus zufälligen Ursachen

entstandener Augenfehler, wie bei lang in finstern Behältnissen Eingekerkerten, bald ein Mit-Symptom, wie bei manchen Augenentzündungen, und bald eine Folge, wie öfters nach einer Cataractextraction der Fall ist, worauf der Ausgang, die Vorhersage und Behandlung dieses Fehlers beruhet.

2) *Amblyopie* von αμβλύς, stumpf, blöd und ὤπια, Gesicht, stumpfes Gesicht, das schwache Sehen, die Gesichtsschwäche, Blödigkeit der Augen. Ein der Oxyopie entgegengesetzter Augenfehler, wo meistens ohne eine im Auge irgend bemerkbare normwidrige Erscheinung, das Sehvermögen so vermindert ist, dafs man nur gröfsere, oder mittelst Gläser vergröfserte Objecte, ohne jedoch mehrentheils die feineren Merkmale derselben, unterscheiden zu können, in jeder Entfernung und bei jeder Tageszeit zu sehen im Stande ist. Mit diesen Charakteren wird eine idiopatische, im Nervenleiden beruhende, folglich wirkliche Gesichtsschwäche die nervöse Amblyopie bezeichnet; sie ist auch unter dem Namen amaurotische Amblyopie bekannt, da sie mehrentheils der erste Grad des schwarzen Staares ist; es kommen jedoch Gesichtsschwächen auch vor, bei denen keineswegs ein amaurotischer Fehler zum Grunde liegt. Eine statthabende symptomatische Amblyopie wird bei Trübungen und Verdunklungen der durchsichtigen Augenmedien, wo noch einiger Durchgang der Lichtstrahlen auf die Markhaut möglich wird, als Symptom beoabachtet, und leucomatöse, glaucomatöse etc. Amblyopie genannt. Von den ursächlichen Momenten, ihren Grad und Dauer ist die Prognose und Therapie abhängend; diese fordert die mögliche Hebung der Ursache, und Stärkung des geschwächten Gesichts durch zweckmäfsige äufserliche Arzneimittel, Schonung und Beschirmung der Augen und durch den Gebrauch der sogenannten Conservationsbrillen; sie sind Flachgläser von 100 bis 140 Zoll Brennweite, welche kaum vergröfsern, weil hier nur nöthig ist, dafs ein concentrirtes Licht, um die Objecte deutlicher zu machen, auf die Retina falle; die Abendbrillen müssen schärfer sein; die runden Gläser sind überhaupt besser, als die schmälern ovalen;

sie sollen stets rein gehalten werden und nicht den mindesten Sprung oder die mindeste Unebenheit besitzen.

3) *Typhlose* von τύφλος, blind, die Blindheit, *Caecitas.* Unter dieser Benennung wird überhaupt der fehlerhafte Gesichtszustand verstanden, in welchem man die Objecte kaum oder gar nicht wahrzunehmen im Stande ist. Das Wesen dieses wichtigsten Augenfehlers gründet sich gleichfalls entweder in dem unmittelbaren Leiden des Sehnervengebildes mit aufgehobenem Sehvermögen, oder es beruhet auf anderen Augenkrankheiten, wegen welcher kein Durchgang der Lichtstrahlen auf die Markhaut, um die normal beschaffene Sehkraft wirkend zu machen, Statt findet; daher auch der Unterschied in die idiopatische und symptomatische Typhlose.

Unter der Idiopatischen wird die *Amaurosis*, *Gutta serena Arabum*, *suffusio nigra*, *Nevrosis Retinae*, der schwarze Staar begriffen, welcher streng genommen, in dem Erlöschen des Sehvermögens mit oder ohne zurückbleibender Lichtempfindung besteht, und von daher als vollkommene oder unvollkommene Blindheit, bei welcher letztern der Leidende das Licht von der Finsternifs noch zu unterscheiden vermag, Statt findet. Im weitläufigeren Sinn kann zu dem unvollkommenen schwarzen Staar auch die schon oben erwähnte amaurotische Amblyopie gerechnet werden, in sofern dieselbe, als höchster, an die Lähmung gränzender Schwächegrad den Anfang der Amaurose gemeiniglich ausmacht und früher oder später in denselben übergeht, bei manchen aber unverändert lebenslang verbleibet. Aufser diesen werden zwar noch viele andere Gesichtsfehler, was aber auch nur im weitläufstigsten Sinn genommen werden kann, in verschiedenen Rücksichten als amaurotische Fehler betrachtet, welche jedoch, da sie nur in der Störung der Sehkraft beruhen, füglicher für eine eigene Gattung der Typhlose unter dem Namen *Pseudopie*, irriges Gesicht, gehalten werden dürfen. Alle idiopatisch-amaurotische Fehler können wieder als primitive oder als secundäre Uebel betrachtet werden. Die primitive Amaurose ist ein durch unmittelbare Einwirkung schädlicher Potenzen auf das Sehnervengebilde erloschenes Sehvermögen, als durch Anschauen der Sonne mit freiem Auge, raschen Uebergang aus der Finsternifs ins grelle Tageslicht, durch übermäfsige Anstrengung der Sehkraft oder lang andauernde Unthätigkeit der Augen u. s. w. Die secundäre ist entweder ein Zufall oder eine Folge anderer, als Causalmoment der Sehkrafterlöschung zu betrachtenden krankhaften Umständen des Auges, die man auch von denselben zu benennen pflegt; so entstehet zufällig eine spasmodische bei örtlichen oder allgemeinen krampfhaften Leiden; eine traumatische, bei Verletzungen des Auges, besonders des Stirnnervens; eine plethorische bei allgemeinem Säfteübermafs; eine consensuelle durch blofse Mitleidenschaft, z. B. bei Intestinal-Würmern entstandene; als Folge aber eine metastatische von Absetzung verschiedener, vorzüglich aber miasmatischer und cachectischer Krankheitsstoffe auf die Retina, und eine vicarirende, auch als Folge zweckwidrig und unvorsichtig geheilter oder durch lange Dauer gewöhnten Krankheiten, z. B. veralteter Fufsgeschwüre, Afterfistel, Weichselzopfes u. a. dgl. Zum Unterschied aller derer, behält die primitive den Namen *Amaurosis nevrica*, *eclytica*, die jedoch ganz rein, sich nämlich allein auf das Nervenleiden beschränkend, selten beobachtet wird; mehrentheils ist dieselbe mit andern sie nicht veranlassenden Augenübeln complicirt, vorzüglich mit krankhaften Veränderungen der Iris, daher sind gewöhnlich verschiedene Anomalien der Pupille, die *Mydriasis*, oder *Myosis paralytica*, als Mitsymptome bemerkbar.

Uebrigens verschont diese furchtbare Augenkrankheit kein Alter, kein Geschlecht, und kein Temperament; doch befällt sie am häufigsten Individuen von mittlerem Alter, weiblichen Geschlechts und sanguinischem Temperaments; gewöhnlich werden beide Augen damit behaftet, doch nicht immer zugleich, und bald plötzlich, bald allmählig; bei manchen Familien ist sie ein geerbtes Uebel, in bestimmter Lebensperiode, ungeachtet etwa gebrauchter Vorbeugungsmittel, erscheinend; ihre Erkenntnifs, besonders der reinen Amaurose, ist wegen Mangel objectiver Merkmale im Auge sehr schwer, daher sie bisweilen auch vorgeschützt werden kann. Ihr Ausgang ist verschieden; man beobachtet sie, jedoch äufserst selten, durch blofse Naturwirkung zu vergehen; auch ist sie selten, und nur bei Erheblichkeit ihrer Ursache, durch die Kunst heilbar; gewöhnlich bleibt sie ein unheilbares, bald im bestimmten gleichen Grade, bald auf das Höchste steigendes, lebenslänglich verbleibendes Uebel, und hat, wenn es beide Augen trifft, manchmal die Störung der übrigen äufsern und endlich auch der inneren Sinne zur Folge. Eine möglich gründliche Heilung beruht in der Entfernung der Causal-Momente; wären diese aber unbekannt, oder wären die bekannten nicht zu beseitigen, so bleibt nichts übrig, als eine rein empirische Heilart zu versuchen, wobei die krankhaften Erscheinungen, die allgemeine Beschaffenheit des Körpers, die Complicationen, das Geschlecht und das Alter zu berücksichtigen sind.

Was die symptomatischen Dysopsieen anbelangt, wird darunter jene Blindheitsart verstanden, deren Grund nicht in dem Sehnervengebilde mit Aufhebung des Sehvermögens liegt, sondern allein in andern Augenkrankheiten, wegen welcher das normal beschaffene Sehorgan eigentlich nur unbenutzbar wird, beruhet, und somit als bloſses Symptom derselben zu betrachten ist. Solche Krankheiten sind vorzüglich alle, deren Wesen in einer vollkommenen Undurchsichtigkeit der die Lichtstrahlen zur Retina durchlassenden und brechenden sogenannten Medien bestehet; so sind dies das totale *Pterygium, Leucom, Staphylom,* das Blut- und Eiterauge, der graue Linsen- und Kapselstaar, und das *Glaucom*; hieher werden auch gerechnet, der Vorfall des obern Augenlides, *Blepharophtosis*, die Zusammenwachsung der Augenlider, *Anchyloblepharon*, die Anwachsung des obern Augenlides an den Augenapfel, *Symblepharon*, die *Synchia anterior et posterior*, die *Pupillenatresie*, die *Cirsophthalmie*, die Augenwassersucht und noch mehrere andere organische und auch dynamische Augenkrankheiten, so auch jede heftige, mit Lichtscheue verbundene Ophthalmie. Bei diesen mehrentheils nur ein Auge befallenden Krankheiten, ist die dadurch veranlaſste Blindheit wegen ihrer gemeiniglich unheilbaren Natur und Beschaffenheit auch unheilbar; eine jedoch mögliche Heilung wird meistens durch operative Entfernung der Causalkrankheit bewerkstelliget.

4) *Pseu-*

4) *Pseudopia*, *Pseudopsia*, *Pseudorosis*, von ψευδής, irrig, falsch und ὦπια, Gesicht, das irrige, falsche Gesicht. Bei diesem, zu den Dysopsieen vorzüglich zu rechnenden, bald idiopatisch, bald symptomatisch vorkommenden und manchmal nur ein, mehrentheils aber beide Augen treffenden Augenfehler ist das Sehvermögen nicht aufgehoben, sondern nur gestört, wobei die Objecte dem Kranken auf die mannigfaltigste Art erscheinen, die jedoch füglich in 2 Abtheilungen dargestellt werden können, diese sind:

1) Die täuschende, eingebildete, phantastische Pseudopsie, Gesichtstäuschung, *Pseudopia imaginaria*, *visio phantasmatum*, *Hypochima* und

2) Die wirkliche Pseudopsie, *Pseudopia realis*. Bei der erstern Gattung glaubt der Kranke Gegenstände zu sehen, die nicht wirklich vorhanden sind, er wird also im Sehen getäuscht. Hieher gehören: *a*) die Lichterscheinung, *Photopsie*, *Marmarge Hippocratis*, *visus lucidus*, *visio scintillarum*, wo der Kranke bei Tag und Nacht, oder bei geschlossenen Augen verschiedene Lichtgestalten, als Regenbogen, Sterne, Mond, herabfallende Funken, feurige Kugeln, vorschwebende Strahlen, oder Schimmer vor Augen hat; *b*) das Mückensehen, *Myodesopsie*, *visio muscarum*, *scomatum*, wenn dem Kranken Fliegen, Schlangen, flockenförmige Gestalten, auch Scotome benennt, vorschweben; sie erscheinen gewöhnlich nur bei Tageslicht, und manchmal gewinnen die Scotome an Gröfse und Zahl, verbinden sich endlich unter einander und bilden eine Art von Netz oder Flor, wo dann solches Uebel, das Netzsehen, *visus reticulatus*, heifst. Dieser Fehler gründet sich, gewöhnlich idiopatisch in der theilweisen, oder totalen Reizung des Sehnervengebildes, vom Anstrengen der Augen, durch anhaltendes und vieles Lesen eines kleinen Druckes, Bearbeitung dunkler Gegenstände, oder auch von Blutcongestionen nach dem Kopfe und besonders nach den Augen; symptomatisch wird er bei innerer Ophthalmitis oft beobachtet.

Zu der reellen Pseudopsie, nämlich jenem Gesichtsfehler, wo der Kranke zwar wirklich vorhandene Gegenstände, aber nicht in ihrer wahren Beleuchtung, Farbe, Gestalt, Zeit, Richtung, Zahl oder Entfernung sieht, werden hierher wieder in diesen Hinsichten gezählt: *a*) Das Farbensehen, *Chrupsie*, wenn dem Kranken der Gegenstand anders gefärbt, als er wirklich ist, vorkömmt, oder wenn er sogar die Fähigkeit Farben richtig zu unterscheiden, was man Achromatopsie nennt, verloren hat. *b*) Die schon oben abgehandelte Oxyopie selbst, oder das Hellsehen, *visus lucidus*, und so aus diesem Fehler manchmal entspringendes, oder auch primär eintretendes fehlerhafte Sehen, wie durch einen dichten Nebel, das Nebelsehen, *visus nebulosus;* auch kann hierher das theilweise Sehen der Objecte, *visus partialis*, wobei der Leidende entweder von dem sehbaren Gegenstand nur die eine Hälfte, das Halbsehen, *visus dimidiatus*, *Hemiopie*, oder nur die Seitentheile desselben, das unterbrochene Gesicht, *visus interruptus*, erkennen kann; der Grund dieser mehrentheils idiopatischen Gesichtsfehler liegt beim Hellsehen in stärkerer, und beim Nebelsehen in schwächerer Erregung der Markhaut, das halb- und unterbrochene Sehen aber in der ungleich vertheilten Empfindlichkeit derselben, wenn nicht Trübungen der durchsichtigen Augenmedien eine Veranlassung dazu geben. *c*) Das Ungestaltsehen, *Metamorphosie*, wenn alle Gegenstände verschiedentlich verunstaltet, verkrümmt nämlich, verkrüppelt oder umgekehrt erscheinen, was gemeiniglich als ein symptomatische Pseudopsie, bei schweren Leiden des Gehirns, und bei Knochenübeln an der Basis Cranii beobachtet wird. *d*) Das Schielen, *Strabismus*, und das Schiefsehen, *Luscitas*. Beide Fehler kommen in dem überein, dafs sie bei Verdrehung des Augapfels von der Sehaxe mit Betrachtung der Gegenstände von der Seite gesehen, und gewöhnlich als ein Symptom örtlicher Augenübel oder allgemeiner Krankheiten beobachtet werden, unterscheiden sich aber in folgendem: beim Schielen leiden mehrentheils beide Augen, die der Kranke willkürlich aus der Verdrehung in jede beliebige Richtung bringen kann, dabei sieht der Schielende anfänglich doppelt, bei längerer Dauer der Krankheit aber verliert sich gewöhnlich dieses Doppeltsehen; bei manchen Kranken weichen beide Augäpfel so von der Sehaxe ab, dafs ein Auge dahin, das andere dorthin, *Strabismus divergens*, blickt; andere wieder stecken ihre Augen gleichsam zusammen, als wenn sie die Nasenspitze betrachteten, *Strabismus convergens;* auch nicht selten leiden solche Kranke an einem Zustand, in welchem sie den Bulbus hin und her nach beiden Augenwinkeln, gleich einem sich bewegenden Uhrpendel, beständig bewegen, *Nystagmus bulbi.* Das Schiefsehen findet sich beinahe nur auf einem Auge vor, und der Kranke ist nicht im Stande den Augapfel in die der fehlerhaften Stellung entgegengesetzte Richtung vollkommen zu bringen, woraus man schon muthmafsen darf, dafs das Schiefsehen aus dem Schielen hervorgehen, und auch mit dem Doppeltsehen, jedoch viel seltener, verbunden sein kann. *e)* Das Doppeltsehen, die Doppeltsichtigkeit, *Diplopie, visus duplicatus,* wo der Kranke statt einem wirklichen, zwei Gegenstände (äufserst selten mehrere, unter dem Namen Polyopie) bei Eröffnung beider, oder auch nur eines Auges erblickt, wobei die Bilder derselben stets ungleich sind, das wirkliche erscheint immer deutlicher und heller, das falsche dagegen matt und zur Seite, gleichsam im Schatten des wahren Bildes gelagert. Selten findet dieser Gesichtsfehler als ein idiopatisches und selbstständiges im Leiden des Sehnervengebildes begründetes Uebel statt, wo es dann ohne Verdrehung des Augapfels vorkommt; häufiger ist es mit dem Schiefsehen, vorzüglich aber mit dem Schielen, wie schon oben erwähnt wurde, nach Beobachtungen verbunden. *f)* Die Tags- und Nachtblindheit, *Nyctalopie* und *Hemarolopie.* Bei der Nyctalopie auch Amblyopie meridiana, Dysopsia tenebrarum, caecitus diurna genannt, sehen die Kranken am Tage entweder gar nicht oder nur undeutlich, gegen Abend aber, und beim Kerzen- oder Mondlicht können sie die Objecte gut sehen; selten ist dieser Fehler eine rein nervöse idiopatische Erscheinung der Retina; gewöhnlicher findet er bei der Mydriasis statt, weil durch die grofse Menge der auf die Markhaut einfallenden Lichtstrahlen dieses Sehorgan am Tage überreizt wird, und eben so bei der Myosis, wenn wegen zu grofser Reizbarkeit der Iris die Pupille am Tage sich zusammenzieht. Die Hemeralopie auch Hühnerblindheit, *caecitas nocturna, Amblyopie crepuscularis,* ist dem vorigen Fehler entgegengesetzt; die Kranken sehen nämlich am Tage gut, aber in der Dämmerung, oder Nachts bei Kerzen- und Mondlicht können sie die Gegenstände nicht deutlich unterscheiden; sie wird immer von einer Erweiterung der Pupille begleitet, und ist auch häufig mit plethorischen, rheumatischen und gastrischen Zuständen vermengt; mit einer habituellen Myosis aber, bei welcher die Kranken gleichfalls am Tage besser, als bei künstlichem Lichte sehen, darf diese Gesichtsstörung nicht verwechselt werden. *g*) Endlich auch die Kurzsichtigkeit, *Myopie*, und Fernsichtigkeit, *Presbyopie*, kann zu den reellen Dysopsieen gerechnet werden. Jener Gesichtszustand, wo man Objecte deutlich zu erkennen, dieselbe den Augen viel mehr, als 20 Zoll nähern mufs, wird Myopie, wo man aber die Gegenstände viel weiter zu entfernen sucht, wird die Presbyopie genannt; bei dieser werden die Lichtstrahlen viel zu langsam gebrochen, fallen daher, noch ehe sie sich in einem Focus sammeln können, auf die Markhaut und vereinigen sich erst hinter ihr in einen Brennpunkt; selten findet sich dieser Fehler vor dem 40ten Jahre ein; im jüngeren Alter kann nur die Gewohnheit, beständig entfernte Gegenstände zu betrachten, Anlafs dazu geben; der Grund der Myopie aber liegt in der zu frühen Brechung und Vereinigung der Lichtstrahlen in einem, noch vor der Markhaut gebildeten, Brennpunkt, wodurch dann dieselben wieder zerstreut auf die Retina fallen müssen; selten ist dieser Fehler ein amaurotischer Zufall, gewöhnlich ist er die Folge einer normwidrigen Convexität der Hornhaut oder der Crystalllinse, oder der verminderten Reinheit der durchsichtigen Medien des Auges. Der Grad und die Heilbarkeit beider Fehler hängt von dem Grad und der Beschaffenheit der Causalmomente ab; bei der gewöhnlichen Unheilbarkeit läfst sich aber die Myopie durch concave und die Presbyopie durch convexe Gläser leicht vermindern; nur müssen dieselben nach dem Grad der veranlassenden Augenübel eine erforderliche Convexität oder Concavität besitzen.

Aus dieser, wenn auch nur synoptisch dargebrachten Abhandlung der Dysopsieen ist dennoch leicht zu ersehen, wie verschieden die Gesichtsfehler in Hinsicht ihrer Natur Causalmomente, Complicationen und Dauer, ihres Verlaufes, der allgemeinen Beschaffenheit und des Alters, vorkommend sind; wie mehrentheils ihre Erkenntnifs schwer sein mufs, wie unvortheilhaft ihr Ausgang und die Vorhersage sind und wie mannichfaltig sowohl die mögliche radicale, als die meistens nur palliative statthabende Cur bewerkstelliget werden könne, wovon in den eigenthümlichen speciellen Artikeln der erwähnten Gesichtskrankheiten alles näher und weitläuftiger zur Kenntnifs dargebracht wird.

Litteratur.

J. Val. Scheidii, Dissertatio de visu vitiato. Argentor. 1677.

Ejusdem, Dissert. de quibusdam visus vitiis. 1720.

G. F. Hamberger, de opticis oculorum vitiis. Jenae 1696.

S. Böttingeri, Dissertatio de visionis laesionibus etc. Viteb. 1706.

A. Vatteri, Dissertatio de duobus visus vitiis, altero dimidiato, altero duplicato. Viteb. 1713.

Frid. Hoffmann, de variis visionis vitiis. Halae 1736.

Bergeri, Dissertatio de maculis, punctulis, scintillis, aliisque corpusculis visui observantibus. Francof. 1714.

H. E. Delii, Dissertat. de phantasmatibus ante oculos volitantibus, adfectu oculorum singulari. Erlang. 1751.

F. A. Nikolai, Handbuch von Fehlern des Gesichts. Bern 1754.

Trnka de Krzovitz, historia amauroseos. Tom. II. Vindob. 1781.

J. J. Plenkii, doctrina de morbis oculorum. Viennae 1783.

C. A. Ottonis, Dissertat. qua visus vitia contemplantur. Butg. 1789.

A. G. Richter's Wundarzneikunst. 3r Bd. Wien 1790.

Arnemann's System der Chirurgie. 3r Bd. Wien 1801.

J. B. Capon, Diss. sur la Nyctalopie. Paris 1803.

D. H. Kieser, über die Natur, Kennzeichen und Heilung des schwarzen Staares. Götting. 1811.

F. Schwediaueri, novum Nosologiae methodicae Systema. Vol. II. Halae 1812.

G. J. Beer's Lehre von den Augenkrankheiten. 2r Bd. Wien 1813.

J. T. Fabini, Dissert. inaug. de Amaurosi. Viennae 1816.

Ejusdem, doctrina de morbis oculorum in usum Audit. Pest. 1830.

A. Simpson, Observations on hemeralopia. Glasgow 1819.

C. H. Weller, die Krankheiten des menschlichen Auges. 1819.

G. L. Helling, Praktisches Handbuch der Augenkrankheiten nach alphabetischer Ordnung. Berlin 1822.

Rudolphi, Grundrifs der Physiologie. Berlin 1823.

L. J. Beck's Handbuch der Augenheilkunde zum Gebrauch bei Vorl. Heidelberg 1823.

T. W. G. Benedict's Handbuch der praktischen Augenheilkunde. 5r Bd. Leipzig 1825.

A. Rosas, Handbuch der theoretischen und praktischen Augenheilkunde. 2r Bd. Wien 1830.

A. G. Richter's Bibliothek. 6r Band.
Janin, Abhandlungen und Beobachtungen über das Auge und dessen Krankheiten. Berlin.
Ophthalmologische Bibliothek von *Himly* und *A. Schmidt*. 1r, 2r, 3r Bd. Jena.
Bibliothek für Ophthalmologie, Kenntnifs und Behandlung der Sinne überhaupt, von *Himly*. Hannover.
Langenbeck's neue Bibliothek für Chirurgie und Ophthalmologie. Hannover.
Neue auserlesene Abhandlungen. 12r Bd. 1s St.
Hufeland's Journal. 1828. Nov. p. 129—131.
v. Graefe's und *v. Walther's* Journal für Chirurgie und Augenheilkunde. 1r, 6r, 7r und 12r Bd. Berlin seit 1820. v. E—n.

DYSORASIS, von δυς und ὁρασις, das Sehen, eine Benennung, womit man überhaupt ein erschwertes Sehen bezeichnet. E. Gr — e.

DYSOREXIA (von δυς und ορευω, begehren), verminderter Appetit zum Essen. S. Anorexia.

DYSOSPHRASIAE, oder auch *Dysosphresiae*, von δυς und ὀσφραινω, ich gebe zu riechen, Benennung für Krankheiten des Geruchssinnes. E. Gr — e.

DYSOSTOSES. S. Knochenkrankheit.

DYSPATHIA (von δυς und πασχω, leiden), Schwierigkeit, Leiden zu ertragen.

DYSPEPSIA (von δυς und πεπτω, kochen), Schwierigkeit der Verdauung. S. Verdauung, Apepsia.

DYSPERMATISMUS, Schwierigkeit oder Hemmung oder Schmerzhaftigkeit der Saamenexkretion im Beischlaf. Sie kann Ursache der animalischen Unfruchtbarkeit werden, und theils durch Schwäche der excernirenden Organe, theils durch mechanische und organische Hindernisse, Stricturen der Urethra, Krankheiten der Prostata, entstehen und wird dem gemäfs behandelt. H — d.

DYSPHAGIA, Dysphagie, von δυς, schwer und φαγειν, essen, schlingen, erschwertes Schlingen, von Einigen auch δυςκαταβρωσις (von βρῶσκω) genannt.

Der Akt des Schlingens wird durch das harmonische Zusammenwirken sehr verschiedener Theile vollzogen; ist aber nur einer oder der andere derselben in seiner Thätigkeit gehemmt, so wird auch dadurch das Schlingen mehr oder weniger gestört und es erhellt daraus, daſs die Dysphagie ihren Grund und Sitz in sehr verschiedenen Theilen haben könne. Ueberdies stehen die Schlingwerkzeuge mit anderen Organen, vorzüglich mit denen der Verdauung in einem so engen dynamisch-organischen Verhältnisse, daſs sie auch von diesen sehr leicht durch Mitleidenschaft in ihrer Function gestört werden. Die Dysphagie ist dem zufolge bald ein idiopathisches, bald ein sympathisches Leiden der Schlingwerkzeuge, bald ein primäres, bald ein secundäres Uebel, und da die Affection selbst ihrer Natur nach verschieden sein kann und bald in Entzündung, bald in Krampf, bald in Paralysen, bald, wie später gezeigt werden wird, in mehrfachen andern oft mechanischen Zuständen bestehen kann, so geht hieraus hervor, daſs die Dysphagie durch die entgegengesetztesten Momente bedingt in verschiedenen Fällen eine sehr verschiedene Beurtheilung erheische.

Die wichtigsten Schlingwerkzeuge sind der Pharynx und der Oesophagus; allein auch die Zunge, die Maxillen, der Gaumen und sämmtliche anderen in der Mund- und Rachenhöhle liegenden Theile, tragen mehr oder weniger zum Schlingen bei und stören oder erschweren dasselbe, sobald sie krankhaft afficirt sind.

Im Allgemeinen ist die Dysphagie mehr ein bloſses Symptom, als ein wirkliches Erkranktsein, aber ein Symptom, welches an sich stets groſse Berücksichtigung fordert, oft weit wichtiger ist, als das dieselbe bedingende Uebel selbst und nicht selten als ein höchst bedenkliches Hauptleiden behandelt werden muſs.

Es finden sich in den medizinischen Schriften eine groſse Menge verschiedener Arten von Dysphagie verzeichnet, bei deren Benennung man bald auf den Sitz, bald auf die Ursachen, bald auf die Natur oder den Character des dieselbe bewirkenden Uebels Rücksicht genommen hat; hierher gehört die *Dysphagia linguosa, tonsillaris, palatina, stomatica, hyoidea, oesophagea, pharyngea, inflammatoria, nervosa, atonica, paralytica, ulcerosa, strictoria, polyposa, aneurysmatica, callosa, sarcomatosa, toxica, mercurialis, hydro-*

phobica, und dieses Verzeichnifs liefse sich leicht noch sehr bedeutend vermehren; allein zweckmäfsiger und für die Praxis erspriefslicher dürfte dieselbe aus einem dreifachen Gesichtspunkte zu betrachten sein.

Die Schlingwerkzeuge bieten nämlich in Bezug auf ihr Erkranken drei verschiedene Seiten dar, von denen aus die Dysphagie entstehen kann. Dieses Erkranken ist abhängig entweder von einer Abnormität der lebendigen Kräfte, oder von einer Metamorphose des normalen Baues und der Structur, oder von gewissen abnormen mechanischen Verhältnissen, in welchen die zum Schlucken beitragenden Theile unter sich, oder zu andern Theilen, oder auch zu äufsern Dingen stehen können. Demnach kann die Dysphagie bald ein vitales oder dynamisches, bald ein organisches, bald ein mechanisches Uebel zum Grunde haben und deshalb als Dysph. dynamica, organica und mechanica unterschieden werden, obschon dadurch nicht behauptet werden soll, dafs jede Dysphagie nie eine gemischte und immer nur die eine oder die andere der genannten drei sein könne.

Entzündung und Mifsverhältnisse der Sensibilität, also Krampf und Paralyse der Schlingwerkzeuge, bilden die dynamische Dysphagie; krankhafte Metamorphose der Struktur und des Baues derselben, also z. B. Verdünnung oder Verdickung, Verknorpelung, Callositäten, Verknöcherung, Erweichung und Ausartung der Wände und Membranen des Oesophagus und des Pharynx in Sarcome, Polypen, Steatome, ferner Verengerung und partielle Verwachsung des Speisekanals und der Cardia, Degenerationen am Gaumen, der Glottis und Epiglottis u. s. w., erzeugen die organische Dysphagie; zu der mechanischen aber gehört diejenige, welche bei an sich gesundem Zustande der Schlingwerkzeuge von einem Zusammendrücken oder Verschieben des Oesophagus durch Balg- und andere Geschwülste in der Nachbarschaft, wie der Glandula thyreoidea und thymus, durch Aneurysmen, durch Leberanschwellungen und ähnliche Uebel herbeigeführt wird, ferner die, wo eine Luxation der Knorpel des Larynx oder des Os hyoidei, oder ein ursprünglich abnormer Bau und Verlauf einzelner

Gefäfsstämme sie erzeugt, endlich die, welche durch fremde in die Schlingwege eingedrungenen und daselbst stecken gebliebenen Körper bedingt wird.

A) Dysphagie von abnormer Vitalität der Schlingorgane.

a) ***Dysph. inflammatoria.*** Entzündung irgend eines bei dem Akte des Schlingens thätigen Theiles, bedingt stets eine mehr oder weniger bedeutende Dysphagie und zwar theils durch die dabei stattfindenden Schmerzen, theils durch die Anschwellung der ergriffenen Theile, theils durch die dadurch herbeigeführte Unfähigkeit der Bewegung derselben. Schon Entzündung der Zunge, des Gaumens und anderer in der Mundhöhle liegenden Theile erzeugt eine solche, noch weit mehr aber gilt dies von der Entzündung des Pharynx und des Oesophagus. Der Grad der Dysphagie hängt dabei theils von der Intensität und dem Umfange der Entzündung, theils von der gröfseren oder geringeren Wichtigkeit des entzündeten Theils für das Schlingen ab. Die Ursachen der entzündlichen Dysphagie sind meist bekannt und sind im Allgemeinen die der Entzündungen überhaupt. Eine besondere Art dieser Dysphagie ist die durch das Schlukken scharfer, ätzender Säuren und anderer Stoffe erzeugte, zum Theil auch die die Wasserscheu begleitende. In den meisten Fällen ist die entzündliche Dysphagie leicht zu erkennen, ja sogar in der Regel durch das Auge die Entzündung selbst wahrzunehmen, wenn sie nicht ihren Sitz zu tief in der Speiseröhre hat. Siehe Angina, Entzündung der Zunge u. s. w.

b) ***Dysph. spasmodica.*** Als besondere Arten der spastischen Dysphagie läfst sich die D. hysterica, hypochondriaca, convulsiva, zum Theil die hydrophobica und die consensualis unterscheiden. Sie ist die häufigste und stellt sich vorzüglich leicht bei zarten, schwächlichen, nervösen, reizbaren Personen, besonders bei hysterischen Frauen ein. Sie erscheint in der Regel sehr plötzlich, oft als unmittelbare Folge eines Schrecks, eines Aergers oder andern Gemüthsbewegung, hat meist mehrfache andere Krampfzufälle, insonderheit das Gefühl des sogenannten Globus oder Nodulus hystericus, zur Begleiterin und dauert gewöhnlich nur kürzere Zeit. Dabei ist der Hals oft schmerzhaft, steif, wie aufgeblasen; die Kranken leiden zugleich an Asthma oder Dyspnöe, auch oft an einem bellenden Husten, Uebelkeiten, Würgen und Aufstofsen, welches letztere gewöhnlich das Ende eines solchen Krampfes verkündet. Nicht selten kehrt die krampfige Dysphagie, wie andere Krämpfe, periodisch mit völligen Intermissionen wieder und zwar am häufigsten mit deutlichem Nachlafs in den Abendstunden. Sie besteht oft in einer völligen Aphagie; flüssige warme Stoffe in kleiner Menge gleiten öfters noch ziemlich leicht durch die Speiseröhre, feste dagegen und kalte Getränke, besonders in gröfserer Quantität, werden sogleich wieder ausgeworfen, oder bleiben, wenn der Krampf die untern Stellen des Oesophagus trift, an dieser Stelle eine Zeit lang liegen um erst später wieder ausgeworfen zu werden. Die Dauer des Krampfes ist sehr verschieden und richtet sich gewöhnlich nach der Intensität der denselben veranlassenden Ursachen. Er kann zuweilen sehr lange anhalten und dann die Täuschung erwecken, als müsse er mit einem tiefer greifenderen Leiden zusammen hängen. Consensuell wird die spastische Dysphagie bei vielen andern Krankheiten, von Herzkrankheiten, Magenleiden, Hirnleiden und ganz vorzüglich durch Krankheiten der Geschlechtsorgane, besonders durch Amenorrhoe erzeugt.

c) *Dysph. paralytica, atonica, pharyngoplegia.* Auch bei dieser Dysphagie läfst sich eben so wenig, als bei der krampfigen an den Schlingwerkzeugen selbst durch die Sinne etwas krankhaftes wahrnehmen und untersucht man dieselben mittelst einer Schlundsonde, so gleitet diese ohne Widerstand leicht durch den Oesophagus hindurch. Hier ist die Muskelthätigkeit der Schlingorgane verloren und statt der eigentlichen peristaltischen Bewegung, verhält sich der Pharynx und Oesophagus wie todte Schläuche. Die zu schlingenden Substanzen gelangen zwar oft noch in den Magen, aber nur nach dem Gesetze der Schwere, so dafs Flüssigkeiten mit einem eigenen Geräusche in den Magen fallen (*deglutitio sonora*). Die Kranken klagen dabei nicht über Schmerzen, und können nicht die Stelle bezeichnen, von welcher das erschwerte Schlingen bedingt wird. Oft gelangen bedeutendere Mengen von Nahrungsmitteln, besonders consistentere, ohne Mühe in den Oesophagus, aber sie häufen sich daselbst an, und werden später bei so grofser Anhäufung wieder ausgeworfen. Dauert das Uebel sehr lange, so stellt sich leicht eine sogenannte Pharyngocele ein, d. h. eine Erschlaffung der Wände des Oesophagus und Pharynx mit theilweiser Erweiterung und beutelartigen Ausdehnungen. Die paralytische Dysphagie kommt nur selten vor und trifft gewöhnlich nur sehr schwache bejahrte Personen; zuweilen ist sie Begleiterin und Nachfolgerin der Apoplexie, des Typhus, und anderer Nervenkrankheiten und dann oft auch Vorbote des Todes.

B) Dysphagie von organischen Fehlern der Schlingwerkzeuge, *D. organica*. Die organischen Verbildungen der Schlingwerkzeuge können, wie schon aus dem früher Gesagten erhellt, höchst verschiedenartig sein und doch sind die dadurch bewirkten Zufälle sich häufig so sehr ähnlich, dafs es äufserst schwer, ja zuweilen unmöglich ist, die wahre Ursache derselben mit Bestimmtheit zu erkennen. Die vorzüglichsten hierher gehörigen krankhaften Metamorphosen sind Ulceration, Abscesse, Callositäten, Balggeschwülste, Varicositäten, schwammige, sarcomatöse, scirrhöse, polypöse und carcinomatöse Auswüchse, Verknorpelung, Verknöcherung und Erweichung einzelner Stellen, Verdickung, Aufschwellung und Verwachsung. Alle diese Zustände führen symptomatische Dysphagie herbei und zwar theils vermöge der dadurch erzeugten Schmerzen, theils wegen Verengerung, Erschlaffung und gehinderter peristaltischer Bewegung der Schlingwerkzeuge.

Viele der genannten organischen Verbildungen sind die Folge vorausgegangener Entzündung; oft aber entstehen dieselben auch sehr allmählig ohne deutlich erkennbare Veranlassung als Folge langsam vorwärts schreitender krankhafter Bildungsakte, die oft erst dann bemerkbar werden, wenn sie bereits einen sehr hohen Grad erreicht haben. Oefters mag der Mifsbrauch geistiger und der übermäfsige Genufs heifser Getränke, z. B. des Kaffees und des Thees, andere Male Syphilis, Psora und andere Ausschlagskrankheiten, unterdrückte Blutflüsse und Metastasen anderer Krankheiten die Veranlassung zu solchen schleichenden Verbildungen geben; aber sehr oft bleiben die veranlassenden Momente unbekannt oder wenigstens zweifelhaft. Ist der Sitz der die Dysphagie erzeugenden krankhaften Substanz und Strukturmetamorphose in oder an einem in der Mund- und Rachenhöhle befindlichen Theile, so erkennt man dieselbe leicht mit dem bloſsen Auge; schwer dagegen ist dies, wenn sie im Oesophagus liegt und zwar dies um so mehr, da die Krankheitszufälle sehr oft sich ganz so darstellen, wie sie bei mehreren Arten der mechanischen Dysphagie zu sein pflegen. In den meisten Fällen bildet sich das Uebel sehr langsam aus; die Kranken vermögen anfangs noch ziemlich leicht zu schlingen, nach und nach aber wird dies schwerer, es stellt sich eine eigenthümliche Art von Rumination ein, die erst mäſsig ist, und wohl erst 3, 4—6 Stunden nach dem Genuſse erfolgt, aber bei zunehmendem Uebel schneller und schneller eintritt, und das Schlingen beschränkt sich vielleicht noch später bloſs auf flüssige Dinge, endlich aber geht auch dieses nicht mehr und es tritt wohl eine wirkliche Aphagie ein, wobei alles Genossene wieder ausgeworfen wird. An der Stelle, wo sich das Uebel befindet, haben die Kranken gewöhnlich einen bestimmten Schmerz oder ein fremdartiges Gefühl von Brennen, Spannen und Drücken, und bei dem Sondiren mit der Schlundsonde stöſst man daselbst gewöhnlich auf einen Widerstand, der zuweilen so groſs ist, daſs er das Weiterführen der Sonde unmöglich macht. Dieser Widerstand gewährt oft das Gefühl eines widerstrebenden weichen Körpers, der auszuweichen strebt und an der zurückgezogenen Sonde befindet sich dann oft etwas blutiger, seröser und mit Filamenten versehener Schleim.

Eiterartiger Auswurf mit brennenden Schmerzen an irgend einer Stelle des Oesophagus, besonders vermehrt beim Schlucken scharfer, zusammenziehender Dinge, läſst auf Ulceration und Abscesse schlieſsen, und dies vorzüglich dann, wenn diesem Zustande Entzündung vorausgegangen ist. Dasselbe findet statt bei Scirrhescenz und carcinomatöser Affection des Oesophagus. Häufig werden dann auch mit den wieder ausgebrochenen Nahrungsstoffen zähe, stinkende

Schleimmassen ausgeworfen. Polypöse Auswüchse treten, wenn sie hoch oben sitzen, beim Erbrechen bisweilen bis in die Rachenhöhle herauf und erregen dann leicht Erstikkungszufälle. Balggeschwülste, Sarcome und andere gröſsere Geschwülste lassen sich zuweilen äuſserlich bei der genauen Untersuchung des Halses fühlen, und erregen dem Kranken das Gefühl, als stecke ein fremder Körper in dem Speisekanale. Varicositäten erregen öfters ein eigenes Blutbrechen, Aneurysmen und fremdartiges Pulsiren.

C) Dysphagie von mechanischen Einflüssen auf die Schlingwerkzeuge. Auch der mechanischen Dysphagie können, wie bereits oben angegeben worden ist, sehr verschiedene Ursachen zu Grunde liegen. Meist wird dabei das Schlingen durch ein Zusammenpressen des Oesophagus erschwert, andere Male durch ein Aufgehobensein der freien Thätigkeit der Schlingwerkzeuge oder auch dadurch, daſs ein fremder Körper in den Schlingwegen stekken blieb. Die mechanische Dysphagie ist mit Ausnahme derjenigen Fälle, wo sie durch von auſsen eingedrungene fremde Körper erzeugt wird, stets ein deuteropathisches Uebel. Zu den Ursachen derselben aber gehören insbesondere Luxationen des Os hyoidei und der Schildknorpel, groſse Balg- und andere Geschwülste in der Brusthöhle, Drüsenanschwellungen, groſse Kröpfe, Aneurysmen des Herzens, der Aorta und anderer gröſserer in der Nachbarschaft des Oesophagus liegenden Gefäſse, abnormer Verlauf der letztern, Polypen in der Luftröhre, groſse Lungenabscesse, Leberanschwellungen und vorzugsweise fremde in dem Oesophagus und Pharynx stecken bleibende Körper, wie nicht gekautes Brod oder Wurst, Nadeln, Geldstücke, Fischgräten, Knochenstücke, Intestinalwürmer u. s. w.

Häufig ist der wahre Grund dieser Dysphagie gar nicht bestimmt zu entdecken, wie z. B. da, wo sie von einem innormalen Verlaufe der rechten Schlüsselbeinarterie, oder von einer Luxation des Zungenbeins und der Schildknorpel bedingt wird, wo oft erst die Section den wahren Aufschluſs geben kann. Den erstern Fall beschrieb *Autenrieth* unter der Benennung der Dysphagia lusoria, den letztern beobachteten auſser vielen Andern besonders *Valsalva* und

Cowper, weshalb auch diese Dysphagie die Dysph. Valsalviana genannt wird.

Sehr oft läfst sich der Grund der mechanischen Dysphagie aus den dieselbe begleitenden anderweiten Zufällen erkennen; so z. B. wo sie von einem Aneurysma des Herzens oder der Aorta, von einer grofsen Struma oder Anschwellung der Glandula thymus, von Krankheiten der Lungen, der Leber und des Magens abhängt. Bei den Krankheiten der Cardia bildet sich meist oberhalb derselben eine sackförmige Erweiterung des Oesophagus, wie ein Vormagen, mit Verdünnung oder Verdickung der Häute desselben. Sehr oft gleicht diese Dysphagie der von organischen Metamorphosen des Oesophagus bedingten. Die Kranken haben dabei ebenfalls gewöhnlich ein Gefühl von Drücken und Spannen in der Gegend, wo das mechanische Hindernifs sich befindet und bei der Untersuchung mit der Sonde findet man auch hier gewöhnlich an dieser Stelle einen Widerstand, der sich jedoch meist leichter überwinden läfst und bei welchem ein feines Gefühl wohl selbst oft zu erkennen vermag, dafs derselbe aufserhalb des Oesophagus liege.

Bewirken fremde Körper, welche in den Pharynx und Oesophagus stecken geblieben sind, eine Dysphagie, so ist die Ursache derselben in den meisten Fällen völlig bekannt. Dergleichen Körper können oft lange stecken bleiben, besonders Nadeln und Gräten; sie erregen meist sogleich je nach ihrer Gröfse und Form gröfseres oder geringeres Schmerzgefühl, Würgen, Schleimbrechen, später wohl auch Blutbrechen, Entzündung und wenn sie nicht beseitigt werden, Eiterung und Brand.

Prognose der Dysphagie. Die gröfsere oder geringere Bedeutung der Dysphagie richtet sich im Allgemeinen ganz nach der Natur des derselben zu Grunde liegenden Uebels. In manchen Fällen, vorzüglich in denen der spasmodischen Dysphagie ist sie, obschon sie gerade hier oft die allerheftigste zu sein scheint, von nur geringerer Gefahr und geht oft eben so schnell vorüber, als sie gekommen ist, andere Male dagegen kann sie selbst bei scheinbar geringerem Grade derselben die gröfste Gefahr mit sich bringen und als ein sicherer Vorbote des Todes gelten, wie z. B. wo sie von Lähmung abhängt. Rücksichtlich der von dynamischen Ursachen abhängenden Dysphagie, ist die spasmodische als die mildeste anzusehen, die paralytische aber als die gefährlichste. Bei der entzündlichen richtet sich die Gefahr nach der Intensität, dem Umfange und dem Sitze der Entzündung, und bringt sie auch nicht immer Lebensgefahr, so läfst sie doch sehr leicht den Uebergang in mehr oder weniger wichtige organische Verbildungen befürchten, von denen die Mehrzahl, sobald sie im Oesophagus selbst ihren Sitz haben, nur wenig Hoffnung einer völligen Beseitigung geben. Dysphagie von organischen oder mechanischen Verhältnissen läfst, sobald diese von der Art sind, dafs sie nicht gehoben werden können, immer ein allmähliges Abzehren befürchten; doch bildet sie hier meistentheils nur ein Symptom, dessen Wichtigkeit und Gröfse sich nach der Gröfse der genannten Mifsverhältnisse richtet und mit diesen wächst oder fällt.

Cur. Die Behandlung der Dysphagie ist oft sehr mifslich. Auch sie mufs sich zwar im Allgemeinen nach der Natur des derselben zu Grunde liegenden Uebels richten; allein da dieses letztere oft von der Art ist, dafs es keine oder nur sehr langsame Beseitigung zuläfst, so wird es oft nöthig, zu Hülfsmitteln zu greifen, die zunächst blofs auf die Dysphagie selbst gerichtet sind um erst nach Entfernung der von ihr drohenden Gefahr zu einem Verfahren zu schreiten, welches möglicherweise auch das Grundübel zu beseitigen oder wenigstens zu beschränken vermag.

Was zunächst die entzündliche Dysphagie anbelangt, so müssen ihr immer kräftige antiphlogistische Mittel entgegengesetzt werden, örtliche und allgemeine Blutentziehungen, erweichende Umschläge, Einreibungen von Ung. mercurial. und Blasenpflaster oder andere ableitende Mittel auf den Hals, den Nacken, die Brust u. s. w. Innerlich reiche man blofs solche Dinge, welche keinen örtlichen Reiz verursachen; da indessen überhaupt dergleichen Mittel oft gar nicht geschluckt werden können, so ist die Behandlung dann nur auf die äufsern Mittel zu beschränken. Vid. Angina, Pharyngitis etc.

Die spasmodische Dysphagie ist in der Regel als Begleiterin anderer Krampfkrankheiten, oder als Symptom anderer tiefer liegenden Uebel an sich von geringerer Bedeutung, und weicht mit diesen von selbst oder erfordert bei längerer Dauer und wo das Grundübel sich nicht sogleich beseitigen läfst die Anwendung antispastischer Mittel, des Baldrians, des Opiums, des Kamphers, des Moschus u. s. w. Können diese Mittel nicht beigebracht werden oder sind sie aus andern Gründen unpassend, so wende man Ableitungen an, vorzüglich Sinapismen, Senffufsbäder und bei längerer Dauer oder häufiger Wiederkehr der Anfälle, Vesicatorien auf die Brust oder den Nacken. Ueberhaupt erheischt die spasmodische Dysphagie ganz die Behandlung anderer Krämpfe; ist sie aber Folge eines bedeutenderen Hirnleidens, oder einer Affection anderer wichtiger Organe, von denen sie consensuell herbei geführt wird, so ist eine gründliche Heilung derselben nur durch zweckmäfsiges Einwirken auf diese zu bewerkstelligen. Vid. Hysterie, Hydrophobie etc.

Die paralytische Dysphagie läfst meistentheils wenig Hoffnung einer Heilung. Sie ist die Folge einer grofsen Schwächung oder totalen Vernichtung der Sensibilität der Schlingwerkzeuge, welche gewöhnlich durch Apoplexie, Typhus, hohes Alter oder andere Zustände herbeigeführt wird, die sich entweder selbst nicht beseitigen lassen oder jene Lähmung als unheilbares Leiden zurücklassen. Je langsamer sich die paralytische Dysphagie ausbildet, desto schwieriger ist gewöhnlich ihre Heilung. Sie erfordert übrigens im Allgemeinen die gegen Lähmung überhaupt indicirten Heilmittel, besonders kräftige reizende äufsere Mittel, Setaceen, Moxen und ähnliche, so wie auch die Electricität und der Galvanismus dabei versucht zu werden verdient. Zuweilen haben tonische adstringirende Gurgelwässer von China, Eichenrinde, Catechu, Alaun u. s. w. wohlthätige Wirkungen geäufsert und wenigstens mildere Grade der Krankheit gehoben. Dasselbe wird von dem Gebrauche der sogenannten Sialagoga, z. B. des Mezerei und der Rad. Pyrethri gerühmt. *Boerhave* empfahl das Gum. Mastich. mit Ingwer oder aromatischen Zusätzen, Andere den inner-

lichen

lichen Gebrauch der ätherischen Oele, das Ol. Lavendul., Cajeput, Juniperi und anderer; allein ihre Wirkung ist sehr unsicher und in den meisten Fällen mufs sich die Hülfe auf die künstliche Ernährung der Kranken mittelst der Schlundsonde oder auf anderen Wegen beschränken.

Auch die organische Dysphagie ist in den meisten Fällen ein unheilbares Uebel, und dies um so mehr, da die Natur der krankhaften Metamorphose, wenn sie im Oesophagus ihren Sitz hat, oft nur unsicher erkannt werden kann und die Anwendung örtlicher Heilmittel daselbst fast ganz unmöglich ist. Sind Geschwüre, Abscesse, scirrhöses und carcinomatöses Leiden des Oesophagus oder des Pharynx vorhanden, so hüte man sich vor dem Gebrauche aller reizenden Dinge und wende nur blande, ölige Substanzen an. Selbst die Nahrung bestehe, wenn der Kranke noch etwas zu schlingen vermag, blofs aus sehr milden Dingen, wie Milch, schleimigen Getränken, Schneckenbouillon, Eiertrank u. s. w. Liegt dem Leiden eine scorbutische, syphilitische, scrophulöse oder andere Dyscrasie zu Grunde, so gebe man zwar die geeigneten Antisyphilitica u. s. w., allein immer auf eine Weise, dafs dadurch kein örtlicher Reiz statt finde, also in schleimigen Vehikeln oder auch mehr durch Application auf die äufsere Oberfläche des Körpers durch Einreibungen, Bäder u. s. w. Callositäten, Drüsenanschwellungen, fremde Gebilde lassen sich zuweilen durch die Anwendung der Antimonialia, der Cicuta, der Mercurialia unterstützt durch Bäder, Umschläge, zertheilende Pflaster u. s. w. nach und nach heben, aber gewöhnlich bleiben diese Heilversuche vergeblich und die Behandlung darauf beschränkt, die Leidenden durch künstliches Beibringen der Nahrungsstoffe vor einem schnellen Abzehren und dem drohenden Hungerstode zu schützen. Polypen lassen sich manchmal, wenn sie an den oberen Punkten des Oesophagus sitzen, mittelst der Ligatur exstirpiren, Verengerungen und Stricturen aber zuweilen durch die Application geeigneter Bougies, wie die Stricturen anderer Kanäle heben.

Was endlich die mechanische Dysphagie anbelangt, so ist auch bei ihr meistentheils nur ein palliatives Heilverfahren möglich, mit Ausnahme derjenigen Art, welche von dem

Steckenbleiben fremder Körper in dem Oesophagus entsteht. Das mechanische Hindernifs ist oft von der Art, dafs es nicht beseitigt werden kann, wie z. B. grofse Aneurysmen des Herzens und der Aorta, grofse Aftergewächse in den Mediastinen, abnorme Fehler der ersten Bildung u. s. w., anderemale aber so, dafs es zu seiner Beseitigung eine zu lange Zeit erfordert, als dafs nicht die dadurch erzeugte Dysphagie eine besondere Beachtung erforderte; wie z. B. bei der von grofsen Balggeschwülsten am Halse, von grofsen Anschwellungen der Glandul. thyreoidea und Thymus und von Lungen- und Leberanschwellungen bedingten, wo im ersteren Falle öfters durch Exstirpation, in dem anderen durch allmählige Resorbtion oder anderweite Heilung eine radicale Beseitigung der Dysphagie errungen wird, aber bis dahin den Folgen der letzteren an sich gesteuert, und zu Mitteln gegriffen werden mufs, durch welche das Leben gefristet und die Kräfte vor dem völligen Sinken geschützt werden.

Sind fremde in dem Oesophagus und Pharynx stecken gebliebene Körper die Ursache der Dysphagie, so sind diese vor allen wieder zu entfernen und zwar um so schleuniger, je mehr von ihnen zu befürchten steht, dafs sie vermöge ihrer Gröfse, ihrer Gestalt und ihrer chemischen Beschaffenheit, Verwundungen, Entzündung, Brand, Erstickung oder andere Folgen nach sich ziehen können. Kleine spitze Körper werden öfters erst nach längerer Zeit durch einen Eiterungsprozefs losgetrennt und dann von selbst nach unten oder oben ausgeführt; doch ist darauf nicht zu rechnen und es mufs daher immer das Streben dahin gerichtet sein, sie möglichst bald wieder zu entfernen. Dies geschieht nun entweder durch ein Herabbringen derselben in den Magen, oder durch ein Zurückbringen derselben durch die Mundhöhle, wozu sich mehrere Hülfsmittel darbieten. Körper, von denen zu erwarten ist, dafs sie einmal in den Magen gelangt, keine weiteren Nachtheile bringen werden, suche man durch das Schlucken einer gröfseren Menge Wassers, oder Oels, oder grofsen Bissen Brodes u. s. w. weitergleiten zu machen, und wo dies nicht gelingt, mittelst einfacher Schlundsonden, an denen man vorn kleine Schwämme befestigt hat, behutsam in den Magen hinabzuschieben. In allen andern Fällen, und wo dieses Verfahren ohne Erfolg bleibt, mufs der Versuch gemacht werden, sie wieder durch den Mund herauszufördern, wozu sich entweder gewisse Instrumente oder brechenerregende Mittel eignen. Wo aber auch dieses Verfahren fehlschlägt und das längere Verweilen der Kranken in diesem Zustande mit wirklicher Gefährdung ihres Lebens verbunden wäre, bleibt blos noch die Zuflucht zu der Oesophagotomie übrig, die zwar an sich selbst eine lebensgefährliche Operation ist, aber doch immer zur Verhütung des sichern Todes versucht zu werden verdient.

Das Ausziehen fremder Körper aus dem Speisecanale ist, wenn dieselben nicht sehr klein, oder hoch oben im Oesophagus stecken geblieben, und von nicht zu ungünstiger Form sind, oft ziemlich leicht, schwieriger aber, wenn sie sehr tief stecken und dabei sehr klein, eckig und spitz sind. Zuweilen lösen sich dergleichen fremde Körper schon dadurch, dafs man sie durch einen Schlag zwischen die Schultern in eine Erschütterung und Bewegung setzt, und es ist daher wohl dieses Mittel zunächst zu versuchen. Aufserdem aber bediene man sich zu ihrer Entfernung der unter dem Namen der Schlundzangen, Schlundschieber, Schlundschirme, Schlundringe, Schlundkörbe und Schlundhaken bekannten Instrumente, von denen je nach der Beschaffenheit der Umstände für die einzelnen Fälle bald das eine, bald das andere mit mehr Erfolg angewendet werden kann. Vid. diese Artikel.

Die Beispiele, wo dergleichen fremde Körper durch absichtlich erzeugtes Erbrechen wieder ausgebrochen worden sind, sind in der neuern Zeit öfters beobachtet worden, und es empfiehlt sich diese Methode daher als sehr heilbringend, oft selbst da, wo die Entfernung jener Körper durch die genannten Instrumente vergeblich versucht wird. Man suche das Brechen auf die gewöhnliche Weise durch Reizung des Gaumens und Schlundes oder durch Darreichung der gewöhnlichen innern Brechmittel zu erregen; allein da die Dysphagie zuweilen so grofs ist, dafs das Schlucken der letztern unmöglich ist, so schreite man zu dem Einspritzen eines solchen Mittels, z. B. einer Solution von einem oder zwei Gran tartar. stibiat. in einer halben Unze Wasser, in die Medianvene, wie dies schon früher mehrmals und neuerlich von *v. Gräfe* mit dem günstigsten Erfolge ausgeführt worden ist.

In denjenigen Fällen, wo die Dysphagie, wie bereits mehrfach erwähnt worden ist, auf keine Weise radical gehoben, oder nicht so bald entfernt werden kann, dafs sie nicht an sich ernste Folgen und selbst Hungerstod drohen sollte, bleibt nichts zu thun übrig, als palliativ dieselbe dadurch möglichst unschädlich zu machen, dafs man dem Kranken die Nahrungsmittel auf künstliche Weise durch besondere Instrumente in den Magen bringe, oder die Ernährung auf andern Wegen, vorzüglich durch Bäder und Klystire zu unterhalten suche. Es sind Fälle vorhanden, wo dergleichen Kranke mehrere Jahre lang auf diese Weise erhalten worden sind. Die Bäder, welche sich hier vorzugsweise empfehlen, sind Malz- und Milchbäder, so wie überhaupt Bäder mit Zusätzen von nährenden und stärkenden aromatischen Substanzen. Selbst Weinbäder, oder wenigstens Zusätze von Wein dürften, wo sie zu haben wären, von wesentlichem Nutzen sein. Die nährenden Klystire sind aus Milch, Bouillon, Eiern, Stärkemehl und andern nahrhaften, besonders schleimigen und mehligen Substanzen zu bereiten.

Weit besser ist es jedoch, wenn die Nahrungsmittel noch auf künstliche Weise in den Magen gebracht werden können. Zu diesem Zwecke bedient man sich der sogenannten hohlen Schlundsonden, welche am zweckmäfsigsten aus Gmi. elastic. verfertigt werden, und welche man entweder durch den Mund oder durch die Nase einbringt, um durch dieselben die nöthigen Nahrungsmittel, die in flüssiger Form bereitet sein müssen, durch den Oesophagus in den Magen zu leiten. Ist der Durchgang durch die Schlingwege weit genug, um diese Sonden ohne Bedenken nach jedesmaligem Gebrauche wieder entfernen zu können, so ist das Einbringen durch den Mund immer das leichtere und zweckmäfsigere Verfahren; ist dagegen das Einführen derselben schwierig, sehr schmerzhaft und vielleicht selbst mit Gefahr von Verletzung verbunden, oder steht zu befürchten, dafs der Durchweg durch die Speiseröhre sich gar völlig verschliefsen könnte, wenn er nicht durch das anhaltende Liegenbleiben der Sonden daran gehindert und offen erhalten würde, so ist es nöthig, die Schlundsonden liegen zu lassen und sie deshalb zu Vermeidung gröfserer Uebelstände lieber durch die Nase einzuführen. Vid. Schlundsonden etc. etc.

Litteratur.

J. C. Spiefs, de deglutitione istiusque laesione. Helmst. 1727. 4.
B. D. Mauchart, de struma oesophagi hujusque coalitu diffic. deglut. singul. causis. Tub. 1742. 4. *Haller* Disp. chir. II.
F. Hoffmann, de morb. oesophagi spasmod. Opp. physic. Vol. III.
F. A. J. Zinckernagel, de deglut. diffic. causis abditis. Viteb. 1750. 4. (*Haller* Disp. ad morb. histor. Vol. I)
A. de Haen, de impeditis deglut. etc. Lugd. Bat. 1750. Rat. med. VI.
Triller, de fame letali ex vallosa ventric. oris angustia. Viteb. 1750. (*Haller* Disp. pract. III.)
C. Ch. Haase, de causis diffic. deglutit. Goetting. 1781. 4.
J. Bleuland, de diffic. alimentor. depulsione. Lugd. Bat. 1780, und Observ. anat. medic. de sana et morbosa oesophagi structura. Lugd. Bat. 1785.
Engelhard, Diss. sistens casum dysphagiae. Lond. 1796. 4.
G. Plouquet, diss. sistens memorab. exempl. dyspnoeae et dyscatabroseos hyperoicae. Tub. 1797. 4.
J. Gl. Ekholdt, über das Ausziehen fremder Körper aus dem Speisekanal und der Luftröhre. Leipz. 1799 und 1809.
J. H. F. Autenrieth, resp. *Pfleiderer*, de dysphagia lusoria. Tub. 1806. (vid. *Reil* Archiv. f. Physiol Bd. 7.).
Stoecker, Diss. de dysphagia. Duisb. 1807. 4.
Kistenmacher, Diss. sist. Dysphag. singul. Groening. 1807. 8.
Fleischmann, Abhandl. in den Neuen Denkschriften der physic. med. Gesellschaft in Erlangen. Bd. 1. 1812.
G. A. Kunze, de Dysphagia, mit 2 Kupf. Leipz. 1820. K — g.

DYSPHAGIA (chirurgisch), von δυς, schwierig und φαγειν, schlingen; lat. *deglutitio impedita;* franz. *dysphagie;* engl. *dysphagy*, das beschwerliche oder gänzlich behinderte Verschlucken der Nahrungsmittel bis in den Magen, ist als Symptom von unzähligen Krankheiten der zu dem so zusammengesetzten Akte des Schlingens beitragenden Organe abhängig, begleitet auch nicht selten die mit Lagen- und Volumens-Veränderungen verbundenen Krankheiten der den Schlingorganen benachbarten Gebilde.

Es hiefse einen grofsen Theil der Nosographie erschöpfen, wollte man die Dysphagie in ihren speziellen Beziehungen zu folgenden Krankheiten beschreiben: Entzündungen, Geschwülste und Wunden der Zunge, des Gaumens, des Gaumensegels, der Tonsillen, des Pharynx, der Epiglottis, der Schleim- und Muskelhaut der Speiseröhre, Lähmung und krampfhafte Zusammenziehung der Fibern in adynamischen Fiebern, in Hysterie und Hypochondrie, Strictur des Oesophagus durch scirrhöse und ulzeröse Entartung der Schleimhaut, fremde Körper im Oesophagus, Abscesse an den Halswirbel-Körpern (*Angina Hippocratis*), Verrenkung der Zungenbeinhörner (*Ang. valsalvae*), Anschwellungen der den Oesophagus umgebenden lymphatischen Drüsen, Balggeschwülste, widernatürlicher Verlauf der Arteria subclavia (*Ang. lusoria*), Aneurysmen der Aorta und subclavia. — Es kann hier nur auf jene Krankheiten verwiesen werden, wo man die Eigenthümlichkeit, die geognostische Bedeutung und grofsentheils auch die Kur dieses Symptoms angegeben findet, von welchem wir hier nur zu erwähnen für nöthig erachten, dafs 1) die Intensität desselben bis zur völligen Aphagie variirt; 2) dafs im Allgemeinen solidere Speisen schwerer zu verschlucken fallen als flüssige, von welchen jedoch oft gröfsere Quantitäten leichter geschluckt werden als kleinere, zu deren Fortbewegung eine innigere Contraction der Schlundfibern erfordert wird; 3) dafs stechende vorübergehende Schmerzen bei Dysphagie gemeiniglich in acuten Entzündungen der Schlingorgane, — sehr beängstigende, zwängende bei krampfhafter Verschliefsung, — anhaltend drückende bei Strictura oesophagi durch chronische Leiden der Schleimhaut und nur unbedeutend schmerzhafte Empfindungen bei der Dysphagia paralytica statt finden; 4) dafs bei hohem Sitze des Hindernisses sich die durch den stockenden Bissen entstandenen Schmerzen häufig bis in die Ohren und nach dem Nacken ziehen, bei tieferen hingegen dieselben hinter dem Manubrio des Brustbeins, oder tiefer in der Brust entstehen und sich gern nach hinten zwischen die Schulterblätter bis in die Arme ziehen; 5) dafs der verschluckte Bissen entweder augenblicklich heraufgewürgt wird, oder später, mit vielem hellen Schleime vermischt, wieder aufsteigt, oder aber noch nach und nach bis in den Magen dringt; 6) dafs das Stocken des Bissens vor dem Hindernisse häufig eine sackförmige Erweiterung des Schlundes herbeiführt, welcher Zustand auch unterhalb von Stricturen angetroffen wird, wo der noch durchgedrungene Bissen nicht kräftig von der oberen kranken Parthie weiter getrieben werden kann, und sich die aus dem Magen regurgitirenden Gase und Flüssigkeiten anhäufen; 7) dafs in jenen Erweiterungen gewöhnlich eine ulzeröse Beschaffenheit der Schleimhaut angetroffen wird, welche als Folge des durch die hier stockenden Nahrungsmittel ausgeübten Reizes angesehen werden mufs.

Da jedoch Dysphagie oft Hungertod herbeiführt, wenn Krankheiten, deren Symptom sie ist, an sich nicht, oder noch nicht tödtlich sind, da es öfters darauf ankömmt, nur für die Zeit bis die sie bedingende Krankheit selbst medizinisch oder operativ geheilt ist, die Ernährung des Kranken zu unterhalten, so sollen hier noch die Mittel angegeben werden, durch welche die natürliche Deglutition, wenn auch nur mangelhaft, ersetzt, die Dysphagie mitunter auch geheilt wird.

Früher beschränkte man sich darauf, Kranken dieser Art ernährende Klystire zu geben und solide Nahrungstheile vermittelst des Schlundräumers hinabzustofsen. *Hunter* versuchte zuerst denselben mit einer Aalhaut zu überziehen und durch diese ernährende Brühen in den Magen zu spritzen; jetzt hat die Erfindung der elastischen Catheter die alte Idee ins praktische Leben geführt, durch eingelegte biegsame Röhren dem Magen Nahrungsflüssigkeiten zuzuführen. Diese Schlundröhren, *Sondes oesophagiennes*, haben ganz die Beschaffenheit der elastischen Catheter, nur sind sie ein Beträchtliches länger und dicker, obgleich man sich in bedeutenden Verengerungen auch der dünnsten Kaliber bedienen mufs. Ihre Einführung geschieht entweder durch den Mund, oder durch die Nase; der erstere kürzere Weg ist der bequemste. Der Kranke sitzt mit etwas zurückgestrecktem Kopfe, der vor ihm stehende Chirurg drückt mit dem linken Zeigefinger die Zungenwurzel nieder, führt die, wie eine Schreibfeder mit der rechten Hand gehaltene, Sonde an dessen Radialseite nach hinten, etwas nach links bis an die hintere Wand des Schlundkopfes, wo ein sanft anhaltender Druck die Sonde biegt und nach unten leitet. Nach *E. Home* soll der Kranke bei der Einführung die Zunge weit heraus strecken, wodurch zwar der Winkel zwischen Rachen und Speiseröhre stumpfer, auf der andern Seite aber auch die Gefahr gröfser wird, mit der Sonde fälschlich in die Luftröhre zu gerathen, da der Kehldeckel hiebei fast aufrecht steht. Die unwillkürlichen Schlingbewegungen des Kranken hemmen die Einführung nicht, sie fördern vielmehr dieselbe und kann die Sonde, da die Glottis fest verschlossen ist, während derselben um so dreister vorgeschoben werden. In Fällen, wo nur das weit schwierigere Einbringen der Sonde durch einen Nasengang erlaubt ist, verursacht die, hier in einem rechten Winkel entgegenstehende hintere Wand des Pharynx noch mehr Widerstand; *Boyer* legte deshalb die Röhre durch den Mund ein und zog sie vermittelst der *Bellocq*'schen Federsonde durch die Nase wieder hervor.

Vor der Einspritzung versichere man sich nochmals, nicht etwa den falschen Weg in die Luftröhre genommen zu haben; man spritze nur kühl temperirte Fluida ein.

Wir erwähnen schliefslich noch, dafs durch jene Sonden, indem man sie so lange als es vertragen wird im Schlunde liegen läfst und nach und nach dickere gebraucht, die Erweiterung der Verengerungen der Speiseröhre versucht worden ist; dafs man zur Erforschung der Beschaffenheit der Striktur auch die weiche Bougie einbrachte; *Home* empfiehlt sogar bei einer ringförmigen Verengerung das Causticum. Versuche der Art sind jedoch noch so selten gemacht, dafs es unmöglich ist, über den Werth dieser Verfahren abzuurtheilen.

Sehr nachahmungswerth scheinen dagegen *H. G. Jameson's* durch Erfolg belohnte Bemühungen verengerte Stellen der Speiseröhre vermittelst eines elfenbeinernen, länglich-runden, in steigender Dicke angewandten Dilatators auszudehnen, welchen er mit einem Fischbeinstäbchen auf eine früher eingelegte geknöpfte Stahlsonde nach und nach durch die Verengerung führt. Jedenfalls kann das für den

Kranken so lästige Liegenbleiben der Schlundröhren behufs der Erweiterung hiedurch ersetzt werden.

L i t t e r a t u r.

Carl Haase, de causis difficilis deglutitionis Dissertatio. Goetting. 1781.

Everhard Home, practic. observations on the traitement of strictures in the urethra and oesophagus.

Charles Bell, System der operativen Chirurgie, aus dem Engl. übersetzt. Berlin 1815.

Boyer, les maladies chirurgicales. Paris 1822.

Froriep's Notizen über Natur- und Heilkunde. No. 235. B — w.

DYSPHAGIA HYOIDEA, Valsalviana. S. Luxatio ossis hyoidei.

DYSPHOBIA. S. Myopia.

DYSPHONIA (von δυς, schwer und φωνεω, reden). Schwere Sprache. S. Stammeln, Stottern.

DYSPHORIA, von δυς, übel, und φορω, ertragen, wird von *Hippokrates* vorzüglich als Gegensatz von Euphoria, für das Uebelbekommen einer Cur gebraucht.

E. Gr — e.

DYSPNOEA (von δυς und πνεω, athmen), Schwerathmigkeit. S. Asthma.

DYSPOTISMUS, von δυς und ποτιζω, ich trinke, das erschwerte Trinken. S. Dysphagia.

DYSSALIA, von δυς und σιαλυν, der Speichel, die erschwerte Speichelabsonderung.

DYSSPERMATISMUS. S. Dyspermatismus.

DYSTHESIA, ἡ δυςϑεσια, üble Beschaffenheit des Körpers, Mifsmuth. S. Dysthymia.

DYSTHETICA. *Mason Good* gebraucht dies Wort für Cachexia. S. d. Artikel.

DYSTHYMIA (von δυς und ϑυμυς, Seele), Seelenleiden. S. Delirium, Amentia, Hypochondriasis, Insania.

H — d.

Verzeichnifs
der im neunten Bande enthaltenen Artikel.

Ver-

Verzeichniſs

der

im neunten Bande enthaltenen Artikel nach ihren Autoren.

Druckfehler.

Im achten Bande Pag. 26 Zeile 1 v. u. statt: Clavus pedis. S. Hinken. lies: Clavus pedis. S. Helos.

Im neunten Bande Pag. 18 Zeile 22 statt: Chrapsia, lies: Chrupsia.

Berlin, gedruckt bei A. Petsch.

www.ingramcontent.com/pod-product-compliance
Lightning Source LLC
LaVergne TN
LVHW092121300926
849161LV00002B/190